AMIRSYS

消化内镜与病理对照诊断学

Diagnostic Pathology
GI Endoscopic Correlation

中文翻译版

编　著　〔美〕朗达·K.扬蒂斯（Rhonda K. Yantiss）
　　　　〔美〕妮可·C.帕纳雷利（Nicole C. Panarelli）
　　　　〔美〕劳拉·韦伯·兰普斯（Laura Webb Lamps）
主　译　张澍田　李　巍
副主译　陈光勇　冯　跃

科学出版社
北　京

图字：01-2018-8132

内 容 简 介

对于胃肠道疾病，其消化内镜表现及组织病理学特征的图像信息越全面，越能帮助相关医师做出相对准确的诊断和鉴别诊断。本书共分 5 章，分别从食管、胃、小肠和大肠、胃肠道疾病和肛门五个方面，以 AMIRSYS 独特的要点形式的行文，全面呈现了消化内镜下，各种胃肠道疾病的临床大体特征、内镜表现、组织学特征，同时提示了相关流行病学、辅助检查、鉴别诊断，以及疾病诊断、治疗相关的重要的分子机制、免疫组织化学特征等相关信息。全书提供了近 200 项诊断依据，近千幅图像和图像详注，用于突出疾病的临床显著特征和病理特征。

本书是消化病学和病理学的跨学科专著，适合临床消化病学医师和病理科医师，以及相关研究人员学习参考。

图书在版编目 (CIP) 数据

消化内镜与病理对照诊断学 /（美）朗达·K. 扬蒂斯（Rhonda K. Yantiss）等编著；张澍田，李巍主译. —北京：科学出版社，2022.4

书名原文：Diagnostic Phthology：GI Endoscopic Correlation

ISBN 978-7-03-063048-3

Ⅰ.①消… Ⅱ.①朗… ②张… ③李… Ⅲ.①消化系统疾病—内窥镜检—诊断学 Ⅳ.① R570.4

中国版本图书馆 CIP 数据核字（2019）第 254842 号

责任编辑：郭 威 / 责任校对：张 娟
责任印制：赵 博 / 封面设计：龙 岩

ELSEVIER

Elsevier (Singapore) Pte Ltd.
3 Killiney Road, #08-01 Winsland House I, Singapore 239519
Tel: (65) 6349-0200; Fax: (65) 6733-1817

科 学 出 版 社 出版
北京东黄城根北街 16 号
邮政编码：100717
http://www.sciencep.com

北京汇瑞嘉合文化发展有限公司 印刷
科学出版社发行 各地新华书店经销
*
2022 年 4 月第 一 版 开本：889×1194 1/16
2022 年 4 月第一次印刷 印张：35
字数：1 210 000

定价：328.00 元
（如有印装质量问题，我社负责调换）

译 者 名 单

主　译

张澍田　首都医科大学附属北京友谊医院　主任医师
李　巍　首都医科大学附属北京友谊医院　主任医师

副主译

陈光勇　首都医科大学附属北京友谊医院　主任医师
冯　跃　首都医科大学附属北京同仁医院　主任医师

译　者

陈明锴　陈　洁　方　莹　金　鹏　朱　勇　杨洪彬
程　芮　朱思莹　丁蕾蕾　隗永秋　宾楚轩　李　程
王　蕾　付小萌　宋　洋　赵　宇　乔新伟　李荣雪
刘　娟　赵桂平　王冰琼　王文海　邵琳琳　周安妮
王思诣　陈　蕾　刘思茂　张兴华　崔　淼

译 者 前 言

  我国是消化道疾病的大国，约有1/4的人患有消化系统疾病。病死率最高的前五位肿瘤中，消化系统肿瘤更是占据了四个席位。如果能通过消化内镜的检查，及早发现消化道癌前病变和早期癌变，完全可以达到根治，这对肿瘤患者是非常重要的。对于胃、食管和结直肠这三个空腔脏器来讲，内镜是最有效的诊疗手段。然而，目前我国消化道早期肿瘤检出率低，不足20%。因此，提高消化内镜的诊断水平，提升病理图像识图和图像鉴别能力，已成为对每一位从事消化内镜诊疗的医师的基本要求。

  临床上把病理诊断结果看作是疾病诊断最终的金标准。在消化内镜下取得的活检标本，经过经验丰富的病理学专家诊断后，才可以得到确切的结论，从而采用正确的治疗方案。从这一过程上看，消化内镜医师和病理医师，在诊断过程中是"你中有我、我中有你"的共生关系。所以，打破专科的壁垒，使两方面的知识无缝对接，且应用自如，是来自消化内镜医师和病理医师的共同心愿。

  为达成上述目标，我们寻遍消化系统疾病内镜诊断和病理相结合的国际众多专著，从中遴选出这本 *Diagnostic Pathology：GI Endoscopic Correlation*（《消化内镜与病理对照诊断学》），翻译推荐给同行。此书以精选的病例、条目式的叙述结构、全面系统的知识体系和精美的彩图让人眼前一亮。此书是由国际知名出版机构爱思唯尔旗下的AMIRSYS公司出版的，全书从食管、胃、小肠和大肠、胃肠道疾病和肛门这五个方面，细述了各种疾病病例的相关知识点，病例收集全面，知识点叙述到位，非常值得同行们学习。

  由于时间紧迫，翻译中难免出现漏误，敬请同仁包涵并提出宝贵意见。最后期待本书可以获得同行和读者们的认可。

首都医科大学附属北京友谊医院

张澍田　李　巍

　　消化道疾病的诊断和治疗需要外科病理学家和临床医师之间的密切沟通。事实上，目前临床和病理的分界是相对模糊的，因为这两个学科的专家都越来越需要同时具备临床消化病学和病理学的相关知识。科学技术的发展使临床医师能够通过先进的方法筛查和微创手术治疗包括肿瘤在内的各种疾病。例如，在共聚焦内镜的使用过程中，为了能够理解获得的相关图像，需要临床医师对组织病理学有基本的了解。相反地，对外科病理学家来说，由于大多数情况下无法向患者直接获取足够信息，他们需要更多地依赖内镜图像进行鉴别诊断。尽管消化病医师和外科病理医师都能获得高水平的医学文献，但没有一篇能全面地概述常见消化疾病的主要内镜表现和组织学特征。

　　《消化内镜与病理对照诊断学》满足了临床消化病学和消化病理学领域学科交叉的需求。本书采用了AMIRSYS系列医学文献所通用的版式，采用项目符号组织内容，并附以关键知识及诊断要点。每个章节都简要概述了疾病的流行病学、临床特征、内镜表现、组织学特征、鉴别诊断，也包括了疾病诊断、治疗相关的重要的分子机制和免疫组织化学特征。章节中均配有高质量的临床和内镜图片及外科切除标本和显微镜图片。每张图片均附以详细的重点注释，以便指导读者掌握更多的信息。我希望这本书能够为消化病学家和病理学家搭建桥梁，并为这两个领域的医师提供一个有用的工具。

朗达·K.扬蒂斯

Professor of Pathology and Laboratory Medicine

Chief, Gastrointestinal Pathology

Weill Cornell Medical College

New York, New York

编　著　者

Keith Kay Tar Lai, MD

Assistant Professor of Pathology

University of Arkansas for Medical Sciences

Little Rock, Arkansas

Michael A. Kreis, BS

Staff Assistant

Gastrointestinal Pathology

Weill Cornell Medical College

New York, New York

Scott A. Ely, MD, MPH

Associate Professor

Department of Pathology

Weill Cornell Medical College

New York, New York

致　谢

文字编辑

Dave L. Chance, MA, ELS

Arthur G. Gelsinger, MA

Angela M. Green Terry, BA

Tricia L. Cannon, BA

图像编辑

Jeffrey J. Marmorstone, BS

Lisa A. M. Steadman, BS

医学编辑

Alyson Fox, MD, MSCE

插图编辑

Laura C. Sesto, MA

Lane R. Bennion, MS

Richard Coombs, MS

艺术指导与设计

Laura C. Sesto, MA

Tom M. Olson, BA

责任编辑

Sarah J. Connor, BA

出版人

Katherine L. Riser, MA

Rebecca L. Hutchinson, BA

AMIRSYS®

Names you know. Content you trust.®

食　　管

胃

小肠和大肠

胃肠道疾病

肛　　门

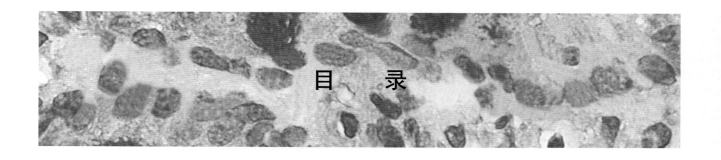

目　录

第5章　肛　门

第1章 食 管

|

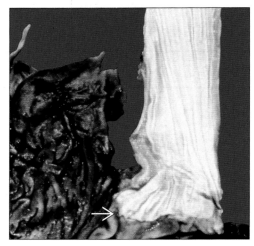 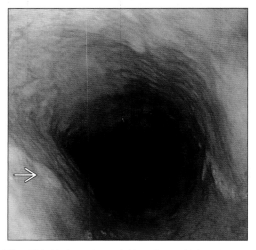

食管表面被覆非角化复层鳞状上皮，延伸至胃黏膜皱襞顶端。白箭头所示为食管黏膜层和黏膜下层的纵行皱襞

胃镜下纵行皱襞不明显。食管黏膜呈淡粉色，表面平坦，轻微隆起呈斑片状，白箭头所示为鳞状上皮增生

术 语

定义

- 鳞柱状上皮交界（Z线）
  - 胃近端腺上皮黏膜与食管远端鳞状黏膜上皮的移行线。
  - 正常情况下与胃食管交界线一致，但在一些疾病状态下可发生改变。
- 胃食管交界线
  - 管状食管与囊状胃的交界处。
  - 延伸至皱襞处的近端。
- 下食管括约肌
  - 位于食管远端一条不明确的高压区
    - 内镜下无可识别的形态学标志。

大体特征

一般特征

- 食管为管状形态，长约25cm
  - 从环状软骨延伸至胃。
  - 内镜测得的从门齿到胃食管交界处的距离
    - 门齿到胃食管交界处约40cm（范围38～43cm）。
- 食管大致位于气管和左心房后方。
- 偏向左主支气管左下方。
- 食管腔狭窄处
  - 环咽肌水平，距门齿15cm。
  - 主动脉弓水平，距门齿23cm。
  - 左主支气管水平，距门齿28cm。
  - 横膈水平，与右膈肌脚相连，距门齿40cm。
  - 左心房的增大可压迫食管引起狭窄。
- 食管上、下括约肌代表静息张力增加的区域，但无可识别的标志。

解剖特征

- 食管组织分黏膜层、黏膜下层、固有肌层和外膜

- 远端被覆膈膜下方的腹膜。
- 淋巴管引流特定区域
  - 颈段食管
    - 气管旁和颈部深淋巴结。
  - 胸段食管
    - 支气管和后纵隔淋巴结。
  - 腹段食管
    - 胃左淋巴结。

组织病理学表现

一般特征

- 管腔形态不规则，可见黏膜和黏膜下层组成的纵行皱襞。

黏膜层

- 非角化复层鳞状上皮
  - 基底区是细胞增生区
    - 2～3层细胞厚度。
    - 细胞核垂直于黏膜长轴。
    - 上界被定义为与细胞核直径等长的距离分隔开的部位。
  - 表面角质形成细胞富含糖原，使胞质淡染
    - 过碘酸希夫反应（PAS反应）阳性。
  - 黑色素细胞往往分散在乳头周围
    - 2%的正常人存在食管色素沉着（黑变病）。
  - 内分泌细胞位于基底区
    - 缺乏导管和黏液腺。
  - CD3$^+$淋巴细胞遍布上皮，在基底区更明显
    - 不规则卷曲的细胞核（弯曲细胞）类似中性粒细胞，但缺乏颗粒状的细胞质。
  - 朗格汉斯细胞多分布在基底层
    - 抗原呈递细胞。
  - 乳头是固有层的凸起，在上皮基底均匀分布
    - 局限在上皮层下1/3～1/2。

- ■ 含有血管，可布满活检标本。
  - ○ 无颗粒或角化层
    - ■ 当出现颗粒或角化层时可能提示损伤。
- ● 含中性黏蛋白的小叶状腺体。
- ● 固有层为疏松结缔组织。
- ● 黏膜肌层
  - ○ 始于环状软骨。
  - ○ 食管远端较厚。
  - ○ 慢性炎症时可导致黏膜肌细胞复制分裂（如Barrett食管）
    - ■ 最外层是真正的黏膜肌层，位于黏膜下层之上。
    - ■ 最内层和下层的结缔组织是功能性固有层。

黏膜下层

- ● 黏膜肌层和固有肌层之间排列整齐的结缔组织。
- ● 血管径较粗，淋巴网丰富。
- ● 神经和神经节
  - ○ 浅表Meissner神经丛。
  - ○ 深Henle神经丛。
- ● 黏膜下腺体类似小唾液腺
  - ○ 外周核的小叶状腺体。
  - ○ 富含淡蓝色的黏蛋白（阿尔新蓝阳性）。
    - ■ 注意与肠上皮化生相鉴别。

固有肌层

- ● 位于食管近端的骨骼肌逐渐被食管远端的平滑肌所取代
  - ○ 内侧为环形肌，外侧为纵行肌。
- ● 神经和神经节位于肌肉层之间（Auerbach神经丛）。

外膜

- ● 位于胸腔内食管壁的最外层。
- ● 富含神经、淋巴组织、血管、淋巴管。
- ● 与周围组织器官毗邻
  - ○ 肿瘤切除标本的重要边界，用以判断浸润深度。

腹膜

- ● 远端食管大部被覆膈肌下的腹膜。

细胞学特征

- ● 表皮剥脱样本含有中间细胞和浅表鳞状细胞
  - ○ 中间细胞大、扁平且呈多边性
    - ■ 脱落细胞巴氏染色切片呈深绿色（嗜青紫色）。
    - ■ 细胞核呈圆形、卵圆形，轮廓光滑，染色质呈颗粒样。
  - ○ 浅表细胞
    - ■ 细胞呈多边形，含大量细胞质。
    - ■ 细胞质呈透明或嗜酸性。

- ■ 细胞核位于中央，呈圆形，染色呈深染。

胃食管交界处

- ● 活检组织中，近端胃小凹上皮（贲门）可能存在鳞柱状上皮交界线
  - ○ 受损的小凹上皮细胞类似杯状细胞
    - ■ 微酸性黏液呈阿尔新蓝弱阳性。
    - ■ 富含中性黏蛋白，多数染色质呈粉红色。
    - ■ 广泛存在于黏膜。
- ● 导管排泄黏膜和黏膜下的泌酸腺管
  - ○ 含酸性黏蛋白的柱状细胞形态类似杯状细胞
    - ■ 外观上非球状。
    - ■ 大小和形状类似小凹上皮细胞。

内镜表现

正常黏膜

- ● 典型的鳞状上皮黏膜表面光滑，呈淡粉色。
- ● 可表现为白色的小斑片，提示角化区域。

胃食管交界处

- ● 正常情况下，与鳞柱状上皮交界线一致
  - ○ 胃食管反流病患者可能存在近端移位或不规则的鳞柱状交界处。
  - ○ Barrett食管表现为鳞柱状上皮交界线向近端移位。
  - ○ 食管裂孔疝存在时胃食管交界处难以区分。
- ● 绒毛样腺体黏膜（胃）与淡粉色鳞状黏膜（食管）的界线明显。

参 考 文 献

1. Kluth D et al: The embryology of the foregut. Semin Pediatr Surg. 12(1):3-9, 2003
2. DeNardi FG et al: Esophagus. In: Mills SE et al: Histology for Pathologists. Philadelphia: Lippincott Williams & Wilkins. 565-587, 1997
3. Mittal RK et al: The esophagogastric junction. N Engl J Med. 336(13):924-32, 1997
4. DeNardi FG et al: The normal esophagus. Am J Surg Pathol. 15(3):296-309, 1991
5. Ohashi K et al: Melanocytes and melanosis of the oesophagus in Japanese subjects--analysis of factors effecting their increase. Virchows Arch A Pathol Anat Histopathol. 417(2):137-43, 1990
6. Weinstein WM et al: The normal human esophageal mucosa: a histological reappraisal. Gastroenterology. 68(1):40-4, 1975
7. Tateishi R et al: Argyrophil cells and melanocytes in esophageal mucosa. Arch Pathol. 98(2):87-9, 1974

内镜和显微镜下特征

（左）食管远端止于胃食管交界处，表现为管腔变窄的部分

（右）对食管远端仔细观察发现，鳞柱交界处（Z线）略欠规则。黑箭头显示食管远端呈淡粉色的鳞状上皮与胃绒毛样腺上皮（空心箭头）之间的明显界线。图中未显示胃近端皱襞

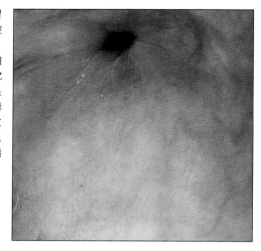
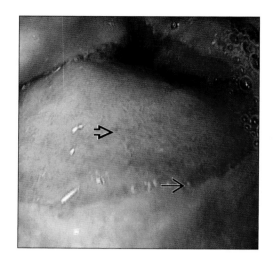

（左）该患者的鳞柱状上皮交界处与胃食管交界处一致，范围界定在胃近端皱襞处（黑箭头）。Z线处鳞状上皮角化明显，出现了不完全的Schatzki环（空心箭头）

（右）食管被覆复层鳞状上皮，基底不平，乳头呈规则的间隙排列。黑箭头显示黏膜肌层厚，固有肌层分为内外两层

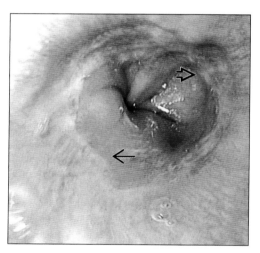
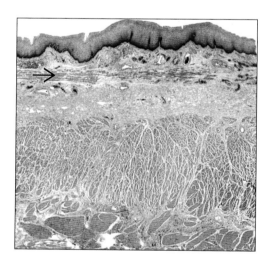

（左）内镜黏膜活检样本中，食管大多由鳞状上皮组成，同时有少量的固有层支撑。基底层由2～3层的未成熟细胞组成。表层的鳞状细胞为成熟细胞，可累积糖原和细胞质

（右）黑色素细胞（黑箭头）明显存在于基底区乳头周围，有色素沉着且呈树突状凸起。在这一区域同时可见散在的淋巴细胞和朗格汉斯细胞

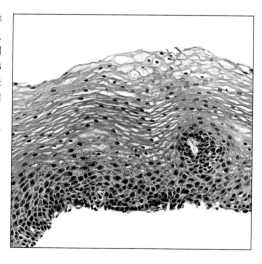
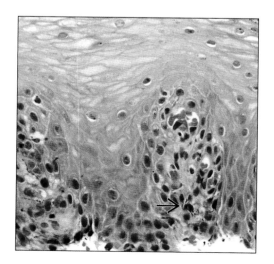

食管解剖学与组织学

胃食管交界处的组织学特征

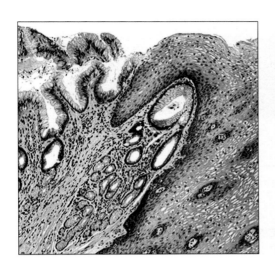

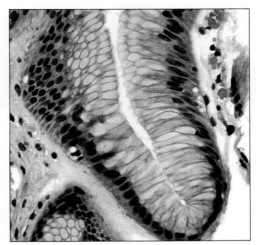

（左）胃食管交界处为鳞状上皮和腺上皮，腺体主要包括单纯性黏液腺体或表面覆盖非杯柱状细胞的泌酸腺体。后者定义为贲门腺，或者小凹上皮细胞

（右）胃近端被覆小凹（贲门）上皮细胞，富含中性黏蛋白，细胞质稍呈嗜酸性

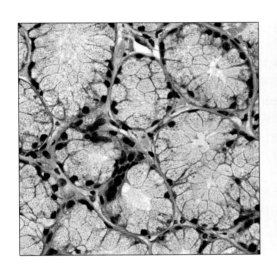

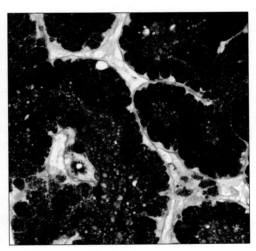

（左）黏膜层腺体和黏膜下层腺体是由紧密聚集排列的黏液腺构成。每一个腺体包括酸性黏液细胞，细胞质呈嗜碱性。细胞核在每个腺体的周围

（右）黏膜层腺体和黏膜下层腺体的黏液细胞呈阿尔新蓝/PAS-D阳性。但并不能作为肠上皮化生（Barrett食管）的证据

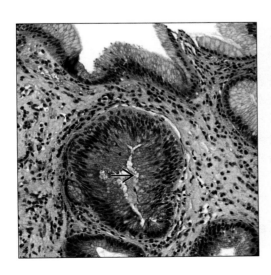

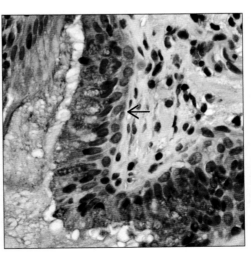

（左）酸性黏蛋白通常出现在黏膜层腺体和黏膜下层腺体的小管内。这些细胞呈蓝色，阿尔新蓝/PAS-D组织化学染色阳性（黑箭头）。因此易被误认为是杯状细胞

（右）与肠上皮化生不同，导管内非杯状细胞呈线性排列，缺乏球状的。肌上皮细胞层（黑箭头）更多的是提示导管的存在，而不是Barrett食管

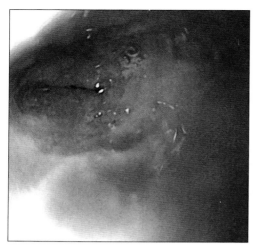

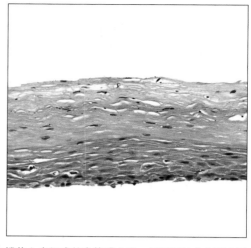

近端食管的食管蹼表现为薄、半透明，由白色鳞状上皮黏膜构成

由鳞状上皮组成的食管蹼含有一层较厚的角化不全层，炎症较轻

术　语

定义

- 食管蹼
  - 鳞状上皮形成的蹼状隔膜。
  - 厚度＜2mm。
  - 典型的食管蹼见于近端食管。
- 食管环
  - 环状横向隔膜。
  - 厚度为2～5mm。
  - 大部分发生在远端食管，特别是胃食管连接部。
  - 可根据其组织学类型分为2个亚型
    - A型由固有肌层、黏膜下层、黏膜层组成。
    - B型由黏膜及黏膜下层组成。

病因和发病机制

食管蹼

- 一些病例发生在食管远端。
- 合并一些炎症后疾病
  - 移植物抗宿主病。
  - 大疱性皮肤病。
  - 胃异位性疾病/胃黏膜异位。
  - 肿瘤。
  - 其他未知病因疾病。

食管环

- A型：正常解剖出现异常。
- B型：慢性损伤所致炎症后改变
  - 胃食管反流病。
  - 硬皮病。
  - 嗜酸性粒细胞性食管炎。

临床概要

流行病学

- 食管蹼

- 主要发生在白种女性人群中。
- 患病率未统计，但据估计＜5%。
- 食管环
  - 男性与女性患者发病率相同。
  - 在40岁以上的人群中患病率可达到14%。

临床表现

- 食管蹼
  - 通常无特异症状。
  - 可能出现固体食物吞咽困难。
  - Plummer-Vinson（Paterson-Kelly）综合征
    - 缺铁性贫血。
    - 舌炎。
    - 反甲。
- 食管环
  - 通常无特异症状。
  - 可能出现固体食物吞咽困难。

治疗方法

- 内镜扩张术。
- 缓解症状。
- 改善饮食、生活方式。

内镜表现

食管蹼

- 近端食管表现为苍白色黏膜。
- 在内镜观察时，不易发现甚至出现内镜穿破食管蹼。

食管环

- 远端食管由黏膜构成的收缩环。
- 近侧常合并裂孔疝。

影像学表现

标本影像

- 食管蹼及食管环在吞钡造影侧位像观察较清楚。
- 食管蹼

一、食管环及食管蹼

关键点

术语

- 食管蹼为近端食管上皮隔膜形成，通常厚度＜2mm。
- 食管环为远端食管形成的收缩环，通常厚度在2～5mm。

病因

- 大部分食管蹼可能由炎症引起。

- 大部分食管环可能与反酸引起的炎症改变有关。

临床问题

- 食管蹼可能与缺铁性贫血、舌炎、反甲（Plummer-Vinson综合征）合并。
- Schatzki环较常见且通常位于胃食管连接处。

○ 通常出现于食管前壁。

○ 食管长轴的右侧可见薄而扭曲的黏膜。

- 食管环
  ○ 为食管出现狭窄，管腔黏膜光滑。
  ○ A型食管环通常厚于B型食管环。

○ 黏膜厚度＞3mm，由于瘢痕，很难进行扩张。

- 血管环
  ○ 腮弓发育异常导致出现气管、食管的血管环。
- 嗜酸性粒细胞性食管炎
  ○ 表现为凸起的肌层及黏膜固有层纤维化。
  ○ 可能为多发。

组织病理学表现

组织学表现

- 食管蹼
  ○ 炎性鳞状上皮黏膜。
- A型食管环
  ○ 为凸起的肌肉组织。
- B型食管环
  ○ 近端食管环为炎性鳞状黏膜及黏膜下组织，远端食管环为腺上皮组织。

鉴别诊断

内镜诊断鉴别

- 引起食管环状狭窄的肿瘤性病变
  ○ 平滑肌瘤。
  ○ 颗粒细胞瘤。
  ○ 食管癌。
- 溃疡后纤维性狭窄

组织学鉴别诊断

- 多数食管蹼无法被活检到。
- 食管环通常表现出反流相关陈旧损伤的炎性改变。

参 考 文 献

1. Atmatzidis K et al: Plummer-Vinson syndrome. Dis Esophagus. 16(2):154-7, 2003
2. Jalil S et al: Schatzki's ring: a benign cause of dysphagia in adults. J Clin Gastroenterol. 35(4):295-8, 2002
3. Snyder CL et al: Esophageal duplication cyst with esophageal web and tracheoesophageal fistula. J Pediatr Surg. 31(7):968-9, 1996
4. McDonald GB et al: Esophageal abnormalities in chronic graft-versus-host disease in humans. Gastroenterology. 80(5 pt 1):914-21, 1981
5. Schatzki R et al: The lower esophageal ring. Am J Roentgenol Radium Ther Nucl Med. 75(2):246-61, 1956

病例图像展示

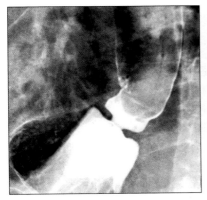 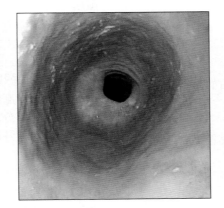 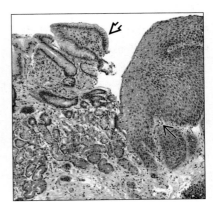

（左）钡剂造影显示在裂孔疝近端可见Schatzki环，为对称的管腔狭窄（M.Federle，MD. 惠赠）

（中）内镜图像显示远端食管出现Schatzki环，使食管管腔狭窄

（右）为Schatzki环的病理组织学切片，特点为近端炎性鳞状上皮黏膜（黑箭头）移行为远端泌酸贲门黏膜（空心箭头）

二、憩室及假性憩室

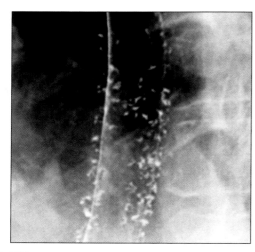

钡剂填充的壁内假性憩室（M.Federle，MD. 惠赠）

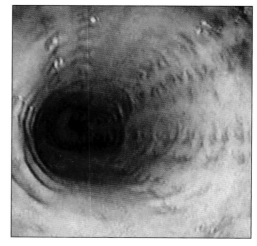

壁内假性憩室分隔呈线性分布，开口周围黏膜轻度发红（M.Federle，MD. 惠赠）

术　语

定义

- 壁内假性憩室病：由多发的扩张的黏膜下腺体形成。
- 真性憩室：突出的囊袋包括食管壁各层（先天性或继发性）。
- 假性憩室：为黏膜及黏膜下层的膨出。

病因和发病机制

食管壁内假性憩室病

- 病因不明，大部分与狭窄或动力功能异常有关（如贲门失弛缓症）。
- 可能由腔内压力升高合并腺体分泌异常所致。

真性憩室

- 先天性憩室可能与支气管肺部疾病有关。
- 继发性憩室由炎症或肿瘤造成气管旁淋巴结对食管的牵拉作用所致。

假性憩室

- 由壁内压力升高或牵拉作用所致。
- 颈段食管（Zenker 憩室）
  ○ 吞咽时环咽肌不协调、异常松弛。
  ○ 在环咽肌与下咽缩肌之间形成向后的黏膜层及黏膜下层膨出（Killian 裂隙）。
- 远端食管憩室（膈上憩室）
  ○ 食管下端括约肌静态压力增高或食管狭窄而造成黏膜层及黏膜下层膨出形成。

临床概要

流行病学

- 壁内假性憩室病和继发性憩室在老年患者中较为常见
  ○ 发病率＜1%。

临床表现

- 壁内假性憩室病
  ○ 狭窄导致吞咽困难。
- 憩室通常没有特异临床表现，不同部位的憩室症状不同
  ○ 颈段食管憩室：口臭，反流，吞咽困难。
  ○ 中段及下段食管憩室：由于狭窄，可能出现吞咽困难。

治疗方法

- 壁内假性憩室病
  ○ 对症治疗（如狭窄需要扩张）。
- 上段食管憩室
  ○ 外科肌切开术及憩室切除术。
  ○ 内镜下行憩室与食管之间黏膜壁的缝合和切开术（Dohlman 术）。
- 远端食管憩室
  ○ 食管下段括约肌或远端狭窄的扩张术。

预后

- 预后与合并症有关。

内镜表现

食管壁内假性憩室病

- 大部分扩张的腺体呈线性分布。
- 通常含有很多分泌物。
- 可发生在食管各段。

颈段食管憩室

- 正常组织将食管后外侧的囊袋结构从管腔分隔开。
- 由于内镜检查穿孔风险高，检查时须谨慎。

中段食管憩室

- 袋状的小憩室，开口宽大，形似帐篷，多数发生于前壁。

二、憩室及假性憩室

关键点

病因
- 壁内假性憩室病病因不明，大部分与狭窄或动力功能异常有关（如贲门失弛缓症）。
- 继发性憩室由食管腔内压力升高对食管的牵拉作用所致。

内镜表现
- 壁内假性憩室病表现为腺体扩张，伴异常分泌，病变呈线性分布。

- 颈段食管憩室（Zenker憩室）：正常组织将食管后外侧的囊袋结构从管腔分隔开。
- 中段食管憩室：小，帐篷状，宽大开口，常发生于前壁。
- 下段食管憩室（膈上憩室）：常发生于右侧后外壁。

影像学表现
- X线钡剂造影可见囊袋中充满钡剂。

下段食管憩室
- 圆形、宽大的开口。
- 多数发生于右后侧壁。

影像学表现

放射学影像表现
- X线钡剂造影可见囊袋中充满钡剂。
- 腔内与囊袋中气/钡充填为特征性表现。

组织病理学表现

组织学表现
- 壁内假性憩室病
  - 多发、扩张的黏膜下腺体，伴有鳞状上皮异型化生。
- 真性憩室
  - 食管壁各层呈不同程度纤维化、炎症表现。
- 假性憩室
  - 溃疡、炎症、纤维化表现，无固有肌层。

鉴别诊断

内镜鉴别诊断
- 基本没有，壁内假性憩室病可能是感染了念珠菌。

组织学鉴别诊断
- 先天性囊肿
  - 包含纤毛柱状上皮，偶尔含有软骨。

参 考 文 献

1. Khan N et al: Oesophageal pouches and diverticula: a pictorial review. S Afr J Surg. 50(3):71-5, 2012
2. Tieu BH et al: Management of cricopharyngeal dysphagia with and without Zenker's diverticulum. Thorac Surg Clin. 21(4):511-7, 2011
3. Soares R et al: Epiphrenic diverticulum of the esophagus. From pathophysiology to treatment. J Gastrointest Surg. 14(12):2009-15, 2010
4. D'Journo XB et al: Lower oesophageal sphincter dysfunction is part of the functional abnormality in epiphrenic diverticulum. Br J Surg. 96(8):892-900, 2009
5. Kilic A et al: Surgical management of epiphrenic diverticula in the minimally invasive era. JSLS. 13(2):160-4, 2009
6. Ferreira LE et al: Zenker's diverticula: pathophysiology, clinical presentation, and flexible endoscopic management. Dis Esophagus. 21(1):1-8, 2008
7. Freud E et al: Esophageal intramural pseudodiverticulosis: a congenital or acquired condition? J Pediatr Gastroenterol Nutr. 24(5):602-7, 1997

病例图像展示

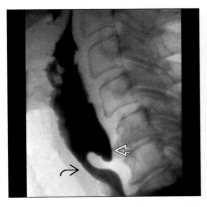 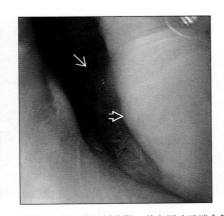 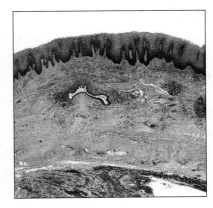

（左）为位于后侧的囊袋样 Zenker 憩室（空心箭头）的X线钡剂造影。憩室压迫远端食管管腔（弯箭头）

（中）此 Zenker 憩室内含有黏液样分泌物（白箭头），食管腔被正常鳞状黏膜（空心箭头）分隔开（N.Altorki，MD. 惠赠）

（右）此 Zenker 憩室由增生、炎性黏膜和黏膜下层构成，可见少量平滑肌细胞，但缺少固有肌层

三、食管异位症

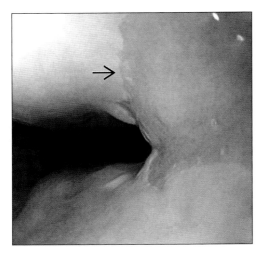

颈段食管可见岛状异位胃黏膜，异位胃黏膜（黑箭头）与鳞状黏膜分隔清楚

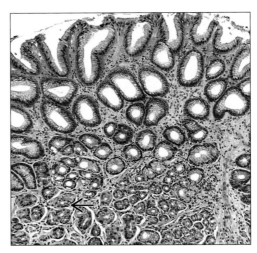

异位的黏膜含有大部分胃黏液细胞，黏膜深层可见泌酸腺体（黑箭头）聚集

术　语

同义词

- 胃黏膜异位症：食管入口斑，异位症。
- 胰腺异位症：胰腺上皮化生
  - 胰腺上皮化生不是规范名词，表示慢性损伤的炎症后反应。

定义

- 食管上发生的异位上皮。

病因和发病机制

发育异常

- 异位黏膜为先天性疾病
  - 胃异位黏膜。
  - 皮脂腺异位。
  - 异位胰腺。

临床概要

流行病学

- 胃黏膜异位
  - 10%患者可在内镜检查中发现。
  - 男性与女性发病率相同。
- 胰腺上皮异位
  - 远端食管活检可发现25%的病变。
  - 男性与女性发病率相同。
- 皮脂腺异位
  - 少见。

临床表现

- 胃黏膜异位症
  - 大部分是患者在进行内镜检查偶然发现的。
  - 大面积的异位黏膜伴有酸分泌可有一些临床症状
    - 胃灼热。
    - 吞咽困难。
    - 出血。
    - 咳嗽。
    - 声音嘶哑。
- 皮脂腺异位
  - 通常无临床症状。
- 异位胰腺
  - 起初认为在胃食管反流病伴有胰腺上皮异位患者中更常见，表明存在慢性损伤
    - 与非反流病患者中发病率相同。
  - 通常无特异临床表现。

病程发展

- 胃黏膜异位症
  - 罕有并发症
    - 有泌酸功能的异位黏膜可引起溃疡导致出现狭窄。
    - 5%～20%患者如果胃内感染了幽门螺杆菌，可能异位黏膜也会感染。
    - 进展为腺癌的病例较为罕见。
- 皮脂腺异位症：无进展。
- 异位胰腺：无进展。

治疗

- 如胃黏膜异位的患者存在幽门螺杆菌感染需要治疗，否则无须治疗。

预后

- 预后好。

内镜表现

胃黏膜异位症

- 黏膜光滑，呈淡红色或粉色。
- 可有无蒂息肉或赘生物。
- 多发于颈段食管。

皮脂腺异位

- 呈黄色或白色斑状。
- 多发于中段至上段食管。

异位胰腺

- 通常很难通过内镜观察到。

三、食管异位症

关键点

定义
- 在食管上发生的异位上皮黏膜。

病因
- 异位黏膜症属于先天性疾病。
- "化生"通常是慢性损伤后引起的反应。

临床概要
- 有酸分泌功能的大面积异位胃黏膜可有临床症状，可引起溃疡，或狭窄。

- 异位胃黏膜可有幽门螺杆菌感染。
- 异位胃黏膜很少发生癌变。
- 如胃黏膜异位的患者存在幽门螺杆菌感染需要治疗，否则无须治疗。

内镜表现
- 黏膜光滑，呈淡红色或粉色，可有无蒂息肉或赘生物。
- 可呈黄色或白色斑状。
- 异位胰腺通常很难通过内镜观察到。

- 胃食管连接部可见欠平整的黏膜。

影像学表现

高密度X线钡剂造影
- 可见黏膜不规则，黏膜凹陷，息肉。

组织病理学表现

组织学表现
- 胃黏膜异位症
  - 可见与邻近胃部黏膜相似的贲门黏膜、泌酸黏膜或者贲门泌酸黏膜。
- 皮脂腺异位
  - 鳞状上皮的皮脂腺。
  - 通常伴有过度角化而使表面呈现鳞状改变。
- 异位胰腺
  - 满布的腺泡紧密排列呈小叶。
  - 极化细胞含有颗粒，分布在细胞质中。

鉴别诊断

内镜鉴别诊断
- 胃黏膜异位症
  - 如合并溃疡或炎症，表现应与肿瘤相鉴别。

- 皮脂腺异位症
  - 过度角化而使表面形成鳞状乳头或糖原棘皮症。
- 异位胰腺
  - 内镜无异常表现。

组织学鉴别诊断
- 无。

参考文献

1. Chong VH: Clinical significance of heterotopic gastric mucosal patch of the proximal esophagus. World J Gastroenterol. 19(3):331-8, 2013
2. Georges A et al: Inlet patch: clinical presentation and outcome in children. J Pediatr Gastroenterol Nutr. 52(4):419-23, 2011
3. Johansson J et al: Pancreatic acinar metaplasia in the distal oesophagus and the gastric cardia: prevalence, predictors and relation to GORD. J Gastroenterol. 45(3):291-9, 2010
4. Wang HH et al: Prevalence and significance of pancreatic acinar metaplasia at the gastroesophageal junction. Am J Surg Pathol. 20(12):1507-10, 1996
5. Bertoni G et al: Ectopic sebaceous glands in the esophagus: report of three new cases and review of the literature. Am J Gastroenterol. 89(10):1884-7, 1994

病例图像展示

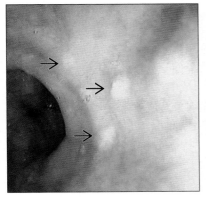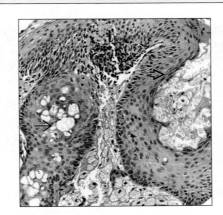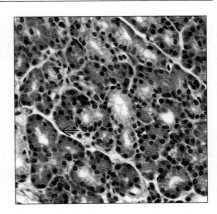

（左）脂肪组织异位症为多发黄色或白色斑块（黑箭头）（N.Altorki，MD. 惠赠）

（中）脂肪组织异位在食管鳞状上皮中，脂肪细胞的胞质中有富含脂质的空泡，在内镜中表现为黄色斑块（黑箭头），同样可见过度角化（空心箭头）

（右）胰腺上皮异位症由极化细胞形成的腺泡构成，细胞核位于基底部，胞质含嗜酸性颗粒（黑箭头）

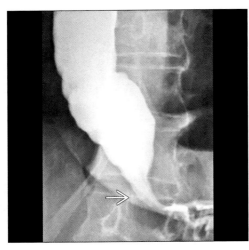

贲门失弛缓症引起中段食管扩张，长而光滑，远端狭窄呈现"鸟嘴征"（白箭头）（M.Federle，MD. 惠赠）

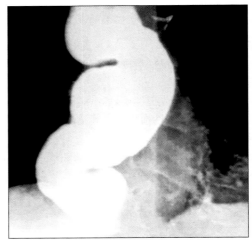

晚期贲门失弛缓症患者食管呈明显迂曲、扩张，称为类乙状结肠食管（M.Federle，MD. 惠赠）

术　语

同义词

- 贲门失弛缓症：食管扩张症，食管蠕动消失症，贲门痉挛。
- 假性贲门失弛缓症：继发性贲门失弛缓症。

定义

- 原发性贲门失弛缓症
  - 肌间神经丛先天异常导致静息状态下食管下段括约肌张力升高。
- 继发性贲门失弛缓症
  - 一些原因导致食管下端括约肌的肌间神经丛损害或缺乏肌层神经节细胞。

病因和发病机制

原发性贲门失弛缓症

- 家族性Allgrove综合征
  - 贲门失弛缓症，无泪症，自主神经功能障碍，Addison病
  - 常染色体隐性遗传，编码aladin（adracalin）蛋白的12号染色体上的 *AAAS* 基因发生突变
    - 儿童时期表现出多系统障碍。
    - 呕吐未消化的食物/夜间反流。
    - 发育障碍。
    - 吸入性肺炎。
    - 逐渐进展的吞咽困难。
- 自身免疫异常
  - HLA-DRB1*15，HLA-DQB1*0602，HLA-DQW1单倍体（白种人），HLA-DRB1*12（黑种人）。
  - 产生攻击肠道肌间神经丛的抗体。
  - 多发性硬化症。
  - Goodpasture综合征，干燥综合征。
- 感染因素（细菌和病毒）

- 病原性抗原与神经节细胞的HLA有交叉抗原反应
    - T细胞介导的对抑制性神经元的破坏。
- 原发性贲门失弛缓症的发病机制
  - 肠道肌间神经丛中神经元细胞的持续性破坏
    - 抑制性神经元减少或缺失。
    - 副交感神经和背侧运动神经元节前纤维的华勒氏变性。
  - 节后纤维的胆碱能刺激不受抑制
    - LES压力增加。
    - 吞咽时LES不完全松弛。
  - 管壁纤维化，肌层肥厚和产NO神经细胞的破坏
    - 食管排空延迟。
    - 食管扩张。
    - 食物潴留。

继发性贲门失弛缓症

- Chagas病
  - 由南美锥虫感染引起
    - 病原体感染破坏神经节细胞。
  - 由猪蜷虫叮咬传播。
- 神经退行性疾病
  - 帕金森病。
  - 慢性特发性假性小肠梗阻。
  - 遗传性小脑共济失调。
  - 神经纤维瘤病。
- 脑瘤直接侵犯肌间神经丛或破坏迷走神经
  - 远端食管的侵袭性肿瘤。
- 副肿瘤综合征
  - 小细胞肺癌。
- 系统性疾病
  - 淀粉样变性。
  - 结节病。
  - 系统性硬化症。
  - 混合型结缔组织病。

一、贲门失弛缓症和假性贲门失弛缓症

关键点

术语
- 原发性贲门失弛缓症：食管下括约肌的肌间神经节细胞特发性丢失。
- 继发性贲门失弛缓症：某些原因致肌间神经节细胞丢失。

病因
- 原发性贲门失弛缓症：可能是由遗传因素和环境因素引发的免疫介导性疾病。
- 继发性贲门失弛缓症：Chagas病，神经退行性疾病，肿瘤，副肿瘤综合征，或系统性病变累及。

临床概要
- 症状不明显，通常发病几年到十几年后才诊断。

- 症状迅速出现，警惕与癌症相关的假性贲门失弛缓症的可能性。
- 姑息治疗以缓解症状，预防淤滞相关并发症。
- 并发症：糜烂性食管炎，吸入性肺炎，鳞状细胞癌。
- 治疗严重胃食管反流病风险患者。

影像学表现
- 原发性贲门失弛缓症：下食管括约肌区呈"鸟嘴"样畸形。
- 乙状结肠（食管扩张）。
- 食物潴留。
- 膈上憩室。
- 假性贲门失弛缓症：狭窄或肿块靠近胃食管括约肌。

临床概要

流行病学
- 年龄
  - 原发性贲门失弛缓症
    - 成年人的一般疾病（年龄范围21～60岁）。
    - 1/3的病例在60岁后确诊。
  - 继发性贲门失弛缓症
    - 食管腺癌的老年患者。
    - Chagas病患者在青春期后或成年期可能出现。
- 性别
  - 贲门失弛缓症和假性贲门失弛缓症发病率在性别上无明显差别。
- 发病率和患病率
  - 原发性贲门失弛缓症
    - 发病率为1/100 000。
    - 患病率为1/10 000。
  - 继发性贲门失弛缓症
    - 2%～4%食管动力性疾病患者。
    - 在美国300 000例Chagas病患者主要来自热带国家的移民。

临床表现
- 症状不明显，通常发病几年到十几年后才明确诊断
  - 固体和液体吞咽困难。
  - 误吸。
  - 呕吐。
  - 体重减轻。

治疗
- 姑息治疗缓解症状和预防淤滞并发症
  - 腹腔镜食管肌层切开术（Heller术）
    - 部分切开低位食管括约肌。
  - 内镜肌切开术（POEM）成为替代Heller食管肌层切开术。
  - 球囊扩张术（成功率为70%）。

- 穿孔，撕裂，呕血的风险＜10%。
  - 药物
    - 平滑肌松弛剂（硝酸盐类，钙通道阻滞剂，β受体阻滞剂，磷酸二酯酶抑制剂，抗胆碱药）。
    - 化学麻痹剂（肉毒毒素注射治疗）。
- 食管切除术：针对其他治疗方法失败的患者。

预后
- 大多数治疗方法并不完全缓解症状。
- 神经损害是不可逆转的。

并发症
- 腐蚀性食管炎：由于淤滞，重复感染，腐蚀性药物损伤（长期黏膜接触）。
- 吸入性肺炎或肺脓肿。
- 膈上憩室。
- 食管气管瘘。
- 慢性潴留导致鳞状细胞癌
  - 发生在中段或远端食管。
  - 通常在几十年后发病。
  - 比正常对照组的风险增加33倍。
- 治疗后患者有重度胃食管反流病的风险
  - 50%食管肌层切开术后患者。
  - 多达10%球囊扩张术后患者。

内镜表现

原发性贲门失弛缓症
- 食管扩张合并食物残留。

继发性贲门失弛缓症
- 食管扩张合并食物残留。
- 胃动力障碍患者有胃扩张合并食物残留或胃石。
- 远端食管恶性肿瘤的特点
  - 黏膜不规则。
  - 狭窄。
  - 肿块。

- 系统性疾病累及可能引起管壁僵硬。

影像学表现

放射学影像表现

- 食管钡剂造影
  - 原发蠕动减缓或丧失。
  - 近端食管扩张。
  - 贲门失弛缓症
    - 近端食管括约肌表现为锥形，对称，光滑，圆锥形狭窄（"鸟嘴"样畸形）。
    - 中段和近端食管扩张，曲折（乙状结肠食管）。
    - X线片和CT影像表现为食物残留。
  - 假性贲门失弛缓症
    - 远段食管不规则狭窄或肿物。

大体特征

一般特征

- 近端食管大幅度扩张。
- 远端食管口径狭窄或正常。
- 膈上憩室。
- 假性贲门失弛缓症产生的原因是狭窄或恶性肿瘤。

组织病理学表现

组织学特征

- 早期改变
  - 肌间神经丛，神经和神经节的炎症
    - 淋巴细胞是$CD3^+/CD8^+$ T淋巴细胞，表达T1A-1（细胞毒性T细胞）。
    - 嗜酸性粒细胞。
    - 少量的浆细胞和肥大细胞。
  - 神经节细胞中可能出现路易小体，类似于帕金森病。
- 后期改变
  - 不连续炎性浸润。
  - 在某些情况下，大量嗜酸性粒细胞浸润固有肌层。
  - 肌间神经丛纤维化扩张
    - Cajal间质细胞减少（CD117阳性）。
  - 肌间神经丛神经节细胞大量丢失
    - 在远端食管完全消失。
    - 在中段食管不同程度地减少。
    - 在近端食管相对贫乏。
  - 由于纤维化和平滑肌增生，导致食管壁增厚。
  - 继发改变
    - 鳞状黏膜增生伴有乳头瘤样增生，上皮内淋巴细胞增多。
    - 假丝酵母重复感染。
    - 慢性炎症和通常伴有生发中心的黏膜下层纤维化。

○迷走神经主干的神经纤维变性。

辅助检查

测压法

- 静息时下食管括约肌的压力增加
  - $> 10mmHg$。
- 下段食管括约肌吞咽时不完全松弛。
- 食管蠕动波异常（减少）。
- 咽，上食管括约肌（UES）有正常的运动功能（骨骼肌不受影响）。

鉴别诊断

内镜鉴别诊断

- 原发性和继发性贲门失弛缓症往往无法区分。
- 内镜检查和组织活检能排除假性贲门失弛缓症的可能性
  - 黏膜异常或狭窄，提示一种浸润过程，比如恶性肿瘤。
- 其他动力障碍性疾病（弥漫性食管痉挛，特发性肌肉肥大，无效蠕动，单纯下段食管括约肌高压）。

组织学鉴别诊断

- 继发性贲门失弛缓症
  - Chagas病
    - 胃肠道的异常蠕动。
    - 神经节细胞内找到病原学证据。
  - 帕金森病。
  - 自身免疫性神经节炎。
  - 弥漫性食管平滑肌瘤病。
  - 组织活检材料提供系统性疾病证据。

参 考 文 献

1. Moonen AJ et al: Management of achalasia. Gastroenterol Clin North Am. 42(1):45-55, 2013
2. Pandolfino JE et al: Presentation, diagnosis, and management of achalasia. Clin Gastroenterol Hepatol. 11(8):887-97, 2013
3. Stavropoulos SN et al: Endoscopic approaches to treatment of achalasia. Therap Adv Gastroenterol. 6(2):115-35, 2013
4. Kirchhoff LV: Epidemiology of American trypanosomiasis (Chagas disease). Adv Parasitol. 75:1-18, 2011
5. Pohl D et al: Achalasia: an overview of diagnosis and treatment. J Gastrointestin Liver Dis. 16(3):297-303, 2007
6. Latiano A et al: HLA and enteric antineuronal antibodies in patients with achalasia. Neurogastroenterol Motil. 18(7):520-5, 2006
7. Liu W et al: The pathogenesis of pseudoachalasia: a clinicopathologic study of 13 cases of a rare entity. Am J Surg Pathol. 26(6):784-8, 2002
8. Goldblum JR et al: Histopathologic features in esophagomyotomy specimens from patients with achalasia. Gastroenterology. 111(3):648-54, 1996

一、贲门失弛缓症和假性贲门失弛缓症

放射学影像、大体特征和显微镜下特征

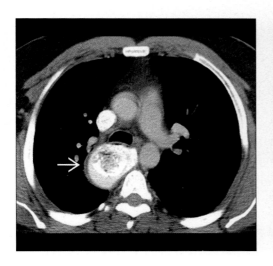
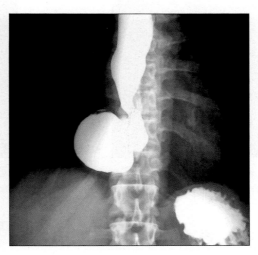

（左）贲门失弛缓症患者的CT影像，白箭头显示食管扩张合并食物残留（J.Gurney，MD.惠赠）

（右）贲门失弛缓症患者存在大的、囊状膈上憩室，近端和中段食管明显扩张（M.Federle，MD.惠赠）

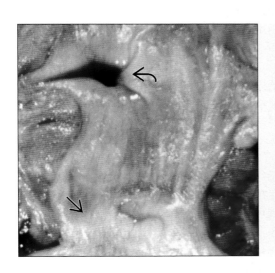
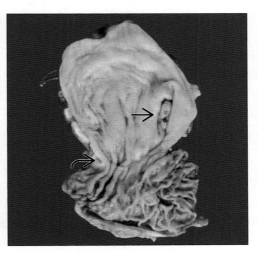

（左）贲门失弛缓症术后患者，黑箭头所示胃食管交界处实际上是正常的，明显可见膈上憩室的孔（弯箭头）

（右）贲门失弛缓症患者的手术标本，可见食管明显扩张。黏膜出现鳞状上皮增生。膈上憩室（黑箭头）存在于胃食管交界处（弯箭头）的近端

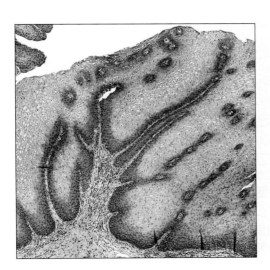
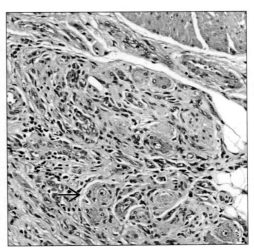

（左）贲门失弛缓症患者的黏膜改变包括鳞状乳头瘤样增生，慢性炎症增加，上皮内淋巴细胞增多。这些表现与管腔淤滞引起的慢性刺激有关。表面上皮的中性微脓肿提示念珠菌感染

（右）贲门失弛缓症患者的早期变化局限于肌间神经丛。神经和神经节炎周围存在慢性炎症细胞（黑箭头）

二、系统性疾病累及食管

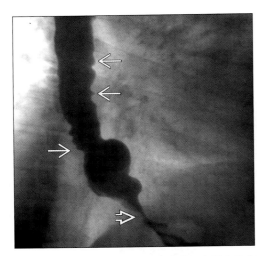

食管扩张表现为重复、深度的三次收缩。白箭头示典型硬皮病。远端食管有一处狭窄（空心箭头）（M.Federle，MD. 惠赠）

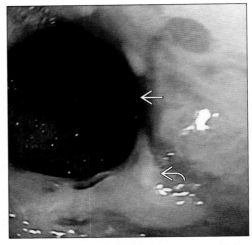

弯箭头示硬皮病合并慢性咳嗽和胃灼热的患者远端食管出现红斑和溃疡。白箭头所示胃食管交界处上方存在狭窄

术　语

定义

- 硬皮病：具有血管炎和皮肤因胶原蛋白沉积变硬的系统性障碍特征
  - 相关疾病包括混合结缔组织疾病和多发性肌炎 - 系统性硬皮病。
  - 可能是CREST综合征的组成部分（钙质沉着，雷诺现象，食管受累，指端硬化，毛细血管扩张）。
- 淀粉样变：不溶性蛋白沉积，呈扭曲β-链折叠的三级结构
  - 是一些肿瘤和非肿瘤性疾病的表现。

病因和发病机制

硬皮病

- 肌肉萎缩和进行性腔壁纤维化
  - 下段食管括约肌压力下降。
  - 蠕动停止、弛缓和食管扩张。

淀粉样变

- 固有肌层中存在沉着物，与肌肉萎缩和纤维化有关。
- 血管内沉积导致叠加缺血性损伤。
- 原发性和继发性淀粉样变影响食管
  - 原发性淀粉样变
    - 轻链病（AL）由多发性骨髓瘤，淋巴浆细胞性淋巴瘤（华氏巨球蛋白血症）所致。
    - 重链病（AH）由浆细胞失调（免疫球蛋白）所致。
  - 继发性淀粉样变
    - 血清淀粉样蛋白A（慢性炎性疾病）。
    - β_2- 微球蛋白血症是由慢性肾衰竭（蛋白不能被透析清除）所致。

临床概要

临床表现

- 90%硬皮病患者有食管受累

- 食管蠕动障碍（反流，吞咽困难）。
  - 由于下食管括约肌压力降低，合并胃排空延迟，70%患者有胃食管反流病。
  - Barrett食管（40%硬皮病患者）。
- 72%系统性淀粉样变患者有食管受累
  - 吞咽困难。
  - 出血。

治疗

- 对症治疗。
- 扩张狭窄。

内镜表现

硬皮病

- 下食管括约肌扩张
  - 胃液存在于远端食管。
- 疾病进展可出现溃疡和狭窄。

淀粉样变

- 黏膜细颗粒样。
- 息肉样赘生物。
- 溃疡和黏膜质脆。

影像学表现

食管影像

- 食管远端2/3停止蠕动。
- 扩张、弛缓的食管内可见气-液平面。
- 慢性胃食管反流引起的远端狭窄。
- 淀粉样变也可能出现息肉、溃疡、增生。

组织病理学特征

组织学特征

- 硬皮病
  - 血管周围慢性炎症。
  - 在固有肌层胶原沉积

二、系统性疾病累及食管

关键点

病因

- 90%硬皮病患者有食管受累。
- 72%系统性淀粉样变患者有食管受累（血清淀粉样蛋白A，β_2-微球蛋白血或轻链病）。

临床概要

- 硬皮病并发胃食管反流病（70%），Barrett食管（40%），食管狭窄。
- 淀粉样变可能会产生息肉、溃疡或肿块。

内镜表现

- 硬皮病：扩张的下食管括约肌。
- 淀粉样变性：粒状，易碎的黏膜。

组织病理学表现

- 硬皮病：在固有肌层胶原沉积，通常在固有肌层的内1/3。
- 淀粉样变：在固有肌层和血管有细胞外，蜡状非晶粉色材料。

- ■通常显示在固有肌层的内1/3。
- ○黏膜变化有可能是腔内潴留导致的
  - ■鳞状上皮增生伴或不伴有乳头瘤样增生。
  - ■上皮内淋巴细胞增多和上皮下炎症。
- 淀粉样变
  - ○在固有肌层和血管细胞外，有蜡状非晶体粉色物质
    - ■淀粉样变沉积中有特征性"裂缝"。
    - ■血清淀粉样蛋白A主要存在于血管中。
    - ■轻链，血清淀粉样蛋白A和β_2微球蛋白也可能沉积在固有肌层中。

辅助检查

组织化学

- 淀粉样变
  - ○刚果红染色在偏振光下表现为"苹果绿"双折射。
  - ○甲苯胺蓝，PAS-D，结晶紫，荧光染料，硫黄素也呈阳性。

免疫组织化学

- 淀粉样变
  - ○染色可用于大多数亚型。

鉴别诊断

内镜鉴别诊断

- 贲门失弛缓症
  - ○食管扩张伴有圆锥形远端光滑食管段（"鸟嘴"样畸形）。

组织学鉴别诊断

- 切除标本通常是诊断的依据，无须鉴别诊断。
- 管壁改变与活检诊断不相符。
- 淀粉样变的亚型由临床病史和免疫组化共同决定。

参考文献

1. Cozzi F et al: [Changes in esophageal peristalsis in diverse clinical forms and antibody specificity in scleroderma: a scintigraphic study in 100 cases.] Reumatismo. 55(2):86-92, 2003
2. Weston S et al: Clinical and upper gastrointestinal motility features in systemic sclerosis and related disorders. Am J Gastroenterol. 93(7):1085-9, 1998
3. Fitzgerald RC et al: Esophageal manifestations of rheumatic disorders. Semin Arthritis Rheum. 26(4):641-66, 1997

病例图像展示

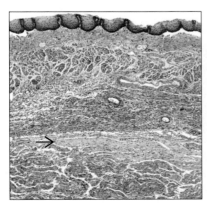 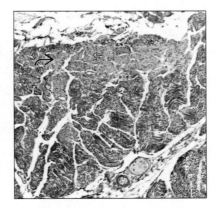 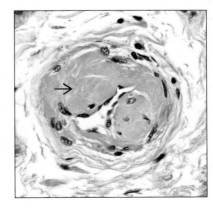

（左）硬皮病患者的食管横截面显示弥漫性管壁纤维化。黑箭头所示固有肌层内1/3存在萎缩的瘢痕

（中）弯箭头所示三色染色显示胶原蛋白沉积在固有肌层的内层

（右）内皮下淀粉样蛋白（黑箭头）是血管壁增厚和内腔闭塞的沉积导致，组织切片内可见特征性"裂缝"

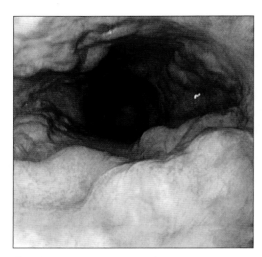

黏膜下静脉扩张，表现为斑驳蓝色黏膜

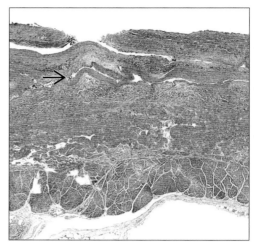

食管壁的病理切片显示肝硬化患者扩张的薄壁黏膜下层血管（黑箭头），上覆黏膜被侵蚀

术　　语

定义
● 黏膜下静脉扩张。

病因和发病机制

门静脉高压
● 进展期肝脏疾病（肝硬化）。

窦前性门静脉高压
● 肝再生增生结节。

黏膜下静脉丛门体静脉分流
● 门体静脉系统：左冠状动脉和胃静脉。
● 系统性静脉血流：奇静脉和肋间静脉汇入上腔静脉。
● 胃食管的黏膜最薄，胃食管静脉曲张也最明显。

出血机制
● 深静脉扩张越来越明显。
● 血管内压力使血管直径扩大，血管壁的厚度减少。
● 黏膜的一氧化氮合酶促进门体静脉脉络的发展。
● 静脉淤血导致上皮细胞的缺氧和坏死，从而增加出血风险。
● 进展期肝病的曲张静脉直径增加，门静脉高压的持续时间延长。

临床概要

流行病学
● 50%静脉曲张患者有肝硬化病史
　○ 50%静脉曲张患者发生出血。
　○ 10%～30%静脉曲张患者发生上消化道出血。

临床表现
● 静脉曲张无症状，直到发生出血
　○ 大咯血。
　○ 呕吐和黑粪。
● 症状可能反映慢性肝病的表现
　○ 脾大，脾功能亢进。
　○ "海蛇头"（腹腔静脉曲张）。
　○ 蜘蛛痣和肝掌。

治疗
● 内镜治疗防止出血
　○ 硬化疗法
　　■ 静脉内注射或附近注射静脉曲张导致炎症、纤维化和血栓形成。
　○ 预防性内镜套扎
　　■ 静脉曲张形成血栓，坏死。
● 药物
　○ 紧急处理
　　■ 特利升压素和生长抑素。
　　■ 抗革兰氏阴性细菌感染的抗生素。
　○ 预防
　　■ 非选择性β受体阻滞剂，硝酸盐。
● 门体静脉分流
　○ 经颈静脉肝内门体分流术（TIPS）。
　○ 远侧脾肾分流术。
● 肝移植
● 并发症
　○ 曲张静脉内注射后门静脉血栓形成。
　○ 食管炎。
　○ 梗阻和狭窄。
　○ 破裂和穿孔。
　○ 经颈静脉肝内门体分流术引起的肝性脑病。

预后
● 出血危险因素
　○ 较大的直径。
　○ 红色征。
　○ 严重肝功能不全。
　○ 持续酗酒。
　○ 门静脉压力梯度≥12mmHg。

一、食管静脉曲张

关键点

病因
- 扩张的黏膜下静脉，通常是由肝硬化所致。

临床概要
- 10%～30%的患者有胃肠道出血。
- 内镜治疗（硬化疗法，套扎）以止血和预防意外。
- 预防：非选择性β受体阻滞剂，硝酸盐。
- 减压和门体分流术。
- 肝移植是治疗静脉曲张破裂的最终手段。

- 出血危险因素：静脉曲张的大小，红色征，饮酒，严重肝功能不全，门静脉压力≥12mmHg。
- 30%～40%的死亡与初次出血有关。
- 15%～20%的死亡在6周内有出血。

内镜表现
- 纵向，饱满的黏膜下静脉。
- 毛细血管扩张和红色条纹。

- 出血导致高死亡率
  - 30%～40%死亡与初次出血有关
    - 1周内出血的患者60%有二次出血风险。
  - 15%～20%死亡与6周内出血有关。

内镜表现

纵向，饱满的黏膜下静脉
- 在远端4～5cm最为明显。
- 毛细管扩张：通过黏膜可见扩张血管（红色征）。
- 红色条纹：上升的纵向条纹（1～2mm）覆盖较大的静脉曲张。

影像学表现

超声表现
- 肝脏异常和脾大。
- 门静脉及其分支增宽。

CT表现
- 结节状肝伴有扩张门静脉。

大体特征

一般特征
- 福尔马林固定后并将食管外翻，显示更明显。

组织病理学表现

组织学特征
- 黏膜下血管扩张
  - 出血，静脉血栓形成。
  - 周围小静脉纤维化。
- 表面糜烂。

参 考 文 献

1. O'Brien J et al: Management of varices in patients with cirrhosis. Nat Rev Gastroenterol Hepatol. 10(7):402-12, 2013
2. Gluud LL et al: Banding ligation versus beta-blockers for primary prevention in oesophageal varices in adults. Cochrane Database Syst Rev. 8:CD004544, 2012
3. Manzia TM et al: Liver transplantation for the treatment of nodular regenerative hyperplasia. Dig Liver Dis. 43(12):929-34, 2011
4. Tsochatzis EA et al: Primary prevention of variceal hemorrhage. Curr Gastroenterol Rep. 13(1):3-9, 2011
5. Eroglu A et al: Esophageal perforation: the importance of early diagnosis and primary repair. Dis Esophagus. 17(1):91-4, 2004

病例图像展示

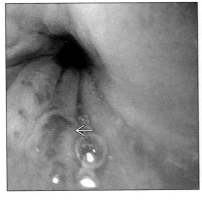 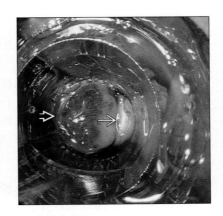 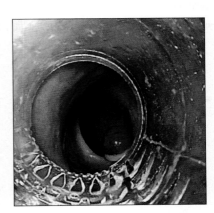

（左）近期出血后的食管曲张静脉上的红斑，如白箭头所示

（中）内镜套扎治疗静脉曲张出血（空心箭头），透明帽内（白箭头）可见橡皮圈套扎曲张静脉

（右）圈套释放，留下一个饱满的被套扎的黏膜和静脉曲张。组织坏死和脱落之后成为死腔（A.Fox，MD. 惠赠）

二、食管-贲门黏膜撕裂和食管破裂

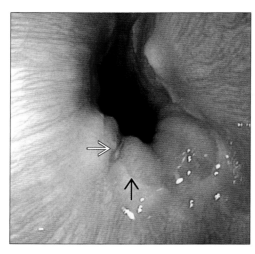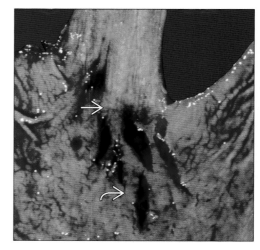

黑箭头示一个较小的食管-贲门黏膜撕裂征，被覆纤维蛋白。大部分撕裂位于食管-贲门黏膜（白箭头），局部扩展到远端食管

胃贲门黏膜撕裂位于胃小弯，有时会越过胃食管交界处（白箭头）。撕裂周围存在黏膜下血肿（弯箭头）

术　语

同义词

● 自发性食管破裂（Boerhaave综合征）。

定义

● Mallory-Weiss撕裂部分裂伤。

● 食管破裂：透壁损伤。

病因和发病机制

Mallory-Weiss撕裂

● 胃食管连接处快速瞬时压力梯度增加。

● 30%患者有恶心或呕吐病史。

● 其他原因造成的胃内压力迅速上升
  ○ 分娩。
  ○ 负重。
  ○ 腹部创伤。
  ○ 用力排便。

● 最常发生在近端胃小弯，胃张力最大。

● 有些撕裂位于胃食管连接处。

食管破裂

● 10%破裂由胃内压力迅速增加（如恶心）导致
  ○ 垂直裂口可达数厘米。
  ○ 通常位于左外侧食管。
  ○ 常见于远端食管（无纵隔支撑）。

● 在现代，90%破裂是医源性的
  ○ 病因
    ■ 内镜（约75%）。
    ■ 放置鼻胃管。
    ■ 食管周围手术。
    ■ 球囊扩张治疗贲门失弛缓症。
  ○ 部位
    ■ 颈段食管（最常见）。
    ■ 胸段食管。

临床概要

流行病学

● 撕裂和破裂在老年男性和酗酒者中更常见。

临床表现

● Mallory-Weiss撕裂
  ○ 呕血。
  ○ 恶心。
  ○ 黑粪。
  ○ 晕厥或休克。

● 食管破裂
  ○ 严重的胸骨后痛和腹痛。
  ○ 呼吸急促，呼吸困难。
  ○ 血流动力学不稳定。
  ○ 捻发音或皮下气肿。

治疗

● 撕裂并出血需要治疗
  ○ 内镜：电凝法，肾上腺素或生理盐水注射，套扎，金属夹。
  ○ 造影：动脉血管升压素，栓塞。

● 食管破裂
  ○ 手术修补、放置引流。

预后

● Mallory-Weiss撕裂：80%～90%可自行恢复
  ○ 保守治疗（止吐药和抑酸药）。

● 食管破裂：如果不治疗通常致命
  ○ 24h内手术，死亡率仍有25%。

内镜表现

Mallory-Weiss撕裂

● 黏膜撕裂位于胃小弯并可延伸至胃食管连接处。

食管破裂

● 内镜无提示。

二、食管-贲门黏膜撕裂和食管破裂

关键点

病因

- 迅速增加的压力（如剧烈干呕）导致撕裂和自发破裂。
- 最常发生在近端的胃小弯，胃张力最大。
- 10%破裂是由于胃内压力迅速增加（如恶心），其余是医疗操作所致。

临床概要

- 出现呕血。

- 食管破裂导致严重的胸骨后疼痛；血流动力学不稳定快速发展。
- 90%可自行恢复，但难治性出血需要治疗（电凝，肾上腺素注射，金属夹治疗）。
- 食管破裂需要急诊手术修补，如果未经处理，一般是致命的。

影像学表现

- 破裂：纵隔增宽，软组织中有气体影。

影像学表现

Mallory-Weiss 撕裂

- 无特别影像学表现。

食管破裂

- 胸部 X 线片
  - 纵隔扩大，纵隔气肿。
  - 左胸腔积液或液气胸。
  - 沿主动脉或在颈部软组织可见空气。
  - 在腹膜后腔或隔膜可见空气。
- 食管钡剂造影
  - 在纵隔软组织中可见造影剂。
- CT 表现
  - 在纵隔、颈部，或软组织中可见气体或造影剂。
  - 造影剂在食管周围聚集。

组织病理学表现

组织学特征

- Mallory-Weiss 撕裂
  - 在治疗的不同阶段出现血肿
    - 24h：早期血栓。
    - 48h：组织炎症。
    - 72h：形成肉芽肿组织。
- 食管破裂

  - 早期变化
    - 坏死，纤维蛋白。
  - 进展期变化
    - 脓性纤维蛋白碎片和肉芽组织。

参 考 文 献

1. Kalafateli M et al: Non-variceal gastrointestinal bleeding in patients with liver cirrhosis: a review. Dig Dis Sci. 57(11):2743-54, 2012
2. Wee E: Management of nonvariceal upper gastrointestinal bleeding. J Postgrad Med. 57(2):161-7, 2011
3. de Schipper JP et al: Spontaneous rupture of the oesophagus: Boerhaave's syndrome in 2008. Literature review and treatment algorithm. Dig Surg. 26(1):1-6, 2009
4. Young CA et al: CT features of esophageal emergencies. Radiographics. 28(6):1541-53, 2008
5. Yuan Y et al: Endoscopic clipping for acute nonvariceal upper-GI bleeding: a meta-analysis and critical appraisal of randomized controlled trials. Gastrointest Endosc. 68(2):339-51, 2008
6. De Lutio di Castelguidone E et al: Role of spiral and multislice computed tomography in the evaluation of traumatic and spontaneous oesophageal perforation. Our experience. Radiol Med. 109(3):252-9, 2005
7. Eroglu A et al: Esophageal perforation: the importance of early diagnosis and primary repair. Dis Esophagus. 17(1):91-4, 2004
8. Jougon J et al: Primary esophageal repair for Boerhaave's syndrome whatever the free interval between perforation and treatment. Eur J Cardiothorac Surg. 25(4):475-9, 2004

病例图像展示

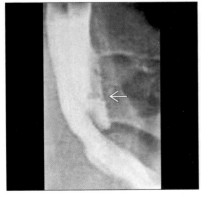 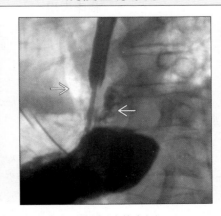 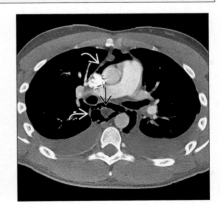

（左）影像学检查是确诊食管破裂的证据，造影剂存在于纵隔（白箭头）（M.Federle，MD. 惠赠）

（中）造影剂通过鼻胃管渗入后纵隔（白箭头）。气体也可见（M.Federle，MD. 惠赠）

（右）颈部和纵隔的软组织（弯箭头）中可见气体，气体包围着食管（黑箭头）。存在双侧积液（M.Federle，MD. 惠赠）

第五节 食 管 炎

一、胃食管反流病

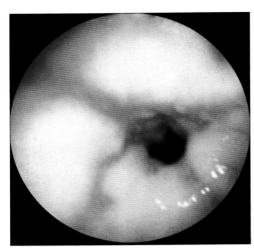

严重胃食管反流病造成远端食管呈红色条纹（M.Federle，MD. 惠赠）

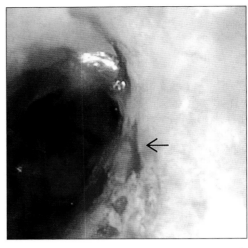

反流导致远端食管糜烂性食管炎。不规则的黏膜异常和溃疡（黑箭头）（E.Montgomery，MD. 惠赠）

术 语

缩写
● 胃食管反流病（GERD）。

定义
● 胃食管反流：胃或十二指肠内容物逆行流入食管。
● 胃食管反流病：身体症状，内镜炎症和因化学性损伤引起异常组织学特性
　○ 胃酸是最常见的反流物。
　○ 胆汁从十二指肠反流。

病因和发病机制

基因和环境因素的相互作用
● 幽门螺杆菌感染对GERD有潜在保护作用，尽管相关数据是相互矛盾的。

风险因素
● 黏膜长期暴露于有害物质
　○ 胃酸产生增加
　　■ 分泌亢进（卓-艾综合征）。
　○ 胃蛋白酶（由酸性蛋白酶激活）。
　○ 碱性十二指肠内容物。
　○ 食管裂孔疝。
● 下段食管括约肌功能减退
　○ 括约肌压力降低。
　○ 先天性异常。
　○ 医源性因素（如：食管肌切开术、鼻胃管、气管食管瘘修复术）。
　○ 硬皮病。
● 食管内容物清除效率低下
　○ 下段食管括约肌蠕动减弱。
　○ 运动性障碍（如糖尿病、贲门失弛缓症、硬皮病）。
　○ 腹内压增加（如疝、胃扩张、肥胖、妊娠）。

　○ 胃排空延迟（如胃轻瘫、胃出口梗阻）。
● 黏膜的渗透性增加由黏液减少，血液流动改变所致
　○ 生活方式问题：吸烟、酒精、咖啡因、热液体。
　○ 患者的年龄。
● 炎症损伤
　○ 自由基的产生。
　○ 食管括约肌黏膜损伤。

临床概要

流行病学
● 10% ～ 20%患病率
　○ 每周发作的胃灼热。
　○ 复发性反流。
　○ 多达10%的患者每日发作。
● 影响所有年龄段的人群，包括儿童患者，但40岁后发病率增加。
● 在北美和欧洲的患病率最高
　○ 在亚洲更少（约5%），但也在逐渐增加。

临床表现
● 一般特征
　○ 吞咽困难，胃灼热，胸痛，慢性咳嗽，声音沙哑，癔球症。
● 儿科患者
　○ 哮喘样综合征，呼吸暂停，龋齿，发育迟缓。

病史
● 糜烂性食管炎
　○ 可治愈溃疡和狭窄。
● 非糜烂性食管炎
　○ 一些患者发展为内镜和组织学炎症。
● 1% ～ 13%黏膜损伤患者发展为Barrett食管。
● 大多数患者（80%）不会进展，可通过药物治疗。

一、胃食管反流病

关键点

病因
- 黏膜长期暴露于酸或胆汁。
- 食管括约肌功能降低。
- 食管清除效率低，胃排空延迟。
- 黏膜通透性增加。

临床概要
- 患病率为10%～20%；40岁后患病率增加。
- 症状为胃灼热，胸痛，慢性咳嗽。
- 1%～13%发展为Barrett食管。
- 大多数患者可药物治疗（质子泵抑制剂，抗酸剂，H_2 受体拮抗剂）。
- 食管下括约肌注射/折叠。
- 生活方式和饮食改变。
- 并发症为食管狭窄和Barrett食管。

内镜表现
- 红斑，溃疡，糜烂，红色条纹，分泌物。
- 远端5～10cm最明显。

组织病理学表现
- 富含嗜酸性粒细胞性炎症。
- 30%中性粒细胞，尤其是溃疡。
- 在增殖基底区有鳞状上皮增生与细长的乳头。
- 鳞状细胞气球样变或多核。
- 溃疡，糜烂，肉芽组织。

鉴别诊断
- 过敏性（嗜酸性粒细胞性）食管炎。
- 感染（CMV，HSV，念珠菌）。
- 药物性食管炎。
- 异型增生类似修复型改变。

治疗

- 药物
  - 抗酸剂：立即起效，但为临时缓解（中和酸）。
  - 组胺（H_2）受体拮抗剂。
  - 质子泵抑制剂（最有效，但用于维持治疗）。
- 生活方式和饮食改变
  - 减轻体重
  - 睡觉时身体伸直
  - 避免引起反流的食品。
- 内镜方法
  - 内镜下食管括约肌注射或折叠。
- 手术治疗
  - 胃底折叠术（Nissen术）
    - 疗效高（90%），但并发症常见。

预后

- 医疗管理的症状与疗效
  - 一般要求维持治疗：停止治疗，近80%患者复发。
- 并发症
  - 吸入性肺炎，喉炎。
  - 远端食管狭窄（高达10%重症患者）。
  - Barrett食管
    - 增加食管腺癌的风险。

内镜表现

糜烂性食管炎

- 远端5～10cm最明显
  - 红斑，糜烂，溃疡，渗出。
  - 红色条纹，质脆。
  - 通常不连续。
- 不规则、结节性胃食管交界处（Z线）。

非糜烂性食管炎

- 50%有症状的患者内镜检查显示正常或轻微充血。

组织病理学表现

组织学特征

- 主要表现为鳞状上皮的炎症
  - 嗜酸性粒细胞的特征，但不是特指的
    - 均匀地分布在深层，中间和表面上皮；可能凸出于乳头周围。
    - 通常＜15个嗜酸性粒细胞（400倍放大），但可能更多（＞20/400倍放大）。
    - 在远端食管更明显。
    - 固有层下的嗜酸性粒细胞可能是有用的诊断依据。
  - 中性粒细胞存在于30%胃食管反流患者
    - 往往在表面上皮多。
    - 大量出现提示溃疡。
  - 淋巴细胞在上皮层通常表现为"波浪线"T细胞
    - 在上皮下半层更加突出。
    - 无特征性，在各种疾病中都可能出现。
- 黏膜损伤
  - 鳞状增生
    - 乳头拉长＞2/3的黏膜厚度。
    - 基底层可扩展15%的上皮厚度。
    - 由于细胞间水肿可见桥粒。
  - 扩张血管和周围乳头出血（"血管湖"）。
  - 细胞损伤
    - 在上皮中间区有膨大、退化的角质形成细胞，胞质苍白。
    - 多核角质细胞。

细胞学特征

- 鳞状细胞的片状扁平黏附性可以修复异型性
  - 轻度核膨大，细胞间变异最小。
  - 细胞核中含有均匀的染色质，具有光滑的轮廓。
- 单细胞罕见。

一、胃食管反流病

食管炎的鉴别诊断

疾病	内镜表现	鳞状增生	炎症浸润	细胞学特征	其他功能
胃食管反流病	远端红斑，渗出物，溃疡，红色条纹	突出	大量嗜酸性粒细胞	气球样细胞，多核化	细长的乳头
过敏性（嗜酸性粒细胞性）食管炎	环沟，斑块	轻度	嗜酸性粒细胞（表面）	无	微脓肿，脱颗粒
念珠菌性食管炎	斑块及分泌物	存在	中性粒细胞（表面）		角蛋白碎片
疱疹病毒性食管炎	整个食管边界清楚的浅溃疡	无	中性粒细胞	多核化，包涵体	溃疡，坏死的角质形成细胞和嗜酸性粒细胞增多
巨细胞病毒	无规则深溃疡	无	中性粒细胞	含有内皮细胞	溃疡
药物性食管炎	中-下段食管深溃疡	无	中性粒细胞	无异型性	微脓肿，坏死
脱屑疾病	弥漫性脱落的上皮细胞	无，薄上皮	中性粒细胞	退化和无异型性	角化不良的上皮细胞

鉴别诊断

内镜和组织学鉴别诊断

- 正常变异：在无胃食管反流病患者的食管远端2～3cm处偶尔出现嗜酸性粒细胞和上皮增生。
- 多核细胞类似病毒感染细胞，但缺乏核成形和包涵体，在黏膜基部较为常见。
- 过敏性（嗜酸性粒细胞性）食管炎显示脱颗粒的嗜酸性粒细胞，呈片状分布，黏膜下大量纤维化。
- 感染（CMV，HSV，念珠菌）通常会引起大量中性粒细胞浸润，伴随糜烂、溃疡、渗出。
- 淋巴细胞浸润发生在克罗恩病，腹腔疾病，药物和其他条件下。
- 药物引起的食管炎引起严重水肿，坏死与折射，晶体材料。
- 脱屑性疾病可能会导致嗜酸性粒细胞出现，但表现为溃疡坏死的角质形成细胞。
- 异型增生类似修复型的变化
  - 基底上皮的异型性反应更为明显。
  - 活性细胞维持其极性，显示细胞学特征。
  - 异型性可能与炎症反应有关。
- 在肉芽组织中，异型成纤维细胞类似恶性细胞
  - 成纤维细胞不集群，保持核质比，分散在非肿瘤样基质细胞和血管内皮细胞中。

参考文献

1. Altomare A et al: Gastroesophageal reflux disease: Update on inflammation and symptom perception. World J Gastroenterol. 19(39):6523-6528, 2013
2. Mardani J et al: Total or posterior partial fundoplication in the treatment of GERD: results of a randomized trial after 2 decades of follow-up. Ann Surg. 253(5):875-8, 2011
3. Tytgat GN: The value of esophageal histology in the diagnosis of gastroesophageal reflux disease in patients with heartburn and normal endoscopy. Curr Gastroenterol Rep. 10(3):231-4, 2008
4. Dent J: Microscopic esophageal mucosal injury in nonerosive reflux disease. Clin Gastroenterol Hepatol. 5(1):4-16, 2007
5. Singh SP et al: Multinucleated epithelial giant cell changes in esophagitis: a clinicopathologic study of 14 cases. Am J Surg Pathol. 22(1):93-9, 1998
6. Shekitka KM et al: Deceptive bizarre stromal cells in polyps and ulcers of the gastrointestinal tract. Cancer. 67(8):2111-7, 1991
7. Tummala V et al: The significance of intraepithelial eosinophils in the histologic diagnosis of gastroesophageal reflux. Am J Clin Pathol. 87(1):43-8, 1987
8. Brown LF et al: Intraepithelial eosinophils in endoscopic biopsies of adults with reflux esophagitis. Am J Surg Pathol. 8(12):899-905, 1984

一、胃食管反流病

内镜和显微镜下特征

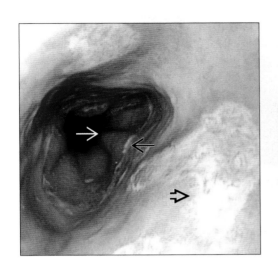

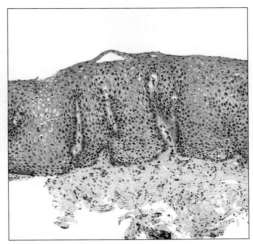

（左）胃食管反流病患者的胃食管交界处（黑箭头）是不规则的。在一个小的食管裂孔疝可见胃皱襞（白箭头）。由于黏膜表面的纤维蛋白，胃食管交界处有多处溃疡，表现为白色斑块（空心箭头）

（右）黏膜鳞状上皮增生乳头拉长延伸超过2/3上皮厚度的活检切片

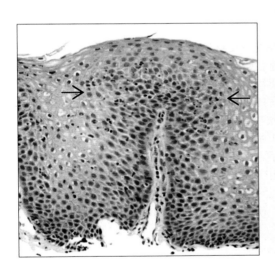

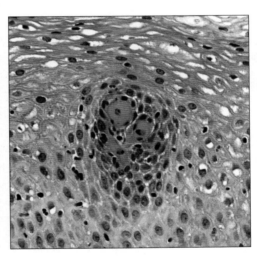

（左）胃食管反流病的特点是鳞状上皮增生和乳头伸长。上皮内许多嗜酸性粒细胞环绕乳头（黑箭头）。基底层由多个未成熟的角质形成细胞层扩展

（右）在胃食管反流病患者的活检中，常观察到血管湖。乳头的薄壁充盈，经常和红细胞外渗相关

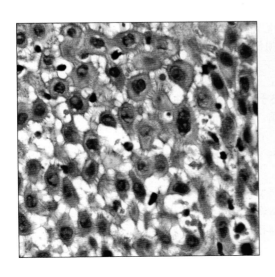

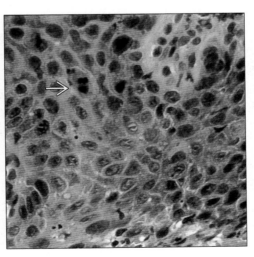

（左）严重酸损害造成黏膜损伤，表现为角质形成细胞之间有明显的空隙。可见角质形成细胞之间的桥粒。也可见分散的嗜酸性粒细胞

（右）基底层的角质形成细胞增殖表现为细胞异型性。细胞含有扩大，稍深染的细胞核，具有平滑的轮廓和明显的核仁。存在分散的有丝分裂象（白箭头）

二、腐蚀性食管炎

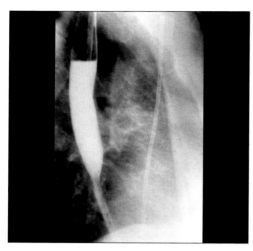

摄入消毒剂尝试自杀患者3周后的钡剂造影显示，在食管远端1/2处有长的、光滑的狭窄（M.Federle MD. 惠赠）

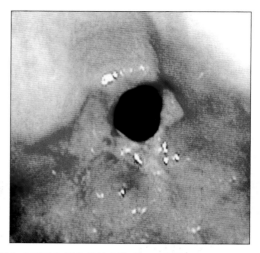

摄入家用漂白剂患者的内镜表现，内镜下显示在食管中出现环周的溃疡（E.Montgomery，MD. 惠赠）

术　语

同义词

- 腐蚀性食管炎。
- 碱性食管炎。

定义

- 因摄入腐蚀性物质而引起的食管损伤
  - 有害物质可能是碱性或酸性的。

病因和发病机制

环境暴露

- 漂白剂。
- 排水清洁剂。
- 厕所清洁剂。
- 烤箱清洁剂。
- 高锰酸钾。
- 防冻液。
- 乙酸。
- 石灰溶剂。

临床概要

流行病学

- 多发生于5岁以下的儿童
  - 意外摄入家用清洁剂。
  - 男孩比女孩略多（3∶2）。
  - 发病率下降反映了发达国家普遍使用封闭容器。
- 成年人患病主要是2个原因
  - 意外摄入。
  - 自杀企图。

临床表现

- 多种症状
  - 口唇和胸部疼痛。
  - 对固体和液体食物的厌恶。
  - 呕吐和吞咽困难。
  - 流涎。
  - 咳嗽。
  - 喘鸣和气道阻塞反映下咽部及声门水肿。

治疗

- 在紧急情况下支持治疗
  - 抗生素治疗改善预后。
  - 皮质类固醇激素的作用具有争议性。
  - 组胺（H_2）受体拮抗剂。
- 后续的狭窄治疗
  - 内镜扩张。
  - 外科手术
    - 应用或不应用结肠袋食管的食管切除术。
    - 15%～20%手术并发症（吸入性肺炎，肠段坏死，伤口裂开，未恢复最佳功能）。

预后

- 患鳞状细胞癌的风险增加
  - 风险是健康对照组的近1000倍。
  - 1%～4%患者发生食管鳞状细胞癌。
  - 长潜伏期（后几十年发病）。
- 食管壁损伤和狭窄导致食管排空延迟。

内镜表现

表现取决于摄入物质的性质和量

- 黏膜水肿，出血，坏死。
- 严重的、广泛的溃疡。
- 酸摄入导致凝固性坏死和保护性焦痂，从而控制损伤程度。
- 碱性摄入会导致无焦痂液化性坏死
  - 更严重者，穿透伤。
  - 可能穿孔。

二、腐蚀性食管炎

关键点

定义
- 因摄入碱性或酸性的腐蚀性物质而引起的食管损伤。

临床概要
- 多发生于5岁以下的儿童。
- 成年人患者主要是2个原因：意外摄入，自杀企图。
- 在紧急情况下支持治疗；扩张或切除狭窄。
- 患鳞状细胞癌的风险是健康对照组的1000倍。

内镜表现
- 黏膜水肿，出血，溃疡
  - 酸性腐蚀物摄入导致凝固性坏死和保护性焦痂。
  - 碱性腐蚀物摄入会导致无焦痂液化性坏死。

组织病理学表现
- 深部溃疡与凝固性坏死有关。
- 食管壁纤维化伴随固有肌层的破坏。

组织病理学表现

组织学特征
- 早期改变
  - 深部溃疡伴严重炎症和肉芽组织。
  - 血管血栓形成。
  - 凝固性坏死。
- 后期改变
  - 可单发或多发性狭窄
    - 可能与溃疡有关。
    - 食管壁纤维化与固有肌层的破坏。
    - 慢性炎症与透壁淋巴聚集。

鉴别诊断

内镜鉴别诊断
- 急性损伤类似脱落性食管炎。
- 狭窄
  - 与放射损害，药物相关伤害，或慢性胃食管反流病损害无明显区别。
  - 管腔梗阻可类似肿瘤。

组织学鉴别诊断
- 由各种伤害导致的严重剥脱损伤，需要询问与临床相关的病史。

- 腐蚀损伤造成的狭窄与其他原因导致的无区别
  - 硬皮病表现为固有肌层的内层狭窄。

参 考 文 献

1. Chibishev A et al: Conservative therapeutic approach to corrosive poisonings in adults. J Gastrointest Surg. 17(6):1044-9, 2013
2. Chirica M et al: Surgery for caustic injuries of the upper gastrointestinal tract. Ann Surg. 256(6):994-1001, 2012
3. Morikawa N et al: High dose intravenous methylprednisolone resolves esophageal stricture resistant to balloon dilatation with intralesional injection of dexamethasone. Pediatr Surg Int. 24(10):1161-4, 2008
4. Pace F et al: Nongastroesophageal reflux disease-related infectious, inflammatory and injurious disorders of the esophagus. Curr Opin Gastroenterol. 23(4):446-51, 2007
5. Ertekin C et al: The results of caustic ingestions. Hepatogastroenterology. 51(59):1397-400, 2004
6. Huang YC et al: Corrosive esophagitis in children. Pediatr Surg Int. 20(3):207-10, 2004
7. de Jong AL et al: Corrosive esophagitis in children: a 30-year review. Int J Pediatr Otorhinolaryngol. 57(3):203-11, 2001
8. Erdoğan E et al: Esophageal replacement using the colon: a 15-year review. Pediatr Surg Int. 16(8):546-9, 2000

病例图像展示

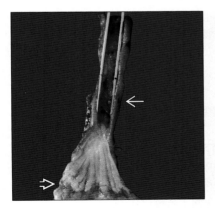 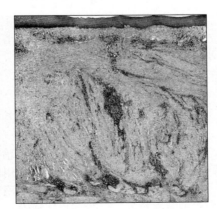 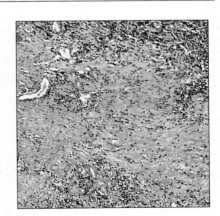

（左）22岁男子在摄入清洁剂中毒后一个晚上发展为中段食管狭窄（白箭头）。远端食管和胃食管交界处是正常的（空心箭头）

（中）狭窄段病理切片显示黏膜下层和肌层广泛的瘢痕。也存在管壁淋巴聚集

（右）病理切片显示肌层被胶原带所取代，这与慢性炎症细胞浸润有关

三、嗜酸性粒细胞性食管炎

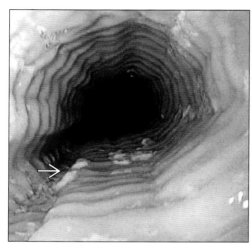

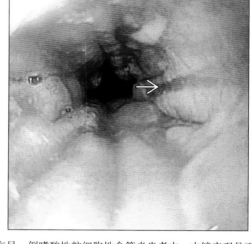

嗜酸性粒细胞性食管炎患者的胃镜检查显示，在整个食管有无数的同心环。白色斑块（白箭头）含有丰富的脱落的嗜酸性粒细胞角蛋白碎片

在另一例嗜酸性粒细胞性食管炎患者中，内镜表现是不同的。纵沟（白箭头）与水肿、角化性斑块有关

术　语

同义词

- 过敏性食管炎。
- 特发性嗜酸性粒细胞性食管炎。
- 特应性食管炎。

定义

- 在适当的临床情况下，上皮内嗜酸性粒细胞增多性食管炎
  - 基于pH的抑酸研究。
  - 胃食管反流病的治疗失败。
  - 在胃肠道（即嗜酸性粒细胞性肠炎）的情况下，其他地方的嗜酸性粒细胞缺乏。
- 没有公认的诊断标准
  - 大多数研究人员建议每高倍视野≥15个嗜酸性粒细胞。

病因和发病机制

超敏反应

- 由过敏原引发的
  - Th2细胞相关的炎症过程
    - 白细胞介素13和白细胞介素15的水平增加。
    - 组织嗜酸性粒细胞增多与嗜酸性粒细胞趋化因子-3（eotaxin-3）的表达。
  - 白细胞介素-5介导。

遗传影响

- 家族聚集性。
- Eotaxin-3单核苷酸多态性与疾病的易感性
  - 基因产物参与免疫级联反应。
  - 与对照组相比，嗜酸性粒细胞性食管炎的基因是被高度诱导的。

环境因素

- 70%患者有过敏性的个人或家族病史

  - 哮喘。
  - 食物过敏。
  - 特应性皮炎。
- 季节变化的症状。

临床概要

流行病学

- 发病率
  - 对疾病的认识提高了，而不像以前归类为胃食管反流病。
  - 可能增加过敏性疾病的发病率，包括嗜酸性粒细胞性食管炎。
  - 预计在总人口中的患病率为0.4%～1%。
- 双峰年龄分布
  - 儿童（7～10岁）。
  - 成年人（30～35岁）。
- 男性发病率是女性的2倍。

临床表现

- 症状往往会比病情严重
  - 儿童表现为呕吐和腹痛。
  - 成人表现为吞咽困难，食物嵌塞，反酸，胃灼热。

治疗

- 饮食方面
  - 要素饮食。
  - 基于过敏原检测结果的系统排除饮食。
- 药物治疗
  - 皮质类固醇治疗
    - 外用药物用于短期治疗。
    - 全身治疗用于严重症状，包括脱水。
  - 白三烯受体拮抗剂（孟鲁司特）。
  - 人造抗IL-5单克隆抗体（美泊利单抗）。
- 症状性狭窄的扩张
  - 有撕裂或穿孔风险（高达25%）。

三、嗜酸性粒细胞性食管炎

关键点

病因
- 70%患者有哮喘，食物过敏，特应性皮炎病史。
- Eotaxin-3单核苷酸多态性。

临床概要
- 提高认识。
- 男性发病率超过女性。
- 吞咽困难，食物嵌塞，反流，呕吐。
- 基于过敏原测试的排除性饮食。
- 皮质类固醇治疗和狭窄的扩张。
- 高达40%患者复发。

内镜表现
- 同心环，狭窄，沟纹和裂隙。
- 颗粒状黏膜分泌物，丘疹和斑块。

- 食管的任何部分可受累，可能呈斑片状
  - 从不同部位获取多个活检切片，分别做组织学检测。
- 活检尽管正常，仍不能除外该疾病。

组织病理学表现
- 上皮内嗜酸性粒细胞的数目增多，特别是在浅表黏膜。
- 嗜酸性粒细胞脱颗粒，嗜酸性粒细胞微脓肿。
- 脱落角质碎屑含嗜酸性粒细胞，附着于鳞状上皮。
- 固有层纤维化。

鉴别诊断
- 念珠菌性食管炎产生斑块。
- 胃食管反流病。
- 嗜酸性胃肠炎。

  - 可分阶段扩张。

预后
- 病情时好时坏。
- 高达40%患者在停止治疗后复发。
- 罕见自行痊愈，特别是在儿童中。
- 儿科人群的数据表明，慢性损伤与Barrett食管类似，具有肠上皮化生的风险。

内镜表现

环形异常（＞80%）
- 孤环或狭窄。
- 多同心圆环和网
  - "猫抓"样食管，"波纹"样食管，"气管"样食管。
  - 可能反映收缩黏膜肌层或黏膜下纤维化。
- 小口径食管，固定内径和近端狭窄（10%）。

纵向变化（74%）
- 沿食管长轴线性，沟纹，裂隙性存在，与正常黏膜分离。

其他黏膜异常（＞15%）
- 颗粒黏膜水肿。
- 白色斑点，针尖样分泌物和丘疹
  - 提示随嗜酸性粒细胞和脓肿脱落。
- "Crêpe皱纸"样食管
  - 脱落角质碎屑和脱颗粒嗜酸性粒细胞黏附于黏膜。

发病部位
- 食管的任何部分可受累，包括远端食管
  - 疾病可能是连续的或斑片状的。
  - 从不同的解剖层次多处取活检是必需的。

内镜下正常（32%）
- 尽管表现正常，但仍不能除外该疾病。

组织病理学表现

组织学特征
- 上皮内嗜酸性粒细胞的数目可变，但通常每高倍视野＞15个，或更多
  - 在表面（内半部）鳞状上皮中更为明显。
  - 在表面上皮嗜酸性粒细胞微脓肿（≥4个嗜酸性粒细胞簇）。
  - 脱颗粒的嗜酸性粒细胞。
- 脱落
  - 过度角化或角化不全的碎片黏附于鳞状上皮。
  - 嗜酸性粒细胞和嗜酸性粒细胞角蛋白。
- 黏膜鳞状上皮的改变
  - 细胞间水肿。
  - 鳞状上皮细胞层扩张不显著。
  - 固有层纤维化。
- 其他细胞成分
  - 上皮内淋巴细胞（通常是CD8阳性T细胞）。
  - 肥大细胞。

鉴别诊断

内镜鉴别诊断
- 药物性食管炎可导致局部狭窄。
- 念珠菌性食管炎产生斑块
  - 背景黏膜发炎。
- 脱屑性疾病。
- 胃食管反流病在远端更严重。

组织学鉴别诊断
- 嗜酸性粒细胞性食管炎的病理特点
  - 表面嗜酸性粒细胞微脓肿。
  - 富含嗜酸性粒细胞脱落的碎片。
  - 大量嗜酸性粒细胞脱颗粒。
- 胃食管反流病

三、嗜酸性粒细胞性食管炎

嗜酸性粒细胞性食管炎与胃食管反流病的鉴别特点

特征	嗜酸性粒细胞性食管炎	胃食管反流病
流行病学		
儿童	男性>女性	男性与女性相似
成年人	男性>女性	男性>女性
临床症状	吞咽困难，食物嵌塞，呕吐，或过敏性疾病史	咳嗽，吞咽困难，疼痛
内镜表现	斑块，环，狭窄和撕裂；黏膜可能表现是正常的	红斑，糜烂，溃疡，结节性/不规则的远端食管；可能存在Barrett食管
部位	可能影响整个食管	远端食管
分布	片状，不连续的	从胃食管交界处连续分布
组织学特征		
嗜酸性粒细胞分布	主要在浅表	浅表和深层
嗜酸性粒细胞数量	通常每高倍视野>15个	通常每高倍视野<15个
嗜酸性粒细胞微脓肿	存在	无
脱落的碎片	含脱颗粒的嗜酸性粒细胞	通常缺失
黏膜下层和黏膜纤维化	透明，寡细胞性胶原	如存在，与肉芽组织相关

○ 在远端食管的变化较严重。
○ 一般每高倍视野<15个嗜酸性粒细胞。
○ 脱颗粒的嗜酸性粒细胞减少。
○ 中、上段食管癌标本的炎症程度较远端更低。
● 嗜酸性胃肠炎
○ 单纯食管活检无法鉴别。
○ 影响胃肠道的其他部分，而嗜酸性粒细胞性食管炎被定义为限于食管。

诊断要点

临床相关问题
● 在多数情况下，疾病是不完整和不连续的
○ 必须从多处获得多个活组织切片，并在不同的容器中保存。
○ 应包括远端食管的样本
■ 20%患者可能在食管远端有诊断变化，但近端食管的嗜酸性粒细胞较少。
● 在临床和组织学上，某些病例与胃食管反流病重叠
○ pH的酸抑制试验研究是必要的。
● 为排除嗜酸性粒细胞性胃肠炎，应取十二指肠和胃组织活检。

病理解读要点
● 中上段食管在角蛋白和上皮内浅层嗜酸性粒细胞脱颗粒，嗜酸性粒细胞聚集，嗜酸性粒细胞分离，应该警惕嗜酸性粒细胞性食管炎的可能性，即使临床上没有怀疑。
● 固有层纤维化和发病部位有助于鉴别胃食管反流病。

● 如果用Bouin溶液固定，嗜酸性粒细胞容易被观察到。
● 组织采样和固定的间隔时间过长可能影响检测嗜酸性粒细胞的能力。

参 考 文 献

1. Abdulnour-Nakhoul SM et al: Alterations in junctional proteins, inflammatory mediators and extracellular matrix molecules in eosinophilic esophagitis. Clin Immunol. 148(2):265-278, 2013
2. Davis BP et al: Emerging concepts of dietary therapy for pediatric and adult eosinophilic esophagitis. Expert Rev Clin Immunol. 9(4):285-7, 2013
3. Prieto R et al: Eosinophilic esophagitis in adults: an update on medical management. Curr Gastroenterol Rep. 15(6):324, 2013
4. Segal D et al: The management of eosinophilic esophagitis in adults. J Clin Gastroenterol. 47(7):570-7, 2013
5. Blanchard C et al: A striking local esophageal cytokine expression profile in eosinophilic esophagitis. J Allergy Clin Immunol. 127(1):208-17, 217, 2011
6. Li-Kim-Moy JP et al: Esophageal subepithelial fibrosis and hyalinization are features of eosinophilic esophagitis. J Pediatr Gastroenterol Nutr. 52(2):147-53, 2011
7. Furuta GT et al: Eosinophilic esophagitis in children and adults: a systematic review and consensus recommendations for diagnosis and treatment. Gastroenterology. 133(4):1342-63, 2007
8. Antonioli DA et al: Allergic eosinophilic esophagitis: a primer for pathologists. Semin Diagn Pathol. 22(4):266-72, 2005

三、嗜酸性粒细胞性食管炎

内镜下特征

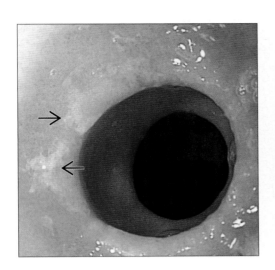
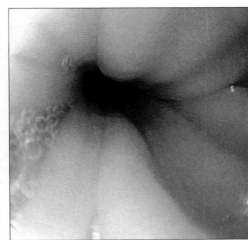

（左）一位32岁男子患有特应性皮炎和复发性嵌塞的胃镜显示，在上段食管存在几个同心环。也可见斑片状渗出物（黑箭头）

（右）一个5岁女童有胃食管反流病症状，发育迟缓。纵沟完整分离，黏膜水肿。活检显示嗜酸性粒细胞性食管炎的病理改变

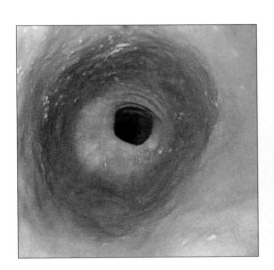
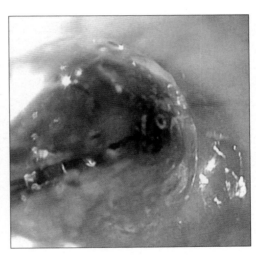

（左）一位年轻人主诉吞咽困难和食物嵌塞。胃镜检查发现，在上段食管有一个狭窄环，仅允许细径内镜通过。活检显示嗜酸性粒细胞性食管炎，局部皮质类固醇治疗有一定效果

（右）球囊扩张术是采取两步法对同一患者的狭窄区域进行扩张，能减少黏膜撕裂的风险

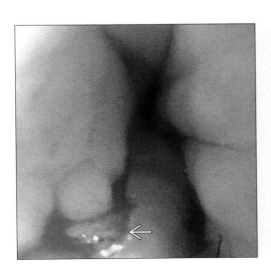
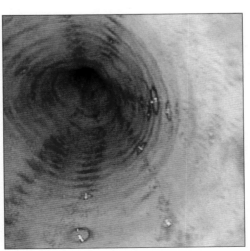

（左）在同一位患者的扩张部位出现一个小的黏膜撕裂（白箭头）。狭窄完全治愈。然而，治疗后黏膜异常，包括纵沟和黏膜水肿持续存在

（右）嗜酸性粒细胞性食管炎患者的内镜显示，中段食管有点状渗出糜烂排列成线状，延至食管全长

三、嗜酸性粒细胞性食管炎

内镜下特征与鉴别诊断

（左）此例患者出现严重的吞咽困难和间歇性食物嵌塞。黏膜显示许多同心圆环和点状出血（白箭头），波纹外观纵向排列在食管。可见黏膜水肿

（右）嗜酸性粒细胞性食管炎的患者中，明显的同心环与黏膜斑块相关。斑块由脱落的角蛋白组成、碎屑、脱颗粒的嗜酸性粒细胞组成

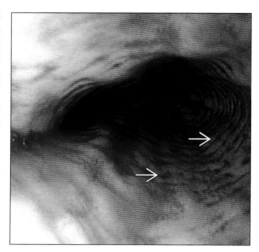 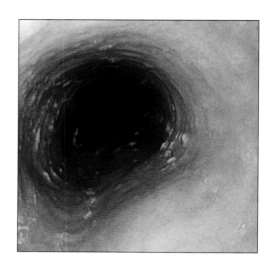

（左）另一例嗜酸性粒细胞性食管炎的患者在内镜检查时发现几个异常。大多模糊的圆形环（白箭头）出现在上段和中段食管。散在白色黄色斑块（空心箭头）附着于黏膜。远端食管有一个狭窄段

（右）活检显示，鳞状上皮细胞内有明显的细胞间水肿，表面有大量嗜酸性粒细胞。固有层寡细胞纤维组织（黑箭头）

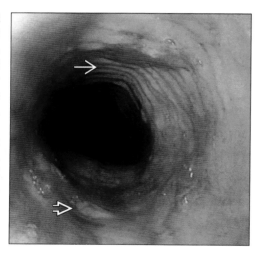 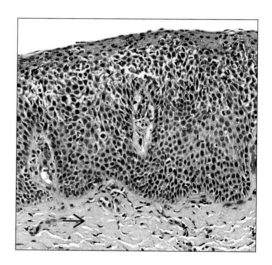

（左）嗜酸性粒细胞性食管炎患者有黏膜糜烂，有白色的分泌物，但不是黏膜环或沟纹。这些表现可能提示念珠菌感染

（右）然而，念珠菌感染的斑块往往与背景黏膜红斑融合。斑块相对较少的区域（黑箭头），类似嗜酸性粒细胞性食管炎

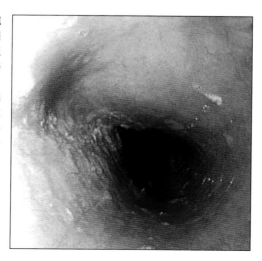 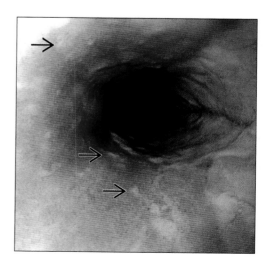

三、嗜酸性粒细胞性食管炎

显微镜下特点与鉴别诊断

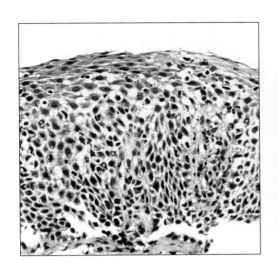

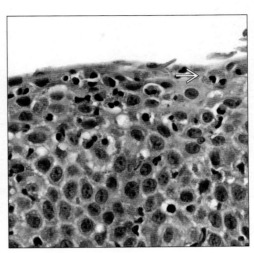

（左）嗜酸性粒细胞性食管炎的病例往往表现为上皮内嗜酸性粒细胞增多，细胞间水肿。角质形成细胞是分开的，细胞间桥可见。基底区膨胀

（右）大多数上皮内嗜酸性粒细胞浸润，大部分是在鳞状上皮表面的1/2。大量完整和脱颗粒的嗜酸性粒细胞与嗜酸性粒细胞微脓肿（白箭头）有关

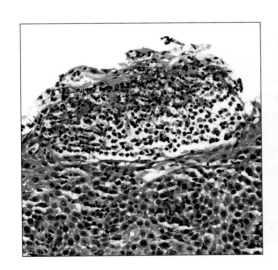

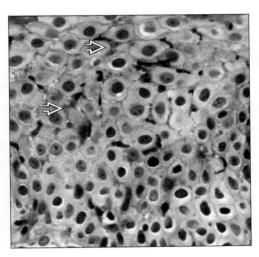

（左）内镜显示，斑块提示富集嗜酸性粒细胞和脱落的角质形成细胞的角蛋白。虽然贴壁角蛋白碎片可能存在于其他形式的食管炎，富含嗜酸性粒细胞角蛋白碎片在嗜酸性粒细胞性食管炎具有相对特异性

（右）大量脱颗粒的嗜酸性粒细胞（空心箭头）在鳞状细胞之间再生。这种嗜酸性粒细胞脱颗粒是嗜酸性粒细胞性食管炎的特异性特征

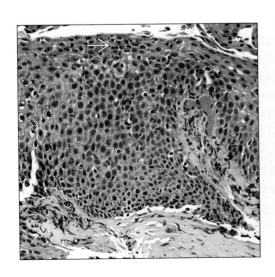

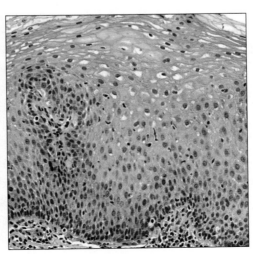

（左）嗜酸性粒细胞性食管炎通常表现为显著的基底层增生，黏膜厚度相对较小。嗜酸性粒细胞在上皮浅层大量分布，具有微脓肿的特征（白箭头）

（右）相反，胃食管反流病显示较少的嗜酸性粒细胞，均匀地分布在黏膜各层，基底区增生不明显。缺乏微脓肿

四、剥脱性食管炎

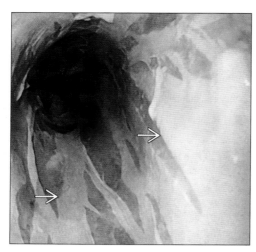

一位老年患者出现吞咽困难。内镜发现食管有浅层鳞状上皮脱落（白箭头）。背景黏膜轻度红斑

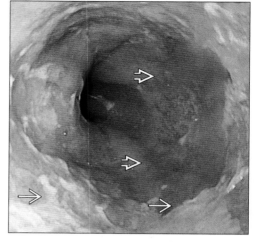

这位虚弱患者食管广泛剥蚀和红斑糜烂（空心箭头）。在近端食管有一些脱落上皮细胞斑块（白箭头）

术　语

同义词
- 脱落性食管炎。

定义
- 内镜下临床病理特征表现为表面的鳞状上皮坏死和明显脱落。

病因和发病机制

不同类型损伤的表现
- 在衰弱的患者中，直接接触损伤，可能是药物。
- 是某些患者放射治疗的并发症。
- 移植物抗宿主病的表现。

临床概要

流行病学
- 老年人。
- 男性和女性发病率相同。

临床表现
- 一些患者无症状，令人惊讶。
- 吞咽疼痛。
- 吞咽困难。
- 非心源性胸痛。
- 恶心呕吐。
- 出血。
- 与消化性溃疡病有关。

治疗
- 潜在疾病的维持治疗。

预后
- 取决于其他虚弱状况的严重程度
  - 诊断与死亡之间的平均间隔时间为116d。

内镜表现

上皮剥脱
- 融合的、脱落的膜或白色斑块。
- 黏膜下可能会表现为正常或红斑。

食管蹼
- 薄的，偏心的鳞状上皮黏膜。

组织病理学表现

组织学特征
- 坏死的鳞状上皮部分或完全脱落
  - 相比于正常上皮细胞，表面上皮坏死更深，嗜酸性粒细胞增多，导致"2阶"外观特征。
  - 无法存活的上皮细胞和存活上皮细胞的交界处形成空泡。
  - 通常少量炎症，但可能存在中性粒细胞。
- 可能与药物碎片有关。

鉴别诊断

内镜鉴别诊断
- 念珠菌性食管炎。
- 移植物抗宿主病。
- 脱屑性大疱性疾病。
- 腐蚀性食管炎
  - 通常发生于儿童和年轻的成年人，而不是老年患者。
  - 曾摄取碱性或酸性食物。
  - 伴明显水肿的脱落。
- 药物性食管炎
  - 胸痛或吞咽疼痛是最常见的症状，吞咽困难不常见。
  - 发生于食管中段或下段。

组织学鉴别诊断
- 念珠菌性食管炎
  - 脱落的角质形成细胞未形成致密层，而是松散地聚集。

四、剥脱性食管炎

关键点

术语
- 表面的鳞状上皮坏死和明显脱落。

病因
- 接受多种药物治疗的虚弱患者。
- 其他食管损伤并发症。

临床概要
- 吞咽疼痛，吞咽困难。

- 恶心呕吐。

内镜表现
- 融合的、脱落的膜或白色斑块。

组织病理学表现
- 坏死的鳞状上皮部分或完全脱落。
- 相比于正常上皮细胞，表面上皮坏死更深，嗜酸性粒细胞增多，导致"2阶"外观特征。

○ 上皮内中性粒细胞和浅表脓肿。
○ 假菌丝在表面上皮。
- 移植物抗宿主病
  ○ 基底区空泡与坏死的角质形成细胞相关。
- 脱屑性大疱性疾病
  ○ 基底角质形成细胞或较浅层的分离。
  ○ 嗜酸性粒细胞可能突出。
- 腐蚀性食管炎
  ○ 炎性坏死。
  ○ 晚期的肉芽组织。
- 药物性食管炎
  ○ 非特异性炎症变化，包括溃疡。
  ○ 倾向于表现出明显的炎症浸润。
  ○ 严重炎症有鳞状上皮坏死。
  ○ 可能会发现药物碎片。

诊断要点

临床相关内镜特点
- 红斑或正常背景上的白色膜。

病理解读要点
- 坏死表面上皮细胞黏附于正常黏膜。

参 考 文 献

1. De Petris G et al: Histopathological changes in the gastrointestinal tract due to medications: an update for the surgical pathologist (part II of II). Int J Surg Pathol. 22(3):202-11, 2014
2. Purdy JK et al: Sloughing esophagitis is associated with chronic debilitation and medications that injure the esophageal mucosa. Mod Pathol. 25(5):767-75, 2012
3. Longman RS et al: Esophagitis dissecans superficialis. Gastrointest Endosc. 74(2):403-4, 2011
4. Hokama A et al: Esophagitis dissecans superficialis and autoimmune bullous dermatoses: A review. World J Gastrointest Endosc. 2(7):252-6, 2010
5. Carmack SW et al: Esophagitis dissecans superficialis ("sloughing esophagitis"): a clinicopathologic study of 12 cases. Am J Surg Pathol. 33(12):1789-94, 2009
6. Hokama A et al: Esophagitis dissecans superficialis associated with bisphosphonates. Endoscopy. 39 Suppl 1:E91, 2007
7. Ponsot P et al: Chronic esophagitis dissecans: an unrecognized clinicopathologic entity? Gastrointest Endosc. 45(1):38-45, 1997

病例图像展示

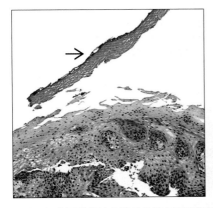 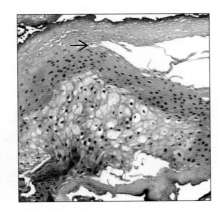 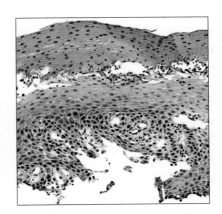

（左）表层脱落性食管炎的特点是脱落的坏死角质形成细胞层（黑箭头）

（中）一层致密的坏死上皮部分分裂（黑箭头）。一层嗜酸性粒细胞增多的坏死上皮细胞黏附于正常鳞状上皮

（右）坏死的上皮细胞排列在一个高嗜酸细胞致密层，好像角化不全。底层鳞状上皮细胞呈现反应性改变

五、大疱性皮肤病的食管表现

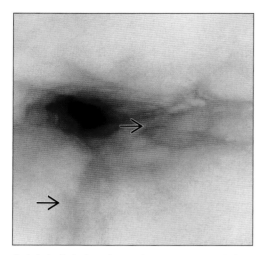

一个老年妇女患有寻常型天疱疮，出现吞咽疼痛、吞咽困难。胃镜检查发现在整个食管存在大量的不连续的溃疡（黑箭头）（G.Lauwers，MD. 惠赠）

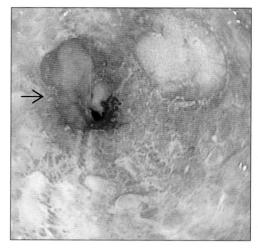

另一例寻常型天疱疮的食管远端显示，胃食管连接部水平以上有广泛的剥脱和狭窄（黑箭头）

术　语

定义
- 原发性皮肤病累及消化道。

病因和发病机制

大疱性表皮松解症
- 影响所有器官的鳞状上皮的基因病。
- 30%～50%患者食管受累。

寻常型天疱疮
- 基底表皮细胞和上皮细胞之间的细胞间桥丧失完整性。
- 中老年人易患。
- 80%患者有食管疾病。

大疱性类天疱疮
- 在基底膜上沉积抗体（IgG）激活补体引发级联反应。
- 4%的患者有食管病变。

多形性红斑
- 食管受累是全身性疾病罕见的并发症。
- 经常继发于药物反应。

临床概要

表现
- 吞咽困难，吞咽疼痛，胸痛。

治疗
- 支持治疗。
- 免疫抑制治疗。

内镜表现

部位
- 主要影响上段食管。

大疱
- 很少完好；表现为溃疡、剥脱。
- 慢性病程中形成的食管蹼、纤维化和狭窄。

组织病理学表现

组织学特征
- 类似于皮肤病变的特点。
- 与实体之间的区别
  - 黏膜分离程度。
  - 炎症浸润的类型。
  - 有无皮肤棘层松解
    - 寻常型天疱疮的特点是圆形的角质形成细胞和基底上的大疱，伴随嗜酸性粒细胞和淋巴细胞。

辅助检查

免疫荧光
- 直接免疫荧光法用于角质形成细胞间的免疫球蛋白沉积（寻常型天疱疮）。
- 在基底膜上的线性抗体（IgG）和补体沉积。

鉴别诊断

内镜鉴别诊断
- 药物反应。
- 剥脱性食管炎。

组织学鉴别诊断
- 大疱性表皮松解症
  - 轻微创伤导致的水疱性病变。
  - 作用部位
    - 鳞状上皮或表皮内：松解性表皮或单纯的变种。
    - 鳞状上皮和固有层之间的连接形式。
    - 在固有层/真皮：皮肤松解或营养不良的形式。
  - 寻常型天疱疮

五、大疱性皮肤病的食管表现

关键点

临床概要
- 吞咽疼痛和吞咽困难。
- 大疱极少是完整的。

组织病理学表现
- 区别于实体的特征
  - 在黏膜分离程度。
  - 炎性浸润的类型。
  - 皮肤棘层松解，或消失。

诊断要点
- 标准活检钳可能无法获得固有下层组织，样本不能用于诊断。
- 样品应该包含边缘大疱。
- 圆形基底角质形成细胞附着于基底膜，表现为棘层松解。
- 上段食管的严重食管炎不是常见的病因。

- 浅表，松弛性大疱。
- 因棘层松解（细胞间桥损失）出现的上皮内裂解位点。
  - 大疱性类天疱疮
    - 表皮下大疱。
  - 多形性红斑
    - 浅表性糜烂，上皮内淋巴细胞明显增多。
  - 药物反应
    - 富含中性粒细胞的上皮大疱。
    - 适当的临床病史。
  - 表层脱落性食管炎
    - 坏死上皮表层有少量或无上皮。

诊断要点

临床相关病理特征
- 标准活检钳可能无法获得固有下层组织，样本不能用于诊断。
- 样品应该包含边缘大疱。

病理解读要点
- 圆形基底角质形成细胞附着于基底膜，表现为棘层松解。
- 上段食管的严重食管炎不是常见的病因。

参 考 文 献

1. Maharshak N et al: Oesophageal involvement in bullous pemphigoid. Clin Exp Dermatol. 38(3):274-5, 2013
2. Mohan P et al: A rare initial presentation of esophageal involvement in pemphigus. Dis Esophagus. 26(3):351, 2013
3. Fukuchi M et al: A case of exfoliative esophagitis with pemphigus vulgaris. Dis Esophagus. 24(3):E23-5, 2011
4. Galloro G et al: Technical aspects in endoscopic biopsy of lesions in esophageal pemphigus vulgaris. Dig Liver Dis. 39(4):363-7, 2007
5. Shields HM et al: Gastrointestinal manifestations of dermatologic disorders. Clin Gastroenterol Hepatol. 5(9):1010-7; quiz 1005-6, 2007
6. Calka O et al: Oesophageal involvement during attacks in pemphigus vulgaris patients. Clin Exp Dermatol. 31(4):515-9, 2006
7. Wise JL et al: Esophageal manifestations of dermatologic disease. Curr Gastroenterol Rep. 4(3):205-12, 2002
8. Lamireau T et al: Esophageal involvement in Stevens-Johnson syndrome. Endoscopy. 33(6):550-3, 2001
9. Stewart MI et al: Epidermolysis bullosa acquisita and associated symptomatic esophageal webs. Arch Dermatol. 127(3):373-7, 1991

病例图像展示

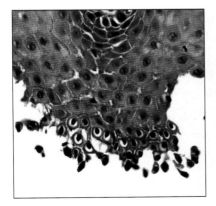
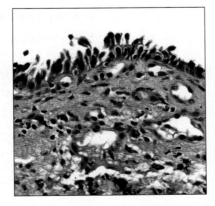
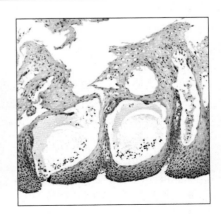

（左）寻常型天疱疮的特点是鳞状上皮细胞脱落的片段，深层有圆形角质形成细胞，提示上皮细胞内裂解位点

（中）固有层的其他片段包含附着的角质形成细胞，反映基底上的囊泡。角质形成细胞具有细长的圆形外观

（右）另一例肺癌表现为吞咽疼痛。上皮内囊泡存在混合性炎症

六、药物相关性食管炎

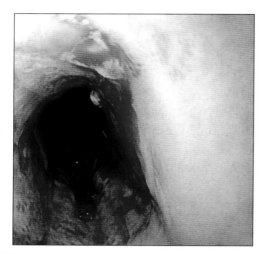

药物导致的损伤表现为中段食管的一个炎症伴溃疡的不连续区域。溃疡周围及远端的周围黏膜仍是正常的

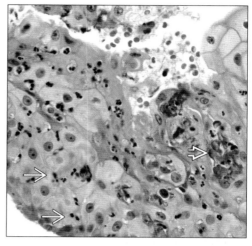

药物相关性食管炎表现为黏膜全层明显的中性粒细胞及嗜酸性粒细胞浸润（白箭头）。可见具有折光性的药物碎片（空心箭头）

- 依美溴铵。
- 降钾树脂。
- 抗生素（如多西环素）。

临床概要

流行病学
- 多发于年老体弱人群
  - 频繁应用多种药物。
  - 长期卧床体位。
  - 无充足水服药。
- 食管外在压迫
  - 心脏瓣膜疾病。
  - 左心房增大。
  - 食管中上段手术牵拉或纵隔结构的粘连。

临床表现
- 胸骨后疼痛，经常呈持续性。
- 吞咽疼痛。
- 狭窄所致吞咽困难。

治疗
- 避免接触损伤因素。
- 服药时增加液体摄入量。
- 服药后保持直立体位。

预后
- 多数病例在停用相关药物后即可痊愈。
- 严重者可在急性期发生穿孔或痊愈出现食管狭窄。

内镜表现

发病部位
- 近主动脉弓或左主支气管水平的食管中段。
- 胃食管交界处水平的食管下段。

外观
- 散在或团簇状的微小溃疡呈圆周样分布在正常黏膜背景下。

术　　语

同义词
- 药丸性食管炎。

定义
- 药物与食管黏膜接触过久所致的局部损害。

病因和发病机制

药物相关性损伤的分型
- 药物的药理学影响
  - 化疗药物。
- 治疗相关并发症
  - 免疫抑制剂及抗生素治疗所致的病毒及真菌性感染。
  - 化疗药所致的黏膜侵蚀。
  - 免疫介导反应（如 Stevens-Johnson 综合征）。
- 药物性食管炎
  - 化学性质
    - 碱性（如苯妥英钠）。
    - 酸性（如四环素、多西环素、阿司匹林及铁制剂）。
  - 可溶性因素。
  - 持续性黏膜接触
    - 胃动力障碍、食管蹼、食管环及狭窄均可导致食管排空延缓，并增加损伤的风险。
    - 食管裂孔疝或食管旁结构的压迫使食管黏膜与药物接触延长。
  - 常见的损伤性药物
    - 非甾体抗炎药。
    - 双膦酸盐类（如阿仑膦酸钠）。
    - 硫酸亚铁。
    - 奎尼丁。
    - 氯化钾。

六、药物相关性食管炎

关键点

病因

- 药物性食管炎的发生取决于药物的化学性状、溶解度及药物与黏膜之间接触的时间。
- 损害性药物包括非甾体抗炎药、奎尼丁、硫酸亚铁、阿仑膦酸钠、抗生素（如多西环素）及依美溴铵。

临床概要

- 多发于年老体弱人群。
- 食管腔外压迫性因素是一个危险因素（如左心房扩大）。
- 服药不饮水或少量饮水。
- 临床症状包括胸骨后疼痛、吞咽疼痛、吞咽困难。

内镜表现

- 在正常黏膜上散在的溃疡或斑片样红斑
  - 黏膜损伤位于近主动脉弓或左主支气管水平的食管中段。
  - 胃食管交界处水平的食管下段。

组织病理学表现

- 重度炎症伴微脓肿及嗜酸性粒细胞浸润。
- 表面上皮细胞坏死。
- 海绵样水肿，尤其是在食管上皮层深部细胞。
- 可见药物碎片折光现象。

首要鉴别诊断

- 感染性食管炎（巨细胞病毒、单纯疱疹病毒、念珠菌）。

- 巨大溃疡存在穿孔或狭窄的风险
  - 氯化钾、奎尼丁、阿仑膦酸钠。
- 重度食管炎伴剥脱
  - 多西环素。
- 狭窄
  - 较短或节段性的纵行狭窄。
  - 损伤性药物包括氯化钾、硫酸亚铁及奎尼丁。

大体特征

一般特征

- 在正常黏膜上有散在的溃疡或斑片样红斑。

组织病理学表现

组织学特征

- 重度炎症伴微脓肿。
- 伴有上皮附着至上皮下结缔组织中断的黏膜侵蚀
  - 基底角质形成细胞可能出现中性粒细胞。
- 溃疡。
- 海绵样水肿。
- 表皮细胞坏死。
- 表皮层及固有层出现嗜酸性粒细胞。
- 可见药物碎片折光现象。
- 剥脱性食管炎（脱落性食管炎）。

鉴别诊断

内镜鉴别诊断

- 感染性食管炎
  - 巨细胞病毒。
  - 疱疹病毒。

组织学鉴别诊断

- 感染性食管炎
  - 巨细胞病毒感染在内皮细胞中发生细胞病理性改变。

- 疱疹病毒感染后在鳞状上皮细胞可见包涵体。
- 念珠菌与角蛋白碎片及中性粒细胞出现有关。
- 胃食管反流病
  - 上皮内嗜酸性粒细胞浸润、基底部的异型增生、水肿、乳头状延长。

诊断要点

病理学诊断要点

- 药物相关性食管炎的特点并异型。
- 不同于酸相关性食管炎及感染性食管炎的特点，并提示为药物相关性食管炎
  - 黏膜深层明显的炎性改变
    - 基底层水肿及空泡形成。
    - 上皮细胞底部的中性粒细胞微脓肿。
    - 固有层及上皮层深部的嗜酸性粒细胞浸润。
  - 鳞状上皮坏死。

参考文献

1. Zografos GN et al: Drug-induced esophagitis. Dis Esophagus. 22(8):633-7, 2009
2. Banisaeed N et al: Tetracycline-induced spongiotic esophagitis: a new endoscopic and histopathologic finding. Gastrointest Endosc. 58(2):292-4, 2003
3. de Groen PC et al: Esophagitis associated with the use of alendronate. N Engl J Med. 335(14):1016-21, 1996
4. Biller JA et al: Tetracycline-induced esophagitis in adolescent patients. J Pediatr. 120(1):144-5, 1992
5. Eng J et al: Drug-induced esophagitis. Am J Gastroenterol. 86(9):1127-33, 1991
6. Bott S et al: Medication-induced esophageal injury: survey of the literature. Am J Gastroenterol. 82(8):758-63, 1987
7. Mason SJ et al: Drug-induced esophagitis. J Clin Gastroenterol. 3(2):115-20, 1981

六、药物相关性食管炎

内镜及显微镜下特征

（左）一位既往有阿仑膦酸钠用药史的54岁女性，表现为急性吞咽疼痛。内镜检查显示重度食管炎及类圆形溃疡（黑箭头）

（右）炎症区域的活检结果提示重度黏膜损害，上皮细胞坏死（黑箭头），并被大量液体聚集、形成的大疱与下方的固有层分离

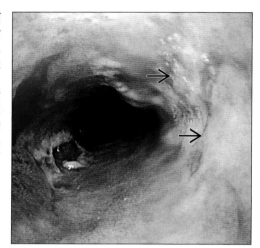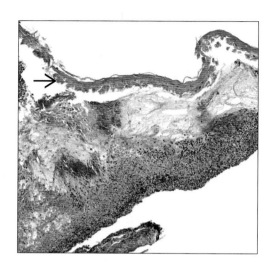

（左）阿仑膦酸钠导致细胞坏死（黑箭头）伴有大疱、水肿及炎症。固有层被炎症、纤维蛋白沉积及肉芽组织（空心箭头）替代

（右）坏死碎片（黑箭头）中的嗜碱性细胞碎片（空心箭头）和无着色的折射物质提示药物相关性损害。后者是很多药物中常见的纤维素类物质

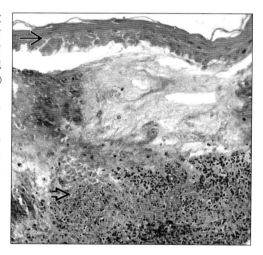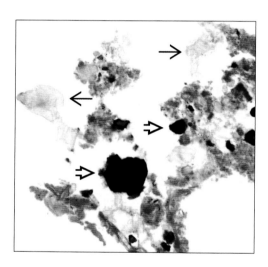

（左）一位伴咯血及胸痛的72岁女性被发现在中段食管存在类圆形溃疡的重度溃疡活动性食管炎。活检提示活动性食管炎伴溃疡及中性粒细胞炎症反应。黄绿色结晶样沉积（白箭头）与固有层炎症反应相关

（右）铁沉积表现为普鲁士蓝组化染色强着色

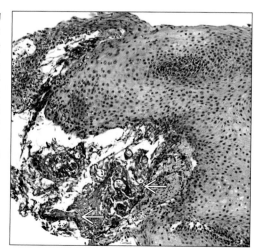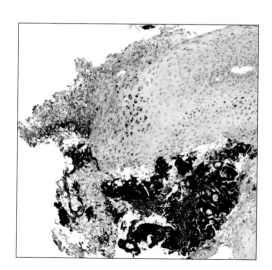

六、药物相关性食管炎

内镜及显微镜下特征

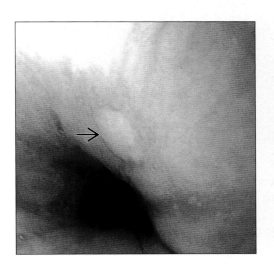

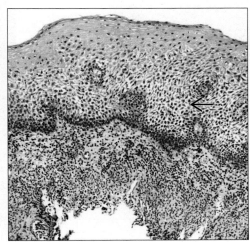

（左）一位服用多西环素后有1周吞咽疼痛及吞咽困难病史的19岁女性，其内镜检查提示尽管周围黏膜正常仍在食管中下段可见数个小囊泡（黑箭头）

（右）同一病例的活检提示鳞状上皮显著的细胞内水肿（海绵样水肿）（黑箭头）伴有固有层密集的嗜酸性粒细胞炎症反应

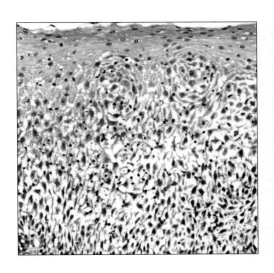

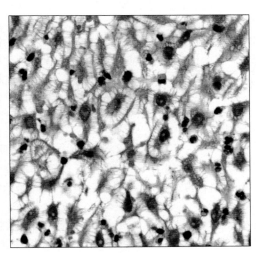

（左）众所周知，多西环素是引起药物相关性食管炎损害的一个原因。大多数改变多局限于鳞状上皮深层，而表皮层多为正常（顶部）

（右）由于黏膜组织水肿，细胞间桥明显。此病例同时可见散在的中性粒细胞及嗜酸性粒细胞

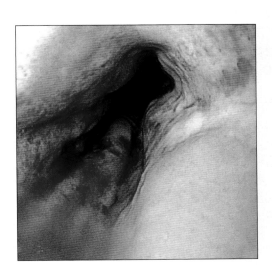

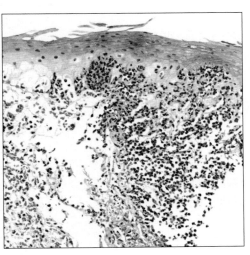

（左）其他多西环素相关性改变包括类圆形溃疡及红斑。其邻近的黏膜正常

（右）同一病例的活检提示上皮下中性粒细胞炎症及上皮层深部的微小脓肿，而上皮细胞表面未受影响。伴有脓肿的重度上皮下炎症多提示为药物相关性损害，与胃食管反流病表现不同

七、放疗、化疗及移植物抗宿主病

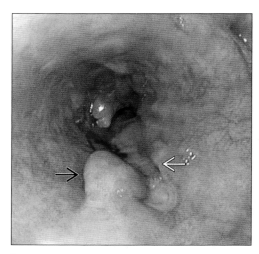

这位患有鳞癌的50岁女性主诉为化疗后呕吐。远端食管可见一处较大溃疡（白箭头），其旁可见炎性息肉（黑箭头）

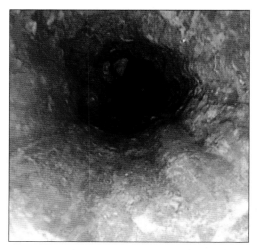

这位79岁男性由于肺癌行化疗后出现黑粪。内镜检查可见红斑及黏膜多处白色斑块样脱落（剥脱性食管炎）

术　　语

定义

● 移植物抗宿主病
○ 为同种异体干细胞或骨髓移植后的淋巴细胞攻击宿主上皮细胞所致的并发症
■ 急性移植物抗宿主病发生于移植术后100d内。
■ 慢性移植物抗宿主病发生于移植术后100d后。

病因和发病机制

放疗及化疗

● 药物毒性直接致食管黏膜损伤。

移植物抗宿主病

● T细胞在移植物攻击受体组织中起作用
○ 多种宿主抗原可以启动移植物抗宿主病，包括人类白细胞抗原。
● T细胞产生过量的细胞因子
○ 组织坏死因子-α和干扰素-γ对鳞状上皮有毒性作用。

临床概要

临床表现

● 早期化疗药物相关性损伤（1个月之内的治疗）包括
○ 疼痛。
○ 吞咽困难。
○ 吞咽疼痛。
● 晚期放疗由于瘢痕形成所产生的症状包括
○ 吞咽困难。
○ 食物嵌塞。
● 移植物抗宿主病
○ 发生于60%～80%异基因骨髓移植的受者。
○ 症状包括吞咽困难及吞咽痛及食管受累表现。

治疗

● 放、化疗：支持治疗。

● 移植物抗宿主病：免疫抑制剂联合皮质类固醇激素。

预后

● 移植物抗宿主病
○ 白血病移植后的长期生存者中死亡率为25%。
○ 再生障碍性贫血移植后的长期生存者中死亡率为70%。

预防

● 移植物抗宿主病。
● 组织类型与人类白细胞抗原精准的匹配。
● 脐带血移植。
● 应用甲氨蝶呤、环孢素及他克莫司等预防。

内镜表现

放、化疗

● 早期改变：红斑或正常。
● 开始治疗数周后：活动性食管炎、糜烂、剥脱性食管炎。
● 慢性放疗相关性改变：黏膜萎缩、狭窄。

移植物抗宿主病

● 急性损害
○ 大疱性疾病伴有脱屑或管型。
○ 糜烂及溃疡。
○ 活动性食管炎。
● 慢性损害
○ 狭窄。

影像学表现

CT表现

● 严重疾病伴有管壁增厚
○ 上皮下水肿。
● 小血管充血。
● 脂肪滞留。

七、放疗、化疗及移植物抗宿主病

关键点

临床概要
- 放、化疗相关性损害的早期症状
  - 吞咽疼痛及吞咽困难。
- 放疗相关的晚期症状
  - 由狭窄所致的吞咽困难。
- 移植物抗宿主病的治疗
  - 60%～80%同种异体骨髓移植的受体。
  - 伴有或不伴有吞咽疼痛的吞咽困难。
  - 应用皮质类固醇激素、免疫抑制剂治疗。

内镜表现
- 红斑及溃疡。
- 剥脱性食管炎、脱屑。
- 大疱性疾病。
- 狭窄（晚期并发症）。

组织病理学表现
- 鳞状上皮细胞空泡形成。
- 基底层角质形成细胞凋亡。
- 放疗及化疗诱导显著的细胞畸形。
- 移植物抗宿主病
  - 细胞凋亡及个别细胞损伤（角化不良）伴有苔藓样炎症反应。
- 放疗后慢性改变
  - 纤维化及狭窄。

主要鉴别诊断
- 剥脱性食管炎。
- 在所有个体，应与食管感染性疾病鉴别诊断。
- 药物诱导的损伤可见药物碎片。

组织病理学表现

组织学特征
- 早期改变与放化疗相同（治疗的48h内）
  - 鳞状上皮细胞空泡形成。
  - 基底层角质形成细胞凋亡。
- 放、化疗开始后数周
  - 上皮层变薄。
  - 放疗及化疗诱导显著的细胞畸形
    - 细胞核增大，伴细胞质体积增大。
    - 多核化。
    - 染色过深。
  - 上皮内散在分布的中性粒细胞。
- 放、化疗后慢性改变
  - 血管扩张。
  - 上皮下结缔组织中变形的纤维母细胞。
  - 动脉改变
    - 干细胞内膜增生，泡沫细胞沉着。
    - 血管壁硬化。
  - 纤维化及狭窄。
- 移植物抗宿主病
  - 早期改变
    - 细胞凋亡及个别细胞损伤（角化不良）。
    - 角质形成细胞苔藓样炎症反应。
  - 晚期不特异性表现
    - 溃疡。
    - 黏膜下层纤维化。

鉴别诊断

内镜鉴别诊断
- 剥脱性食管炎表现与放疗及移植物抗宿主病相类似。

- 在所有个体中，应与食管感染性疾病鉴别诊断。

组织学鉴别诊断
- 巨细胞病毒产生溃疡及病毒包涵体。
- 在出现溃疡及大疱的病例中应考虑疱疹病毒。
- 药物导致的损害可见药物碎片。
- 剥脱性食管炎是特发性或移植物抗宿主病导致的损害中的一种。

诊断要点

病理学解读要点
- 在一些病例中，临床症状、内镜表现及组织学特征并不一致。
- 多个组织切片可证明存在移植物抗宿主病。

参考文献

1. Miura Y et al: Radiation-induced esophagitis exacerbated by everolimus. Case Rep Oncol. 6(2):320-4, 2013
2. Yazbeck VY et al: Management of normal tissue toxicity associated with chemoradiation (primary skin, esophagus, and lung). Cancer J. 19(3):231-7, 2013
3. Aslanian H et al: Prospective evaluation of acute graftversus-host disease. Dig Dis Sci. 57(3):720-5, 2012
4. Kalantari BN et al: CT features with pathologic correlation of acute gastrointestinal graft-versus-host disease after bone marrow transplantation in adults. AJR Am J Roentgenol. 181(6):1621-5, 2003
5. Nakshabendi IM et al: Esophageal cast: a manifestation of graft-versus-host disease. Dig Dis. 18(2):103-5, 2000
6. Otero Lopez-Cubero S et al: Acute graft-versus-host disease of the esophagus. Endoscopy. 29(7):S35-6, 1997

七、放疗、化疗及移植物抗宿主病

放疗、化疗相关损伤

（左）这位患者由于肺癌化疗后出现吞咽困难数周行内镜检查。上皮层变薄，基底部上皮细胞增多并排列无章

（右）散在的角质形成细胞表现为异常角质化并伴有细胞质嗜酸性粒细胞浸润，细胞核显著增多、染色加深。细胞全层可见中性粒细胞，并聚积在细胞表面（黑箭头）

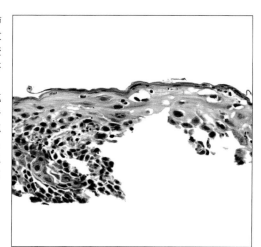
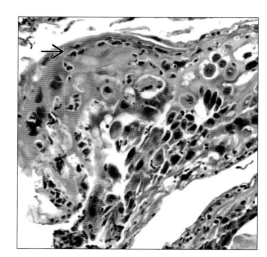

（左）化疗相关的细胞异型性明显。散在的角质形成细胞染色加深，受影响的细胞质增多，核浆比仍然保持不变。细胞质存在空泡形成（黑箭头）

（右）放疗诱导的损伤导致脱屑或是大片管状脱皮，类似剥脱性食管炎的表现。其周围黏膜存在红斑样糜烂

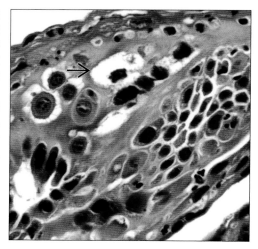
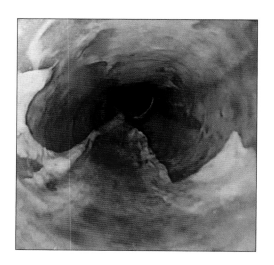

（左）放疗所致的上皮剥脱在食管近端呈现光滑的蹼

（右）活检提示鳞状上皮变薄，大多数异型细胞局限于黏膜下基底部。角质形成细胞空泡形成（黑箭头）。基底部角质形成细胞可见异常表现，包括嗜酸性粒细胞增多、角质化改变。散在的细胞可见核染色加深（弯箭头）

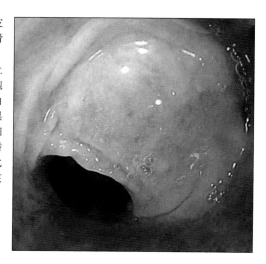
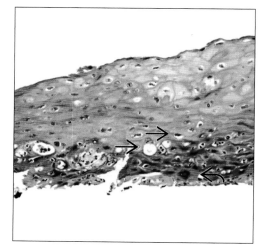

七、放疗、化疗及移植物抗宿主病

移植物抗宿主病的改变

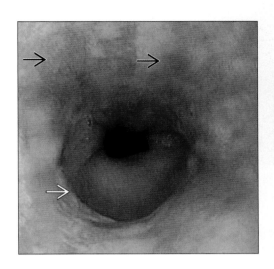

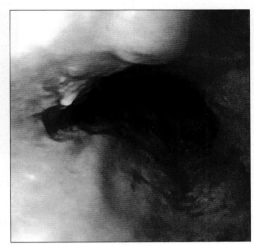

（左）这位患者行同种异体干细胞移植后出现进行性恶心及呕吐30d。不规则红斑的区域（黑箭头）胃食管连接部（白箭头）延伸至食管下段

（右）同一位患者可在食管中段见到多个散在溃疡。活检可见散在分布的角化不良细胞及基底部炎症表现，伴有移植物抗宿主病典型的鳞状上皮空泡形成

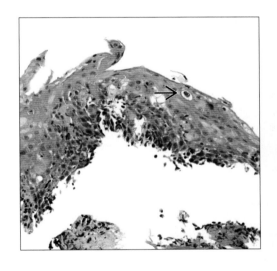

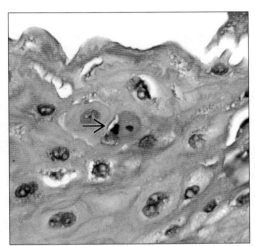

（左）这位患者全消化道患有严重的移植物抗宿主病。食管活检提示基底部区域增大的、无极性的淋巴细胞浸润。角化不良及变性的细胞散在分布于细胞表面（黑箭头）

（右）散在分布的角化不良上皮细胞（黑箭头）被胞质匮乏或空泡形成的角质形成细胞包围注意上皮内无炎症表现

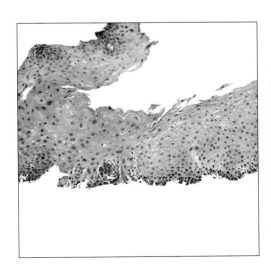

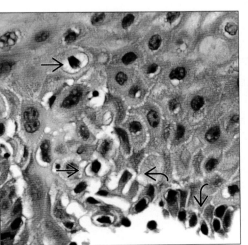

（左）这是一位同种异体骨髓移植后出现吞咽疼痛27d的患者，上皮层厚度正常。上皮细胞深部的表面散在分布着少量炎症细胞，浅层未受影响

（右）基底层包括空泡形成的角质层细胞（黑箭头）及染色加深的变性细胞、皱缩的细胞核、稠密的细胞质和细胞桥粒的缺失（弯箭头）。这些表现多提示为移植物抗宿主病

八、淋巴细胞性食管炎

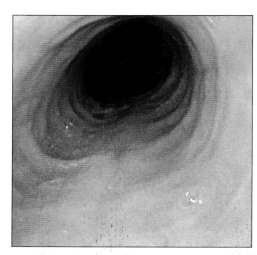

这位30岁女性存在较长的吞咽困难病史，应用质子泵抑制剂无效。食管上段及中段许多的食管环提示嗜酸性粒细胞性食管炎

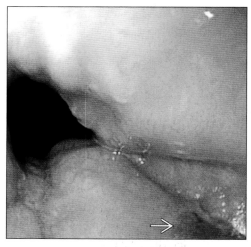

同位一患者的食管下段黏膜可见小结节及小的黏膜糜烂（白箭头）。多处食管活检结果与淋巴性细胞性食管炎相符

术　语

定义

- 以乳头旁鳞状上皮内大量的CD3$^+$淋巴细胞及少量或缺乏粒细胞为表现的炎症性疾病
  - CD4$^+$及CD8$^+$T细胞基本表现类似。

病因和发病机制

多因素

- 多种损害的表现并无特异性。
- 可以呈现克罗恩病的表现
  - 发生于约28%的儿科患者。
- 报道称与乳糜泻相关。
- 多见于贲门失弛缓症的患者。
- 以上皮内淋巴细胞及显著的黏膜水肿为特征的实体与其存在一些重叠的特征
  - 食管扁平苔藓样表现
    - 约48%的皮肤病患者存在食管症状。
  - 食管牛皮癣样改变。

临床概要

流行病学

- 食管活检检出率约0.1%。
- 成年人：在老年女性中更多见。
- 儿童：男女发病率无差异。

临床表现

- 上消化道症状无特异性。
- 多为持续性吞咽困难（＞1年）。
- 吞咽疼痛。
- 胸痛、腹痛。
- 胸骨后烧灼感。

预后

- 质子泵抑制剂通常无效

- 一些研究报道表明质子泵抑制剂治疗可改善症状，但很可能胃食管反流病并没有严格排除在这些病例外。
- 口服皮质类固醇治疗。

内镜表现

与嗜酸性粒细胞性食管炎特点类似

- 红斑样黏膜。
- 斑块。
- 剥脱。
- 食管环或狭窄。
- 黏膜褶皱。
- 也可表现为正常。

大体特征

发病部位

- 通常食管远端较严重。

组织病理学表现

组织学特征

- 类似于接触性皮炎
  - 大量的上皮内淋巴细胞
    - 上皮细胞全层均匀分布。
    - 淋巴细胞聚集。
  - 明显的细胞间水肿。
  - 角质形成细胞肿胀。
  - 角质形成细胞坏死。
  - 鳞状上皮增生。

鉴别诊断

内镜鉴别诊断

- 胃食管反流病
  - 红斑、溃疡、食管下段狭窄。
  - pH监测异常。

八、淋巴细胞性食管炎

关键点

病因
- 可为克罗恩病的一种表现（发生于28%的儿童克罗恩病患者）。
- 多种损害的表现并无特异性。

临床概要
- 持续性吞咽困难（多大于1年）。
- 对酸抑制剂的反应欠佳。

内镜表现
- 与嗜酸性粒细胞性食管炎表现相类似
  - 脱屑、斑块、环状、形成皱褶。

组织病理学表现
- 类似于接触性皮炎。
- 上皮内大量淋巴细胞、水肿、角质形成细胞坏死。
- 粒细胞炎症反应少见。

- 质子泵抑制剂治疗有效。
- 嗜酸性粒细胞性食管炎
  - 食管呈环状、皱褶或出现斑块。
  - 可累及食管全长。
  - 活检可见上皮内大量嗜酸性粒细胞。
- 扁平苔藓样改变
  - 食管上段黏膜剥脱、狭窄、溃疡或有斑块形成。

组织学鉴别诊断
- 胃食管反流病
  - 基底层细胞异型增生和乳头状凸起延长。
  - 上皮内可见淋巴细胞、嗜酸性粒细胞浸润，偶可见中性粒细胞。
  - 食管下段病变较重。
- 念珠菌性食管炎
  - 组织学特征包括鳞状上皮增生、细胞间水肿及上皮内大量淋巴细胞浸润。
  - 表面分布的中性粒细胞及丰富的角蛋白碎片是重要提示。
  - 假菌丝及孢子。
- 扁平苔藓样改变
  - 淋巴组织细胞炎症反应浸润上皮层底部。
  - 基底部区域角质形成细胞坏死（Civatte小体）。

- 表现不具有特异性，须从其他部位取病理证实（皮肤或黏膜）。

参考文献

1. Linton MS et al: Lichen planus is an uncommon cause of nonspecific proximal esophageal inflammation. Gut Liver. 7(4):401-5, 2013
2. Cohen S et al: Lymphocytic esophagitis: a diagnosis of increasing frequency. J Clin Gastroenterol. 46(10):828-32, 2012
3. Haque S et al: Lymphocytic oesophagitis: clinicopathological aspects of an emerging condition. Gut. 61(8):1108-14, 2012
4. Kasirye Y et al: Lymphocytic esophagitis presenting as chronic dysphagia. Clin Med Res. 10(2):83-4, 2012
5. Ebach DR et al: Lymphocytic esophagitis: a possible manifestation of pediatric upper gastrointestinal Crohn's disease. Inflamm Bowel Dis. 17(1):45-9, 2011
6. Quispel R et al: High prevalence of esophageal involvement in lichen planus: a study using magnification chromoendoscopy. Endoscopy. 41(3):187-93, 2009
7. Purdy JK et al: Lymphocytic esophagitis: a chronic or recurring pattern of esophagitis resembling allergic contact dermatitis. Am J Clin Pathol. 130(4):508-13, 2008
8. Rubio CA et al: Lymphocytic esophagitis: a histologic subset of chronic esophagitis. Am J Clin Pathol. 125(3):432-7, 2006

病例图像展示

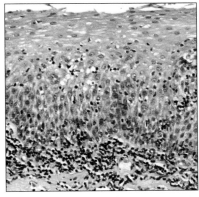
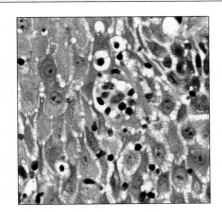
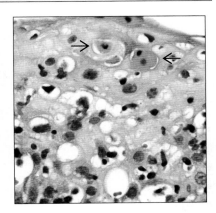

（左）淋巴细胞性食管炎的特点为上皮内明显的淋巴细胞浸润，或存在少量嗜酸性粒细胞或中性粒细胞。慢性炎症及纤维化多出现于固有层

（中）由于黏膜水肿及淋巴细胞聚集导致角质形成细胞间的细胞间桥明显可见

（右）可见散在的角化不良的上皮细胞（黑箭头）及表面分布的肿胀的角质形成细胞

九、念珠菌性食管炎

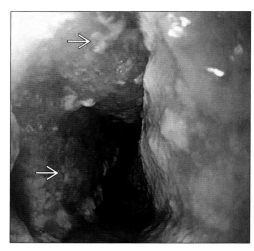

念珠菌性食管炎多为遍布食管全长的散在的黄白色斑块（白箭头），部分可见融合

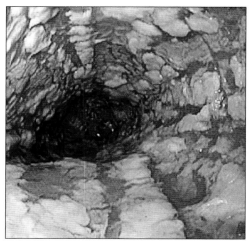

一位40岁的骨髓移植患者主诉为吞咽疼痛。于中段食管发现呈线形排列的多发白色斑块，活检提示为念珠菌病

术　语

同义词

- 念珠菌性食管炎。
- 念珠菌病。

定义

- 食管感染继发于念珠菌属
  - 白念珠菌（最常见）。
  - 热带假丝酵母菌（第二常见）。
  - 光滑假丝酵母菌（以前称为球拟酵母属）。
  - 克鲁斯假丝酵母菌。
  - 近平滑念珠菌。

临床概要

流行病学

- 多发生于不同程度免疫抑制的个体
  - 老年人。
  - 糖尿病患者。
  - 放、化疗患者。
  - 行器官及骨髓移植患者。
  - 获得性免疫缺陷综合征。
  - 近期抗生素治疗。
  - 皮质类固醇激素治疗（在嗜酸性粒细胞性食管炎患者中日益增多）。
  - 质子泵抑制剂或酸抑制剂治疗。
- 较少发生于其他健康个体。

临床表现

- 吞咽困难。
- 吞咽疼痛。
- 无症状。

治疗

- 唑类复合物较为安全并具有良好耐受性
  - 氟康唑（大扶康）、酮康唑、伊曲康唑。
- 两性霉素 B
  - 作为其他治疗无效患者的选择。
- 棘白菌素类（如卡泊芬净、米卡芬净、阿尼芬净）
  - 用于唑类复合物耐药的微生物。
  - 抑制（1,3）-β-葡聚糖的产生和细胞壁的合成。
- 具有特定药效的新型药物
  - 抑制糖基磷脂酰肌醇及β-葡聚糖的生物合成。

预后

- 取决于潜在的疾病。
- 严重疾病中可能存在播散性感染的风险
  - 消化道是多系统性疾病的主要通路。

内镜表现

一般特征

- 黄白色斑块
  - 散在或融合。
  - 呈线形分布。
- 红斑或溃疡。

组织病理学表现

组织学特征

- 中性粒细胞及淋巴细胞浸润的活动性食管炎
  - 表面的微脓肿。
  - 纤维素性脓性渗出物。
- 鳞状上皮增生伴基底部延伸。
- 腔内角蛋白稀松的聚集体（"切碎的麦片样"表现）
  - 角蛋白碎片内可见多量的孢子。
  - 微生物多可由姬姆萨染色或 PAS-D 染色区分。
- 卵形或泪滴形酵母形成。
- 假菌丝朝向垂直于角质形成细胞的方向生长，并多分布于表面
  - 呈压痕样，不形成真的隔膜。
- 形态学表现

九、念珠菌性食管炎

关键点

同义词
- 念珠菌性食管炎。
- 念珠菌病。

临床概述
- 多发生于不同程度免疫抑制的个体
  - 老年人或虚弱患者。
  - 糖尿病患者。
  - 获得性免疫缺陷综合征。
  - 皮质类固醇激素治疗嗜酸性粒细胞性食管炎。
  - 长期质子泵抑制剂治疗。
  - 近期抗生素治疗。
- 症状包括吞咽疼痛及吞咽困难。
- 抗真菌治疗（氟康唑及或其他唑类化合物为一线用药）。

内镜表现
- 散在或融合的线形分布的白色斑块。
- 红斑或溃疡。

组织病理学表现
- 中性粒细胞浸润的活动性食管
  - 表面分布的中性粒细胞为诊断依据。
- 腔内角蛋白稀松的聚集体（"切碎的麦片样"表现）。
- 假菌丝朝向垂直于角质形成细胞的方向生长。

主要鉴别诊断
- 嗜酸粒细胞性（过敏性）食管炎。
- 其他引起溃疡性食管炎的原因（药物、病毒感染、胃食管反流病）。

- 白念珠菌及热带假丝酵母菌多为出芽生殖、假菌丝形成，偶可见真菌丝。
- 光滑假丝酵母菌多为细小的出芽生殖，并缺乏假菌丝形成，类似于组织胞浆菌属。

细胞学特征
- 角质形成细胞伴中性粒细胞及孢子。

鉴别诊断

内镜鉴别诊断
- 糖原棘皮症
  - 正常黏膜上的白色黏膜斑块（2～5mm）。
  - 除Cowden综合征（抑癌基因PTEN错构瘤）外，多散在或呈聚集状。
- 皮脂腺异位
  - 在皮脂腺上附着角蛋白聚集形成的白色斑块。
  - 常散在分布或分布于正常黏膜。
- 过敏性（嗜酸性粒细胞性）食管炎
  - 富有角蛋白和嗜酸性粒细胞的斑块。

组织学鉴别诊断
- 其他原因导致的伴中性粒细胞微脓肿的溃疡性食管炎
  - 胃食管反流病
    - 食管远端病变较重。
  - 药物相关性食管炎
    - 伴中性粒细胞浸润性食管炎。
    - 在溃疡面可见药物碎片。
  - 疱疹病毒性食管炎
    - 中性粒细胞相关性糜烂或溃疡。
    - 感染的角质形成细胞可有多种异常表现（高嗜酸性粒细胞胞质、多核化、成形、核内包涵体）。
  - 巨细胞病毒感染
    - 溃疡及肉芽组织。
    - 内皮细胞的病毒性改变。
- 其他真菌感染

- 荚膜组织胞浆菌属（相较于光滑球拟酵母菌）
  - 组织胞浆菌属较小并多位于细胞内。
- 曲霉菌属（相较于白念珠菌）
  - 曲霉菌多有真菌丝、隔膜及成锐角形分枝。

诊断要点

病理解读要点
- 食管白色斑块。
- 表面分布着中性粒细胞的且伴有微脓肿的鳞状上皮
  - 可能是唯一的诊断线索。
- 角质形成细胞脱落及腔内可见假菌丝。

参考文献

1. Kim KY et al: Acid suppression therapy as a risk factor for Candida esophagitis. Dig Dis Sci. 58(5):1282-6, 2013
2. Simon D et al: Frequent sensitization to Candida albicans and profilins in adult eosinophilic esophagitis. Allergy. 68(7):945-8, 2013
3. Hector RF et al: New β-glucan inhibitors as antifungal drugs. Expert Opin Ther Pat. 21(10):1597-610, 2011
4. Attwood SE et al: Eosinophilic oesophagitis and other non-reflux inflammatory conditions of the oesophagus: diagnostic imaging and management. Best Pract Res Clin Gastroenterol. 22(4):639-60, 2008
5. de la Torre P et al: Anidulafungin: a novel echinocandin for candida infections. Future Microbiol. 3(6):593-601, 2008
6. Pace F et al: Nongastroesophageal reflux disease-related infectious, inflammatory and injurious disorders of the esophagus. Curr Opin Gastroenterol. 23(4):446-51, 2007
7. Wagner C et al: The echinocandins: comparison of their pharmacokinetics, pharmacodynamics and clinical applications. Pharmacology. 78(4):161-77, 2006
8. Pappas PG et al: Guidelines for treatment of candidiasis. Clin Infect Dis. 38(2):161-89, 2004
9. Wilcox CM et al: Esophageal infections: etiology, diagnosis, and management. Gastroenterologist. 2(3):188-206, 1994

九、念珠菌性食管炎

内镜及显微镜下特征

（左）较厚的黄白色斑块附着于食管，部分融合。移除后可见其下面黏膜存在糜烂及溃疡。周围黏膜发红及水肿。其他疾病的鉴别诊断多为正常的背景黏膜

（右）食管内斑块由脱落的角质形成细胞及腔内角蛋白碎片组成。假菌丝多与角质形成细胞的纵轴相垂直（黑箭头）

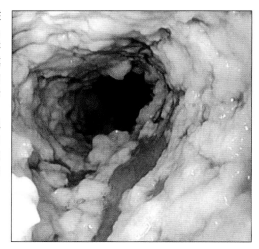
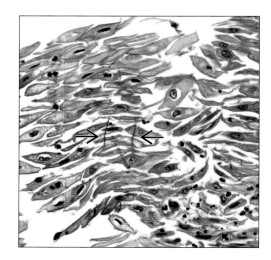

（左）大量孢子聚集时在正常染色区域可见，组化染色后更易被识别。姬姆萨染色及HE染色后假菌丝呈现黑色。大多数微生物存在于分离的角蛋白碎片中，而非上皮细胞表面

（右）PAS-D染色同样可用于证实真菌生长。真菌（黑箭头）在鳞状上皮表面呈垂直生长

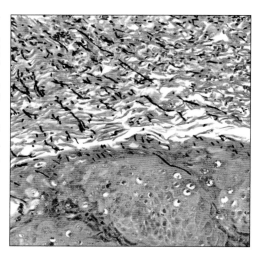
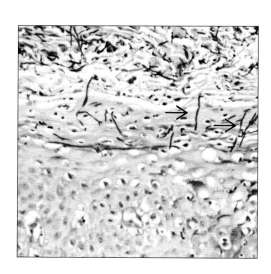

（左）念珠菌感染可导致伴有大量中性粒细胞、较少嗜酸性粒细胞浸润的活动性食管炎。上皮细胞表面大量中性粒细胞分布通常提示溃疡的存在。表面的微脓肿多提示念珠菌感染，若微生物未被HE染色鉴别可进一步行其他染色

（右）涂片可见脓性纤维蛋白渗出物。纤细的假菌丝（黑箭头）多附着于鳞状细胞及中性粒细胞

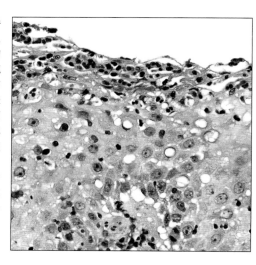
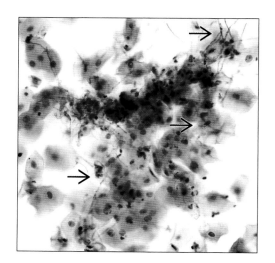

九、念珠菌性食管炎

鉴别诊断

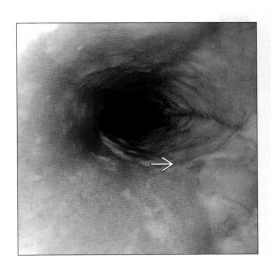

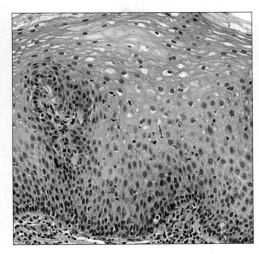

（左）中度的念珠菌性食管炎类似于其他类型的损害。这例患者的内镜表现就较轻微，黏膜呈红斑样并且斑块（白箭头）形成较少

（右）一块食管中段的活检提示非典型性改变，包括基底部的延伸与增生、散在分布的嗜酸性粒细胞。这些表现可能会被误以为是胃食管反流病表现。其他活检可见典型的中性粒细胞微脓肿及真菌形成

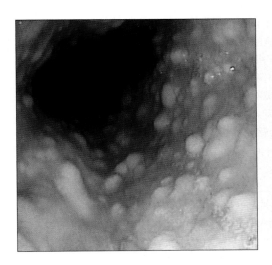

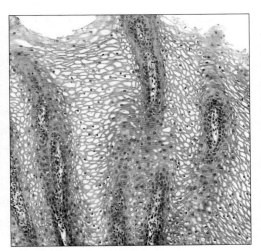

（左）患有Cowden综合征的患者可能表现为糖原棘皮症，产生类似于念珠菌性食管炎的白色斑块。患有Cowden综合征的感染病例可出现背景黏膜红斑，而其余仍为正常的黏膜

（右）斑块可见增厚的鳞状上皮黏膜及延伸的乳头。上皮细胞层的基底部多为正常，但更多的成熟细胞由于大量的糖原产生而膨胀

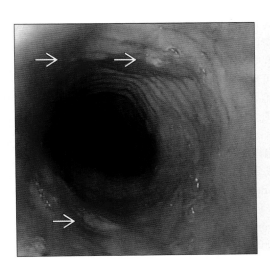

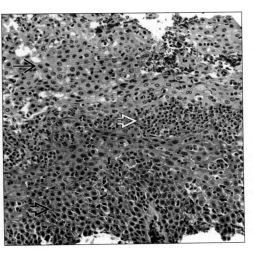

（左）过敏性（嗜酸性粒细胞性）食管炎类似于白念珠菌感染的异常内镜表现。大量的斑块（白箭头）位于上段食管。背景黏膜存在皱褶样表现，此可作为一条诊断线索

（右）斑块中可见脱落的角质形成细胞聚集于嗜酸性粒细胞。活检可见分布于炎性鳞状上皮黏膜（黑空心箭头）顶部的角化不良碎片（黑箭头）。表面可见大量的嗜酸性粒细胞微脓肿（白空心箭头）

十、单纯疱疹病毒性食管炎

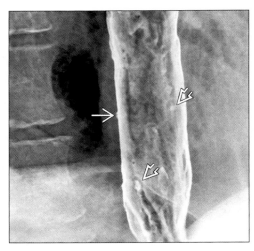

食管X线片在单纯疱疹病毒性食管炎患者中可显示环绕溃疡的环状黏膜水肿影。溃疡可从正面（空心箭头）及侧位（白箭头）显现（M.Federle，MD. 惠赠）

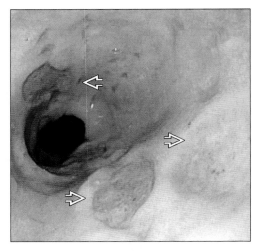

单纯疱疹病毒性食管炎可在食管任何部位（空心箭头）产生浅层、穿凿样溃疡。病毒侵犯正常的鳞状上皮，故活检应包括溃疡边缘

术　语

定义
- 单纯疱疹病毒感染食管，通常为单纯疱疹病毒Ⅰ型。

病因和发病机制

免疫功能不全及体弱的患者
- 是获得性免疫缺陷综合征患者最常见的感染之一
  - 通常伴有其他致病源感染。
- 放疗或化疗的并发症。
- 增加器官移植患者的患病风险。

具有免疫力的患者
- 儿童较成年人易感性高。
- 其他健康患者在精神及心理压力过大的时期亦可被感染。

临床概要

临床表现
- 吞咽疼痛或吞咽困难。
- 胸骨后烧灼痛。
- 出血。
- 恶心及呕吐。
- 发热。
- 儿童昏睡及嗜睡。
- 部分患者无症状。

治疗
- 抗病毒治疗
  - 阿昔洛韦治疗，但不能预防复发。
  - 泛昔洛韦和伐昔洛韦作为替代。
- 镇痛药用于镇痛及缓解症状。

预后
- 在具有免疫功能的人群该疾病呈自限性。

- 在免疫功能不全人群可有致命性的播散风险。

内镜表现

溃疡
- 基底部伴有红斑样的浅凹陷。
- 存在明显的边界。
- 融合性的损害。
- 黏性渗出液。
- 在一些病例中可出现邻近的小囊泡样表现。
- 背景黏膜大多是正常的。

腐蚀性食管炎
- 非特异性改变。

影像学表现

食管X线片
- 可见遍布食管的、多发的边界清楚的溃疡。

组织病理学表现

组织学特征
- 单纯疱疹病毒1型和2型产生的改变无法与水痘-带状疱疹病毒区分。
- 可见伴有中性粒细胞性炎症反应及微脓肿的溃疡。
- 渗出液可见脱落的、常见坏死样表现的上皮样细胞及巨噬细胞聚集物。
- 在裸露的上皮细胞及溃疡周围的完好黏膜中可见病毒包涵体
  - 在细胞核中仅有一个。
  - 单个或多个的细胞核成形
    - Cowdry type A：可见嗜酸性包涵体伴有周围亮圈的染色质。
    - Cowdry type B：均匀的浅蓝色柱状包涵体。
  - 受感染的细胞多呈现明亮的嗜橘色或深染的嗜性酸

十、单纯疱疹病毒性食管炎

关键点

病因
- 可发生于具有免疫力或免疫功能不全的患者。

临床概要
- 吞咽疼痛、胸骨后烧灼感、吞咽困难。
- 在免疫功能正常的患者是一种自限性疾病。
- 在免疫功能不全人群可有致命性的播散风险。

内镜表现
- 浅层的、界线清晰的伴有基底部红斑的溃疡。

组织病理学表现
- 溃疡伴有中性粒细胞炎症反应、巨噬细胞及脱落的上皮细胞。
- 在裸露的上皮细胞或邻近溃疡区域可见病毒包涵体

- ○ Cowdry A：嗜酸性，周围伴有亮圈。
- ○ Cowdry B：圆柱状、可多发分布均匀包涵体。
- 受感染的细胞可见深染的嗜酸性粒细胞胞质。

辅助检验
- 单纯疱疹病毒1型及2型的交叉反应可通过免疫组化排除其他病毒亚型。

主要鉴别诊断
- 巨细胞病毒感染多可见核内及胞质内的包涵体。
- 水痘-带状疱疹病毒多呈一致性改变，并多伴有带状疱疹及疹子。
- 化疗及放疗诱导的萎缩。
- 鳞状上皮异型增生，尤其在细胞学样本中。

粒细胞胞质。

细胞学特征
- 伴有中性粒细胞的多核鳞状上皮细胞。
- 在刷检的样本中Cowdry B包涵体比Cowdry A型包涵体多见。

辅助检查

免疫组化
- 细胞核及细胞质的抗体染色可用于鉴别单纯疱疹病毒。
  - ○ 在大多数病例中，通过免疫组化法，1型与2型的交叉反应排除了病毒的其他亚型。

原位分子杂交
- 在区分单纯疱疹病毒亚型及水痘-带状疱疹病毒中很有用。

鉴别诊断

内镜鉴别诊断
- 巨细胞病毒感染
  - ○ 发热、大溃疡。
- 药物性食管炎
  - ○ 食管腔内狭窄处的大溃疡。
  - ○ 常孤立存在或融合。

组织学鉴别诊断
- 巨细胞病毒感染
  - ○ 包涵体大多不出现在鳞状上皮内，而是出现在腺上皮中。
  - ○ 可分为细胞核（Cowdry A）及细胞质的包涵体。
- 胃食管反流病
  - ○ 类似多核角质形成细胞感染
    - ■ 包括稀薄的胞质而不是深染的嗜酸性粒细胞胞质。
    - ■ 染色质未成形。

- 放疗或化疗诱导的异型
  - ○ 多核化但未成形。
  - ○ 染色质变性后不是粉末状及均质的。
- 鳞状上皮癌或异型增生
  - ○ 染色质靠近核仁，Cowdry A包涵体被一亮圈环绕。
  - ○ 与Cowdry B包涵体相比，粗大的染色质颗粒呈无结构性及淡染。
  - ○ 癌细胞多核化，无细胞核成形。
- 水痘-带状疱疹病毒
  - ○ 发生一致性改变。
  - ○ 需要免疫组化方法诊断。

诊断要点

病理解读要点
- 在渗出物及溃疡边缘可见包涵体。
- 免疫组化验查、原位分子杂交法及病毒培养可区别病毒亚型。

参 考 文 献

1. Lavery EA et al: Herpes simplex virus and the alimentary tract. Curr Gastroenterol Rep. 10(4):417-23, 2008
2. Rodrigues F et al: Herpes simplex virus esophagitis in immunocompetent children. J Pediatr Gastroenterol Nutr. 39(5):560-3, 2004
3. Ramanathan J et al: Herpes simplex virus esophagitis in the immunocompetent host: an overview. Am J Gastroenterol. 95(9):2171-6, 2000
4. Greenson JK et al: Prominent mononuclear cell infiltrate is characteristic of herpes esophagitis. Hum Pathol. 22(6):541-9, 1991
5. McBane RD et al: Herpes esophagitis: clinical syndrome, endoscopic appearance, and diagnosis in 23 patients. Gastrointest Endosc. 37(6):600-3, 1991

显微镜下特征

（左）疱疹性溃疡活检必须取具有诊断性的病毒颗粒的鳞状上皮细胞。有时在炎性渗出物中具有诊断性的细胞内可见变性的角质形成细胞（黑箭头），而不是完整黏膜

（右）疱疹病毒可引发巨噬细胞炎症浸润，尽管此表现可出现在其他疾病中，但当同时存在坏死、变性的角质形成细胞时仍为重要的诊断线索

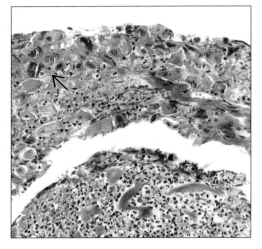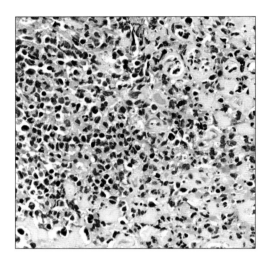

（左）单纯疱疹病毒感染引起细胞核多核化、核成形、核增大及核内包涵体形成。被感染的细胞多表现为嗜酸性粒细胞胞质的"密集"。核内包涵体被一圈较稀薄的细胞质围绕，核内 Cowdry A 包涵体呈红色（黑箭头）

（右）在此例中，Cowdry B 包涵体呈蓝紫色及周围细胞核内染色体皱缩，呈富集巨噬细胞的炎性浸润表现

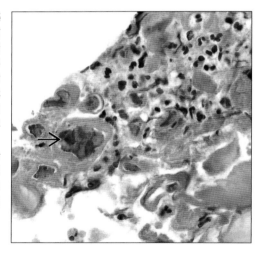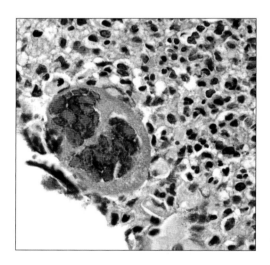

（左）通过食管细胞刷设备获得的细胞学标本有助于疱疹病毒感染的诊断。相较于黏膜活检，这种方法增加了对样本表面区域的检测。一份空气干燥的涂片标本可见数个感染的细胞，并可见多核的细胞成形及 Cowdry B 包涵体（空心箭头）

（右）免疫组化染色可检测单纯疱疹病毒 1 型及单纯疱疹病毒 2 型的交叉反应，在感染患者中均可表现为阳性

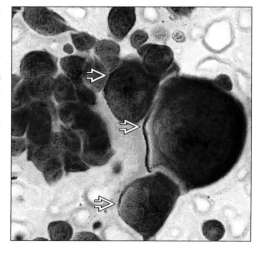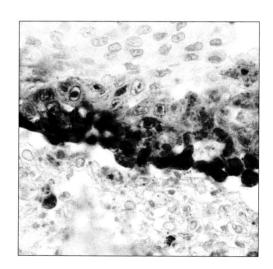

十、单纯疱疹病毒性食管炎

鉴别诊断

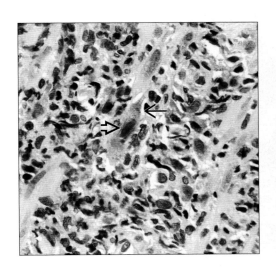

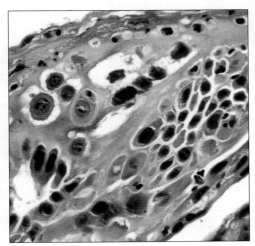

（左）巨细胞病毒感染内皮细胞，而非鳞状上皮细胞。一个受感染的细胞可极度增大并出现拉长的红色核包涵体（空心箭头）。颗粒细胞质的包涵体表现为亮粉色的球形（黑箭头）。受感染的细胞通常被混合的炎症细胞围绕

（右）化疗相关的异型性多类似于单纯疱疹病毒感染表现，但受感染的细胞仍可见深色、变性的染色体

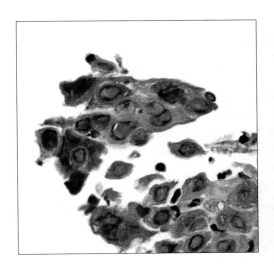

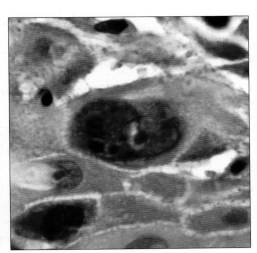

（左）单纯疱疹病毒感染的多核化细胞由伴有呈环状皱缩染色体并均匀分布的Cowdry B包涵体组成，核内基本结构缺失

（右）多核的鳞状上皮细胞可见类似于单纯疱疹病毒感染的炎症表现。而这些细胞的核内结构，例如，点彩样染色体、明显的核仁均缺乏病毒感染的特点（如环状围绕或包涵体）

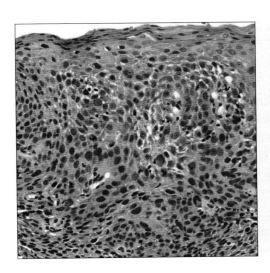

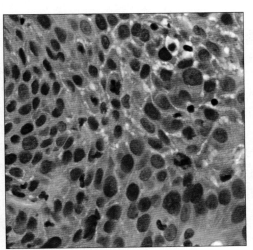

（左）鳞状上皮异型增生的细胞学特点表面上类似于单纯疱疹病毒感染。而在上皮层深部及黏膜层可见广泛的肿瘤细胞改变

（右）此外，肿瘤细胞多核化细胞缺乏细胞成形及包涵体，但包含粗大的染色体及明显的核仁。在无中性粒细胞炎症反应情况下，可见有丝分裂象及凋亡的碎片

十一、巨细胞病毒性食管炎

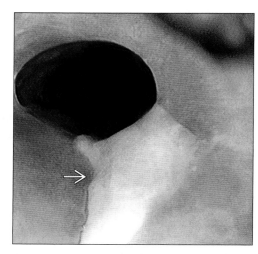

这位伴有吞咽疼痛的艾滋病患者内镜可见一较大的浅层溃疡，表面附有脓性纤维蛋白渗出物（白箭头），其周围黏膜充血水肿

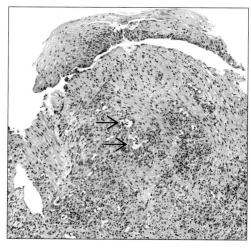

活检提示肉芽组织炎症及鳞状上皮层分离。小血管周围（黑箭头）的巨细胞病毒感染的上皮细胞炎症较重

术　语

定义
● 原发感染后持续存在的疱疹病毒可引起疾病的再发。

病因和发病机制

免疫功能改变
● 免疫监督功能受损会导致疾病再发。
● 被病毒感染的内皮细胞因局部缺血及细胞因子释放的共同作用导致损伤。

临床概要

流行病学
● 巨细胞病毒感染在工业化的城市高度流行（40%～60%的美国成年人被感染）。
● 30%的艾滋病患者伴或不伴有其他病原体感染的。
● 发病诱因：放疗、化疗、移植。
● 在具有免疫力的个体中较罕见。

临床表现
● 吞咽困难、吞咽疼痛、胸骨痛。

治疗
● 药物治疗为主要方法
　○ 更昔洛韦、缬更昔洛韦、膦甲酸、西多福韦。
　○ 药物的选择主要依赖于感染的严重情况及潜在的药物相互作用。
　○ 预防视网膜炎及疾病的复发。
● 针对吞咽疼痛主要采用镇痛药。

预后
● 主要取决于免疫抑制的情况及疾病的可逆性。

内镜表现

溃疡性食管炎
● 边界清楚的溃疡周围伴有水肿。
● 红斑、糜烂及炎性渗出。

● 在中段至下段食管中更加明显。

影像学表现

食管钡剂造影
● 多为较大的、孤立的浅溃疡。

CT表现
● 特征：溃疡周围增厚的黏膜。

组织病理学表现

组织学特征
● 伴有溃疡的活动性食管炎。
● 内皮细胞及腺体的病毒感染，而非鳞状上皮细胞感染
　○ 伴有细胞核增大及包涵体的大细胞
　　■ 为伴有亮圈的双嗜性细胞核包涵体。
　○ 明亮的嗜酸性细胞质颗粒。
● 在细胞碎片的中性粒细胞被内皮细胞活化的小血管包绕。

细胞学特征
● 由于受感染的细胞相对数量少，故细胞刷技术为非诊断性手段
　○ 炎症反应，鳞状上皮细胞及溃疡碎片。

辅助检查

免疫组化
● 细胞核染色及细胞质病毒颗粒染色。
● 粒细胞及浆细胞的非特异染色存在潜在缺陷。
● 除非可疑的细胞出现，否则对诊断无明显帮助。

原位分子杂交
● 很大程度上被免疫组化法替代。

鉴别诊断

内镜鉴别诊断
● 单纯疱疹病毒或水痘-带状疱疹病毒感染

十一、巨细胞病毒性食管炎

关键点

术语
- 感染后持续存在的疱疹病毒。

临床概要
- 免疫功能不全或体弱的患者。
- 吞咽困难、吞咽疼痛。

内镜表现
- 大的、边界清楚的可能融合的浅溃疡。

组织病理学表现
- 病毒感染内皮细胞及腺上皮，但不感染鳞状上皮细胞。
- 伴有核增大、细胞核包涵体及胞质颗粒的大细胞。

主要鉴别诊断
- 其他原因引起的感染性食管炎。
- 药物性。
- 角蛋白碎片可见假菌丝。

○ 多发的、较小的穿凿样浅溃疡。
- 念珠菌性食管炎
  ○ 沿食管的纵向斑块。
- 药物性食管炎
  ○ 中段食管或狭窄处的溃疡。

组织学鉴别诊断
- 念珠菌性食管炎存在中性粒细胞浸润及溃疡
  ○ 上皮细胞表面的中性粒细胞性脓肿。
  ○ 角蛋白碎片可见假菌丝。
- 单纯疱疹病毒或水痘-带状疱疹病毒性食管炎
  ○ 伴有成形及细胞核包涵体的多核化细胞。
  ○ 角蛋白腔内的碎片可见巨噬细胞浸润。
- 药物诱导性食管炎
  ○ 伴有溃疡的严重损害及残留的药物碎片。
- 胃食管反流病
  ○ 溃疡多发生在下段食管。
  ○ 嗜酸性粒细胞散在分布在伴有上皮细胞增生的黏膜上。
- 溃疡中活化的成纤维细胞类似于病毒包涵体
  ○ 缺乏细胞质的颗粒样包涵体。

○ 细胞核染色质靠近胞质，而巨细胞病毒包涵体被染色质围绕。

诊断要点

临床相关病理学特征
- 操作者须在溃疡底部取材以获得具有诊断性的位于肉芽组织中的感染细胞。

病理解读要点
- 内皮细胞胀大伴有中性粒细胞浸润，细胞核周围颗粒须进一步证实为病毒包涵体。

参 考 文 献

1. Reggiani Bonetti L et al: Cytomegalovirus infection of the upper gastrointestinal tract: a clinical and pathological study of 30 cases. Scand J Gastroenterol. 46(10):1228-35, 2011
2. Reddy N et al: Diagnosis & management of cytomegalovirus infections in the GI tract. Expert Rev Gastroenterol Hepatol. 1(2):287-94, 2007
3. Bonacini M et al: The causes of esophageal symptoms in human immunodeficiency virus infection. A prospective study of 110 patients. Arch Intern Med. 151(8):1567-72, 1991

病例图像展示

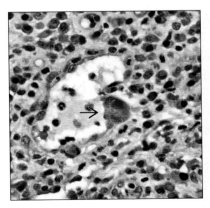 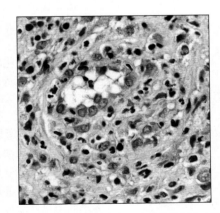 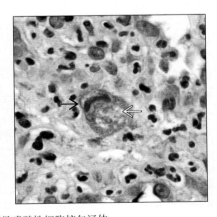

（左）巨细胞病毒感染内皮细胞并呈现混合型炎症反应，（黑箭头）一个感染的细胞内可见嗜酸性细胞核包涵体
（中）同一处活检的其他血管包含了被中性粒细胞环绕的伴有大核仁的活化的内皮细胞。该表现提示应寻找病毒包涵体
（右）一个巨大的细胞核包涵体被一亮圈环绕（黑箭头），在胞质内同样可见到嗜酸性颗粒样包涵体（白箭头）

十二、HIV 相关的溃疡性食管炎

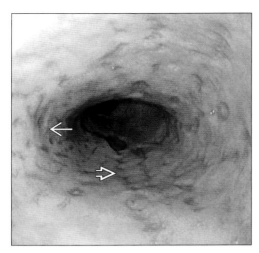

一位31岁HIV阳性男性表现为呕血。多发性的呈多条线状排列（空心箭头）的溃疡分布在上段至中段食管，并可见融合性溃疡（白箭头）

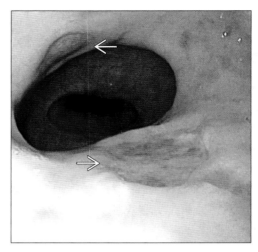

同一位患者的中段食管偏下处可见2个大溃疡（白箭头），尽管它们边界清晰，但仍呈不规则形的边缘隆起，周围背景黏膜大多为非炎症性的

术　语

缩写

- 人类免疫缺陷病毒（HIV）。
- 获得性免疫缺陷综合征（AIDS，又称为艾滋病）。

同义词

- HIV或AIDS相关的巨大溃疡。

定义

- HIV感染者或获得性免疫缺陷综合征患者的慢性自发性溃疡。
- 活检分析及培养缺乏明确的致病原微生物。

病因和发病机制

发病机制尚不明确

- 尽管活检及培养结果为阴性，更多的敏感性高的技术证明约2/3病例中的感染性致病原为以下几种
  - HIV病毒（53%）
  - 人类免疫缺陷病毒（20%）。
  - 人乳头瘤病毒（13%）。
  - 杜克嗜血杆菌（7%）。
  - EB病毒在一些病例中也被发现。

病毒诱导

- 人类免疫缺陷病毒在超过50%的病例中可以被一些技术检测到
  - HIV潜伏感染者发现溃疡仍具有争议性。

临床概要

临床表现

- 40% ～ 60%的患者有获得性免疫缺陷综合征
  - 多见于儿童及成年人。
- 主诉
  - 吞咽疼痛。
  - 胸痛。
  - 吞咽困难。
  - 在一些病例中表现为出血。
- 全身症状（如体重减轻）并不普遍。

治疗

- 除外其他原因所致的溃疡，尤其是感染。
- 皮质类固醇激素治疗有显著改善。

预后

- 慢性消耗性疾病中断治疗时疾病可能复发。
- 较大的溃疡可能威胁生命
  - 发生气管、食管瘘或其他纵隔结构瘘。
  - 出血。
  - 因摄入减少导致脱水及营养不良。

内镜表现

食管溃疡

- 好发于中段食管。
- 呈较大的火山口样
  - 孤立或多发或融合
    - 多发的损害可以呈线形排列。
  - 边界清晰。
  - 损害深度变化较大，可深及肌层。
- 背景黏膜可以为正常。

影像学表现

食管双重对比造影

- 单发或多发的溃疡。
- 较大，卵形或菱形。
- 边缘有X线可透过的水肿带。
- 小的卫星样溃疡可见。

组织病理学表现

组织学特征

- 在溃疡面可见肉芽组织及纤维蛋白

十二、HIV相关的溃疡性食管炎

关键点

术语
- 由HIV感染或人类免疫缺陷综合征所致的慢性自发性溃疡。

临床概要
- 40%～60%的患者有获得性免疫缺陷综合征。
- 吞咽疼痛、胸痛，在一些病例中表现为出血。
- 易复发的慢性消耗性疾病。

内镜表现
- 在中段食管呈较大的火山口样。

- 单发、多发或融合。

组织病理学表现
- 溃疡面的肉芽组织及纤维蛋白。
- 诊断需除外其他感染的可能性。

主要鉴别诊断
- 感染性食管炎，尤其是病毒性。
- 皮肤脱屑性疾病累及食管。

○ 溃疡面有活性的成纤维细胞有时异型。
○ 伴有嗜酸性粒细胞浸润的急性、慢性混合炎症。
- 较薄的常表现为萎缩样的鳞状上皮
  ○ 上皮细胞内包括嗜酸性粒细胞的较少的炎症反应细胞。

鉴别诊断

内镜鉴别诊断
- 感染性食管炎，尤其是病毒感染。
- 脱屑性疾病。

组织学鉴别诊断
- 单纯疱疹病毒及水痘-带状疱疹病毒
  ○ 鳞状上皮细胞内的核内包涵体。
- 巨细胞病毒
  ○ 内皮细胞和基质细胞内的核包涵体可能类似活化的成纤维细胞
    - 有活性的成纤维细胞普遍较多。
    - 成纤维细胞的核仁更小或更少。
    - 成纤维细胞缺乏胞质内的颗粒状包涵体。

诊断要点

病理解读要点
- 诊断需除外其他感染的可能性

○ 可以考虑应用免疫组化方法排除其他病毒。

参考文献

1. Borges MC et al: Advantages and pitfalls of the polymerase chain reaction in the diagnosis of esophageal ulcers in AIDS patients. Dig Dis Sci. 54(9):1933-9, 2009

2. Bini EJ et al: Natural history of HIV-associated esophageal disease in the era of protease inhibitor therapy. Dig Dis Sci. 45(7):1301-7, 2000

3. Ehrenpreis ED et al: Idiopathic ulcerations of the oesophagus in HIV-infected patients: a review. Int J STD AIDS. 7(2):77-81, 1996

4. Sor S et al: Giant ulcers of the esophagus in patients with human immunodeficiency virus: clinical, radiographic, and pathologic findings. Radiology. 194(2):447-51, 1995

5. Kotler DP et al: Chronic idiopathic esophageal ulceration in the acquired immunodeficiency syndrome. Characterization and treatment with corticosteroids. J Clin Gastroenterol. 15(4):284-90, 1992

6. Bonacini M et al: The causes of esophageal symptoms in human immunodeficiency virus infection. A prospective study of 110 patients. Arch Intern Med. 151(8):1567-72, 1991

7. Kitchen VS et al: Epstein-Barr virus associated oesophageal ulcers in AIDS. Gut. 31(11):1223-5, 1990

病例图像展示

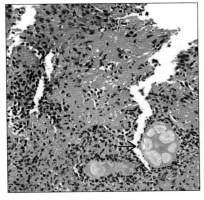 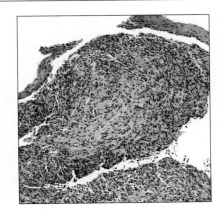 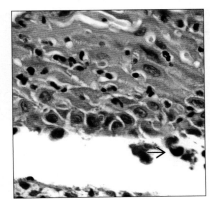

（左）在溃疡面广泛的纤维蛋白沉积，并可见食物微粒（黑箭头）

（中）溃疡面由大量的纤维化的炎性肉芽组织组成。这些区域须仔细在内皮细胞内评估是否存在巨细胞病毒包涵体

（右）基底角质形成细胞包含圆形、致密的核仁及深染的嗜酸性胞质（黑箭头）。可见上皮内的嗜酸性粒细胞，在一些病例中可以很明显

十三、Barrett食管

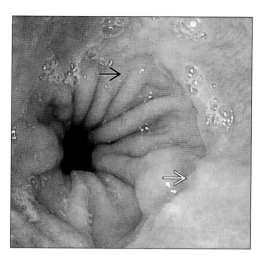

胃食管结合部存在典型的胃黏膜皱襞（黑箭头），在正常部位的胃食管结合部胃鳞柱交界区（Z线）（白箭头）

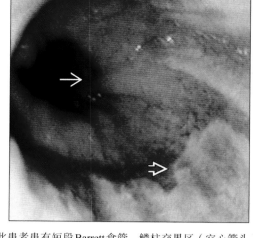

此患者患有短段Barrett食管，鳞柱交界区（空心箭头）靠近胃食管结合部（白箭头）可见被替代的圆形鳞状上皮黏膜

术　　语

同义词
- 食管黏膜出现柱状上皮分布。

定义
- 慢性损伤所导致的食管癌前病变
  - 美国胃肠病学会的定义
    - 内镜下明确可见被腺上皮黏膜替代的鳞状上皮。
    - 组织学表现为肠上皮化生（杯状细胞）。
  - 一些国家（如日本、英国）认为任何柱状上皮出现在食管内即为Barrett食管。
- 胃食管结合部：食管与胃相接的部位
  - 通常定义为靠近皱襞的部位。
- 鳞柱交界区：鳞状上皮与腺上皮黏膜（Z线）的交界
  - 在Barrett食管中自近端移位。

病因和发病机制

环境影响
- 食管的慢性刺激
  - 通常为来自于胃的酸反流。
  - 极少数病例是由胆汁反流或其他慢性因素所致。
- 危险因素
  - 性别
    - 在健壮的男性中常见。
  - 种族
    - 白种人较非白种人更加普遍。
  - 肥胖。
  - 吸烟。
  - 饮酒。
  - 食管裂孔疝。

临床概要

流行病学
- Barrett食管在普通人群中的患病率可达6%。
- 伴有胸骨后烧灼痛的患者中Barrett食管的患病率高达11%。
- 随着年龄的增长，Barrett食管的患病率增加。

临床表现
- 无症状。
- 多数患者存在胃食管反流病的症状
  - 胸骨后烧灼感、胸痛、吞咽困难。

治疗
- 胃食管反流病的管理
  - 酸抑制剂和质子泵抑制剂。
  - 如果患者已确诊Barrett食管，则通常不选择胃底折叠术。
- 不到10%的患者自愈（通常为极短的节段）。
- 总体来讲，肿瘤的风险＜2%
  - 存在长段Barrett食管的患者具有高风险。
  - 存在异型增生的患者具有高风险。
- 随访的间隔取决于是否存在异型增生
  - 在食管病变区域每隔1～2cm行四象限活检。
  - 最新的图像增强技术可更好地显现黏膜。
  - 激光消融技术及抗反流药物可能在存在肠上皮化生的鳞状上皮修复重建中起作用。

预后
- Barrett食管是食管腺癌很重要的癌前病变。
- 基因遗传不稳定的上皮细胞存在累积的基因效应、异型增生及腺癌的风险。
- 定期内镜检查以检测癌前病变。

十三、Barrett 食管

关键点

术语
- 美国胃肠病学会的定义
  - 内镜下可见鳞状上皮被腺体黏膜替代。
  - 肠上皮化生（杯状细胞）。

病因
- 慢性胃食管反流病。
- 危险因素
  - 在健壮的男性中较常见。
  - 白种人较非白种人更加普遍。
  - 肥胖。

临床概要
- 普通人群的患病率可达6%。
- 伴有胃食管反流症状的患者患病率更高。

- 总体癌变风险＜2%。

内镜表现
- 源于胃食管结合部的腺上皮黏膜呈粉红色软舌状。

组织病理学表现
- 以是否存在异型增生分级（低级别或高级别）。

辅助检查
- 对诊断无明显作用。
- 生物标记可预测进一步风险，但无任何一种手段优于组织学评估诊断。

主要鉴别诊断
- 靠近胃部的肠上皮化生。
- 类似杯状细胞。

内镜表现

分类
- 长节段（＞3cm）。
- 短节段（1～3cm）。
- 超短节段（＜1cm）。
- 布拉格周径及边缘测量可评估表面积。

表现
- 源于胃食管结合部的腺上皮黏膜呈粉红色软舌状。
- 下段食管多受炎症影响而呈不规则形。

组织病理学表现

组织学特征
- 细胞类型
  - 非杯柱柱状上皮类似于靠近胃表面的上皮。
  - 杯状细胞：酸性黏蛋白空泡是胞质膨胀而细胞核受挤压。
  - 吸收细胞。
  - 帕内特细胞。
  - 内分泌细胞。
  - 多层上皮细胞：未成熟的鳞状上皮细胞及表面含有酸性黏蛋白的柱状上皮细胞
    - 分布在表面或食管内壁。
    - 是食管肠上皮化生的前兆及胃食管反流病的标志。
    - 未证明存在癌变风险，无须随访指导。
    - 角蛋白13或角蛋白19的鳞片状细胞染色。
    - 角蛋白7、角蛋白8/18、角蛋白20的类似杯状细胞染色。
  - 表面成熟化
    - 中度的细胞萎缩局限于深部腺体，上皮细胞胞质随着越接近上皮表面而增加。
- 异型增生阴性或阳性，而后者又进一步划分为低级别

或高级别
  - 表现出不确定特征的病例被划分为不确定性异型增生
    - 异型增生局限于腺体，但是与表面的成熟化相关。
    - 异型增生表现在表面上，与中性粒细胞浸润相关。
- 增厚的黏膜肌层
  - 表面的黏膜肌层位于固有层范围内，包含不连续的平滑肌细胞束。
  - 黏膜肌层深部是黏膜层及黏膜下层的分界。
    - 更厚，更加有序。

细胞学特征
- 检测Barrett食管中的脱落细胞价值有限
  - 杯状细胞较难识别。
  - 修复变化可类似异型增生。
  - 在评估存在活检相对禁忌证的患者中可能很有益处（如食管静脉曲张）。
- 贲门非杯状上皮细胞呈现蜂巢样排列一致的黏液细胞。
- 杯状细胞杂乱地分布在呈六角形的非杯状细胞之间
  - 膨胀的桶样轮廓。
  - 直径要比周围的非杯状细胞更大。

辅助检查

杯状细胞的组织化学及免疫组化染色
- 未被推荐。
- 杯状细胞被阿尔新蓝染色（pH 2.5）为蓝色，高铁二胺染色呈阳性。
- CDX-2，MUC2，及绒毛蛋白染色。
- 类似的染色可见于炎症及非杯状腺体黏膜。
- 组织化学及免疫组化染色并不能将Barrett食管与胃贲门肠上皮化生鉴别。

Barrett 食管的分子学特点
- 在90%的病例中p16（*INK4/CDKNA*）存在异常。

十三、Barrett 食管

- 频繁的 *TP53* 突变、杂合性丢失，CpG 岛甲基化、染色体不稳定性及非整倍性
  - 生物标记可预测进一步风险，但没有任何一种手段优于组织学评估诊断。

鉴别诊断

内镜鉴别诊断

- 胃食管反流病
  - 食管远端的红斑可类似柱状上皮化生。
- 不规则的胃食管结合部。

组织学鉴别诊断

- 近端胃（贲门）黏膜是否存在杯状细胞
  - 形态学上及免疫组化方面类似于食管柱状上皮化生
    - 大多普遍伴有幽门螺杆菌感染。
    - 泌酸腺体聚集。
  - 病理学家依靠内镜活检取材的位点做出 Barrett 食管的诊断。
- 类似杯状细胞
  - 受损的非环状贲门上皮细胞
    - 可能包括少量酸性黏蛋白并显示阿尔新蓝弱阳性。
    - 缺乏球形的杯状细胞。
    - 有些时候称作"高的蓝色柱状细胞"。
  - 肥厚的假杯状细胞主要包含中性黏蛋白
    - 表面上皮细胞弥散样改变，而不是非杯状的柱状上皮细胞背景下散在的杯状细胞。
    - 微弱的嗜酸性粒细胞胞质，而不是杯状细胞的嗜碱性染色的胞质。
  - 黏膜下层及腺体
    - 黏膜腺体小叶密集。
    - 缺乏非杯状的腺上皮。
    - 阿尔新蓝染色强阳性。
    - 缺少杯状细胞的形态学特征。
  - 多层上皮细胞
    - 包含鳞状上皮细胞及腺体细胞。
  - 小肠组织的排泄物
    - 完全来自于肠道的肠绒毛、刷状缘、杯状细胞及帕内特细胞。
- Barrett 食管的再生与异型增生
  - 当异型增生发生于炎症无关的位置时，可诊断为异型增生
    - 腺体深部的未成熟细胞类似低级别异型增生。
    - 炎症反应产生反应性改变类似异型增生。

诊断要点

临床相关病理学特征

- 活检应取自远端的皱襞，鳞柱交界区及黏膜间。

- 活检取材的位点应准确，并附内镜报告和影像。

病理解读要点

- 杯状细胞的检测最好仅用常规 HE 染色切片
  - 杯状细胞的辅助染色易产生错误结果，不宜进行。
- 贲门的上皮细胞及杯状细胞常在胃食管结合部无症状的个体中出现，包括儿童
  - 生物学不确定的风险。
  - 如果内镜证据缺乏应避免诊断为 Barrett 食管。
  - 位于腺体黏膜下的腺体及腺管是食管活检的位点。

参考文献

1. Suter MJ et al: Esophageal-guided biopsy with volumetric laser endomicroscopy and laser cautery marking: a pilot clinical study. Gastrointest Endosc. Epub ahead of print, 2014
2. Bird-Lieberman EL et al: Population-based study reveals new risk-stratification biomarker panel for Barrett's esophagus. Gastroenterology. 143(4):927-35, 2012
3. American Gastroenterological Association et al: American Gastroenterological Association medical position statement on the management of Barrett's esophagus. Gastroenterology. 140(3):1084-91, 2011
4. Hvid-Jensen F et al: Incidence of adenocarcinoma among patients with Barrett's esophagus. N Engl J Med. 365(15):1375-83, 2011
5. Spechler SJ et al: History, molecular mechanisms, and endoscopic treatment of Barrett's esophagus. Gastroenterology. 138(3):854-69, 2010
6. Yantiss RK: Diagnostic challenges in the pathologic evaluation of Barrett esophagus. Arch Pathol Lab Med. 134(11):1589-600, 2010
7. Abraham SC et al: Duplication of the muscularis mucosae in Barrett esophagus: an underrecognized feature and its implication for staging of adenocarcinoma. Am J Surg Pathol. 31(11):1719-25, 2007
8. Hampel H et al: Meta-analysis: obesity and the risk for gastroesophageal reflux disease and its complications. Ann Intern Med. 143(3):199-211, 2005
9. Ronkainen J et al: Prevalence of Barrett's esophagus in the general population: an endoscopic study. Gastroenterology. 129(6):1825-31, 2005
10. Weston AP et al: Risk stratification of Barrett's esophagus: updated prospective multivariate analysis. Am J astroenterol. 99(9):1657-66, 2004
11. Chaves P et al: Non-goblet cell population of Barrett's esophagus: an immunohistochemical demonstration of intestinal differentiation. Hum Pathol. 30(11):1291-5, 1999
12. Oberg S et al: Inflammation and specialized intestinal metaplasia of cardiac mucosa is a manifestation of gastroesophageal reflux disease. Ann Surg. 226(4):522-30; discussion 530-2, 1997

十三、Barrett 食管

内镜和显微镜下特征

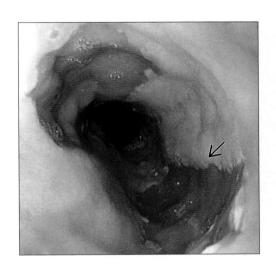

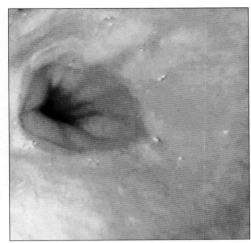

（左）发现有 Barrett 食管的患者鳞柱交界线向近端移位（黑箭头）。内镜下可以看到浅粉色的食管黏膜延伸到食管远端

（右）有些胃食管反流病患者的胃食管连接部只有一些轻度的异常，此时与超短段 Barrett 食管相鉴别需要内镜和黏膜组织活检

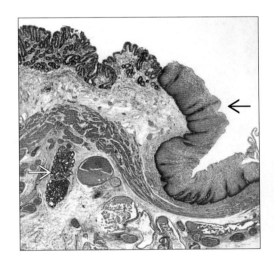

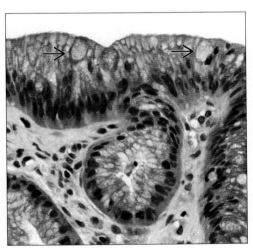

（左）Barrett 食管的诊断，需要有在鳞状黏膜的腺上皮化生（黑箭头）。内镜下大多数患者 Barrett 食管与近端胃黏膜很难鉴别，但食管黏膜下层的腺体（白箭头）确认食管末端是否存在上皮化生

（右）腺体细胞大多都是非杯状黏液细胞，具有嗜酸性细胞质。散在分布的环状细胞含有嗜碱性黏蛋白液泡（箭头），液泡较大

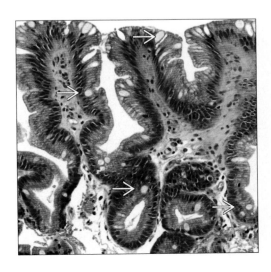

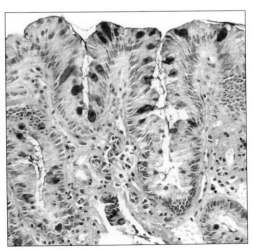

（左）Barrett 食管具有特征性的表现是可看到胃黏膜常见的背景下可见嗜中性黏蛋白柱状上皮。呈筒状的杯状细胞散落其中，其内的黏蛋白泡压缩了细胞核，充满细胞内部（白箭头）

（右）杯状细胞分泌的酸性黏蛋白可使用阿尔新蓝染色（pH 2.5）。非杯状细胞染色阴性

十三、Barrett食管

显微镜下特征

（左）从鳞柱交界处活检的组织多具有比较典型的炎症，可能显示出轻微的绒毛状结构，大量杯状细胞分布于非杯状柱状上皮细胞

（右）几乎所有的Barrett食管患者鳞柱交界处（Z线）、胃食管连接部及两者之间的黏膜处均有杯状细胞。其他肠型细胞则要少很多。其间还有少量带有亮红色颗粒的帕内特细胞（空心箭头）

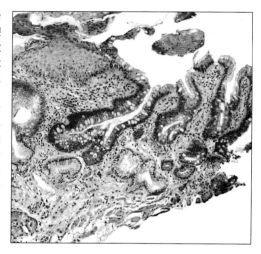
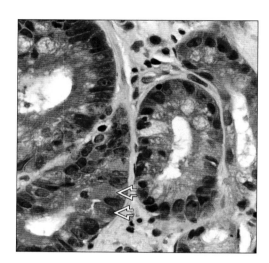

（左）Barrett食管的化生黏膜往往分化很成熟。轻度的细胞学异质性主要集中于黏膜深处腺体区域（黑箭头），而其丰富的细胞质都朝向黏膜表面

（右）在一些病例，特别是炎症活动较旺盛的病例，在深部腺体处其细胞学明显异常。随着有丝分裂活动的增加，细胞核会增大、浓染。在黏膜表面被覆着成熟多细胞质的上皮细胞

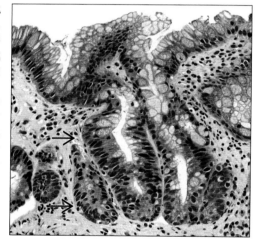
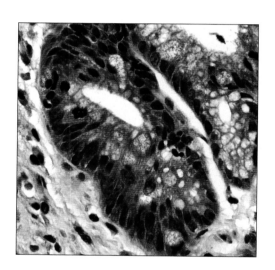

（左）多层上皮细胞由鳞状上皮和内含酸性黏蛋白的柱状上皮细胞混合组成，此种情况可能多发生于向Barrett食管转化的管状食管

（右）多层上皮细胞的深层由鳞状上皮细胞组成，其浅层由柱状上皮细胞覆盖，这种多层上皮细胞的免疫表型与Barrett食管相似，但是生物学风险性还未知

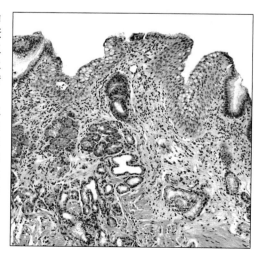
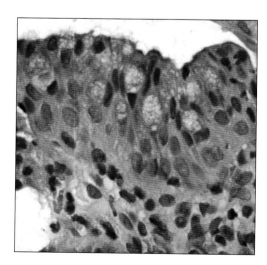

十三、Barrett 食管

肠上皮化生

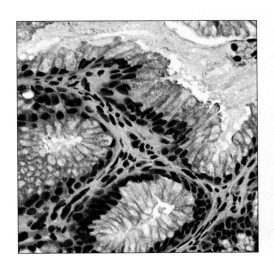 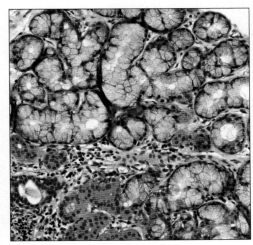

（左）异常黏膜的非杯状腺体细胞可能包含一些能够产出酸性黏蛋白的细胞。虽然这些"高的蓝色柱状细胞"的黏蛋白是蓝色的，但它们不是真正的杯状细胞。这些细胞从形态上很像非杯状上皮细胞并且不会扩张

（右）黏膜下层的腺体同样可以产出酸性黏蛋白，但是这也不是杯状细胞，这些细胞只是有了腺泡样的排列。这些细胞阿尔新蓝染色强阳性

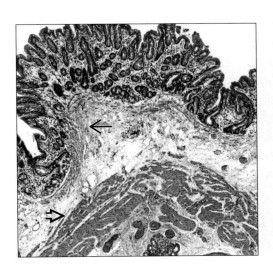 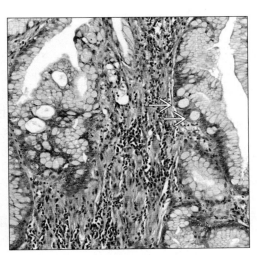

（左）Barrett 食管中黏膜肌层常会出现增生。黏膜肌层（空心箭头）可通过很像黏膜下层的固有层细胞与排列整齐的平滑肌细胞（黑箭头）进行区分

（右）邻近 Z 线的炎症腺体黏膜可能会含有很多异常增大的富含黏蛋白的非杯状上皮细胞（白箭头）。这些粉红色含有中性黏蛋白的细胞曾经被称为假性杯状细胞

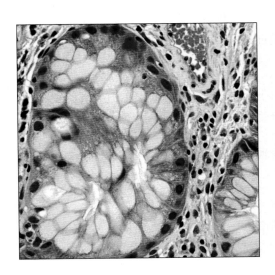 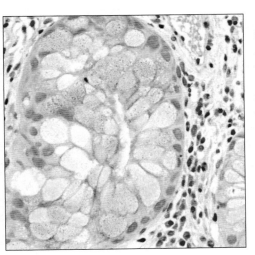

（左）假性杯状细胞和杯状细胞不同。事实上，在同一个腺体中的每个细胞都是会相互影响的，而杯状细胞又是散落在非杯状细胞中。所以一些酸性黏蛋白使这些细胞呈淡蓝色，但染色程度不如杯状细胞

（右）使用阿尔新蓝染色可以增强酸性黏蛋白的染色。应当避免使用免疫组化染色，因为它们可能会导致杯状细胞和 Barrett 食管的过度诊断

第六节　鳞状上皮息肉和食管肿瘤

一、糖原棘皮症

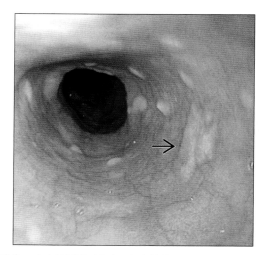

这位63岁女性因异型胸痛而行内镜检查。内镜下发现糖原棘皮症，还可以看到食管黏膜表面散在分布着多发性白色斑块（黑箭头）

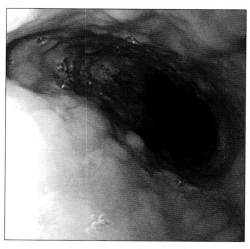

一位90岁男性因胃溃疡出血而行内镜检查。发现食管黏膜表面散在分布着大量的白色斑块，活检证实为糖原棘皮症

术　语

定义

- 由富含糖原的鳞状上皮细胞组成的白色黏膜斑块。

病因和发病机制

孤立性 / 散发性

- 因其他原因行内镜检查时发现。
- 可能是炎症后表现
  - 早期研究发现可能与胃食管反流病相关，但是尚未得到进一步证实。
  - 有报道显示在非溃疡相关消化不良人群中28%患者患有此疾病。
- 可能是一种退行性病变表现。
- 有限的证据提示与乳糜泻相关，但是有待进一步的证据。
- 有报道发现与吸烟相关。

弥漫性累及食管

- PTEN基因基因突变引起的错构瘤-肿瘤综合征（Cowden综合征）。

临床概要

流行病学

- 上消化道内镜检查中发现率3.5%（意外发现）。
- 在成年人中更常见（20～83岁）。

预后

- 糖原棘皮症不具备肿瘤性质。
- 散发性病变没有临床意义。
- PTEN基因突变相关错构瘤-肿瘤综合征的预后与恶性肿瘤风险相关
  - 乳腺癌：85%。
  - 甲状腺癌：35%。
  - 肾癌：34%。
  - 子宫内膜癌：28%。
  - 结直肠癌：9%。

内镜表现

非综合征性表现

- 孤立或散在的椭圆到圆形隆起。
- 大小大致相似。
- 通常为小型病变。
- 形态相似或比正常食管黏膜略苍白。
- 周边黏膜正常。

综合征性表现

- 数量极多的斑块和结节连续分布在食管上。
- 病变统一呈圆形。
- 分布不规则，非线性分布。

影像学表现

食管双重对比造影

- 孤立的或较多的黏膜上结节。
- 通常＜3mm。

组织病理学表现

组织学特征

- 上皮结节状增厚
  - 鳞状上皮的增生。
  - 鳞状上皮细胞中糖原积累充分。
- 同一活检组织中病变处和非病变处同时出现将有助于诊断。

细胞学表现

- 成熟鳞状上皮细胞，没有异型细胞。

鉴别诊断

内镜鉴别诊断

- 孤立性病变形态近似良性鳞状上皮息肉

一、糖原棘皮症

关键点

定义

● 由富含糖原的鳞状上皮细胞组成的白色黏膜斑块。

病因

● 往往因其他原因行内镜检查发现。

● 可能是炎症后表现。

● PTEN基因突变引起的错构瘤-肿瘤综合征（Cowden综合征）。

内镜表现

● 孤立或散在的椭圆形隆起。

● 大多数形态相似，并且都很小（＜1cm）。

组织病理学表现

● 鳞状上皮细胞中糖原积累充分，使上皮结节状增厚。

● 同一活检组织中病变处和非病变处同时出现将有助于诊断。

○ 鳞状上皮乳头状瘤。

○ 常被增生性鳞状上皮覆盖的皮脂异位。

● 多病灶糖原棘皮症形态类似于以黏膜斑为特征的食管炎

○ 念珠菌性食管炎

■ 糖原棘皮症所致病变不如念珠菌性食管炎清楚。

○ 过敏性（嗜酸性粒细胞性）食管炎。

组织学鉴别诊断

● 正常食管

○ 糖原棘皮症的组织活检或因缺少非病变黏膜或定向异常而与正常黏膜相混淆。

○ 糖原棘皮症的典型表现为在超过50%的黏膜厚度存在糖原丰富的角质形成细胞。

● 念珠菌性食管炎

○ 棘层增厚伴上皮层内中性粒细胞浸润和散在角蛋白碎片。

○ 可见真菌，特别是在角蛋白中。

诊断要点

临床相关病理学特点

● 90%以上的PTEN基因突变相关错构瘤-肿瘤综合征患者的食管表现为弥漫性的糖原棘皮症。

参 考 文 献

1. Davis BP et al: Emerging concepts of dietary therapy for pediatric and adult eosinophilic esophagitis. Expert Rev Clin Immunol. 9(4):285-7, 2013

2. Segal D et al: The management of eosinophilic esophagitis in adults. J Clin Gastroenterol. 47(7):570-7, 2013

3. Coriat R et al: Endoscopic findings in Cowden syndrome. Endoscopy. 2011 Aug;43(8):723-6. Epub 2011 Mar 24. Erratum in: Endoscopy. 43(12):1096, 2011

4. Suoglu OD et al: Celiac disease and glycogenic acanthosis: a new association? Acta Paediatr. 93(4):568-70, 2004

5. McGarrity TJ et al: GI polyposis and glycogenic acanthosis of the esophagus associated with PTEN mutation positive Cowden syndrome in the absence of cutaneous manifestations. Am J Gastroenterol. 98(6):1429-34, 2003

6. Kay PS et al: Diffuse esophageal glycogenic acanthosis: an endoscopic marker of Cowden's disease. Am J Gastroenterol. 92(6):1038-40, 1997

7. Vadva MD et al: Glycogenic acanthosis of the esophagus and gastroesophageal reflux. J Clin Gastroenterol. 17(1):79-83, 1993

8. Glick SN et al: Glycogenic acanthosis of the esophagus. AJR Am J Roentgenol. 139(4):683-8, 1982

9. Bender MD et al: Glycogenic acanthosis of the esophagus: a form of benign epithelial hyperplasia. Gastroenterology. 65(3):373-80, 1973

病例图像展示

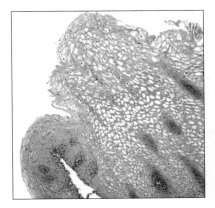 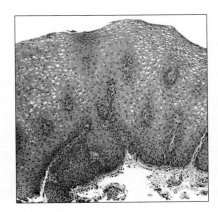 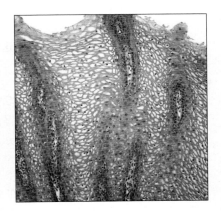

（左）可以看到糖原棘皮症病变组织存在鳞状上皮细胞的增生和糖原的富集

（中）糖原棘皮症的病变异常在活检组织中很难辨别。其上皮细胞扩增而无炎症表现，并且是正常成熟细胞形态

（右）上皮细胞层扩增，基底细胞层无扩增，大多数细胞富含糖原

二、食管鳞状上皮乳头状瘤和炎性息肉

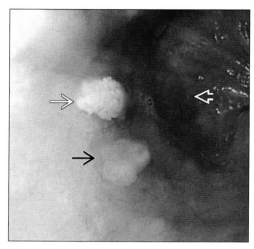

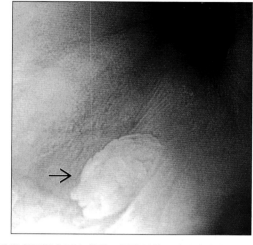

该患者因吞咽困难入院行胃镜检查，在食管远段可以看到白色疣状的鳞状上皮乳头状瘤（白箭头）。此患者为Barrett食管（空心箭头），在其附近可以看到一个炎性息肉（黑箭头）

此患者因消化不良就诊，胃镜活检证实幽门螺杆菌感染，在远段食管处可以看到一个无蒂菜花样鳞状上皮乳头状瘤（黑箭头）

术　　语

定义

- 鳞状上皮乳头状瘤：由增生性鳞状上皮组成的良性息肉
  - 外生型。
  - 内向型。
  - 突向食管腔型。

炎性息肉

  - 创伤后旺盛修复的结果。
  - 很多学者认为内向型鳞状上皮乳头状瘤即表现为炎性息肉。

病因和发病机制

发病机制

- 大多数鳞状上皮乳头状瘤与人类乳突病毒（HPV）感染无关
  - 原位杂交技术和PCR（聚合酶链反应）技术证实很少有病变与HPV相关（＜10%）。
  - 既往很多研究认为与HPV有关，可能与当时的技术条件有关。
  - 喉部乳头状瘤可以感染食管，这种情况下往往是HPV相关的。
- 食管损伤
  - 在感染后的食管，鳞状上皮乳头状瘤生长活跃
    - 大多数在食管远段并且可能与胃食管反流病相关。
    - 可能会与药物残片或感染相关。
    - 在外科血管手术后出现。
  - 中段食管损伤少见
    - 发生在胃食管反流病患病率较低的人群中。

临床概要

现状

- 在上消化道内镜检查中，约有0.3%的患者发现此疾病。

- 以成年人患病为主，在儿童中发病主要与喉部乳头状瘤相关。
- 男性较女性多发。
- 临床症状主要和胃食管反流病相关
  - 吞咽困难。
  - 胸痛。

治疗

- 非必须治疗，内镜切除可治愈。

预后

- 偶有复发。
- 可能会同时或异时出现在上呼吸道消化道。
- 少有恶变。

内镜表现

大多为偶然发现

- 大多为单发（85%）。
- 大多数在远段食管（70%）。
- 菜花样表现。
- 疣体表面为灰色或白色。

组织病理学表现

组织学特征

- 鳞状上皮乳头状瘤
  - 由严密的纤维血管轴心为支撑的息肉样鳞状上皮细胞增生。
  - 没有明显病毒损害细胞表现。
  - 没有鳞状上皮细胞异型增生。
  - 外生型
    - 由增生性鳞状上皮包被纤维血管轴心组成的指样乳头状瘤。
  - 内向型
    - 圆形，表面光滑。
    - 逆向生长入固有层的鳞状上皮。

二、食管鳞状上皮乳头状瘤和炎性息肉

关键点

术语
- 鳞状上皮乳头状瘤：由增生性鳞状上皮组成的良性息肉。
- 外生型，内向型，突向食管腔型。

病因学
- 大多数鳞状上皮乳头状瘤与HPV感染无关。
- 在感染后的食管，鳞状上皮乳头状瘤生长活跃。
- 大多数在食管远段并且可能与胃食管反流病相关。

临床概要
- 以成年人患病为主，在儿童中发病主要与喉部乳头状瘤相关。

内镜表现
- 大多数为单发的菜花样外观。

组织病理学表现
- 由严密的纤维血管轴心为支撑的息肉样鳞状上皮细胞增生。

○ 突向食管腔型
- ■ 疣样外观。
- ■ 角化过度，并有明显的颗粒细胞层。
- 炎性息肉（与内生型乳头状瘤不同）
  - ○ 光滑的圆形的表面。
  - ○ 增生的鳞状上皮边缘呈不规则的舌状凸起延伸入水肿的固有层。
  - ○ 含有薄壁扩张的毛细血管和小静脉。

鉴别诊断

内镜鉴别诊断
- 皮脂腺异位
  - ○ 鳞状上皮增生，并且有角化过度，疣状乳头状瘤外观。
  - ○ 活检提示皮脂腺。
- 糖原棘皮症
  - ○ 白灰色斑块。
  - ○ 由富含糖原的成熟鳞状上皮细胞组成。

组织学鉴别诊断
- 鳞状细胞癌
  - ○ 明显的细胞学异型表现。
  - ○ 角化异常，常出现在深部上皮细胞。
  - ○ 侵袭性肿瘤细胞及间质内伴有促结缔组织增生。

参 考 文 献

1. Bao Z et al: Clinicopathologic features of oral squamous papilloma and papillary squamous cell carcinoma: a study of 197 patients from eastern China. Ann Diagn Pathol. 16(6):454-8, 2012
2. Attila T et al: Esophageal papillomatosis complicated by squamous cell carcinoma. Can J Gastroenterol. 23(6):415-9, 2009
3. Mosca S et al: Squamous papilloma of the esophagus: longterm follow up. J Gastroenterol Hepatol. 16(8):857-61, 2001
4. Shimizu M et al: Squamous cell papilloma of the esophagus. Am J Gastroenterol. 91(10):2259, 1996
5. Poljak M et al: Human papillomavirus infection in esophageal squamous cell papillomas: a study of 29 lesions. Anticancer Res. 15(3):965-9, 1995
6. Carr NJ et al: Squamous cell papilloma of the esophagus: a clinicopathologic and follow-up study of 25 cases. Am J Gastroenterol. 89(2):245-8, 1994
7. Orlowska J et al: Squamous cell papillomas of the esophagus: report of 20 cases and literature review. Am J Gastroenterol. 89(3):434-7, 1994
8. Chang F et al: Esophageal squamous cell papillomas. Failure to detect human papillomavirus DNA by in situ hybridization and polymerase chain reaction. Scand J Gastroenterol. 26(5):535-43, 1991

病例图像展示

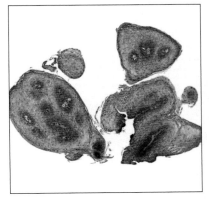 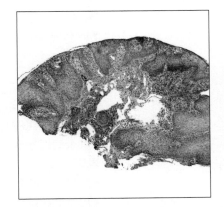 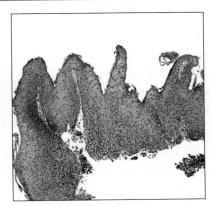

（左）一个外生型鳞状乳头状瘤的图片，可以看到由增生性鳞状上皮包被指状固有层凸起

（中）食管远段的炎性息肉，表现为增生的鳞状上皮边缘呈不规则的舌状凸起延伸入水肿的固有层，这是大多数内生型鳞状乳头状瘤的表现

（右）突向食管腔型鳞状乳头状瘤由增生性鳞状上皮的尖端组成其基质凸起

三、食管鳞状上皮细胞异型增生

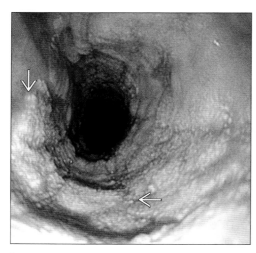

一位69岁老年男性行胃镜检查，发现食管中上段散在分布着非常多的白色斑块，活检提示为低级别和高级别的异型增生（白箭头）

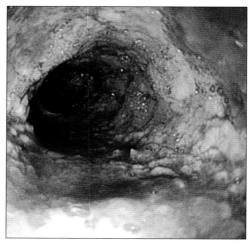

另外，一位患者在食管距门齿24～41cm处可以看到很多融合成片的白色斑块。虽然外观很像念珠菌性食管炎，但是病理提示为高级别异型增生

术　语

定义
- 局限于基底膜的肿瘤性增生的鳞状上皮细胞。
- 鳞状细胞癌的癌前病变，并且是其重要的危险因素。

病因和发病机制

环境暴露
- 西欧和北美（风险相对较低）
  - 酗酒。
  - 吸烟。
- 中东、中国、南非（风险极高）
  - 社会经济状况较差。
  - 饮食中富含硝酸盐和亚硝胺。
  - 维生素缺乏。
- 与人类乳突病毒（HPV）相关
  - 既往很多研究均指向HPV往往是方法学的匮乏所致。
  - 没有很可靠的数据验证。

诱发因素
- 贲门失弛缓症。
- Plummer-Vinson综合征。
- 慢性食管炎症。
- 食管狭窄。

遗传因素
- 胼胝症
  - 遗传因素以手掌足掌的过度角化为特征。
  - 65岁前患食管癌的风险为90%。

临床概要

流行病学
- 在高发地区，有7%～7.5%的患病率。

表现
- 无症状。
- 可能会有反映潜在状况和肿瘤进展的表现（比如狭窄、食管炎）。

治疗
- 没有肿块的单发异型增生
  - 内镜下黏膜切除术。
  - 光消融疗法。
  - 冷冻治疗。
- 多病灶的异型增生
  - 对于部分患者，可以选择部分或局部射频消融治疗。
  - 对于部分患者，选择外科切除治疗，特别是高级别异型增生患者。
- 伴肿块的异型增生
  - 利用超声内镜或其他方法接近病变处
    - 浅表肿瘤可行局部切除或射频消融术。
    - 浸润性肿瘤超过黏膜下层可能会需要更彻底的手术治疗。

预后
- 鳞状细胞异型增生可以通过完全切除达到治愈的目的。

内镜表现

发病部位
- 有60%的病例发生于中段食管。
- 其余病例分布于上段和下段食管。

表现
- 糜烂、红斑、不规则、白色斑块。
- 内镜下观察不明显。

图像增强技术
- 碘：含糖原较少的异型增生上皮细胞不吸收（敏感性91%，特异性94%）。

三、食管鳞状上皮细胞异型增生

关键点

术语
- 肿瘤性增生的鳞状上皮细胞，局限于基底膜，是鳞状细胞癌的先兆表现。

病因
- 在西欧和北美风险低
  - 酗酒和吸烟。
- 在中东、中国和南非风险高
  - 社会经济情况较差。
  - 食物影响和维生素缺乏。
- 未见确切与HPV相关证据。

临床概要
- 在高发地区有7%～7.5%的患病率。
- 无症状。
- 无肿块的单发异型增生

- 可以行黏膜切除或射频消融治疗。

内镜表现
- 糜烂、红斑、不规则、白色斑块。
- 内镜下不明显。
- 增强技术：碘染、激光共聚焦、窄带成像技术。

组织病理学表现
- 与非肿瘤性黏膜分界清晰。
- 拥挤无序的未成熟细胞，可见核重叠影。
- 两级分级系统：低级别和高级别。

主要鉴别诊断
- 再生细胞异型性与低级别异型增生类似。
- 放、化疗引起的细胞异型。
- 鳞状上皮乳头状瘤。

- 激光共聚焦与荧光素染色技术：实现异常脉管系统的可视化。
- 窄带成像技术：黏膜表面血管的可视化技术。

组织病理学表现

组织学特点
- 与非肿瘤性黏膜分界清晰。
- 拥挤无序的未成熟细胞，可见核重叠影。

细胞学特征
- 细胞核不规则增大。
- 核染色过深。
- 有丝分裂活跃。
- 使用两级分级系统评估
  - 低级别：肿瘤性细胞占据了＜50%的上皮厚度，并且包含病变部分。
  - 高级别：肿瘤性细胞占据了＞50%的上皮厚度，并且包括重度异型增生和原位癌。

鉴别诊断

内镜鉴别诊断
- 糜烂或溃疡。
- 鳞状细胞乳头状瘤。

组织学鉴别诊断
- 再生的细胞与低级别异型增生
  - 细胞组织结构保留，特别是在基底部分。
  - 细胞核可见光滑轮廓，甚至可见染色质散布，并有核仁存在。
- 放、化疗导致严重的细胞异型和核染色质染色过深
  - 核质比保持不变。
  - 细胞质中空泡形成。

- 上皮细胞层变薄，而非增生。
  - 基质细胞异常。
- 鳞状上皮乳头状瘤
  - 增生性的成熟的鳞状上皮，细胞的异型增生少见。

参 考 文 献

1. Taggart MW et al: Oesophageal hyperkeratosis: clinicopathological associations. Histopathology. 63(4):463-73, 2013
2. Taylor PR et al: Squamous dysplasia--the precursor lesion for esophageal squamous cell carcinoma. Cancer Epidemiol Biomarkers Prev. 22(4):540-52, 2013
3. Mochizuki Y et al: Magnified endoscopy combined with narrow band imaging of minimal superficial esophageal neoplasia-indicators to differentiate intraepithelial neoplasias. J Gastrointest Cancer. 43(4):599-606, 2012
4. Liu H et al: Confocal laser endomicroscopy for superficial esophageal squamous cell carcinoma. Endoscopy. 41(2):99-106, 2009
5. Shimizu Y et al: Endoscopic diagnosis of early squamous neoplasia of the esophagus with iodine staining: highgrade intra-epithelial neoplasia turns pink within a few minutes. J Gastroenterol Hepatol. 23(4):546-50, 2008
6. Gao GF et al: No association between HPV infection and the neoplastic progression of esophageal squamous cell carcinoma: result from a cross-sectional study in a high-risk region of China. Int J Cancer. 119(6):1354-9, 2006
7. Chaves P et al: Non-goblet cell population of Barrett's esophagus: an immunohistochemical demonstration of intestinal differentiation. Hum Pathol. 30(11):1291-5, 1999
8. Dawsey SM et al: Mucosal iodine staining improves endoscopic visualization of squamous dysplasia and squamous cell carcinoma of the esophagus in Linxian, China. Cancer. 83(2):220-31, 1998

三、食管鳞状上皮细胞异型增生

大体特征和显微镜下特征

（左）一位患者因广泛的食管高级别异型增生而行手术治疗，白箭头所指为异型增生区域不规则的白斑和红斑

（右）另一名患者因多发广泛的高级别异型增生而行食管胃切除术。图中可见看到食管远端有一个近圆形增厚的红斑黏膜（空心箭头）延伸至食管中段，而胃食管连接部黏膜正常（白箭头）

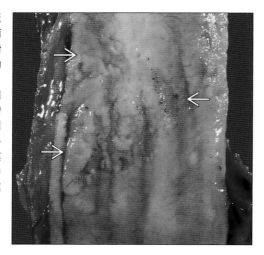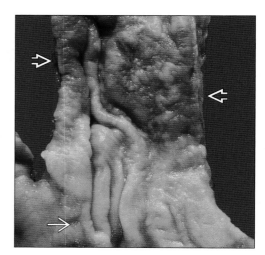

（左）异型增生的黏膜组织细胞显示为无序混乱、嗜碱性，这可能与肿瘤性细胞的细胞核增大与核质比增加有关。病变细胞在基底部表现为极性消失，并且异常增生细胞在黏膜表面可见

（右）异常增生细胞区域（空心箭头）与周边非肿瘤性细胞区域（黑箭头）分界清晰。不成熟细胞局限于基底部，表层细胞细胞质丰富

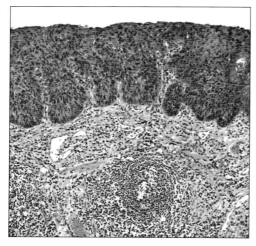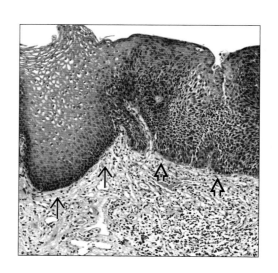

（左）低级别异型增生细胞局限黏膜上皮的深处。这部分细胞的细胞核增大、染色加深，但是表面上皮细胞粉色细胞质仍然很丰富。此例也可以看到角化异常，细菌碎片在角化不全细胞中散布

（右）高级别异型增生在表层上皮细胞表现为不成熟，肿瘤性细胞在上皮各层均有浸润，有丝分裂象很多（白箭头）

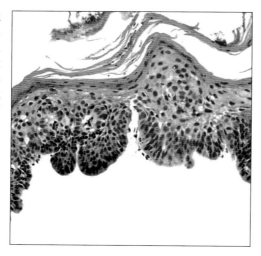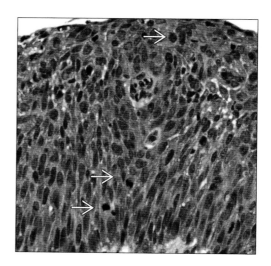

三、食管鳞状上皮细胞异型增生

鉴别诊断

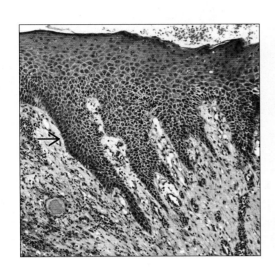
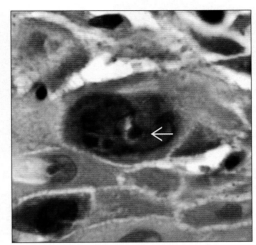

（左）溃疡附近的上皮细胞再生与异型增生很像。鳞状上皮细胞在基底部的细胞核增大，但是固有层有炎性红肿表现，并且可见中性粒细胞。基底层细胞排列有序，细胞核呈成线形（黑箭头）

（右）溃疡附近的细胞表现为细胞核增大、染色加深。但是细胞核核膜光滑并且核仁明显（白箭头）

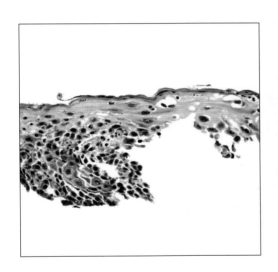
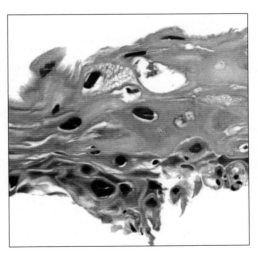

（左）化疗可能会引起细胞学异常，与异型增生相似。基底层有着增大的深染的细胞核，可见核仁。但是上皮层细胞变薄，并非增生

（右）虽然异型细胞会有增大、深染的细胞核，他们同样有丰富的胞质。因此其核浆比没有改变。粗糙多样的细胞质空泡形成是其典型表现

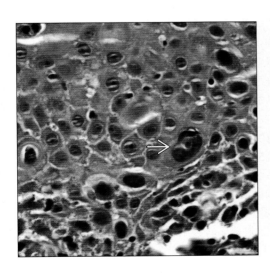
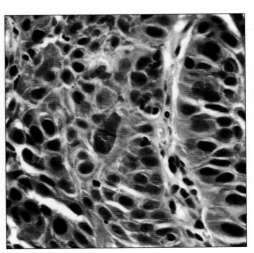

（左）一位慢性反流性食管炎合并溃疡的患者，活检提示鳞状上皮中存在异型细胞。散乱的细胞含有增大、深染的细胞核（白箭头）。背景中存在较多的炎症细胞，由于黏膜水肿的存在，细胞间桥明显

（右）扩大的细胞核有光滑的细胞核膜，核仁可见。病变处细胞中含有嗜酸性粒细胞

四、食管鳞状细胞癌

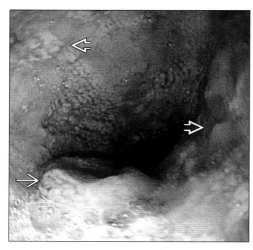

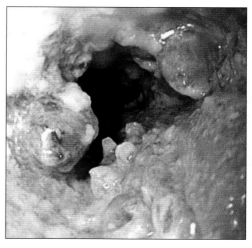

一位患者既往有高级别鳞状上皮异型增生病史，行内镜检查发现食管内有一中间凹陷的小结节（白箭头），周边围绕着异型增生的斑块（空心箭头）。活检提示为恶性上皮肿瘤

这个患者有进行性吞咽困难，内镜检查发现在食管中段至远段可见一个8cm长度的圆形占位。对结节处活检提示为鳞状细胞癌

术　　语

定义
- 由肿瘤性鳞状上皮细胞构成的侵袭性恶性肿瘤。

病因和发病机制

环境因素
- 西欧和北美（低风险地区）
  - 酗酒。
  - 吸烟。
- 中东、中国、南非（高风险地区）
  - 社会经济状况较差。
  - 饮食中富含硝酸盐和亚硝胺。
  - 维生素缺乏。
- 与人乳头瘤病毒（HPV）相关
  - 最新证据表明，以往的研究报告受到样本污染的影响。
  - 在低风险人群中没有找到HPV与肿瘤发生相关的证据。
  - 最近的一部分数据提示在高风险区域HPV与肿瘤发生也没有显著相关。

诱发因素
- 贲门失弛缓症是一个危险因素
  - 慢性黏膜损伤继发于食物淤滞。
- Plummer-Vinson综合征。
- 腐蚀性食管炎。
  - 慢性炎症和狭窄。
- 乳糜泻患者风险高。

遗传因素
- 手足掌的胼胝症
  - 遗传因素以手掌足掌的过度角化为特征。
  - 65岁前患食管癌的风险为90%。

临床概要

流行病学
- 全世界范围内最常见的食管恶性肿瘤。
- 男性比女性发病率高（3:1～4:1）
  - 在美国，黑种人发病率比白种人高发（5:1）。
- 高发地区包括中国、伊朗、南非和南美洲。

临床表现
- 吞咽困难，通常逐渐从固体食物进展到液体食物。
- 疼痛。
- 哽噎感。
- 呕吐。
- 体重减轻。
- 偶有激素分泌增加的副肿瘤综合征
  - 如甲状旁腺激素相关蛋白增多导致的高钙血症。
- 约有3%的患者同时患有头颈部的鳞状细胞癌。

治疗
- 早期浅表浸润性肿瘤
  - 内镜下黏膜切除术或内镜下黏膜下层剥离术。
  - 射频消融术。
- 肿瘤浸润达黏膜下层、固有肌层甚至更深
  - 对晚期患者，手术切除联合辅助或新辅助放、化疗。
  - 不适宜手术治疗的，可以行姑息性化疗、放疗或支架介入治疗。

预后
- 与分期有关
  - 在美国5年总生存率为5%～10%。
  - 外科手术切除的患者，5年总生存率为35%。
- 约12%的肿瘤患者存在食管壁内转移。
- 约60%的患者就诊时存在局部淋巴结的转移
  - 食管上段肿瘤多转移至颈部和上纵隔淋巴结。
  - 食管中段肿瘤常转移至下纵隔淋巴结。

四、食管鳞状细胞癌

关键点

流行病学
- 酗酒和吸烟是低发病率地区的重要危险因素。
- 社会经济情况较差、高硝酸盐饮食、维生素的缺乏是高发病率地区的危险因素。
- 与 HPV 的关系目前尚未明了。
- 贲门失弛缓是重要的危险因素。
- 腐蚀性食管炎。

临床概要
- 全世界范围内最常见的食管恶性肿瘤。
- 男性比女性发病率高（3∶1～4∶1）。
- 预后与分期相关
  ○ 在美国 5 年总生存率为 5%～10%。

○ 外科手术切除的患者，5 年总生存率为 35%。

内镜表现
- 近 20% 的早期磷状细胞癌病理表现为以异型增生为背景的多个病灶。
- 早期损害：结节、息肉和斑块。
- 进展期肿瘤：外生型、溃疡型、浸润型。

主要鉴别诊断
- 假上皮瘤样增生表现为细胞异型性较少，并且局限于表层黏膜
  ○ 可能会发生上覆颗粒细胞肿瘤。
- 鳞状细胞异型增生被基底膜包被。

○ 食管下段肿瘤常转移至下纵隔淋巴结和胃周淋巴结。
- 早期肿瘤淋巴结转移较少
  ○ 局限于黏膜层的肿瘤发生淋巴结转移的概率＜5%。
  ○ 近 45% 黏膜下层的肿瘤发生了局部淋巴结的转移
    ■ 发生转移的风险取决于肿瘤在黏膜下层浸润的深度（SM1，SM2，SM3）。

内镜表现

早期肿瘤（局限于黏膜下层）
- 在鳞状细胞癌中约占了 20%。
- 近 20% 病理表现为以异型增生为背景的多病灶。
- 外观表现
  ○ 结节、息肉、黏膜不规则、斑块。
  ○ 溃疡。
  ○ 内镜下显著。

进展期肿瘤（浸润至固有肌层或更远）
- 外观为菜花样（60%）。
- 溃疡型（25%）。
- 浸润型（15%）。

治疗后肿瘤
- 肿瘤消退，黏膜萎缩。
- 糜烂或浅表溃疡。
- 部分肿瘤应答差。

影像表现

发病部位
- 大多数（60%）肿瘤发生于中段食管。
- 近 30% 肿瘤发生于远端食管。
- 其余发生于颈段食管。

组织病理学表现

组织学特征
- 低级别肿瘤
  ○ 角化的恶性细胞形成大的癌巢。

○ 角化珠。
○ 细胞坏死。
○ 嗜碱性粒细胞在肿瘤细胞外围聚集。
○ 细胞学特点
  ■ 细胞体积大，嗜酸性细胞质丰富，并有细胞间桥。
  ■ 中央核角化深染。
  ■ 大量有丝分裂象，其中有一些异常。
- 高级别肿瘤
  ○ 可见精致的小梁与独立的肿瘤细胞。
  ○ 可见大片没有角化的肿瘤细胞。
  ○ 细胞学特征
    ■ 细胞角化与间桥不明显。
    ■ 细胞多形性。
    ■ 多核的肿瘤细胞。
  ○ 大量的淋巴血管侵犯并粘连。
- 浅表肿瘤
  ○ 侵及固有层或黏膜下层
    ■ 若肿瘤局限于固有层则常不会出现粘连。
    ■ 尽管外观无异常，但常有淋巴血管的侵犯。
- 进展期肿瘤
  ○ 侵及固有肌层或血管外膜。
  ○ 可沿淋巴脉管广泛播散。
- 形态学变异
  ○ 疣状癌
    ■ 分化较好。
    ■ 发达的棘皮症和角化过度。
    ■ 浸润不明显。
  ○ 基底细胞样鳞状细胞癌
    ■ 核大胞质少的高级别肿瘤细胞形成癌巢。
    ■ 癌巢周围栅栏样排列。
    ■ 癌巢中心出现细胞坏死。
    ■ 基底细胞样癌细胞细胞核密集，周边呈筛孔状（多数食管腺囊癌近似于基底细胞样鳞状细胞癌）。
  ○ 肉瘤样癌

- ■ 侵袭性强。
- ■ 常为息肉状外观。
- ■ 可识别的上皮细胞局限在原位。
- ■ 梭形细胞多为长核深染，两极有胞质尾区。
- ■ 多形性肿瘤巨细胞和多种成分（骨骼、软骨、骨骼肌）。
  - ○ 淋巴上皮瘤样癌
    - ■ 肿瘤细胞常融合。
    - ■ 与单核细胞浸润密切相关。
    - ■ 胞体大，细胞核深染，细胞膜不规则。
- ● 治疗后肿瘤
  - ○ 不同程度的管壁纤维化。
  - ○ 分散的异型细胞或癌巢。

辅助检查

免疫组化

- ● 很多高级别异型增生细胞和肿瘤浸润性肿瘤细胞有异常的p53和p16过表达。

分子病理学

- ● 高水平的表皮生长因子受体（EGFR）。
- ● 细胞周期调控蛋白过度表达。
- ● 肿瘤抑制基因功能的缺失（p53，Rb，p16）。

鉴别诊断

内镜鉴别诊断

- ● 早期
  - ○ 炎症引起的溃疡、结节或斑块。
- ● 进展期
  - ○ 与其他恶性肿瘤相鉴别。

组织学鉴别诊断

- ● 假上皮瘤样增生
  - ○ 常于糜烂面附近出现，或上被覆颗粒细胞瘤。
  - ○ 与分化良好的鳞状上皮细胞癌相近
    - ■ 从黏膜基底部发出细小梁样细胞，常有角化珠。
    - ■ 巢式增生性鳞状细胞局限于黏膜表层。
    - ■ 通常只有轻度异型增生表现。
- ● 假性憩室
  - ○ 可能会伴随发生于食管黏膜和黏膜下层腺管和腺体的上皮化生。
  - ○ 影像学检查可见典型的外翻结构。

- ○ 无大量的细胞学异常。
- ● 鳞状细胞异型增生
  - ○ 大多数在无明确目的的活检中发现。
  - ○ 固有层和基底细胞层连续且表面光滑。
  - ○ 无单一细胞浸润。
- ● 高级别低分化肿瘤类似其他肿瘤
  - ○ 恶性黑色素瘤可能会含有色素、明显的核仁和浆细胞样细胞
    - ■ S100近乎全部呈阳性，其他黑色素瘤标志物可能呈阳性。
  - ○ 食管极少发生高级别淋巴瘤。

参 考 文 献

1. Tanaka T et al: T1 squamous cell carcinoma of the esophagus: long-term outcomes and prognostic factors after esophagectomy. Ann Surg Oncol. 21(3):932-8, 2014
2. Shimizu Y et al: Endoscopic resection (endoscopic mucosal resection/ endoscopic submucosal dissection) for superficial esophageal squamous cell carcinoma: current status of various techniques. Dig Endosc. 25 Suppl 1:13-9, 2013
3. Muguruma N et al: Endoscopic ablation therapy for gastrointestinal superficial neoplasia. Dig Endosc. 24(3):139-49, 2012
4. Uedo N et al: Role of narrow band imaging for diagnosis of early-stage esophagogastric cancer: current consensus of experienced endoscopists in Asia-Pacific region. Dig Endosc. 23 Suppl 1:58-71, 2011
5. Kranzfelder M et al: Treatment options for squamous cell cancer of the esophagus: a systematic review of the literature. J Am Coll Surg. 210(3):351-9, 2010
6. Lin SH et al: Esophageal cancer: diagnosis and management. Chin J Cancer. 29(10):843-54, 2010
7. Morita M et al: Alcohol drinking, cigarette smoking, and the development of squamous cell carcinoma of the esophagus: epidemiology, clinical findings, and prevention. Int J Clin Oncol. 15(2):126-34, 2010
8. Toh Y et al: Alcohol drinking, cigarette smoking, and the development of squamous cell carcinoma of the esophagus: molecular mechanisms of carcinogenesis. Int J Clin Oncol. 15(2):135-44, 2010
9. Gao GF et al: No association between HPV infection and the neoplastic progression of esophageal squamous cell carcinoma: result from a cross-sectional study in a high-risk region of China. Int J Cancer. 119(6):1354-9, 2006

四、食管鳞状细胞癌

内镜和显微镜下特征

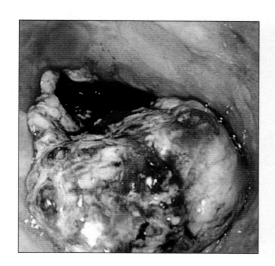 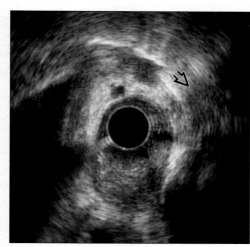

（左）这位47岁患者有吞咽困难，胃镜检查发现食管上段有一蕈伞样肿物，活检病理提示为鳞状上皮细胞癌

（右）此患者行超声内镜检查，发现此肿物回声不均匀，最大深度有17mm（空心箭头），已经浸润达固有肌层，指状突起侵犯外膜

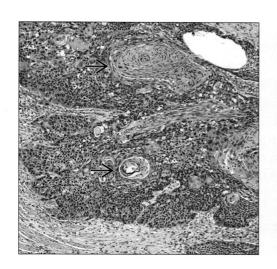 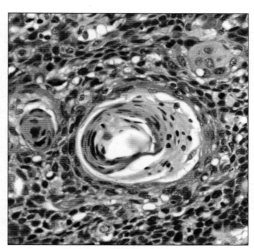

（左）低级别侵袭性鳞状细胞癌由大的、浸润性的肿瘤细胞组成。基底细胞样癌细胞像栅栏样围绕在癌巢周边，有一些角化珠存在（黑箭头）

（右）肿瘤细胞含有增大、深染的细胞核，并且外围肿瘤细胞细胞质较少，而癌巢中心的肿瘤细胞则含有较为丰富的细胞质。角化珠同样存在

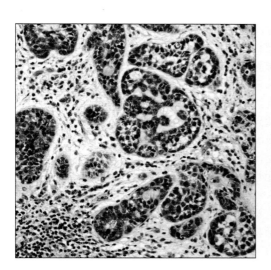 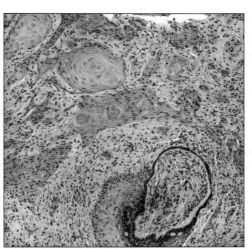

（左）高级别基底细胞样鳞状细胞癌周边存在小梁样浸润的细胞近似于腺囊癌。但是这些细胞学特征是高级别肿瘤的并且有浸润特性

（右）假性上皮瘤上被颗粒细胞癌，可能会与侵袭性鳞状细胞癌相似，但是其不规则的鳞状细胞巢有轻度异型性

第七节 食管腺瘤性息肉和肿瘤 | 一、食管增生性/再生性息肉

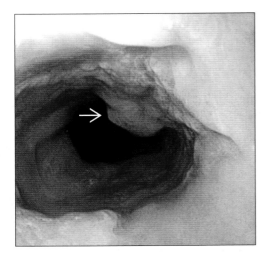

此患者因吞咽困难行胃镜检查，发现存在糜烂性食管炎，并在胃食管连接部发现了一个小结节（白箭头）

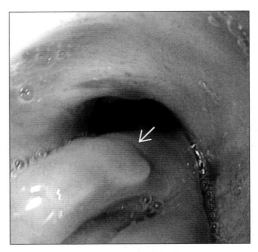

另一位患者因乳糜泻行胃镜检查，意外的在胃食管连接部发现了一个细长的无蒂息肉（白箭头）

术　语

同义词
- 炎性息肉。
- 胃贲门的哨兵皱襞。
- 鳞状上皮乳头状瘤。

定义
- 黏膜损伤后旺盛的修复反应导致的息肉样改变。

病因和发病机制

多方面因素
- 胃食管反流病。
- 药物相关损伤。
- 既往手术影响。
- 感染。

临床概要

流行病学
- 发病率和患病率反映出胃食管反流病的情况
  - 中位年龄为56岁。
  - 男性更多见。
  - 可能与Barrett食管相关。
- 与胃部病理改变无明显关联（如幽门螺杆菌胃炎、自身免疫性胃炎、药物相关性胃炎）。

表现
- 息肉本身可能没有明显症状，但是患者可能会因胃食管反流病或其他疾病就诊。

治疗
- 内镜下切除以明确诊断及治疗。

预后
- 非常好，没有恶变倾向。

影像学表现

食管钡剂检查
- 在胃食管结合部可见充盈缺损。
- 在胃皱襞处可能会较多。

组织病理学表现

组织学特征
- 腺息肉
  - 细长的贲门腺体镶嵌于水肿的基质中。
  - 腺体含有无黏蛋白或增生性上皮细胞（假性杯状细胞）。
  - 与多层上皮细胞或Barrett食管相关。
  - 息肉中少见肠上皮化生。
- 鳞状上皮病变
  - 增生性鳞状上皮存在炎症、溃疡和水肿。

鉴别诊断

组织学鉴别诊断
- 腺增生性息肉
  - 紧密排列的小的、圆形腺体。
  - 上皮细胞含有中性黏蛋白，并且有很轻度的细胞学异常
    - 缺少顶端黏蛋白帽。
- 腺炎性息肉
  - 幽门腺腺瘤。
  - 泌酸腺息肉/腺瘤
    - 可能会被一些学者归为泌酸腺腺癌。
  - 息肉状异型增生
    - 异型增生明显发生于黏膜表层。
    - 上皮有肠型或凹陷型的表现。
- 鳞状增生性息肉
  - 会被一些学者归为鳞状上皮乳头状瘤，但是其通常都有光滑的圆形轮廓。
  - 表皮活检可能有类似异型增生表现，但通常炎症伴是轻度异型。

一、食管增生性/再生性息肉

关键点

术语
- 即为平时所说的炎性息肉。

病因
- 胃食管反流病。
- 药物相关损伤。
- 既往手术影响。
- 感染。

临床概要
- 发病率和患病率反映出胃食管反流病的情况。
- 可能与Barrett食管相关。
- 与胃部病理改变无明显关联（如幽门螺杆菌胃炎、自身免疫性胃炎、药物相关胃炎）。

- 内镜下切除以明确诊断及治疗。
- 息肉本身可能没有明显症状，但是患者可能会因胃食管反流病或其他疾病就诊。

组织病理学表现
- 细长的贲门腺体镶嵌于水肿的基质中。
- 腺体含有无黏蛋白或增生性上皮细胞（假性杯状细胞）。
- 息肉中少见肠上皮化生。
- 一些息肉中含有发炎的鳞状上皮黏膜。

主要鉴别诊断
- 幽门腺腺瘤。
- 泌酸腺息肉/腺瘤。
- 息肉状异型增生。

胃食管连接部息肉的临床病理学

	增生性息肉	幽门腺腺瘤	泌酸腺息肉/腺瘤	息肉样异型增生
性别分布	男性多	女性多	男性＝女性	男性多
平均年龄	55岁	73岁	64岁	64岁
表现/内镜表现	胃食管反流病和Barrett食管	与慢性胃炎和肠上皮化生相关	胃食管反流病	胃食管反流病和Barrett食管
中心性	独立的	独立的	独立的	独立的或多中心
大小	＜1cm	一般都＜1cm	2～8mm	多变，通常＜1cm
形态学特点	高黏蛋白或无黏蛋白小凹细胞排列于水肿的固有层的绒毛状凸起	幽门腺体紧密相连且存在圆形细胞核深染，胞质白，可能会有轻度异型增生	密集或排列的泌酸腺体，有顶、壁细胞存在	表层上皮可见细胞异型性，腺体拥挤伴有核分裂活跃
免疫组化	MUC1（＋），MUCSAC（＋）	MUCSAC（＋），MUC6（＋）	MUC6（＋）	MUC1（＋），MUC5AC（＋），MUC2（＋），CDX2（＋）

参 考 文 献

1. Septer S et al: Esophageal polyps in pediatric patients undergoing routine diagnostic upper gastrointestinal endoscopy: a multicenter study. Dis Esophagus. 27(1):24-9, 2014

2. Singhi AD et al: Gastric adenocarcinoma with chief cell differentiation: a proposal for reclassification as oxyntic gland polyp/adenoma. Am J Surg Pathol. 36(7):1030-5, 2012

3. Long KB et al: Gastroesophageal junction hyperplastic (inflammatory) polyps: a clinical and pathologic study of 46 cases. Am J Surg Pathol. 35(7):1038-44, 2011

4. Melton SD et al: Gastric cardiac polyps: a clinicopathologic study of 330 cases. Am J Surg Pathol. 34(12):1792-7, 2010

5. Ueyama H et al: Gastric adenocarcinoma of fundic gland type (chief cell predominant type): proposal for a new entity of gastric adenocarcinoma. Am J Surg Pathol. 34(5):609-19, 2010

6. Chen ZM et al: Pyloric gland adenoma: an entity distinct from gastric foveolar type adenoma. Am J Surg Pathol. 33(2):186-93, 2009

7. Asthana N et al: Esophageal polypoid dysplasia of gastric foveolar phenotype with focal intramucosal carcinoma associated with Barrett's esophagus. Am J Surg Pathol. 32(10):1581-5, 2008

8. Park do Y et al: Adenomatous and foveolar gastric dysplasia: distinct patterns of mucin expression and background intestinal metaplasia. Am J Surg Pathol. 32(4):524-33, 2008

9. Vieth M et al: Pyloric gland adenoma: a clinicopathological analysis of 90 cases. Virchows Arch. 442(4):317-21, 2003

10. Voutilainen M et al: Foveolar hyperplasia at the gastric cardia: prevalence and associations. J Clin Pathol. 55(5):352-4, 2002

11. Abraham SC et al: Hyperplastic polyps of the esophagus and esophagogastric junction: histologic and clinicopathologic findings. Am J Surg Pathol. 25(9):1180-7, 2001

一、食管增生性/再生性息肉

胃食管连接部的炎性息肉

（左）此患者因胃食管反流病行胃镜检查，在鳞状上皮柱状上皮交界处发现了有轻度增生，并发现了一个在靠近胃食管连接部的息肉状结节

（右）窄带成像技术显现了扭曲不规则的腺体结构，病理提示为因溃疡而出现的增生性/再生性息肉

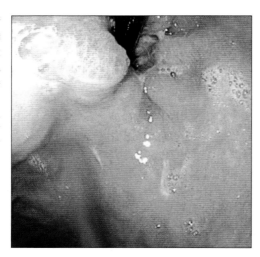
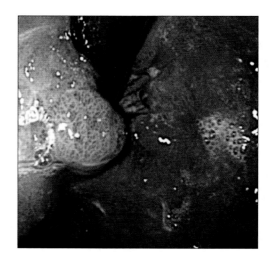

（左）这位患者因吞咽困难行钡剂检查，发现在胃食管连接部有一结节状长条息肉（白箭头）延伸至近端皱襞处

（右）增生性息肉是光滑的、圆形的。增生性鳞状上皮增生的息肉凸起伴基底区扩大，内陷到固有层，是水肿的表现，可能是大多数内生鳞状乳头状瘤的原因

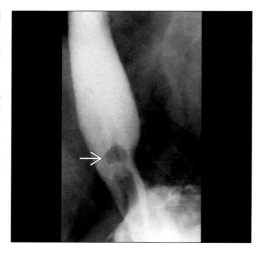
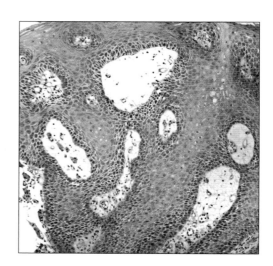

（左）增生性息肉黏膜包含了包绕固有层的高黏蛋白上皮细胞，表面黏膜的损害也可见（黑箭头）

（右）这些腺体内排列着增生的黏液上皮细胞，部分明显增大近似杯状细胞。但和杯状细胞不同，这些假性杯状细胞含有中性黏蛋白。细胞异型性较轻

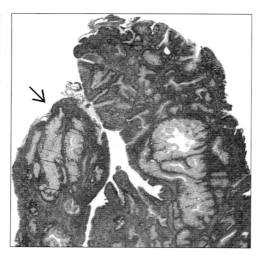
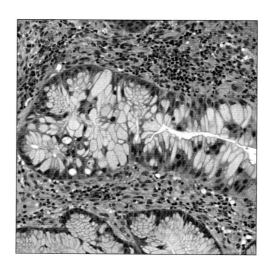

一、食管增生性/再生性息肉

鉴别诊断

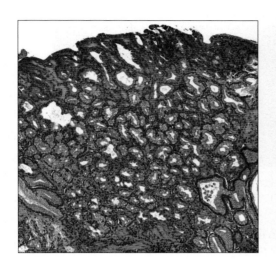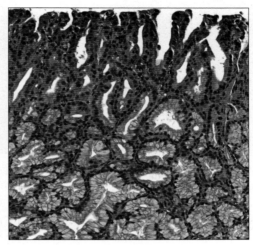

（左）位于胃食管结合部的幽门腺腺瘤包含紧密排列的管状腺小叶结构，其间固有层很少

（右）来自胃远端深处腺体的黏液上皮细胞紧密排列构成了病变腺体。腔内侧黏液细胞质为轻度嗜酸性的磨玻璃状，细胞核规律排列于基底部，异型增生及有丝分裂象很少

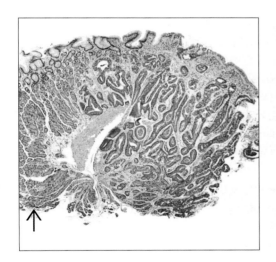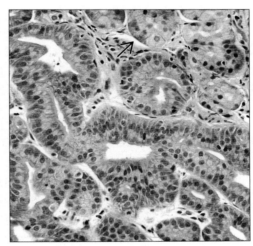

（左）胃近侧的泌酸腺腺瘤包含着深入黏膜的增生性腺体。在箭头处可以看到无损的泌酸腺体在邻近的基底部并且息肉表面为凹陷上皮细胞

（右）深处黏膜中有着分枝和管状腺体。它们大多含有主细胞和颈黏液细胞，并且也有少量壁细胞（黑箭头）。有细胞核轻度增大，但是没有活跃的有丝分裂象

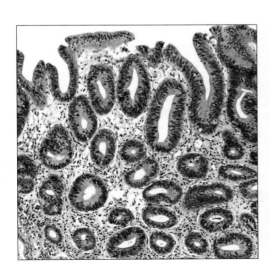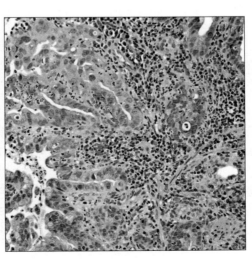

（左）Barrett食管患者在胃食管连接部可能会出现异型增生结节。低级别的异型增生常为肠型，这与管状腺瘤和绒毛管状腺瘤近似

（右）高级别异型增生常归类为肠型和凹陷型。此图展示了凹陷型异型增生具有嗜酸性细胞质的柱状-立方形上皮细胞拥挤的腺体结构。细胞核增大且不规则，并有大量的有丝分裂象

二、Barrett 食管中的异型增生

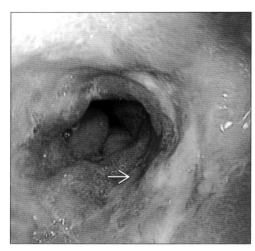

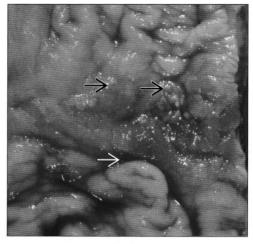

一位慢性胃食管反流病患者行内镜检查，发现 Barrett 食管并发溃疡（白箭头），活检提示高度异型增生

另一位患者因胃食管连接部（白箭头）与鳞状上皮-柱状上皮交界处（黑箭头）多发高级别异型增生的不规则发红而行食管切除术治疗

术 语

同义词
- 低级别异型增生包含了轻度、中度异型增生。
- 高级别异型增生包含了重度异型增生和原位腺癌。
- 息肉状异型增生在既往的文献中被称为 Barrett 腺瘤。

定义
- 异型增生是肿瘤性上皮细胞局限于其腺体发生基底膜处的表现。

病因和发病机制

腺癌的危险因素
- Barrett 食管和食管腺癌的流行病学相似。

异型增生的危险因素
- 胃食管反流病。
- Barrett 食管
  - 风险与其长度相关。
- 食管裂孔疝。
- 幽门螺杆菌感染阴性。

异型增生时的分子病理学
- DNA 异倍体。
- 17p（*TP53*）杂合性缺失。

临床概要

临床表现
- 异型增生往往没有明显临床症状。
- 其症状往往提示胃食管反流病的存在。
- 占位相关症状往往提示腺癌而非异型增生。

治疗
- 内镜下黏膜切除术或黏膜下层剥离术。
- 烧灼技术
  - 光动力治疗。
  - 射频消融术。
  - 冷冻治疗。
  - 激光消融术。
  - 并发症：狭窄（6%），穿孔（罕见）。
- 积极的外科治疗（食管切除术）
  - 多灶性或广泛性的高级别异型增生。
  - 表面不平的异型增生可能是潜伏的腺癌所致。
- 监测频率决定于异型增生的程度
  - 低级别异型增生每年内镜检查1次
    - 在 Barrett 食管全长每 1～2cm 行四象限黏膜活检。
    - 任何异常均需要活检。
  - 高级别异型增生每3个月内镜检查1次
    - 在 Barrett 食管全长每 1～2cm 行象限黏膜活检。
    - 任何异常均需要取样检测。

预后
- 肿瘤风险与异型增生的级别和范围有关。
- 低级别异型增生
  - 疾病进展的概率为 5%～10%。
- 高级别异型增生
  - 回顾性资料显示肿瘤患病率约 45%
    - 病变若内镜下可见则风险更高。
    - 异型增生为多灶性则风险更高。
  - 近年的数据提示肿瘤发生率在6年后更低：为 16%～25%。
  - 总体疾病进展的风险为每年 6%。

内镜表现

白光内镜
- 低级别异型增生通常无特殊异常表现。
- 高级别异型增生也可能不会有很明显的占位性表现。

新型内镜技术
- 染色内镜、窄带成像内镜、激光共聚焦技术等可以发现异常的腺体结构。

二、Barrett食管中的异型增生

关键词

病因
- 腺癌最重要的独立危险因素。
- Barrett食管和食管腺癌的流行病学相似。

临床概要
- 治疗：内镜下切除或消融。
- 监测频率取决于异型增生的严重程度
  - 低级别异型增生每年检查1次。
  - 高级别异型增生每3个月检查1次，往往最后都会做切除手术。
- 癌症风险和异型增生的范围和级别有关。
- 低级别：疾病进展的风险为5%～10%。
- 高级别：6年后肿瘤发生率为16%～25%（每年6%的进展率）。

内镜表现
- 低级别异型增生常不明显。
- 高级别异型增生可能也不会有很明显的占位性病变。
- 染色内镜、窄带成像内镜、激光共聚焦技术等可以发现异常的腺体结构。

组织病理学表现
- 异型增生分类的评估：腺体结构、表面上皮的成熟程度、细胞学特征和炎症。

鉴别诊断
- 反应性异型性和低级别异型增生。
- 低级别和高级别异型增生。
- 高级别异型增生和浸润型腺癌。
- 黏膜内癌和深部浸润。

组织病理学表现

组织学特征

- Barrett食管早期病变的分类
  - 不伴异型增生。
  - 伴有低级别异型增生。
  - 伴有高级别异型增生。
  - 黏膜内癌。
  - 不确定有无异型增生（临时类目，不在Barrett食管相关肿瘤范围内）。
- 异型增生分类的评估
  - 腺体结构。
  - 相比深部腺体，表面上皮的成熟程度。
  - 细胞学特点。
  - 炎症。
- 不伴有异型增生
  - 表面上皮
    - 比深部腺体更成熟。
    - 逐渐从轻度异型增生的腺体过渡为近乎正常的表层上皮。
  - 结构
    - 腺体之间有丰富的固有层。
  - 细胞学
    - 仅有腺体内的有丝分裂。
    - 维持着细胞极性。
    - 细胞核可能会轻度增大及深染。
  - 炎症是多变的。
- 低级别异型增生
  - 表层上皮
    - 较之上皮的腺体，近似或稍不成熟。
    - 常具有肠道表型。
    - 异型增生上皮和Barrett食管分界清晰。
  - 结构
    - 轻度的腺体拥挤，没有复杂的结构。
  - 细胞学
    - 细胞极性稍有损失。
  - 炎症
    - 没有炎症表现。
- 高级别异型增生
  - 表层上皮
    - 大多数病例中均为不成熟状态，但是很少有高级别异型增生仅仅局限于腺体中。
    - 肠型或凹陷样表型。
  - 结构
    - 腺体之间拥挤，固有层少。
    - 复杂的腺体，可能会融合或筛板样生长。
    - 上皮细胞乳头状或菌丝状凸起。
  - 细胞学
    - 极性消失。
    - 不规则的核膜、染色过深、核仁明显。
    - 大量的有丝分裂象。
  - 炎症
    - 高级别异型增生常浸润有中性粒细胞。
- 不确定的异型增生
  - 最初用来定义炎症性肠病中不能明确良恶性、反应性的上皮。
  - 通常用于一些特殊情况
    - 表皮异型性与异型增生重叠，但是上皮细胞存在炎症。
    - 腺体异型性与异型增生重叠，但是表层细胞成熟。
  - 适用于与低级别异型增生鉴别诊断。
  - 组织学特征
    - 表皮细胞通常较深处腺体更成熟。
    - 结构：腺体稍有拥挤，并且没有复杂结构。

- ■细胞学：染色质深染，细胞核膜不规则，有丝分裂象增多，细胞极性存在。
  - ■常存在炎症。
- 隐窝异型增生
  - ○最近研究发现局限于腺体的多样性异型增生，与表层细胞的成熟相关。
  - ○限于样本有限，相关研究多数据少、偏倚大。
  - ○局限于腺体中的低级别异型增生可能归为不确定的异型增生更合适。
  - ○高级别异型增生很少局限于腺体，故而可以如此分类。

辅助检查

免疫组化

- p53、AMACR（消旋酶）作为异型增生的标志物
  - ○不适宜作为诊断标准
    - ■活检阴性或不确定可能会为阳性。
    - ■低级别异型增生中约50%阳性。
    - ■大多数高级别异型增生（超过80%）为阳性，但是少数仍为阴性。
  - ○p53阳性作为预后的标志物
    - ■可作为低级别异型增生进展的标志物：敏感性49%，特异性86%；而其预测低级别异型增生的价值，敏感性和特异性分别为44%和78%。
    - ■当异常染色存在时，低级别异型增生的阳性预测值从15%升高至33%。
    - ■在高级别异型增生或腺癌中没有意义。
  - ○AMACR阳性作为预后标志物
    - ■低级别异型增生的任何程度的染色可预测进展，其敏感性67%，特异性50%。
    - ■低级别异型增生若为深染，对疾病进展的预测的敏感性10%，特异性96%。

鉴别诊断

内镜鉴别诊断

- Barrett 食管，不伴异型增生
  - ○与 Barrett 食管相关的良性炎症改变。
- 浸润性腺癌
  - ○如内镜下可见明显病变，则需要注意肿瘤的可能。

组织学鉴别诊断

- 反应性异型性与低级别异型增生
  - ○反应性病程中常见中性粒细胞的浸润。
  - ○逐渐从异型增生过渡为上皮细胞不是肿瘤性病变。
  - ○溃疡会诱导上皮细胞异型性（通常不在溃疡或糜烂存在时诊断为低级别异型增生）。

- ○在一些特殊情况下诊断为不确定性异型增生
  - ■深部腺体有低级别异型增生但是表层细胞成熟。
  - ■表层细胞异型增生伴有中性粒细胞的浸润。
- 低级别异型增生与高级别异型增生。
- 高级别异型增生与侵袭性腺癌
  - ○在黏膜内浸润性腺癌不会表现为粘连
    - ■缺少基质并非有意义的诊断依据。
  - ○肿瘤可能会侵入腺体，类似异型增生表现
    - ■可能与固有层的微小腺体和单细胞浸润有关。
  - ○肿瘤细胞可能会以 Paget 样浸润鳞状上皮。
  - ○肿瘤可能会筛状生长或成团生长，可以看到肿瘤坏死或溃疡面。
- 黏膜内癌与深部浸润
  - ○特别需要注意的是，当肿瘤向黏膜深部浸润时是不形成粘连的。

参 考 文 献

1. Coron E et al: Advanced precancerous lesions in the lower oesophageal mucosa: high-grade dysplasia and intramucosal carcinoma in Barrett's oesophagus. Best Pract Res Clin Gastroenterol. 27(2):187-204, 2013
2. Kastelein F et al: Aberrant p53 protein expression is associated with an increased risk of neoplastic progression in patients with Barrett's oesophagus. Gut. 62(12):1676-83, 2013
3. Kastelein F et al: Value of α-methylacyl-CoA racemase immunochemistry for predicting neoplastic progression in Barrett's oesophagus. Histopathology. 63(5):630-9, 2013
4. Canto MI: Endomicroscopy of Barrett's esophagus. Gastroenterol Clin North Am. 39(4):759-69, 2010
5. Yantiss RK: Diagnostic challenges in the pathologic evaluation of Barrett esophagus. Arch Pathol Lab Med. 134(11):1589-600, 2010
6. Shaheen NJ et al: Radiofrequency ablation in Barrett's esophagus with dysplasia. N Engl J Med. 360(22):2277-88, 2009
7. Zhu W et al: A histologically defined subset of high-grade dysplasia in Barrett mucosa is predictive of associated carcinoma. Am J Clin Pathol. 132(1):94-100, 2009
8. Das A et al: A comparison of endoscopic treatment and surgery in early esophageal cancer: an analysis of surveillance epidemiology and end results data. Am J Gastroenterol. 103(6):1340-5, 2008
9. Lomo LC et al: Crypt dysplasia with surface maturation: a clinical, pathologic, and molecular study of a Barrett's esophagus cohort. Am J Surg Pathol. 30(4):423-35, 2006
10. Tharavej C et al: Predictive factors of coexisting cancer in Barrett's high-grade dysplasia. Surg Endosc. 20(3):439-43, 2006

二、Barrett 食管中的异型增生

内镜下特征和新型技术

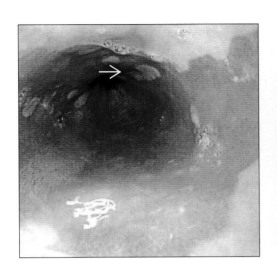
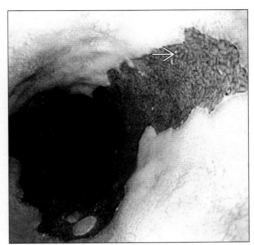

（左）Barrett 黏膜红斑呈舌样凸起，从胃食管连接部延伸至远端食管，常可以看到不规则的化生，少见累及食管全周。图中白箭头所指为残余的鳞状上皮孤岛

（右）窄带成像技术有助于区分 Barrett 食管和鳞状上皮黏膜，镜下所见鳞状上皮黏膜为苍白色，图中白箭头所指规则的腺体为不伴异型增生 Barrett 食管的典型表现

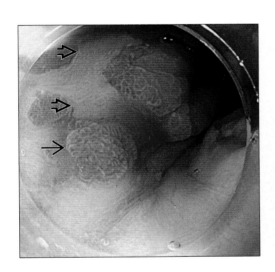
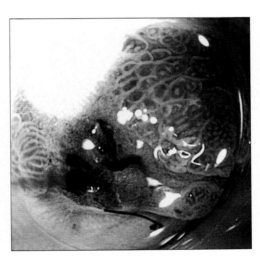

（左）一位长期患有胃食管反流病的患者内镜检查发现在 Barrett 食管近端有多个不规则的斑块（黑箭头）。光滑的、浅粉色的鳞状上皮黏膜孤岛（空心箭头），与化生的 Barrett 食管交错

（右）窄带成像技术更突出了斑块区域明显异常的腺体结构。正常腺体结构应是均一的。但在本例异型增生中，腺体大小、形态均不一致

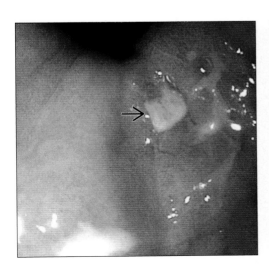
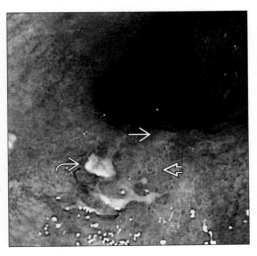

（左）一位 71 岁老年女性因长段 Barrett 食管复查，内镜发现一个浅溃疡（黑箭头）

（右）使用窄带成像技术对此处溃疡（弯箭头）进行了强化，发现了结节状的黏膜轮廓（白箭头）。很多腺体的开口扩张、无规则（空心箭头）。这些现象均提示存在异型增生的可能。活检发现为高级别腺体异型增生。后来这位患者接受了射频消融术治疗

二、Barrett 食管中的异型增生

Barrett食管异型增生和肿瘤性的特征

（左）低级别异型增生通常为肠型，类似于结肠腺瘤。表层上皮细胞中可见具有增大、深染的细胞核，并且维持了细胞极性

（右）低级别异型增生（空心箭头）与不伴肠型的Barrett食管（黑箭头）分界清晰。黏膜表层具有与深部腺体相同数量的肿瘤上皮细胞

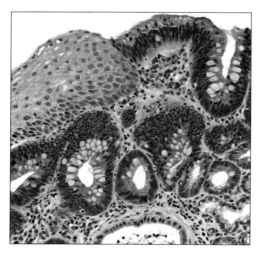 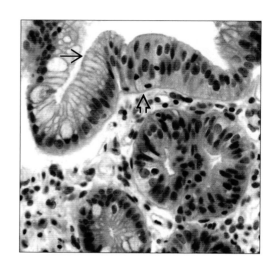

（左）高级别异型增生的细胞拥挤且大小、形态多变。表层细胞的成熟欠佳并且黏膜表面的腺体结构复杂（白箭头）

（右）放大观察可见大核深染的立方形至柱状细胞构成的、排列紧密且又融合的腺体。很多细胞可见核仁，偶见有丝分裂象（黑箭头）

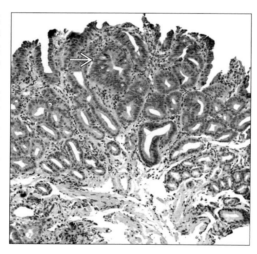 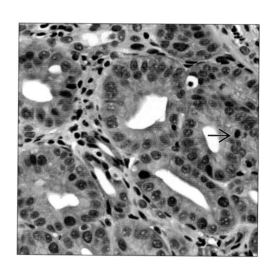

（左）很多病例诊断为低级别异型增生，通常表现出与低级别异型增生重叠的非典型细胞学特征，但是也常有炎症或再生可以出现相似表现。在此图中，大核深染的细胞组成了表层上皮，但是同样可见中性粒细胞（黑箭头）

（右）此图显示腺体中低级别细胞异型性同样可以出现成熟表现，表层细胞同样可以有炎症表现（黑箭头）

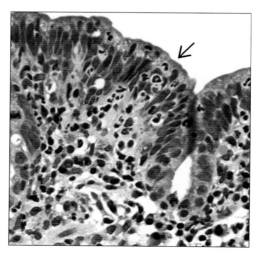 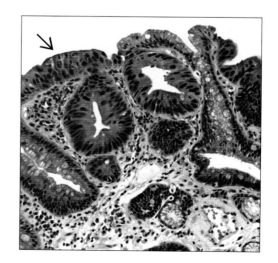

二、Barrett食管中的异型增生

内镜下异型增生的处置

内镜下异型增生的处置

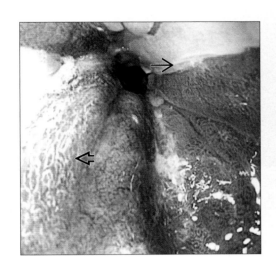
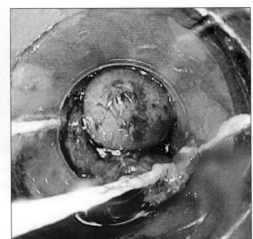

（左）此患者因Barrett食管伴异型增生行内镜下黏膜切除术治疗。窄带成像技术将鳞状上皮与Barrett上皮区分开（黑箭头），可以看到空心箭头处存在不规则的腺体，提示异型增生的存在

（右）窄带成像技术辅助定位待切除的异型增生区域。使用透明帽将注射后的异常黏膜固定以便切除

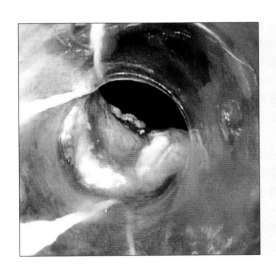
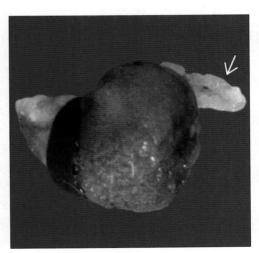

（左）一旦息肉区域隆起，即可使用电灼术将病变黏膜切除，原位留下切除术后"火山口"样表现

（右）切除组织包含了息肉组织和周边的黏膜和黏膜下层（白箭头）。切除物应包含墨水深染的病损基底部，并应该连续切片以评估黏膜下层与异型增生的解剖关系

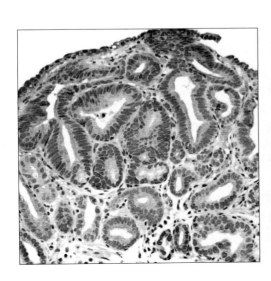
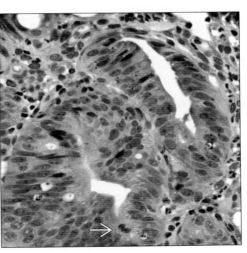

（左）被切除病变标本内有拥挤的、不规则的腺体，伴有高级别细胞学异常延伸至表层黏膜。肿瘤细胞核大深染并少有黏蛋白。注意伸长的表层上皮细胞可能是处理时人为导致的

（右）高倍放大镜下可见病变处细胞核大深染，并且有有丝分裂象（白箭头）。有时候腺体上皮细胞中也会有坏死细胞

三、食管腺癌

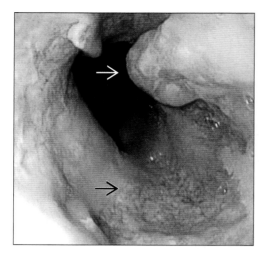

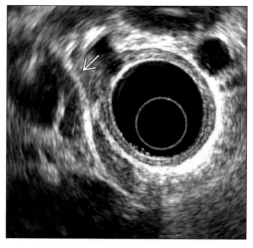

一位中年女性，主诉进行性吞咽困难，在其食管远端发现一个不规则结节状肿物（黑色箭头）。在肿物的背景黏膜可见Barrett's食管（白色箭头）

该病例行超声内镜发现一个不规则肿物透过食管壁侵犯固有肌层（白箭头）

术　语

定义
- 早期腺癌：局限于黏膜层和黏膜下层的侵袭性腺瘤。
- 进展期腺癌：肿瘤侵犯固有肌层、浆膜层或更深处。

病因和发病机制

Barrett's食管
- 几乎所有的食管腺癌均存在肠上皮化生（Barrett's食管）。
- 长期存在的胃食管反流病。

其他危险因素
- 肥胖，吸烟，饮酒。

黏膜或黏膜下层腺体起源
- 极其少见。

临床概要

流行病学
- 发病率
  - 位于食管胃结合部或其附近的食管腺癌发病率不断上升
    - 在美国每年有超过15 000例新发病例。
  - 老年人更容易发病（平均年龄65岁）。
  - 男性比女性发病率高（占所有病例的80%）。

表现
- 在监测期发生的肿瘤通常较小且处于早期。
  - 红斑、斑块、结节、息肉或溃疡。
  - 能发现少数肿瘤。
- 进展期肿瘤可引起临床症状
  - 先后对固体食物及流食进行性加重的吞咽困难，体重减轻或疼痛。
  - 大多数（90%）食管腺癌在有症状时被诊断。

治疗
- 外科手术
  - 越来越多的早期腺癌用先进的内镜技术来处理。
    - 内镜下黏膜剥离/黏膜下切除、光动力疗法、射频消融术。
  - 约50%的进展期食管腺癌可接受手术治疗，通常与新辅助化疗结合。
- 辅助疗法
  - 针对进展期肿瘤的化学治疗和放射治疗。
  - 曲妥珠单抗（赫赛汀）治疗HER2过表达的病例。

预后
- 5年生存率约为20%。
- 肿瘤分期是影响预后最重要的因素
  - 早期肿瘤（T_1）侵犯黏膜层或黏膜下层：5年生存率为65% ~ 80%
    - 黏膜内癌：5年生存率 > 90%。
  - 如肿瘤不可切除，5年生存率 < 5%。

内镜表现

发病部位
- 多数位于食管下1/3。

背景黏膜
- 通常为Barrett's食管。

大体形态
- 早期病变：溃疡，结节，息肉，斑块。
- 晚期病变：蕈伞样或环形肿物、溃疡。

组织病理学表现

组织学特征
- 结构：腺体拥挤，筛状腺体，细胞内胞核融合，单个细胞侵袭，点状坏死。
- 细胞学：高级别瘤变伴核仁突出。

三、食管腺癌

关键点

病因
- 几乎所有的食管腺癌均由 Barrett's 食管发展而来。
- 每年在美国新发病例＞15 000 例。
- 老年人，特别是男性。

临床概要
- 在监测期发生的肿瘤通常较小且处于早期
  - 这些肿瘤可能经以下手段治疗：经内镜黏膜切除/黏膜下剥离，光动力疗法，射频消融术。
- 进展期肿瘤可引起临床症状
  - 其中 50% 的病例在诊断时可行外科手术治疗。
  - 进展期肿瘤可行化学治疗和放射治疗。
  - 如果 HER2 过度表达可用曲妥珠单抗（赫赛汀）。

预后
- 总体 5 年生存率约为 20%，且和分期有关。
- 早期（T_1）肿瘤侵犯黏膜或黏膜下层：5 年生存率为 65% ～ 80%。
- 不可切除肿瘤的患者 5 年生存率＜5%。

内镜表现
- 早期病变：溃疡，结节，息肉，斑块。
- 晚期病变：蕈伞样或环形肿物、溃疡。

组织病理学表现
- 结构：腺体拥挤，筛状腺体，细胞内胞核融合，单个细胞侵袭，点状坏死。
- 细胞学：高级别瘤变伴核仁突出。

鉴别诊断

内镜鉴别诊断
- 延展至食管的胃癌。
- 转移癌。
- 肺癌直接浸润。
  - 通常累及食管中段或上段。

组织学鉴别诊断
- 胃腺癌
  - 与 Barrett's 食管无关。
  - 肿瘤位于胃食管连接部以下。
  - 免疫组化对鉴别无用
    - 两者 CK7 均阳性，部分使 CK20 和 CDX-2 着色。
- 转移癌
  - 病史有助于诊断。
  - TTF-1 及天冬氨酸蛋白酶免疫阳性表示肺腺癌。
- Barrett's 食管中高级别异型增生
  - 异型增生通常不会形成肿块。
  - 特征似腺癌而不是异型增生
    - 扩张的腺管包含坏死碎片。
    - 细胞内多个核生长。
    - 筛孔状或单个腺体浸润。
    - 在表皮层呈 Paget 样扩散可 100% 确定为腺癌。

诊断要点

临床有关的病理特点
- 内镜下表现为表面可见的肿块应最先怀疑腺癌，而不是异型增生。

病理解读要点
- 在 Barrett's 食管中黏膜肌层增厚
  - 需小心以免将侵犯肌纤维过度解读为黏膜下或更深层浸润。

- 表面活检组织特点表现为腺癌
  - 膨大的、不规则、有分支的腺体。
  - 细胞内可见坏死组织。
  - 筛状或细胞内多个核生长。
  - 肿瘤细胞在邻近或表面覆盖的鳞状上皮呈 Paget 样分布。

参 考 文 献

1. Amenabar A et al: Surgical management of gastroesophageal junction tumors. Semin Radiat Oncol. 23(1):16-23, 2013
2. di Pietro M et al: Screening and risk stratification for Barrett's esophagus: how to limit the clinical impact of the increasing incidence of esophageal adenocarcinoma. Gastroenterol Clin North Am. 42(1):155-73, 2013
3. Pohl H et al: Risk factors in the development of esophageal adenocarcinoma. Am J Gastroenterol. 108(2):200-7, 2013
4. Strong VE et al: Impact of the 7th Edition AJCC staging classification on the NCCN clinical practice guidelines in oncology for gastric and esophageal cancers. J Natl Compr Canc Netw. 11(1):60-6, 2013
5. Cook MB et al: Cigarette smoking and adenocarcinomas of the esophagus and esophagogastric junction: a pooled analysis from the international BEACON consortium. J Natl Cancer Inst. 102(17):1344-53, 2010
6. Prasad GA et al: Endoscopic and surgical treatment of mucosal (T1a) esophageal adenocarcinoma in Barrett's esophagus. Gastroenterology. 137(3):815-23, 2009
7. Lewis JT et al: Muscularis mucosae duplication and the musculo-fibrous anomaly in endoscopic mucosal resections for barrett esophagus: implications for staging of adenocarcinoma. Am J Surg Pathol. 32(4):566-71, 2008
8. Larghi A et al: Long-term follow-up of complete Barrett's eradication endoscopic mucosal resection (CBE-EMR) for the treatment of high grade dysplasia and intramucosal carcinoma. Endoscopy. 39(12):1086-91, 2007

三、食管腺癌

病例图像展示

（左）这位60岁女性主诉咯血，在其食管远端发现一处狭窄的肿物。行钡剂上消化道造影可见远端食管有一长段不规则的狭窄

（右）内镜检查可见在食管远端腔内狭窄，伴有不规则溃疡和结节状黏膜隆起。病变部位活检显示与Barrett's食管有关的进展期腺癌

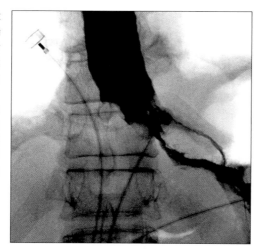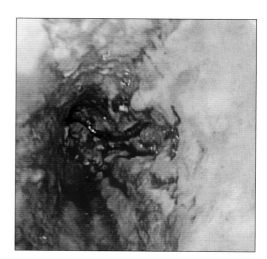

（左）这位38岁男性表现为对固体食物及流食吞咽困难进行性加重。内镜检查在其食管远端发现一巨大的蕈伞样肿物。肿物部分堵塞食管腔，长度约6cm

（右）这是另一位患者食管切除术后的标本，其中包含胃食管连接部附近的不规则蕈伞样腺瘤（弯箭头）。Barrett's食管和多点异型增生灶（白箭头）在食管近端略微扩大

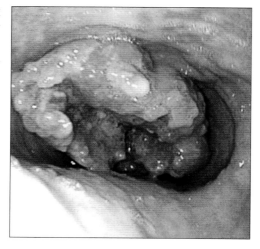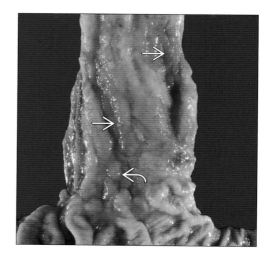

（左）这个切除标本含有一个位于胃食管连接部质脆、体积大的病灶。肿瘤使Barrett黏膜下层消失

（右）许多局灶性进展期食管腺癌患者接受新辅助治疗。化疗和放疗对该肿瘤治疗效果好。大部分病变可消退，在胃食管连接部留下一个小溃疡。肿瘤下的食管壁已硬化

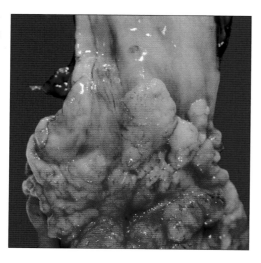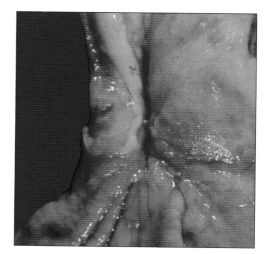

三、食管腺癌

显微镜下特征

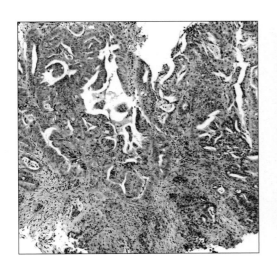

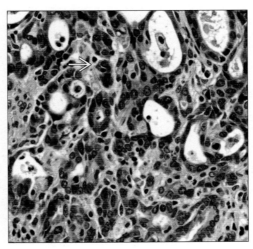

（左）大部分食管腺癌是由浸润性恶性腺体构成，这种表现很容易在大块活检组织中发现

（右）在小块活检组织中发现浸润的征象很困难，因为浸润性腺癌有可能在黏膜固有层不引起结缔组织增生的表现。腺体的融合是诊断浸润性腺瘤的征象。可见少量实体瘤细胞（白箭头）

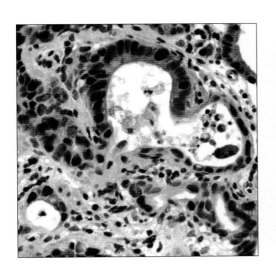

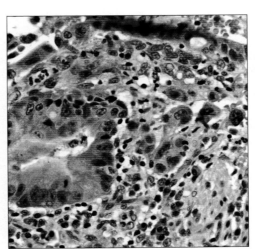

（左）该图表现为浸润性癌而不是高级别瘤变，其特征包括囊性扩张的腺管和腺泡及细胞内可见坏死的碎片。细长但有恶性倾向的肿瘤细胞使扩张的腺体呈线性排列

（右）浸润性癌表面的样本表现为黏膜固有层内单个或细胞团浸润，而没有结缔组织增生。核仁突出

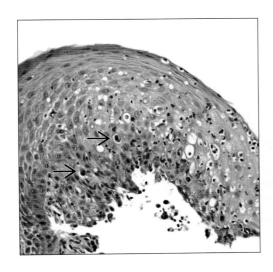

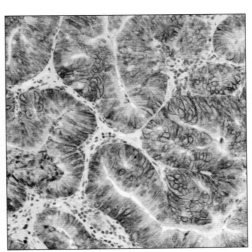

（左）在鳞状上皮见腺瘤细胞呈变形性骨炎样分布，可高度提示浸润性腺癌，但这并不是浸润性腺癌的特征表现。散在的恶性黏液上皮细胞浸润鳞状上皮黏膜层，在基底部最明显（黑箭头）。鳞状上皮水肿，位中性粒细胞微脓肿

（右）HERE2染色显示肿瘤基底外侧部分明显着色，这表明为阳性结果

第 2 章 胃

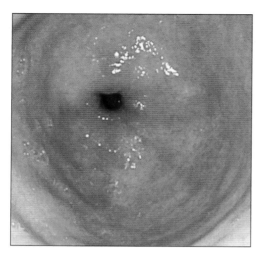

胃远端黏膜表面苍白，光滑，并有细小的颗粒。在图片的中心可见幽门口（A.Duarte-Rojo，MD.惠赠）

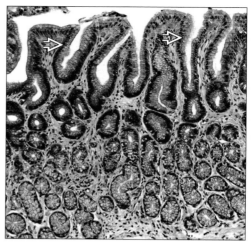

胃窦黏膜表面含有胃小凹（空心箭头），即上皮细胞内陷，形成导管，面向腔内分泌相应物质

术 语

定义

- 胃：囊状，J形向外翻的管状器官
  - 位于左上腹
    - 从腹中线的左侧延伸至右侧下方。
  - 上接食管，下连十二指肠，有较好的活动度。
  - 功能为容纳食物
    - 启动消化作用。
    - 通过幽门括约肌控制食物排空的数量，因为十二指肠的容积小得多。
    - 新生儿胃容量约30ml，而成年人对于食物和胃液的容积可达1.5～2L。
  - 酸性分泌物有杀菌作用。
  - 连接食管远端和十二指肠近端
    - 从胃食管连接部（Z线）开始，即皱襞最开始的部位。
    - 幽门口为其末端，即固有基层呈同心圆增厚部。

大体特征

解剖特点

- 皱襞
  - 粗大、纵向延伸，胃扩张后可消失。
  - 黏膜表面苍白，可见微小颗粒或结节
    - 结节即为胃小区。
- 黏膜下层
  - 支撑结缔组织（脂肪、弹性纤维、胶原）
    - 包含神经、炎症细胞、淋巴结、黏膜下层神经节丛。
- 固有肌层
  - 共有三层
    - 内斜层。
    - 中环层：在远端增厚形成幽门括约肌。

- 外纵层。
- 浆膜层
  - 为脏层腹膜的延续。
- 解剖分区：贲门部、胃底部、胃体部、胃窦部
  - 贲门部
    - 位置最高，食管和胃相接处。
    - 长度＜2cm。
    - 紧邻食管下段括约肌远端。
  - 胃底部
    - 胃体的头端。
    - 在胃的左上段突出呈圆顶状，向上外侧延伸至胃食管连接部。
  - 胃体部
    - 从贲门部延伸至胃角切迹处。
    - 胃大弯位于左下缘。
    - 胃小弯位于右上缘。
    - 角切迹为胃体与胃窦分隔标志。
  - 胃窦部
    - 位于角切迹远端。
    - 终止于幽门。
    - 幽门括约肌上可见幽门，并将胃和十二指肠间隔。
- 外层
  - 几乎全被腹膜覆盖。
  - 胃大弯侧与横结肠的网膜、肠系膜相连。
  - 胃小弯侧通过肝胃韧带与肝脏相连。
- 动脉血供
  - 来源于腹腔动脉。
  - 静脉回流。
  - 自门静脉及其分支回流。
- 淋巴引流
  - 最后汇聚至腹腔淋巴结。

胃的解剖和组织学

组织病理学表现

黏膜层

- 由上皮层、固有层和黏膜肌层组成，黏膜肌层位于底部。
- 各种类型的上皮紧密连接，但并不全是和解剖层次一一对应
  - 移行部可具有两种不同上皮的特点（可以同时分泌黏蛋白和酸），这种区域可出现在贲门和胃底、胃体和幽门的连接处。
- 黏膜内含胃小凹上皮和深处的腺体。
- 胃表面及小凹上皮
  - 同样覆盖于整个胃表面。
  - 提供腺体到内腔的通道。
  - 小凹深浅不一：胃体部小凹占上皮厚度的25%，而胃窦部则为50%。
  - 黏液上皮细胞中含有浅红色液泡，液泡内包含中性黏蛋白。
- 根据部位的不同，黏膜中腺上皮各有不同
  - 贲门部、胃窦部及幽门部腺体含有中性黏蛋白
    - 苍白细胞质及位于细胞底部的细胞核。
  - 胃体和胃底部腺体包含特异性分泌细胞（泌酸黏膜）
    - 壁细胞呈粉红色，细胞核位于中心；它们分泌胃酸及内因子。
    - 主细胞中含有嗜碱性颗粒，分泌胃蛋白酶原。
  - 内分泌细胞
    - 分布于全胃黏膜，但是部位不同，内分泌细胞亦有差异。
    - G细胞：灰白色，呈卵圆形，分布于胃窦部，分泌胃泌素。
    - D细胞：分泌生长抑素。
    - EC样细胞：位于泌酸黏膜，分泌组胺。
  - 颈黏液细胞
    - 分布于小凹与腺体之间。
    - 颈黏液细胞为黏液细胞，构成胃黏膜增殖区。
- 黏膜固有层
  - 为腺体之间的纤维基质。
  - 包含小动脉、小静脉和淋巴管。
  - 散在分布着单核细胞（包括淋巴细胞、肥大细胞，浆细胞罕见），数量不多
    - 通常在泌酸黏膜中可见小淋巴细胞聚集，这不是慢性胃炎的诊断指标。

- 黏膜肌层
  - 由双层薄平滑肌层构成，分隔黏膜层和黏膜下层。
- 黏膜下层
  - 由疏松结缔组织构成
    - 包含血管、淋巴管、神经、神经节细胞（黏膜下神经丛）。
- 固有肌层
  - 由内斜层、中环层及外纵层构成。
  - 肌间神经丛位于肌肉层中。
- 浆膜层
  - 为一层薄的胶原层，表面为一层扁平的间皮细胞。
  - 除了胃与网膜、结肠系膜和韧带相连的部位，其他部位均可见。

转 化

年龄

- 随着年龄增长，贲门和胃体的移行部会向远端移动。
- 而胃窦和胃体移行部会向近端移动。

质子泵抑制剂

- 据报道，质子泵抑制剂的应用与细胞肥厚、细胞质中空泡形成、壁细胞顶部突出相关。

化生

- 肠上皮化生和幽门腺化生可由各种炎症反应长时间刺激引起
  - 幽门可出现杯状细胞，这种情况不要误诊为肠上皮化生或萎缩性胃炎。

参 考 文 献

1. Kumar KR et al: Helicobacter gastritis induces changes in the oxyntic mucosa indistinguishable from the effects of proton pump inhibitors. Hum Pathol. 44(12):2706-10, 2013
2. Hughes C et al: Gastric pseudo-signet ring cells: a potential diagnostic pitfall. Virchows Arch. 459(3):347-9, 2011
3. Drut R et al: Omeprazole-associated changes in the gastric mucosa of children. J Clin Pathol. 61(6):754-6, 2008
4. Chandrasoma PT et al: Histologic classification of patients based on mapping biopsies of the gastroesophageal junction. Am J Surg Pathol. 27(7):929-36, 2003
5. Cats A et al: Parietal cell protrusions and fundic gland cysts during omeprazole maintenance treatment. Hum Pathol. 31(6):684-90, 2000
6. Kilgore SP et al: The gastric cardia: fact or fiction? Am J Gastroenterol. 95(4):921-4, 2000
7. Filipe MI: Mucins in the human gastrointestinal epithelium: a review. Invest Cell Pathol. 2(3):195-216, 1979

胃的解剖和组织学

图示、内镜及显微镜下特征

（左）胃的解剖分区包括贲门（蓝色）、胃底（绿色）、胃体（黄色）和胃窦（紫色）。幽门是胃窦向远端的延伸。红色表示十二指肠，橘红色表示食管

（右）胃黏膜皱襞（白箭头）呈纵向走行，汇聚于幽门。这位患者吞下了一个勺子（空心箭头）

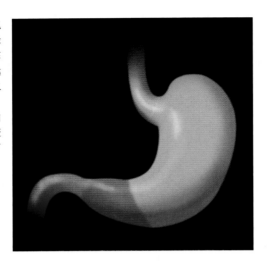
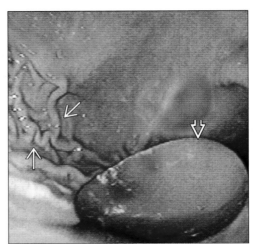

（左）整个胃表面都是由高柱状黏液上皮细胞排列组成。正常的胃小凹细胞核较小，位于细胞底部，占整个细胞体积的25%以下

（右）胃颈部的上皮位于胃小凹和腺体之间，并包含黏液细胞。这些细胞的细胞核比胃小凹及腺体的细胞核稍大（空心箭头）。颈黏液细胞被认为可增殖分化成胃黏膜

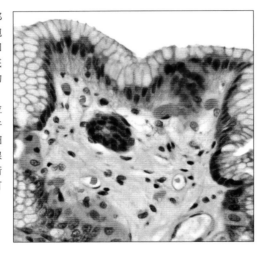
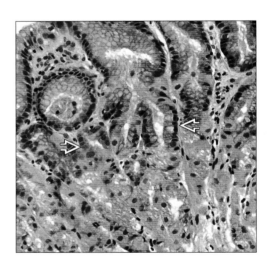

（左）黏膜固有层是由稀疏的细胞基质构成。通常包含巨噬细胞、淋巴细胞、肥大细胞、浆细胞和少量的嗜酸性粒细胞。黏膜固有层大量存在于胃小凹之间的表层黏膜中

（右）内分泌胞单个排列于整个胃黏膜的腺体中，但在常规染色区域很难看见。这种标记CD56的免疫标记能很清楚地显示腺体中的内分泌细胞

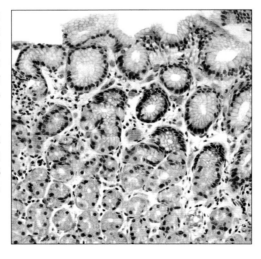
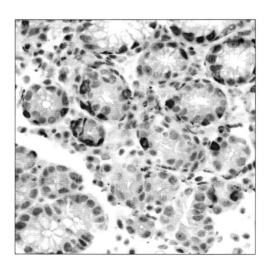

胃的解剖和组织学

显微镜下特征

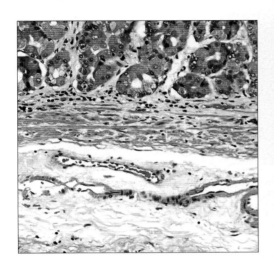
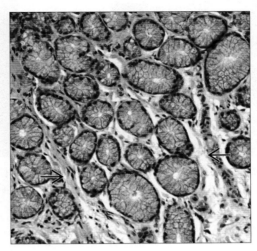

（左）黏膜肌层是由双层平滑肌细胞构成，其位于黏膜层的最底层，将黏膜层和黏膜下层隔开。肌纤维偶尔可延伸至黏膜基底部

（右）贲门和胃窦的黏液腺细胞核小且位于细胞底部。这些分布疏松的细胞群被胶原索和平滑肌分隔开（黑箭头）。贲门和胃窦的细胞基质通常比胃底和胃体多

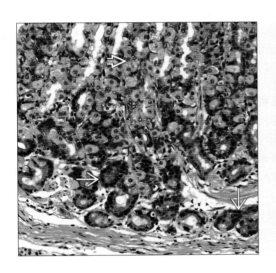
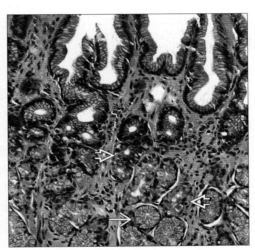

（左）在黏膜的上层壁细胞（空心箭头）较突出，而暗紫色的主细胞（白箭头）则在黏膜底部更为明显。主细胞呈立方形或圆柱状，细胞核位于细胞底部，它们分泌胃蛋白酶原等消化酶

（右）胃体和胃窦移行部黏膜包含分泌酸的腺体（空心箭头）和分泌黏蛋白（白箭头）的腺体。在这个区域，壁细胞比主细胞更多一些

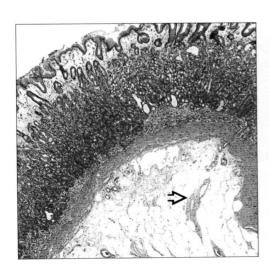
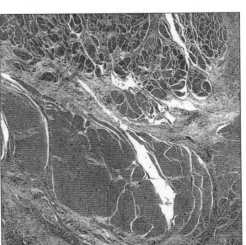

（左）黏膜下层位于黏膜肌层以下，由疏松结缔组织、平滑肌细胞、脂肪组织构成。其内有血管（空心箭头）、淋巴管、神经、神经节细胞及散在分布的单核细胞

（右）与其他消化道不同，胃的黏膜肌层有 3 层，分别为内斜、中环和外纵 3 层

第二节 先天性和继发性的结构异常 | 一、幽门肥厚

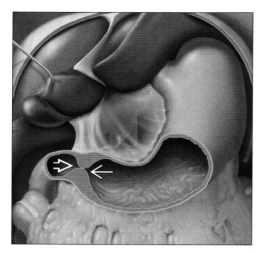

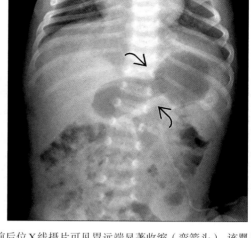

幽门肥厚是由幽门环周增厚形成（空心箭头），可导致胃流出道梗阻。钡剂造影显示胃窦狭窄至点状大小（白箭头），可见"鸟嘴征"

前后位X线摄片可见胃远端显著收缩（弯箭头），该婴儿喷射性呕吐逐渐加重，可见幽门肥厚性梗阻（From DI：Pediatric，ze.）

术 语

同义词
- 先天性因素：婴儿肥厚性幽门狭窄。

定义
- 先天性或继发性的幽门环周胃壁增厚。

病因和发病机制

先天性因素
- 不明确的遗传和环境因素造成这种复杂的异常
  - 编码一氧化氮合成酶和平滑肌松弛蛋白的基因缺陷导致肌肉的持续收缩和幽门肥厚。
  - 与许多神经肌肉、结缔组织和代谢综合征有关。
  - 第一胎的风险稍高。
  - 其他危险因素包括母亲吸烟和饮酒，大环内酯类抗生素暴露，母亲年龄＜20岁。

继发性因素
- 消化性溃疡引起的幽门瘢痕形成。
- 肿瘤侵犯幽门（如淋巴瘤、各种类型的胃腺癌）。

临床概要

流行病学
- 发病率
  - 在西方国家因先天性因素造成的发病率约为2‰
    - 男性发病率更高。
    - 据报道可发生常染色体显性遗传而引起家族聚集（同卵双生双胞胎中有50%概率患病）。
    - 白种人发病率最高。

临床表现
- 先天性患者在出生3～6周后出现餐后喷射性、非胆汁性呕吐。
- 继发性患者通常见于成年人，表现为呕吐和早饱。

治疗
- 先天性患者
  - 幽门肌切开术：纵行切开肥厚的肌层。
- 继发性患者
  - 内镜下球囊扩开幽门括约肌。
  - 如果症状持续，可行胃远端切除术。
  - 治疗原发病。

内镜表现

先天性患者
- 通常内镜下无特殊表现。
- 依靠临床表现和X线影像诊断。

继发性患者
- 内镜不能通过幽门。
- 幽门口上端的黏膜可见红斑或正常。
- 如因肿瘤侵犯，可出现扩张性降低或皱襞减少。

影像学表现

一般特征
- 增大、肥厚的幽门口肌层。
- 胃扩张。
- 近期出现呕吐的婴儿可见胃肠收缩。
- 远端肠管积气减少。
- 钡剂造影可见胃窦狭窄（鸟嘴征），幽门口狭窄（线形征）。

组织病理学表现

组织学特征
- 幽门肌切开术通常是沿着肌肉切入，而不切除，故无病理标本。
- 幽门肌肉的内层比正常厚数倍。
- 外层肌肉可变薄。
- 肌纤维杂乱。

一、幽门肥厚

关键点

临床概要
- 环幽门肌层肥厚造成胃流出道梗阻。
- 先天性患者以男性居多。

影像学表现
- 幽门口肌肉肥厚。
- 胃扩张。
- 钡剂提示胃窦狭窄（鸟嘴征）、幽门口狭窄（线形征）。

组织病理学表现
- 幽门口肌肉内层异常增厚。

- 肌纤维紊乱。
- 细胞间胶原沉着。

主要鉴别诊断
- 胃扭转。
- 胃重复囊肿。
- 十二指肠狭窄或闭锁。
- 息肉阻塞。

- 胃壁胶原沉着。
- 轻度淋巴细胞浸润。
- 肠神经丛丰富。
- 一些文献报道Cajal间质细胞减少。

鉴别诊断

从临床和病理方面考虑

- 其他表现为出生后12h内上消化道梗阻的疾病
  - 胃扭转
    - 突然起病。
    - 与其他先天性畸形有关，如食管裂孔疝、隔膜膨出、肠旋转不良。
    - 影像学提示胃方位异常，胃大弯位于右侧。
  - 胃重复囊肿
    - 女性多见。
    - 通常沿大弯侧分布。
    - 影像学可见胃壁内或胃壁以外的肿物。
    - 囊肿黏膜由胃全层黏膜或仅仅由单层柱状上皮

构成。
  - 十二指肠狭窄或闭锁
    - 由宫内缺血造成。
    - 与染色体异常有关（如21-三体）。
    - 通常位于十二指肠乳头后，故呕吐含有胆汁。
- 黏膜脱垂和间质性息肉（如炎性纤维性息肉）通过幽门口。
- 婴儿咽下食物、药物、其他材料或者配方炼乳等。

参考文献

1. Otjen JP et al: Usual and unusual causes of pediatric gastric outlet obstruction. Pediatr Radiol. 42(6):728-37, 2012
2. Peeters B et al: Infantile hypertrophic pyloric stenosis--genetics and syndromes. Nat Rev Gastroenterol Hepatol. 9(11):646-60, 2012
3. Yusuf TE et al: Endoscopic therapy of benign pyloric stenosis and gastric outlet obstruction. Curr Opin Gastroenterol. 22(5):570-3, 2006

病例图像展示

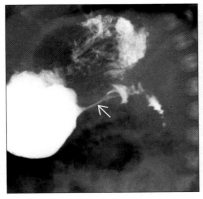 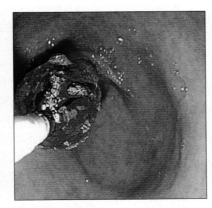 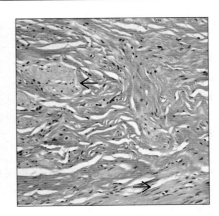

（左）一个幽门肥厚的婴儿侧面X线摄片提示钡剂呈细线状（白箭头），钡剂均残留于胃内（From DI：Pediatrics，ze.）

（中）对于成年人幽门狭窄的患者可用内镜下球囊扩张术治疗

（右）一个因消化性溃疡而导致幽门流出道梗阻的患者接受了胃十二指肠切除术。幽门部病理提示平滑肌纤维束中沉积大量胶原（黑箭头）

二、囊肿和重复畸形

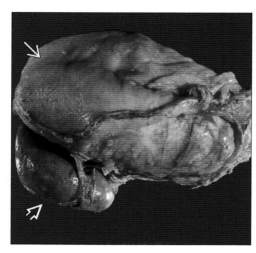

这是一位被偶然发现的胃重复囊肿成年患者。这个标本包含一部分胃（白箭头）和相邻的十二指肠（空心箭头）

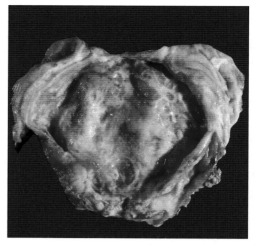

切开的囊肿（来自同一个病例）包含黏液组织和一个溃疡。这个囊肿与固有肌层相连，但是不和胃腔相连通

术　语

缩写
- 胃重复畸形。

同义词
- 肠源性囊肿。

定义
- 在胃壁内出现消化道的异常重复囊肿。

病因和发病机制

发育异常
- 病例罕见，为胚胎期发育异常造成。
- 约35%患者有其他发育畸形
  - 其他消化道重复畸形。
  - 麦克尔憩室。
  - 室间隔缺损。
  - 先天性卵巢发育不良。

临床概要

临床表现
- 多数为女性患者。
- 巨大的重复畸形可在婴儿期引起临床症状
  - 吞咽困难、呼吸窘迫、胃流出道梗阻、发育迟缓。
- 重复畸形增大后产生的症状
  - 出血、腹痛、肿块。
- 一些病灶，特别是较小的病灶可以无症状。

治疗
- 推荐内镜或外科手术。

预后
- 切除后预后好。

并发症
- 隐性或显性出血。
- 囊肿破裂导致腹膜炎。
- 极少数报道囊肿恶变。

内镜表现

表现不一
- 黏膜下层凸起。
- 完全正常表现。

超声内镜检查
- 来源于黏膜下层或胃壁外的均匀无回声结节。
- 病灶通常位于大弯侧，存在于胃壁内并与之共用一套脉管系统。
- 90%的重复畸形与胃腔不相通。

影像学表现

放射学影像表现
- 软组织肿块伴外层受胃压迫表现。
- 在胃内或胃附近的囊性肿物，内含液体
  - 与胰腺囊肿相似。

组织病理学表现

组织学特征
- 以固有肌层为中心的囊性病灶。
- 大多数内部为胃黏膜。
- 表面可为单层柱状上皮，伴或不伴纤毛
  - 表现为胚胎前肠。
- 一些重复畸形可完全裸露。

鉴别诊断

内镜鉴别诊断
- 胃壁肿瘤
  - 胃肠道间质瘤。
  - 平滑肌瘤。
  - 神经鞘瘤。

二、囊肿和重复畸形

关键点

临床概要
- 罕见的先天性异常，女性发病多于男性。
- 临床表现多变，并与病变的大小和位置有关。
- 35%的患者有其他提示性表现。

内镜表现
- 可为正常或细小的黏膜下凸起。

- 超声内镜有助于对诊断囊性病变的诊断。

影像学表现
- 囊肿可与胃壁相邻或包含于胃壁中。

组织病理学表现
- 囊性病灶内部表面可为各种类型上皮，且与厚平滑肌有关。

- 幽门梗阻。
- 黏膜下病变
  - 异位胰腺。
  - 炎性纤维性息肉。

组织学鉴别诊断
- 胃憩室
  - 胃黏膜和黏膜下层透过固有肌层形成的疝。
  - 憩室与胃内腔相通。
- 胃腺肌瘤
  - 少见，良性肿瘤，由与平滑肌细胞相连的腺体增殖形成
    - 腺体由含有中性黏蛋白的上皮构成。
  - 常表现为胰腺异位伴萎缩的腺体和固化的腺管。

诊断要点

病理解读要点
- 胃壁内的囊性病变。
- 囊壁可被各种上皮覆盖，大多数为胃型
  - 也可完全裸露。
- 与发育良好的、由平滑肌构成的胃壁有关。

参考文献

1. Deesomsak M et al: Rare adult gastric duplication cyst mimicking a gastrointestinal stromal tumor. World J Gastroenterol. 19(45):8445-8, 2013
2. Falleti J et al: Gastric duplication cyst: a rare congenital disease often misdiagnosed in adults. Case Rep Gastrointest Med. 2013:850967, 2013
3. Napolitano V et al: Foregut duplication of the stomach diagnosed by endoscopic ultrasound guided fine-needle aspiration cytology: case report and literature review. World J Surg Oncol. 11:33, 2013
4. Singh JP et al: Gastric duplication cyst: two case reports and review of the literature. Case Rep Surg. 2013:605059, 2013
5. Ilivitzki A et al: The unique sonographic appearance of a gastric mucosal lining duplication cyst. Ultraschall Med. 33(7):364-5, 2012
6. Khoury T et al: Foregut duplication cysts: a report of two cases with emphasis on embryogenesis. World J Gastroenterol. 17(1):130-4, 2011
7. Cunningham SC et al: Foregut duplication cyst of the stomach. J Gastrointest Surg. 10(4):620-1, 2006

病例图像展示

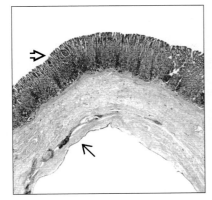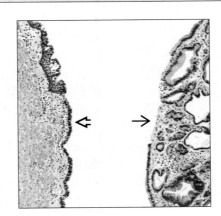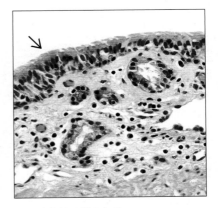

（左）重复囊肿的横切面提示为普通胃黏膜（空心箭头），囊肿表面为稀薄的上皮（黑箭头），囊肿外被平滑肌包裹

（中）囊肿包含杂乱的胃型黏膜，内含胃腺和扩大的黏液腺体（黑箭头）。一些区域被单层柱状上皮细胞（空心箭头）覆盖

（右）顶端纤毛在高倍镜下可见，纤毛为典型的胚胎前肠特点

三、胰腺异位和化生

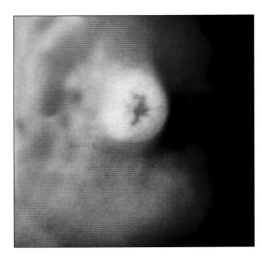

该异位胰腺在黏膜下层形成光滑结节，结节中心可见凹陷。表面的黏膜无特殊，且背景无胃炎

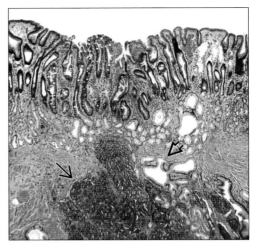

这个黏膜下异位含有胰腺实质小叶（黑箭头），病灶周围有明显的平滑肌细胞束。少量扩大的导管（空心箭头）深入黏膜层

术　　语

同义词

● 胰腺异位：静止胰腺，异位胰腺。

定义

● 胰腺异位：胰腺组织位于胰腺以外的部位。
● 胰腺化生：腺上皮被胰腺腺泡替代。

病因和发病机制

异位

● 先天畸形
  ○ 胚胎发育时胰腺组织插入
    ■ 最常见于胃（胃食管连接处及胃窦部多见）。
    ■ 十二指肠靠近胃的部位（十二指肠球部或壶腹部周围）。

化生

● 继发性
  ○ 几乎仅存在于自身免疫性胃炎患者。

临床概要

流行病学

● 位于胃食管连接处的胰腺异位非常常见（发病率未知）
  ○ 胰腺异位的误诊通常为酸损伤，但病灶和胃食管反流病无关。
● 胃窦胰腺异位
  ○ 在尸检中发现人群发病率为0.1%～0.2%。
  ○ 女性比男性更易发病。
● 胰腺化生可反映自身免疫性胃炎的发病率，通常出现在老年妇女中。

临床表现

● 胰腺化生和小的胰腺异位病灶通常无症状。
● 胃远端的大块病灶常见于儿童、青少年和青年人

○ 溃疡形成可导致出血、黑粪和贫血。
○ 梗阻、肠套叠可造成腹痛、胃扩张和胃潴留。

治疗

● 对于有症状的患者，手术切除疗效最好。

预后

● 预后较好。

并发症

● 大块异位病灶可产生和胰腺相同的疾病
  ○ 胰腺炎可造成腺泡萎缩及产生囊腔，伴平滑肌增生（腺肌症）。
  ○ 肿瘤形成：胰腺囊性瘤、内分泌肿瘤、腺癌。

内镜表现

单个病灶

● 上皮下无蒂结节（通常为1～4cm）。
● 位于胃窦的固有肌层，可延伸至黏膜下层。
● 可能与溃疡有关。
● 病灶中心小凹可向胃内腔分泌胰液。

影像学表现

放射影像学表现

● 异位病灶与胰腺等密度。

组织病理学表现

组织学特征

● 病理表现为普通胰腺组织
  ○ 组织包含腺泡细胞、胰岛细胞和导管结构。
  ○ 可发展为慢性胰腺炎的特点，表现为平滑肌纤维肥厚，导管扩张和囊肿。
● 化生
  ○ 黏膜中可见腺泡小叶结构。
  ○ 背景黏膜表现为慢性炎症和肠上皮化生。

三、胰腺异位和化生

关键点

病因
- 异位：先天异常。
- 化生：自身免疫性胃炎中可见的慢性病变。

临床概要
- 小块异位可无临床表现。
- 大块病变可导致疼痛和出血。
- 手术切除为根除性方法。

- 癌变少见。

内镜表现
- 上皮下隆起伴中心凹陷。

组织病理学表现
- 组分多变的腺泡细胞、胰岛细胞和腺管结构。
- 胃窦部异位常表现为不同程度慢性胰腺炎。
- 胰腺肿瘤包括囊性瘤、内分泌肿瘤和腺癌。
  - 黏液癌可呈浸润性生长，伴有细胞异型性和受压的黏蛋白池。

鉴别诊断

内镜鉴别诊断
- 黏膜下层和壁内肿瘤
  - 胃肠道间质瘤
    - 磁共振弥散加权成像有助于区分异位胰腺。
  - 平滑肌瘤。
  - 分化良好的内分泌（良性）肿瘤。

组织学鉴别诊断
- 如能依据光谱特点，则可确诊
  - 扩大的腺管结构及大量的平滑肌，可被误诊为腺肌症。
- 分化良好的内分泌（良性）肿瘤
  - 由胰岛细胞组成的异位可表现为良性肿瘤。
  - 类癌可表现为浸润型或基质增生，可累及黏膜层和黏膜下层。
- 黏液癌
  - 异位胰腺内含扩大的导管和黏蛋白可与黏液癌类似。

诊断要点

病理解读要点
- 组分多变的腺泡细胞、胰岛细胞和腺管结构。
- 在黏膜中发生胰腺化生，应警惕自身免疫性胃炎的可能。

参考文献

1. Sathyanarayana SA et al: Ectopic pancreas: a diagnostic dilemma. Int J Angiol. 21(3):177-80, 2012
2. Chen HL et al: Changing pattern of ectopic pancreas: 22 years of experience in a medical center. J Formos Med Assoc. 107(12):932-6, 2008
3. Wang HH et al: Prevalence and significance of pancreatic acinar metaplasia at the gastroesophageal junction. Am J Surg Pathol. 20(12):1507-10, 1996

病例图像展示

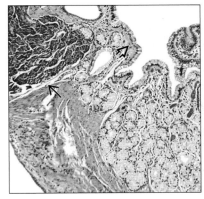 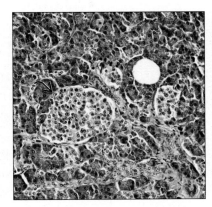 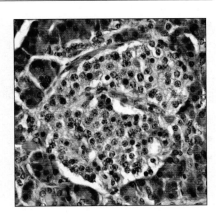

（左）壁内胰腺异位病灶包含胰腺腺泡小叶（黑箭头），与一较大囊性扩张肿物毗邻，覆盖胆管样上皮（空心箭头）

（中）胰岛又称朗格汉斯岛（弯箭头）被腺泡组织围绕，腺泡组织内细胞含有嗜酸性颗粒细胞质

（右）胰岛细胞包含嗜两性染色细胞质和圆形细胞核，胞核表面可见点状染色质。包含明显内分泌组分的病变与风化良好的内分泌肿瘤类似

消化内镜与病理对照诊断学

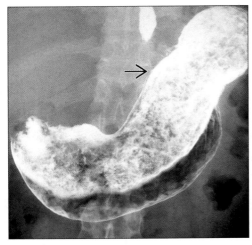

一位34岁男性患者，糖尿病控制不佳，表现为顽固性恶心。可见一个大的充盈缺损（黑箭头），背景为胃的轮廓（M.Federle，MD. 惠赠）

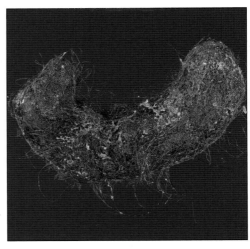

这个胃石是从一位有长期精神问题的患者手术切除所得。病灶为胃的形状，其中含有毛发

术 语

定义
- 胃石
  - 位于胃肠道，特别是胃内的难消化物质。
- 大量食物
  - 大量松散的食物（如种子、水果、蔬菜）。
  - 其他物质，如泡泡糖或药物凝集物。
- 胃乳石
  - 接受配方奶粉喂养的早产儿中可见凝结的牛奶凝块。
- 药物胃石
  - 药片和半流体药物，即药物缓释剂。
- 毛发胃石
  - 咽下的毛发团。
- 植物胃石
  - 主要由高纤维素植物构成（如芹菜、南瓜、柿子、梅子、葡萄干、韭菜、甜菜）。

病因和发病机制

蠕动减少或胃轻瘫
- 食物堆积成团不能通过幽门口。
- 危险因素
  - 既往腹部外科手术。
  - 糖尿病。
  - 硬皮病。

咽下异物
- 无机物
  - 异食癖
    - 可发生于智力障碍、自闭症和心理障碍儿童。
  - 塑料。
- 食毛癖

- 有精神问题的青少年或年轻人，特别是女性。

药物
- 大剂量包含凝胶的缓释剂。

胃乳石的危险因素
- 早产儿。
- 低体重儿。
- 高热量或高渗食物喂养。
- 胃排空障碍。

临床概要

临床表现
- 中腹部疼痛。
- 呕吐。
- 早饱。
- 胃出口梗阻。
- 小肠梗阻
  - 毛发胃石排入至小肠更为常见（"长发公主"综合征）。
- 胃穿孔可造成败血症。

治疗
- 小胃石可适当处理
  - 促动力药物、流食、纤维素酶溶解疗法。
- 大块食物和药物胃石能在内镜下碎裂并抽吸出体内。
- 内镜碎石术：Nd：YAG激光、针状括约肌切开器。
- 大块固体胃石通常需开腹手术。
- 预防性处理：预防性纤维素酶、定期胃镜检查以破坏早期胃石、避免高纤维饮食。

预后
- 与具体情形有关
  - 胃动力障碍患者可能胃石反复发作。
  - 有精神病史和行为障碍的患者应给予抗精神病药物和行为治疗。

胃石

关键点

术语
- 食物团：为大量松散食物。
- 胃乳石：婴儿胃内凝结的牛奶。
- 药物胃石：通常为缓释药物。
- 毛发胃石：咽下的毛发团。
- 植物胃石：高纤维素植物。

病因
- 腹部外科手术、糖尿病和硬皮病。
- 无机物、毛发、药物。

临床概要
- 症状：疼痛、早饱、呕吐。
- 小胃石应适当处理。
- 内镜下碎石、体外碎石术、Nd：YAG激光、针状括约肌切开器。
- 大块固体团块通常需要外科手术。

内镜表现
- 多变，与组分有关
  - 食物、药丸、毛发、无定型糊剂。

内镜表现

一般特征
- 各种物质组成的团块，通常位于胃内。
  - 食物、药丸、毛发、无机物质、无定型糊剂。

大体特征

与病因相关
- 胃乳石是白色、黏性肿块，见于婴儿。
- 药物胃石包含凝胶性、黏性、半流质或糊状物质
  - 可能包含肉眼可见的药丸或胶囊。
- 毛发胃石有大量毛发构成
  - 可成胃的轮廓。
  - 可进入近端小肠。
- 无机物（聚乙烯手套、塑料、泥土、沙子）检查中可见。
- 大量松散的食物凝结，易碎。

鉴别诊断

内镜鉴别诊断
- 因胃排空障碍而形成的食物残留。

参考文献

1. Mao Y et al: Endoscopic lithotripsy for gastric bezoars by Nd:YAG laser-ignited mini-explosive technique. Lasers Med Sci. 29(3):1237-40, 2014
2. Bos ME et al: Gastric pneumatosis and rupture caused by lactobezoar. Pediatr Int. 55(6):757-60, 2013
3. Hon KL et al: Complications of bezoar in children: what is new? Case Rep Pediatr. 2013:523569, 2013
4. Kang HS et al: Bezoar formation and obstruction caused by a surgical nylon thread after gastric bypass surgery. Endoscopy. 45 Suppl 2 UCTN:E412, 2013
5. Prasanna BK et al: Rapunzel syndrome: A rare presentation with multiple small intestinal intussusceptions. World J Gastrointest Surg. 5(10):282-4, 2013
6. Rauber-Lüthy C et al: Gastric pharmacobezoars in quetiapine extended-release overdose: a case series. Clin Toxicol (Phila). 51(10):937-40, 2013

病例图像展示

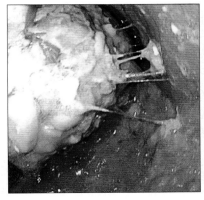 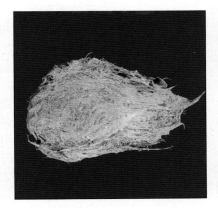 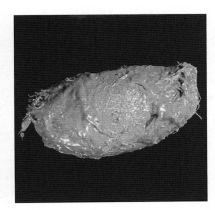

（左）这位29岁妇女有早饱症状，在其胃内发现大团块。该胃石由未消化食物构成，易碎

（中）一位胃轻瘫患者经腹腔镜切除植物性胃石，植物纤维构成硬块

（右）该位患者另一个胃石包含植物，但主要由厚厚的糊状物质组成

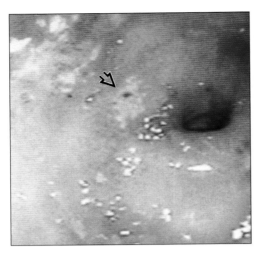

该患者因胃肠道出血行胃镜评估，发现一个明确的被不规则白色火山口样黏膜包围的出血点（空心箭头）

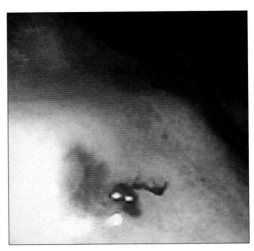

可见患者活动性、持续性、搏动性出血灶。黏膜表面可见裸露血管

术　语

同义词

- 既往称单纯性溃疡。
- 动脉粥样硬化性或曲张性动脉瘤。
- 恒径动脉。

定义

- 位于黏膜下层的保持管经恒定的畸形血管。

病因和发病机制

发育异常

- 罕见的血管病变，可导致大量胃肠道出血。
- 通常见于胃，也可发生于食管、小肠、结肠和直肠。
- 在黏膜下层或黏膜层的大口径动脉（1～5mm）（约为普通毛细血管10倍）。

发病机制

- 动脉壁内高压导致较薄的管壁侵蚀，血管暴露于胃腔。
- 错误观念
  - 溃疡的初期（单纯性溃疡）。
  - 动脉粥样硬化性动脉瘤。

临床概要

流行病学

- 发病率
  - 人群中患病率：0.3%～6.7%。
  - 老年男性发病率更高（平均年龄53岁，男：女＝2：1）。
  - 常见的共病：心血管疾病，慢性肾脏病，酗酒。
  - 与疾病相关的药物有非甾体抗炎药和华法林。

表现

- 自限性或反复发作的黑粪和呕血。
- 发作前无典型胃肠道反应。

治疗

- 内镜治疗：硬化疗法，电凝术，激光/氩离子凝固术，套扎术或血管夹止血。
- 血管造影栓塞术。
- 外科手术结扎或楔形切除。

预后

- 内镜止血术后再出血风险为10%～40%。
- 目前30d内死亡率为10%（既往80%）。

内镜表现

一般特征

- 病灶平坦，难以发现。
- 活动性出血时可见动脉搏动
  - 最常见的出血部位是胃靠近胃食管连接部6cm的小弯侧。
- 无活动性出血时。
  - 凸起的乳头状病变或白色火山口样病变。

影像学表现

磁共振表现

- 血管造影能发现间断出血和凸显出血点。

大体特征

一般特征

- 在黏膜下层迂曲的、大口径肌性血管
  - 可达黏膜层并从黏膜层突出或表现为浅表病变。
  - 暴露的病灶中可见血栓。
  - 常有静脉伴行。

组织病理学表现

组织学特征

- 动脉壁可表现为内层肥厚及外膜纤维增生
  - 内层弹性膜增厚。
  - 无血管炎、动脉瘤或营养不良性钙化的证据。

一、胃Dieulafoy病

关键点

病因
- 在黏膜下层的大口径血管动脉，通常能穿破黏膜层。
- 裸露的血管壁受侵蚀而导致出血。

临床概要
- 是导致胃肠道大出血的罕见病因。
- 通常为老年人发病。
- 目前死亡率约为10%。

大体表现
- 黏膜下层的大肌性动脉，通常位于近端胃周围6cm。

组织病理学表现
- 动脉壁内层肥厚，外层纤维化。
- 缺乏同消化性溃疡病类似的严重炎症反应。
- 固有肌层无特征性改变。

- 动脉管壁可见纤维蛋白样坏死。
- 固有肌层无特殊表现。

鉴别诊断

内镜和组织学鉴别诊断
- 消化性溃疡病
  - 继发于幽门螺杆菌感染和非甾体抗炎药。
  - 炎症反应较Dieulafoy病重。
- 血管炎（白塞病或Takayasu病）
  - 血管炎中可见纤维蛋白样坏死和炎症反应。
- 肌纤维发育异常
  - 动脉内膜、中膜、外膜纤维增厚伴血管腔狭窄。
- 贲门黏膜撕裂
  - 缺乏大口径黏膜下层动脉。
- 血管畸形
  - 大量不规则薄壁和厚壁的血管。
- 主动脉食管瘘

  - 交通主动脉的瘘管大量出血（通常位于主动脉）。

诊断要点

病理解读要点
- 黏膜下层大口径动脉
  - 覆盖黏膜，为浅表病变。
- 缺乏消化性溃疡病典型的严重炎症反应。

参 考 文 献

1. Baxter M et al: Dieulafoy's lesion: current trends in diagnosis and management. Ann R Coll Surg Engl. 92(7):548-54, 2010
2. Lee YT et al: Dieulafoy's lesion. Gastrointest Endosc. 58(2):236-43, 2003
3. Mikó TL et al: The caliber persistent artery of the stomach: a unifying approach to gastric aneurysm, Dieulafoy's lesion, and submucosal arterial malformation. Hum Pathol. 19(8):914-21, 1988

病例图像展示

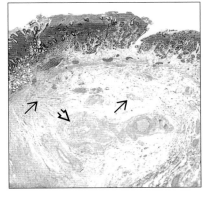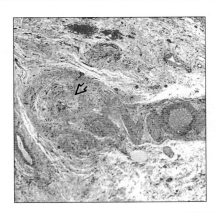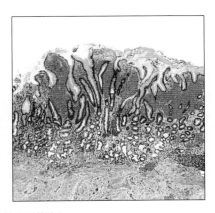

（左）该患者位于黏膜下层的大口径肌性动脉（空心箭头）表现为大出血。也可见伴行静脉（黑箭头）

（中）一个位于黏膜下层的肌性动脉封闭，可见灶性内膜增生（空心箭头）。该动脉其他结构无特殊

（右）邻近的黏膜出血伴轻度上皮细胞反应性改变和黏蛋白耗竭，但无炎症反应

二、门静脉高压性胃病

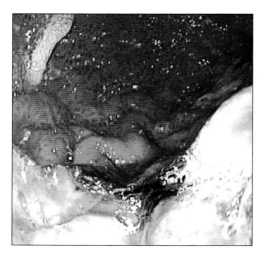

该病例为慢性病毒性肝炎患者，上消化道内镜检查可见"蛇皮样"或"马赛克样"点状红斑及皱襞缩小。此为典型门静脉高压性胃病

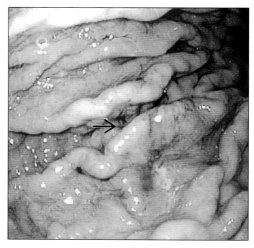

部分门静脉高压的患者只有局灶性异常，比如局限性瘀点（黑箭头），其余为正常黏膜

术　语

定义
- 因门静脉高压造成胃黏膜内毛细血管扩张而造成的胃病。

病因和发病机制

因门静脉高压造成
- 门静脉高压（$10 \sim 12mmHg$）导致毛细血管括约肌功能失调，造成血液下流。
- 门静脉高压的病因
  - 肝硬化
    - 大部分由病毒性肝炎造成。
    - 酒精和非酒精性脂肪性肝硬化。
    - 免疫介导的疾病。
  - 曼氏血吸虫造成门静脉高压。
  - 门静脉血栓形成。

临床概要

流行病学
- 发病率
  - 反映肝硬化流行病学
    - 60%肝硬化患者内镜检查可发现异常：胃病最常见，门静脉高压改变也见于结肠。
  - 大部分患者为老年男性（平均年龄为55岁）。

发病部位
- 通常发生在胃体和胃底，全胃分布也有报道。

临床表现
- 通常症状不明显。
- 3%～26%患者可出现慢性、轻度上消化道出血。
- 2%～12%患者可出现急性上消化道出血。
- 黑粪。
- 缺铁性贫血。

治疗
- 药物
  - β受体阻滞剂为一线方案。
  - 某些研究表明静脉滴注奥曲肽（生长抑素类似物）可有效减少出血。
  - 口服铁剂。
- 内镜治疗效果不佳
  - 氩离子凝固和硬化疗法可治疗点状出血。
- 报道称可用经颈静脉内门体分流方法（TIPS）来改善黏膜血管畸形。

预后
- 为门静脉高压的一般并发症。
- 死亡率＜1%。

内镜表现

一般特征
- 内镜发现与疾病严重程度无明显关系
  - 黏膜水肿和红斑。
  - 黏膜静脉可表现为"马赛克"样或"蛇皮"样。
  - 大小不等的平坦、轻微、隆起的红色病变。
  - 瘀点。
  - 糜烂。
- 其他门静脉高压的表现
  - 门静脉高压性小肠病和结肠病。
  - 直肠、食管、脐周及腹膜后静脉曲张。

组织病理学表现

组织学特征
- 可能导致出血，一般不行活检。
- 扩张、扭曲、充血的黏膜毛细血管。
- 血管及管周纤维化伴黏膜固有层透明样变。
- 扩张、增厚的黏膜下层动静脉
  - 活检组织中表现不明显。

二、门静脉高压性胃病

关键点

病因
- 门静脉高压。

临床概要
- 上消化道出血。

内镜表现
- 血管扩张。
- 瘀点。
- 红色斑块或糜烂。

组织病理学表现
- 黏膜毛细血管扩张。
- 血管或管周纤维化伴黏膜固有层透明样变。
- 炎症反应不明显。

主要鉴别诊断
- 胃窦血管扩张。
- 化学性胃病。
- 毛细血管扩张。

- 化学性胃病的特点
  - 胃小凹增生。
  - 黏蛋白减少，表面上皮和胃小凹增生。
  - 黏膜固有层水肿和纤维化。
  - 炎症反应未增加。

鉴别诊断

内镜鉴别诊断

- 胃窦血管扩张（GAVE）
  - 与门静脉高压、自身免疫性疾病、结缔组织病相关。
  - 从幽门向胃窦辐射的纵向皱襞上的红斑，像西瓜皮上的条纹。
- 因非甾体抗炎药、胃酸和其他损伤造成的化学性胃病
  - 主要影响胃窦，在某些病例中也可累及全胃。
  - 红斑、水肿、糜烂。
  - 可见出血或接触性出血。
- 毛细血管扩张
  - 粉红色或红色点状糜烂。
  - 与遗传性出血性毛细血管扩张症相关。

组织学鉴别诊断

- 胃窦血管扩张
  - 主要表现在胃窦。
  - 扩张的静脉内有纤维蛋白血栓，这在门静脉高压性胃病中少见。
  - 背景黏膜中表现为化学性胃病特点。
- 因非甾体抗炎药、胃酸、酒精和胆汁导致的化学性胃炎
  - 通常位于胃窦，可影响近端胃。
  - 黏膜改变与门静脉高压性胃病不能区分。
    - 血管扩张及胃壁增厚较化学性胃炎轻。

参考文献

1. Biecker E: Portal hypertension and gastrointestinal bleeding: diagnosis, prevention and management. World J Gastroenterol. 19(31):5035-50, 2013
2. Kalafateli M et al: Non-variceal gastrointestinal bleeding in patients with liver cirrhosis: a review. Dig Dis Sci. 57(11):2743-54, 2012

病例图像展示

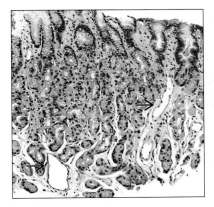 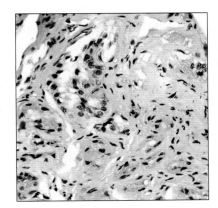 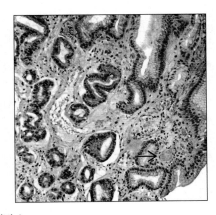

（左）门静脉高压性胃病主要侵犯泌酸黏膜，导致黏膜再生性改变和毛细血管扩张（黑箭头）

（中）黏膜固有层透明样变，黏膜层毛细血管壁为红色充血表现

（右）与门静脉高压性胃病相比，胃窦血管扩张主要影响近端胃，黏膜毛细血管内可见纤维蛋白血栓（黑箭头）

三、胃窦血管扩张

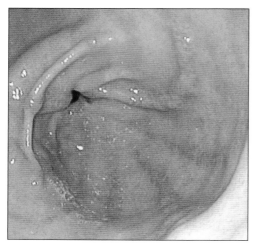

纵向皱襞条纹样改变提示在胃窦血管扩张患者中黏膜毛细血管扩张。像西瓜皮上条纹状的红斑位于胃窦黏膜，由幽门发散出来

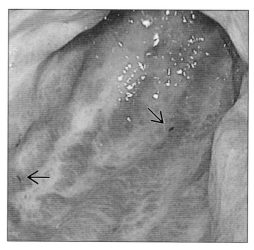

胃窦部线状红斑较胃体及胃底部明显。胃黏膜皱襞间的渗出（黑箭头）可导致慢性失血

术　　语

缩写

● GAVE。

同义词

● 西瓜胃。

定义

● 胃黏膜，特别是胃窦部血管扩张。

病因和发病机制

病因未知

● 数个假设病因
  ○ 胃蠕动导致黏膜下垂和血管曲张。
  ○ 胃排空延迟。
  ○ 体液因素，包括高胃泌素血症和血管活性肠肽增加。
  ○ 与门静脉高压性胃病不同，但肝功能不全可能为发病原因。

临床概要

流行病学

● 发病率
  ○ 准确发病率未知。
  ○ 可导致4%非静脉曲张性上消化道出血。
● 年龄
  ○ 主要影响年龄＞65岁的患者。
● 性别
  ○ 70%患者为女性。
● 相关
  ○ 60%患者可出现自身免疫性疾病
    ■ CREST综合征（钙质沉着、雷诺现象、食管蠕动障碍、硬皮病、毛细血管扩张）。
    ■ 萎缩性胃炎和高胃泌素血症。
  ○ 30%患者，特别是男性可出现肝硬化。
  ○ 慢性肾衰竭。

临床表现

● 90%患者可出现隐性消化道出血或黑粪。
● 60%患者可出现急性出血或呕血。

治疗

● 经验疗法
  ○ 补充铁剂。
  ○ 重症患者可输血。
● 亚离子射频消融治疗局限性病变。
● 冷冻疗法可用于弥漫性病变。
● 重症患者可行胃窦切除术，如有肝硬化，可行肝移植。
● 因可诱发肝性脑病，不推荐经颈静脉肝内门体分流术。

预后

● 取决于病情严重程度和病变范围及并发症。

内镜表现

一般特征

● 纵行黏膜红斑及血管扩张
  ○ 黏膜表面可见淤血和渗出。
● 黏膜皱襞从幽门发出伸向胃窦，像车轮的钢丝或西瓜皮上的条纹。
● 黏膜增厚像息肉病变。

组织病理学表现

组织学特征

● 黏膜层改变与化学性胃病相似
  ○ 胃小凹细长伴表面上皮细胞增生。
  ○ 小凹细胞黏蛋白减少，细胞核增大，有丝分裂活动增加。
● 黏膜固有层特点
  ○ 水肿明显。
  ○ 可出现肌纤维增生。
● 血管改变

三、胃窦血管扩张

关键点

病因
- 病因未知。
- 女性更常见。
- 与自身免疫性疾病，特别是硬皮病有关。

临床概要
- 因慢性出血，大多数患者表现为黑粪或贫血。
- 50%患者可出现呕血。

- 如果可行，采用内镜下激光凝固疗法。

大体表现
- 从幽门像胃窦辐射的皱襞伴凸起红斑。

组织病理学表现
- 化学性胃病。
- 血管扩张伴纤维蛋白血栓。
- 肌纤维增生。

○ 明显扩张，黏膜毛细血管迂曲。
○ 血管内纤维性血栓。
○ 血管周围透明样变还无定论。

○ 局限于黏膜层或黏膜下层的动静脉血管畸形。
- 毛细血管扩张
  ○ 与血液透析和药物作用有关的毛细血管扩张。

鉴别诊断

内镜鉴别诊断
- 门静脉高压性胃病
  ○ 通常影响近端胃，胃窦少见。
  ○ 黏膜红色斑散在分布（蛇皮样）
    ■ 损伤为非特异性改变。
    ■ 红疹严重程度与门静脉高压严重程度无关。
  ○ 肝硬化患者中发生。
- 化学性胃病。

组织学鉴别诊断
- 门静脉高压性胃病
  ○ 缺乏纤维蛋白血栓。
- 化学性胃病
  ○ 无纤维蛋白血栓。
- 血管畸形

参考文献

1. Swanson E et al: Medical and endoscopic therapies for angiodysplasia and gastric antral vascular ectasia: a systematic review. Clin Gastroenterol Hepatol. 12(4):571-82, 2014
2. Ripoll C et al: Management of gastropathy and gastric vascular ectasia in portal hypertension. Clin Liver Dis. 14(2):281-95, 2010
3. Regula J et al: Vascular lesions of the gastrointestinal tract. Best Pract Res Clin Gastroenterol. 22(2):313-28, 2008
4. Selinger CP et al: Gastric antral vascular ectasia (GAVE): an update on clinical presentation, pathophysiology and treatment. Digestion. 77(2):131-7, 2008
5. Novitsky YW et al: Watermelon stomach: pathophysiology, diagnosis, and management. J Gastrointest Surg. 7(5):652-61, 2003

病例图像展示

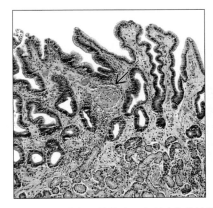 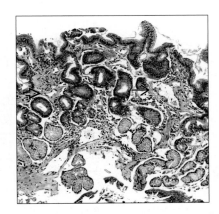 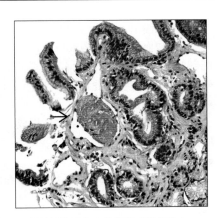

（左）胃窦部血管扩张，表现为化学性胃炎。小凹上皮细胞增生，黏蛋白减少。而黏膜表面血管被纤维蛋白血栓堵塞（黑箭头）

（中）黏膜固有层大量薄壁血管增生（黑箭头），部分血管周围透明样变

（右）一个纤维蛋白血栓堵塞浅表扩张的血管。黏膜固有层细胞数量缺乏且透明化

四、急性出血性胃炎和溃疡

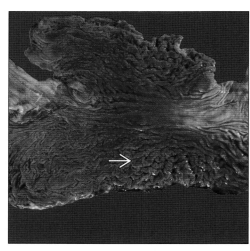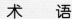

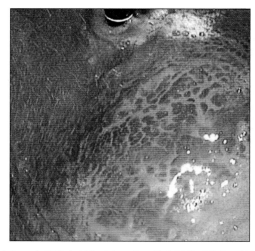

一位长期住院于ICU患者尸检结果为急性出血性胃炎，表现为弥漫性红斑、糜烂和皱襞水肿（白箭头）

这位35岁男性表现为呕血，发现其弥漫性胃炎伴血管扩张和黏膜红斑。活检提示急性出血性胃炎

术　语

同义词

- 糜烂性胃炎。

病因和发病机制

损伤机制

- 药物破坏保护性的黏液屏障，导致出血和糜烂。

药物

- 非甾体抗炎药。
- 酒精。
- 铁补充剂。
- 多西环素。
- 腐蚀性药物和毒物
  ○ 摄入酸和碱性物质。
  ○ 重金属，如硫酸汞。
- 化疗药物。
- 可卡因
  ○ 弥漫性渗出性病变可导致穿孔。
  ○ 局部缺血导致血管极度收缩。

局部缺血

- 因胃黏膜高度血管化所致，少见。
- 慢性局部缺血
  ○ 慢性肠系膜供血不足或血栓形成。

应激性溃疡

- 发生于危重患者
  ○ 胆汁反流和尿毒素损害黏膜内层和屏障。
  ○ 休克、败血症或外伤导致胃黏膜灌注不足。

临床概要

流行病学

- 发病率
  ○ 胃镜检查中25%的严重上消化道出血患者可出现。

- 高剂量非甾体抗炎药服用患者可有10%～30%患者出现溃疡性病变。
- ICU患者出现应激性溃疡风险高
  ■ 2%～8%的消化道出血患者出血原因为应激性溃疡。
  ■ 危险因素包括机械通气和凝血障碍。

临床表现

- 腹痛。
- 恶心和呕吐。
- 呕血
  ○ 糜烂后可持续数天。

治疗

- 停用相关药物。
- 抑酸药物。
  ○ 组胺受体阻滞剂。
  ○ 质子泵抑制剂。
  ○ 抗酸药。
  ○ 前列腺素类似物。
- ICU患者采取预防措施。
- 治疗潜在疾病。
- 严重患者可给予内镜下止血或手术。

预后

- 去除导致疾病的药物。
- 预后取决于原发疾病的严重程度。

内镜表现

一般特征

- 多个点状出血。
- 红色或者黑色糜烂和溃疡
  ○ 应激性溃疡在近端胃常见。
- 弥漫性黏膜红斑和糜烂。

四、急性出血性胃炎和溃疡

关键点

病因
- 病原体破坏黏液保护屏障，导致出血及糜烂
  - 非甾体抗炎药。
  - 酒精。
  - 放、化疗或危重患者的应激性溃疡。

临床概要
- 腹痛，呕吐，呕血。

内镜表现
- 点状出血，糜烂，溃疡。

组织病理学表现
- 糜烂，溃疡，出血，化学性胃病。

鉴别诊断
- 幽门螺杆菌相关性胃炎。
- 门静脉高压性胃病。
- 胃窦毛细血管扩张。

组织病理学表现

组织学特征
- 糜烂及溃疡。
- 黏膜固有层出血。
- 化学性胃病的变化。
- 黏膜毛细血管淤血和扩张。
- 不同程度的炎症，但是通常较轻。

鉴别诊断

内镜鉴别诊断
- 幽门螺杆菌相关性胃炎
  - 大多数患者胃窦受累，近端胃不受影响。
- 急性感染性胃炎。
- 门静脉高压性胃病
  - 黏膜血管马赛克（"蛇皮"）样
  - 肝硬化或右心衰竭的临床病史。
- 血管畸形
  - 无糜烂的黏膜出血。

组织学鉴别诊断
- 幽门螺杆菌相关性胃炎

  - 慢性胃炎伴有中性粒细胞炎症。
  - 黏膜固有层内见浆细胞浸润。
  - 在小凹上皮表面检查到细菌。
  - 可能出现溃疡，但是黏膜出血少见。
- 感染性胃炎
  - 巨细胞病毒相关性胃炎
    - 不伴有广泛炎症的化学性胃病的特征。
    - 存在于内皮细胞和腺细胞的细胞核内和细胞质内病毒包涵体。
- 门静脉高压性胃病
  - 不伴有大量出血的血管堵塞。
- 胃窦血管扩张
  - 化学性胃病与包含纤维蛋白血栓的黏膜血管扩张有关。

参 考 文 献

1. Staiano T et al: Treatment of radiation-induced hemorrhagic gastritis with endoscopic band ligation. Gastrointest Endosc. 72(2):452-3, 2010
2. Srivastava A et al: Pathology of non-infective gastritis. Histopathology. 50(1):15-29, 2007
3. Franke A et al: Alcohol-related diseases of the esophagus and stomach. Dig Dis. 23(3-4):204-13, 2005

病例图像展示

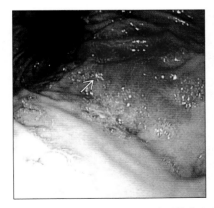 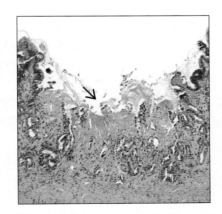 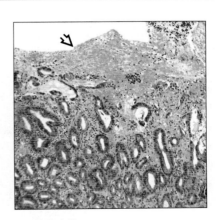

（左）伴有腹痛的29岁女性在胃体有多病灶的散在红斑（白箭头）。患者曾经服用大剂量的非甾体抗炎药

（中）急性出血性胃炎以浅表性糜烂和再生上皮细胞改变为主要特征（黑箭头）

（右）糜烂处可见血和纤维蛋白（空心箭头）。黏蛋白耗尽的、再生的腺体被出血的黏膜固有层围绕，无明显炎症

第五节 胃 炎

一、胃黄色素瘤

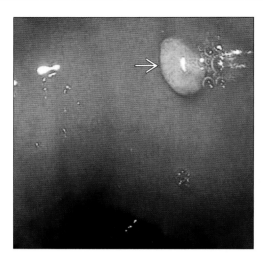

36岁女性因新发腹泻行胃镜检查。于胃体小弯侧发现直径3mm的锯齿状边缘的结节，与乳糜泻患者的十二指肠黏膜改变相似

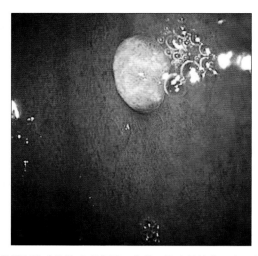

利用窄带成像技术观察同一病灶，其边界清楚，表面苍白腺体结构扩张。活检提示胃黄色素瘤

术 语

同义词

- 黄斑瘤。

定义

- 富含脂质的巨噬细胞在胃黏膜表面聚集。

病因和发病机制

炎症后反应

- 观察临床病例都有胃的基础病变
  - 与幽门螺杆菌相关的慢性胃炎。
  - 化学性胃病。
  - 远端胃切除术后的胆管反流性胃病。

代谢性疾病

- 高胆固醇血症。

临床概要

流行病学

- 发病率
  - 接受上消化道检查的患者约5%的发病率。
  - 在有基础性胃病的患者中更常见。
  - 在行远端胃切除术的患者中发病率更高（10倍）。
  - 无性别差异。

表现

- 无症状。

治疗

- 明确诊断的病例，内镜下切除是有效的。
- 无特定的治疗要求。

预后

- 较好，无恶性倾向。

内镜表现

一般特征

- 最常见于胃体及胃底。

- 可能单发或者多发。
- 无蒂小结节或者斑块（＜5mm）。
- 浅黄色或白色，质软。

组织病理学表现

组织学特征

- 富含泡沫细胞质及脂质的巨噬细胞聚集在胃黏膜表面。
- 上皮细胞通常是增生的
  - 很多病例伴有增生性/再生性息肉。
- 在糜烂病变处有中性粒细胞。

辅助检查

组织化学

- 阿尔新蓝/过碘酸希夫染色是阴性，因为黄色素瘤的脂质会在组织处理中溶解。

免疫组化

- 病灶处细胞CD68是阳性。

鉴别诊断

内镜鉴别诊断

- 内分泌肿瘤
  - 质硬，黏膜下病变。
  - 通常多发，除个别病例。
  - 单发时，病变较大（＞1cm）。
- 脂肪瘤
  - 在黏膜下层的黄色病变，质软。

组织学鉴别诊断

- 弥漫性腺癌
  - 一般内镜下表现为大块、质硬或溃疡，而不是隆起或息肉。
  - 使正常黏膜成分消失
    - 腺体结构破坏。
  - 细胞学特征异型
    - 印戒细胞。

一、胃黄色素瘤

关键点

临床概要
- 内镜下检出率约为5%。
- 在行远端胃切除术的患者中发病率更高（10倍）。
- 明确诊断的病例，内镜下切除是有效的。
- 良性，无恶性倾向。

内镜表现
- 可能单发或者多发。
- 无蒂小结节或者斑块（＜5mm）。

组织病理学表现
- 富含泡沫细胞质及脂质的巨噬细胞聚集在胃黏膜表面。
- 上皮细胞通常是增生的。

主要鉴别诊断
- 弥漫性腺癌（印戒细胞）。
- 内分泌肿瘤。
- 脂肪瘤。
- 巨噬细胞增多疾病（如Whipple病）。

胃黄色素瘤的组织学鉴别诊断

疾病	组织学特征	免疫组化
黄色素瘤	泡沫细胞质和肾形核的巨噬细胞	CD68（＋），角蛋白（－）
印戒细胞癌	顶端有黏液空泡和压缩的异型细胞核的戒指样细胞	细胞角蛋白（＋），CD68（－）
岛胞内分枝杆菌	巨噬细胞包含丝状包涵体，而不是泡沫细胞质	CD68（＋），生物体是抗酸和PAS-D（＋）
肾细胞癌	核深染的透明细胞癌巢	EMA，RCC，pax-2（＋），CD68（－）

- ■ 核扩大或核深染。
- ■ 有丝分裂象。
- ■ 肿瘤细胞角蛋白和黏蛋白染色，但CD68（－）。
- 其他富含巨噬细胞的疾病在黏膜上广泛浸润，而不是单发的息肉
  - ○ Whipple病
    - ■ 细菌PAS-D阳性。
  - ○ 鸟胞内分枝杆菌
    - ■ 抗酸、PAS-D阳性细菌。
- 多形性的透明细胞肾细胞癌
  - ○ 黏膜肿块或溃疡。
  - ○ 伴有丰富的毛细血管网及出血的透明细胞巢
    - ■ 核异型，核深染，核有丝分裂。

○ 肿瘤细胞被肾细胞癌标志物（RCC，pax-2）染色。

参 考 文 献

1. Bassullu N et al: Xanthomatous hyperplastic polyps of the stomach: clinicopathologic study of 5 patients with polypoid gastric lesions showing combined features of gastric xanthelasma and hyperplastic polyp. Ann Diagn Pathol. 17(1):72-4, 2013
2. Watanabe K et al: Predictive findings for Helicobacter pylori-uninfected, -infected and -eradicated gastric mucosa: validation study. World J Gastroenterol. 19(27):4374-9, 2013
3. Yi SY: Dyslipidemia and H pylori in gastric xanthomatosis. World J Gastroenterol. 13(34):4598-601, 2007
4. Lechago J: Lipid islands of the stomach: an insular issue? Gastroenterology. 110(2):630-2, 1996

病例图像展示

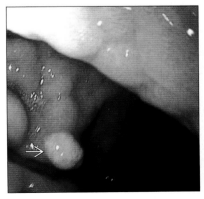 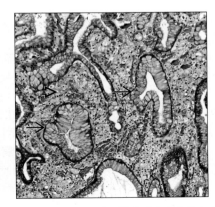 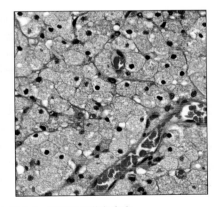

（左）因便血行内镜检查的86岁老年女性，除了结肠癌，偶然在胃体发现有黄色息肉（白箭头），被证实是黄色素瘤

（中）黄色素瘤常见于和胃增生性息肉结合。这个息肉包含锯齿状的腺体（黑箭头）和扩大黏膜固有层（空心箭头）的大量巨噬细胞

（右）高倍放大镜显示巨噬细胞包含泡沫细胞质和小圆形细胞核

二、化学性（反应性）胃病

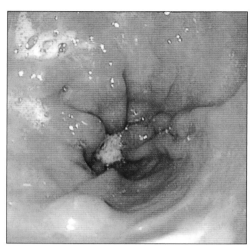

伴有消化不良及胃溃疡的64岁患者行内镜检查显示弥漫性红斑及典型性化学性胃病的胃窦处巨大结节

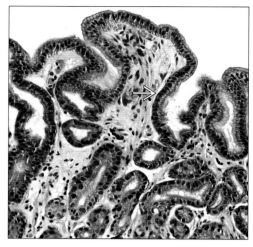

化学性胃病表现出上皮细胞无炎症的损伤；腺体是盘绕的。周围可见缺少黏蛋白的立方形上皮细胞（白箭头），特别是胃小凹区域

术　语

定义
- 反应性上皮细胞改变结合少量黏膜炎症
  - 通常是黏膜刺激的一种应答。

病因和发病机制

药物影响
- 药物改变黏膜的血流量，或者导致上皮细胞损伤，因此促进胃酸的作用
  - 皮质类固醇。
  - 非甾体抗炎药（NSAIDs）
    - 30%～40%的慢性患者有黏膜改变。
  - 铁剂。

胃腔内容物的直接损伤
- 胃酸
  - 受损黏液上皮细胞不能产生足够的黏液保护胃黏膜抗酸。
- 胆汁反流到远端胃损伤黏膜
  - 有手术史的患者中风险增加
    - 远端胃切除术切除了幽门括约肌，使碱性的十二指肠内容物自由通过胃（胆汁反流性胃病）。
    - 行胆囊切除术增加十二指肠接触胆汁和反流入胃。
    - 行壶腹部乳头括约肌切开术增加十二指肠胆汁暴露和反流入胃。

黏膜毒性
- 放、化疗：上皮细胞坏死。
- 酒精，尤其是大量饮酒。

具有化学性损伤特征的疾病
- 周围糜烂和溃疡。
- 覆在附壁肿块上的改变。
- 胃窦血管扩张。
- 门静脉高压性胃病。

临床概要

临床表现
- 通常在内镜发现，一般异型。
- 消化不良。
- 呕吐。
- 吞咽困难（通常反映伴随食管损伤）。
- 腹部疼痛。
- 存在溃疡时，往往伴随着缺铁性贫血或者隐性失血。

治疗
- 尽可能消除致病因素。
- 抑酸。
- 针对具体情况内镜随访
  - 确保治愈胃溃疡。
  - Billroth Ⅱ术后的随访监测。

预后
- 绝大多数病例预后良好。
- Billroth Ⅱ术后胆汁反流性胃病的患者患胃癌的风险略微增高（＜5%）。

内镜表现

一般特征
- 黏膜可能是正常的。
- 红斑、水肿、质脆的。
- 增大的皱襞。
- 增生性/再生性息肉。
- 远端胃可见胆汁。

胆汁反流性胃病
- 胃肠吻合术的改变
  - 结节状赘生物（胃囊状息肉）。
  - 肿块样病变（深在性囊性胃炎）。

二、化学性（反应性）胃病

关键点

病因
- 药物（如类固醇皮质激素、非甾体抗炎药）。
- 腔内容物（胃酸或胆汁）。
- 毒物（如放化疗、酒精）。

临床概要
- 消化不良，疼痛或者异型。

内镜表现
- 黏膜可能是正常的。
- 红斑，水肿，质脆。

- Billroth Ⅱ吻合术可见息肉或者肿块。

组织病理学表现
- 小凹上皮增生，扭曲的小凹。
- 黏蛋白消失，胃表面立方形细胞。
- 轻微炎症的黏膜水肿。

主要鉴别诊断
- 幽门螺杆菌相关性胃炎。
- 低级别的异型增生。

组织病理学表现

组织学特征

- 小凹上皮增生。
- 锯齿状、卷曲的胃小凹。
- 黏蛋白消失，胃表面立方形细胞
  - 核深染。
  - 胞质带有小的顶端黏蛋白空泡的嗜酸性细胞增多。
- 毛细血管扩张和轻微炎症的黏膜水肿
  - 在破损或者溃疡的病灶，可能会有中性粒细胞。
- 据报道黏膜肌层扩张是特征表现，但不具有特异性。
- 嗜酸性粒细胞是药物性损伤的特征，但不具有特异性。
- 在某些情况下，胆汁反流性胃病提示泌酸腺体萎缩伴肠上皮化生。

鉴别诊断

内镜鉴别诊断

- 胃窦血管扩张
  - 在典型的病例中可出现纵向条形。
- 由于幽门螺杆菌感染的慢性胃病。
- 息肉样异型增生。
- 可类似胃癌深在性囊性胃炎及息肉样异型增生。

组织学鉴别诊断

- 幽门螺杆菌胃炎
  - 在某些病例中，可见小凹上皮异型增生，但是炎症也很明显。
  - 黏膜固有层有大量浆细胞。
  - 上皮颈部区域中性粒细胞聚集。
- 低级别异型增生
  - 通常伴有萎缩和肠上皮化生。
  - 异型增生和正常上皮之间边界明显。
  - 柱状上皮伴有核深染
    - 异型增生表现为表面的有丝分裂。

参 考 文 献

1. Sostres C et al: Gastrointestinal lesions and complications of low-dose aspirin in the gastrointestinal tract. Best Pract Res Clin Gastroenterol. 26(2):141-51, 2012
2. Franke A et al: Alcohol-related diseases of the esophagus and stomach. Dig Dis. 23(3-4):204-13, 2005
3. Genta RM: Differential diagnosis of reactive gastropathy. Semin Diagn Pathol. 22(4):273-83, 2005
4. Kondo K: Duodenogastric reflux and gastric stump carcinoma. Gastric Cancer. 5(1):16-22, 2002

病例图像展示

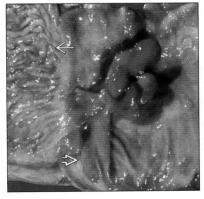 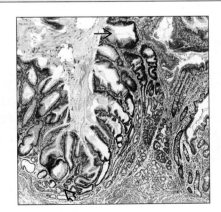 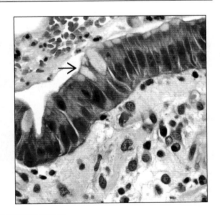

（左）严重的胆汁反流在空肠（白箭头）和胃体（空心箭头）的吻合处形成多结节息肉（胃囊性息肉）

（中）泌酸腺体萎缩，在一些胃炎胆囊静脉息肉的病例中被扩张的黏液腺（空心箭头）取代。黏蛋白消失，受损的凹陷上皮细胞排列在小肠吻合术的表面（黑箭头）

（右）化学性胃病的细胞学特征类似异型增生。核与核仁被拉长。受损的上皮细胞包含小的顶端黏蛋白泡（黑箭头）

三、药物/治疗相关性胃炎

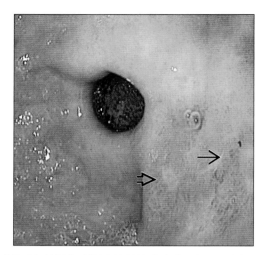

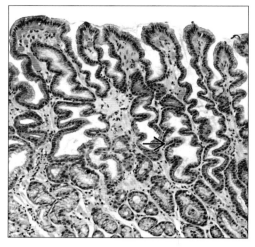

药物引起的损伤可能累及胃的任何部分，但是通常侵犯胃窦。通常以轻型的持续性的片状红斑（黑箭头）为特征。糜烂处（空心箭头）中央发白，边缘充血

化学性胃病通常是药物引导的胃损伤的形式。表面和凹陷的上皮细胞黏蛋白消失，胃小凹（黑箭头）有扭曲的、再生上皮的表现

术　语

定义
- 由于直接黏膜接触或者治疗药物作用导致胃损伤。

病因和发病机制

直接黏膜损伤
- 硫酸亚铁：铁剂对黏膜的腐蚀性作用中产生作用（铁剂胃炎）。
- 四环素：产生局部酸性环境。
- 降钾树脂（山梨糖醇中的聚苯乙烯磺酸钠）：聚苯乙烯晶体吸附在黏膜表面，并且山梨糖醇的载体有毒。
- 黏膜钙质沉着症：不溶性的钙化铝磷酸盐沉积在服用含铝抗酸药的患者中。

药物的药理学作用
- 非甾体抗炎药：抑制环氧合酶，阻止前列腺素合成，导致局部出血。
- 秋水仙碱和紫杉醇：结合微管抑制有丝分裂，破坏快速分裂组织。
- 奥美沙坦（血管紧张素Ⅱ受体拮抗剂）：可能由于诱导T细胞介导的肠黏膜损伤。
- 钇-90：用于治疗肝转移癌的放射性微球可作用于胃血管，造成放射性胃炎。
- 化疗的全身性作用。

临床概要

表现
- 上腹部疼痛。
- 恶心、呕吐、呕血。
- 严重的水样腹泻、体重减轻、脱水
  - 秋水仙碱，紫杉醇，奥美沙坦。
- 穿孔

- 硫酸亚铁、降钾树脂、钇-90。

治疗
- 避免损伤因素。
- 静脉补液治疗。

预后
- 药物中断，损伤可缓解。
- 如果不治疗，秋水仙碱的毒性是致命的。

内镜表现

一般特征
- 胃窦是最容易受影响的，可见斑片状或弥散性胃病。
- 红斑、水肿、糜烂、溃疡、质脆。
- 炎症性息肉。
- 使用非甾体抗炎药可导致出血。

组织病理学表现

组织学特征
- 化学性胃病
  - 常见的药物诱导性损伤。
  - 通常可以合并其他表现。
  - 凹陷型增生。
  - 表面上皮黏蛋白耗尽。
  - 卷曲的胃小凹。
  - 固有层水肿和纤维化。
  - 中性粒细胞局限在糜烂处。
  - 糜烂处下方的扩张毛细血管伴有纤维化。
- 硫酸亚铁
  - 深棕色的细胞外铁沉积
    - 普鲁士蓝染色突出。
- 四环素
  - 黏膜坏死。
  - 黏膜血管的退行性改变，嗜酸性血管壁增厚和纤维

三、药物/治疗相关性胃炎

关键点

术语
- 局部和全身药物作用的损伤。

内镜表现
- 胃窦显著。
- 红斑、水肿、糜烂、溃疡、质脆。

组织病理学表现
- 化学性胃病
  - 凹陷型增生。
  - 黏蛋白耗尽消失的表面上皮。
  - 卷曲的胃小凹。
- 硫酸亚铁
  - 深棕色的细胞外铁沉积。
- 四环素
  - 血管壁内嗜酸性粒细胞增多。
- 降钾树脂
  - 嗜碱性晶体内"马赛克样"。

- 黏膜钙质沉着症
  - 黏膜固有层表面嗜碱性沉积物。
- 秋水仙碱及紫杉醇
  - "环形"有丝分裂出现在颈黏液细胞。
- 奥美沙坦
  - 上皮下胶原蛋白层增厚。
- 质子泵抑制剂
  - 扩大的腔壁细胞。
- 钇-90
  - 黏膜血管的嗜碱性微球。

主要鉴别诊断
- 幽门螺杆菌相关性胃炎。
- 胃窦血管扩张。
- 门静脉高压性胃病。
- 低级别异型增生。

蛋白血栓。
- 降钾树脂
  - 菱形或三角形，嗜碱性晶体内"马赛克样"。
- 黏膜钙质沉着症
  - 嗜碱性沉积在黏膜固有层表面与巨噬细胞和巨细胞相关。
- 秋水仙碱和紫杉醇
  - 有丝分裂停止，在颈黏液细胞出现环形有丝分裂象。
  - 核深染及核拥挤。
  - 上皮细胞凋亡，尤其在腺体深部。
- 奥美沙坦
  - 上皮内淋巴细胞增生，上皮下胶原蛋白层增厚。
- 质子泵抑制剂
  - 肿胀和凸出的壁细胞。
  - 泌酸腺的锯齿样外观。
  - 胃底腺息肉。
- 钇-90
  - 黏膜血管中的嗜碱性微球。
  - 放射诱导上皮的异型性。
- 化疗药物
  - 细胞的异型增生及凋亡的上皮细胞。

鉴别诊断

内镜鉴别诊断
- 其他原因的化学性胃病
  - 胆汁反流。
  - 饮酒。
  - 酸的产生增加。
- 出血性胃炎通常和精神创伤、严重的烧伤和外科手术。
- 幽门螺杆菌相关性胃炎。
- 胃窦血管扩张症
  - 与肾病和自身免疫性疾病相关。
  - 在胃窦处的红斑黏膜皱襞集中在幽门。

- 门静脉高压胃病
  - 与肝硬化相关。
  - 影响近端胃，除了胃窦。
  - 红色的黏膜斑显现出"马赛克样"。

组织学鉴别诊断
- 胃窦血管扩张症
  - 与化学性胃病难以区分。
- 幽门螺杆菌相关性胃炎
  - 黏膜固有层浆细胞聚集。
  - 上皮中性粒细胞炎症。
- 药物诱导的损伤类似异型增生
  - 有丝分裂象局限在颈黏液区域。
  - 表面成熟。
- 淋巴细胞性和胶原性胃炎
  - 奥美沙坦诱导的损伤在组织上难以分辨。
- 考来烯胺类似降钾树脂
  - 不规则、红色晶体与黏膜损伤不相关。
- 司维拉姆晶体类似降钾树脂
  - 线状黄色、粉红色晶体。
  - 与黏膜损伤有不同程度的关系。
- 胃铁质沉着症类似铁相关性损伤
  - 遗传性血色素病，肝硬化，输血。
  - 在腺上皮细胞、巨噬细胞、黏膜固有层的含铁血黄素。

参 考 文 献

1. De Petris G et al: Histopathological changes in the gastrointestinal tract due to drugs: an update for the surgical pathologist (part I of II). Int J Surg Pathol. 22(2):120-8, 2014
2. De Petris G et al: Histopathological changes in the gastrointestinal tract due to medications: an update for the surgical pathologist (part II of II). Int J Surg Pathol. 22(3):202-11, 2014
3. Seminerio J et al: Medication-associated lesions of the GI tract. Gastrointest Endosc. 79(1):140-50, 2014

三、药物/治疗相关性胃炎

内镜及显微镜下特征

（左）很多药物可以造成胃溃疡，病变表现为边界隆起（白箭头）而中心凹陷，棕色的咖啡样物质（空心箭头）是主诉便血患者在服用高剂量非甾体抗炎药后近期出血的证据

（右）处于溃疡修复期中的胃黏膜显示包被在纤维化的黏膜固有层在修复，高核质比和频繁的有丝分裂象（黑箭头）是低级别异型增生的标志

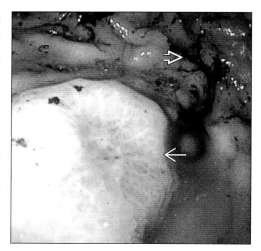
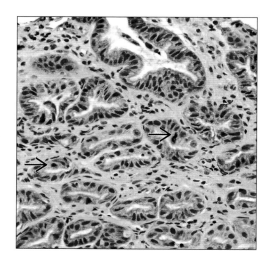

（左）水肿的黏膜皱襞（白箭头）和增强的血管纹理出现在这位服用非甾体抗炎药患者的胃窦部。这种表现让人联想到门静脉高压性胃病

（右）胃窦部的纵向糜烂（黑箭头）是药物相关性损伤和胃窦部血管扩张的典型表现，这两种情况在组织学上也是类似的，虽然纤维蛋白血栓在药物相关性损伤中很少出现

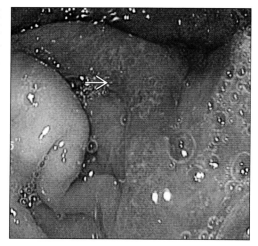
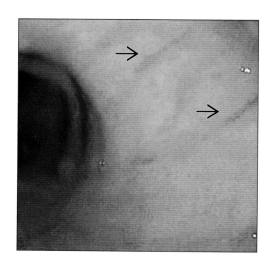

（左）主诉严重上腹痛患者的内镜表现为胃黏膜皱襞顶部黏着白色斑块，让人联想到念珠菌感染。该患者最近开始遵医嘱服用一种四环素类抗生素（W.Samowitz，MD.惠赠）

（右）同一个病例的活检组织表明黏膜毛细血管（黑箭头）的退行性改变，以增厚的嗜酸性血管壁为特点。这些改变是服用四环素类药物的典型特征（W.Samowitz，MD.惠赠）

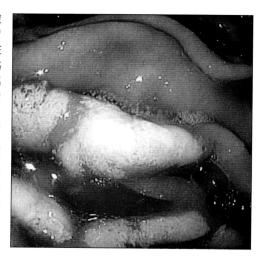
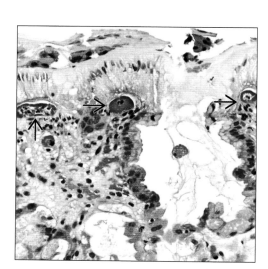

三、药物/治疗相关性胃炎

铁相关性胃损伤

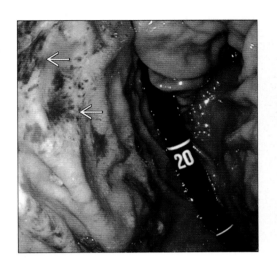

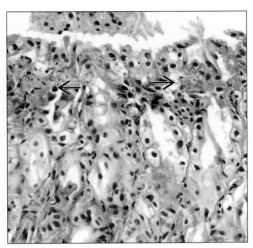

（左）口服硫酸铁常用于治疗缺铁性贫血，但可能会对胃黏膜产生腐蚀作用。该类患者内镜下表现为有很多凹陷且出血的糜烂病灶（白箭头）

（右）同一患者的胃体部活检表明存在化学性胃病，伴反应性异型细胞增生和位于表面上皮下方的棕色结晶状沉淀物（黑箭头）

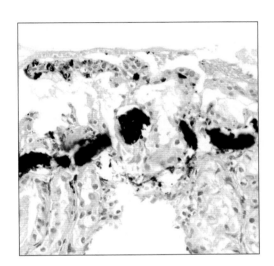

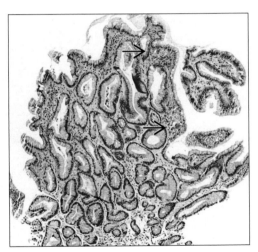

（左）普鲁士蓝染色可用于证实胃炎患者铁沉积物的存在。黏膜固有层沉积物表现为深蓝色

（右）药物相关性铁沉积可无症状。该患者行胃镜进行胃食管反流病的评估，发现胃窦存在息肉样黏膜组织。活检表明在增生小凹上皮下面的黏膜固有肌层表面存在铁沉积（黑箭头）

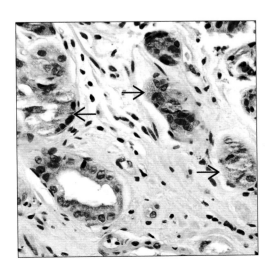

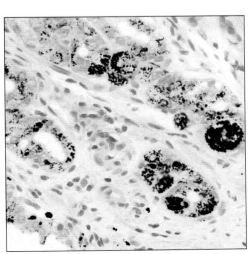

（左）胃部血铁过多可能是原发性或继发性系统性铁超载患者的偶然发现，以铁血黄素颗粒形式（黑箭头）存在的铁沉积物通常存在于腺上皮内。这种表现很容易能将其与服用硫酸铁所产生的大的细胞外的铁沉积颗粒区别开

（右）同一个病例的普鲁士蓝染色表明了上皮内铁血黄素颗粒的分布

三、药物/治疗相关性胃炎

内镜及显微镜下特征

（左）很多服用质子泵抑制剂的患者会有胃底部的息肉，这些无蒂息肉通常是多发的，小的（＜5mm），圆形的胃体或者胃底黏膜的突出物

（右）质子泵抑制剂疗法会导致泌酸黏膜的形态改变。泌酸腺扩张并且有轻微的管腔轮廓锯齿状改变。增大的壁细胞包含大量的空泡状的并突入腺腔的细胞质。这个表现称为"出芽"

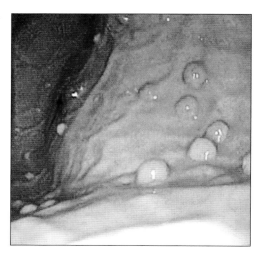
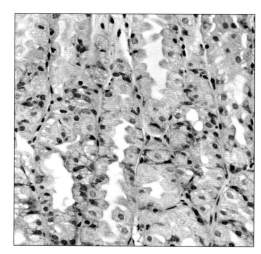

（左）接受肾移植的患者通常服用磷酸铝——包含针对日常含磷饮食的抗酸剂。这些药物与胃内容物反应形成不可溶解的、沉积在胃黏膜的含钙复合物。这些沉积物在内镜下表现为不规则的白色斑点（白箭头）

（右）钙化磷酸铝复合物表现为位于表面上皮之下的不规则的嗜碱性结晶状复合物，除表面上皮之外其他地方都是正常的

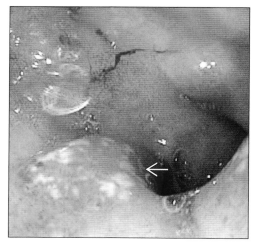
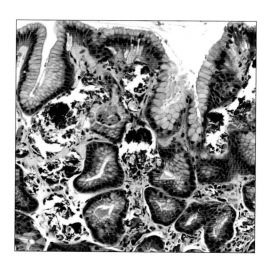

（左）高倍率放大镜可以发现胃钙质沉着症患者腺体中的钙沉积。黏膜钙质可能与巨噬细胞或者巨细胞的反应性聚集相关，但是通常不会造成黏膜炎症和与其他类型晶体沉积相关的损伤

（右）Von Kossa组化染色能显示胃黏膜钙沉积物中的磷成分，使磷成分呈现深黑棕色

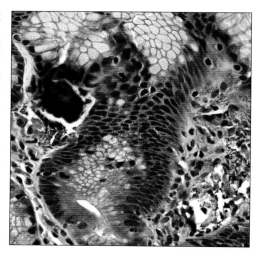
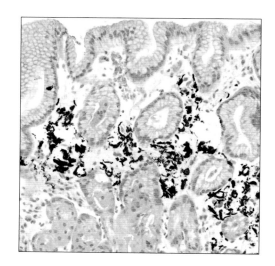

三、药物/治疗相关性胃炎

显微镜下特征

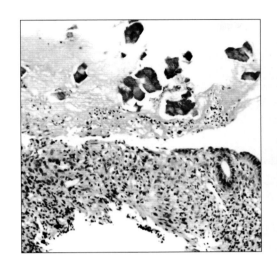

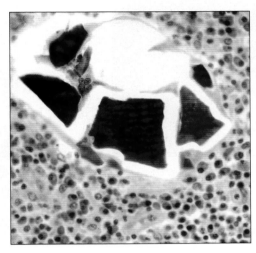

（左）降钾树脂通常用来降低慢性肾功能不全患者的血钾水平。药物的聚苯乙烯钠成分引起胃黏膜损伤。这个活检显示了降钾树脂引起的胃黏膜损伤。在腔表面晶体与纤维蛋白和炎症细胞核混合

（右）高倍放大镜显示类似鱼鳞的内部"马赛克样"的深嗜碱性晶体

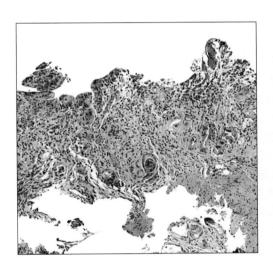

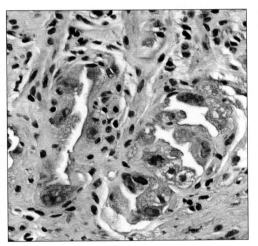

（左）全身化疗方法导致胃肠道黏膜损伤，是由于它们对快速分离细胞具有细胞毒性作用。对于接受化疗的转移性前列腺癌患者，胃黏膜显示泌酸腺被侵蚀毁坏和肉芽组织

（右）高倍放大镜显示化疗导致细胞异型性，这个细胞包含有空泡的胞质和带有大核仁的不规则细胞核

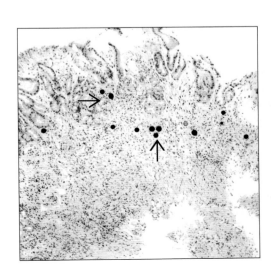

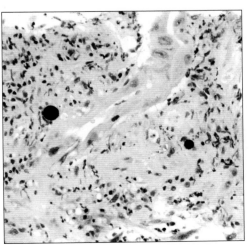

（左）钇-90珠是用于治疗不可治愈的恶性肿瘤的放射性微球。这些微球可能迁移到胃血管，定植于小的黏膜血管（黑箭头）

（右）钇-90珠引起的放射性损伤包括血管增厚、局部缺血和上皮细胞异型增生。高倍放大镜显示损伤的胃腺细胞质减少及大的不规则细胞核

四、幽门螺杆菌和海尔曼螺杆菌相关性胃炎

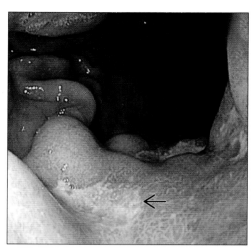

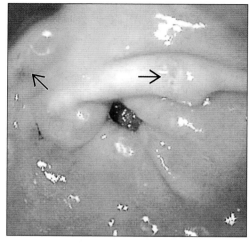

伴有消化不良病史的40岁女性在行胃镜检查时，发现胃红斑和散在的糜烂（黑箭头）。活检显示幽门螺杆菌相关的糜烂性胃炎

远端胃窦有散在溃疡，伴附着着脓性纤维蛋白渗出物（黑箭头）的红斑。背景是红斑的黏膜，活检证实是幽门螺杆菌

术　语

定义

● 由革兰氏阴性菌引起的慢性胃炎。

病因和发病机制

环境暴露

● 在发展中国家常见。
● 社会经济地位低。
● 大多数感染发生在儿童
  ○ 通过人与人的亲密接触潜在传播
    ■ 在家庭和社会团体集群发生。
    ■ 在患者粪便、唾液、呕吐物中检测到细菌DNA。
  ○ 污染的食物和水源。
  ○ 人畜共患的感染可能导致幽门螺杆菌的感染。

黏膜损伤的机制

● 微生物黏附到胃小凹的上皮细胞且定植于黏膜表面层
  ○ 细菌产生脲酶，缓冲胃酸。
● 致病因素在严重的胃黏膜损伤中起到作用
  ○ VacA导致上皮细胞的损伤。
  ○ CagA改变细胞连接、细胞极性和分化。
  ○ 其他细菌产物导致上皮细胞损伤，包括脲酶、氨、乙醛、磷脂酶。
● 幽门螺杆菌通过活动的炎症细胞导致损伤
  ○ 肥大细胞释放血小板活性因子
    ■ 微循环中血小板活化及血栓形成。

临床概要

流行病学

● 发病率
  ○ 幽门螺杆菌
    ■ 全世界近70%的人口感染。
    ■ 在发展中国家约90%的人口。

■ 在西方国家不常见（20%～30%）。
■ 儿童的感染率高提示感染发生在生命早期阶段。
■ 在工业化国家发病降低率反映了积极的根除治疗、环境水平提高和抗生素的广泛使用。
○ 海尔曼螺杆菌的感染
  ■ 有1%的患者感染海尔曼螺杆菌。
● 性别
  ○ 男女发病率相等。

临床表现

● 缺铁性贫血。
● 恶心呕吐，尤其在疾病早期。
● 消化不良。
● 80%感染的患者没有症状。

实验室检查

● 抗幽门螺杆菌的抗体
  ○ 在大多数感染的患者中存在（灵敏度90%～97%）。
  ○ 仅有2%感染的患者体内没有抗体。
  ○ 感染后抗体持续存在，所以抗体的存在不能反映是不是在感染的活动期。
● 脲酶试验依赖于幽门螺杆菌产生的脲酶
  ○ 脲酶呼气试验
    ■ 患者摄入标记的尿素，感染的患者脲酶分解，呼吸中监测到标记的二氧化碳
    ■ 检测活动性感染的敏感性和特异性＞95%。
  ○ 快速脲酶试验
    ■ CLO实验用基物的颜色作指示剂。
    ■ 无须与组织学相结合来判断黏膜形态。
● 培养物对感染具有100%的特异性，但劳动强度大且灵敏度有限。
● 原位杂交和聚合酶链反应有高效能的特点，但是费时费力，不是常规检查。
● 幽门螺杆菌粪便抗原检查可检测约95%感染患者体内微生物。

四、幽门螺杆菌和海尔曼螺杆菌相关性胃炎

关键点

临床概要

- 全世界近70%的幽门螺杆菌感染。
- 约90%发生在发展中国家。
- 在工业化国家发病率降低反映了积极的根除治疗、卫生条件改善和抗生素的广泛使用。
- 表现：缺铁性贫血，恶心呕吐，消化不良。
- 一些慢性感染的并发症
  - 萎缩性胃炎伴有肠上皮化生。
  - 胃和十二指肠的消化性溃疡。
  - 胃腺癌。
  - 胃边缘区淋巴瘤。
- 治疗：三联药物治疗。

内镜表现

- 通常在胃窦及胃角切迹。
- 质子泵抑制剂的治疗能够导致微生物迁移到胃体和胃底。
- 弥漫性红斑、出血、糜烂、溃疡。

组织病理学表现

- 几乎所有的病例表现为慢性活动性炎症
  - 浆细胞和淋巴细胞在表面上皮细胞下带状浸润。
  - 带有或不带有生发中心的淋巴滤泡。
  - 上皮内淋巴细胞增多症在感染患者中占约4%。
  - 成功根除后轻度的慢性炎症可持续数月。
- 中性粒细胞浸润胃小凹，胃小凹脓肿。
- 通常在胃窦的肠上皮化生。

病程发展

- 一些慢性感染的并发症
  - 萎缩性胃炎伴有肠上皮化生
    - 胃酸减少。
  - 胃和十二指肠的溃疡
    - 终身消化性溃疡的风险15%～20%。
  - 胃腺癌
    - 70%的胃癌与幽门螺杆菌相关。
    - 世界卫生组织定义幽门螺杆菌为1类致癌物。
  - 胃边缘区淋巴瘤
    - 黏膜相关的淋巴组织淋巴瘤（MALT型）。
    - 通常低级别的胃淋巴瘤与幽门螺杆菌的感染相关。
    - 多数高级别胃淋巴瘤是由于幽门螺杆菌的感染由低级别的胃淋巴瘤（MALT型）转化而来。
    - 75%的患者幽门螺杆菌的根除使淋巴瘤得到持久缓解。

治疗

- 药物
  - 三联药物治疗
    - 质子泵抑制剂，克拉霉素，阿莫西林或者甲硝唑。
    - 治疗失败反映依从性差或抗生素耐药。
  - 在特定的情况下建议根除幽门螺杆菌
    - 活动性消化性溃疡。
    - 胃边缘性淋巴瘤。
    - 局部切除的胃癌患者。
    - 有近亲患胃癌的幽门螺杆菌感染患者。
    - 萎缩性胃炎。
  - 越来越多的人认为幽门螺杆菌是共生菌，并不总是需要治疗。

预后

- 90%的人经过治疗后完全根除。
- 慢性感染导致萎缩性胃炎和肠上皮化生
  - 胃癌和淋巴瘤的风险增加。

内镜表现

部位

- 通常在胃窦和胃角切迹。
- 质子泵抑制剂能导致幽门螺杆菌迁移到胃体和胃底。
- 有些患者全胃炎可导致萎缩性胃炎、肠上皮化生和增加胃癌的风险。

一般特征

- 这些表现对检测幽门螺杆菌不够敏感，所以应活检。
- 如果存在异常，严重程度各不相同
  - 弥漫性红斑。
  - 出血。
  - 多个破损和溃疡。
  - 某些情况下出现假膜和附着脓。
- 海尔曼螺杆菌不经常导致胃溃疡。
- 长期患病导致萎缩性胃炎和黏膜变薄，可透见血管。

组织病理学表现

组织学特征

- 常规染色部分往往可见到微生物
  - 黏附在小凹上皮细胞表面。
  - 接受质子泵抑制剂治疗的患者细胞中可发现微生物。
- 幽门螺杆菌为细长弯曲杆状。
- 海尔曼螺杆菌则更长、更粗，且呈螺旋状，伴有轻微炎症改变。
- 基本上所有感染患者均会表现出不同程度的慢性炎症反应，活检几乎不会完全正常
  - 至少有90%含微生物的活检组织表现为表面上皮细胞下含浆细胞丰富的炎症反应
    - 中度慢性胃炎有97%对感染敏感，且98%表现为特异感染。
  - 淋巴滤泡伴或不伴生发中心。
  - 有4%的患者可见上皮细胞内淋巴细胞增多（淋巴细

胞性胃炎）。
- ○在彻底根除感染后，轻微的慢性炎症反应可持续数月。
- ●中心粒细胞浸润胃深部并形成深部脓肿（慢性活动性胃炎）
  - ○炎症反应程度与其致病因素相关。
  - ○可见表面浸润。
- ●其他黏膜改变
  - ○新生的小凹细胞增殖。
  - ○载脂巨噬细胞聚集（黄色瘤）。

辅助检查

组织化学

- ●直接染色微生物
  - ○不能区分幽门螺杆菌与其他细菌。
  - ○不同的组化染色方法阳性率相当，所以可选染色方法较多。
  - ○染色方法
    - ■瑞 - 姬氏混染法。
    - ■甲苯胺蓝染色。
    - ■噻嗪类染色。
    - ■Genta染色。
    - ■Warthin-Starry染色。
    - ■Alcian yellow染色。

免疫组化

- ●对幽门螺杆菌的敏感性及特异性均很高，接近100%
  - ○免疫染色不能区分幽门螺杆菌与海尔曼螺杆菌。
- ●当罕见细菌感染时免疫组化最为实用
  - ○在治疗后也可发现球菌构成。

鉴别诊断

内镜鉴别诊断

- ●自身免疫性胃炎
  - ○存在抗壁细胞及抗内因子抗体。

组织学鉴别诊断

- ●胃活检组织中的其他细菌
  - ○口腔细菌污染

- ■球菌及杆菌斑点。
- ■较幽门螺杆菌更大更粗。
- ○胃酸分泌减少患者的胃部细菌
  - ■非螺旋形微生物与胃黏膜不相关。
- ●自身免疫性胃炎
  - ○慢性胃炎局限于胃体及胃底
    - ■淋巴浆细胞性炎症发生于深部黏膜，凹陷上皮细胞相对较少。
  - ○泌酸腺萎缩，由黏液腺代替
    - ■肠上皮化生，胰腺化生，假性幽门腺化生。
  - ○肠嗜铬细胞增生。
  - ○胃窦正常，或伴有化学性胃病，但是表现为G细胞增殖。

参 考 文 献

1. Garza-González E et al: A review of Helicobacter pylori diagnosis, treatment, and methods to detect eradication. World J Gastroenterol. 20(6):1438-1449, 2014
2. Hatakeyama M: Helicobacter pylori CagA and gastric cancer: a paradigm for hit-and-run carcinogenesis. Cell Host Microbe. 15(3):306-16, 2014
3. Jang JY et al: Efficacy of Helicobacter pylori eradication for the prevention of metachronous gastric cancer after endoscopic resection for early gastric cancer. World J Gastroenterol. 20(11):2760-2764, 2014
4. Batts KP et al: Appropriate use of special stains for identifying Helicobacter pylori: recommendations from the Rodger C. Haggitt Gastrointestinal Pathology Society. Am J Surg Pathol. 37(11):e12-22, 2013
5. Nakamura S et al: Helicobacter pylori and gastric mucosaassociated lymphoid tissue lymphoma: recent progress in pathogenesis and management. World J Gastroenterol. 19(45):8181-7, 2013
6. O'Connor A et al: Treatment of Helicobacter pylori infection 2013. Helicobacter. 18 Suppl 1:58-65, 2013
7. Posselt G et al: The functional interplay of Helicobacter pylori factors with gastric epithelial cells induces a multistep process in pathogenesis. Cell Commun Signal. 11:77, 2013
8. Roubaud Baudron C et al: Extragastric diseases and Helicobacter pylori. Helicobacter. 18 Suppl 1:44-51, 2013
9. Brown LM: Helicobacter pylori: epidemiology and routes of transmission. Epidemiol Rev. 22(2):283-97, 2000

四、幽门螺杆菌和海尔曼螺杆菌相关性胃炎

内镜及显微镜下特征

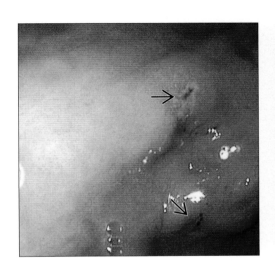
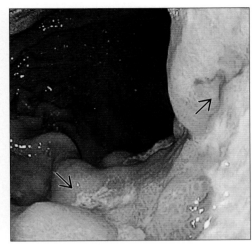

（左）幽门螺杆菌感染好发于胃窦部，如图2个溃疡（黑箭头）出现在主诉腹痛的患者身上，溃疡表现为中心部出血、周围不规则苍白并且有渗出物

（右）胃体和胃底的感染相对少见，通常这样的患者同时有胃窦的感染或者接受了质子泵抑制剂治疗。如图这个全胃炎患者有严重的胃体部糜烂性胃炎（黑箭头）

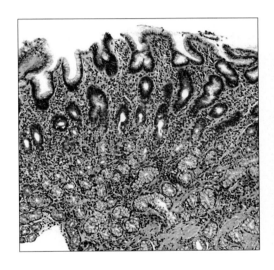
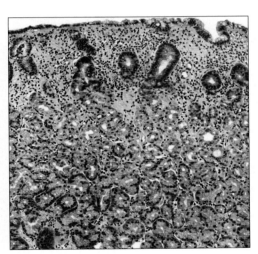

（左）幽门螺杆菌较易造成胃窦部慢性炎症，弥漫性慢性炎症的致密带位于小凹上皮的下方，而深部的黏液腺分布相对较稀疏

（右）胃近端的炎症可能要使用质子泵抑制剂治疗，否则发展为全胃炎。炎症浸润在表面并且与小凹上皮相联系，但泌酸腺较稀疏

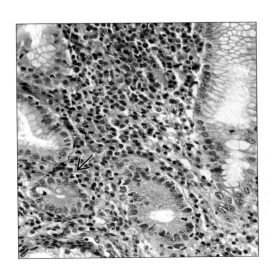
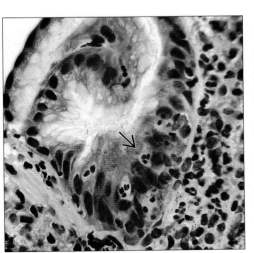

（左）炎症浸润通过胃小凹在黏膜固有层延展，包括混合淋巴细胞的浆细胞和偶然出现的中性粒细胞。上皮内细胞呈现多样性，并且在有些患者中可以有很多，从而产生淋巴细胞性胃炎

（右）很多感染幽门螺杆菌的患者存在慢性活动性胃炎，以中性粒细胞（黑箭头）在慢性炎症的前提下浸润胃小凹上皮（胃小凹脓肿）为标志

四、幽门螺杆菌和海尔曼螺杆菌相关性胃炎

显微镜下特征

（左）幽门螺杆菌在小凹腔和小凹上皮表面很明显，微生物表现为嗜酸性的曲线杆状物（黑箭头）。细菌在所有表现中度至重度的活动性慢性胃炎中事实上都是可见的，所以对应的染色在很大程度上是没有必要的

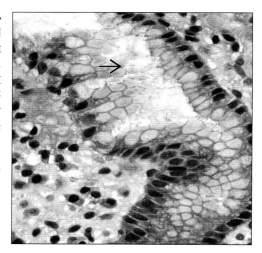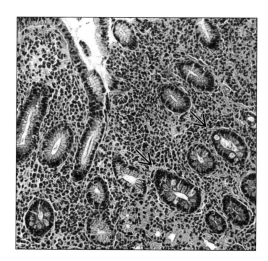

（右）对于一些患者，慢性胃炎可以导致黏膜萎缩，尤其是全胃炎的患者。散在的肠上皮化生的滤泡（黑箭头）取代黏液腺

（左）持续存在的损伤会导致范围更广的黏膜萎缩和广泛的肠上皮化生。萎缩通常包括胃窦和胃体及胃底的多种改变，在肠上皮化生的区域慢性炎症显著减轻，微生物一般较少

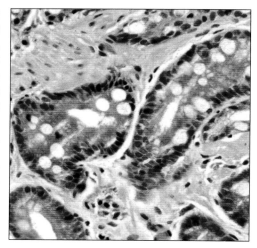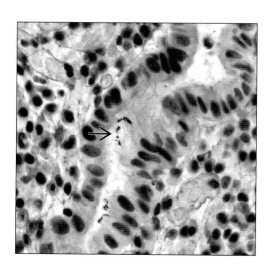

（右）微生物的免疫组化染色清楚地显示胃小凹内一个曲线杆状物（黑箭头）。该方法在无幽门螺杆菌时灵敏度最高

（左）幽门螺杆菌在经过质子泵抑制剂治疗后可能会发生形态学的改变，会造成微生物难以被发现。在此病例中，存在于胃小凹中的小凹细胞表面（黑箭头）出现了球状细菌。黏膜固有层中存在慢性炎症细胞

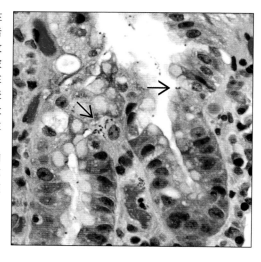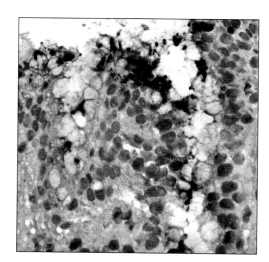

（右）对同一部位的幽门螺杆菌的免疫染色较苏木精和嗜酸染色能显示更多的幽门螺杆菌

四、幽门螺杆菌和海尔曼螺杆菌相关性胃炎

显微镜下特征

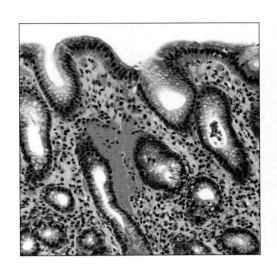

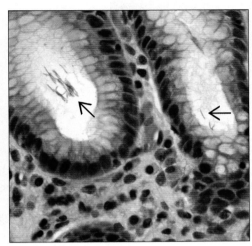

（左）海尔曼螺杆菌通常会造成轻至中度的慢性炎症，也可能会出现的轻微中性粒细胞活动。和幽门螺杆菌类似，海尔曼螺杆菌造成的胃炎一般发生在黏膜浅表的近端

（右）高倍放大镜同一位置能发现浆细胞炎症浸润黏膜固有层，大量的微生物（黑箭头）出现在小凹腔内，它们较幽门螺杆菌体态更长，并有更明显的螺旋外形

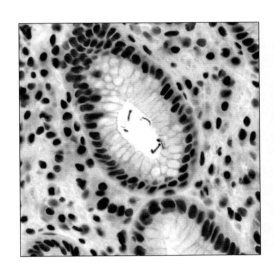

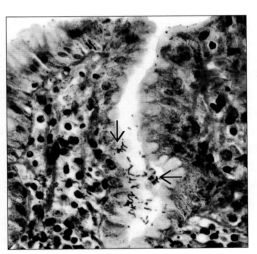

（左）海尔曼螺杆菌显示与幽门螺杆菌抗体免疫组化交叉配型，免疫阳性的曲线杆的长度是幽门螺杆菌的2倍

（右）大量的辅助染色技术可以用于发现幽门螺杆菌，但是当微生物很稀少时，没有一种能比得上免疫组化技术。Warthin-Starry嗜银染色技术能包裹微生物，使它们在金棕色的背景下呈现出黑色的外观（黑箭头）

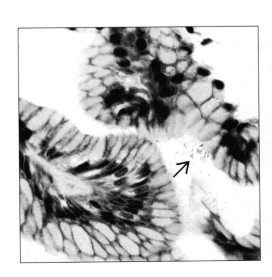

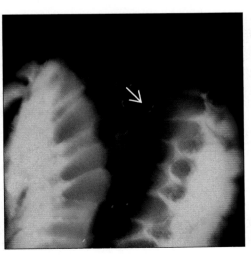

（左）姬姆萨染色是广泛用于发现幽门螺杆菌又比较便宜的组化染色技术。染色的微生物在蓝色的背景下呈现为淡紫色（黑箭头）。当微生物在活检组织中的量较少时，染色并不能提高幽门螺杆菌的发现率

（右）甲基橙染色是一种能取代组化染色的用于发现幽门螺杆菌的一种荧光染料。微生物在小凹上皮表面表现为黄橘色的曲线杆（白箭头）

五、自身免疫性胃炎

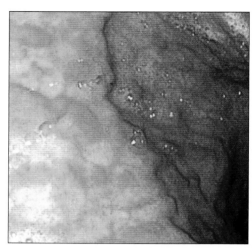

59岁女性因消化不良行内镜检查，发现胃体弥漫性水肿，并伴有胃黏膜皱襞减少，活检提示自身免疫性胃炎

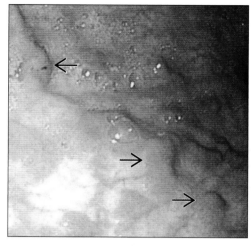

该患者泌酸黏膜存在息肉样凸起，成簇状小息肉在内镜下表现为轻度红斑（黑箭头），活检表现为胃黏膜萎缩基础上的增生性息肉

术　语

定义
● 免疫介导的近端胃损伤

病因和发病机制

自身免疫机制
● 免疫介导的胃腺损伤。
　○ 随着病情进展会出现化生，并增加瘤变的风险。
　○ 大量胃壁细胞损伤会导致胃酸分泌减少，从而促进胃窦的G细胞分泌胃泌素
　　■ 导致高胃泌素血症及胃酸缺乏。
　　■ 高胃泌素血症会进一步导致胃体及胃底的肠嗜铬细胞增生并产生组胺。
　○ 减少的内因子会影响维生素B_{12}在回肠的吸收
　　■ 维生素B_{12}缺乏导致恶性贫血。
　○ 胃蛋白酶原减少反应主细胞的损伤。
● 针对胃壁细胞（H^+/K^+ ATPase）及内因子的自身抗体
　○ 可能是该病的一种生物标志，但不一定是发病机制。
● 与主要组织相容单体HLA-B8及HLA-DR3相关。

幽门螺杆菌的潜在作用
● 感染可能诱发自身免疫性胃炎
　○ 幽门螺杆菌相关的胃炎可能与抗壁细胞抗体有关。
　○ 在部分自身免疫性胃炎患者中发现抗幽门螺杆菌抗体。

临床概要

流行病学
● 发病率
　○ 好发于中年女性。
　○ 白种人与非白种人发病率相当。
　○ 占慢性胃炎的至少10%，但容易误诊。

临床表现
● 临床大部分患者为隐源性发病，尽管部分患者存在非特异性上消化道不适。
● 贫血
　○ 胃酸分泌减少导致缺铁（酸性环境促进铁在十二指肠的吸收）。
　○ 维生素B_{12}缺乏导致恶性贫血（晚期表现）
　　■ 萎缩性自身免疫性胃炎是大部分恶性贫血的原因。
● 慢性维生素B_{12}缺乏
　○ 亚急性脊髓背外侧变性
　　■ 共济失调、无力、痴呆、大小便失禁。
　　■ 可能会在恶性贫血出现前数十年发生。
● 相关疾病
　○ 自身免疫性甲状腺疾病。
　○ 1型糖尿病。
　○ 白斑病。

实验室检查
● 抗壁细胞抗体。
● 抗内因子抗体。
● 诊断维生素B_{12}缺乏的希林试验。
● 高血清胃泌素水平。
● 低血清胃蛋白酶原。
● 维生素B_{12}缺乏。
● 巨幼细胞性贫血。

病程发展
● 胃体及胃底黏膜彻底萎缩。
● 多发内分泌肿瘤（1型类癌）反映肠嗜铬细胞增生
　○ 发生率至少为10%。
　○ 占胃内分泌肿瘤的70%～80%。
● 形成多发增生性息肉。
● 增加异型增生及侵袭性腺癌的风险
　○ 约5%的患者出现异型增生。
　○ 终身胃腺癌风险较低（1%～3%），但为普通人群的

五、自身免疫性胃炎

关键点

病因
- 免疫介导的泌酸腺损伤。
- 抗壁细胞及内因子抗体。

临床概要
- 中年女性好发。
- 铁缺乏及恶性贫血。
- 维生素 B_{12} 缺乏相关神经症状。

内镜表现
- 早期内镜表现不明显。
- 胃体及胃底黏膜萎缩
  - 通过薄层黏膜可见血管。
- 30% 的患者存在息肉或肿瘤。
- 图像增强技术有助于发现轻微病变。

组织病理学表现
- 以淋巴浆细胞浸润深部黏膜为特点的慢性胃炎。
- 薄层黏膜中泌酸腺萎缩。
- 深部腺体肠嗜铬细胞增殖。
- 深部腺体及表面上皮化生改变。
- 胃增生性息肉。
- 泌酸腺息肉。
- 内分泌肿瘤。
- 幽门腺腺瘤。
- 息肉状或扁平状腺体异型增生。
- 可能会出现癌及淋巴瘤。

主要鉴别诊断
- 幽门螺杆菌相关性慢性胃炎

---

2 倍。
- 略有增加淋巴瘤的风险
  - 约有 1% 的患者发生。
  - 通常为 B 细胞淋巴瘤。
- 增加食管鳞状细胞癌的风险。

治疗
- 对于自身免疫性胃炎，尚无特殊治疗。
- 补充维生素 B_{12} 缓解贫血及维生素 B_{12} 缺乏症状。
- 内分泌肿瘤
  - 对于治疗和随访尚无指南。
  - 肿瘤多表现为增生性结节，而且大部分为惰性肿瘤
    - 对于病灶较少，且容易辨认的肿瘤患者，可行胃镜治疗。
  - 胃窦切除术为最佳治疗方法
    - 解除胃泌素对肠嗜铬细胞增殖的刺激。
    - 可使血清胃泌素水平恢复正常，并导致肿瘤消退。
- 胃息肉样增生
  - 内镜完整切除。
- 胃腺癌
  - 手术切除，通常为胃切除术。
  - 适当的辅助治疗。
- 随访建议
  - 尚无指南推荐
    - 前瞻性监测研究提示癌变率较低。
  - 胃窦、胃体及胃切迹活检图像
    - 共焦显微镜可鉴别肠上皮化生及异型增生。
  - 最佳随访间隔尚不确定
    - 若已出现广泛的肠上皮化生、异型增生或肿瘤，可能需每年进行监测。

预后
- 补充维生素 B_{12} 可防治贫血及神经系统症状
  - 若临床出现恶性贫血，则预后往往较差

- 与不可逆的神经损伤及短期内死亡有关。
- 内分泌肿瘤很少会出现侵袭。
- 异型增生可通过手术切除。
- 癌的表现与分期有关。

内镜表现

一般特征
- 早期表现内镜下可能难以发现。
- 疾病分期
  - 胃底及胃体萎缩变薄，伴胃皱襞减少
    - 胃窦未受累。
  - 黏膜下血管清晰可见
- 30% 的患者可发生息肉或肿瘤
  - 大部分为萎缩基础上的增生性息肉
    - 无蒂小（＜2cm）结节。
    - 通常为多发。
  - 内分泌肿瘤
    - 通常为胃体及胃底多发黏膜结节或息肉。
    - 通常较小（直径＜2cm）。
  - 息肉状异型增生病变。
  - 幽门腺腺瘤。
  - 胃肿瘤可以为息肉性或溃疡型。
  - 内镜检查不能可靠确定息肉类型
    - 较小病灶应在内镜下切除。
    - 所有异常黏膜均应取样。
  - 图像增强技术有助于发现轻微异常。

组织病理学表现

组织学特征
- 早期
  - 特征为黏膜深层淋巴细胞浸润
    - 与泌酸腺紧密相关，但上皮细胞不受累。

五、自身免疫性胃炎

- ■ 上皮内炎症细胞主要为淋巴细胞。
- ○ 在固有层中可发现中性粒细胞，但数量较少。
- ○ 嗜酸性粒细胞可明显增多。
- ● 过渡期
  - ○ 大量浆细胞浸润。
  - ○ 化生改变表现为泌酸腺减少
    - ■ 假性幽门腺化生，类似远端胃腺。
    - ■ 完全或不完全肠上皮化生。
    - ■ 胰腺腺泡化生。
  - ○ 泌酸腺萎缩伴黏膜变薄。
  - ○ 由于高胃泌素血症，导致胃腺中肠嗜铬细胞线样或结节状增生。
  - ○ 胃窦黏膜表现为G细胞（产生胃泌素的内分泌细胞）增生
    - ■ 通常是无炎症的，但可出现化学性胃病的特征。
- ● 晚期
  - ○ 泌酸腺明显减少，类似胃窦黏膜。
  - ○ 轻微炎症反应。
  - ○ 腺体深部及表面上皮细胞明显化生改变。
  - ○ 小凹细胞增生。
- ● 相关疾病
  - ○ 胃增生性息肉
    - ■ 多发，反应性的，伴明显的小凹细胞增生。
    - ■ 囊性扩张的黏液腺有时呈锯齿状分布在发炎的固有层中。
  - ○ 泌酸假息肉
    - ■ 保留相对正常的泌酸黏膜岛群。
    - ■ 背景黏膜萎缩。
  - ○ 内分泌肿瘤
    - ■ 肠嗜铬细胞实质性增生。
    - ■ 巢状或小梁状内分泌细胞，呈淡染、圆核，以及嗜双性胞质。
    - ■ 低增殖率（通常 Ki-67 标记 < 1%）。
  - ○ 幽门腺腺瘤
    - ■ 可在1%的患者中检测到。
    - ■ 据报道 > 30% 的病变是在自身免疫性胃炎的基础上发生的。
    - ■ 含有中性黏蛋白的腺小叶紧密排列。
    - ■ 可表现为常规的异型增生或肿瘤病灶。
  - ○ 息肉状或扁平的腺体异型增生
    - ■ 通常为多发病灶。
    - ■ 腺体排列拥挤，结构错综复杂。
    - ■ 异型增生可为低级别或高级别，且通常为肠型。
  - ○ 胃腺癌
    - ■ 腺癌往往分化程度较低，或呈印戒样。
  - ○ 胃淋巴瘤
    - ■ MALT型低级别B细胞淋巴瘤。
    - ■ 高级别弥漫大B细胞淋巴瘤。

鉴别诊断

内镜鉴别诊断

- ● 幽门螺杆菌相关的萎缩性胃炎（多发性萎缩性胃炎）
  - ○ 胃窦部萎缩明显，而近端胃组织受累较少。
  - ○ 血胃泌素水平正常。
  - ○ 壁细胞及内因子抗体缺乏。
  - ○ 幽门螺杆菌阳性。

组织学鉴别诊断

- ● 幽门螺杆菌相关性慢性胃炎
  - ○ 胃窦和胃角切迹好发
    - ■ 受累泌酸黏膜可呈多灶或弥漫性分布，但需同时具备胃窦部黏膜受损。
  - ○ 表面黏膜主要以淋巴浆细胞浸润为主，直接分布于小凹上皮下层。
  - ○ 凹陷处及表面中性粒细胞浸润性炎症，泌酸腺未受累。
  - ○ 嗜酸性粒细胞不明显。
  - ○ 活动性炎症合并溃疡。
  - ○ 化生通常为肠型，胰腺化生相对少见。

参 考 文 献

1. Park JY et al: Review of autoimmune metaplastic atrophic gastritis. Gastrointest Endosc. 77(2):284-92, 2013
2. Shin WG et al: Surveillance strategy of atrophic gastritis and intestinal metaplasia in a country with a high prevalence of gastric cancer. Dig Dis Sci. 57(3):746-52, 2012
3. Vannella L et al: Risk for gastric neoplasias in patients with chronic atrophic gastritis: a critical reappraisal. World J Gastroenterol. 18(12):1279-85, 2012
4. Islami F et al: Gastric atrophy and risk of oesophageal cancer and gastric cardia adenocarcinoma--a systematic review and meta-analysis. Ann Oncol. 22(4):754-60, 2011
5. Park JY et al: Gastric lesions in patients with autoimmune metaplastic atrophic gastritis (AMAG) in a tertiary care setting. Am J Surg Pathol. 34(11):1591-8, 2010
6. Chen ZM et al: Pyloric gland adenoma: an entity distinct from gastric foveolar type adenoma. Am J Surg Pathol. 33(2):186-93, 2009

五、自身免疫性胃炎

内镜下特征

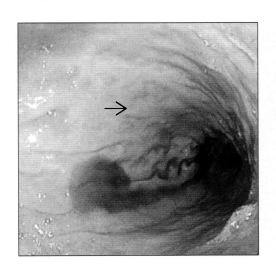

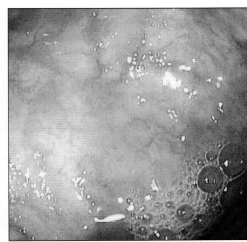

（左）64岁女性进行胃镜检查以评估吞咽困难。发现Schatzki环及胃炎。胃体的黏膜皱襞减少及轻微水肿（黑箭头）。少量胆汁存在

（右）从另一个角度检查，黏膜变薄，皱襞消失，活检显示泌酸腺完全缺失，与自身免疫性胃炎一致

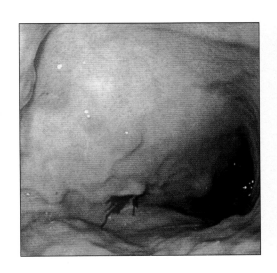

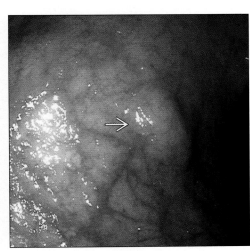

（左）自身免疫性胃炎的患者在胃体可见光滑、红肿结节。这些被切除的息肉证实是正常出现的泌酸黏膜结节（泌酸假息肉）

（右）自身免疫性胃炎患者的胃体黏膜萎缩，黏膜下血管可见。可见5mm无蒂的淡黄色息肉（白箭头）。活检显示肠嗜铬细胞增生（1型类癌）

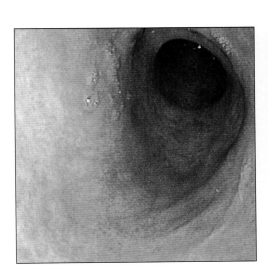

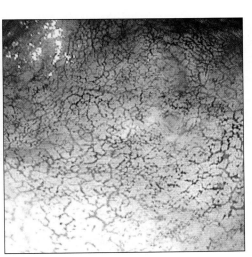

（左）66岁女性行上消化道内镜以评估维生素B$_{12}$缺乏。胃体黏膜平滑伴有红斑，皱襞消失。活检证实自身免疫性胃炎

（右）图像增强技术可以提高在自身免疫性胃炎及其他慢性炎症性疾病的微小异常黏膜病变的检测水平。染色内镜突出了正常黏膜凹陷形态

五、自身免疫性胃炎

显微镜下特征

（左）自身免疫性胃炎活检显示，在肠上皮化生之前，幽门腺体取代泌酸腺。在深层黏膜（空心箭头）可见慢性炎症，未累及小凹性上皮，类似于胃窦表现

（右）由淋巴细胞、浆细胞、嗜酸性细胞炎症浸润。上皮内淋巴细胞损伤泌酸腺体（空心箭头）

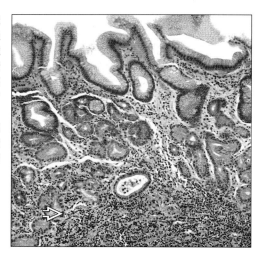
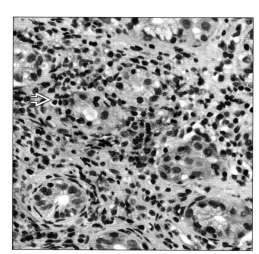

（左）在活检中，免疫染色帮助鉴别萎缩黏膜。胃内分泌细胞产生组胺，而胃远端的内分泌细胞分泌胃泌素。在活检中，胃泌素免疫组化阴性，表明活检非来源于胃窦

（右）嗜铬染色（同一病例）表现为线形及结节性内分泌细胞增生。以上证实活检在胃体，并确立了自身免疫性胃炎的诊断

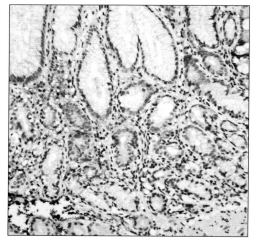
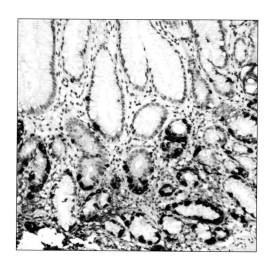

（左）采用常规的免疫组化，在自身免疫性胃炎患者胃窦部活检通常是正常的。即使有，也是胃窦的轻微炎症，虽然黏膜表面有轻微化学损伤

（右）胃泌素的免疫组化表现为胃窦部的G细胞的增生，这是对慢性胃酸减少的反应。自身免疫性胃炎患者血清胃泌素的水平略有升高

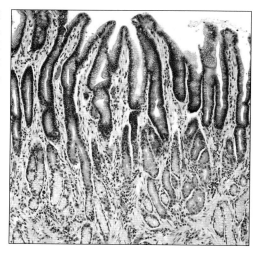
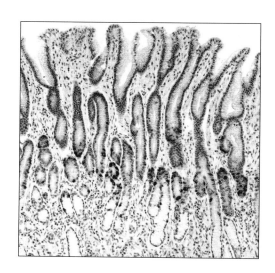

五、自身免疫性胃炎

显微镜下特征及鉴别诊断

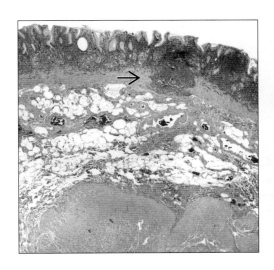

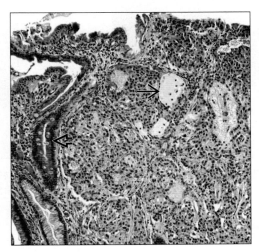

（左）自身免疫性胃炎终末期表现为伴有泌酸腺消失的萎缩性薄黏膜，淋巴聚集（黑箭头）持续存在可能有助于诊断

（右）肠嗜铬细胞在胃底及胃体形成增生性结节，反映存在高胃泌素血症，病变由伴有低分化细胞及黏液样变性区域（黑箭头）的内分泌细胞巢组成。可见肠上皮化生（空心箭头）

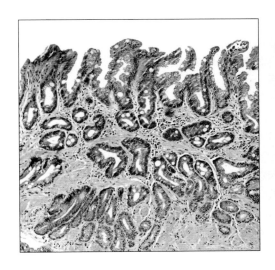

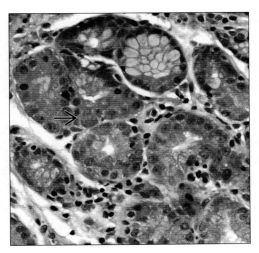

（左）泌酸腺的萎缩伴有炎症减少，活检提示在黏膜深层，广泛的肠上皮化生与包含腺体的中性黏蛋白聚集相关，这代表假幽门腺化生

（右）胰腺上皮化生是自身免疫性胃炎的特征，但是在其他形式的慢性胃炎中不常见。腺体的小叶被有浓密嗜酸性颗粒的极化细胞衬托（黑箭头）

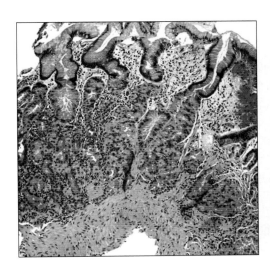

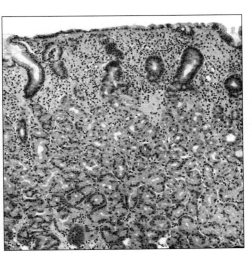

（左）自身免疫性胃炎的炎症细胞浸润在深层黏膜，包绕着泌酸腺。而固有层表面未受累

（右）自身免疫性胃炎的鉴别诊断包括幽门螺杆菌感染。与前者相比较，幽门螺杆菌在黏膜表面引起带状淋巴浆细胞炎症浸润，与黏液上皮细胞联系紧密。泌酸腺完全是正常的

六、淋巴细胞性胃炎

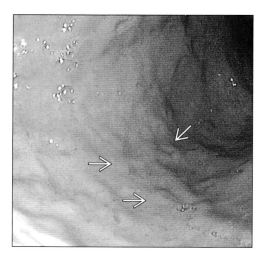

56岁女性在PET检查发现异常后，进行了上消化道内镜检查。发现在胃窦不明确的结节性胃炎（白箭头）。活检提示淋巴细胞性胃炎

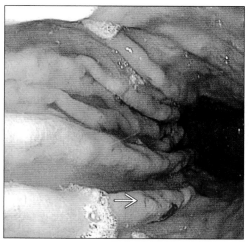

这位患者在胃体及胃底发现异常。黏膜皱襞变薄和糜烂（白箭头）。综合以上特征，痘疹状胃炎可能性大

术　语

定义

- 以上皮内淋巴细胞增加为特征的慢性胃炎（每100个小凹上皮细胞中≥25个淋巴细胞）。

病因和发病机制

感染因素

- 20%的病例存在幽门螺杆菌感染
  - 4%～10%感染患者有淋巴细胞性胃炎损伤。
- HIV感染。

免疫调节性疾病

- 40%的病例与乳糜泻相关
  - 10%～45%患者谷蛋白过敏也存在淋巴细胞性胃炎。
  - 60%～100%淋巴细胞性胃炎的儿童患者存在乳糜泻。
- 炎性肠病（克罗恩病）。
- 4%的患者存在淋巴细胞性结肠炎。
- 常见各种免疫缺陷。

肿瘤的边缘

- 淋巴瘤。
- 癌。

药物

- 报道与噻氯匹定相关。

未知

- 20%的病例没有发现存在相关联系。

临床概要

流行病学

- 发生率
  - 胃炎患者的黏膜活检检出率＜5%。
- 年龄
  - 好发于成年人（平均年龄60岁）。
  - 患病儿童对谷蛋白敏感。
- 性别
  - 男性和女性发病率相同。

表现

- 缺铁性贫血。
- 4%～30%存在痘疹状胃炎
  - 蛋白丢失性肠病。
  - 体重减轻及厌食症。
  - 低蛋白血症和外周水肿。
- 儿科患者
  - 腹泻。
  - 呕吐。
  - 发育迟缓。

治疗

- 治疗相关疾病
  - 去谷蛋白饮食。
  - 根除幽门螺杆菌。

预后

- 部分病例可自愈。
- 如果潜在的病因得到治疗，临床症状可以得到改善。

内镜表现

一般特征

- 约50%的患者表现正常。
- 痘疹状胃炎（30%的患者）
  - 黏膜结节。
  - 糜烂。
- 红斑。
- 胃黏膜巨大肥厚症（Ménétrier病）
  - 在20%患者中报道。

组织病理学表现

组织学特征

- 不是一个独立的实体，但是可见不同疾病的损伤的模式

六、淋巴细胞性胃炎

关键点

病因
- 20%的病例存在幽门螺杆菌感染。
- 40%的病例与乳糜泻相关。
- 炎症性肠病（克罗恩病）。
- 4%的患者存在淋巴细胞性结肠炎。
- 20%的病例未明确相关联系。

临床概要
- 症状和体征：缺铁性贫血，蛋白消耗，食欲减退，体重减轻，疼痛。

- 治疗：停止进食谷蛋白，根除幽门螺杆菌。

内镜表现
- 约50%的患者为正常表现。
- 痘疹状胃炎（30%的患者）。
- 胃黏膜巨大肥厚症。

组织病理学表现
- 伴有固有层富单核细胞炎症的上皮内淋巴细胞增多。
- 80%的病例发生于胃底。

- 上皮内淋巴细胞增多，通常每100个上皮细胞包含超过60个的淋巴细胞
  - 成熟的、圆的、小的非异型淋巴细胞。
  - 多数情况下，淋巴细胞周围有光晕。
  - 淋巴细胞聚集异型（淋巴上皮病）。
  - 在表面上皮浸润更加明显。
- 固有层中富含单核细胞炎症增加。
- 在幽门螺杆菌相关胃炎中中性粒细胞更常见。
- 发病部位
  - 炎症通常在胃底（约80%病例）。
  - 胃窦主导型在患儿及乳糜泻患者更常见。
  - 痘疹状胃炎通常为胃体主导型疾病。
- 上皮细胞改变
  - 胃小凹增生相关。
  - 小凹性上皮的黏液减少。

辅助检查

免疫组化
- 乳糜泻
  - CD3$^+$ T细胞共表达CD8。
- 与乳糜泻无关的疾病

- 颗粒酶B细胞毒性/抑制性
  - CD8和T细胞内抗原（TIA1）。

鉴别诊断

内镜鉴别诊断
- 慢性胃炎。
- 胃黏膜巨大肥厚症。

组织学鉴别诊断
- 其他原因的慢性胃炎，尤其幽门螺杆菌胃炎。
- 胃淋巴瘤。
  - 非典型性淋巴细胞浸润。
  - 大多数胃恶性淋巴瘤由B细胞组成，而不是T细胞，T细胞为淋巴细胞性胃炎的典型表现。

参考文献

1. Vakiani E et al: Lymphocytic gastritis: clinicopathologic features, etiologic associations, and pathogenesis. Pathol Cas Rev. 13(5):167-71, 2008
2. Alsaigh N et al: Gastric and esophageal intraepithelial lymphocytes in pediatric celiac disease. Am J Surg Pathol. 20(7):865-70, 1996

病例图像展示

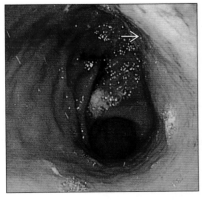 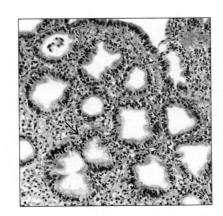 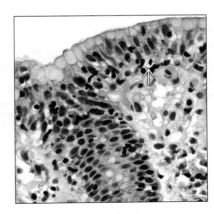

（左）伴有恶心、呕吐的88岁女性发现有斑片状结节，伴有胃体及胃窦的红斑（白箭头）。活检证实为淋巴细胞性胃炎

（中）上皮内淋巴细胞均匀散布于胃小凹和表皮的上皮细胞（黑箭头）。固有层中有单核细胞增加

（右）上皮内淋巴细胞数量多（＞60个/100个上皮细胞）并包绕假晕（白箭头）

七、胶原性胃炎

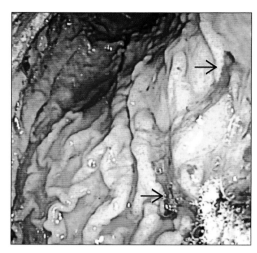
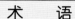

12岁女性被评估为腹痛及中度贫血，胃体黏膜表现为轻微结节及弥散性出血（黑箭头），活检提示胶原性胃炎

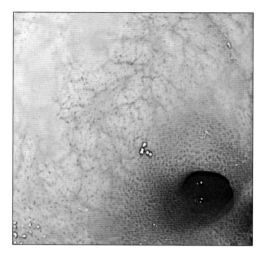

此患者在缺铁性贫血后发现存在胶原性胃炎，胃窦显示弥漫性红斑，伴有明显的血管纹理，黏膜较脆

术　语

定义
- 以胃上皮小凹下密集的胶原带为特征的慢性胃炎。

病因和发病机制

病因不明
- 潜在的疾病诱因
  - 药物（非甾体抗炎药）。
  - 感染。
  - 怀疑与其他免疫介导疾病相关
    - 淋巴细胞性结肠炎。
    - 胶原性结肠炎。
    - 乳糜泻。
    - 胶原性口炎性腹泻。
    - 特发性炎症性肠病。
    - 自身免疫性（桥本）甲状腺炎。
    - 多肌炎。

胶原沉积原理
- 慢性炎症交替发作及在免疫介导损伤过程中的修复或毒素或感染所致。
- 异常腺周的成纤维细胞胶原蛋白沉积。

临床概要

流行病学
- 双峰分布
  - 只发生于患有胃病的儿童及青壮年
    - 男性、女性发病率相当。
  - 老年人多伴有胶原性结肠炎
    - 通常多发于女性。

临床表现
- 多发于儿童及青壮年
  - 严重的缺铁性贫血
    - 推测可能由于质脆的胃黏膜出血。
  - 腹痛。
  - 缺乏相关的免疫介导疾病。
- 老年人多伴有胶原性结肠炎
  - 慢性腹泻。
  - 腹痛。
  - 体重减轻。

治疗
- 儿童及青壮年
  - 补铁治疗缺铁性贫血。
  - 皮质类固醇激素，氨基水杨酸，防过敏饮食。
  - 抑酸。
- 伴有胶原性结肠炎的老年人
  - 氨基水杨酸，柳氮磺吡啶，布地奈德，强的松。
  - 停用非甾体抗炎药。
  - 去谷蛋白饮食（如果与乳糜泻相关）。
  - 抑酸。

预后
- 令人失望的是，大多数患者需要医疗干预，但结果不尽相同。
- 极少数病例，胶原性胃炎可自愈。

内镜表现

儿童及青壮年
- 疾病大多累及胃底。
- 结节状黏膜红斑。
- 黏膜质脆及炎症。

老年人
- 累及胃窦及胃底。
- 可表现为正常或轻度红斑。
- 溃疡，黏膜萎缩。

组织病理学表现

组织学特征
- 上皮下胶原沉积

七、胶原性胃炎

关键点

临床概要
- 双峰分布
  - 仅有儿童及青壮年伴随的胃部疾病：严重的缺铁性贫血，腹痛。
  - 老年人多伴有胶原性结肠炎：慢性腹泻，腹痛，体重减轻。
- 治疗
  - 氨基水杨酸，柳氮磺吡啶，布地奈德，泼尼松。
  - 停用非甾体抗炎药。
  - 抑酸。

内镜表现
- 结节，黏膜质脆，溃疡。

组织病理学表现
- 上皮下胶原沉积。
- 上皮内淋巴细胞及嗜酸性粒细胞浸润。
- 浅表固有层慢性炎症，伴浆细胞增加。

- 厚度在 10 ~ 25μm。
- 胶原蛋白和固有层交界处不规则。
- 包含炎症细胞和毛细血管。
- 上皮内淋巴细胞及嗜酸性粒细胞浸润。
- 浅表固有层慢性炎症，浆细胞增加。

辅助检查

组织化学
- 三色法
  - 提示1型胶原在小凹上皮下沉积。

鉴别诊断

内镜鉴别诊断
- 正常胃。
- 慢性胃炎
  - 幽门螺杆菌相关性胃炎。
  - 自身免疫性胃炎。

组织学鉴别诊断
- 幽门螺杆菌相关性胃炎
  - 胶原性胃炎沉积可能为斑片状。
  - 上皮内淋巴细胞增多并不是幽门螺杆菌感染显著的特点。
- 自身免疫性胃炎
  - 突出表现在炎症在上皮深部浸润。
  - 相关腺体损伤。
- 硬皮病
  - 可能引起黏膜纤维化，但通常不限于上皮下。
  - 胃部疾病通常伴有胃肠道其他部位的损伤。
- 淀粉样变性
  - 淀粉样蛋白沉积物明显沿血管分布。
- 固有层而不是浅表位置弥漫性受累。

参考文献

1. Hijaz NM et al: Clinical outcome of pediatric collagenous gastritis: case series and review of literature. World J Gastroenterol. 19(9):1478-84, 2013
2. Gopal P et al: The collagenous gastroenteritides: similarities and differences. Arch Pathol Lab Med. 134(10):1485-9, 2010
3. Leung ST et al: Collagenous gastritis: histopathologic features and association with other gastrointestinal diseases. Am J Surg Pathol. 33(5):788-98, 2009

病例图像展示

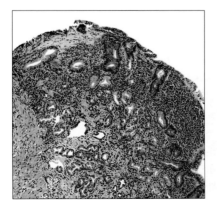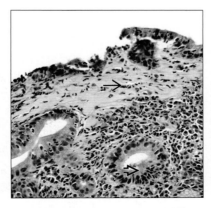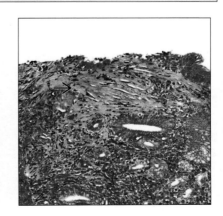

（左）胶原性胃炎是慢性胃炎伴随大量炎症细胞浸润黏膜浅层但很少累及深层腺体

（中）高倍镜下同一病例显示上皮下胶原密集带包含混合的炎症细胞群（黑箭头），以及残留的血管，同时显示上皮内淋巴细胞增多（空心箭头）

（右）对同一病例进行三色法染色，证实了上皮下纤维化的存在（黑箭头）

第六节　肥厚性胃病 ｜ 一、低蛋白血症性肥厚性胃病

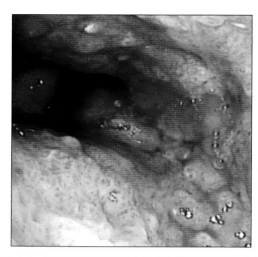

Ménétrier病患者存在异常增大的息肉状胃皱襞呈结节状，与浅表性息肉相似（From DP：Gastrointestinal）

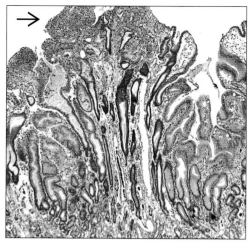

肥厚的皱襞反映了被标记黏膜的扩张的小凹被拉长，可见扭曲的小凹及囊性扩张的黏液腺。此图也显示了浅表糜烂（黑箭头）

术　语

同义词

● Ménétrier病（胃黏膜巨大肥厚症）。

定义

● 蛋白丢失性肥厚性胃病的特点是异常肥厚的黏膜皱襞，胃酸产生减少，吸收障碍及低蛋白血症。

病因和发病机制

假设机制

● 黏膜内稳态异常。
● 与过量生成的转化生长因子α（TGF-α）相关，其抑制胃酸分泌并增加黏蛋白的产生。

罕见的家族性案例

● 常染色体显性遗传。
● 散发病例内镜检查和病理分析不易区分，但是TGF-α异常缺乏。

临床概要

流行病学

● 年龄
　○ 典型特征为成年起病。
　○ 儿童病例多为自限性。
● 性别
　○ 男性居多。

临床表现

● 成年人
　○ 起病隐匿及晚期临床表现
　　■ 腹痛，早饱，体重减轻。
　　■ 吸收不良性腹泻。
　　■ 全身性水肿。
　　■ 低蛋白血症。
● 儿童

　○ 常伴随上呼吸道感染。
　○ 与巨细胞病毒感染、食物过敏症和自身免疫疾病相关。
　○ 应用前列腺素维持治疗新生儿动脉导管未闭与先天性心脏病，可诱发本病。

实验室检查

● 低蛋白血症。
● 低白蛋白血症。
● 胃酸减少。
● 贫血。
● 常见外周血嗜酸性粒细胞增多。

治疗

● 手术治疗
　○ 胃切除适用于蛋白大量丢失且对饮食调节和药物治疗无效的患者。
● 药物治疗
　○ 西妥昔单抗阻断TGF-α激活表皮生长因子受体。
　○ 抗胆碱能药物减少蛋白质流失。
● 饮食调节
　○ 高蛋白饮食，以补充蛋白丢失。

预后

● 与控制蛋白丢失的能力直接相关。
● 胃癌和腺上皮异型增生的风险增加。

内镜表现

一般特征

● 大量增大、水肿的黏膜皱襞
　○ 成年人典型分布于胃窦部。
　○ 局限性或弥漫性。
● 黏液分泌增多。
● 频发溃疡。
● 发病初期表现为多发增生性息肉。

一、低蛋白血症性肥厚性胃病

关键点

术语
- 蛋白丢失性肥厚性胃病的特点是异常肥厚的黏膜皱襞，胃酸产生减少，吸收障碍及低蛋白血症。

病因
- 与过量生成的转化生长因子α（TGF-α）相关，其抑制胃酸分泌并增加黏蛋白的产生。

临床概要
- 临床症状及实验室检查
  - 腹痛。
  - 早饱。
  - 体重减轻。
  - 低蛋白血症及低白蛋白血症。
- 治疗

- 西妥昔单抗阻断TGF-α激活表皮生长因子受体。
- 胃切除适用于蛋白大量丢失且对饮食调节和药物治疗无效的患者。

内镜表现
- 大量增大、水肿的黏膜皱襞，通常出现在胃窦部。
- 水肿，黏液分泌增多。

组织病理学表现
- 显著的小凹增生。
- 某些病例中，扭曲的囊性扩张的腺体延伸到黏膜下层。
- 壁细胞和主细胞正常或减少。
- 黏膜水肿。
- 活检标本显示类似增生性息肉。

组织病理学表现

组织学特征
- 弥漫性病变
  - 显著的小凹增生
    - 小凹腺体弯曲，外观类似开瓶器并延伸至黏膜下层。
    - 腺体囊性扩张。
    - 拉长的、扭曲的胃小凹。
  - 主细胞和泌酸的壁细胞萎缩。
  - 黏膜肌层增生肥大。
  - 黏膜水肿。
  - 在某些病例中存在不同程度的炎症伴淋巴细胞浸润。
  - 病程较长的病例中可能观察到肠上皮化生及肉芽肿。
- 疾病早期显示在病变较轻的黏膜的背景下出现多发的增生样息肉
  - 水肿的息肉包含迂曲、扩张的腺体。

鉴别诊断

内镜鉴别诊断
- 卓-艾综合征
  - 非低蛋白血症性的高胃泌素血症。
  - 十二指肠溃疡，通常为多发性。
  - 部分患者存在潜在的多发性内分泌腺瘤1型（MEN1）综合征。
- 浸润性恶性肿瘤（印戒细胞癌或淋巴瘤）。
- 其他类型的肥厚性胃病
  - 罕见疾病。
  - 患者可能存在或不存在蛋白丢失，产酸量增加。
- 增生性息肉病
  - 典型病例累及胃窦，而不是胃体或胃底。
- Cronkhite-Canada综合征
  - 与肠息肉，皮肤病变相关。
- 幼年性息肉病
  - 年轻患者出现的肠息肉病。

组织学鉴别诊断
- 卓-艾综合征
  - 相对正常的泌酸腺增生及小凹上皮。
  - 胃体和胃底内分泌细胞增生。
- 其他类型的肥厚性胃病
  - 泌酸腺及小凹上皮不同程度的增生。
- 增生性息肉病
  - 可能很难通过活检鉴别。
  - 需要与内镜及临床相结合。
- 深在性囊性胃炎
  - 胃窦部小凹增生不明显。
  - 一些胃窦切除的患者中可出现局部化学性胃病。
- 幼年性息肉病
  - 息肉中包含排列杂乱无章、囊性扩张的腺体，这些腺体嵌入发生炎症的固有层中。
  - 扭曲的小凹和隐窝不显著

参考文献

1. Strisciuglio C et al: Autosomal dominant Ménétrier-like disease. J Pediatr Gastroenterol Nutr. 55(6):717-20, 2012
2. Gleeson FC et al: Endoscopic ultrasound and endoscopic mucosal resection features of a non-protein losing form of Ménétrier's disease. Clin Gastroenterol Hepatol. 6(5):e24-5, 2008
3. Megged O et al: Cytomegalovirus-associated protein-losing gastropathy in childhood. Eur J Pediatr. 167(11):1217-20, 2008
4. Sisson G et al: Ménétrier's disease. Gut. 56(1):156, 2007
5. Settle SH et al: Chronic treatment of Ménétrier's disease with Erbitux: clinical efficacy and insight into pathophysiology. Clin Gastroenterol Hepatol. 3(7):654-9, 2005
6. Ibarrola C et al: An unusual expression of hyperplastic gastropathy (Menetrier type) in twins. Eur J Gastroenterol Hepatol. 15(4):441-5, 2003
7. Beneck D: Hypertrophic gastropathy in a newborn: a case report and review of the literature. Pediatr Pathol. 14(2):213-21, 1994

一、低蛋白血症性肥厚性胃病

大体特征及显微镜下特征

（左）Ménétrier病患者的黏膜皱襞肥厚及黏液分泌量增加。尽管治疗方法越来越多，但患者为了避免严重的蛋白丢失多行胃切除术。此病例胃切除术的标本显示增厚的皱襞充满水肿和硬结。胃窦未被累及

（右）肥厚的皱襞呈结节状外观伴有红斑及点状出血

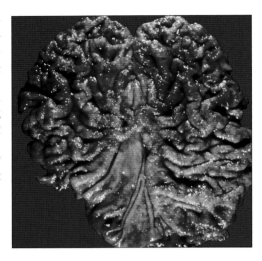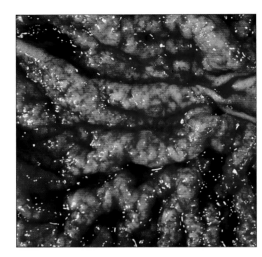

（左）Ménétrier病患者的胃壁横断面显示明显的黏膜增厚。固有肌层（白箭头）的厚度是正常的。然而胃黏膜呈息肉样外观。黏膜上水肿的隆起由于丰富的黏液分泌呈闪闪发光的外观

（右）此病例中，泌酸间隔轻度萎缩，大多数的黏膜厚度明显反映出小凹腺体的伸长和增生

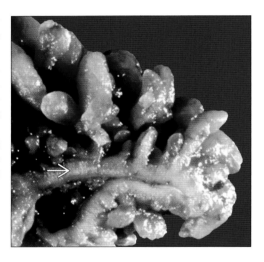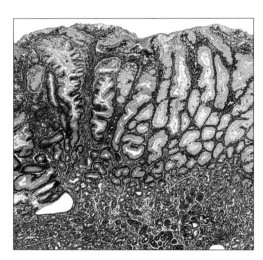

（左）黏膜的增厚反映了拉长的、扭曲的小凹腺体和扩张的黏液腺（黑箭头），需要注意的是在黏膜底部出现了少量萎缩的泌酸腺。固有层中少量炎性淋巴细胞浸润

（右）Ménétrier病患者通常显示显著的黏膜水肿。在此病例中，增生的小凹腺体嵌在包含不规则扩张毛细血管和小静脉（黑箭头）的水肿的固有层中

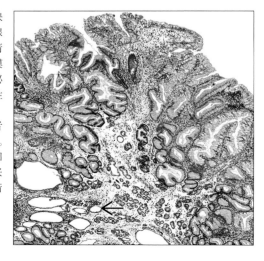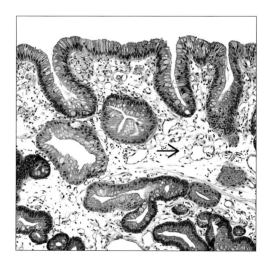

一、低蛋白血症性肥厚性胃病

息肉及肿块

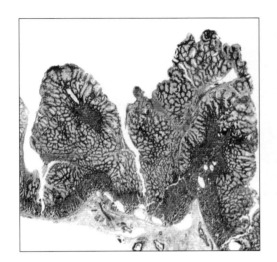

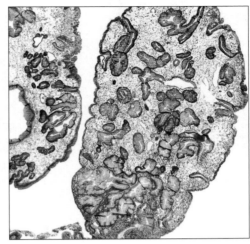

（左）Ménétrier病患者的胃外观类似多发性息肉，与胃增生性/再生性息肉相似。此病例中增生的黏液腺在胃中呈线状排列

（右）另一例患者的特征是息肉状小凹增生，与显著水肿的固有层相关。这些特征不能与小活检样本中散发的增生性息肉区分

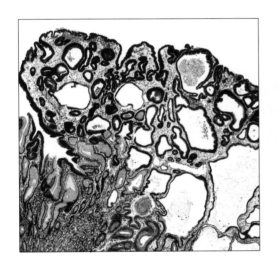

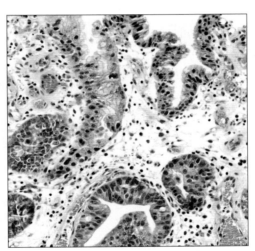

（左）Ménétrier病不属于胃炎的一种类型，然而这种慢性疾病经常引起慢性炎症并且增加发展为异型增生及肿瘤的风险。此患者存在30年Ménétrier病的病史，发现患有息肉状异型增生。黏膜包含低级别异型增生的腺上皮及扩张的腺体

（右）另一例患者显示更严重的异型增生，细胞极性消失及细胞核深染

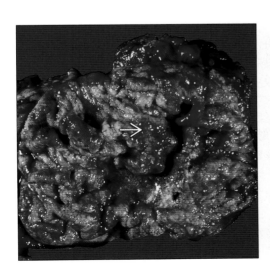

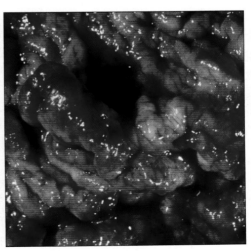

（左）该患者存在Ménétrier病史，主诉为早饱及体重减轻。在其胃体发现一个较大且有溃疡的肿瘤，并进行了全胃切除术。切除标本显示Ménétrier病典型的肥厚性皱襞及大面积溃疡（白箭头）

（右）仔细观察这一区域发现增厚、僵硬的皱襞与肿块相关，这证明是浸润较深的腺癌

二、Zollinger-Ellison 综合征（卓-艾综合征）

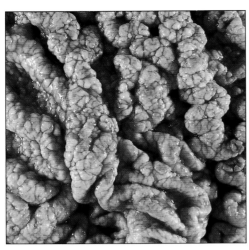

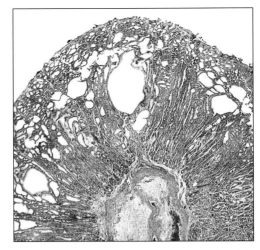

卓-艾综合征具有特征性的高胃泌素血症，胃黏膜层增厚，并引起泌酸腺（胃底腺）大量扩张和皱襞肥大

黏膜层均为肥厚增生的壁细胞（＞90%）。黏膜层中间至表层可见大量囊性扩张的泌酸腺

术　语

定义

- 继发于内分泌肿瘤的自发胃泌素分泌（高胃泌素血症）
  - 胃黏膜肥厚，胃酸分泌过多，多发消化性溃疡及乳糜泻。

病因和发病机制

分泌胃泌素的内分泌肿瘤

- 大多数（95%）的患者在胰十二指肠区域有功能性内分泌肿瘤
  - 大多数（50%～70%）在十二指肠。
  - 其余的出现在胰腺（20%～40%）。
  - 腹腔或其他部位（＜10%）。
- 通常与多发性内分泌腺瘤（MEN）综合征1型有关（25%的患者）
  - MEN1 中基因突变（染色体11q13）。

原发性胃 G 细胞增生

- 在症状性高胃泌素血症患者中＜5%。

综合征的胃内表现

- 伴随着胃的内分泌肿瘤
  - Ⅱ型"类癌"肿瘤反映在胃体及胃底的肠嗜铬细胞增生。
  - 增生是胃泌素营养作用的结果。
- 胃泌素的营养作用引起泌酸腺增生及胃黏膜皱襞增厚
  - 大量的胃酸分泌导致胃十二指肠溃疡。

临床概要

流行病学

- 发病率
  - 罕见疾病。
  - 年发病率为每百万人口中的0.2～0.4例。
  - 目前0.1%的患者合并十二指肠溃疡。
- 年龄
  - 好发于青壮年。

- 性别
  - 男性稍多。

临床表现

- 常见严重的、难治性消化性溃疡
  - 诊断时33%的患者无表现。
- 30%～70%的患者伴有腹泻，通常为乳糜泻。
- 腹痛。
- 难治性胃食管反流。

实验室检查

- 空腹胃泌素＞1000 pg/ml（10倍以上）
  - 质子泵抑制剂治疗造成空腹胃泌素水平轻微升高的假象。
- 空腹时胃内 pH＜2.0。

治疗

- 手术治疗
  - 原发肿瘤的手术切除
    - 肿瘤可能极小并且很难发现。
  - 胃切除术或迷走神经切断术。
- 药物治疗
  - 质子泵抑制剂是非常有效的。

预后

- 大多数分泌胃泌素的内分泌肿瘤均为恶性且合并肝或淋巴结转移。
- 生存期取决于肿瘤的分期和生长速度。

内镜表现

突出的胃皱襞

- 在胃体及胃体弥漫性增厚的胃皱襞。

溃疡

- 在近端十二指肠的多的、广泛的溃疡。

肿瘤结节

- 内镜可能发现十二指肠肿瘤。
- 超声内镜可以看到胰腺肿瘤。

二、Zollinger-Ellison 综合征（卓-艾综合征）

关键点

病因
- 继发于高胃泌素血症的胃黏膜肥大及胃酸分泌过多。

临床概要
- 腹痛、腹泻及十二指肠溃疡。
- 高胃泌素血症，定义为空腹胃泌素 > 1000 pg/ml（10 倍以上）。
- 25% 的患者与多发性内分泌腺瘤综合征 1 型有关。

内镜表现
- 在胃体及胃体弥漫性增厚的胃皱襞。

组织病理学表现
- 显著增厚的胃黏膜。
- 壁细胞肥大增生。
- 胃体及胃底肠嗜铬细胞增生。
- 原发性胃泌素细胞增生表现为胃泌素细胞在胃窦腺体呈线状及结节样聚集。

组织病理学表现

组织学特征
- 胃内发现
  - 显著增厚的胃黏膜皱襞
    - 壁细胞肥厚增生。
    - 泌酸腺（胃底腺）囊性扩张。
    - 黏膜内囊肿。
  - 增生性壁细胞使主细胞和颈黏液细胞受压。
  - 表面的小凹腺体不明显。
  - 肠嗜铬细胞增生。
- 十二指肠特点
  - 消化道损伤及绒毛受损。

鉴别诊断

内镜鉴别诊断
- Ménétrier 病
  - 低蛋白血症，贫血及胃酸分泌减少。
- 其他类型的肥厚性胃病
  - 可能与低蛋白血症和胃酸分泌增加相关。
- 恶性肿瘤
  - 浸润性腺癌或淋巴瘤引起胃黏膜皱襞肥厚。

- 消化性溃疡
  - 患者无高胃泌素血症或肥厚的胃黏膜皱襞。
- 息肉病，特别是幼年性息肉病

组织学鉴别诊断
- Ménétrier 病
  - 小凹增生及囊性黏液腺。
  - 泌酸腺萎缩而不是增生。
- 其他类型的肥厚性胃病
  - 表面小凹及泌酸的黏膜通常是增生的。
- 胃底腺息肉
  - 离散的息肉，而非弥漫性增生。

参 考 文 献

1. Ellison EC et al: The Zollinger-Ellison syndrome: a comprehensive review of historical, scientific, and clinical considerations. Curr Probl Surg. 46(1):13-106, 2009
2. Berna MJ et al: A prospective study of gastric carcinoids and enterochromaffin-like cell changes in multiple endocrine neoplasia type 1 and Zollinger-Ellison syndrome: identification of risk factors. J Clin Endocrinol Metab. 93(5):1582-91, 2008
3. Norton JA et al: Role of surgery in Zollinger-Ellison syndrome. J Am Coll Surg. 205(4 Suppl):S34-7, 2007

病例图像展示

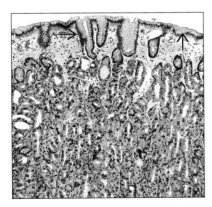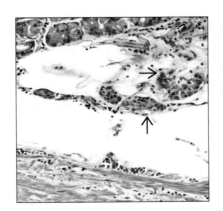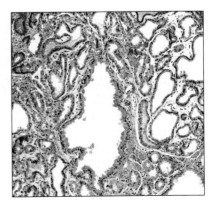

（左）一位卓-艾综合征患者的胃活检显示泌酸腺增生，但小凹的黏液细胞不明显（黑箭头）

（中）高胃泌素血症可能导致肠嗜铬细胞增生。靠近黏膜肌层可见核为圆形的内分泌细胞巢（黑箭头）

（右）卓-艾综合征患者中常见囊性扩张泌酸腺（From DP: Gastrointestinal）

第七节　胃的上皮性息肉及肿瘤

一、增生性息肉

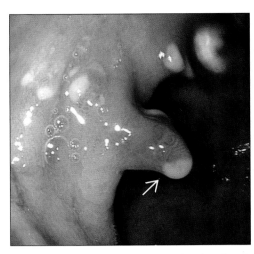

这位70岁老年患者胃体可见广基的无蒂息肉，并见糜烂（白箭头）。背景黏膜略苍白。活检提示增生性息肉及自身免疫性胃炎

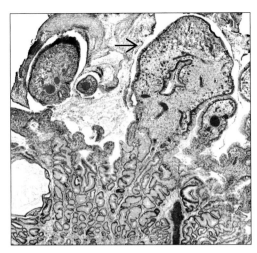

增生性息肉扩张水肿的黏膜固有层内可见再生的黏液腺。病变的溃疡处伴有浅表的肉芽组织反应（黑箭头）

术　语

同义词
- 再生性息肉。

定义
- 胃黏膜良性炎症型病灶。

病因和发病机制

积极修复作为损伤应答
- 与各种类型的胃炎及胃损伤有关
  - 幽门螺杆菌感染。
  - 自身免疫性胃炎。
  - 化学性胃炎，包括胆汁反流。
  - 胃肠吻合口位置。
  - 高胃泌素血症。
  - 黏膜相关的消化性溃疡。

临床概要

流行病学
- 占胃息肉近20%。
- 年龄分布较广，但在老年人中更见（平均年龄64岁）。
- 女性稍多。

部位
- 大多数息肉（高达60%）发生于胃窦部，反映了大多数胃炎类型的分布。
- 胃食管反流时息肉常靠近胃食管连接部。
- 在自身免疫性胃炎患者息肉通常分布于胃体及胃底。

临床表现
- 通常无症状。
- 如果有症状，反映的是基础胃炎的症状
  - 消化不良及腹痛。

病程发展
- 随着胃炎的治疗自然消退。

- 较大的息肉（＞2cm）更容易发展成异型增生
  - 1.5%～4.5%的增生性息肉伴有异型增生，通常为低级别异型增生。
  - 发展成癌是非常罕见的。

治疗
- 内镜下息肉切除术。
- 治疗基础胃炎。

内镜表现

一般特征
- 广基的无蒂息肉
  - 大多数（90%）的息肉很小，直径＜2cm。
  - 通常单发（80%的病例）。
- 表面糜烂较常见。
- 背景黏膜通常是不正常的。

组织病理学表现

组织学特征
- 上皮细胞
  - 扭曲的、拉长的囊性扩张黏液腺及小凹
    - 上皮细胞可能含有丰富的球状黏蛋白空泡。
    - 黏蛋白耗尽，再生细胞很常见。
    - 对于息肉，肠上皮化生是罕见的，但可以在背景黏膜中发现。
  - 可能存在主细胞和壁细胞。
- 基质成分
  - 固有层水肿伴有混合炎症细胞浸润。
  - 固有层中存在扩张的薄壁血管。
  - 与肉芽组织反应相关的表面糜烂常见。
- 背景黏膜
  - 通常表示为某种形式的慢性胃炎。
  - 肠上皮化生。

一、增生性息肉

关键点

临床概要
- 在老年人中更为常见（平均年龄64岁）。
- 大多数息肉发生于胃窦部，反映了大多数胃炎类型的分布。
- 内镜下息肉切除术是有效的治疗方法。

内镜表现
- 广基的无蒂息肉。
- 大多数（90%）的息肉很小，直径＜2cm。
- 通常单发（80%的病例）。

组织病理学表现
- 扭曲的、拉长的囊性扩张黏液腺。
- 上皮细胞含有丰富的黏蛋白或存在再生细胞。
- 水肿的固有层伴有炎症。

主要鉴别诊断
- 息肉样增生。
- Ménétrier病。
- 错构瘤性息肉。

鉴别诊断

内镜鉴别诊断
- 息肉样增生。
- 胃底腺息肉
  - 通常多发。
  - 局限于胃体及胃底。
  - 背景黏膜通常正常，无明显的炎症。

组织学鉴别诊断
- Ménétrier病
  - 累及胃体及胃底。
  - 在息肉或非息肉样的黏膜中黏液腺及胃小凹弥漫性肥厚
    - 基质水肿但不伴有大量炎症。
- 错构瘤性息肉
  - Peutz-Jeghers息肉
    - 通常发生年轻人，影响小肠、结肠及胃。
    - 息肉可见分枝状的黏膜及平滑肌束，而不是增生性息肉特征性的固有层水肿。
  - 幼年性息肉
    - 患者更为年轻。
    - 非息肉的黏膜是正常的。
    - 息肉表面常呈类圆形。
    - 息肉可能平铺在黏膜上，与Ménétrier病相似。
  - 息肉-色素沉着-脱发-爪甲营养不良综合征（Cronkhite-Canada综合征）
    - 疾病的系统表现。
    - 常见胃外受累。
    - 非息肉的黏膜水肿、异常。
    - 腺体增生不明显。
- 息肉样增生
  - 息肉表面异型增生与正常上皮之间边界明显。
  - 腺体拥挤或扭曲。
  - 基质水肿但缺乏炎症。
  - 背景黏膜显示慢性胃炎合并肠上皮化生。

参考文献

1. Gonzalez-Obeso E et al: Gastric hyperplastic polyps: a heterogeneous clinicopathologic group including a distinct subset best categorized as mucosal prolapse polyp. Am J Surg Pathol. 35(5):670-7, 2011
2. Carmack SW et al: The current spectrum of gastric polyps: a 1-year national study of over 120,000 patients. Am J Gastroenterol. 104(6):1524-32, 2009
3. Jain R et al: Gastric hyperplastic polyps: a review. Dig Dis Sci. 54(9):1839-46, 2009

病例图像展示

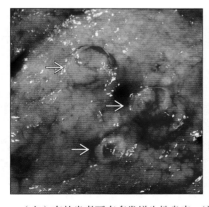 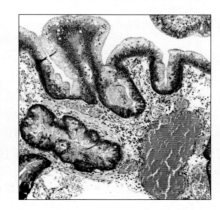 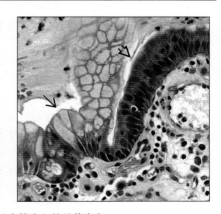

（左）有的患者可有多发增生性息肉。这个胃切除标本可见多个中央为溃疡、表面糜烂（白箭头）的无蒂病变

（中）这些病变中可见分泌大量黏液上皮细胞，扩张的腺体具有锯齿状的外观。黏膜固有层水肿、炎细胞浸润

（右）修复型细胞异型性常见。图示息肉显示从具高度分泌黏液的上皮（细胞核无变化）（黑箭头）到不分泌黏液的上皮（核轻度增大）（空心箭头）之间的过渡

二、胃底腺息肉

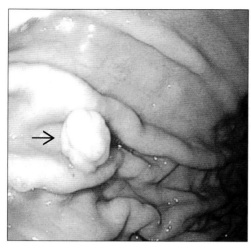

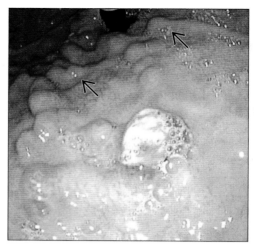

这患者因Barrett食管检查的过程中偶然发现了胃底腺息肉（黑箭头）。息肉表面可见正常黏膜，是一个无蒂的结节

胃底腺息肉通常为胃皱襞顶端小的、无蒂的结节（黑箭头）。年轻患者多发的胃底腺息肉应行结肠镜检查除外息肉病的可能

术　语

定义

● 由随意排列、扩张的泌酸腺构成的良性息肉。

病因和发病机制

多种病因

● 在几种情况下疑为错构瘤性息肉
  ○ 散发的（最常见）。
  ○ 家族性腺瘤性息肉病。
  ○ 胃腺癌及胃近端息肉病。

相关的报道

● 胃底腺息肉伴随扩张的泌酸腺及肥厚的背景黏膜
  ○ 延长质子泵抑制剂的使用。
  ○ 卓-艾综合征。

分子学发病机制

● Wnt信号通路的改变
  ○ 散发的息肉
    ■ 大多数存在潜在的 *CTNNB1* 突变（编码β-catenin）。
    ■ 在同一患者身上不同的突变可能发展为不同的息肉。
  ○ 家族性腺瘤性息肉病的病变
    ■ *APC* 基因突变或缺失。
● 胃腺癌及近端息肉病
  ○ 最近发现其特点为常染色体显性遗传综合征
    ■ 胃底腺息肉病增加了患异型增生及肿瘤的风险。
    ■ 分子学发病机制不明确。
    ■ 与其他类型的胃肠道肿瘤综合征无关。

临床概要

流行病学

● 发病率
  ○ 大多数常规内镜检查可发现胃息肉

  ■ 高达2%的患者进行内镜检查可发现。
  ■ 据报道7%的患者接受长期的质子泵抑制剂治疗。
  ■ ＞90%的患者有家族性腺瘤性息肉病。
● 年龄
  ○ 散发的息肉发生于中年（50～60岁）。
  ○ 与息肉综合征相关的病变多发生于年轻人。
● 性别
  ○ 散发性息肉在女性中更常见。
  ○ 综合征相关的病变在男性及女性中发病率相当。

表现

● 偶然发现的病变无症状。

治疗

● 偶发的胃底腺息肉
  ○ 如果息肉多发时，建议行结肠镜检查除外息肉综合征。
  ○ 不需要随访。
● 症状性胃底腺息肉
  ○ 应每1～3年行结肠镜检查并取活检。
  ○ 息肉＞100个或存在上皮异型增生的患者应加强随访。
  ○ 胃切除术一般不需要随访，即使显示高级别异型增生。

预后

● 绝大多数病变无生物学风险。
● 息肉综合征病变中25%～50%存在低级别异型增生，相比较而言偶发息肉为1%～10%。
● 在综合征型息肉中高达13%的病例出现高级别异型增生。
● 癌只在息肉病综合征中出现
  ○ 在家族性腺瘤性息肉病中胃癌的终身风险估计非常低（＜1%）。
● 通常有胃腺瘤发展而来而非胃底腺息肉。

二、胃底腺息肉

关键点

病因
- 可能为散发的错构瘤性息肉或与息肉病有关。

临床概要
- 大多数常规内镜检查可发现胃息肉
  - 高达2%的患者进行内镜检查可发现息肉。
- 散发的胃底腺息肉，建议行结肠镜检查除外息肉综合征，如果息肉多发时，则不需要随访。
- 症状性胃底腺息肉

- 应每1～3年随访1次，行结肠镜检查并取活检。
- 绝大多数病变无生物学风险。

内镜表现
- 无蒂、外观圆形的隆起性病变，胃体及胃底黏膜正常。

组织病理学表现
- 囊性扩张的腺体沿着主细胞及壁细胞排列，呈"唇状"或"大头钉"外观。

内镜表现

一般特点
- 无蒂、外观圆形的隆起性病变，胃体及胃底黏膜正常。
- 散发息肉通常较小且数量很小。
- 息肉病综合征中，息肉可能较大且数量较多。
  - 无法计数的息肉铺满黏膜。

组织病理学表现

组织学特征
- 泌酸腺扩张
  - 囊性扩张的腺体沿着主细胞及壁细胞排列，呈"唇状"或"大头钉"外观。
  - 许多腺体含有混合的小凹上皮。
- 胃壁细胞肥大和空泡化可能反映质子泵抑制剂的效果。
- 炎症通常不明显。
- 如果存在的话，异型增生通常是零星存在的，包括浅表小凹上皮，并且通常为低级别异型增生。

鉴别诊断

内镜鉴别诊断
- 增生性息肉
  - 多发于胃窦。

- 背景黏膜通常为异常的
  - 慢性胃炎。
  - 化学性胃病。
- 正常的泌酸腺可呈结节状。

组织学鉴别诊断
- 增生性息肉
  - 增生性小凹黏膜伴有上皮细胞损伤的特点。
  - 炎症比较明显。

参考文献

1. Worthley DL et al: Gastric adenocarcinoma and proximal polyposis of the stomach (GAPPS): a new autosomal dominant syndrome. Gut. 2012 May;61(5):774-9. Epub 2011 Aug 3. Erratum in: Gut. 61(9):1305, 2012
2. Zelter A et al: Fundic gland polyps and association with proton pump inhibitor intake: a prospective study in 1,780 endoscopies. Dig Dis Sci. 56(6):1743-8, 2011
3. Abraham SC et al: Sporadic fundic gland polyps: common gastric polyps arising through activating mutations in the beta-catenin gene. Am J Pathol. 158(3):1005-10, 2001
4. Abraham SC et al: Fundic gland polyps in familial adenomatous polyposis: neoplasms with frequent somatic adenomatous polyposis coli gene alterations. Am J Pathol. 157(3):747-54, 2000

病例图像展示

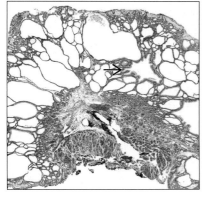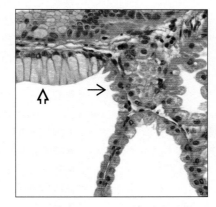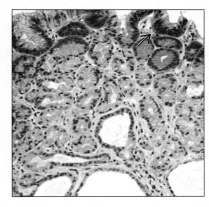

（左）胃底腺息肉中可见不同程度扩张的胃底腺，引起黏膜增生。尽管有的扩张腺体内衬黏液细胞（黑箭头），但小凹上皮是正常的

（中）这些扩张的腺体壁细胞增生，有的壁细胞腔缘可见空泡（黑箭头）。其中一个腺体部分内衬小凹的黏液上皮（空心箭头）

（右）有的病变息肉表面为异型增生的上皮（黑箭头）。多数异型增生的胃底腺息肉与家族性腺瘤性息肉病有关，并且为低级别的异型增生

三、幽门腺腺瘤

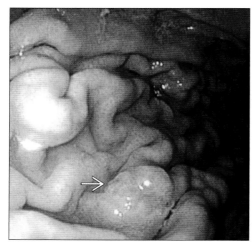

一位有Barrett食管的74岁老年患者胃底部可见一偶发的4mm的息肉（白箭头）。息肉切除术后活检提示幽门腺腺瘤伴低级别异型增生

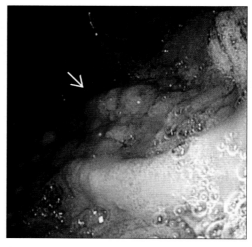

一名82岁老年患者内镜下切除近端的一个2.5cm的多结节的斑块样病变（白箭头）。病变为幽门腺腺瘤伴高级别异型增生

术　语

定义
● 幽门腺组成的良性息肉。

病因和发病机制

危险因素
● 炎症性疾病诱发
　○ 慢性胃炎，特别是自身免疫性胃炎。
　○ Ménétrier病。
● 家族性腺瘤性息肉病。

临床概要

流行病学
● 约占胃息肉的3%。
● 老年人（平均年龄73岁）。
● 女性多于男性（3：1）。

表现
● 腺瘤多无症状。
● 如果大息肉形成溃疡可能出现贫血。
● 家族性腺瘤性息肉病
　○ 约6%的患者出现幽门腺肿瘤。
● 与自身免疫性胃炎相关的症状及体征
　○ 消化不良，腹痛，恶性贫血。

病程发展
● 进展率未知，但存在癌变风险
　○ 10%～15%的病例出现低级别异型增生。
　○ 高达50%的病例出现高级别异型增生。
　○ 12%的病例发展为浸润性癌。

治疗
● 腺瘤切除术可有效治疗伴或不伴有异型增生的幽门腺腺瘤。
● 幽门腺腺瘤伴有恶性肿瘤
　○ 浅表病灶局部切除。
　○ 浸润较深的肿瘤需外科手术联合淋巴结清扫。
● 对于慢性胃炎及肠上皮化生需评估背景黏膜。

预后
● 胃底腺腺瘤完全切除预后良好。
● 分期依赖于浸润性腺癌出现在息肉还是背景黏膜。

内镜表现

一般特征
● 斑块及息肉，一般＜2cm
　○ 可能表现为糜烂及溃疡。
● 黏膜不规则。
● 通常出现在胃体（＞60%）。

背景黏膜
● 慢性胃炎伴或不伴有萎缩。

组织病理学表现

组织学特征
● 增生的幽门腺上皮细胞
　○ 被覆单层立方上皮的排列紧密的腺体和小管，并见矮柱状黏液细胞
　　■ 直的、分枝状或扩张的腺体。
　○ 核圆形，胞质苍白色或嗜酸。
　○ 无顶端黏蛋白帽。
● 小凹表面上皮
　○ 黏膜减少，细胞异型性明显。
● 50%～60%的病例中出现异型增生
　○ 低级别异型增生
　　■ 细胞差异不明显但存在轻到中度异型性。
　　■ 有丝分裂增加，可见凋亡碎片。
　○ 高级别异型增生
　　■ 腺体异型性明显，腺腔内可见坏死碎片。
　　■ 细胞异型性明显，泡状核或核仁明显。
● 周围胃黏膜呈慢性胃炎改变

三、幽门腺腺瘤

关键点

病因
- 胃底腺腺瘤的患者周围黏膜可见自身免疫性胃炎改变。
- 家族性腺瘤性息肉病。

临床概要
- 约占胃息肉的3%。
- 老年人，特别是女性。
- 进展率未知，但有癌变风险。
- 息肉切除术通常有效。

内镜表现
- 斑块及息肉，一般<2cm。
- 通常出现在胃体（>60%）。
- 慢性胃炎伴或不伴有萎缩。

组织病理学表现
- 增生的幽门腺上皮。
- 被覆单层立方上皮的排列紧密的腺体和小管，并见矮柱状黏液细胞。
- 50%～60%的病例中出现异型增生。

○ 60%的病例出现肠上皮化生。
○ 40%的病例与自身免疫性胃炎相关。

辅助检查

免疫组化
- MUC5AC显著的、弥漫性显色（胃黏蛋白）。
- MUC6阳性（幽门型黏蛋白）。

鉴别诊断

内镜鉴别诊断
- 胃息肉
  ○ 胃底腺息肉。
  ○ 增生性/再生性息肉。
  ○ 息肉样增生或肿瘤。

组织学鉴别诊断
- 增生性息肉
  ○ 不同程度扩张的腺体伴有小凹上皮
    ■ 黏蛋白耗竭或分泌较多黏液的腺体。
  ○ 固有层水肿，炎症表现。
- 再生的异型增生/异型增生
  ○ 常见急性炎症。
  ○ 逐渐过渡到更为正常的上皮。

○ 黏膜表面见成熟细胞。
- 黏膜内癌类似异型增生
  ○ 存在异型增生的特征性增生的腺体背靠背现象及肿瘤出芽。
  ○ 单个细胞浸润黏膜固有层。

参考文献

1. Wood LD et al: Upper GI tract lesions in familial adenomatous polyposis (FAP): enrichment of pyloric gland adenomas and other gastric and duodenal neoplasms. Am J Surg Pathol. 38(3):389-93, 2014
2. Albores-Saavedra J et al: Adenomas of the gallbladder. Morphologic features, expression of gastric and intestinal mucins, and incidence of high-grade dysplasia/carcinoma in situ and invasive carcinoma. Hum Pathol. 43(9):1506-13, 2012
3. Chen ZM et al: Pyloric gland adenoma: an entity distinct from gastric foveolar type adenoma. Am J Surg Pathol. 33(2):186-93, 2009
4. Nagata S et al: Co-expression of gastric and biliary phenotype in pyloric-gland type adenoma of the gallbladder: immunohistochemical analysis of mucin profile and CD10. Oncol Rep. 17(4):721-9, 2007
5. Vieth M et al: Pyloric gland adenoma: a clinicopathological analysis of 90 cases. Virchows Arch. 442(4):317-21, 2003

病例图像展示

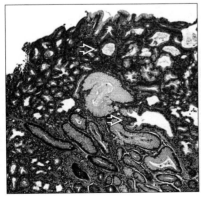 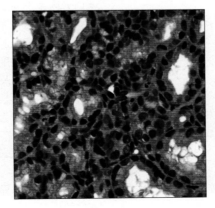 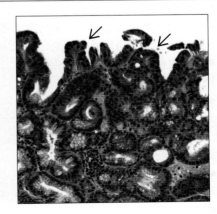

（左）幽门腺腺瘤可见扩张、拥挤的黏液腺（空心箭头），有的呈分枝状
（中）高倍镜下相同部位可见紧密排列的腺小管，立方形细胞，胞质略嗜酸。核圆形，位于基底部，核仁不明显
（右）腺瘤表面可见拥挤的异型的腺体（黑箭头），轻度细胞异型性。异型增生在腺瘤中非常见

四、胃异型增生

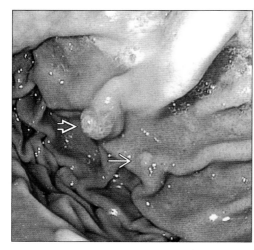

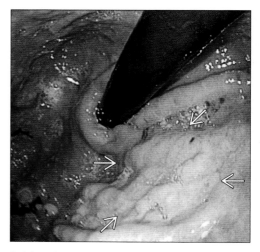

一位主诉胃灼热的38岁男性发现多发的胃底腺息肉（白箭头），较大的红斑病变伴有不规则的小凹（空心箭头），较大的息肉活检提示低级别异型增生

一位老年患者近端胃发现一个高级别异型增生的斑块样区域。翻转胃镜显示边界不明显、苍白的结节状肿块（白箭头），内镜下切除

术　语

同义词

- 胃腺瘤。

定义

- 肿瘤增殖局限于腺体的基底层即腺体产生的地方。

病因和发病机制

慢性胃炎损伤的并发症

- 慢性炎症导致基因的不稳定及肠上皮化生的发展。
- 肠上皮化生隐藏着分子生物学改变，这诱导了异型增生以外的其他改变。
- 相关疾病：幽门螺杆菌感染，自身免疫性胃炎，胆汁反流性胃炎，Ménétrier病。

息肉综合征

- 家族性腺瘤性息肉病。
- Peutz-Jeghers综合征。
- 幼年性息肉。

胃底腺息肉

- 患家族性腺瘤性息肉病中90%的患者发现息肉；略超过40%的患者出现异型增生。
- 散发的息肉表现异型增生较少。

增生性息肉

- 很少发生异型增生（＜5%）。

临床概要

流行病学

- 发病率
  - 在胃癌发病率高的国家，发病率也较高。
- 年龄
  - 中老年人（50～60岁）多见，除非与息肉综合征相关。

表现

- 在大多数病例中，息肉病变通常无症状。
- 出血可导致缺铁性贫血。
- 如出现症状及体征，通常反映潜在疾病
  - 自身免疫性胃炎可导致恶性贫血。
  - 腹痛或消化不良反映潜在胃炎。
  - 体重减轻，食欲减退，由于Ménétrier病导致蛋白质流失。

治疗

- 手术或先进的内镜技术均可达到完全切除。
- 尽管目前并无明确的间隔时间，但需要定期内镜监测有无异时性黏膜异型增生或癌出现。

预后

- 预后较好；异型增生无转移风险。

内镜表现

一般特征

- 病变多发生于胃小弯。
- 白光内镜不易发现平坦型病变
  - 图像增强技术（窄带内镜、色素内镜）有助于发现平坦型病变。
- 无蒂斑块或轻度隆起性结节
  - 溃疡、糜烂及胃壁僵硬区域提示浸润性胃癌的出现。
- 异型增生灶可长达2cm。
- 周边黏膜表现为胃炎及萎缩。

组织病理学表现

组织学特征

- 异型增生与非异型增生上皮之间存在明显的界线。
- 结构
  - 黏膜表面可见拥挤、分枝状或扩张的腺管。
- 细胞学

四、胃异型增生

关键点

病因
- 与慢性炎性疾病相关
  - 幽门螺杆菌感染，自身免疫性胃炎，胆汁反流性胃炎，Ménétrier病。
- 家族性腺瘤性息肉病。

临床概要
- 息肉样病变在大多数病例中无明显症状。
- 如出现症状及体征，通常反映潜在疾病。
- 手术或先进的内镜技术均可达到完全切除。
- 需定期内镜监测，以发现异型增生性癌进展，但间隔时间无统一标准。

内镜表现
- 病变多发生于胃小弯。

- 白光内镜不易发现平坦型病变。
- 无蒂斑块或轻度隆起性结节。

组织病理学表现
- 异型增生与非异型增生上皮之间存在明显的界线。
- 黏膜表面可见拥挤、分枝状或扩张的腺管。
- 肠型异性增生及小凹型异型增生。
- 分为低级别及高级别。

主要鉴别诊断
- 通过活检与其他类型息肉相鉴别。
- 类似增生的再生引起的异型性
  - 核增大，但具有细胞极性。
- 黏膜内癌
  - 恶性细胞的复杂增殖。

- 肠型异型增生
  - 黏液减少的柱状细胞，细胞核拉长深染。
  - 有丝分裂增多，可见核碎片。
- 小凹型异型增生
  - 胞质透明或嗜酸，细胞多成立方状。
  - 核增大，圆形，轮廓不规则深染，核仁明显。
  - 有丝分裂象常见，并可见坏死细胞。
- 异型增生的分型
  - 低级别异型增生
    - 微小的细胞形态改变。
    - 轻到中度细胞异型性表现为黏液减少、核大、深染及有丝分裂增多。
  - 高级别异型增生
    - 结构异常表现为腺体拥挤、背靠背及融合。
    - 重度细胞异型性表现在核大、圆形、泡状核或染色质粗糙。
    - 有丝分裂增多并见单个细胞或坏死。

鉴别诊断

内镜鉴别诊断
- 通过活检可与其他息肉类型相鉴别
  - 胃底腺息肉。
  - 增殖性息肉。
  - 幽门腺腺瘤。

组织学鉴别诊断
- 再生性异型增生
  - 多由于化学性损伤引起，尤其是胆汁反流性胃病
    - 从异型增生区域向明显的非异型增生区域逐渐

过渡。
    - 锯齿状、扭曲、螺旋状的胃小凹。
  - 上皮黏蛋白减少，核大，但存在细胞极性
    - 核仁表面光滑，单个核仁。
  - 核仁突出，有丝分裂增加，但无异型增生或坏死。
- 黏膜内癌
  - 异型细胞簇状增殖
    - 腺体背靠背或呈筛状结构。
    - 腺体出芽或单个细胞。
  - 上皮细胞细胞学显示为恶性
    - 泡状核及核仁明显。
    - 有丝分裂增多及异型的有丝分裂。
    - 上皮细胞坏死。
  - 当肿瘤局限于黏膜肌层时，结缔组织通常减少。

参 考 文 献

1. Sharma P et al: Gastrointestinal dysplasia. Pathology. 45(3):273-85, 2013
2. Tamura W et al: Early gastric cancer and dysplasia. Gastrointest Endosc Clin N Am. 23(1):77-94, 2013
3. Alfaro EE et al: Early gastric neoplasia: diagnosis and implications. Adv Anat Pathol. 18(4):268-80, 2011
4. Othman MO et al: Endoscopic mucosal resection (EMR) and endoscopic submucosal dissection (ESD) in 2011, a Western perspective. Clin Res Hepatol Gastroenterol. 35(4):288-94, 2011
5. Abraham SC et al: Sporadic fundic gland polyps: common gastric polyps arising through activating mutations in the beta-catenin gene. Am J Pathol. 158(3):1005-10, 2001

四、胃异型增生

内镜及显微镜下特征

（左）一位缺铁性贫血患者远端为发现一大的、界线不清的无蒂结节。结节中央可见脐形凹陷的溃疡（空心箭头）。病变周围增厚的黏膜皱襞呈放射状（黑箭头）

（右）相同病变区域窄带成像技术可明显显示异常区域。这项技术清楚显示出溃疡（白空心箭头）周围异常区域的胃小凹结构（黑空心箭头）及增厚的胃黏膜皱襞。活检提示广泛的高度异型增生

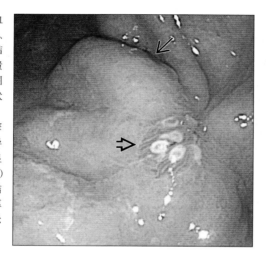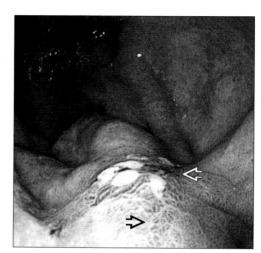

（左）一位有胃息肉病史的76岁老年女性行内镜检查。发现在幽门前区有一个长的、斑片样的病变区域，病变表面溃疡（空心箭头），中央为纵行的凹陷。活检提示高度异型增生

（右）活检诊断高度异型增生的这位患者对斑片状的肿物进行了局部胃切除。病变区域黏膜与周围正常黏膜相比轻度不规则，呈轻度的结节性（白箭头）

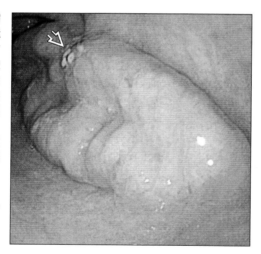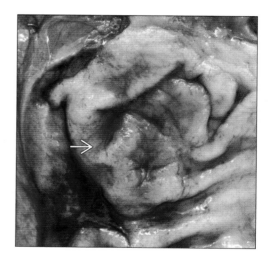

（左）低度异型增生的病例可见囊性扩张的腺体，细胞具有非典型性，同时黏膜表面细胞也具有异型性。低倍镜下即可见受损细胞核大、深染（黑空心箭头）

（右）本例息肉样低度异型增生显示衬覆肿瘤性细胞（白箭头）的拥挤的腺体。与周围非异型增生的黏液腺（白空心箭头）相比，受损细胞不分泌黏蛋白，并且包含增大的假复层核核大、深染。这些细胞主要分布在息肉表面

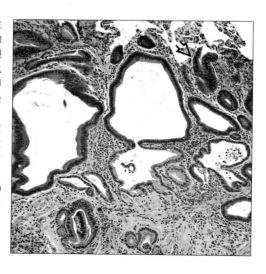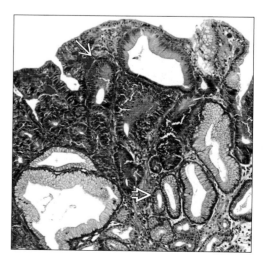

四、胃异型增生

显微镜下特征

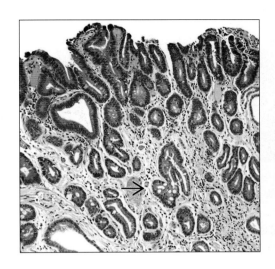

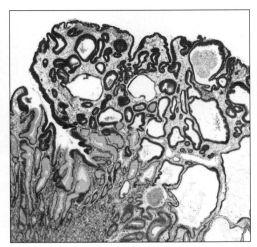

（左）多数胃异型增生的病例起因为慢性损伤。图示低度异型增生伴有广泛的黏膜萎缩及肠上皮化生（黑箭头）。肿瘤性细胞未成熟，核大、深染，类似结肠腺瘤

（右）这位 Ménétrier 病患者行胃切除术，活检发现大量异型增生的息肉。囊性扩张的腺体细胞核大、深染

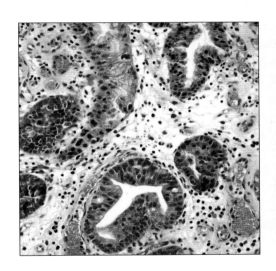

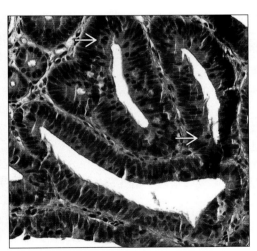

（左）胃增生性息肉，特别是大的息肉，也可有异型增生的区域。此病例发炎的固有层内可见散在的低度异型增生腺体

（右）多数胃异型增生的病例具有肠型表型。这种模式可见特征性的黏蛋白减少的柱状细胞，胞核假复层，主要位于基底部。有丝分裂易见（白箭头）

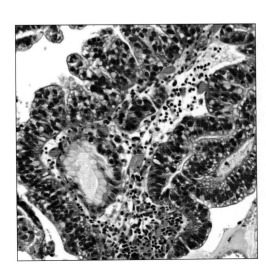

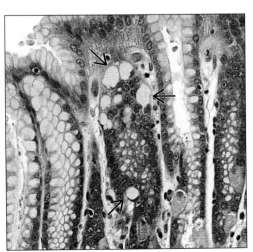

（左）小凹性异型增生通常显示高度异型增生的细胞学特点。此例包括乳头状成簇的细胞，胞质嗜酸，核圆形

（右）腺颈部异型增生可见分散的、高度非典型的印戒样细胞（黑箭头），是印戒细胞癌的早期病变。这个发现在遗传性胃癌中已经证实，患者有 CDH1 基因的突变，但生物学风险尚不清楚

五、胃腺癌

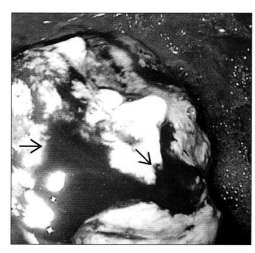

一位56岁缺铁性贫血的男性患者胃底部发现一个4cm的蕈伞样肿物。肿物未造成梗阻，但可见溃疡，并显示最近出血（黑箭头）

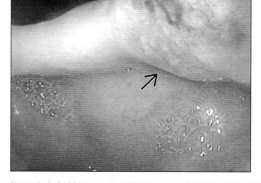

一位79岁老年男性CT检查结果发现大弯侧为后壁可见浸润性生长的肿物。活检提示浸润性印戒细胞癌（黑箭头）

术 语

定义

- 胃源性恶性上皮细胞肿瘤
  - 早期腺癌限于黏膜和黏膜下层。
  - 进展期腺癌侵犯固有肌层或更深。

病因和发病机制

多种致病因素，环境影响大

- 慢性黏膜损伤导致黏膜萎缩，肠上皮化生，异型增生及肠型胃癌的发展
  - 幽门螺杆菌感染（增加5倍风险）
    - 被世界卫生组织划分为Ⅰ类致癌物。
    - 早期感染会导致持续的慢性炎症。
    - 与细胞毒素相关蛋白A（*cagA*基因）阳性菌株有关时风险最高。
  - 胃食管反流病
    - 与肠上皮化生有关，肿瘤发生于近端胃（贲门）。
  - 因胃部手术导致的胆汁反流性胃病。
  - 自身免疫性胃炎。
  - 饮食
    - 腌制或熏制的肉类，以及腌制食品增加患病风险。
    - 新鲜蔬菜、柑橘类水果和维生素C富含抗氧化剂，会降低患病风险。
  - 吸烟。
- 遗传倾向
  - 白细胞介素-1基因簇的多态性。
  - Survivin-31G＞C启动子多态性。
  - FAS介导的基因遗传变异信号。

遗传性胃癌

- 林奇综合征
  - 种系错配修复缺陷。
  - 累积肿瘤风险为13%～19%。
- 遗传性弥漫性胃癌
  - 常染色体显性遗传病以造成缺陷的E-cadherin的*CDH*1基因突变为特征。
    - 至少30%的统计家庭存在这种情况。
  - 家族性胃癌的10%～25%。
  - 所有胃癌的1%～3%。
- 少见的隐匿的胃癌综合征
  - 家族性腺瘤性息肉病。
  - 李法美尼症候群（Li-Fraumeni综合征，李-佛美尼综合征）。
  - 黑斑息肉综合征（Peutz-Jeghers综合征）。
  - *BRCA2*基因突变。

临床概要

流行病学

- 发病率
  - 发病和死亡的常见原因（世界常见肿瘤第二位）
    - 日本、亚洲、中欧、南美洲发病率最高。
    - 每年有800 000例新发病例及650 000例死亡病例。
    - 远端胃癌的发病率下降，但贲门癌的数量增加。
  - 检出率
    - 在美国早期肿瘤的检出率为20%，而日本为50%。
    - 贲门肿瘤占病例的30%。
- 年龄
  - 肠型肿瘤多发生于成年之后。
  - 印戒细胞癌常见于年轻的患者。
- 性别
  - 男性多于女性。

表现

- 早期胃腺癌
  - 通常无症状。
  - 腹痛
    - 与消化性溃疡相似的症状（上腹痛、消化不良）。

五、胃腺癌

关键点

病因
- 幽门螺杆菌感染，胆汁或酸反流性疾病，自身免疫性胃炎，饮食，吸烟。

临床概要
- 全球健康问题。
- 早期胃腺癌通常无症状。
- 进展期胃腺癌通常表现为腹痛、贫血、呕吐、体重减轻、腹水。
- 早期腺癌
  - 内镜下黏膜或黏膜下切除术。
  - 根除幽门螺杆菌可减少复发。
- 进展期腺癌
  - 局部病变可胃切除治疗。
  - 许多病例可考虑新辅助治疗和辅助治疗。

内镜表现
- 位于近胃角切迹小弯侧。
- 基于外观分型。

组织病理学表现
- 许多肿瘤存在形态学上多样性。
- 大多数肿瘤为肠型或扩散。

主要鉴别诊断
- 早期胃癌形态改变十分细微。
- 与消化性溃疡相似的溃疡型肿瘤。
- 异型增生与黏膜内癌很难鉴别。
- 弥漫性肿瘤。
- 弥漫大 B 细胞淋巴瘤。
- 转移性黑色素瘤。
- 转移性乳腺癌。

- 进展期腺癌
  - 腹痛，通常在上腹部。
  - 贫血。
  - 呕吐。
  - 体重减轻。
  - 腹腔内播散及腹水
    - 女性可能播散到卵巢（Krukenberg 瘤）。

治疗
- 早期腺癌
  - 内镜下黏膜或黏膜下切除术
    - 隆起性病变直径＜2cm。
    - 凹陷性病变直径＜1cm。
    - 无淋巴结转移。
  - 根除幽门螺杆菌可减少复发。
- 进展期腺癌
  - 局部病变可行胃切除治疗。
  - 许多病例可使用辅助治疗
    - 曲妥珠单抗用于 HER2 扩增的病例（15%～20% 的胃癌，特别是近端胃的肠型肿瘤）。

预后
- 早期腺癌预后较好
  - 腺癌局限于黏膜具有高（＞90%）的 5 年生存率
    - 淋巴结转移率较低（＜10%）。
  - 肿瘤局限于黏膜下层具有较好（80%）的 5 年生存率
    - 淋巴结转移率为 15%。
- 进展期腺癌的预后取决于分期。

内镜表现

早期腺癌
- 直径 2～5cm。
- 通常出现于胃角切迹近小弯侧。

- 约 10% 病例为多病灶。
- 依据外观分型
  - Ⅰ型：隆起，息肉样肿物。
  - Ⅱa型：隆起，斑块样病变，为正常黏膜厚度的 2 倍。
  - Ⅱb型：平坦型病变。
  - Ⅱc型：轻度凹陷。
  - Ⅲ型：凹陷型。

进展期胃癌
- 大肿瘤直径可达数厘米。
- 5% 的病例为多发。
- 大多数病例在胃窦及幽门
  - 多位于小弯。
- Borrmann 分型
  - Ⅰ型：息肉型（25%）。
  - Ⅱ型：蕈伞型（35%）。
  - Ⅲ型：溃疡型（25%）。
  - Ⅳ型：胃壁增厚（革囊胃）显示弥漫性浸润肿瘤（15%）。

组织病理学表现

组织学特征
- 肿瘤表现为多种形态学特点
  - 小凹型、肠型、内分泌细胞混合型。
- Lauren 分型包括肠型、弥漫型和其他类型。
- 腺体形成的肿瘤
  - 肠型胃癌
    - 浸润性腺体和小管融合、乳头状或筛状。
    - 细胞核拉长，深染。
    - 腺腔内可见坏死及凋亡细胞。
    - 常与幽门螺杆菌感染、慢性胃炎、肠上皮化生有关。

- ○ 小凹型胃癌
  - ■ 腺样或乳头状结构。
  - ■ 立方和柱状细胞胞质嗜酸或淡染。
  - ■ 核拉长、圆形，染色质粗糙，可见核仁。
  - ■ 中性粒细胞突出。
- ● 弥漫型胃癌
  - ○ 印戒细胞癌
    - ■ 胞质内黏液挤压细胞核。
    - ■ 细胞呈巢状、线样、单个。
    - ■ 有丝分裂象不常见。
  - ○ 浆细胞样或上皮样细胞
    - ■ 核圆形、不规则及嗜酸性胞质。
  - ○ 可能与幽门螺杆菌感染相关。
- ● 腺癌的其他分型
  - ○ 黏液腺癌（10%）
    - ■ 黏蛋白池含有条索样及成簇的肿瘤细胞。
  - ○ 伴有淋巴样基质的癌
    - ■ 线样及片状的肿瘤细胞，胞质丰富。
    - ■ 核大、染色质粗糙，核仁大。
    - ■ 淋巴样间质明显，上皮内淋巴细胞浸润。
    - ■ 好发于近端胃及胃大部切除术后吻合口处。
    - ■ 约30%与EB病毒感染相关，30%有微卫星不稳定性。
  - ○ 腺鳞癌及鳞状细胞癌（＜1%）。
  - ○ 产甲胎蛋白胃癌
    - ■ 肝样腺癌（达15%）由大的、嗜酸性的肿瘤细胞构成，可见胆汁和PAS-D阳性、嗜酸性小球。
    - ■ 高分化乳头状腺癌肿瘤细胞胞质透明，有些病例中可见胆汁。
  - ○ 小细胞癌
    - ■ 罕见，细胞呈片状，核呈栅栏状排列。
  - ○ 未分化癌。

鉴别诊断

内镜鉴别诊断

- ● 消化性溃疡
  - ○ 边界清楚。
  - ○ 溃疡边缘皱襞集中。
  - ○ 基底干净。
- ● 早期胃癌病变很小，可能被忽略。
- ● 进展期胃癌类似其他肿物形成的病变
  - ○ 淋巴瘤。
  - ○ 胃肠道间质瘤。

组织学鉴别诊断

- ● 肠型胃癌

- ○ 胃异型增生与黏膜内癌很难鉴别
  - ■ 黏膜内癌缺乏结缔组织形成。
  - ■ 出芽，融合提示为癌。
- ● 弥漫性胃癌
  - ○ 弥漫大B细胞淋巴瘤
    - ■ 细胞胞质稀少。
    - ■ 核大，圆形，有染色质，可见核仁。
    - ■ 有丝分裂易见。
    - ■ 破坏周围良性腺体。
    - ■ 淋巴细胞CD20及CD45染色阳性。
  - ○ 转移性恶性黑色素瘤
    - ■ 只有50%的转移性肿瘤可见色素。
    - ■ 浆细胞样大细胞呈片状或巢状。
    - ■ 大量的嗜酸性胞质。
    - ■ 核大，偶见多核，大核仁。
  - ○ 转移性乳腺癌
    - ■ 转移灶常呈叶状生长模式。
    - ■ 片状肿瘤细胞在肿瘤边缘排列成线状。
    - ■ 核大，核仁不明显。
  - ○ 胃黄色素瘤
    - ■ 巨噬细胞胞质呈泡沫样。
    - ■ 核居中或深染。
    - ■ 常与增生性息肉或化学性损伤相关。
    - ■ 巨噬细胞CD68$^+$。
  - ○ 基质很少，与炎性纤维性息肉类似。

参 考 文 献

1. Gotoda T et al: Gastric ESD: current status and future directions of devices and training. Gastrointest Endosc Clin N Am. 24(2):213-33, 2014

2. Hyland PL et al: Genetic variants in fas signaling pathway genes and risk of gastric cancer. Int J Cancer. 134(4):822-31, 2014

3. Qin Q et al: Association between survivin -31G>C polymorphism and cancer risk: meta-analysis of 29 studies. J Cancer Res Clin Oncol. 140(2):179-88, 2014

4. Grabsch HI et al: Gastric cancer pathology and underlying molecular mechanisms. Dig Surg. 30(2):150-8, 2013

5. Bang YJ et al: Trastuzumab in combination with chemotherapy versus chemotherapy alone for treatment of HER2-positive advanced gastric or gastro-oesophageal junction cancer (ToGA): a phase 3, open-label, randomised controlled trial. Lancet. 2010 Aug 28;376(9742):687-97. Epub 2010 Aug 19. Erratum in: Lancet. 376(9749):1302, 2010

6. El-Omar EM et al: Interleukin-1 polymorphisms associated with increased risk of gastric cancer. Nature. 404(6776):398-402, 2000

五、胃腺癌

早期胃癌的内镜表现

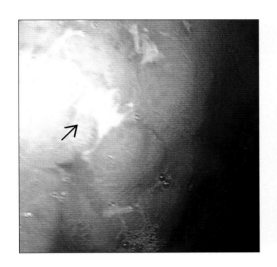

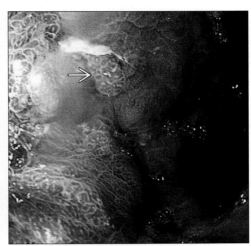

（左）一位44岁女性表现为腹痛及缺铁性贫血。上消化道检查显示贲门部边界不清的斑片状病灶，病变中心糜烂（黑箭头）

（右）相同区域，窄带成像技术显示病灶呈结节状、边界不清，以及异常腺体结构（白箭头）。肿物活检显示高级别肠型浸润性腺癌

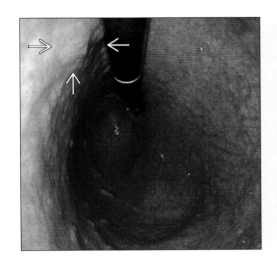

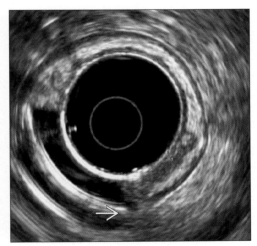

（左）这是一位73岁患者翻转内镜看到的画面，在小弯侧有一个轻微隆起的小病灶（7mm），呈火山口样外观（白箭头），离胃食管处约5cm，活检显示浸润性腺癌

（右）同一区域超声内镜显示，肿瘤侵及浅层固有肌层（白箭头），病理同样证实这一点

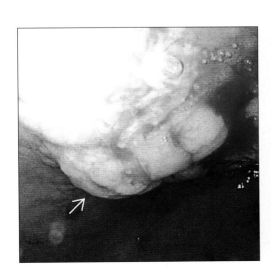

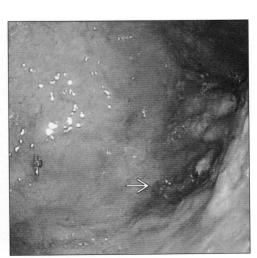

（左）一位贫血的80岁女性患者进行上消化道内镜检查。发现在胃角切迹处存在息肉样结节，表面黏膜不规则（白箭头）。活组织检查显示浸润性高级别癌

（右）另一位消化不良的患者在胃窦处发现异常斑片状病变。病变包含多个结节及溃疡（白箭头）。病理学显示浸润性肠型胃癌，周围黏膜萎缩

五、胃腺癌

大体特征

（左）早期胃癌与胃溃疡外观相似。恶性指征包括病变基底部不规则小结节（黑箭头）、与溃疡周围增厚黏膜（空心箭头）的不规则分界线

（右）另一位患者因浸润性腺癌行胃切除术。肿瘤为不规则的鱼唇样溃疡，黏膜增厚、结节样（黑箭头）。病变基底粗糙，可见坏死

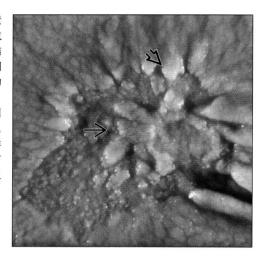
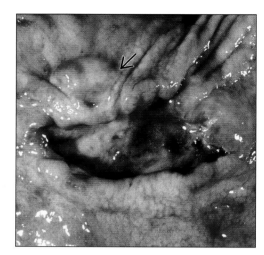

（左）很多胃癌可见增厚的胃皱襞，提示肿瘤浸润黏膜及黏膜下层或淋巴管浸润引起的水肿。这种肿瘤较大，外观不规则、结节样（空心箭头），并被扩张的皱襞环绕（白箭头）

（右）图示近端胃癌是胃食管交接处的增厚、不规则的区域（空心箭头）。肿瘤破坏黏膜并广泛累及胃皱襞（白箭头）

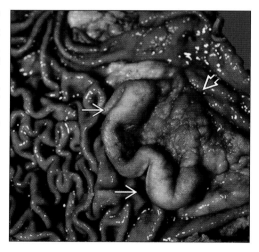
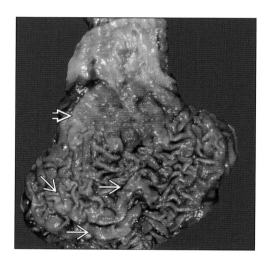

（左）图示胃癌形成一个较大的、边界清楚的病变，病变边缘不规则、火山口样。周边黏膜皱襞略平整，提示黏膜萎缩

（右）图示Billroth Ⅱ式胃切除术后几十年发生的浸润性癌。边界不清的溃疡型肿物（黑箭头）的黏膜皱襞显著增厚。肥厚的皱襞提示黏膜下层的浸润性腺癌。邻近的小肠吻合口肉眼及组织学检查正常

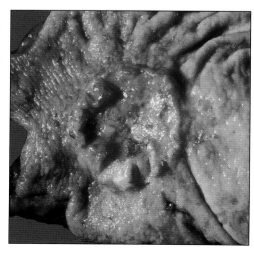
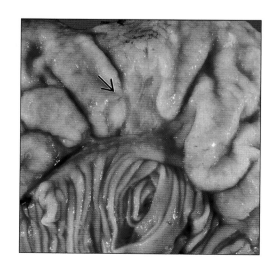

五、胃腺癌

显微镜下特征

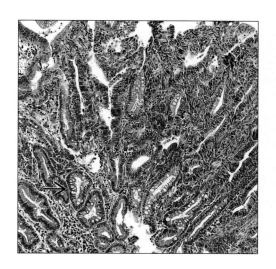
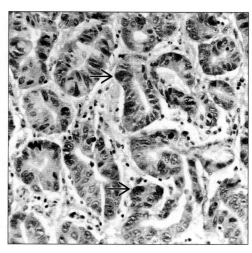

（左）肠型胃腺癌常伴有肠上皮化生（黑箭头）。肿瘤多具有肠型特征，核细长、深染，类似结肠癌

（右）其他腺癌具有小凹型腺体，细胞立方形，具有高级别肿瘤的细胞学特征。某些肿瘤细胞核大、深染（黑箭头），而有些肿瘤细胞染色质散开并见大核仁

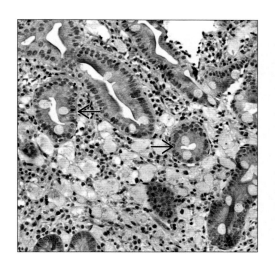
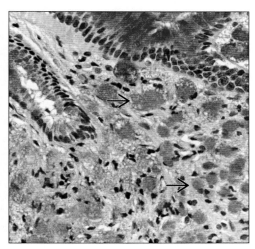

（左）弥漫性胃癌可见印戒细胞形态。病变细胞胞质内充满黏蛋白，胞核被挤至胞膜一侧。腺体之间浸润的细胞显示肠上皮化生（黑箭头）

（右）印戒细胞癌PAS-D染色强阳性，胞质呈亮粉红色（黑箭头）。周围正常腺体也是阳性的

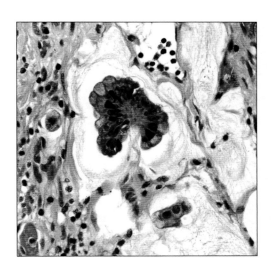
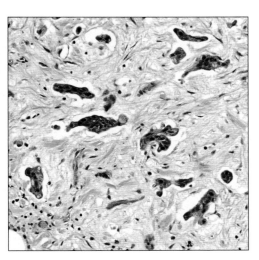

（左）少见的形态学分型包括黏液癌。与肠黏液癌相同，胃黏液癌可见间质黏蛋白池含有条索样及簇状肿瘤细胞。这个分型可有微卫星不稳定性

（右）胃癌可表现微乳头样的生长方式，侵袭性肿瘤细胞在腔隙内呈簇或束状排列，类似发生了淋巴管侵犯

胃癌评估

（左）有些弥漫性胃腺癌会引起炎性纤维性反应，与炎性纤维性息肉形态学很相似。此例显示疏松胶原间质中可见梭形细胞分布，无细胞学改变，并见淋巴细胞及嗜酸性粒细胞浸润。但病变区域同时可见大量单个或簇状印戒样细胞（黑箭头）

（右）相同区域免疫组化角蛋白染色显示大量浸润性肿瘤细胞

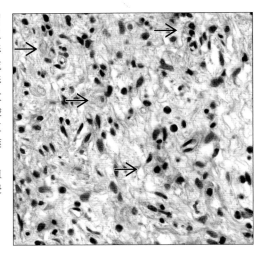
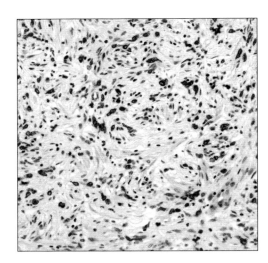

（左）印戒细胞 E-cadherin 染色（黑箭头）与正常胃小凹（空心箭头）相比表达通常较弱。个别肿瘤包括 CDH1 突变的遗传性胃癌染色表达较弱。因此，免疫组化对遗传性癌的鉴别作用不大

（右）免疫组化 HER2 分为 3 个等级。染色 1＋（阴性）：有些肿瘤细胞表达微弱、不完全的基底侧膜阳性

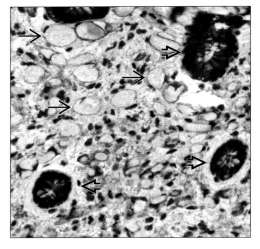
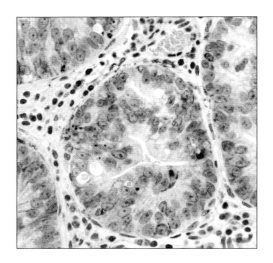

（左）免疫组化 HER2 染色 2＋阳性：≥10% 肿瘤细胞弱到中度的基底侧或完全性膜染色

（右）免疫组化 HER2 染色 3＋阳性：≥10% 肿瘤细胞基底侧膜或完全性膜强染色。3＋阳性提示 HER2 基因扩增，不需要另加 HER2 基因检测

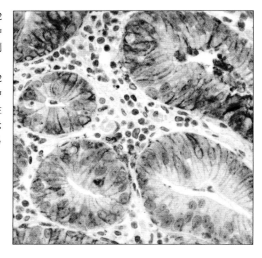
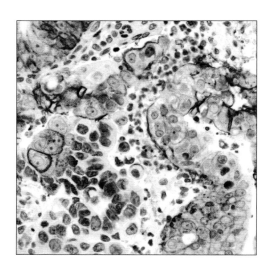

五、胃腺癌

鉴别诊断

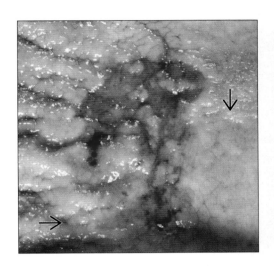

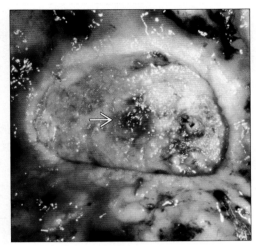

（左）早期胃癌表现为边界不规则的溃疡，溃疡区域可见小结节、边缘质硬。溃疡周边黏膜增厚、苍白（黑箭头），提示浸润性癌。病变基底部结节状

（右）与溃疡型癌相比，消化性溃疡呈圆形、基底部干净（图示病例溃疡底部可见一出血灶）（白箭头）、边缘整齐。溃疡周边黏膜厚度正常。黏膜皱襞延伸至溃疡边缘

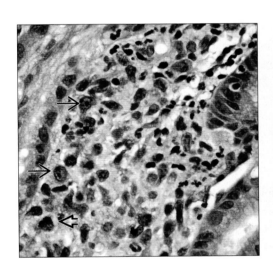

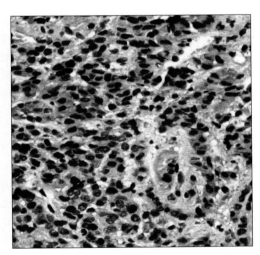

（左）弥漫性胃癌的鉴别诊断包括各种不相关肿瘤。图示弥漫大B细胞淋巴瘤由多角形细胞构成，核圆形，染色质散开，核仁易见（黑箭头）。可见有丝分裂象（空心箭头）

（右）转移性乳腺小叶癌与弥漫性胃癌形态学上类似。肿瘤细胞排列成索状。胞质丰富、弱嗜酸性

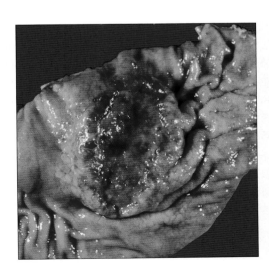

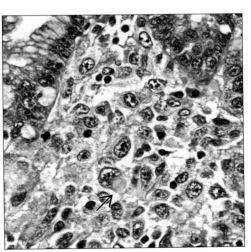

（左）恶性黑色素瘤经常转移至胃肠道，尤其是胃。转移区域与原发灶特点相同。图示患者行转移灶单纯切除术，表现为大的、蕈伞样病变，中央溃疡

（右）恶性黑色素瘤与原发性胃癌形态学类似，后者多无黑色素。黑色素细胞呈浆细胞样，胞质嗜酸、大核仁或巨核仁（黑箭头）

第3章 小肠和大肠

第一节　正常小肠和大肠　|　一、小肠解剖学和组织学

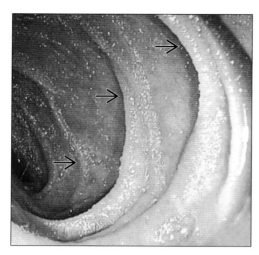

环形皱襞（箭头）是由黏膜层及黏膜下层构成的，它们垂直于小肠长轴，其上的小肠绒毛在内镜下可见微小的反光

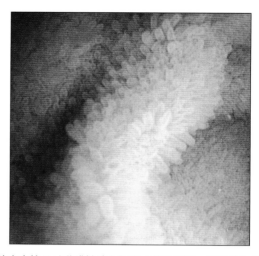

放大内镜显示黏膜皱襞上的微小绒毛突起。绒毛增加了小肠表面积，以最大限度地吸收营养。小肠绒毛损伤可以引起营养不良疾病

术　语

定义

- 幽门括约肌：胃进入十二指肠的环形平滑肌。
- 肝胰壶腹：主胰管和胆管远端汇合扩张的部位。
- 十二指肠大乳头：在十二指肠降部的黏膜突起称为十二指肠大乳头，是胆总管和胰管的共同开口。
- Oddi括约肌：控制胆汁和胰液排放的括约肌。
- 十二指肠小乳头：十二指肠降部的黏膜突起，为副胰管的开口。
- Treitz韧带：为十二指肠空肠曲左缘至横结肠系膜根下方的半月形皱襞
  - 为上消化道末端。
- 回盲瓣：小肠和大肠连接处的生理括约肌。

同义词

- 肝胰管壶腹：Vater壶腹或胆胰管壶腹。

大体特征

一般特征

- 小肠上接胃幽门，下至回盲瓣，约6m长
  - 环形皱襞（环状瓣，Kerckring瓣）是由黏膜和黏膜下层构成的环形皱褶。

十二指肠

- 小肠近端25cm至Treitz韧带。
- 包括四部分
  - 第一部分：从幽门到十二指肠上部
    - 只有十二指肠的腹腔内部分。
    - 十二指肠的第一个5cm，包括球部，并以胆囊颈为终点。
  - 第二部分：十二指肠上曲至十二指肠下曲

- 包括胰胆管的排泄结构。
  - 第三部分：自十二指肠下曲起始横穿腹主动脉。
  - 第四部分：升至主动脉前部，紧邻胰腺下缘，并以Treitz韧带为终点。

空肠

- 始于Treitz韧带，小肠近端2m。
- 小肠盘曲在腹后壁被肠系膜中断。
- 位于横结肠下面。

回肠

- 小肠远端的3m。
- 小肠盘曲在腹后壁被肠系膜中断。
- 在腹膜腔较低位置。
- 终止于回盲瓣。

解剖特征

- 黏膜层，黏膜下层，固有肌层，浆膜下层，浆膜层。
- 血管供应
  - 十二指肠：胃十二指肠动脉，胰十二指肠上、下动脉。
  - 空肠和回肠：肠系膜上动脉分支。
  - 回肠末端：回盲部动脉。
- 淋巴管引流
  - 十二指肠：胰十二指肠，幽门，肠系膜上淋巴结。
  - 空肠和回肠：肠系膜上淋巴结。

组织病理学表现

黏膜层

- 绒毛：指状突起，内含固有层，表面被覆上皮
- Lieberkuhn隐窝：绒毛间下陷的上皮
- 绒毛/隐窝比：空肠较大，为（4～5）∶1；十二指肠和回肠为（3～4）∶1。
- 上皮细胞
  - 吸收上皮：高柱状、卵圆形核位于基底部，胞质嗜

酸性，表面微绒毛形成刷状缘
- ■ 集中于绒毛。
- ○ 杯状细胞：柱状，内含圆形蓝染的唾液酸性黏蛋白
  - ■ 回肠内增多。
- ○ 帕内特细胞：柱状，核位于基底，胞质内充满嗜酸性颗粒
  - ■ 位于隐窝基底。
- ○ 胞质内颗粒包含生长因子和抗菌蛋白。
- ○ 内分泌细胞：分泌多肽，核位于边缘，胞质内含红色细颗粒
  - ■ 在隐窝较多。
- ●黏膜固有层
  - ○ 疏松结缔组织：毛细血管、小静脉、淋巴管。
  - ○ 黏膜相关淋巴组织（淋巴细胞、浆细胞）和嗜酸性粒细胞、吞噬细胞、肥大细胞。
  - ○ 与上皮层隔以薄层基底膜，左半结肠比右半结肠更明显。
- ●淋巴组织
  - ○ 正常情况下黏膜层和黏膜下层均可见
    - ■ Peyer小结：肉眼可见的淋巴组织结节，回肠末端多见。
    - ■ 组织细胞内可见碳末样色素。
  - ○ 上皮内淋巴细胞：CD8$^+$T细胞
    - ■ 每5个上皮细胞可见1个淋巴细胞。
- ●黏膜肌层
  - ○ 黏膜最深处的平滑肌带
    - ■ 在淋巴组织聚集区呈不连续分布。

黏膜下层
- ●纤维脂肪组织、动脉、静脉、淋巴管。
- ●Meissner神经丛：副交感神经和神经节。
- ●Brunner腺
  - ○ 含中性黏液的腺体，胞质淡染，核位于基底
  - ○ 局限于十二指肠黏膜下层，可延伸至十二指肠球。

固有肌层
- ●小肠平滑肌为内环外纵两层。
- ●Auerbach神经丛：位于两层肌肉间的副交感神经和神经节。

浆膜下层
- ●纤维脂肪组织，动脉，静脉，淋巴管。

浆膜
- ●单层扁平间皮细胞。

壶腹部
- ●进入十二指肠的胆管和胰管。
- ●环形平滑肌构成的管腔（Oddi括约肌）。
- ●与十二指肠壁相邻的胰腺组织
  - ○ 可能感染导致腹痛（沟槽状胰腺炎）。

回盲瓣
- ●小肠与结肠黏膜的交界处。
- ●黏膜下脂肪丰富。
- ●黏膜肌层和肌层增厚。

内镜表现

一般特征
- ●标准内镜技术不能检查小肠
  - ○ 上消化道检查包括十二指肠、大部分近端空肠。
  - ○ 推进式或气囊小肠镜可观察前50～150cm空肠。
  - ○ 结肠镜技术可以显示远端5～10cm回肠末端。
- ●胶囊内镜
  - ○ 内置摄像可呈现全小肠黏膜。
- ●可见垂直于小肠长轴的环状皱襞
  - ○ 在空肠最多、最大。
  - ○ 在回肠较短、较宽。
- ●绒毛结构产生微小的光反射。
- ●Peyer集合淋巴结在末端回肠
  - ○ 白色隆起与黏膜息肉相似。
  - ○ 中央凹陷与口疮样溃疡相似。
- ●回盲瓣
  - ○ 肌层增厚引起环形管腔缩窄。
  - ○ 可能含有丰富的黏膜下脂肪。

参 考 文 献

1. Dye CE et al: Endoscopic and radiographic evaluation of the small bowel in 2012. Am J Med. 125(12):1228, 2012
2. Eisen GM: Small-bowel endoscopy. Gastrointest Endosc.76(3):521-4, 2012
3. Segal GH et al: Small intestine. In Mills S et al: Histology for Pathologists. Philadelphia: Lippincott Williams &Wilkins. 547-71, 1997

显微镜下特征

（左）小肠绒毛为细长的突起，中央为固有层，外覆上皮细胞，隐窝位于两个绒毛之间的底部，绒毛/隐窝比接近5:1

（右）如箭头所示，小肠黏膜（黑箭头）由丰富的黏膜下血管（弯箭头）供养，其固有肌层（黑空心箭头）由较厚的内外两层平滑肌组成。浆膜层由一层薄薄的结缔组织（白空心箭头）构成

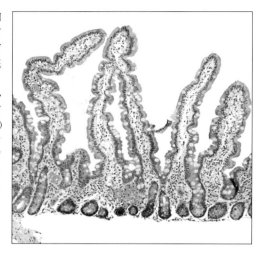
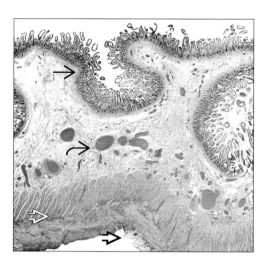

（左）绒毛单层上皮细胞。黑箭头所示为柱状吸收细胞，包含基底核、嗜酸细胞质及顶端刷状缘。每个杯状细胞（空心箭头）包含一个浅蓝色的圆形黏蛋白空泡。上皮内淋巴细胞（弯箭头）呈微小的"墨点"核

（右）PAS-D染色可见表面吸收细胞的微绒毛刷状缘（黑箭头）。上皮下基底膜（弯箭头）和杯状细胞黏蛋白（空心箭头）PAS-D阳性

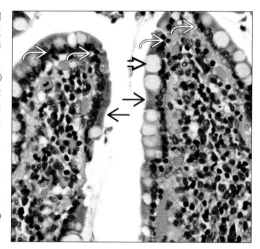
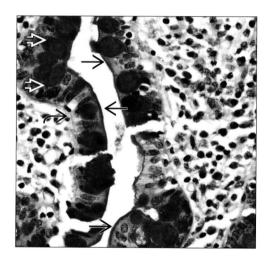

（左）内分泌细胞局限于隐窝，并包含顶核、基部面向红色的细颗粒（空心箭头）。虽然帕内特细胞也位于隐窝，但在顶端和基底核中含有粗糙的、明亮的嗜酸性粒细胞（白箭头）。有丝分裂象在深部隐窝（弯箭头）容易识别

（右）十二指肠球的绒毛（空心箭头）比其他位置的较短和更广泛。Brunner腺体（黑箭头）在黏膜和黏膜下层

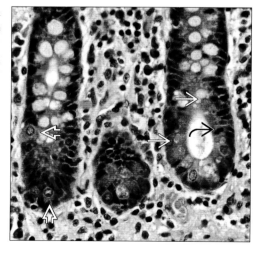
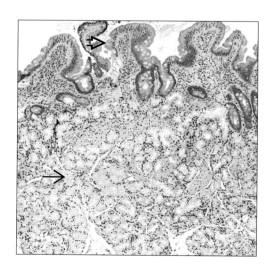

一、小肠解剖学和组织学

内镜和显微镜下特征

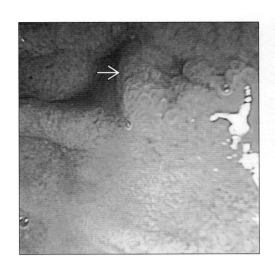 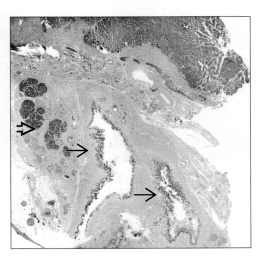

（左）大乳头（白箭头）在十二指肠近端呈黏膜皱襞，乳头位于壶腹部，为胰管与胆管汇合处

（右）通过壶腹部的切片证明了胰腺与胆总管的关系（黑箭头）。他们周围为平滑肌组成的Oddi括约肌。胰腺实质聚集在周围（空心箭头）

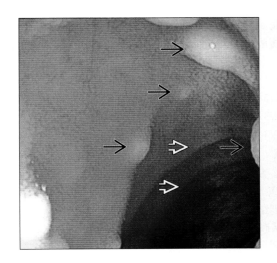 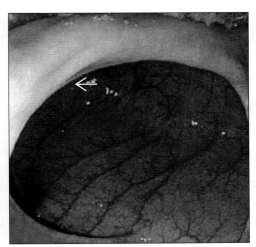

（左）肠末端的Peyer集合淋巴结在内镜下很明显，并表现为白色隆起（黑箭头）。它们在儿童和年轻成人中较明显，与息肉相似。与近端十二指肠相比，此处的环状皱襞（空心箭头）较少。它们也更广泛和更平坦

（右）回盲瓣在结肠镜检查中表现为盲肠的近端黏膜皱襞的环形增厚（白箭头）

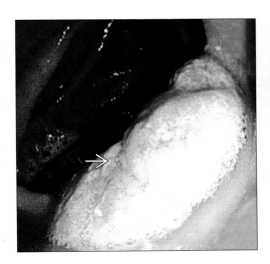 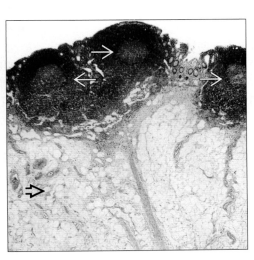

（左）脂肪瘤的回盲瓣存在界线不明显的黏膜下增厚（白箭头）。黏膜下的脂肪沉积在临床上很容易分辨，因为黄色脂肪使之变形

（右）回盲瓣的脂肪切片显示成熟的脂肪小叶扩展至黏膜下层（空心箭头）。一些Peyer集合淋巴结（白箭头）上覆黏膜，其中几个包含突出的生发中心

二、大肠解剖学和组织学

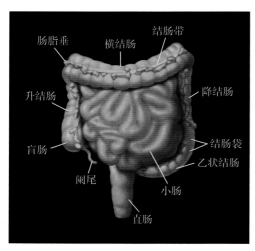

大肠包括6个节段和阑尾，肠脂垂在肠系膜对向侧边缘。结肠带收缩形成袋状的结肠袋

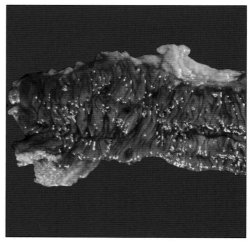

结肠切除标本显示结肠皱襞包括黏膜及黏膜下层，垂直于结肠长轴

术　语

定义
- 回盲瓣：小肠与大肠交界处的生理括约肌。
- 结肠带：通过浆膜层可见3条纵行肌肉。
- 结肠袋：结肠袋收缩形成的囊袋。
- 肠脂垂：结肠表面脂肪突起。
- 直肠系膜：直肠后表面筋膜内脂肪组织层。
- 齿状线：肛门直肠黏膜柱状上皮与鳞状上皮交界处。

大体特征

一般特征
- 从回盲瓣至肛门，共1～1.5m。
- 腹膜后壁悬吊的皱襞（肠系膜）。
- 半月皱襞：黏膜和黏膜下层明显不连续的皱襞。
- 盲肠
  - 回盲瓣下结肠近端。
  - 腹腔内。
  - 囊外翻2～3cm。
  - 包括阑尾。
- 阑尾
  - 盲肠回盲瓣1～3cm始发的向后内侧的管状延伸。
  - 腹腔内。
  - 平均长度7～10cm。
  - 大部分（70%）阑尾为盲端。
  - 解剖变异
    - 盲肠下、近回肠及盲肠壁。
- 升结肠（右半结肠）
  - 盲肠到肝曲。
  - 腹腔前外侧，位于腹壁后。
- 横结肠
  - 连接肝曲和脾区。
  - 腹腔内。

- 大网膜附着在腹侧横结肠。
- 降结肠
  - 从脾曲侧腹到左下腹。
  - 腹腔内前外侧，位于腹壁后。
- 乙状结肠
  - 降结肠到腹膜反折处的弯曲段。
  - 位于腹腔内，与肠系膜相连。
- 直肠
  - 远端8～15cm大肠延伸到齿状线（肛门）。
  - 近端1/3位于腹腔内，并有浆膜。
  - 远端2/3在腹膜以下，部分被外膜包绕。
  - 远端2/3后面由直肠系膜包绕。

解剖特点
- 黏膜层，黏膜下层，固有肌层，浆膜下层，浆膜层。
- 血管供应
  - 盲肠到结肠脾区
    - 肠系膜上动脉分支。
  - 脾区到远端直肠
    - 肠系膜下动脉分支。
  - 远端直肠
    - 髂内动脉分支。
  - 分水带：缺少血管供应的部分
    - 脾曲
    - 远端乙状结肠和远端直肠。
- 淋巴引流
  - 结肠和远端直肠
    - 肠系膜动脉淋巴结引流至腹主动脉淋巴结。
  - 远端直肠
    - 髂腹股沟淋巴结。

显微特征

黏膜
- 单层柱状上皮覆盖。

二、大肠解剖学和组织学

- 隐窝呈平行排列的试管样，与黏膜肌层接触。
- 基底隐窝增生带包含有大量的有丝分裂象。
- 上皮细胞成分
  - 吸收细胞
    - 有卵圆形基底核和嗜酸性粒细胞的柱状或立方形细胞。
    - 分布在整个表面和隐窝。
  - 杯状细胞
    - 柱状细胞内有朝向胚内的圆形蓝色的液泡，内含酸性黏蛋白。
    - 分布在整个表面和隐窝。
  - 帕内特细胞
    - 基底核，丰富、圆形的嗜酸性顶端颗粒，含有生长因子和抗菌蛋白。
    - 主要分布在隐窝。
    - 正常存在于近端到肝曲。
  - 内分泌细胞
    - 在尖端及基底部可见红色颗粒，可以分泌肽类物质的锥体细胞。
    - 主要分布在隐窝。
- 凋亡小体和细胞碎片通常存在于表面上皮细胞。
- 固有层：基底膜到黏膜肌层的疏松结缔组织
  - 包含神经纤维、毛细血管、淋巴管、浆细胞、淋巴细胞、巨噬细胞、嗜酸性粒细胞。
  - 炎症细胞在固有层表面更密集。
  - 嗜酸性细胞在近端结肠密度最高
    - 因地域分布和过敏原暴露而异。
  - 淋巴管局限于黏膜肌层以上的深层黏膜。
- 黏膜肌层：黏膜最深层的平滑肌。
- 固有层和黏膜下层可见淋巴结节
  - 可能侵犯黏膜肌层，包含突出的隐窝（淋巴结复合物）。
  - 在阑尾黏膜和黏膜下层常见有生发中心的淋巴滤泡。
  - 直肠扁桃体：直肠内反应性淋巴结，可表现为息肉样。

黏膜下层

- 纤维脂肪组织，动脉，静脉，淋巴管。
- Meissner丛：副交感神经和神经节。

固有肌层

- 内环外纵。
- Auerbach神经丛：肌间的副交感神经和神经节。

浆膜下层

- 纤维脂肪组织，动脉，静脉，淋巴管。

浆膜层

- 单层扁平间皮细胞。

内镜表现

一般特征

- 完整的结肠镜检查包括回肠末端、结肠及直肠。
- 精细的网状血管构成黏膜下毛细血管。
- 不同解剖位置有不同的解标志和特征。

盲肠

- 从回盲瓣开始，包括阑尾口。
- 盲肠底部有结肠袋三角形皱襞。

肝曲

- 肝静脉循环使黏膜呈蓝色。

横结肠

- 结肠袋产生三角形腔。

脾曲

- 横结肠、降结肠交界处的缝隙。

乙状结肠

- 管腔狭窄，黏膜增厚。
- 憩室可能存在。

直肠

- 相对平直和刚性的节段。

参 考 文 献

1. Polydorides AD et al: Evaluation of site-specific and seasonal variation in colonic mucosal eosinophils. Hum Pathol. 39(6):832-6, 2008
2. Dahl J et al: Colon. In Mills S et al: Histology for Pathologists. Philadelphia: Lippincott Williams & Wilkins.627-48, 2007
3. Levine DS et al: Normal histology of the colon. Am J Surg Pathol. 13(11):966-84, 1989

二、大肠解剖学和组织学

大体特征和显微镜下特征

（左）回盲瓣标志着小肠和大肠的交界处，表现为增厚的近端盲肠襞（空心箭头）。它经常含有丰富的黏膜下脂肪组织，肉眼下为黄色覆盖黏膜

（右）盲肠是结肠近端2～3cm的盲端，盲肠是典型的解剖标志，包括回盲瓣，阑尾口和三角形皱襞（空心箭头）

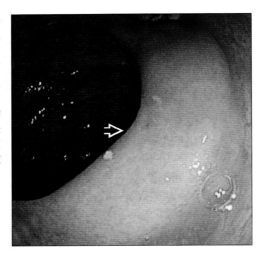
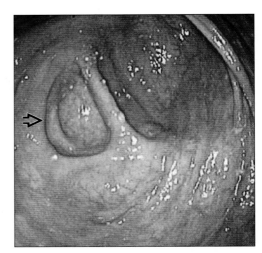

（左）结肠镜检查中可见横结肠有三角形管腔（空心箭头）。这张图也很好地显示了正常结肠的网状黏膜血管

（右）乙状结肠形状多变、S形的结肠远端。憩室（空心箭头）是乙状结肠常见的表现，特别老年人。这些是在结肠壁肠系膜侧突出的黏膜及黏膜下层

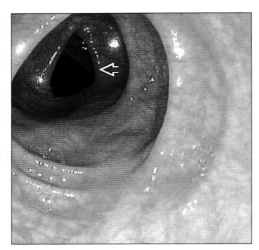
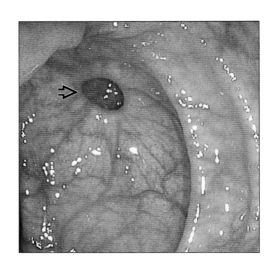

（左）翻转结肠镜可见远端直肠（黑箭头）。齿状（梳状）线（空心箭头）是直肠黏膜和肛管黏膜连接处

（右）直肠切除标本的后表面被覆直肠系膜以及周围筋膜覆盖的软组织。直肠系膜在腹膜反折以下（空心箭头），近端狭窄，远端扩张

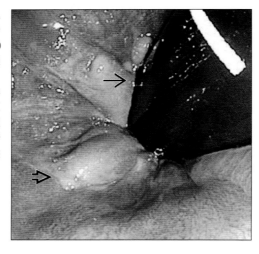
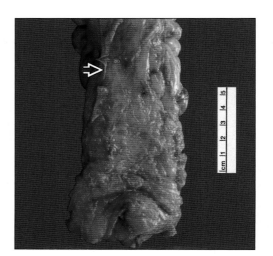

二、大肠解剖学和组织学

显微镜下特征

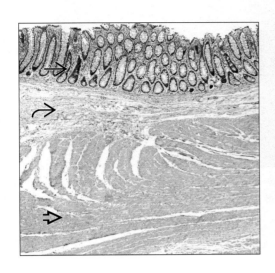

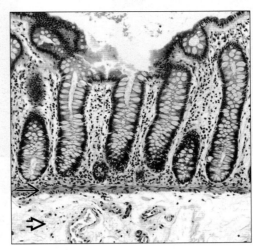

（左）结肠黏膜（黑箭头）下为黏膜下层（弯箭头），包括疏松结缔组织和血管。固有肌层由内厚外薄两层平滑肌构成（空心箭头）

（右）结肠黏膜包括一排间隔均匀的固有肌层隐窝。每个隐窝位于黏膜肌层（黑箭头），肌层分离黏膜及黏膜下层（空心箭头）

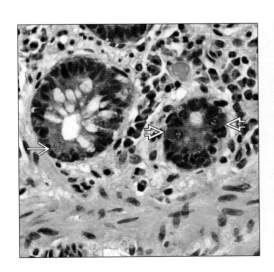

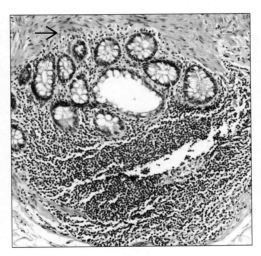

（左）隐窝中内分泌细胞（空心箭头）最丰富，包含顶核基部面向红色的细小颗粒。帕内特细胞（白箭头）同样位于隐窝，但与内分泌细胞不同是的有粗糙、明亮的嗜酸性粒细胞，它们局限在右半结肠

（右）淋巴细胞聚集在结肠黏膜下层，并可能侵犯黏膜肌层（黑箭头），包含突出的良性结肠隐窝群，形成一个淋巴结复合物

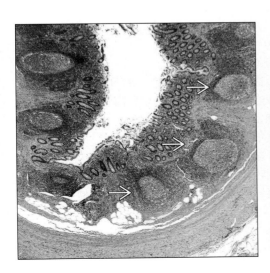

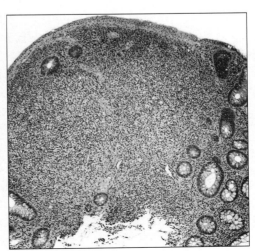

（左）阑尾和结肠具有相同的解剖层。黏膜突起和黏膜下层淋巴结经常可见生发中心（白箭头）

（右）"直肠扁桃体"是一个反应性淋巴组织结节，在内镜下与息肉相似。隐窝通常含有中性粒细胞，并可表现为结构变形。这些表现可能被误认为炎症性肠病或淋巴瘤活检标本

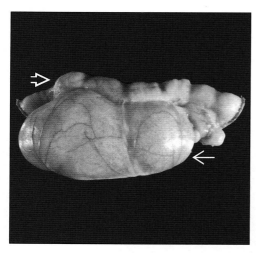

管状肠重复畸形（白箭头）是与回肠肠系膜侧（空心箭头）紧密结合，重复畸形较大，是囊性的

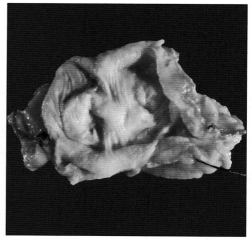

同样的方法切开肠腔以显示扩张的管腔黏膜皱襞，也就是小肠的环状皱襞

术　语

同义词

- 重复：肠源性或肠重复畸形。
- 后肠囊肿：尾肠囊肿，直肠囊肿错构瘤。

定义

- 重复：与肠道连续的囊状或管状结构，包含肠壁全层（黏膜，黏膜下层，固有层）。
- 尾肠囊肿：在骶前间隙含有3个胚层的囊肿。
- 真性憩室：先天性突出肠外的，包括肠壁全层
  - 麦克尔憩室：卵黄管退化不全所形成的回肠远端憩室
    - 几乎所有的真性憩室小肠是卵黄管残留。

病因和发病机制

发育异常

- 重复畸形
  - 假设的病因
    - 原肠从脊索完全分离。
    - 胚胎憩室的延续。
    - 宫内缺血。
- 尾肠囊肿
  - 胚胎时期尾肠大部分退化不全。
- 麦克尔憩室
  - 在胚胎发育过程中卵黄管不完全闭塞。

临床概要

流行病学

- 发病率
  - 重复畸形：发病率0.0002%
    - 以男性为主。
  - 尾肠囊肿：极为少见
    - 女性多于男性（3:1）。

  - 麦克尔憩室：患病率2%
    - 无性别差异。

部位

- 重复畸形
  - 发生在全胃肠道。
  - 30%在前段，60%在中段（主要是在回肠末端），10%结肠和直肠。
  - 10%～20%为多发性。
- 尾肠囊肿
  - 骶前间隙。
- 麦克尔憩室
  - 回肠，回盲瓣200cm内。

表现

- 重复畸形、尾肠囊肿及麦克尔憩室通常没有症状。
- 出现重复症状
  - 在出生2年内出现。
  - 通过直接压迫或扭转阻塞肠道。
  - 胃十二指肠黏膜溃疡和出血。
  - 十二指肠第二段的重复畸形可能阻塞胆管树，引起黄疸或复发性胰腺炎。
  - 一些结直肠重复与泌尿生殖道的重复畸形同时出现。
- 尾肠囊肿
  - 青壮年（平均年龄36岁）。
  - 症状包括感染、出血、便秘、直肠脱垂、瘘。
  - 罕见肿瘤并发症：神经内分泌肿瘤和腺癌。
- 麦克尔憩室
  - 年轻成年男性最容易出现症状。
  - 异位胃黏膜能分泌酸，并导致肠穿孔。
  - 憩室翻转可导致肠套叠。
  - 有报道异位组织中出现癌和神经内分泌瘤。

治疗

- 重复畸形
  - 出现症状的重复畸形患者切除相关肠段。

一、先天性囊肿、重复畸形和小肠憩室

关键点

术语
- 重复畸形：肠系膜，包含所有的肠壁层。
- 尾肠囊肿：直肠多房性囊肿，包含各个胚层。
- 麦克尔憩室：位于肠系膜对侧，卵黄管残留形成的憩室。

临床概要
- 重复：发生在全胃肠道
  ○ 通过直接挤压或肠扭转造成肠梗阻。
- 尾肠囊肿：骶前间隙
  ○ 感染，出血，便秘，肿瘤。
- 有症状的重复畸形和麦克尔憩室应治疗
  ○ 无症状病变。

- 所有囊肿建议切除后肠囊肿。
- 麦克尔憩室：远端 200 cm 回肠
  ○ 胃酸分泌会导致邻近肠穿孔。

内镜表现
- 重复畸形和尾肠囊肿：管腔狭窄。
- 麦克尔憩室：胶囊内镜可见憩室突出肠外。

组织病理学表现
- 重复畸形：包含肠壁所有结构
  ○ 可能存在异位。
- 尾肠囊肿：混合性上皮细胞，紊乱的肌层。
- 麦克尔憩室：回肠黏膜，常见异位组织（通常是胃）。

○ 胆管受累的患者在十二指肠和重复畸形之间造口。
- 尾肠囊肿
  ○ 完全切除预防恶性肿瘤的发生用于所有病例。
- 麦克尔憩室
  ○ 有症状者切除憩室及部分回肠。

内镜表现

一般特征
- 重复和尾肠囊肿
  ○ 大多数病例内镜下无明显表现。
  ○ 常在开腹手术做出诊断。
  ○ 外部压迫造成相关肠段狭窄。
  ○ 可能是管腔重复或后肠囊肿与小肠空腔相连。
- 麦克尔憩室
  ○ 传统内镜检查无法检出。
  ○ 胶囊内镜显示回肠内呈黑色或充满血的空腔结构。

影像学表现

一般特征
- 重复畸形
  ○ 超声和 CT 扫描检测扩张的和囊性重复畸形。
- 尾肠囊肿
  ○ 钡灌肠可见囊肿和直肠空腔交通。
  ○ MR 显示多房性囊肿压迫直肠。
- 麦克尔憩室
  ○ 小肠钡剂检查可清楚显示。
  ○ 核素显像显示胃黏膜异位（Meckel 扫描）。

大体特征

一般特征
- 重复畸形
  ○ 肠壁内单房性囊肿或管状肿块，但不常见。
  ○ 通常 2 ～ 7cm，但可能更大

■ 已经有重复畸形 > 100cm 的报道。
  ○ 许多与相关肠段交通。
- 尾肠囊肿
  ○ 多房性囊肿与隔膜较厚。
  ○ 最大直径平均 4cm。
  ○ 可能与直肠腔交通。
- 麦克尔憩室
  ○ 肠系膜对侧、呈圆形或突向腔外。
  ○ 平均 1 ～ 5 cm，可以达到 26 cm。
  ○ 管腔与回肠交通。

组织病理学表现

组织学特征
- 重复畸形
  ○ 包括肠壁所有层。
  ○ 黏膜相关肠段。
  ○ 可能存在胃、胰腺、呼吸道异位。
  ○ 外肌层可能与正常肠管共用。
- 尾肠囊肿
  ○ 包括内胚层、外胚层和中胚层的成熟成分
    ■ 由鳞状上皮、肠上皮、呼吸道上皮及移行上皮混合。
    ■ 外层由不连续的、交错的平滑肌束和纤维组织组成。
    ■ 不含神经、真皮附属物、软骨、骨或未成熟组织。
  ○ 缺少黏膜下层和固有肌层。
- 麦克尔憩室
  ○ 包含肠壁所有层。
  ○ 可见部分或全部为小肠黏膜排列。
  ○ 50% 含有异位胃泌酸黏膜。
  ○ 可能在憩室和回肠交界处有溃疡。
  ○ 5% 包含异位胰腺组织。

一、先天性囊肿、重复畸形和小肠憩室

肛周囊肿的鉴别诊断

特征	重复囊肿	尾肠囊肿	骶尾部畸胎瘤	表皮样囊肿	皮样囊肿
临床特征					
发病年龄	＜2年	青年	新生儿期	成年人和儿童	成年人和儿童
男:女	1:1	1:3	1:2	1:1	1:1
大体特征					
位置	直肠后方相邻	骶前间隙	骶前间隙	骶前间隙	骶前间隙
复杂性	单房性	多房性	多房性	单房性	单房性
与肠道的联系	有时	有时	无	无	无
显微特征					
上皮	肠上皮，可能有异位	鳞状上皮、肠、呼吸道、移行上皮	鳞状上皮、肠、呼吸道、移行上皮	角化鳞状上皮	角化鳞状上皮
壁成分	黏膜下层，固有肌层，肌间神经丛	不连续平滑肌，纤维组织	所有胚层的成熟和不成熟组织	纤维组织	皮肤附属器，异源成分

鉴别诊断

内镜鉴别诊断

- 重复畸形：一般特点
  - 与肠腔相通
    - 真性憩室：在肠系膜对侧。
    - 假性憩室：单个或多个突起。
  - 不与肠腔相通
    - 肠系膜间皮囊肿：通常在肠外。
    - 肠系膜淋巴管瘤：多房性，小叶间隔厚。
- 十二指肠重复畸形
  - 黏膜异位胰腺
    - 有固体成分。
  - 胆总管囊肿（Ⅲ型）
    - 内镜逆行胰胆管造影（ERCP）显示胆管树之间的联系。
- 直肠重复畸形和尾肠囊肿
  - 考虑包括直肠周围囊肿
    - 脊索瘤。
    - 骶前脊膜膨出。
    - 肛门管或腺囊肿。
    - 皮样和上皮样囊肿。
    - 囊性骶尾部畸胎瘤。
  - 超声内镜下细针穿刺活检确诊囊肿成分。

- 麦克尔憩室
  - 假性憩室。
  - 重复囊肿
    - 都出现在肠系膜侧。

组织学鉴别诊断

- 重复畸形和真性憩室，包括麦克尔憩室，在组织学上可能没有什么区别
  - 准确分类需要大体特征和手术解剖相结合。
- 直肠重复畸形和尾肠囊肿。

参 考 文 献

1. Pepper VK et al: Diagnosis and management of pediatric appendicitis, intussusception, and Meckel diverticulum. Surg Clin North Am. 92(3):505-26, vii, 2012
2. Uppal K et al: Meckel's diverticulum: a review. Clin Anat. 24(4):416-22, 2011
3. Vaos G et al: Congenital anomalies of the gastrointestinal tract diagnosed in adulthood--diagnosis and management. J Gastrointest Surg. 14(5):916-25, 2010
4. Killingsworth C et al: Tailgut cyst (retrorectal cystic hamartoma): report of a case and review of the literature. Am Surg. 71(8):666-73, 2005
5. Stern LE et al: Gastrointestinal duplications. Semin Pediatr Surg. 9(3):135-40, 2000

一、先天性囊肿、重复畸形和小肠憩室

显微镜下特征和大体特征

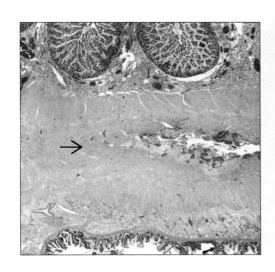

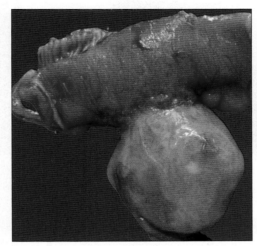

（左）该管状回肠重复畸形（下），包含小肠黏膜，黏膜下层，与相关小肠黏膜共享的内外各一层固有肌层（黑箭头）

（右）在肠系膜相关回肠黏膜的囊性突起。肉眼检查可明显可见囊肿与小肠间是相通的

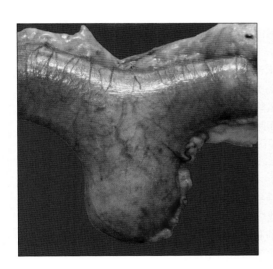

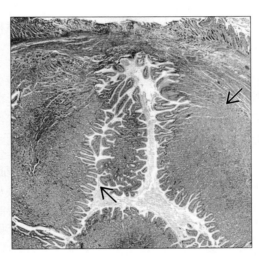

（左）在回肠肠系膜对侧可见麦克尔憩室形成盲袋

（右）泌酸腺扩大一个大的胃异位（黑箭头）的憩室黏膜

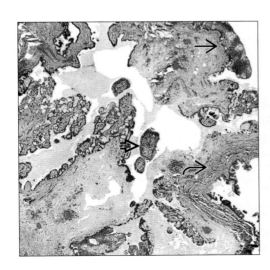

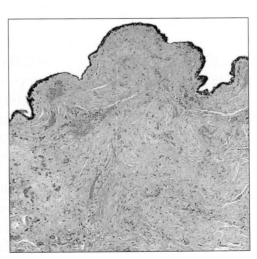

（左）这种尾肠囊肿的横截面显示多房结构。鳞状上皮细胞从外胚层（黑箭头）发育而来，柱状上皮从内胚层（空心箭头）发育而来，存在中胚层、肌纤维组织（弯箭头）

（右）不连续的交织状平滑肌存在于尾肠囊壁

二、小肠黏膜异位

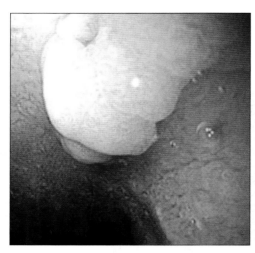

在十二指肠球部胃黏膜异位最常见，并且可能会表现为小的无蒂息肉。背景黏膜不明显

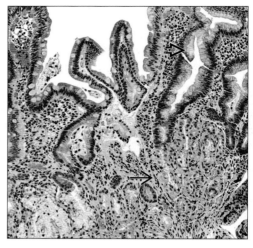

一簇位于十二指肠的黏膜的泌酸腺（黑箭头）构成了胃黏膜异位。上覆的肠上皮被高的、黏液性胃型小凹细胞（空心箭头）所替代

术　语

同义词
- 异位的胃黏膜或胰腺组织。
- 胰腺黏膜异位：腺肌瘤，肌上皮错构瘤。
- 十二指肠旁胰腺炎：沟槽状胰腺炎，异位胰腺囊性营养不良。

定义
- 胃黏膜异位症：胃外泌酸腺。
- 异位胰腺：胰腺外导管，腺泡和胰岛的多种组合
  ○ 黏膜病变或壁内肿块均可来源于黏膜肌层和固有肌层。

病因和发病机制

发育异常
- 胃或胰腺组织的先天性残余残留
  ○ 典型者发生于前肠来源的器官。
  ○ 发生于中肠来源的器官，尤其是麦克尔憩室。

临床概要

流行病学
- 发病率在 1%～2%，但有可能被低估。

部位
- 胃黏膜异位可发生在全胃肠道
  ○ 十二指肠最常见，尤其是球部。
- 胰腺异位通常发生在上消化道
  ○ 胰腺壁异位在壶腹周围的十二指肠或小乳头发育
    ■ 远端小肠（空肠、回肠）少见。
- 麦克尔憩室可能发生胃溃疡和胰腺异位。

表现
- 通常内镜下有表现。
- 较大异位可造成梗阻、肠套叠、出血、消化不良。
- 胃酸分泌造成的溃疡和肠穿孔。

- 进展为胃癌和胰腺癌少见。
- 十二指肠旁胰腺炎
  ○ 慢性胰腺炎累及十二指肠壁的异位胰腺。
  ○ 实性或囊性肿块，类似肿瘤（假性）。
  ○ 成年男性。
  ○ 与酒精滥用、吸烟、高血压有关。

治疗
- 外科手术治疗并发症。
- 十二指肠旁胰腺炎
  ○ 矫正风险因素。
  ○ 手术切除（Whipple 手术）。

内镜表现

一般特征
- 胃黏膜异位
  ○ 单个或多个无蒂息肉，通常 ≤1cm。
- 十二指肠胰腺黏膜异位
  ○ 偏心性十二指肠壁增厚。
  ○ 上覆黏膜溃疡，似恶性。
- 远端壶腹的胰腺黏膜异位不能被内镜发现。

影像学表现

一般特征
- 大黏膜异位
  ○ 增强扫描充盈缺损。
- 十二指肠胰腺黏膜异位
  ○ 十二指肠壁的实性或囊性肿块。

组织病理学表现

组织学特征
- 胃异位是由覆于胃小凹和（或）肠上皮细胞的泌酸腺构成
  ○ 可能有幽门螺杆菌定植。
  ○ 表面黏膜可发生消化性损伤。

二、小肠黏膜异位

关键点

术语
- 胃泌酸黏膜和胰腺组织位于肠道。

临床概要
- 梗阻塞，肠套叠，出血，吸收不良。
- 胰腺黏膜异位与十二指肠旁胰腺炎的关系。

内镜表现
- 黏膜异位症：无蒂息肉，≤1cm。

- 十二指肠的胰腺黏膜异位。

组织病理学表现
- 胃：胃小凹或肠上皮细胞覆于泌酸腺上。
- 胰腺：胰腺导管，腺泡细胞，胰岛
  - 异位黏膜中异位胆囊管占主导。

○ 炎症、糜烂、Brunner腺增生。
- 异位胰腺包含导管和腺泡，有或无胰岛。
- 胰腺黏膜异位包括囊性扩张的胰管、平滑肌、纤维组织。

- 十二指肠胰腺黏膜异位
  - 壶腹部或副乳头的附属导管。
- 十二指肠胰腺黏膜异位合并胰腺炎
  - 胰腺假性囊肿。
  - 平滑肌增殖似平滑肌瘤。

鉴别诊断

内镜鉴别诊断
- 近端十二指肠黏膜异位
  - Brunner腺增生或错构瘤。
  - 神经内分泌肿瘤。
- 十二指肠黏膜异位
  - 十二指肠，壶腹，胆管或胰腺癌。
  - 肠重复囊肿。

组织学鉴别诊断
- 胃黏膜异位
  - 胃十二指肠炎（缺乏泌酸腺）。
- 黏膜或远端小肠异位黏膜
  - 几乎没有。

参考文献

1. Adsay NV et al: Paraduodenal pancreatitis: a clinicopatho-logically distinct entity unifying "cystic dystrophy of het-erotopic pancreas","para-duodenal wall cyst", and "groove pancreatitis". Semin Diagn Pathol. 21(4):247-54, 2004
2. Lambert MP et al: Extensive gastric heterotopia of the small intestine resulting in massive gastrointestinal bleeding, bowel perforation, and death: report of a case and review of the literature. Pediatr Dev Pathol. 3(3):277-80, 2000
3. Matsui K et al: Biopsy study of polyps in the duodenal bulb. Am J Gastroenterol. 88(2):253-7, 1993
4. Lai EC et al: Heterotopic pancreas. Review of a 26 year experience. Am J Surg. 151(6):697-700, 1986

病例图像展示

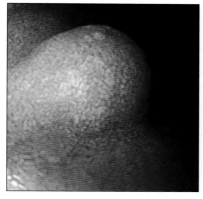 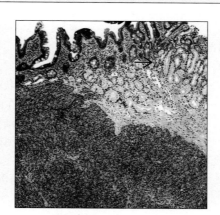 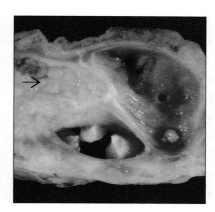

（左）十二指肠胰腺黏膜异位表现为一个平滑的、无蒂黏膜结节

（中）十二指肠壁胰腺腺泡形成肿块（黑箭头）

（右）该例患者行手术切除，是由于胰腺异位形成了一个可引起症状的囊实性肿块标本可见扩张的胰腺导管伴纤维化。箭头显示胰腺小叶（V.Adsay，MD. 惠赠）

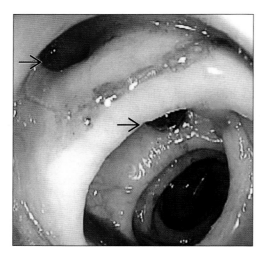

继发性憩室在乙状结肠表现为空心结构（箭头）。背景黏膜异常

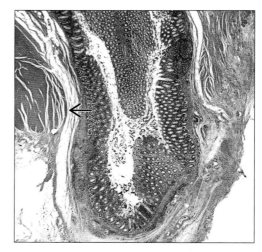

继发性憩室由突出的结肠黏膜和黏膜下层经固有肌层（箭头）进入肠壁的脂肪组成

术　语

同义词
- 术语"憩室"和"继发性憩室"可互换使用。
- 继发性憩室：假性憩室和内压性憩室。
- 憩室病相关性结肠炎：节段性结肠炎合并憩室，新月体性结肠炎。

定义
- 继发性憩室：通过肠壁的黏膜和黏膜下层的突出。
- 憩室病：多发性继发性憩室（通常在降结肠及乙状结肠）。
- 憩室炎：憩室周围炎症。
- 憩室结肠炎：相关性慢性结肠炎合并憩室和结肠憩室周围炎症。

病因和发病机制

憩室病
- 血管穿入固有肌层的部位为相对薄弱部位，肠腔内压力的间歇增加可使这一部位膨出。
- 有遗传倾向，但尚未确定。

憩室炎
- 憩室穿孔
  - 持续性局部刺激与黏膜糜烂。
  - 粪石梗阻导致细菌过度生长和炎症反应。

憩室病相关性结肠炎
- 确切机制尚不清楚。
- 可能是多因素的
  - 粪便中的微生物群的变化和持续性损伤引起的宿主免疫应答异常。
  - 黏膜脱垂。
  - 粪便瘀积。
  - 黏膜缺血。

临床概要

流行病学
- 发病率
  - 憩室病
    - 在西方最常见。
    - ＞70岁人群中，患病率50%。
    - ＞85岁人群中，患病率70%。
    - 在先天性和继发性结缔组织病患者中发病率增加（例如，硬皮病、系统性硬化症、马方综合征、埃勒斯 - 当洛综合征）。
  - 憩室炎
    - 10%～25%的结肠憩室病患者。
    - 使用非甾体抗炎药患者多发。
    - 炎症性肠疾病患者中比较常见。
  - 憩室病相关性结肠炎
    - 1%～2%的憩室炎患者。

部位
- 憩室病
  - 降结肠和乙状结肠
    - 98%病例在西方国家。
  - 盲肠和右半结肠
    - 40%的病例在东亚。
  - 结肠
    - ＜5%的病例。

表现
- 憩室病
  - 通常是在结肠镜检查中偶然发现的。
  - 直肠出血
    - 在结缔组织疾病和服用非甾体抗炎药患者中更常见。
  - 巨结肠憩室
    - 形成一个单房性囊肿（≥7cm）。

一、憩室和憩室炎

关键点

术语
- 继发性憩室：通过肠壁的黏膜和黏膜下层的突出。
- 憩室炎：炎症、穿孔憩室。
- 憩室病相关性结肠炎：慢性活动性结肠炎累及结肠周围炎。

病因
- 憩室发生在血管穿透固有肌层的地方
  - 与低纤维饮食有关。
- 憩室炎
  - 穿孔或粪石嵌塞引起的慢性局部刺激。
- 憩室病相关性结肠炎
  - 可能为免疫调节异常。

内镜表现
- 憩室病

- 结肠肠系膜侧突起。
- 憩室炎
  - 息肉，黏膜水肿，充血。
- 憩室病相关性结肠炎
  - 黏膜质脆，溃疡，息肉。

组织病理学表现
- 憩室病
  - 黏膜和黏膜下层的突出。
- 憩室炎
  - 憩室和憩室周围炎。
- 憩室病相关性结肠炎
  - 类似于炎症性肠疾病的特征。

- 憩室炎
  - 腹痛。
  - 呕吐。
  - 发热。
  - 腹泻。
  - 便秘。
  - 右半结肠憩室炎类似阑尾炎的症状。
- 憩室病相关性结肠炎
  - 临床上与炎症性肠病重叠
    - 溃疡性结肠炎样和克罗恩病样变异。
    - 腹痛。
    - 里急后重。
    - 便血。
    - 腹泻与便秘交替。
    - 出现在老年人中，正好是晚年期炎症性肠病第二高峰。
    - 炎症性肠道疾病的患者患憩室炎的风险更高。
    - 约2%的憩室病相关性结肠炎最终发展成炎症性肠疾病。

治疗
- 憩室病
  - 调整生活方式。
  - 高纤维饮食。
- 无并发症的憩室炎
  - 抗生素。
  - 高纤维饮食。
  - 如果症状持续予以切除。
- 复杂的憩室炎：梗阻，脓肿，瘘管
  - 切除相关肠段，并且围手术期给予抗生素治疗。
  - Hartmann结肠造口术后，某些严重病例出现延迟吻合。
- 憩室病相关性结肠炎
  - 可以用治疗炎症性肠病的药物控制
    - 柳氮磺吡啶。
    - 美沙拉嗪。
    - 5-ASA 化合物。

- 局部类固醇灌肠。
  - 经常需要手术切除。

内镜表现

憩室病
- 结肠肠系膜上血管穿透肌层的黏膜突起。

憩室炎
- 常因穿孔风险推迟内镜检查。
- 息肉，水肿，充血的黏膜皱襞。

憩室病相关性结肠炎
- 片状或融合的黏膜充血
  - 最严重的在黏膜皱襞顶部。
- 黏膜质脆。
- 溃疡。
- 假性息肉。
- 憩室开口往往缺乏特征。
- 直肠和结肠近段不明显。
- 克罗恩病样变
  - 狭窄。
  - 深部溃疡和裂缝。
  - 瘘。

影像学表现

CT 表现
- 憩室病
  - 口服造影剂后观察显影。
  - 巨结肠憩室类似于重复囊肿。
- 憩室炎
  - 类似于乙状结肠黏膜增厚。
  - 肠系膜与周围脂肪条索状改变。
  - 造影剂或气体外漏提示脓肿形成。
- 憩室病相关性结肠炎
  - 靶征：黏膜层增强，黏膜下层不增强。

○"铅管"外观：由于结肠袋钝化，出现硬结肠段。

○克罗恩病样变

■乙状结肠黏膜增厚。

■狭窄。

■脂肪外覆。

■瘘。

钡灌肠

●憩室病

○不规则的锯齿状管腔轮廓。

●憩室炎

○黏膜增厚。

○管腔狭窄。

●憩室病相关性结肠炎

○"领扣"样浅溃疡。

○"铅管"样外观。

○克罗恩病样变

■狭窄。

■裂缝。

■瘘。

大体特征

一般特征

●憩室病

○憩室向固有肌层和浆膜层突出。

●憩室炎

○固有肌层纤维化和肥厚。

○憩室周围脓肿和脂肪坏死。

○浆膜渗出液。

●憩室病相关性结肠炎

○经常缺乏憩室炎的典型特征。

○颗粒状红斑黏膜溃疡。

○显著黏膜皱襞。

○克罗恩病样变

■狭窄。

■脂肪外覆。

■瘘。

■短且增厚的结肠带。

组织病理学表现

组织学特征

●憩室病

○憩室的开口（口）与腔相通。

○穿透固有肌层的黏膜层及黏膜下层的突起。

●憩室炎

○黏膜可不明显或呈脱垂型变化

■绒毛状黏膜皱襞。

■固有层纤维肌性增生。

■糜烂。

■出血。

○憩室和憩室周围固有肌层、浆膜下及浆膜的急性或慢性炎症。

○肌肥厚和纤维化。

○肉芽肿性异物巨细胞对粪便的反应

■组织肉芽肿含有嗜酸性透明环（脉冲肉芽肿）。

○急性组织浆膜炎。

●憩室病相关性结肠炎

○基底淋巴浆细胞。

○隐窝炎，隐窝脓肿。

○隐窝变形。

○帕内特细胞化生。

○隐窝破裂相关的肉芽肿。

●克罗恩病样变

○透壁淋巴聚集。

○裂缝。

○瘘。

○血管和神经炎症。

○神经肥厚。

○上皮样肉芽肿（在周围淋巴结也可见）。

鉴别诊断

内镜鉴别诊断

●憩室病

○先天性憩室

■通常在盲肠和升结肠。

■发生在结肠肠系膜对侧。

■可能是单一的或多个。

■在东亚更常见。

●憩室炎

○黏膜脱垂

■息肉，黏膜皱襞水肿，红斑。

■溃疡和糜烂。

■缺血性改变。

■主要影响直肠。

●憩室病相关性结肠炎

○克罗恩病

■通常累及近端结肠和末端回肠以及远端结肠。

■环周狭窄应鉴别腺癌。

■活检排除恶性肿瘤。

○溃疡性结肠炎

■几乎总是侵犯直肠。

■炎症延伸至左半结肠，超过憩室。

○感染性结肠炎：志贺菌和沙门菌感染可产生节段性结肠炎

■溃疡，红斑黏膜。

■常分布于左半结肠。

■粪便与血培养的临床相关性。

■与急性临床表现相区别。

○改道性结肠炎

一、憩室和憩室炎

憩室病相关性结肠炎和炎症性肠病的特点

特征	憩室病相关性结肠炎	克罗恩病	溃疡性结肠炎
大体/内镜特征			
	结肠憩室（通常是乙状结肠）	上下消化道不连续	未经治疗的病变分布于直肠及近端结肠，但治疗会改变病变的分布
憩室	存在	可能存在	可能存在
糜烂/溃疡	存在	存在	存在
假性息肉	存在	存在	存在
狭窄	可能存在	存在	无
瘘	可能存在	存在	无
爬行脂肪	存在	存在	无
显微特征			
隐窝炎/隐窝脓肿	存在	存在	存在
基底淋巴浆细胞	存在	存在	存在
隐窝变形	存在	存在	存在
帕内特细胞化生	存在	存在	存在
黏膜淋巴结聚集	可能存在	存在	存在
裂缝/瘘	可能存在	存在	无
神经/肌肉肥大	可能存在	存在	无
血管炎症	可能存在	可能存在	无
隐窝破裂肉芽肿	可能存在	可能存在	可能存在
上皮样肉芽肿	不常见	可能存在	无
憩室间结肠黏膜	未累及	累及	累及

- ■ 黏膜皱襞减少，口疮样溃疡。
- ■ 中度病情内镜表现可正常。
- ■ 发生在术后改道的肠段。
- ■ Hartmann造口后可能与憩室病相关性结肠炎并存。
- ■ 当肠管流出道通畅后，炎症改善。
- ○ 非甾体抗炎药相关性结肠炎
  - ■ 黏膜易碎性和红斑。
  - ■ 可以侵犯结肠各部分。
  - ■ 停止使用非甾体抗炎药可缓解。

组织学鉴别诊断

- ● 憩室病
  - ○ 先天性憩室
    - ■ 包括结肠壁全层。
- ● 憩室炎
  - ○ 基本上没有。
- ● 憩室病相关性结肠炎
  - ○ 克罗恩病。
  - ○ 溃疡性结肠炎。
  - ○ 感染性结肠炎：沙门菌和志贺菌属
    - ■ 固有层淋巴浆细胞膨胀。
    - ■ 隐窝脓肿。
    - ■ 隐窝变形。
    - ■ 临床相关性对于诊断通常是必要的。
  - ○ 改道性结肠炎
    - ■ 隐窝变形。
    - ■ 帕内特细胞化生。
    - ■ 反应性淋巴增生。

- ■ 黏膜萎缩伴糜烂。
- ■ 外科解剖知识对准确诊断是必要的。
- ○ 非甾体抗炎药相关性结肠炎
  - ■ 斑块破裂。
  - ■ 上皮内淋巴细胞增多。
  - ■ 浅表糜烂。
- ○ 黏膜再生改变。

诊断要点

临床相关病理特征

- ● 了解发病部位对准确诊断憩室相关性结肠炎是必不可少的
  - ○ 活检应该在受累的左半结肠、乙状结肠、直肠肠段和未累及的近端结肠取。
  - ○ 这些肠段的活检应分开送检。

参考文献

1. Bar-Meir S et al: Role of endoscopy in patients with diverticular disease. Dig Dis. 30(1):60-3, 2012
2. Strate LL et al: Diverticular disease as a chronic illness: evolving epidemiologic and clinical insights. Am J Gastroenterol. 107(10):1486-93, 2012
3. Lamps LW et al: Diverticular disease-associated segmental colitis. Clin Gastroenterol Hepatol. 5(1):27-31, 2007
4. Ludeman L et al: The pathology of diverticular disease. Best Pract Res Clin Gastroenterol. 2002 Aug;16(4):543-62. Review. Erratum in: Best Pract Res Clin Gastroenterol. 17(2):323-4, 2003
5. Makapugay LM et al: Diverticular disease-associated chronic colitis. Am J Surg Pathol. 20(1):94-102, 1996

影像学特征、大体特征，显微镜及内镜下特征

（左）增强CT轴位图像显示乙状结肠壁增厚（弯箭头）和乙状结肠系膜脂肪条纹（白箭头）。结肠周围一个脓肿（空心箭头）包含气体（M.Federle, MD. 惠赠）

（右）壁内脓肿位于在乙状结肠憩室穿孔的部位（白箭头）。厚纤维壁腔中含有浑浊的物体。黏膜上可见一些广口憩室（弯箭头）

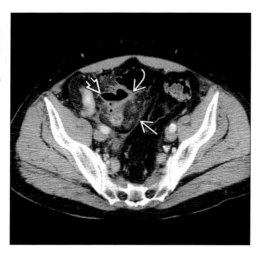
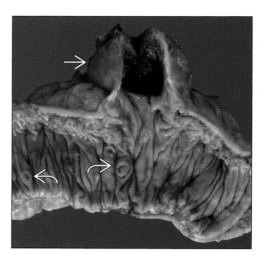

（左）乙状结肠的横截面包含多个憩室（白箭头）。固有肌层明显增厚和纤维化并延伸至憩室周围软组织。可见浆膜下脂肪坏死（弯箭头）

（右）憩室周围脓肿（白箭头）含有细胞炎性碎片和组织肉芽组织延伸到浆膜表面

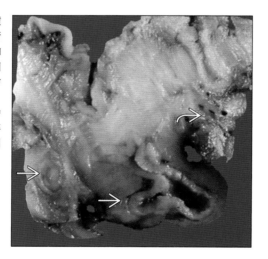
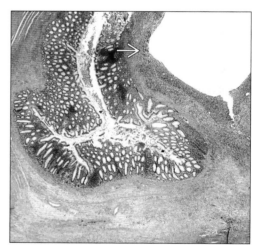

（左）异物巨细胞和肉芽肿性炎症环绕着邻近穿孔憩室的粪便（黑箭头）。可见圆形和卵圆形、均匀、粉红色的透明圈（空心箭头）也存在。透明物质聚集成为脉冲肉芽肿

（右）憩室病相关性结肠炎患者的黏膜糜烂被憩室间黏膜脓性渗出物覆盖（黑箭头）。憩室口（空心箭头）也很明显

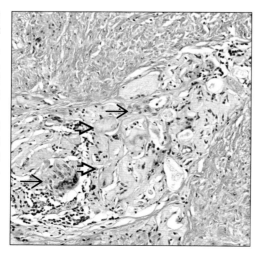
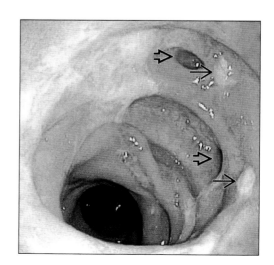

一、憩室和憩室炎

内镜下特征、大体特征和显微镜下特征

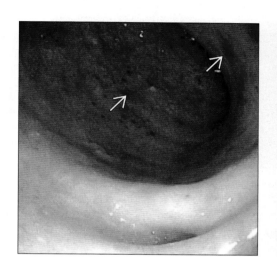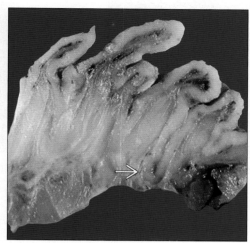

（左）憩室病相关性结肠炎是节段性结肠炎，特点是弥漫性红斑和黏膜皱襞减少，在某些情况下可出现糜烂（白箭头）和溃疡

（右）乙状结肠切除术的横断面显示憩室（白箭头）相关固有肌层增厚和黏膜皱襞减少。伴有与恶性肿瘤相似的大息肉状皱襞硬结

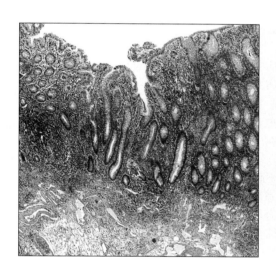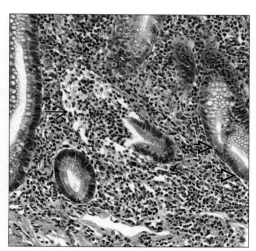

（左）憩室疾病相关性结肠炎显示弥漫性慢性炎症，扩张固有肌层，合并基底淋巴浆细胞和隐窝变形，从而类似溃疡性结肠炎的表现

（右）隐窝脓肿（黑箭头），帕内特细胞化生（空心箭头）和基底浆细胞丰富的炎症反应与炎症性肠病相似，特别是在活检样本

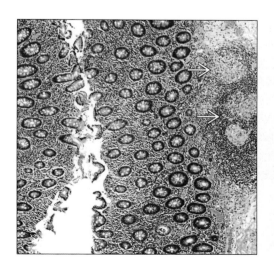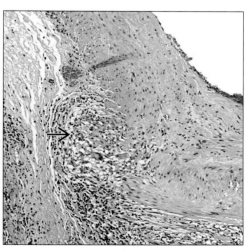

（左）憩室的上皮肉芽肿（白箭头）引起了对克罗恩病的关注，但这些变化局限在憩室范围内

（右）肉芽肿性血管炎（黑箭头）的发生可能与憩室疾病相关性结肠炎有关。静脉壁巨细胞丰富的肉芽肿性炎症与克罗恩病相似

二、先天性巨结肠

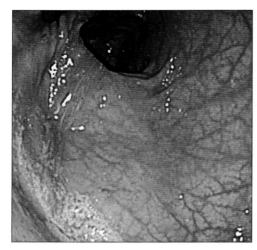

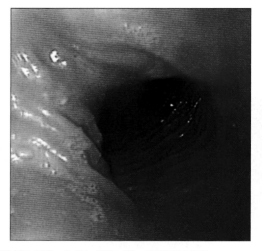

一个肛门直肠测压异常的10岁儿童内镜评估显示在乙状结肠中发现一个明显变窄的管腔

降结肠（同一患者）管腔正常，黏膜形态模糊

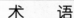

术　　语

同义词
- 无神经节性巨结肠。

定义
- 由壁内神经节细胞缺失引起的先天性肠梗阻和胆碱能神经纤维导致的结肠扩张
  - 变异包括
    - 超短段：≤4cm无神经节段。
    - 短段：远端乙状结肠和直肠。
    - 长段：无神经节细胞症延伸至横结肠。
    - 全结肠无神经节细胞症：累及全结肠和不同长度的远端小肠。
    - 节段性先天性巨结肠：与正常神经支配的节段分离的无神经节段。
    - 全小肠无神经节细胞症：累及全结肠，并且小肠和胃广泛受累。

病因和发病机制

发育异常
- 成神经细胞（神经节细胞的前体）不能迁移后肠和填充远端小肠
  - 神经节长度取决于迁移的时间。
  - 在某些情况下，10号染色体上的突变会阻止神经节细胞的分化。

机制
- 抑制副交感神经节缺乏和兴奋胆碱能纤维增多引起病变段的慢性收缩。

临床概要

流行病学
- 发病率
  - 每5000名成活婴儿1例

- 短段：75%。
- 长段：20%。
- 全结肠无神经节细胞症：5%。
- 全小肠无神经节细胞症：极为罕见。
  - 家族性：5%
    - 常染色体显性遗传，外显不完全。
- 性别
  - 短段病变男性比女性更常见（4∶1）。
  - 长段病变没有区别。

临床表现
- 90%的患者出现于婴儿早期
  - 未能在出生后48h内排便。
  - 腹胀。
  - 喂食不耐受，呕吐。
- 较大儿童患有慢性便秘。
- 遗传综合征与先天性畸形的关系
  - 唐氏综合征。
  - 多发性内分泌腺瘤病2B型。
  - 1型神经纤维瘤病。
  - 先天性心脏病。
  - 泌尿生殖系统异常。
  - Waardenburg-Shah综合征
    - 白色额发。
    - 虹膜色素沉着异常。
    - 长段先天性巨结肠。
    - *EDNRB*，*EDN3*，*SOX10*基因突变。
- 先天性巨结肠相关性小肠结肠炎
  - 威胁生命的潜在并发症。
  - 术前或术后可发生。
  - 发热。
  - 腹胀。
  - 腹泻。
  - 中毒性巨结肠。

二、先天性巨结肠

关键点

术语
- 先天性巨结肠：先天性肌间神经丛和黏膜下神经丛的神经节细胞缺失。

病因
- 成神经细胞未能迁移。

临床概要
- 表现
  - 未能在出生后 48h 内排便。
  - 多发性先天性综合征。
- 先天性巨结肠相关性小肠结肠炎
  - 威胁生命的潜在并发症。
- 治疗
  - 经肛门抽出。

内镜表现
- 远端狭窄。

- 粪便潴留的近端肠管扩张。

影像学表现
- 腹部 X 线片
  - 扩张肠管出现气液平。
- X 线灌肠
  - 存在过渡区无神经节细胞和正常神经支配的肠段连接处。
  - 钡剂异常滞留（24h）。

组织病理学表现
- 所有神经丛缺乏神经节细胞。
- 肥大的神经干。
- 先天性巨结肠相关性小肠结肠炎。

辅助检查
- 肛门直肠测压
  - 无直肠括约肌反射。

  - 穿孔。
- 神经节细胞减少症
  - 缺乏特征。
  - 在先天性巨结肠中可能会在结肠段近端到过渡区（无神经节细胞和正常神经支配的肠段连接处）发现。
    - 术后持续性便秘的可能原因。
  - 有报道先天性巨结肠症的外在因素。

治疗
- 先天性巨结肠
  - 经肛门拖出
    - 切除无神经节的肠段，并做结肠直肠吻合术。
    - 术中冷冻切片可用作鉴定移行区域。
- 先天性巨结肠相关性小肠结肠炎
  - 静注抗生素，直肠冲洗。
  - 如果疾病持续，给予切除。
- 神经节细胞减少症
  - 泻药，灌肠。
  - 难治性病例，给予切除。

预后
- 70% 的患者可通过手术恢复。
- 术后并发症
  - 持续性便秘。
  - 先天性巨结肠相关性小肠结肠炎。
  - 污染。

内镜表现

一般特征
- 无神经节细胞节段狭窄。
- 粪便潴留的近段扩张。
- 在无神经节细胞段蠕动运动缺乏。
- 即使统计学差异存在，黏膜通常不明显。

影像学表现

放射影像表现
- 腹部 X 线片
  - 扩张肠袢的气液平面。
- X 线灌肠
  - 新生儿水溶性造影剂灌肠。
  - 较大儿童钡剂灌肠。
  - 表现
    - 过渡区：漏斗状区域。
    - 钡异常滞留（24h）。
    - 可能在超短段巨结肠表现是正常的。

大体特征

一般特征
- 窄的结肠/直肠段远端向移行区。
- 扩张结肠/直肠段近端至移行区。

组织病理学表现

组织学特征
- 正常的肌间神经丛
  - 1 ～ 5 神经节细胞周围神经干的聚集。
  - 神经节细胞
    - 大的、多边形的双嗜性细胞质颗粒，核偏心和核仁突出。
    - 新生儿缺乏细胞质颗粒和突出的核仁。
    - 相对于黏膜下神经丛，肌间神经更丰富。
    - 在儿童和成年人远端 2cm 的直肠通常没有。
- 先天性巨结肠
  - 在所有神经丛节段中无神经节细胞。
  - 肥厚性神经干。
- 乙酰胆碱酯酶染色

二、先天性巨结肠

新生儿肠道蠕动障碍的鉴别诊断

	HD	HG	IND	IPO	MI
临床症状					
年龄	出生时	儿童、小学阶段或经外科手术治疗HD之后	儿童	儿童	出生时
症状	不能通过胎粪，不耐受喂食	慢性便秘	慢性便秘	慢性便秘	不排胎粪，与囊性纤维化相关
治疗	切除无神经节细胞的肠段	缓泻剂、灌肠剂，严重病例需手术	缓泻剂、灌肠剂，严重病例需手术	缓泻剂、灌肠剂、严重病例需手术	灌肠后缓解
诊断研究					
X线灌肠	移行区	直肠乙状结肠扩张	直肠乙状结肠扩张	正常	正常
肛门直肠测压	缺乏直肠括约肌反射	缺乏直肠括约肌反射	缺乏直肠括约肌反射	缺乏直肠括约肌反射	通常不进行
内镜特征	远端狭窄，近段扩张，肠腔充满内容物	直肠乙状结肠扩张，其内充满内容物	直肠乙状结肠扩张，其内充满内容物	其内充满内容物	通常不进行
病理特征	无神经节细胞，神经干肥厚	<14个神经节细胞/厘米，神经节细胞核直径缩小	>7神经节细胞/神经节，黏膜中存在神经节细胞	可见平滑肌细胞空泡变性，肌间神经丛中神经元减少	扩张的小肠隐窝含有嗜酸性粒细胞增多，结肠正常

HD＝先天性巨结肠；HG＝神经节细胞减少症；IND＝肠神经元发育不良；IPO＝假性肠梗阻；MI＝胎粪性肠梗阻

- 在冷冻组织上进行
  - 正常支配肠道的神经丛：精细的黏膜肌层胆碱能神经纤维丛。
  - 先天性巨结肠：黏膜肌层和黏膜中粗的、增厚的、不规则的胆碱能神经纤维。
  - 目前已无须进行。
- 免疫组化染色显示神经节细胞
  - 钙结合蛋白，组织蛋白酶D。
  - HE染色没有明显优势。
- 先天性巨结肠相关性小肠结肠炎
  - 隐窝脓肿。
  - 黏膜溃疡。
  - 透壁坏死。
  - 假膜。

辅助检查

肛门直肠测压
- 缺乏直肠括约肌反射（因直肠收缩导致肛门括约肌内部松弛）。

鉴别诊断

内镜及临床鉴别诊断
- 神经节细胞减少症。
- 肠神经发育不良。
- 假性肠梗阻。
- 胎粪性肠梗阻。

组织学鉴别诊断
- 神经节细胞减少症
  - 神经节细胞极少，可能会出现细胞核直径缩小。

诊断要点

病理解读要点
- 提交的样品应包括在齿状线上2cm的多个样本。
- 应检查≤50个连续片段以确定神经节细胞的缺失。
- 在远端2cm的直肠通常没有神经节细胞
  - 包含肛门黏膜活检是无法评估先天性巨结肠的。
- 吸入黏膜活检
  - 在床边用注射器操作。
  - 样品取自黏膜下（Meissner）丛。
- 浆肌层活检
  - 腹腔镜手术。
  - 肌间（Auerbach）神经丛标本。
  - 有穿孔风险。

参 考 文 献

1. Frykman PK et al: Hirschsprung-associated enterocolitis: prevention and therapy. Semin Pediatr Surg. 21(4):328-35,2012
2. Puri P et al: Variants of Hirschsprung disease. Semin Pediatr Surg. 21(4):310-8, 2012
3. Feichter S et al: The histopathology of gastrointestinal motility disorders in children. Semin Pediatr Surg. 18(4):206-11, 2009
4. Amiel J et al: Hirschsprung disease, associated syndromes and genetics: a review. J Med Genet. 45(1):1-14, 2008

二、先天性巨结肠

影像学特征、大体特征和显微镜下特征

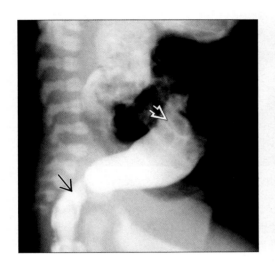
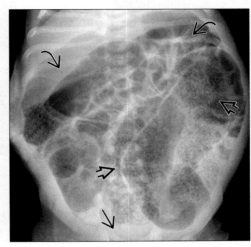

（左）一位先天性巨结肠的患者应用对比灌肠显示出直肠狭窄（黑箭头）和乙状结肠扩张（空心箭头）（C.Merrow，MD. 惠赠）

（右）5周大的婴儿腹胀、少排便，其正位X线片显示巨大的扩张的肠袢（弯箭头）。扩张的结肠（空心箭头）存在大量的粪便，但直肠中没有粪便（黑箭头）（C.Merrow，MD. 惠赠）

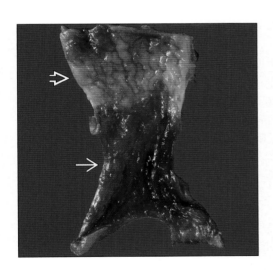
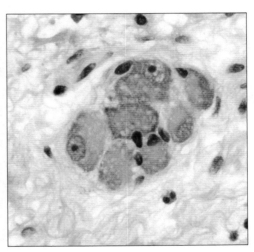

（左）一位先天性巨结肠患者切除的标本显示出一个完整厚度的近端结肠（空心箭头）和部分厚度的（白箭头）直肠段。行结肠肛管吻合术后，正常神经可以支配到肠道

（右）这些正常的Meissner神经丛神经节细胞有丰富双嗜性细胞质和偏心细胞核，核仁突出

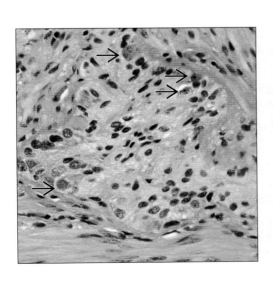
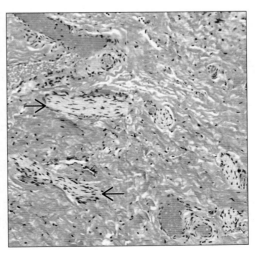

（左）这是一位先天性巨结肠新生儿患者近端边缘区的肠段。切片显示Auerbach神经丛，有一个神经干细胞及相关的神经节细胞。新生儿的神经节细胞（黑箭头）有少量胞质并缺乏核仁

（右）这是位先天性巨结肠患者远端边缘区的肠段。切片显示Auerbach丛（黑箭头）具有肥大的神经干。本标本中没有发现神经节细胞

三、小肠憩室

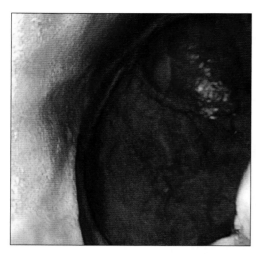

在十二指肠远端发现一个4cm的憩室。其黏膜突出，皱襞明显减少

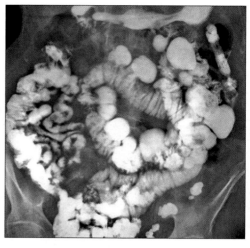

小肠造影显示多个巨大的空肠憩室（M.Federle，MD. 惠赠）

术　语

同义词

- "Diverticulum" 和 "diverticula"，" false diverticulum" 和 "false diverticula" 可交替使用。

定义

- 假憩室：通过肠壁突出的黏膜和黏膜下层。

病因和发病机制

十二指肠

- 假憩室是由于十二指肠壁脆弱或是缺损引起的
  - 消化性溃疡病。
  - 胆总管结石。
  - 结缔组织疾病：马方综合征，埃勒斯-当洛综合征。

空肠和回肠

- 假憩室可能是由于特发性或继发性运动障碍
  - 胶原血管病
    - 系统性硬化症（硬皮病）。
    - 系统性红斑狼疮。
  - 法布里病。
  - 内脏肌病和神经病变。
  - 神经元包涵体病。

临床概要

流行病学

- 发病率
  - 十二指肠：8.6%（尸检人口研究）。
  - 空肠：1.3%～4.6%（临床研究）。
  - 回肠：0.5%（临床研究）。
- 年龄
  - ＞40岁成年人。
- 性别
  - 十二指肠

- 无性别差异。
- 空肠和回肠
  - 男性多于女性。

部位

- 十二指肠
  - 第二部分，乳头旁。
- 空肠
  - 多发于近端空肠。

临床表现

- 十二指肠、空肠和回肠
  - 80%的病例是无症状的。
  - 机械性阻塞
    - 狭窄，粘连，肠扭转，肠套叠。
  - 憩室炎。
  - 出血。
  - 穿孔。
  - 瘘。
- 空肠和回肠
  - 细菌过度生长
    - 运动障碍导致厌氧菌增殖。
    - 脂肪泻，维生素B_{12}和蛋白吸收不良。
    - 憩室炎是多种病因之一。

治疗

- 增加膳食纤维。
- 并发症发生时手术切除。
- 抗生素和益生菌抑制细菌过度生长。

内镜表现

一般特征

- 沿肠系膜缘外翻。
- 通常很小（＜1cm），但可以达到10cm。
- 憩室黏膜皱襞减少
  - 十二指肠

三、小肠憩室

关键点

病因
- 十二指肠消化性溃疡，胆总管结石，结缔组织疾病。
- 空肠和回肠：胶原血管疾病，法布里病，内脏肌病和神经病变。

临床概要
- 憩室炎。
- 出血。
- 细菌过度生长。

- 瘘。

内镜表现
- 沿肠系膜缘外翻。
- 十二指肠：通常是单一的。
- 空肠和回肠：通常为多发的。

组织病理学表现
- 黏膜和黏膜下层通过固有肌层突出。

- ■ 通常单发。
- ■ 黏膜可能存在消化性损伤。
- ○ 空肠和回肠
  - ■ 通常多发。
  - ■ 融合形成单个的，薄壁憩室。
  - ■ 黏膜无明显异常。

影像学表现

一般特征
- X线片中憩室气液平面。

CT检查发现
- 无黏膜皱襞的圆的薄壁结构。
- 憩室相关部分在增强图像中显影。

全小肠造影检查
- 圆形，钡填充的向外突出结构。
- 可能出现通过时间延迟。

组织病理学表现

组织学特征
- 外翻的黏膜和黏膜下层穿透固有肌层。
- 在突出黏膜，绒毛萎缩和隐窝增生。
- 相邻肌层纤维化。

辅助检查

动力监测检查结果
- 空肠和回肠憩室病
  - ○ 异常的低或高频率蠕动波及增加的收缩频率。

鉴别诊断

内镜鉴别诊断
- 真性（先天性）憩室
  - ○ 通常为单发，存在于系膜小肠对侧。
- 重复性囊肿
  - ○ 通常为单发、更大（2～7cm）。
  - ○ 不能与肠腔沟通。

组织学鉴别诊断
- 真性憩室或重复囊肿
  - ○ 包括所有的肠壁。
  - ○ 可能包含异位组织。

参 考 文 献

1. Egawa N et al: Juxtapapillary duodenal diverticula and pancreatobiliary disease. Dig Surg. 27(2):105-9, 2010
2. Gross SA et al: Small bowel diverticulosis: an overlooked entity. Curr Treat Options Gastroenterol. 6(1):3-11, 2003
3. Longo WE et al: Clinical implications of jejunoileal diverticular disease. Dis Colon Rectum. 35(4):381-8, 1992

病例图像展示

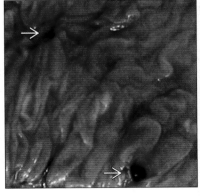 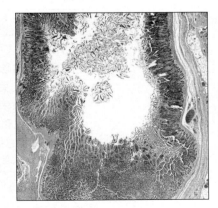 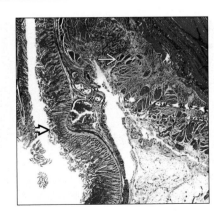

（左）在切除的空肠黏膜处可见几个憩室开口（白箭头），引起憩室炎穿孔和腹腔内出血

（中）同一位患者存在的继发性憩室由突出的黏膜和黏膜下层组成

（右）三色染色显示小肠壁旁憩室（空心箭头）固有肌层纤维化（白箭头）。胶原为蓝色带，平滑肌束残留红色

四、重症特发性便秘

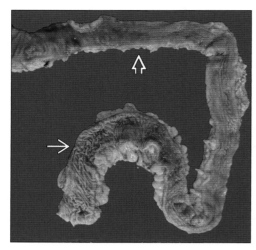

一位重症便秘患者的全结肠切除术标本显示在近端结肠无皱襞的薄黏膜（白箭头），远端结肠正常（空心箭头）

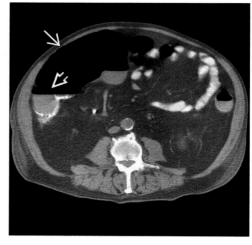

CT扫描显示盲肠和升结肠（白箭头）明显扩张，而小肠和结肠管径正常。存在气液平面（空心箭头）（From DI：Abdomen，2e.）

术　语

同义词
- 慢运输型便秘，惰性结肠，Arbuthnot Lane病。

定义
- 由结肠蠕动不足引起的慢性便秘。

病因和发病机制

可能的功能障碍
- 肠神经系统、肌层、Cajal间质细胞的Ⅲ型障碍。

药物
- 在某些情况下滥用泻药（泻药性结肠）。

临床概要

流行病学
- 发病率
  - Meta分析显其影响了14%的成年人，但也可能会影响儿童。
- 性别
  - 女性好发。

表现
- 持续的、断断续续的便秘
  - 便秘。
  - 低粪便量。
  - 排便时紧张。
  - 排便不尽感。
  - 某些情况下症状可存在数十年。

治疗
- 手术方法
  - 结肠次全切除术、回肠直肠吻合术。
  - 结肠旁路与盲肠直肠吻合术。
  - 如果其他疗法无效可采用。
- 药物
  - 泻药。
- 高纤维饮食。
- 生物反馈和改善生活习惯。

预后
- 患者手术后早期即有改善，症状可能复发。
- 终身对症管理。

内镜表现

一般特征
- 结肠正常或结肠黑变病。

影像学表现

一般特征
- 不同程度的结肠扩张，无阻塞性病变。
- 近端扩张比远端更严重。

大体特征

一般特征
- 扩张的近端结肠黏膜皱襞减少。
- 远端结肠壁正常或增厚。

组织病理学表现

组织学特征
- 使用泻药致结肠黑变病。
- 与长期便秘相关的非特异性的形态学改变常见，不应该被误解为致病因素
  - 神经节细胞和Cajal间质细胞丢失。
  - 平滑肌细胞总可见双嗜性的、透明的、卵圆形包涵体。
  - 固有肌层纤维化。

辅助检查

肠功能和运动检查
- 肛门直肠测压法能区分重度特发性便秘及其他结肠功能性疾病。

四、重症特发性便秘

关键点

影像学表现
- 结肠扩张但无梗阻性病变。

大体特征
- 近端结肠扩张、壁薄，黏膜皱襞减少。
- 远端结肠正常，增厚，或狭窄。

组织病理学表现
- 使用泻药导致结肠黑变病。
- 神经节细胞和Cajal间质细胞减少。

- 平滑肌细胞内可见细胞质包涵体。

鉴别诊断
- 肠假性梗阻。
- 手术或外伤引起的肠梗阻。
- 肠易激综合征。
- 排便协同失调引起的黏膜脱垂。
- 先天性巨结肠。
- 粪便嵌塞和粪性溃疡。

鉴别诊断

内镜鉴别诊断

- 假性肠梗阻
  - 与各种潜在疾病相关
    - 免疫介导性疾病：硬皮病，系统性红斑狼疮，多发性硬化症。
    - 药物治疗：三环类抗抑郁药，吩噻嗪，抗震颤麻痹药，麻醉药品。
    - 病毒感染：单纯疱疹病毒，巨细胞病毒，EB病毒。
- 假性结肠梗阻（腹部手术后肠梗阻）。
- 麻痹性肠梗阻
  - 外伤或腹膜炎引起的功能性梗阻。
- 肠易激综合征
  - 便秘与腹泻交替。
- 排便协调失调引起的黏膜脱垂
  - 溃疡，红斑，息肉。
  - 排粪造影可见骨盆底下降异常。
- 由艰难梭菌感染引起的中毒性巨结肠
  - 毒素引起的损伤造成肌肉张力的丧失。
  - 肠梗阻之后常为严重的腹泻。
- 粪便嵌塞和粪性溃疡

  - 通常见于体弱的老年患者。
  - 单个或多个边界清楚的溃疡。
  - 直肠出血或穿孔。
- 先天性巨结肠
  - 通常出现在婴儿期，但短肠段可能在童年期出现。
  - 肛门直肠测压异常。

组织学鉴别诊断

- 黏膜脱垂/孤立性直肠溃疡综合征
  - 缺血性改变和糜烂。
  - 固有层纤维肌化。
- 先天性巨结肠
  - 肌间神经丛的神经节细胞缺失。

参考文献

1. Qian Q et al: A modified total colonic exclusion for elderly patients with severe slow transit constipation. Tech Coloproctol. Epub ahead of print, 2014
2. Shahid S et al: Chronic idiopathic constipation: more than a simple colonic transit disorder. J Clin Gastroenterol.46(2):150-4, 2012
3. Suares NC et al: Prevalence of, and risk factors for,chronic idiopathic constipation in the community:systematic review and meta-analysis. Am J Gastroenterol.106(9):1582-91; quiz 1581, 1592, 2011

病例图像展示

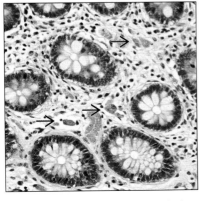 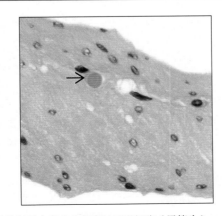 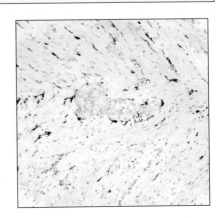

（左）一位重症便秘患者切除的标本显示结肠黑变病中含色素的巨噬细胞（黑箭头）

（中）各种形式的非特异性慢性便秘可见圆形或卵圆形，透明细胞质（黑箭头）夹杂在固有肌层

（右）重度特发性便秘患者中CD117染色阳性的Cajal间质细胞减少

五、孤立性直肠溃疡综合征/黏膜脱垂

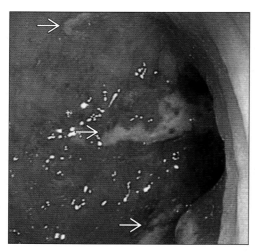

一些不规则溃疡被白色渗出物覆盖（白箭头）。周围黏膜充血。该患者因直肠脱垂行直肠乙状结肠切除

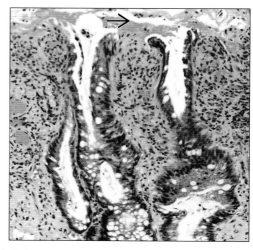

黏膜脱垂与缺血性结肠炎有一些重叠的特征。黏膜中含有"枯萎"黏蛋白缺失性隐窝。毛细血管扩张和粉红色的纤维组织扩大固有层。可见糜烂（黑箭头）

术　语

定义
- 一组以肛门及盆腔肌肉功能障碍和直肠不完全排空障碍为特征的疾病。

黏膜脱垂的变异
- 孤立性直肠溃疡综合征
  - 脱垂相关溃疡在远端结直肠和肛门最常见。
- 黏膜脱垂息肉。
- 泄殖腔炎性息肉
  - 肛门直肠移行区出现黏膜脱垂息肉。
  - 包含直肠（腺）、鳞状上皮和移行上皮。
- 炎症性腺肌症性息肉
  - 通常位于结肠。
- 息肉脱垂黏膜皱襞
  - 合并憩室。
- 深在性囊性结肠炎
  - 外伤性位移造成黏膜进入黏膜下层甚至固有肌层。

病因和发病机制

发病机制
- 孤立性直肠溃疡综合征及黏膜脱垂
  - 由脱垂的严重程度分类
    - 完全：黏膜脱垂出肛门。
    - 不全：肛门无脱垂。
  - 在远端结直肠和肛门常见，排便时直肠部分或全部发生向下移位
    - 耻骨直肠肌可能存在功能障碍。
  - 排便过度紧张引起的壁压和黏膜腔黏膜脱垂
    - 脱垂黏膜因慢性、间歇性缺血损伤导致溃疡。
    - 长时间的重复性黏膜损伤、炎症和修复导致炎症性息肉形成。
- 结肠脱垂息肉

- 在任何临床情况下脱垂相关的息肉可以发展造成黏膜脱垂伴间歇性缺血
  - 最常见于直肠乙状结肠及憩室开口。
  - 毗邻造口部位。
  - 黏膜固定或栓系于附近的结肠壁（癌旁或手术部位）。
- 炎症性肌腺息肉可能与脱垂有关，虽然它们可能是错构瘤
  - 与其他错构瘤不相关。
- 深在性囊性结肠炎
  - 浅表和深部结肠壁黏膜炎症和反复修复使黏膜下层被包裹
    - 黏膜脱垂。
    - 炎症性肠疾病。
    - 放射治疗后。
    - 缺血性结肠炎。
    - 造口部位。
  - 外伤使黏膜进入深部肠壁
    - 内镜或外科手术。
    - 移位黏膜可能是肿瘤或非肿瘤性，取决于潜在疾病的性质。

临床概要

流行病学
- 年龄
  - 发病高峰在青年到中年。
  - 儿童和青少年中有罕见病例。
- 性别
  - 女性发病率高，尤其是老年人。
  - 孕妇发病率增加。

部位
- 黏膜脱垂综合征常影响直肠
  - 直肠前外侧壁。

五、孤立性直肠溃疡综合征/黏膜脱垂

> **关键点**
>
> **术语**
> - 黏膜脱垂/孤立性直肠溃疡综合征包含一系列的疾病
>   - 直肠脱垂。
>   - 黏膜脱垂息肉。
>   - 深在性囊性结肠炎。
>
> **临床概要**
> - 直肠出血。
> - 排便障碍。
>
> **内镜表现**
> - 单个或多个溃疡，肠壁僵硬。
> - 息肉，结节。
>
> **组织病理学表现**
> - 肌纤维替代固有层。
>
> - 缺血性改变及隐窝锯齿。
> - 黏膜脱垂息肉。
> - 深在性囊性结肠炎。
>
> **鉴别诊断**
> - 克罗恩病
>   - 非连续性病变。
> - 缺血性结肠炎
>   - "分水岭"区域部分累及。
> - 腺癌
>   - 结肠镜下脱垂部位质硬应警惕恶性病变。
>   - 深在性囊性结肠炎类似于黏液腺癌。
> - 错构瘤性息肉病
>   - 包含腹部结肠、结肠外胃肠道和肠外器官。

　　○距肛门边缘平均4～10cm。
- 脱垂相关息肉可以发生于结肠和直肠任何存在诱发条件（如憩室病、造口、肿块）的部位。

表现
- 直肠出血。
- 便秘。
- 交替性腹泻和便秘。
- 排便不尽感。
- 直肠黏液便。
- 合并痔。

治疗
- 膳食调整
  - 增加液体摄入量。
  - 高纤维饮食。
- 缓解症状的医疗管理
  - 大便软化剂。
  - 泻药。
  - 局部应用类固醇。
- 手术治疗出血等难治性病例
  - 手术分类
    - 直肠壁部分切除术。
    - 直肠固定术。
    - 息肉切除术。

预后
- 治疗慢性病可缓解症状。
- 无恶变可能。

内镜表现

溃疡
- 单个或多个
  - 背景黏膜有红斑或正常。
  - 部分或肠壁增厚和硬化应鉴别结肠癌。

息肉
- 通常单发的，但可以是多发。
- 充血，表面光滑、结节。
- 无蒂或有蒂。
- 可有糜烂或溃疡。
- 含铁血黄素沉积。
- 长期存在的息肉纤维化并呈现白色变色。

腹部结肠病变
- 通常为正常背景黏膜上的息肉样改变。
- 与憩室、肿块和造口相关。

影像学表现

磁共振造影
- 直肠及骨盆底下降。

组织病理学表现

组织学特征
- 溃疡
  - 急性与慢性黏膜炎症。
  - 黏膜糜烂，表面纤维蛋白沉积。
  - 从黏膜肌层发出的平滑肌细胞
    - 在隐窝基底部最为明显。
    - 与黏膜肌层垂直。
  - 不同程度的黏膜纤维化。
  - 修复/反应性上皮细胞的异型性
    - 黏蛋白耗尽。
    - 核扩大。
    - 隐窝基底部有丝分裂活动增加。
  - 缺血性改变
    - "枯萎的"（黏蛋白耗尽）结肠隐窝，尤其在表面。
    - 假膜。
    - 因血清蛋白漏出及纤维化，固有层中嗜酸性粒细胞增多。

- ○肛门直肠病变可能包含移行上皮或鳞状上皮反应性细胞的异型性。
- ●息肉
  - ○组织学特征是相似的，无论是否为脱垂的根本原因
    - ■溃疡面脓性纤维素碎片是早期病变的特征。
    - ■黏膜下混合性炎症的扩张、增生性毛细血管。
    - ■垂直于黏膜肌层的固有层进行性纤维肌性增生。
    - ■含铁血黄素沉积比较明显。
    - ■反应性隐窝变化（伸长变形，扭曲，锯齿）。
    - ■锯齿状的表面上皮细胞的轮廓，使人想到增生或锯齿状息肉。
    - ■固有层和隐窝小叶可能存在于黏膜下层。
- ●深在性囊性结肠炎
  - ○囊性扩张的隐窝被位于黏膜下层和固有肌层的固有层边缘包围
    - ■黏膜元素小叶。
    - ■脱细胞黏蛋白池。
    - ■与出血、含铁血黄素、或纤维化相关。
  - ○大多数情况下，累及非肿瘤性上皮细胞
    - ■可正常或出现修复性/再生性变化。
  - ○黏膜下层或固有层的肿瘤上皮医源性移位
    - ■外伤移位的患者手术治疗腺瘤或癌。
    - ■结直肠癌放疗后被包绕的腺瘤性和非肿瘤性上皮。
  - ○胆囊黏膜局限于黏膜，被称为"浅层囊性结肠炎"。

辅助检查

免疫组化

- ●染色改变用于区分上皮细胞和恶性肿瘤
  - ○基质金属蛋白酶1（MMP-1）
    - ■在恶性上皮细胞、内皮细胞和相关的结缔组织间质，胞质胶原酶增加。
  - ○IV型胶原
    - ■基底膜蛋白围绕无侵袭性的腺上皮细胞，但在恶性肿瘤中却缺失。
  - ○p53
    - ■核蛋白在非肿瘤性上皮细胞缺失而在浸润性癌中强烈表达。
  - ○E-钙黏蛋白
    - ■良性上皮细胞膜细胞黏附分子被染色，但在恶性上皮细胞中减少。

鉴别诊断

内镜鉴别诊断

- ●节段性累及远端结直肠，应鉴别其他节段性结肠炎
  - ○克罗恩病
    - ■非连续病变。
    - ■肛裂、肛瘘。
  - ○缺血性结肠炎

- ■一般影响脾曲、乙状结肠、上段直肠，而不影响远端直肠和肛门直肠。
  - ○憩室病相关的节段性结肠炎
    - ■累及乙状结肠，但不影响直肠。
    - ■可能出现穿孔，这在脱垂综合征中不常见。
- ●壁增厚、僵硬类似其他浸润性疾病
  - ○浸润性腺癌
    - ■用活检鉴别。
  - ○淀粉样变性
    - ■常影响直肠。
    - ■活检可见淀粉样沉积。
- ●黏膜脱垂息肉和其他息肉鉴别
  - ○腺瘤
    - ■管状或脑回状黏膜小凹形态，可能与乳头状瘤的表面纹理相似。可用放大白光结肠镜和图像增强技术鉴别。
  - ○错构瘤
    - ■在儿童和年轻人中比较常见。
    - ■结肠疾病伴或不伴上消化道受累。
    - ■综合征息肉伴有肠道外表现。
  - ○炎性"帽状"息肉
    - ■老年人多见，无性别差异。
    - ■逐渐严重的黏液血便和尿失禁。
    - ■与便秘不同步。
    - ■多发的、融合的息肉可以直肠逐渐累及结肠。

组织学鉴别诊断

- ●脱垂相关的损伤与肠炎相似
  - ○缺血性结肠炎
    - ■固有层含有纤维蛋白，但纤维肌化和黏膜肌层缺乏。
    - ■隐窝小，黏蛋白耗尽或完全消失而不是锯齿状扩张。
    - ■可以看到血管内纤维蛋白。
    - ■相关的炎症性息肉主要包括肉芽组织。
  - ○炎症性肠疾病
    - ■固有层含有淋巴浆细胞浸润。
    - ■分支，偶尔隐窝扩张。
    - ■帕内特细胞化生。
    - ■肉芽肿。
- ●黏膜脱垂息肉与其他类型的炎性息肉、错构瘤相似
  - ○炎性"帽状"息肉
    - ■隐窝扩张比典型的黏膜脱垂更为明显。
    - ■黏膜肌层基本上是正常的。
    - ■缺乏缺血的特点。
    - ■广泛的贴壁脓性纤维蛋白渗出物。
  - ○Peutz-Jeghers综合征
    - ■一般症状较多且多发；几乎总是小肠受累。
    - ■黏膜成分小叶状排列。

- ■ 树枝状地伸入浅表黏膜的平滑肌细胞束。
- ■ 可能有隐窝扩张，但一般没有锯齿。
- ○ 幼年性息肉
  - ■ 通常发生在儿童和年轻人，而黏膜脱垂发生于老年患者。
  - ■ 幼年性病多发生在结肠。
  - ■ 幼年性息肉病可能含有异源成分（如神经节细胞、神经、脂肪）。
  - ■ 一般缺乏明显的平滑肌成分。
  - ■ 隐窝扩张和嵌入有溃疡和嗜酸性粒细胞增多的炎性肉芽组织。
- ○ 与脱垂无关的炎症性息肉
  - ■ 像幼年性息肉。
  - ■ 发生在结肠。
  - ■ 肉芽组织溃疡和隐窝扩张常见。
  - ■ 通常缺乏黏膜肌层增生及固有层的纤维肌化。
- ○ 腺瘤
  - ■ 由异型增生的上皮细胞组成。
  - ■ 带蒂腺瘤也有脱垂的特征。
- ● 与深部囊性结肠炎相似的瘤形成
  - ○ 浸润性黏液腺癌
    - ■ 不规则成角的腺体簇而不是小叶腺。
    - ■ 黏蛋白池边界不清，包含肿瘤上皮细胞团，并可能不计其数。
    - ■ 围绕在结肠壁的腺体结缔组织增生。
    - ■ 细胞学呈恶性。
- ● 肠子宫内膜异位症是由良性腺小叶嵌入结肠壁各处，但更常见于固有肌层和浆膜
  - ○ 柱状上皮细胞类似肿瘤性和非肿瘤性结肠细胞
    - ■ 缺乏细胞质黏蛋白。
    - ■ 可显示纤毛。
  - ○ 腺体周边有子宫内膜样间质
    - ■ 间质中含有饱满的梭形细胞和小血管。
    - ■ 比结肠黏膜固有层细胞更多。
    - ■ 基质通常有新鲜出血或含铁血黄素沉着。

诊断要点

临床相关病理特征
- ● 脱垂息肉在冷冻切片病理中与腺癌相似

- ○ 小叶腺排列是良性诊断的依据。
- ● 许多其他特点可提示脱垂。

病理学解读要点
- ● 黏膜脱垂及脱垂相关息肉
  - ○ 黏膜缺血性变化及固有层纤维肌化改变。
  - ○ 表面上皮通常呈锯齿状，类似于增生性息肉。
  - ○ 表面侵蚀和纤维蛋白沉积有关。
- ● 深在性囊性结肠炎
  - ○ 固有层边缘包围边缘清楚的小叶内有移位成分。
  - ○ 出血和含铁血黄素鉴别反应性/外伤性病因。

参 考 文 献

1. Abid S et al: The clinical, endoscopic and histological spectrum of the solitary rectal ulcer syndrome: a singlecenter experience of 116 cases. BMC Gastroenterol. 12:72, 2012
2. Triadafilopoulos G et al: Multiple rectal polyps in a young woman with constipation. Dig Dis Sci. 55(4):890-4, 2010
3. Brosens LA et al: Mucosal prolapse syndrome presenting as rectal polyposis. J Clin Pathol. 62(11):1034-6, 2009
4. Parfitt JR, Shepherd NA. Polypoid mucosal prolapse complicating low rectal adenomas: beware the inflammatory cloacogenic polyp! Histopathology.53(1):91-6, 2008
5. Singh B et al: Histopathological mimicry in mucosal prolapse. Histopathology. 50(1):97-102, 2007
6. Chiang JM et al: Solitary rectal ulcer syndrome: an endoscopic and histological presentation and literature review. Int J Colorectal Dis. 21(4):348-56, 2006
7. Tendler DA et al: Prolapsing mucosal polyps:an underrecognized form of colonic polyp--a clinicopathological study of 15 cases. Am J Gastroenterol.97(2):370-6, 2002
8. Yantiss RK et al: Utility of MMP-1, p53, E-cadherin, and collagen IV immunohistochemical stains in the differential diagnosis of adenomas with misplaced epithelium versus adenomas with invasive adenocarcinoma. Am J Surg Pathol. 26(2):206-15, 2002
9. Mathialagan R et al: Inflammatory cloacogenic polyp mimicking anorectal malignancy. Eur J Gastroenterol Hepatol. 12(2):247-50, 2000
10. Siafakas C et al: Rectal prolapse in pediatrics. Clin Pediatr (Phila). 38(2):63-72, 1999
11. Chetty R et al: Prolapse-induced inflammatory polyps of the colorectum and anal transitional zone. Histopathology.23(1):63-7, 1993

五、孤立性直肠溃疡综合征/黏膜脱垂

内镜和显微镜下特征

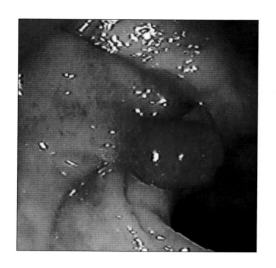
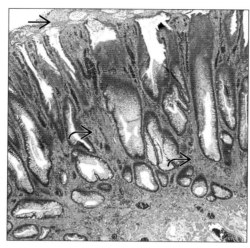

（左）这是一个典型的黏膜脱垂性息肉，可见鲜红的表面结节状和厚蒂息肉。位置在远端直肠是诊断依据

（右）黏膜脱垂息肉中包含有毛细血管固有层扩张和呈锯齿状的增生性隐窝。表面被附着的脓性纤维蛋白渗出物侵蚀（黑箭头）。垂直向的平滑肌细胞束从黏膜肌层进入黏膜固有层（弯箭头）

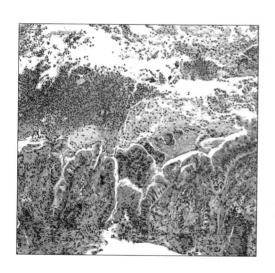
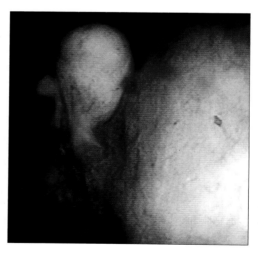

（左）脱垂相关性溃疡的特点是非特异性的。一段脱垂直肠受损的黏膜表面可见纤维蛋白、炎症细胞和黏蛋白。上皮细胞中嗜酸性粒细胞增多且锯齿状结肠隐窝在表面覆盖。这些结果可能是创伤性黏膜损伤造成的

（右）黏膜脱垂性息肉随时间迁移逐渐纤维化。陈旧病变可见表面结节性呈淡色或白色，而不是充血改变

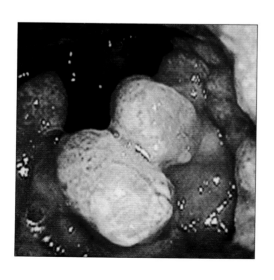
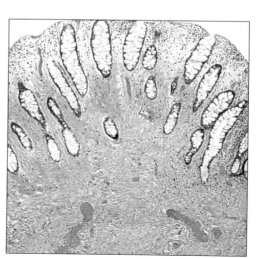

（左）老化的黏膜脱垂息肉是苍白的，这是由于广泛的纤维化造成的。它较大、多结节、质硬和恶性改变相似

（右）纤维化黏膜脱垂特点不明显。胶原沉积导致嗜酸性粒细胞均匀地出现在固有层，特别是在黏膜深层，还会出现隐窝萎缩。炎症和平滑肌束不突出

五、孤立性直肠溃疡综合征/黏膜脱垂

大体特征，内镜和显微镜下特征

（左）在结肠段多发的红棕色脱垂息肉是由憩室病引起的。息肉位于憩室口附近和带蒂的正常黏膜。息肉红棕色变色反映黏膜出血和含铁血黄素沉积

（右）含铁血黄素沉积（空心箭头）明显是脱垂息肉的特点，还包含突出的平滑肌细胞束、纤维化和扩张血管

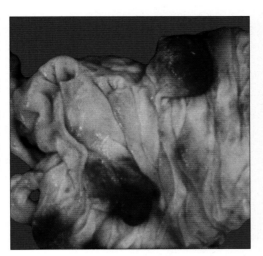
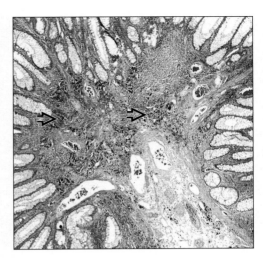

（左）扩张、增殖的毛细血管填补与固有层是由于黏膜脱垂息肉侵蚀。表面缺血性改变并有脓性纤维蛋白渗出物（空心箭头）

（右）黏膜脱垂息肉隐窝有锯齿状外观，这些特点与锯齿状腺瘤或非结构锯齿状息肉相似。然而，表面斑块状糜烂、肉芽组织和固有层纤维化也是脱垂息肉的特点

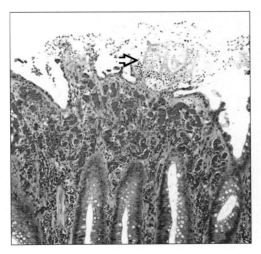
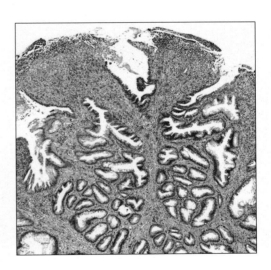

（左）多张图像显示这种黏膜脱垂相关的病变可能会产生低位直肠癌。溃疡斑块状肿块部分累及肠周（上象限）。硬化区显示浸润性过程（下象限）

（右）黏膜脱垂性息肉的特征为不规则分枝状隐窝、反应性上皮变化。黏蛋白耗尽造成"枯萎"的隐窝在表面突出，被附着的脓性纤维蛋白渗出物侵蚀（空心箭头）

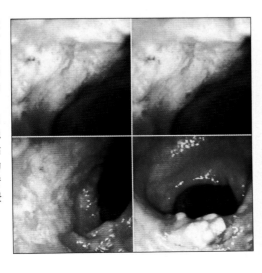
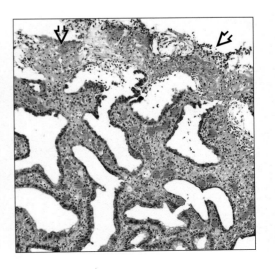

鉴别诊断

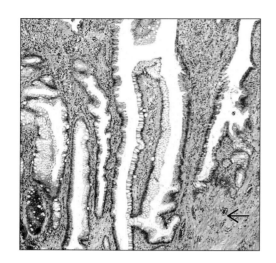

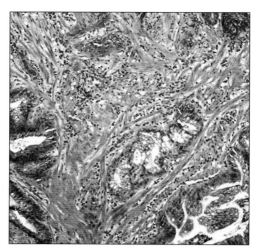

（左）这个黏膜脱垂息肉含有细长的隐窝，它在黏膜深层分支。致密的纤维化和平滑肌细胞聚集（黑箭头）的存在可作为诊断依据

（右）特别是在冷冻切片上，纤维肌性增生区域内包埋上皮与浸润性腺癌相似。腺体小叶排列、密集的胶原、嗜酸性粒细胞基质有助于做出诊断。结缔组织是缺乏的

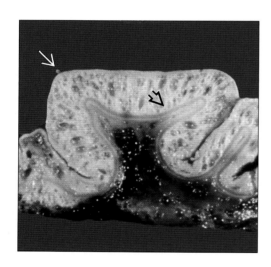

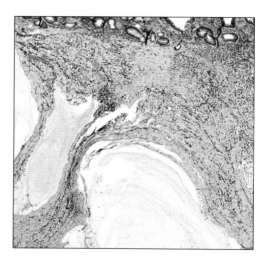

（左）切除的结肠段切处显示在黏膜下层无数的黏蛋白囊肿。黏膜（白箭头）和固有肌层（空心箭头）不明显。组织学切片显示深部囊性结肠炎

（右）黏膜脱垂息肉通常在黏膜下层包含偶发的黏蛋白池，可能与良性上皮细胞相关，类似于深部囊性结肠炎。这些黏蛋白池的周围通常是固有层及平滑肌

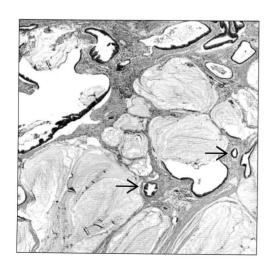

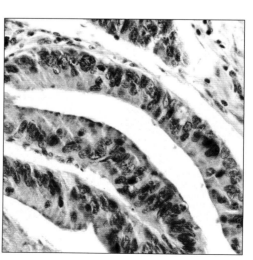

（左）在良性息肉中被挤压的黏蛋白相比较，众多、不规则池的黏蛋白组成黏液性结肠腺癌。池内部分排列着恶性上皮细胞。恶性腺促结缔组织增生性间质浸润较少（黑箭头）

（右）一个黏液性结肠腺癌表现出明显的细胞异型性。它们有很高的核质比和明显的细胞极性缺失。核不规则形状和拥挤

五、孤立性直肠溃疡综合征/黏膜脱垂

鉴别诊断

（左）结肠腺瘤可与黏膜脱垂息肉相似。可见乙状结肠腺瘤黏膜下层黏膜移位的小叶。小叶与出血有关，一些隐窝扩张

（右）一个幼年性息肉中扭曲、扩张的隐窝嵌入在发炎的肉芽组织中，表面侵蚀。囊性扩张的隐窝在尺寸和外观上可变。固有层疏松，含有大量的嗜酸性粒细胞

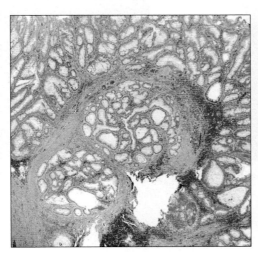 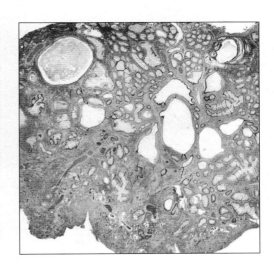

（左）结肠镜下 Peutz-Jeghers 综合征患者显示直肠中有多个光滑的广基息肉。它们在尺寸和形状上是相似的（黑箭头）。这些息肉与黏膜溃疡或内镜下黏膜损伤表现无关

（右）Peutz-Jeghers 结肠息肉包含一个由分支平滑肌束（黑箭头）组成的致密的核。成熟的结肠隐窝小叶和固有层使息肉头端扩大

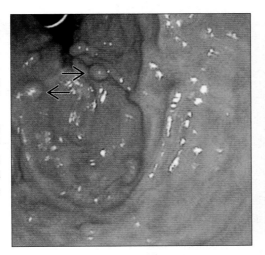 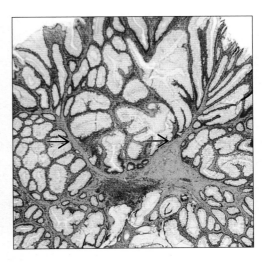

（左）广基的、融合性息肉（黑箭头）炎性的"帽子"息肉病累及直肠乙状结肠。虽然有些学者认为这是一种形式的黏膜脱垂，但其临床病理特征是独特的，它可能代表一个独立的病理过程

（右）这些病变表现为隐窝扩张（黑箭头）、糜烂和表面黏液性渗出物含有炎症和上皮细胞裸露。其缺乏固有层纤维化。黏膜肌层是正常的

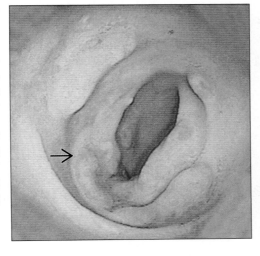 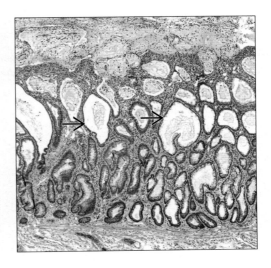

六、胃肠道淀粉样变性

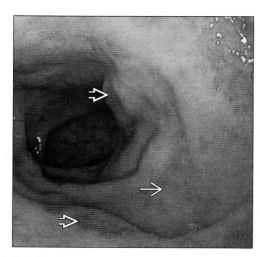

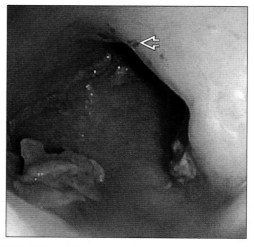

这是患者因慢性腹泻行胃镜检查，发现十二指肠皱襞消失（白箭头）可见多个发白的溃疡（空心箭头）

多发性骨髓瘤患者出现肠出血，内镜提示黏膜多发红斑及糜烂（空心箭头）

术　语

定义
- 淀粉样蛋白：蛋白质的错误折叠，具有扭曲的β-折叠及三级结构。

病因和发病机制

蛋白质的错误折叠和聚集
- 诱发条件
  - 一种具有聚集倾向的蛋白质持续增加。
  - 蛋白水解重塑。
  - 慢性炎症加剧固有蛋白不稳定性。
  - 基因突变改变蛋白质序列，使得它容易聚集。

淀粉样蛋白亚型
- 原发性淀粉样变
  - κ或λ轻链免疫球蛋白沉淀的淀粉样蛋白轻链（AL）
    - 恶性造血病变，如多发性骨髓瘤或淋巴浆细胞性淋巴瘤（Waldenström巨球蛋白血症）。
  - 重链免疫球蛋白沉淀相关的淀粉样蛋白重链（AH）
    - 浆细胞失调。
- 继发性淀粉样变
  - 血清淀粉样蛋白A（AA）是一个在慢性炎性疾病（如特发性炎症性肠疾病，感染，类风湿关节炎，家族性地中海热）中升高的急性期反应物。
- 老年性淀粉样变
  - 淀粉样蛋白是转运蛋白（ATTR）
    - 在正常衰老过程中沉积。
- 遗传性淀粉样变
  - 组织转体基因合成异常在此病中最常见
    - 家族性多神经病：是一种常染色体显性遗传性的感觉和运动神经退行性疾病。
  - 其他遗传性淀粉样变

- 载脂蛋白AI，纤维蛋白原α链，凝溶胶蛋白，溶菌酶，载脂蛋白AⅡ，胱抑素C，LET2。
- 透析相关性淀粉样变
  - 类淀粉样蛋白是β_2-微球蛋白（Aβ2M）
    - 肾清除率受损，需要长期透析。

临床概要

流行病学
- 发病率
  - 原发性淀粉样变是其最主要的发生原因
    - 每年每100万人口中9个新发病例。
    - 胃肠道异常反应（8%）。
  - 继发性淀粉样变的发病率降低得益于慢性炎性的治疗
    - 占全身性淀粉样变的45%。
    - 胃肠道受累常见（20%）。
  - 老年性淀粉样变通常是无症状的
    - 25%患者＞80岁。
  - 遗传性淀粉样变
    - 多数患者有胃肠道受累。
  - 透析相关性淀粉样变
    - 长期透析患者中，90%～100%会出现这种情况。
  - 20%～30%的患者有胃肠道受累。
- 年龄
  - 原发性淀粉样变是老年人的一种疾病（70岁开始出现）。
  - 继发性淀粉样变在慢性炎症出现10～15年后开始发生。
  - 老年性淀粉样变见于老年人。
  - 遗传性淀粉样变性在成年早期和晚期呈双峰分布。
  - 透析相关性淀粉样变发生于透析治疗开始后5～10年。

六、胃肠道淀粉样变性

关键点

病因
- 原发性淀粉样蛋白：与浆细胞恶性肿瘤相关的 AL 和 AH。
- 继发性淀粉样蛋白：慢性炎症性病变引起的 AA。
- 老年性淀粉样蛋白：正常老化过程中 ATTR 沉积。
- 遗传性淀粉样变性：ATTR 种系的突变。
- 透析相关淀粉样变：肾清除率不足、长期透析导致的 Aβ2M 沉积。

内镜表现
- 黏膜褶皱增厚或息肉。
- 质脆，颗粒状黏膜伴溃疡。

组织病理学表现
- 细胞外物质中均匀的、蜡状的、轻微的嗜酸性粒细胞。

- "裂缝"提示沉积物形成过程。
- 刚果红染色阳性
  - 在偏振光下苹果绿双折射。

鉴别诊断
- 内镜鉴别诊断
  - 食管：贲门失弛缓症，系统性硬化症。
  - 胃：肥厚性胃病，胃癌，淋巴瘤。
  - 小肠：乳糜泻、浸润性肠病，缺血。
  - 结肠：缺血性结肠炎，结肠癌，淋巴瘤。
- 组织学鉴别诊断
  - 食管：系统性硬化症。
  - 小肠：免疫球蛋白沉积。
  - 结肠：血管和黏膜下弹性组织变性、胶原性结肠炎。

发病部位
- 全身淀粉样变通常影响心血管、肾脏和消化系统
- 整个胃肠道都存在危险，但不同的器官受影响的概率不同
  - 20% 的病例食管受累。
  - 8% ～ 12 % 的病例胃受累。
  - 31% 的病例小肠受累。
  - 25% 的病例结肠受累。

临床表现
- 运动障碍和蠕动停止提示自主神经系统和固有肌层的沉积。
- 食管受累引起的食管下端括约肌失弛缓及运动蠕动减弱
  - 反流、吞咽困难、胃食管反流病症状。
- 胃淀粉样病变引起早饱、呕吐和胃排空延迟。
- 小肠淀粉样变性导致吸收不良性腹泻、黏膜脆性、出血和缺血。
- 结肠疾病由于缺血引起假性肠梗阻或急性腹痛。

实验室检查
- 用免疫电泳和免疫固定检测血清或尿液中单克隆免疫球蛋白轻链。

治疗
- 外科手术适用于缺血、穿孔、出血的病变。
- 运动障碍应用促动力剂。
- 抗生素治疗细菌过度生长。
- 积极治疗原发病。

预后
- 原发性淀粉样变与中位数生存期短（＜2 年）相关
  - 淀粉样变相关的器官损害是患者死亡的常见原因。
- 继发性淀粉样变应用抗炎症治疗可改善。
- 老年性淀粉样变通常是亚临床的。

- 遗传性淀粉样变所致甲状腺素转运蛋白合成障碍是致命的，需要肝移植治疗。
- 透析相关性淀粉样变复发在肾移植后缓解。

内镜表现

因位置不同而异
- 质脆、颗粒状的黏膜伴溃疡或缺血。
- 原发性淀粉样变最常见的是息肉。
- 狭窄和胃壁延展性差。
- 运动减弱。

大体特征

大体检查
- 管壁僵硬。
- 严重病变肠道的横截面可见变黄、蜡状的管壁增厚。

组织病理学表现

组织学特征
- 淀粉样蛋白亚型形态是相同的
  - 需要辅助检查去分类。
- 细胞外物质蜡状，均匀，苍白，嗜酸性
  - 血管壁总是最先受累。
  - 病变加重出现间质沉积。
- 组织沉积物中出现破裂。
- 直肠活检
  - 淀粉沉积的敏感性为85%。
  - 抽吸活检可评价黏膜下层血管。
  - 评价淀粉样变最常用的活检部位。
- 在某些研究中，小肠活检有 100% 敏感性。

细胞学特性
- 细针穿刺活检腹部脂肪是诊断淀粉样变最常用的方法
  - 细胞标本刚果红染色证明了淀粉样蛋白病变的存在。

六、胃肠道淀粉样变性

辅助检查

组织化学

- 刚果红染色，淀粉样蛋白呈橙色，在偏振光下呈苹果绿双折射。
- 三色染色是阴性的。
- 甲苯胺蓝，PAS-D，结晶紫和硫黄素染色是阳性的。

免疫组化

- 免疫组化染色可用于轻和重度变化、血清淀粉样蛋白A、组织转体基因、β_2-微球蛋白。

电子显微镜

- 纤维网状组织长度可变，直径 $7.5 \sim 10nm$。

鉴别诊断

内镜鉴别诊断

- 食管扩张和蠕动停止与失弛缓症和系统性硬化症类似
  - 失弛缓症表现为远端食管段光滑的圆锥形，舒张时间延长。
  - 用测压法区分失弛缓症及淀粉样变。
  - 全身表现帮助鉴别系统性硬化病
- 胃淀粉性变应鉴别多种疾病
  - 黏膜脆弱、颗粒状和溃疡应与其他胃炎相鉴别。
  - 黏膜皱襞变硬应鉴别其他黏膜皱襞变硬的疾病
    - Ménétrier 疾病：丰富的黏蛋白分泌。
    - 卓-艾综合征：胃酸分泌过多引起胃和十二指肠溃疡。
    - 弥漫性腺癌：结节状黏膜和不充盈的胃。
    - 淋巴瘤：血管堵塞，点状糜烂和肿块。
- 小肠病变应鉴别浸润性疾病或其他形式的肠炎。
- 结肠病变包括由浸润性疾病（如转移或淋巴瘤）引起的缺血性结肠炎、假膜性结肠炎，黏膜增厚。

组织学鉴别诊断

- 一些血管疾病类似淀粉样变，而且往往发生在老年人群
  - 血管弹性组织变性
    - 动脉外膜由厚的灰白色或弱嗜酸性膜代替，使腔狭窄。
    - 组织化学：刚果红阴性，弹性蛋白阳性。
  - 动脉粥样硬化斑块
    - 内膜层纤维黏液性增厚，含有泡沫状巨噬细胞，胶原蛋白和弹性纤维。
  - 放射性血管损伤。
  - 内皮细胞空泡化、纤维化、透明化与管腔堵塞。
- 固有肌层淀粉样蛋白应鉴别系统性硬化症（硬皮病）
  - 在系统性硬化症胶原蛋白沉积首先出现在最深处的固有肌层，而淀粉样蛋白没有截然不同的模式
    - 刚果红阴性，三色染色阳性。
    - 胶原纤维可能显示双折射极化但不是苹果绿。
- 免疫蛋白沉积常发生在 Waldenström 巨球蛋白血症中，应鉴别淀粉样病变
  - 免疫球蛋白沉积淀粉样变嗜酸性细胞更多
    - 免疫球蛋白组织化学：刚果红阴性，PAS阳性。
    - 免疫组化：IgM阳性。
- 胶原性结肠炎显示嗜酸性上皮下沉积包含毛细血管和炎症细胞
  - 淀粉样变很少只在上皮下分布。
  - 组织化学：刚果阴性，三色阳性。
- 结节弹性组织变性/弹性纤维性息肉
  - 白灰色的弹性纤维累积显示组织退化。
  - 组织化学：刚果红阴性，弹性蛋白阳性。

参考文献

1. Barreiros AP et al: Familial amyloid polyneuropathy. Dig Dis. 31(1):170-4, 2013
2. Nagano S et al: Therapeutic effects of lenalidomide on hemorrhagic intestinal myeloma-associated AL amyloidosis. Intern Med. 52(10):1101-5, 2013
3. Shin JK et al: Successful treatment of protein-losing enteropathy due to AA amyloidosis with octreotide in a patient with rheumatoid arthritis. Mod Rheumatol.23(2):406-11, 2013
4. Sattianayagam PT et al: Systemic amyloidosis and the gastrointestinal tract. Nat Rev Gastroenterol Hepatol.6(10):608-17, 2009
5. Petre S et al: Review article: gastrointestinal amyloidosis -clinical features, diagnosis and therapy. Aliment Pharmacol Ther. 27(11):1006-16, 2008

六、胃肠道淀粉样变性

显微镜下特征和鉴别诊断

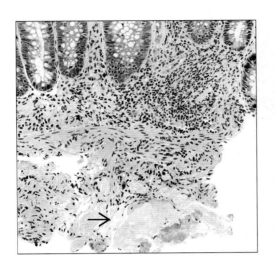
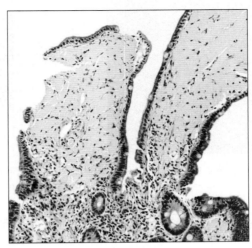

（左）这位患者接受多发性骨髓瘤治疗同时接受结肠镜检查。在黏膜下层淀粉样蛋白沉积由嗜酸性物质组成（黑箭头）。与黏膜肌层相比，脱细胞沉积物呈淡粉红色

（右）Waldenström巨球蛋白血症的免疫球蛋白沉积使十二指肠固有层消失和绒毛扩大。这些沉积物的嗜酸性比出现在淀粉样变中的更强

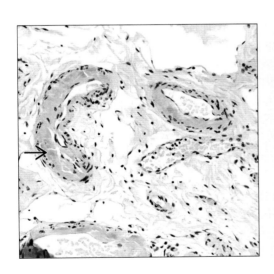
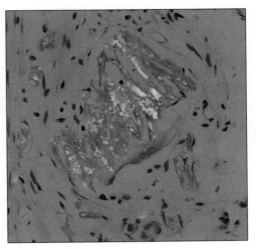

（左）刚果红染色显示肠道活检下肠腔黏膜下层血管淀粉样蛋白沉积。蜡状橙色染色显示血管壁和特征裂缝（黑箭头）

（右边）沉积物在偏振光下显示浅绿色的双折射，可诊断淀粉样变性。值得注意的是，胶原纤维在偏振光下通常显示出弱双折射，但它们出现微橙色或白色，不染色

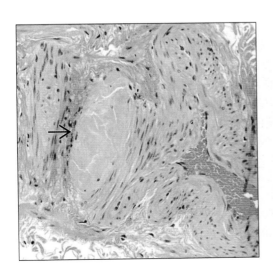
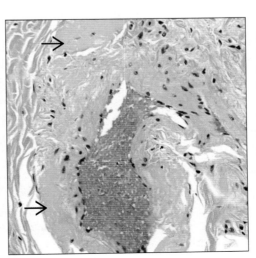

（左）淀粉样蛋白沉积（箭头）常在老年患者结肠黏膜下动脉中出现。沉积物由蜡状、均匀的粉红色物质及染色蛋白组成

（右）血管弹性组织变性应与淀粉样变性相鉴别。纤维（黑箭头）与外膜不知不觉融合，形成一个光滑的环状层。弹性组织变性缺乏典型的不规则形态和裂隙样空间

第四节　婴儿和儿童期肠病　｜　一、先天性肠细胞疾病

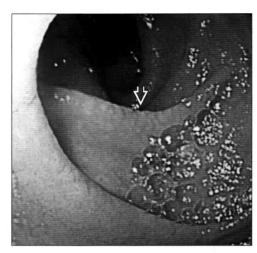

微绒毛病的小肠黏膜通常正常。也可有微小改变，如片状、扇形的改变（空心箭头）

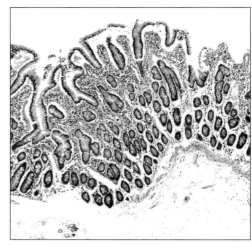

营养不良的婴儿行小肠活检显示绒毛完整和隐窝增生缩短的微绒毛包涵体病（D.Beneck，MD. 惠赠）

术　语

同义词

- 微绒毛包涵体病：先天性微绒毛萎缩，家族性微绒毛萎缩，Davidson综合征。
- 簇绒肠病：肠上皮发育不良。

定义

- 微绒毛包涵体病：由于肠上皮细胞先天性缺陷导致表面微绒毛损失、难治性分泌性腹泻。
- 簇绒肠病：细胞粘连导致顽固性腹泻的遗传性疾病。
- 无β脂蛋白血症：脂蛋白转运障碍导致脂肪吸收不良。

病因和发病机制

发育异常

- 常染色体隐性遗传
  - 微绒毛包涵体病
    - 相关的先天性异常：麦克尔憩室，肾发育不良，无胼胝体，巨结肠，唐氏综合征。
  - 簇绒肠病
    - EpCAM基因突变。
    - 削弱α1β2整合素和基底膜成分（包括胶原、层粘连蛋白）之间的相互作用。
    - 相关的先天性异常：后鼻孔闭锁，先天性食管闭锁，肛门闭锁。
  - 无β脂蛋白血症
    - MTTP基因突变。
    - 血浆脂蛋白分泌缺陷，含有β脂蛋白B。
    - 造成脂肪吸收不良。

临床概要

表现

- 微绒毛包涵体病
  - 通常从出生开始出现分泌性腹泻。

- 代谢性酸中毒和脱水是常见的。
- 在2～3个月的延迟性发病患者，一般预后较好。
- 簇绒肠病
  - 在出生几周内发生水性腹泻。
  - 快速脱水和电解质失衡。
  - 肠内营养使腹泻加重。
  - 有些患者出现了较轻的、长期的症状
    - 严重程度因不同的突变而异。
- 无β脂蛋白血症
  - 在出生几个月内出现脂肪泻。
  - 体重不足。
  - 脂溶性维生素（A、D、E、K）缺乏。
  - 共济失调和色素性视网膜炎。

治疗

- 微绒毛包涵体病和簇绒肠病
  - 全肠外营养。
  - 小肠移植。
  - 肝、小肠移植。
- 无β脂蛋白血症
  - 补充甘油三酯和维生素。

预后

- 微绒毛包涵体病和簇绒肠病
  - 肠外营养能延长生命，但死亡往往发生在儿童早期。
  - 长期肠外营养可导致肝衰竭。
  - 小肠移植是唯一长期有效的治疗方法。
- 无β脂蛋白血症
  - 早期的膳食和补充维生素可以预防长期并发症。

内镜表现

一般特征

- 小肠镜检查通常是正常的。
- 微绒毛包涵体病和簇绒肠病可能显示轻微的扇形或红斑。

一、先天性肠细胞疾病

关键点

病因
- 常染色体隐性遗传性肠吸收障碍。

临床概要
- 微绒毛包涵体病
  - 通常从出生开始出现分泌性腹泻。
- 簇绒肠病
  - 在出生后几周内出现水性腹泻。
- 无β脂蛋白血症
  - 在出生后几个月出现脂肪泻。

内镜表现
- 通常是正常的。
- 微绒毛包涵体病和簇绒肠病可能显示为轻微的扇形或红斑。

组织病理学表现
- 微绒毛包涵体病
  - 绒毛变钝。
  - 肠细胞顶端显示苍白的，空泡化胞质。
  - 大面积或局部缺失刷状缘。
- 簇绒肠病
  - 上皮细胞拥挤。
  - "簇"集在肠绒毛顶端。
  - 脱落上皮泻入管腔。
  - 隐窝扩张和分支。
- 无β脂蛋白血症
  - 肠细胞含有脂质空泡化基质

主要鉴别诊断
- 乳糜泻。
- 自身免疫性肠病。
- 肠细胞中正常脂质空泡

组织病理学表现

组织学特征
- 微绒毛包涵体病
  - 隐窝增生、绒毛变钝。
  - 苍白的顶端细胞质空泡化。
  - 上皮细胞凋亡。
  - 大面积或局部缺失刷状缘。
  - 靶形细胞包涵体。
- 簇绒肠病
  - 上皮细胞拥挤。
  - "簇"集在肠绒毛顶端
    - 脱落上皮泻入管腔。
  - 隐窝扩张和分支。
  - 不同程度的绒毛萎缩。
- 无β脂蛋白血症
  - 肠细胞含有脂质空泡化细胞基质。

辅助检查

电子显微镜
- 微绒毛包涵体病
  - 在上皮表面出现微绒毛缺失。
  - 含有微绒毛的单囊泡。
- 簇绒肠病
  - 桥粒的数量和长度增加。
- 无β脂蛋白血症
  - 大小不等的脂滴充满肠上皮细胞。

组织化学
- 微绒毛包涵体病
  - PAS染色显示肠细胞顶端变红。

免疫组化
- 微绒毛包涵体病
  - CD10和多克隆CEA也显示顶端细胞质染色。

鉴别诊断

内镜鉴别诊断
- 乳糜泻。
- 自身免疫性肠病。

组织学鉴别诊断
- 微绒毛萎缩
  - 相似的临床和组织学特征。
  - 缺乏微绒毛包涵体病的超微结构特点。
- 乳糜泻
  - 通常不在婴儿中出现。
  - 绒毛缩短和隐窝增生。
  - 固有层淋巴浆细胞增多。
  - 上皮内淋巴细胞增多。
- 自身免疫性肠病
  - 绒毛缩短和隐窝增生。
  - 上皮内淋巴细胞增多。
  - 固有层淋巴浆细胞炎症。
  - 杯状细胞、帕内特细胞及内分泌细胞丢失。
  - 明显有隐窝上皮细胞发生凋亡。
- 婴儿肠道活检常见轻度肠细胞空泡化，特别是如果喂食不久后行内镜检查。

参考文献

1. Lemale J et al: Intractable diarrhea with tufting enteropathy: a favorable outcome is possible. J Pediatr Gastroenterol Nutr. 52(6):734-9, 2011
2. Ruemmele FM et al: Microvillous inclusion disease (microvillous atrophy). Orphanet J Rare Dis. 1:22, 2006
3. Sherman PM et al: Neonatal enteropathies: defining the causes of protracted diarrhea of infancy. J Pediatr Gastroenterol Nutr. 38(1):16-26, 2004

一、先天性肠细胞疾病

内镜和显微镜下特征

（左）患微绒毛包涵体病的婴儿活检其肠细胞含有气泡，淡粉红色细胞质无刷状缘。缺乏炎症改变。电子显微镜证实诊断微绒毛包涵体病（D.Beneck, MD.惠赠）

（右）电子显微镜揭示微绒毛包涵体特征表现（空心箭头）为多泡的外表及肠细胞顶端细胞质（From DP: Gastrointestinal.）

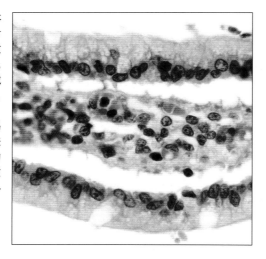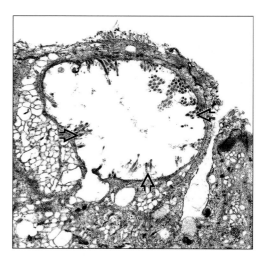

（左）PAS-D染色通常在肠细胞表面突出显示细胞外顶端刷状缘。在微绒毛包涵体病，可见肠细胞的管腔面因细胞内微绒毛包涵体PAS-D染色阳性。（From DP: Gastrointestinal.）

（右）CD10免疫在正常肠细胞中也显示线形刷状缘染色阳性，但微绒毛包涵体病定位于顶端细胞质（From DP: Gastrointestinal.）

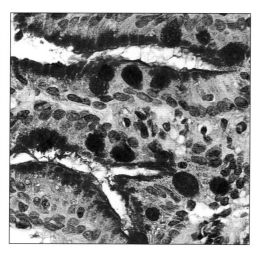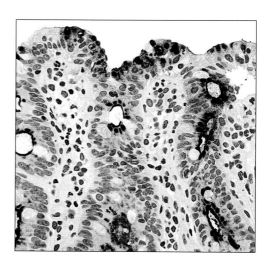

（左）一名体重增加不足的婴儿被发现有大量的分泌性腹泻，诊断为簇绒肠病。内镜检查是正常的，除了轻微斑驳的十二指肠黏膜和分散的瘀点（黑箭头）

（右）这名患簇绒肠病的婴儿进行了小肠移植。切除的肠腔显示绒毛缩短和隐窝增生。隐窝分支（空心箭头）扩张（黑箭头）（J.Jessurun，MD.惠赠）

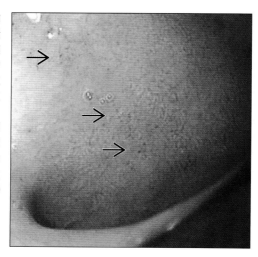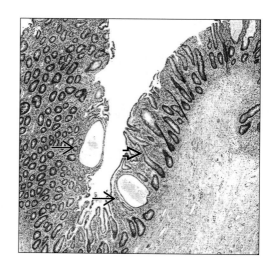

一、先天性肠细胞疾病

显微镜下特征与鉴别诊断

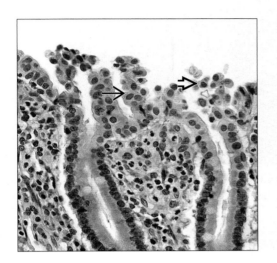 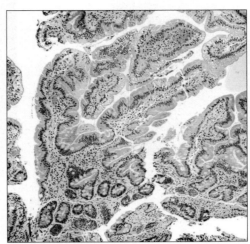

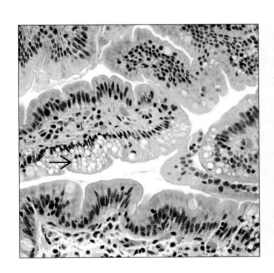 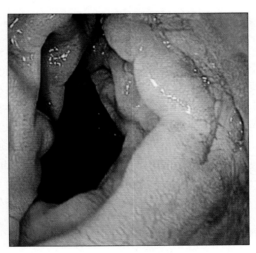

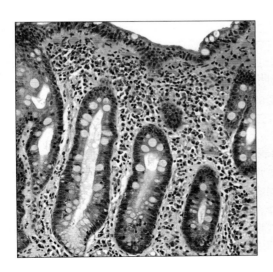 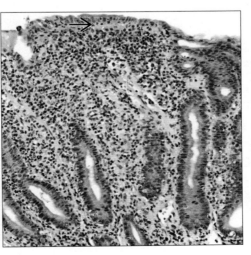

（左）在一个簇绒肠（黑箭头）病患者，小肠腔面上皮细胞簇来源于低黏性肠。分离上皮细胞是圆的或泪滴形的（空心箭头）（J.Jessurun，MD.惠赠）

（右边）无β脂蛋白血症患者的标本在低倍放大镜下不显著。小肠黏膜显示保存的绒毛结构不伴炎症反应（D.Beneck，MD.惠赠）

（左）无β脂蛋白血症的特征在高倍镜下可见。在顶端细胞质充满透明的脂质空泡（黑箭头）（D.Beneck，MD.惠赠）

（右边）乳糜泻通常出现在年龄较大的儿童和成年人，但可能是导致婴儿腹泻的元凶。乳糜泻患者的十二指肠黏膜呈明显的扇形和结节。这些内镜特征比遗传性肠细胞疾病的特征是更严重

（左）绒毛缩短和隐窝增生是乳糜泻的特征。可见上皮内淋巴细胞和固有层炎症

（右）自身免疫性肠病是腹泻的原因，也影响了年龄较大的儿童和成年人。显著的缩短绒毛和隐窝增生与簇绒肠病相似，但上皮内淋巴细胞增多（黑箭头），杯状细胞、内分泌细胞和帕内特细胞缺乏表明是自身免疫性疾病

二、坏死性小肠结肠炎

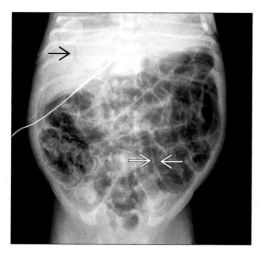

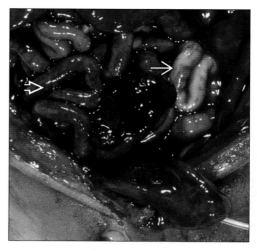

前后位X线片显示肠胀气、积气、门静脉积气（黑箭头），早产儿坏死性小肠结肠炎中游离气体（白箭头）（R.Richardson，MD.惠赠）

一名患坏死性小肠（空心箭头）结肠炎早产儿尸检显示小肠大部分坏死。右侧可见仍有血供的肠管（白箭头）（D.Beneck，MD.惠赠）

术　语

定义
- 缺血性小肠结肠炎主要累及早产儿。

病因和发病机制

多因素
- 黏膜免疫功能受损，上皮细胞屏障未成熟，运动能力下降，肠道菌群改变使细菌进入肠壁。
- 早期肠内喂养对早产儿的损伤
  - 由此产生的炎症和细胞因子的释放导致肠系膜静脉狭窄和随后的缺血，可能是广泛病变的病因。

临床概要

流行病学
- 发病率
  - 总发生率为每1000例活产婴儿中有1例病例
    - 高危早产儿（每1000例活产婴儿9.5例）。
    - 足月的婴儿很少患此病（＜10%）。
  - 在出生几周内便开始出现症状。
  - 没有性别差异。

部位
- 小肠或大肠任何一部分都可受累
  - 末端回肠、盲肠和右半结肠，是最常见的患病位置。
  - 20%的病例累及整个小肠和大部分结肠（坏死性小肠结肠炎）。

表现
- 腹胀，喂养不耐受，便血。
- 穿孔伴胎粪性腹膜炎。
- 在重症病例中体壁坏死。
- 与常见的合并症有关
  - 产前胎盘功能不全。

- 急性呼吸窘迫综合征。
- 先天性心脏病。
- 出生时窒息。

病程发展
- 并发症
  - 狭窄。
  - 神经发育延迟。
  - 短肠综合征
    - 肠不能吸收足够的生长所需营养；25%出现严重的并发症。
  - 全肠外营养相关性肝病
    - 淤胆型肝炎。
    - 可能进展为胆汁型肝硬化。

治疗
- 完全肠外营养和广谱抗生素。
- 20%～40%的患者需要手术切除穿孔或严重并发症。

预后
- 15%～30%的总体死亡率。
- 在需要手术的患者中，50%的死亡率。
- 大部分（＞50%）坏死性小肠结肠炎患者会死亡。

内镜表现

内镜下未明
- 由于广泛的缺血性损伤，穿孔风险高。

影像学表现

放射影像表现
- 肥厚或扩张的肠袢。
- 肠壁增加或减少的血流分别反映炎症浸润或缺血。
- 气囊肿症表现为圆的或透明的黏膜。
- 穿孔时气腹表现为肝周透亮。
- 重症病例出现门静脉气体。

二、坏死性小肠结肠炎

关键点

病因
- 多因素引起小肠结肠炎，早产儿出生后的几周内患者易患此病。
- 不成熟的黏膜免疫。

临床概要
- 最常累及末端回肠，盲肠和右半结肠。
- 症状包括腹胀、喂养不耐受、血便、呼吸暂停。
- 总体死亡率：15%～30%。

影像学表现
- 肥厚或扩张的肠祥。
- 增加或减少的血供。
- 积气、气腹。
- 在肝脏门静脉积气。

大体表现
- 弥漫或节段性扩张。
- 壁薄。
- 黏膜充血和皱襞消失。

组织病理学表现
- 凝固性坏死厚度涉及部分或全部肠壁。
- 缺血性类型改变。
- 积气清，充气囊肿，主要在黏膜下层。

主要鉴别诊断
- 肠扭转。
- 肠套叠。
- 吲哚美辛产生的缺血性穿孔。
- 全身真菌感染与血栓性血管炎。

大体特征

一般特征
- 弥漫或节段性肠扩张。
- 暗红色到黑色的浆膜。
- 肠壁薄。
- 穿孔。
- 黏膜充血。
- 黏膜皱襞消失。
- 分泌物或假膜。
- 气泡和捻发音提示肠壁中积气。

组织病理学表现

组织学特征
- 缺血性特点
  - 溃疡和出血。
  - 部分或全肠壁凝固性坏死。
  - 急性与慢性炎症。
  - 细菌定植。
  - 肠腔积气：主要在黏膜下层存在空囊。
- 修复相关的变化
  - 早期阶段（1天到1周）
    - 小的再生隐窝。
    - 表面和隐窝上皮细胞含有的细胞质少，核深染。
    - 皮下肉芽组织。
  - 后期阶段（1周至数月）
    - 黏膜下及肌层纤维化（狭窄）。
    - 隐窝结构扭曲。

- 小肠各段绒毛变钝。

鉴别诊断

病理分析
- 婴儿肠缺血的其他原因
  - 肠扭转和肠旋转不良有关
    - 缺血肠两侧是正常肠段。
  - 肠套叠
    - 可识别引导点，如异位组织或麦克尔憩室。
  - 非甾体抗炎药治疗动脉导管未闭后的缺血穿孔
    - 孤立穿孔伴局部缺血。
    - 没有其他表现的坏死性小肠结肠炎。
  - 全身性真菌感染伴血栓性血管炎
    - 通常可在肠壁和肠系膜血管中发现病原体。
  - 黏膜肌层和固有肌层节段性缺失
    - 子宫内血管损害导致。
    - 可能引起胎粪性腹膜炎。
    - 固有肌层薄弱或缺失导致易受损。

参 考 文 献

1. Dominguez KM et al: Necrotizing enterocolitis. Clin Perinatol. 39(2):387-401, 2012
2. Downard CD et al: Treatment of necrotizing enterocolitis:an American Pediatric Surgical Association Outcomes and Clinical Trials Committee systematic review. J Pediatr Surg.47(11):2111-22, 2012
3. Berman L et al: Necrotizing enterocolitis: an update. Semin Fetal Neonatal Med. 16(3):145-50, 2011

大体特征

（左）患者死于广泛坏死性小肠结肠炎并进行尸体解剖。受累的肠腔缺血，并有被出血的浆膜染色的胎粪（上）。正常小肠（底部）有一个正常的褐色粉红色浆膜表面（D.Beneck，MD. 惠赠）

（右）缺血黏膜呈斑片状的黑变色（空心箭头）。邻近的肠腔（白箭头）少量坏死，但溃疡和水肿增加。在这两个区域的黏膜皱襞减少

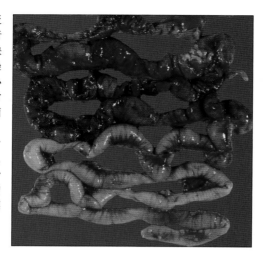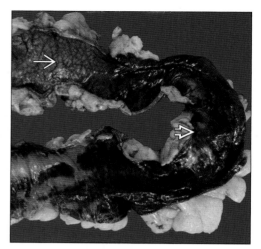

（左）一名因坏死性小肠结肠炎行急诊手术切除的婴儿。明显扩张的肠祥表面是半透明的（白箭头），浆膜表面是出血和脓性渗出物（空心箭头）（D.Beneck，MD. 惠赠）

（右）死于胎粪性腹膜炎的婴儿由于坏死性小肠结肠炎穿孔。腹膜表面覆盖由一个有绒毛的黄绿色渗出物。可见腹壁坏死（空心箭头）（D.Beneck，MD. 惠赠）

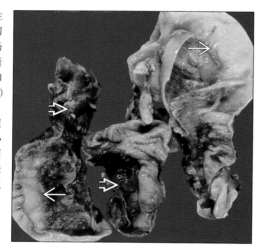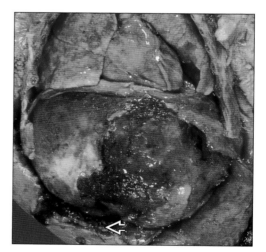

（左）肠壁积气是坏死性小肠结肠炎的并发症。充气囊肿使肠腔扩张（D.Beneck，MD. 惠赠）

（右）一名婴儿坏死性小肠结肠炎切除术后接受长期全肠外营养治疗。其移植肝横截面显示大量大小不一的典型的胆汁性肝硬化结节。胆汁淤积症使实质绿变色（D.Beneck，MD. 惠赠）

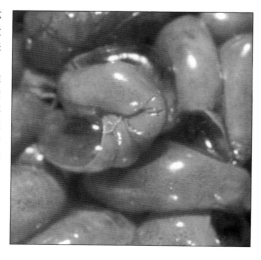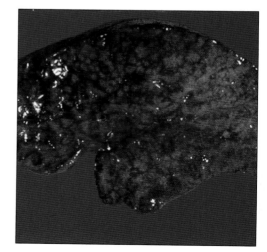

二、坏死性小肠结肠炎

显微镜下特征和鉴别诊断

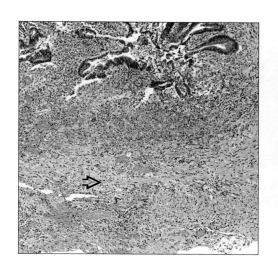
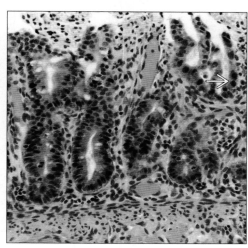

（左）一位因产前胎盘功能不全而患坏死性小肠结肠炎的婴儿，可见固有肌层内的炎症改变，其内仅含部分残存的平滑肌束。空心箭头所示为一个深的缺血性溃疡

（右）未受累区域的结肠黏膜仍可见典型缺血性改变，小的再生隐窝内可见黏蛋白耗尽，内含大量核粗大、浓染的增殖细胞（白箭头）

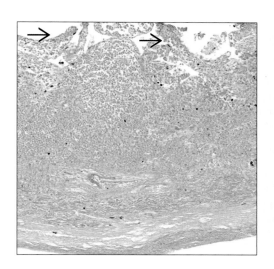
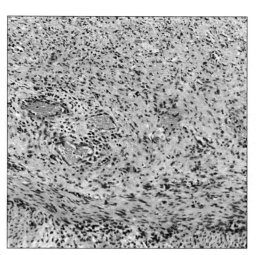

（左）并无坏死性小肠结肠炎的组织学表现特征，透壁性凝固坏死使肠壁的微结构模糊不清。肠腔侧表面尚残余部分坏死的绒毛（黑箭头）

（右）同一个标本中的较轻区域，可见固有肌层的炎症浸润及大量颗粒样组织。故应切除该区域，因其愈合时会产生瘢痕狭窄

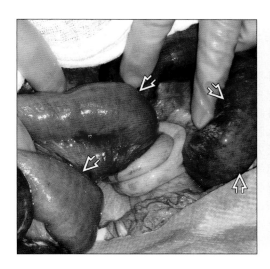
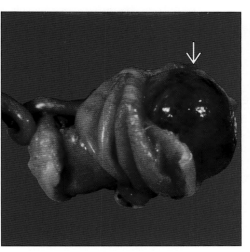

（左）肠扭转导致的节段性缺血（空心箭头），其临床特点及组织学特征与坏死性肠炎相仿

（右）坏死性小肠结肠炎应与肠套叠相鉴别，末端回肠的淋巴组织（Peyer集合淋巴结）易引起肠套叠，使套叠的肠黏膜呈现明显充血（白箭头）（D.Beneck，MD.惠赠）

三、小肠淋巴管扩张

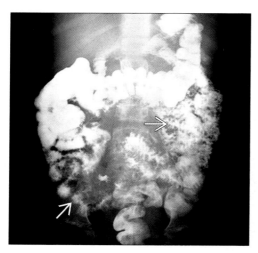

15岁女童患原发性小肠淋巴管扩张及慢性腹泻，胃肠造影可见全小肠弥漫分布的结节样皱襞，使横向皱襞增厚（白箭头）（M.Fedele，MD. 惠赠）

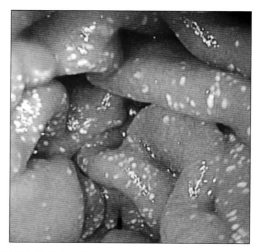

类风湿关节炎、低蛋白血症合并十二指肠淋巴管扩张患者，可见多发亚毫米级的黄白色圆点，黏膜呈现斑点样

术　语

同义词
- 原发性小肠淋巴管扩张，Waldmaan病。

定义
- 原发性小肠淋巴管扩张：先天性的淋巴系统畸形
  - 可仅局限于肠道，也可累及胸腔或周围淋巴系统。
- 继发性小肠淋巴管扩张：各种病因导致的淋巴回流障碍引起。

病因和发病机制

原发性小肠淋巴管扩张
小肠淋巴管扩张、迂曲等结构异常导致的肠淋巴淤滞。

继发性小肠淋巴管扩张
- 中心静脉压升高由下列因素导致
  - 先天性心脏病。
  - 缩窄性心包炎。
  - 腹膜后纤维化。
- 肿瘤侵犯淋巴结导致
  - 淋巴瘤。
  - 其他肿瘤的淋巴结转移。
- 炎症或感染性疾病
  - 克罗恩病。
  - 白塞病。
  - 系统性硬化症（硬皮病）。
  - 类风湿关节炎。
  - 结核病
- 肝移植
  - 可能是由于肝淋巴液生成过多。
- 放射治疗。

临床概要

流行病学
- 原发性小肠淋巴管扩张
  - 罕见，文献报道＜200例。
- 继发性小肠淋巴管扩张
  - 上消化道内镜检查中约2%可发现。
- 年龄
  - 原发性小肠淋巴管扩张
    - 多见于儿童，中位年龄4个月。
  - 继发性小肠淋巴管扩张
    - 年龄差异大，取决于原发疾病状况。
- 性别
  - 原发性小肠淋巴管扩张
    - 女性略多，但性别差异不大。
  - 继发性小肠淋巴管扩张
    - 无性别差异。

发病部位
- 好发于小肠
  - 呈弥漫性或节段性分布。
- 结肠受累亦有报道。

临床表现
- 原发性小肠淋巴管扩张
  - 腹泻，多为水样腹泻。
  - 乳糜性腹水。
  - 淋巴水肿。
  - 蛋白丢失性肠病。
  - 生长迟缓。
  - 淋巴静脉汇合处破裂导致的出血。
  - 丙球蛋白低导致的感染
    - 如克雷伯菌肺炎，链球菌肺炎，大肠埃希菌、隐孢子虫感染等。

三、小肠淋巴管扩张

关键点

术语
- 原发性小肠淋巴管扩张：先天性的淋巴系统畸形。
- 继发性小肠淋巴管扩张：各种病因导致的淋巴回流障碍引起，包括心包炎症、慢性炎症性疾病、肝移植及放射治疗等。

内镜表现
- 扩张的黏膜乳糜管于镜下可见白色的圆点、结节或斑块。
- 活检时可见乳糜性液体渗出。
- 黏膜皱襞水肿。

组织病理学表现
- 黏膜层及黏膜下层可见扩张的、沿上皮分布的淋巴管。

- 包含弱嗜酸性的泡状蛋白质物质及泡沫状巨噬细胞。

主要鉴别诊断
- 考虑内镜和组织学的相似点
  - 淋巴管瘤：淋巴管局灶良性增生性病变。
  - 肠气囊肿：透明的、充满气体的囊肿缺乏内皮细胞衬里，可见巨细胞。
  - Whipple病：光镜下见到PAS-D染色阳性的巨噬细胞可诊断。
  - 淀粉样变：刚果红染色阳性、无定形的嗜酸性物质沉积。
  - Waldenström巨球蛋白血症：组织和淋巴管中可见IgM阳性、嗜酸性物质沉积及淋巴管。

- 胸腔或肺的淋巴管扩张可导致乳糜胸、呼吸衰竭。
- 与自身免疫相关的多腺体功能障碍1型，如迪乔治综合征、胸腺发育不全、努南综合征、肾病综合征。
- 继发性小肠淋巴管扩张
  - 临床症状不明显。
  - 多种病因继发的蛋白丢失性肠病
    - 心脏疾病。
    - 肝移植。
    - 放射线。
  - 腹膜后淋巴结病。

实验室检查
- 血清学异常
  - 低蛋白血症
  - 淋巴细胞减少。
  - IgG、IgA、IgM减少。
  - IgE增加。
  - 循环血中$CD4^+$T细胞减少。
  - 脂溶性维生素缺乏（维生素A、维生素D、维生素E、维生素K）。
  - 低钙血症。
- 粪便α1胰蛋白酶抑制剂清除率增加。
- 腹水化验
  - 高甘油三酯。
  - 低白蛋白。
  - 淋巴细胞增多

治疗
- 原发性小肠淋巴管扩张
  - 营养治疗
    - 高蛋白、低长链脂肪酸饮食。
    - 肠外营养补充白蛋白及中链脂肪酸。
  - 奥曲肽：生长抑素类似物，减缓肠运动，促进蛋白吸收，减少淋巴液生成。

- 抗纤溶酶：通过抑制纤维蛋白溶解减少蛋白丢失。
- 液体负荷过重可使用利尿剂或放腹水。
- 节段性病变可考虑手术切除。
- 继发性小肠淋巴管扩张
  - 治疗原发疾病。
  - 严重时予以营养支持治疗，方式同原发性小肠淋巴管扩张。

预后
- 原发性小肠淋巴管扩张
  - 需要长期营养支持治疗。
  - 是B细胞淋巴瘤的危险因素。
- 继发性小肠淋巴管扩张
  - 与原发疾病的治疗状况相关。

内镜表现

原发性及继发性小肠淋巴管扩张
- 二者内镜下表现相似，但在原发性者中更常见
  - 扩张的黏膜乳糜管于镜下可见白色的圆点、结节或斑块。
  - 活检时可见乳糜性液体渗出。
  - 黏膜皱襞水肿。
- 双气囊小肠镜
  - 适用于十二指肠未受累的病例。

影像学表现

超声表现
- 腹水。
- 病程长的患者可见增厚的肠黏膜皱襞及扩张的小肠袢。

CT表现
- 小肠水肿、增厚。
- 多发肠系膜囊肿。
- 部分病例可见腹膜后腺病或纤维化。

三、小肠淋巴管扩张

小肠钡剂造影

- 可见增厚的黏膜皱襞。
  - 形态显著，但无特异性。

大体特征

一般特征

- 病变肠段水肿。
- 黏膜呈现卵石样白色突起结构。
- 浆膜淋巴管呈现扩张的黄色结节，＜5mm。

组织病理学表现

组织学特征

- 黏膜层及黏膜下层可见扩张的、沿上皮分布的淋巴管
  - 扩张、变钝的绒毛表面。
  - 淋巴管内包含弱嗜酸性的泡状蛋白质物质及泡沫状巨噬细胞。
- 背景黏膜变化不显著。
- 免疫组化：D-240染色可标记淋巴上皮细胞。

鉴别诊断

内镜鉴别诊断

- 淋巴管瘤
  - 良性肿瘤由扩张的淋巴管组成，内衬上皮细胞、纤维间隔及淋巴细胞。
  - 可累及肠壁全层。
  - 黏膜层
    - 多为单发。
    - 表现为白色或黄色的点状簇。
    - 病变大者可呈现半透明、囊性息肉样团块，可导致肠梗阻或套叠。
    - 肿瘤及正常黏膜界线清楚。
  - 黏膜下层
    - 多为单发。
    - 结节＜1cm，内含黄色脂滴。
    - 光滑、黄色、无蒂的宽基底结节。
  - 深层的淋巴管瘤多通过影像学研究发现，内镜下不显著。
- Whipple病
  - 罕见，由一种细菌（Tropheryma whipple）引起。
  - 十二指肠可受累。
  - 可见水肿的粗糙颗粒样黏膜表面覆黄白色斑块。
- 浆细胞淋巴瘤及Waldenström巨球蛋白血症
  - 增厚的黏膜皱襞并可见灰白色结节。
  - 活检鉴别容易。

组织学鉴别诊断

- 淋巴管瘤
  - 小的黏膜病变表现为绒毛内的成簇的扩张的淋巴管
    - 组织学特征难与淋巴管扩张鉴别

- 与病变临床表现、内镜下形态相关。
  - 大的病变可见囊性的淋巴腺区被纤维组织分割，其内可见淋巴细胞聚集。
  - 变异的细胞主要包括显著的内皮细胞及基质细胞，部分或完全覆盖淋巴管腔。
  - D-240染色阳性有助于确诊诊断困难的病例。
- 肠壁囊样积气症
  - 因坏死性小肠结肠炎、缺血、肠扭转、气压伤或产气菌感染引起。
  - 可见黏膜层、黏膜下层及浆膜下的充满气体的囊肿。
  - 囊肿缺乏内皮细胞内衬，可见异物巨细胞。
  - 免疫组化D-240染色阴性。
- Whipple病
  - PAS-D染色阳性的巨噬细胞可确诊。
  - 吞噬细菌的巨噬细胞阻塞淋巴管，可有淋巴管扩张的表现。
- 淀粉样变性
  - 不规则的嗜酸性非细胞成分沉积，刚果红染色阳性，内可见裂缝样空隙。
- Waldenström巨球蛋白血症
  - 组织内可见强嗜酸性、PAS-D染色阳性物质沉积，内有空泡状巨噬细胞及淋巴组织。
  - 可与淋巴管扩张共存。
- 人工假象造成的淋巴管扩张在十二指肠活检中很常见
  - 表现为小灶性空腔和淋巴管。
  - 若没有临床及内镜表现不应诊断为小肠淋巴管扩张。

诊断要点

与临床表现相关的病理特征

- 继发性小肠淋巴管扩张应引起临床医生的重视，注意排除腹膜后疾病或恶性肿瘤。

病理学解读要点

- 淋巴管扩张是一类非特异性表现，需结合临床及内镜表现做出最终诊断。

参 考 文 献

1. Freeman HJ et al: Intestinal lymphangiectasia in adults. World J Gastrointest Oncol. 3(2):19-23, 2011
2. Wen J et al: Primary intestinal lymphangiectasia: four case reports and a review of the literature. Dig Dis Sci.55(12):3466-72, 2010
3. Kim JH et al: Clinical significance of duodenal lymphangiectasia incidentally found during routine upper gastrointestinal endoscopy. Endoscopy. 41(6):510-5, 2009
4. Vignes S et al: Primary intestinal lymphangiectasia (Waldmann's disease). Orphanet J Rare Dis. 3:5, 2008
5. Pratz KW et al: Intestinal lymphangiectasia with proteinlosing enteropathy in Waldenstrom macroglobulinemia.Medicine (Baltimore). 86(4):210-4, 2007

三、小肠淋巴管扩张

大体特征和显微镜下特征

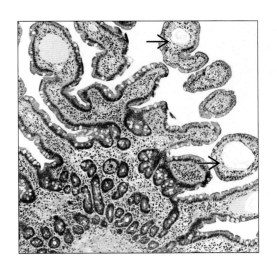 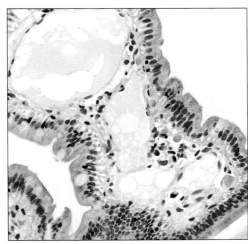

（左）类风湿关节炎合并淋巴管扩张患者的十二指肠活检标本，可见扩张的绒毛内含宽大的淋巴间隙（黑箭头），其间充满嗜酸性物质，未受累绒毛相对正常

（右）高倍镜下可见淋巴间隙内充满粉红色泡状淋巴液

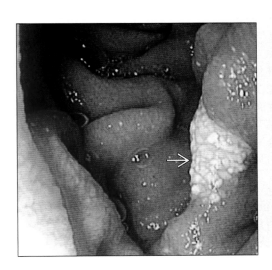 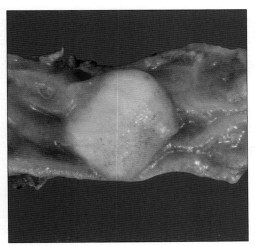

（左）内镜下偶然发现的淋巴管瘤，可见扩张的淋巴间隙紧密聚集成簇，形成一片黄白色融合的肿块（白箭头），背景黏膜正常

（右）黏膜下淋巴管瘤呈现光滑的黄色结节，将黏膜层顶起，切除后其内可见薄壁囊样结构及黄色乳状内容物

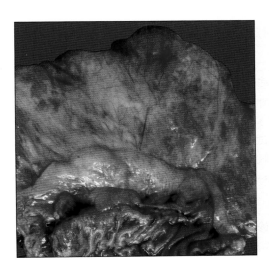 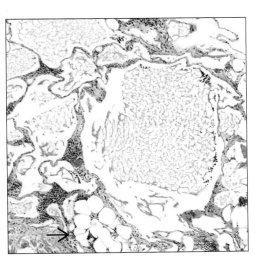

（左）淋巴管瘤是结肠肠系膜的囊性肿块。病变在CT检查中偶然发现

（右）同一病变病理形态，可见病变内部淋巴间隙囊性扩张，被细的纤维组织分隔，正常肠系膜脂肪组织被上述成分取代（黑箭头）。多泡的嗜酸性囊肿内容物，纤维间隔内淋巴组织的出现有助于诊断

四、蛋白质过敏

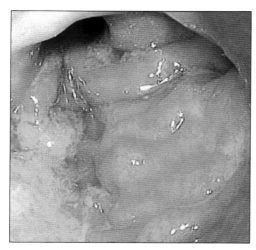

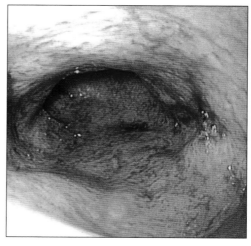

配方奶喂食的3个月大的婴儿患顽固性腹泻，过敏原检测对牛奶过敏。乙状结肠镜下可见结节样水肿黏膜，血管形态不明显

对牛奶蛋白严重过敏可致直肠内黏膜的线样糜烂及黏膜皱襞减少，此表现应警惕炎症性肠病

术　语

同义词

- 过敏性结直肠炎。
- 牛奶蛋白过敏。

定义

- 婴儿或幼儿表现出的对牛奶、豆奶或母乳中的蛋白过敏的疾病。

病因和发病机制

环境暴露

- IgE 介导的 I 型超敏反应
  - IgE 结合肥大细胞激活其脱颗粒，引起嗜酸细胞聚集。

临床概要

流行病学

- 发病率
  - 配方奶喂养婴儿 2% ～ 5%。
  - 母乳喂养婴儿约 0.5%。
- 起病年龄
  - 小于 2 岁的儿童
    - 多发于出生后数周至数月。

临床表现

- 直肠出血。
- 腹泻。
- 荨麻疹。
- 咳嗽或喘息。
- 体重增加不足。

治疗

- 对配方奶喂养的婴儿进行饮食管理
  - 酪蛋白水解物为主的配方奶，大豆婴儿配方奶或要素饮食
- 对提供母乳的妈妈进行饮食管理。
- 过敏症状严重者可用肾上腺素控制症状。

预后

- 饮食中去除蛋白成分一般不会复发。
- 肠炎一般数周后恢复。
- 敏感性随年龄增长下降
  - 1 ～ 4 岁时牛奶或可耐受。

内镜表现

一般特征

- 对病变评估常局限于直肠
  - 新生儿仅可进行直肠抽吸活检。
  - 特征性病变常弥漫于全结肠。
- 水肿及结节样改变。
- 血管形态减少。
- 质脆，可见红斑、糜烂或溃疡。

组织病理学表现

组织学特征

- 黏膜固有层及黏膜肌层可见嗜酸性细胞增多（每高倍镜视野 > 60 个）。
- 嗜酸性脓肿。
- 隐窝炎症，中性粒细胞聚集。
- 黏膜结构可见。
- 标本中病变分布常不均匀。

辅助检查

实验室检查

- 外周血中性粒细胞。
- 血清 IgE 水平升高。

皮肤针刺试验

- 局部小剂量蛋白质过敏原试验。
- 出现红疹或荨麻疹提示对蛋白质不耐受。

鉴别诊断

内镜鉴别诊断

- 感染性结肠炎

四、蛋白质过敏

关键点

术语
- 婴儿或幼儿表现出的对牛奶、豆奶或母乳中的蛋白过敏的疾病。

临床概要
- 直肠出血，腹泻。

内镜表现
- 水肿、红斑、质脆。
- 严重时，糜烂或溃疡形成。

组织病理学表现
- 黏膜固有层及黏膜肌层可见嗜酸性细胞增多。
- 中性粒细胞隐窝炎。
- 黏膜结构可见。

主要鉴别诊断
- 嗜酸性粒细胞性（过敏性）胃肠炎。
- 感染性结肠炎。
- 炎症性肠病

- ○ 黏膜侵袭性炎症较重。
- ○ 活检及粪便检查可确诊。
- 先天性巨结肠相关的结肠炎
  - ○ 便秘之后严重的腹泻。
  - ○ 可与中毒性巨结肠或穿孔伴随发生。
  - ○ 远端结肠狭窄，近端结肠扩张。
- 炎症性肠病
  - ○ 可在6个月大的儿童中发生。

组织学鉴别诊断

- 嗜酸细胞性（过敏性）胃肠炎
  - ○ 好发于较大的儿童及成年人。
  - ○ 常复发且需要激素治疗控制。
  - ○ 常累及胃和十二指肠
  - ○ 分为黏膜型、肌层型和浆膜型
    - ■ 与胃和十二指肠相比，直肠乙状结肠病变相对较少。
- 曼氏血吸虫感染
  - ○ 黏膜固有层内可见虫卵。
  - ○ 可伴发肉芽肿。
- 粪类圆线虫感染
  - ○ 隐窝内可见幼虫及虫卵，黏膜内可见虫体。
- 药物反应

- ○ 活动性结肠炎可见嗜酸性粒细胞增多。
- 炎症性肠病：同样可见上皮内及固有层的嗜酸性粒细胞增加
  - ○ 其隐窝结构团曲。
  - ○ 密集的嗜中性粒细胞隐窝炎及隐窝脓肿。
- 正常的嗜酸性粒细胞组织
  - ○ 黏膜固有层内嗜酸性粒细胞每高倍镜视野＞50个。
  - ○ 黏膜内的嗜酸性粒细胞通常不出现在远端结肠。

诊断要点

病理解读要点
- 婴儿直肠活检发现黏膜固有层及隐窝内嗜酸粒细胞增加高度提示此病。

参 考 文 献

1. Lucendo AJ et al: Eosinophilic gastroenteritis: an update. Expert Rev Gastroenterol Hepatol. 6(5):591-601, 2012
2. Odze RD et al: Allergic proctocolitis in infants: a prospective clinicopathologic biopsy study. Hum Pathol.24(6):668-74, 1993
3. Winter HS et al: Allergy-related proctocolitis in infants:diagnostic usefulness of rectal biopsy. Mod Pathol.3(1):5-10, 1990

病例图像展示

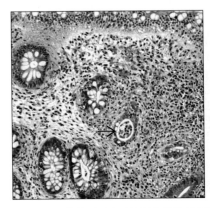 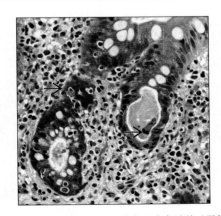 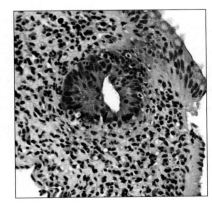

（左）低倍镜下蛋白过敏新生儿患者直肠的活检标本，可见受损的隐窝及隐窝脓肿（黑箭头）

（中）同一标本高倍镜下可见上皮内嗜酸性粒细胞及隐窝腔内的嗜酸性粒细胞碎片（黑箭头）

（右）可见中性粒细胞聚集性隐窝炎，虽然感染性肠炎及炎症性肠病也可见此类表现，但此标本显示黏膜结构仍存在，且固有层内有大量嗜酸性粒细胞

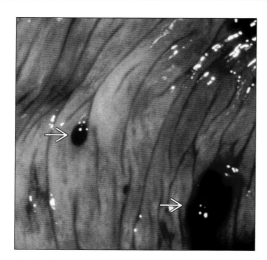

患者因遗传性出血性毛细血管扩张症行肠切除，其肠腔内可见散在的、多发的动静脉畸形（白箭头）

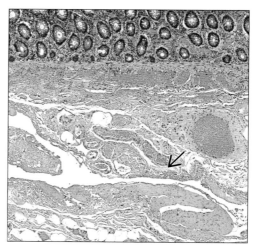

患者因消化道出血切除一段小肠，样本内可见畸形的动静脉，其血管扭曲（黑箭头），间质管壁不规则

术　语

同义词

● Osler-Weber-Rendu综合征。

定义

● 遗传性出血性毛细血管扩张：遗传性毛细血管扩张及动静脉畸形可发生于黏膜表面、胸腹腔脏器及中枢神经系统。

● 毛细血管扩张：扩张成簇的小静脉及毛细血管分布于皮肤及黏膜浅表
　○ 血管肌层及弹力层薄弱。

● 动静脉畸形：不经过毛细血管而建立起的动静脉直接通路。

病因和发病机制

常染色体显性遗传

● *ENG* 及 *AVCRL1* 基因突变
　○ 调控血管形态重构，维持血管壁完整性。

● 幼年性息肉病可伴发此病
　○ 与 *SMAD4* 基因突变相关。

临床概要

流行病学

● 北美地区患病率约1/10 000。

临床表现

● 约10%婴幼儿可出现颅内出血。

● 儿童或成年人更常见的表现
　○ 脑卒中或脑脓肿，可见于约30%患者。
　○ 消化道出血，约25%患者可发生。
　○ 肝脏血管畸形可见于75%患者。
　　■ 但仅8%有高排量
　　■ 有心力衰竭、门静脉高压等症状。
　○ 肺血管畸形可见于约40%患者。

治疗

● 大脑或肺部动静脉畸形的相关检查。

● 对扩张的毛细血管行射频消融以控制出血。

● 对贫血患者输血或补充铁制剂。

● 对消化道出血者行内镜下止血。

● 对较大的动静脉畸形予以栓塞或手术切除。

预后

● 多数患者生活较正常，不受影响，寿命与常人相当。

● 10%患者因出血或相关并发症死亡。

诊断应基于Curaçao标准

● 嘴唇、舌、鼻或手指的皮肤黏膜毛细血管扩张（95%的患者有此表现）。

● 反复发作的鼻出血。

● 内脏动静脉畸形（如肺、胃肠道、肝脏、脑及脊柱等）。

● 家族史（一级亲属患病史）。

● 患病可能性判定
　○ 确诊标准：符合3～4条。
　○ 可疑标准：符合2条。
　○ 排除标准：仅符合1条或全无。

内镜表现

毛细血管扩张

● 小的（＜5mm）结节状或星形血管增强区域。

● 动静脉畸形。

● 紫色的隆起性病变，加压后变白，后续速恢复。

● 极小的创伤即可出血。

组织病理学表现

组织学特征

● 毛细血管扩张
　○ 黏膜层及黏膜下层扩张的毛细血管和小静脉不规则聚集。

● 动静脉畸形
　○ 团曲扩张的动静脉并可见血管壁增厚。
　○ 多位于黏膜下层及浆膜下。

一、遗传性出血性毛细血管扩张症

关键点

术语
- 遗传性出血性毛细血管扩张：遗传性毛细血管扩张及动静脉畸形可发生于黏膜表面、胸腹腔脏器及中枢神经系统。

内镜表现
- 毛细血管扩张：小的结节状或星形血管增强区域。
- 动静脉畸形：紫色的隆起性病变，加压后变白，后迅速恢复。

组织病理学表现
- 毛细血管扩张：扩张成簇的毛细血管及小静脉。
- 动静脉畸形：团曲扩张的动静脉并可见血管壁增厚。

主要鉴别诊断
- 血管发育不良。
- 毛细血管瘤。
- 海绵状血管瘤。
- CREST综合征。

鉴别诊断

内镜鉴别诊断
- 其他与毛细血管扩张相关的疾病
  - 钙质沉着、雷诺现象、食管蠕动障碍、CREST综合征。
  - 透析后的慢性肾衰竭。
- 毛细血管瘤
  - 婴幼儿期出现并逐渐发展。
  - 多数发生于小肠。
- 血管发育不良
  - 单发病灶可见血管形成的红斑。
  - 成年人好发于右半结肠。
  - 排除其他肠外疾病。
- 海绵状血管瘤
  - 息肉样隆起。
  - 蓝色、质软，压迫可变形。

组织学鉴别诊断
- 血管发育不良
  - 黏膜下层内孤立的静脉或小静脉扩张簇。
- 毛细血管瘤
  - 黏膜层内堆积成小叶状的毛细血管。
- 海绵状血管瘤
  - 黏膜下层内扩张、薄壁的血管，血管内充满纤维肌性基质。

参考文献

1. Reh DD et al: A new endoscopic staging system for hereditary hemorrhagic telangiectasia. Int Forum Allergy Rhinol. Epub ahead of print, 2014
2. Tørring P et al: National mutation study among Danish patients with hereditary haemorrhagic telangiectasia. Clin Genet. Epub ahead of print, 2013
3. van Gent MW et al: Hereditary hemorrhagic telangiectasia: how accurate are the clinical criteria? Am J Med Genet A. 161A(3):461-6, 2013
4. McDonald J et al: Hereditary hemorrhagic telangiectasia:an overview of diagnosis, management, and pathogenesis.Genet Med. 13(7):607-16, 2011
5. Shovlin CL: Hereditary haemorrhagic telangiectasia: pathophysiology, diagnosis and treatment. Blood Rev.24(6):203-19, 2010
6. Regula J et al: Vascular lesions of the gastrointestinal tract. Best Pract Res Clin Gastroenterol. 22(2):313-28, 2008

病例图像展示

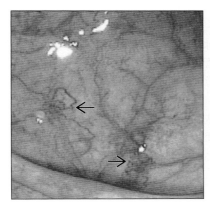 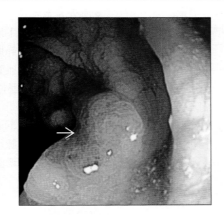 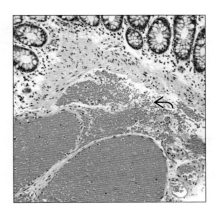

（左）黏膜毛细血管扩张表现为以红斑（黑箭头）为中心的放射状小血管，类似蜘蛛痣

（中）息肉样毛细血管（白箭头）扩张为锯齿状、隆起型的黏膜增厚

（右）一簇扩张的小血管形成了息肉样黏膜下毛细血管扩张。因为血管堵塞和周围组织出血（弯箭头）故该病变在内镜下明显

二、肠血管发育不良及动静脉畸形

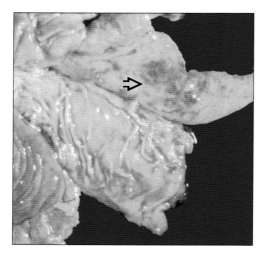

血管发育不良是小肠正常黏膜背景下模糊的红色区域（空心箭头），扩张的黏膜毛细血管呈网状

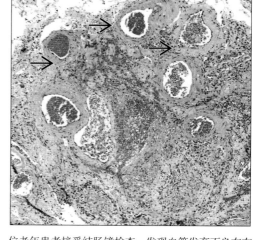

一位老年患者接受结肠镜检查，发现血管发育不良在右半结肠形成息肉样隆起。病变由扩张的厚壁静脉聚集成簇组成（黑箭头）

术　　语

同义词
- 血管发育不良：血管扩张。

定义
- 血管发育不良：黏膜层及黏膜下层血管继发性的退行性扩张。
- 动静脉畸形：动静脉之间的直接通路。

病因和发病机制

继发性病变
- 血管发育不良
  - 静脉不全梗阻引起肠道小静脉及毛细血管扩张。
  - 毛细血管括约肌功能失调引起动静脉瘘。
  - 主动脉狭窄患者患病率增加。

先天性异常
- 动静脉畸形
  - 单发或多发
    - 多发病变见于遗传性出血性毛细血管扩张。
  - 动脉血直接流入静脉，引起静脉压增高及血管扩张。

临床概要

发病部位
- 血管发育不良
  - 好发于右半结肠。
- 动静脉畸形
  - 多累及直肠、乙状结肠和回肠。
  - 消化道任何部位均可发生。

表现
- 血管发育不良
  - 老年人下消化道出血的最常见原因。
- 动静脉畸形
  - 消化道出血可发生于任何年龄。

治疗
- 血管发育不良及动静脉畸形
  - 对活动性出血病变予以切除或栓塞治疗。
  - 长效生长抑素类似物可用于部分病例。

内镜表现

血管发育不良
- 相对较小的红斑样病变（1～5mm）。
- 平坦或轻度隆起的、孤立的红褐色扇形区域。
- 在黏膜表面，血管呈网状或蜂巢状。

动静脉畸形
- 病变常较大（1～6cm）。
- 紫色的息肉样隆起。
- 加压后变白，后迅速恢复。
- 微小的创伤即可出血。

组织病理学表现

组织学特征
- 血管发育不良
  - 集中于黏膜下层。
  - 团曲扩张的静脉、小静脉聚集成簇。
  - 扩张的毛细血管覆于黏膜
    - 可取代结肠隐窝。
- 动静脉畸形
  - 集中于黏膜下或浆膜下。
  - 扩张的动静脉团曲呈块状。
  - 因血管压力增高，静脉壁异常增厚。

鉴别诊断

内镜鉴别诊断
- 血管发育不良
  - 毛细血管瘤
    - 多为单发。

二、肠血管发育不良及动静脉畸形

关键点

术语
- 血管发育不良：黏膜层及黏膜下层血管继发性的退行性扩张。
- 动静脉畸形：动静脉之间的直接通路。

内镜表现
- 血管发育不良：红色扇形区域，可见血管呈网状或蜂巢状。
- 动静脉畸形：紫色的隆起性病变。

组织病理学表现
- 血管发育不良
  - 黏膜下层静脉及小静脉团曲。
  - 扩张的毛细血管覆于黏膜表面。
- 动静脉畸形
  - 浆膜下动静脉团曲。

主要鉴别诊断
- 血管瘤。
- 淋巴管瘤。

- ■ 蓝色的、光滑的息肉样隆起（2mm～11cm）。
- ○ 其他与毛细血管扩张相关的疾病
  - ■ 慢性放射性损伤。
  - ■ CREST综合征。
  - ■ 慢性肾衰竭血液透析患者。
- 动静脉畸形
  - ○ 海绵状血管瘤
    - ■ 息肉样隆起或呈扩张样（大者可达30cm）。
    - ■ 蓝色、质软，压迫可变形。

组织学鉴别诊断
- 毛细血管瘤
  - ○ 位于黏膜层及黏膜下层。
  - ○ 小肠为最好发部位。
  - ○ 多数病变在婴幼儿期进展、增生。
  - ○ 毛细血管局部聚集成簇
    - ■ 被松散的基质及炎症细胞分隔。
- 海绵状血管瘤
  - ○ 位于小肠或结肠的黏膜下层。
  - ○ 扩张的薄壁血管被纤维肌性组织分隔
    - ■ 绒毛肿胀，黏膜变形。
- 淋巴管瘤

- ○ 起源于黏膜层、黏膜下层或肠系膜。
- ○ 扩张的淋巴管被纤维组织分隔
  - ■ 泡状的嗜酸性液体及泡沫状巨噬细胞。
  - ■ 隔内淋巴样组织聚集、钙质沉积。

参考文献

1. Sami SS et al: Review article: gastrointestinal angiodysplasia- pathogenesis, diagnosis and management. Aliment Pharmacol Ther. 39(1):15-34, 2014
2. Swanson E et al: Medical and endoscopic therapies for angiodysplasia and gastric antral vascular ectasia:a systematic review. Clin Gastroenterol Hepatol.12(4):571-82, 2014
3. Prachayakul V et al: The utility of single-balloon enteroscopy for the diagnosis and management of small bowel disorders according to their clinical manifestations:a retrospective review. BMC Gastroenterol. 13(1):103, 2013
4. Bon C et al: Long-acting somatostatin analogues decrease blood transfusion requirements in patients with refractory gastrointestinal bleeding associated with angiodysplasia. Aliment Pharmacol Ther. 36(6):587-93, 2012
5. Johannsdottir GA et al: Screening for anemia in patients on warfarin facilitates diagnosis of gastrointestinal malignancies and pre-malignant lesions. Thromb Res.130(3):e20-5, 2012
6. Regula J et al: Vascular lesions of the gastrointestinal tract. Best Pract Res Clin Gastroenterol. 22(2):313-28, 2008

病例图像展示

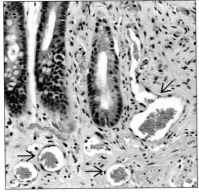
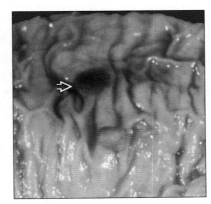
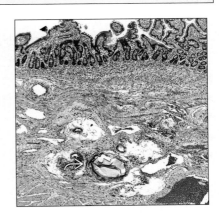

（左）血管发育不良，高静脉压导致黏膜毛细血管扩张（黑箭头）

（左）动静脉畸形，可见乙状结肠蓝色息肉样结节（空心箭头）

（右）黏膜下层动静脉畸形，可见不清晰的扩张成团的动静脉，并可见炎症及纤维组织，血管腔内可见异物（弯箭头），表明既往的不完全栓塞（J.Jessurun，MD.惠赠）

三、门静脉高压性肠病

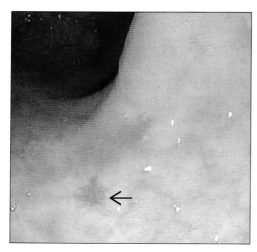

一位慢性丙型肝炎肝硬化合并缺铁性贫血患者，结肠镜检查可见近端结肠片状红斑及蜘蛛样血管扩张（黑箭头）

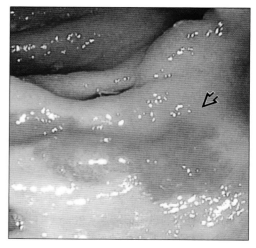

同一患者的乙状结肠，可见不规则红斑样表现（空心箭头），这是门静脉高压性肠病的典型表现

术　语

定义
- 因门静脉高压导致的结肠黏膜毛细血管扩张。

病因和发病机制

门静脉高压导致的继发性疾病
- 门静脉高压导致下游毛细血管括约肌功能障碍
  - 门静脉压为 10 ～ 12mmHg。
- 门静脉高压的原因
  - 肝硬化
    - 多数由慢性病毒性肝炎引起。
    - 酒精性及非酒精性脂肪性肝炎。
    - 自身免疫性疾病。
  - 曼氏血吸虫侵及门静脉。

临床概要

流行病学
- 发病率
  - 与肝硬化的流行病学相关
    - 70%肝硬化患者内镜可有异常发现。
  - 患者多为老年男性。

发病部位
- 可累及全结肠，多见于右半结肠及盲肠。

表现
- 多数起病隐匿。
- 下消化道出血
  - 黑粪。
  - 缺铁性贫血。
  - 便血相对少见。
- 其他与门静脉高压相关的并发症
  - 门静脉高压性胃病。
  - 直肠-痔静脉丛、食管-胃底静脉丛、脐周静脉丛、腹膜后静脉丛扩张。

治疗
- 对出血部位予以氩离子凝固术治疗。
- 静脉滴注奥曲肽使血管收缩
  - 用于控制急性出血。
  - β受体阻滞剂可减少奥曲肽用量。

预后
- 是门静脉高压一个较轻微的并发症。
- 急性大出血可危及生命。

内镜表现

一般特征
- 黏膜充血水肿、红斑。
- 血管扩张呈蛛网状。
- 弥漫或局灶黏膜瘀点、瘀斑。
- 平坦或轻度隆起的斑块或呈息肉样。
- 与直肠-痔静脉曲张相关。

组织病理学表现

组织学特征
- 扩张的黏膜毛细血管在隐窝间延伸至固有层。
- 黏膜固有层血管及血管周围玻璃样变。
- 炎症表现不明显。

鉴别诊断

内镜鉴别诊断
- 与肝脏疾病无关的血管畸形可能与门静脉高压性肠病有相似表现
  - 血管发育不良有类似的蜘蛛样表现
    - 多累及右半结肠。
    - 单发的孤立性病灶。
  - 动静脉畸形
    - 多见于右半结肠。

三、门静脉高压性肠病

关键点

病因
- 门静脉高压。

临床概要
- 下消化道出血。

内镜表现
- 血管扩张。
- 瘀点或瘀斑。
- 红色斑块或息肉样隆起。

组织病理学表现
- 扩张的黏膜毛细血管。
- 黏膜固有层血管及血管周围玻璃样变。
- 炎症表现不明显。

主要鉴别诊断
- 血管发育不良。
- 动静脉畸形。
- 慢性放射性肠炎。

- ■ 紫色的隆起性或息肉样病变。
- ■ 受压后变白，后迅速恢复。
- ○ 毛细血管瘤
  - ■ 最常见于小肠。
  - ■ 多为单发病灶。
  - ■ 光滑的蓝色息肉样结节。
  - ■ 大的病灶常发生并消退于婴儿期。
- ○ 慢性放射性损伤
  - ■ 好发于直肠。
  - ■ 黏膜血管扩张伴随黏膜苍白及黏膜皱襞消失。
  - ■ 黏膜缺血、水肿、易脆。

组织学鉴别诊断
- 血管发育不良
  - ○ 黏膜下层扩张的团块状静脉、小静脉。
  - ○ 扩张的黏膜毛细血管覆于黏膜上。
- 动静脉畸形
  - ○ 多数病变位于黏膜下或浆膜下。
  - ○ 团块状迂曲扩张的动静脉。
- 毛细血管瘤
  - ○ 紧密排列成簇状的毛细血管。
  - ○ 内镜及组织学特征明显。
- 慢性放射性损伤

- ○ 黏膜缺血性损伤。
- ○ 固有层透明样变。
- ○ 血管壁增厚并可见泡沫细胞。
- ○ 内皮细胞显著。
- 特发性肠系膜静脉肌内膜增生
  - ○ 黏膜活检可见缺血性损伤的特征。
  - ○ 黏膜下层小静脉及毛细血管透明样变。
- 血管淀粉样变
  - ○ 均一的粉红色物质在血管壁沉积。
  - ○ 嗜刚果红及双折射。

参考文献

1. Kalafateli M et al: Non-variceal gastrointestinal bleeding in patients with liver cirrhosis: a review. Dig Dis Sci.57(11):2743-54, 2012
2. Higaki N et al: Characteristic endoscopic features of portal hypertensive enteropathy. J Gastroenterol. 43(5):327-31,2008
3. Bresci G et al: Clinical relevance of colonic lesions in cirrhotic patients with portal hypertension. Endoscopy.38(8):830-5, 2006
4. Viggiano TR et al: Portal hypertensive intestinal vasculopathy: a review of the clinical, endoscopic, and histopathologic features. Am J Gastroenterol. 87(8):944-54,1992

病例图像展示

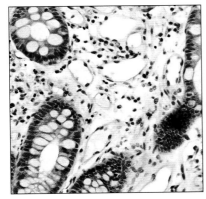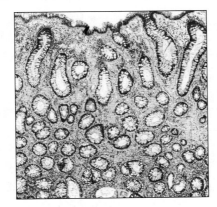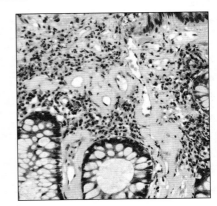

（左）门静脉高压合并缺铁性贫血患者的肠道活检，可见黏膜层毛细血管扩张，隐窝结构正常，固有层炎症反应不明显

（中）取自门静脉高压性肠病患者的一个红斑样息肉，可见固有层纤维化，隐窝正常结构仍可见

（右）高倍镜下可见此息肉呈门静脉高压性肠病的毛细血管壁增厚

第六节　缺血性肠炎 | 一、特发性肠系膜静脉肌内膜增生

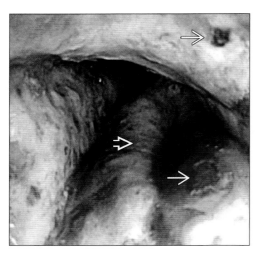

特发性肠系膜静脉肌内膜增生表现为乙状结肠炎，伴有渗出（空心箭头）和溃疡（白箭头）。活检提示血管周围玻璃样变和黏膜缺血样变化

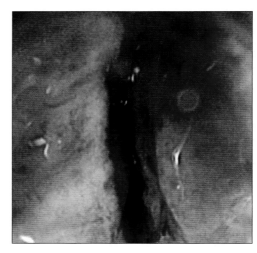

另一位该病患者内镜见克罗恩病样变化，节段性狭窄伴有黏膜溃疡

术　　语

定义

● 无炎症性或轻微炎症性肠系膜静脉闭塞性疾病。

病因和发病机制

病因尚未明确的继发性疾病

● 多种可能的发病机制
　○ 异常的动静脉通路
　　■ 组织学表现与冠状动脉旁路移植术中的隐静脉表现类似。
　○ 静脉炎终点事件
　　■ 部分病例可见静脉炎样病变与肌内膜增生共存。

临床概要

流行病学

● 成年人起病（中位发病年龄36岁）。
● 男性多见。

表现

● 既往健康的成年人出现下腹痛、腹泻、直肠出血等亚急性症状。

治疗

● 切除病变结肠。

预后

● 切除后可治愈，疾病一般不会复发。

内镜表现

与结肠炎或恶性病变类似

● 结肠炎样改变：黏膜皱襞消失，溃疡形成并可见渗出液，可见紫色瘀点。
● 肿块样表现：实体型肿块，多发假性息肉，可引起肠腔狭窄。

影像学表现

CT表现

● 肠壁节段性增厚，肠系膜脂肪缆绳征。

组织病理学表现

组织学特征

● 黏膜缺血，可见糜烂及溃疡形成。
● 黏膜小静脉扩张、玻璃样变，部分病例可见血栓形成。
● 血管内膜同心性生长，平滑肌细胞累及小的或中等大小的肠系膜静脉。
● 肠壁以及肠系膜动脉正常。

鉴别诊断

内镜鉴别诊断

● 炎症性肠病
　○ 克罗恩病为节段性受累，无须活检亦能鉴别。
● 缺血性结肠炎
　○ 在直肠、乙状结肠分布相类似（分水岭现象）。
● 黏膜脱垂/单发直肠溃疡综合征
　○ 红斑黏膜伴随单个或多个溃疡形成。
　○ 肠壁增厚变硬。
　○ 排便不尽感。
● 腺癌
　○ 活检可与炎性病变鉴别。
● 感染性结肠炎
　○ 粪便检查可见艰难梭菌。
　○ 沙门菌或志贺菌属可引起节段性结肠炎。

组织学鉴别诊断

● 结肠静脉炎（炎性静脉阻塞）
　○ 可能为特发性肠系膜静脉肌内膜增生的早期过程
　　■ 二者均为影响肠壁及肠系膜静脉的血管炎性病变。

一、特发性肠系膜静脉肌内膜增生

关键点

术语
- 无炎症性或轻微炎症性肠系膜静脉闭塞性疾病。

临床概要
- 切除病变肠段可治愈。

内镜表现
- 结肠炎样改变：黏膜皱襞消失，溃疡形成并可见渗出液，可见紫色瘀点。
- 肿块样表现：实体型肿块，多发假性息肉，可引起肠腔狭窄。

影像学表现
- 肠壁节段性增厚，肠系膜脂肪缆绳征。

组织病理学表现
- 黏膜缺血，可见糜烂及溃疡形成。
- 黏膜小静脉扩张、玻璃样变，部分病例可见血栓形成。
- 血管内膜同心性生长，平滑肌细胞累及小的或中等大小的肠系膜静脉。
- 肠壁以及肠系膜动脉正常。

主要鉴别诊断
- 炎症性肠病。
- 缺血性结肠炎。
- 黏膜脱垂。
- 腺癌。
- 感染性结肠炎。
- 结肠静脉炎。
- 慢性放射性损伤。
- 动静脉畸形。
- 血管发育不良。

○ 回盲部缺血性损伤。
○ 单核细胞浸润肠壁和肠系膜静脉
  ■ 血管壁纤维蛋白样坏死。
- 慢性放射性损伤
  ○ 直肠最常受累
  ○ 黏膜慢性缺血性损害。
  ○ 黏膜下纤维化及透明样变（狭窄）。
  ○ 成纤维细胞增生并可见细胞异型性。
  ○ 浆膜粘连。
  ○ 黏膜层血管扩张。
  ○ 动脉内膜增生并可见泡沫细胞。
- 克罗恩病
  ○ 黏膜活检可见淋巴细胞增生、活动性炎症、隐窝结构团曲及肉芽肿。
- 黏膜脱垂
  ○ 好发于直肠及乙状结肠，多位于手术部位附近黏膜。
  ○ 黏膜缺血、糜烂、溃疡并伴上皮增生
    ■ 可见平滑肌细胞从黏膜肌层延伸至黏膜固有层。
- 动静脉畸形
  ○ 动静脉间异常的直接通路。
  ○ 多位于乙状结肠。
  ○ 团曲扩张的动静脉，并可见血管壁增厚
    ■ 可见血栓及钙质沉积，无炎症反应。
- 血管发育不良
  ○ 好发于右半结肠的继发性异常。
  ○ 扩张的毛细血管及静脉在表面成簇。
- 其他累及胃肠道的血管炎
  ○ 多数仅累及动脉。
  ○ 均有肠外表现。

○ 血管形态及炎症类型与具体疾病有关。

诊断要点

病理学解读要点
- 黏膜活检可仅有缺血性的非特异性表现
  ○ 黏膜及黏膜下层小静脉及毛细血管的透明样变提示此病。
- 明确的诊断常在病灶切除后做出
  ○ 异常的静脉表现，动脉正常。

参考文献

1. Feo L et al: Idiopathic myointimal hyperplasia of mesenteric veins in the elderly. Int J Colorectal Dis.28(3):433-4, 2013
2. Ahn E et al: Vasculitides of the gastrointestinal tract. Semin Diagn Pathol. 26(2):77-88, 2009
3. Regula J et al: Vascular lesions of the gastrointestinal tract. Best Pract Res Clin Gastroenterol. 22(2):313-28, 2008
4. Kao PC et al: Idiopathic myointimal hyperplasia of mesenteric veins: a rare mimic of idiopathic inflammatory bowel disease. J Clin Gastroenterol. 39(8):704-8, 2005
5. Gordon FH et al: Vascular malformations of the gastrointestinal tract. Best Pract Res Clin Gastroenterol.15(1):41-58, 2001
6. Abu-Alfa AK et al: Mucosal biopsy findings and venous abnormalities in idiopathic myointimal hyperplasia of the mesenteric veins. Am J Surg Pathol. 20(10):1271-8, 1996
7. Flaherty MJ et al: Mesenteric inflammatory veno-occlusive disease. A seldom recognized cause of intestinal ischemia. Am J Surg Pathol. 18(8):779-84, 1994
8. Genta RM et al: Idiopathic myointimal hyperplasia of mesenteric veins. Gastroenterology. 101(2):533-9, 1991

一、特发性肠系膜静脉肌内膜增生

内镜下特征、影像学特征和显微镜下特征

（左）特发性肠系膜静脉肌内膜增生引起黏膜缺血性损伤，邻近浆膜可见灰绿色假膜形成，与艰难梭菌感染相似，但粪便检查无阳性发现

（右）同一患者的CT，可见肠壁节段性增厚（白箭头）及肠系膜脂肪缆绳征（M.LaGratta，MD.惠赠）

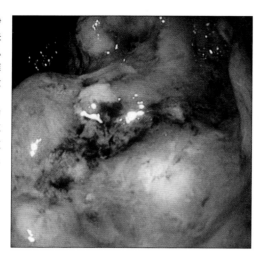
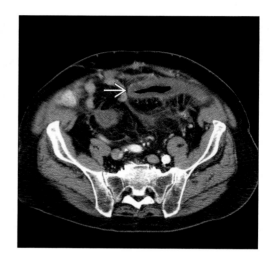

（左）可见乙状结肠内一硬结状团块，表面可见黏液（白箭头），考虑浸润性腺癌可能

（右）黏膜活检提示特发性肠系膜静脉肌内膜增生，小的黏膜静脉壁变后呈透明状（黑箭头），与淀粉样变类似，但病变轻度嗜酸性，无特征性淀粉样物质沉积

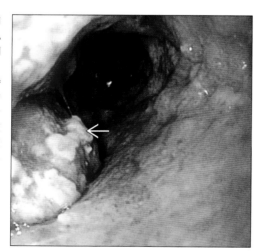
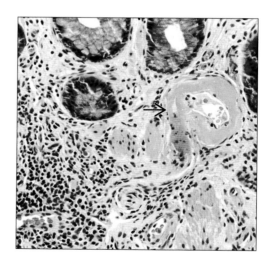

（左）病灶切除后可见特发性肠系膜静脉肌内膜增生病例的结肠黏膜下层纤维化及黏膜缺血，隐窝内黏蛋白缺失，因血管蛋白质缺乏及纤维蛋白沉积，固有层呈嗜酸性

（右）肠系膜脂肪切除可见静脉血管壁显著增厚（空心箭头），伴行动脉正常（黑箭头）

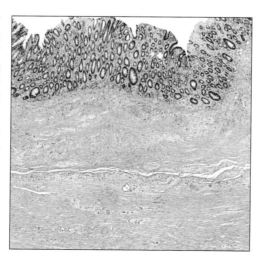
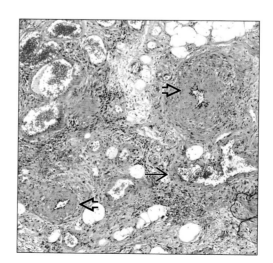

一、特发性肠系膜静脉肌内膜增生

鉴别诊断

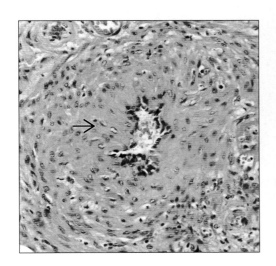

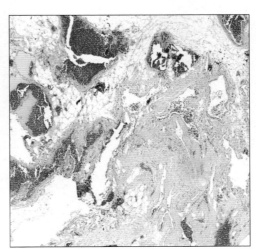

（左）特发性肠系膜静脉肌内膜增生的特征即是肠系膜中等或较大口径静脉受累，静脉壁同心性增生，并可见平滑肌细胞增生（黑箭头），动脉正常

（右）与特发性肠系膜静脉肌内膜增生相比，动静脉畸形表现为团曲扩张的增厚的动静脉

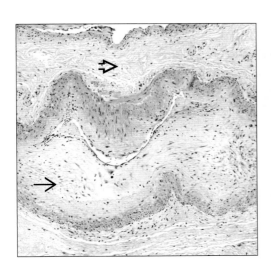

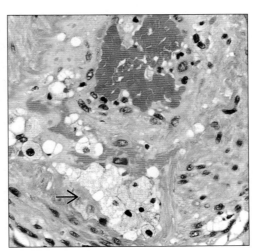

（左）与放射性损伤鉴别，此病多累及动脉而静脉正常，可见动脉管壁离心性增生（黑箭头）堵塞管腔，病灶周围脂肪纤维化也是其特征（空心箭头）

（右）放射性损伤的其他表现，如内皮肿胀伴泡沫状巨细胞聚集（黑箭头）

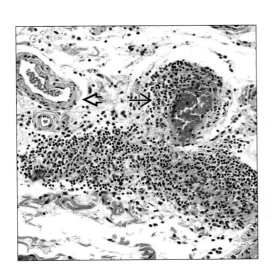

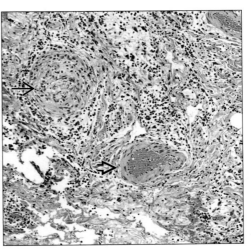

（左）结肠静脉炎可能表现为特发性肠系膜静脉肌内膜增生的炎症阶段，单核炎症细胞呈袖套状围绕静脉（黑箭头），邻近动脉正常（空心箭头）（J.Jessurun，MD. 惠赠）

（右）晚期结肠静脉炎的特征是静脉闭塞，与特发性肠系膜静脉肌内膜增生的静脉形态（黑箭头）类似，动脉正常（空心箭头）（J.Jessurun，MD. 惠赠）

二、血管炎

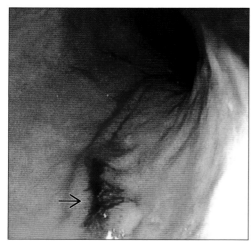

纵向表面溃疡（黑箭头）可能是肠黏膜上首先出现的血管损伤的征象，这一征象并不是血管炎所特有的，它可以是任何病因引起的缺血性损伤

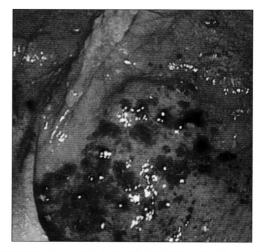

黏膜斑片状出血是缺血性损伤的进展期表现，该患者有口腔和生殖器溃疡，在回盲部发现瘀斑，怀疑是白塞病

术　语

定义

- 大血管炎
  - 主要累及主动脉及其分支，一般很少累及胃肠道
    - 大动脉炎。
    - 巨细胞动脉炎。
    - 风湿性多肌痛。
- 中血管炎
  - 主要累及内脏动脉，包括腹腔动脉和肠系膜动脉
    - 结节性多动脉炎。
    - 川崎病。
- 小血管炎
  - 主要损伤小动脉、毛细血管和小静脉，包括胃肠道黏膜内、黏膜下和黏膜血管
    - 显微镜下多血管炎。
    - 肉芽肿性多血管炎（韦格纳肉芽肿）。
    - 变应性肉芽肿性血管炎。
    - Henoch-Schonlein 紫癜（过敏性紫癜）。
    - 白塞病。
    - 系统性红斑狼疮。
    - 肠静脉炎。

病因和发病机制

感染性相关疾病

- 结节性多动脉炎
  - 乙型肝炎。
- 川崎病
  - 上呼吸道病毒感染。
- Henoch-Schonlein 紫癜（过敏性紫癜）
  - A 型溶血性链球菌。

免疫介导性疾病

- ANCA（抗中性粒细胞胞质抗体）相关性血管炎
  - 伴多血管炎的肉芽肿病：cANCA。
  - 显微镜下多血管炎：pANCA。
  - 变应性肉芽肿性血管炎：cANCA。
- 与 ANCA 无相关性的血管炎
  - 系统性红斑狼疮和其他风湿性疾病。
  - 白塞病。

特发性血管炎

- 巨细胞性动脉炎。
- 肠静脉炎。

临床概要

表现

- 巨细胞性动脉炎
  - 老年人多见（年龄＞50岁）。
  - 女性多见。
  - 症状：头痛、视力障碍、间歇性跛行。
  - 胃肠道受累罕见。
- 结节性多动脉炎
  - 中年人多见（年龄 40～60岁）。
  - 男性多见。
  - 易在分叉点出现动脉瘤性动脉扩张。
  - 症状：肌痛、网状青斑、发热、体重减轻，因肾动脉受累致肾功能不全。
  - 30%～50%的患者出现胃肠道受累。
- 川崎病
  - 儿童多见（年龄＜5岁）。
  - 症状：淋巴结肿大、冠状动脉瘤、结膜炎和口腔黏膜炎、手和足部水肿。
  - 胃肠道受累罕见。
- 肉芽肿性多血管炎
  - 见于40岁左右的成年人。
  - 症状：咳嗽、咯血、胸膜炎、急进性肾小球肾炎。
  - 5%～10%的患者胃肠道受累。

二、血管炎

关键点

定义
- 大血管炎：累及主动脉及其主要分支。
- 中血管炎：主要累及内脏动脉，包括腹腔动脉和肠系膜动脉。
- 小血管炎：累及小动脉、毛细血管和小静脉。

内镜表现
- 糜烂、溃疡。
- 硬化、团状病变。

组织病理学表现
- 巨细胞动脉炎
  - 大血管动脉炎与多核巨细胞相关。
- 结节性多动脉炎和川崎病
  - 纤维蛋白样血管坏死合并混合性炎症浸润。

- 肉芽肿性多血管炎
  - 肉芽肿性坏死性血管炎。
- 显微镜下多血管炎
  - 小动脉、小静脉和毛细血管的坏死性血管炎。
- 变应性肉芽肿性血管炎
  - 富含嗜酸性细胞的坏死性血管炎。
  - 偶见肉芽肿。
- Henoch-Schonlein 紫癜（过敏性紫癜）
  - 白细胞破碎性血管炎。
- 白塞病
  - 回盲部溃疡，淋巴细胞性小静脉炎。
- 肠静脉炎
  - 黏膜下静脉淋巴细胞聚集成套状。

- 显微镜下多血管炎
  - 见于老年人（年龄在 50 ～ 60 岁）。
  - 男性多见。
  - 症状：发热、关节痛、体重减轻、咯血、呼吸困难、急进性肾小球肾炎。
  - 30% ～ 58% 的患者胃肠道受累。
- 变应性肉芽肿性血管炎
  - 见于 50 岁左右的成年人。
  - 症状：过敏性鼻炎、鼻息肉、哮喘。
  - 嗜酸性粒细胞血管炎累及皮肤、心脏、肺、神经系统、胃肠道和肾。
  - 30% ～ 60% 的患者胃肠道浸润。
- Henoch-Schonlein 紫癜（过敏性紫癜）
  - 见于青少年。
  - 症状：明显的紫癜皮疹、关节痛、肾炎、腹泻。
  - 75% ～ 85% 的患者胃肠道浸润。
- 白塞病
  - 见于各年龄段的成年人。
  - 症状：口腔、生殖器和肠道溃疡、结节性红斑、葡萄膜炎、血栓性静脉炎。
  - 3% ～ 26% 的患者有胃肠道浸润。
- 系统性红斑狼疮
  - 见于年龄在 30 ～ 50 岁的成年人。
  - 女性多见。
  - 在非裔美国人和亚洲人中更常见。
  - 症状：多系统损害，临床表现多样。
  - 胃肠道受累不常见（15%）。
- 肠静脉炎
  - 老年人和高血压患者多见。
  - 症状：急性上腹痛和血便。
  - 仅胃肠道受累。

治疗
- 多数血管炎需要免疫抑制治疗。
- 严重缺血时需肠切除。

预后
- 取决于血管炎性质。

内镜表现

一般特征
- 黏膜出血。
- 糜烂、溃疡。
- 假膜性结肠炎。
- 硬化、团块样病变。
- 失去正常的血管形态。

组织病理学表现

组织学特征
- 黏膜活检显示缺血性改变
  - 急性损伤
    - 黏蛋白减少、"萎缩"的隐窝结构。
    - 隐窝结构内细胞有丝分裂增加。
    - 固有层的纤维蛋白出现嗜酸性细胞。
    - 糜烂伴表面纤维蛋白沉积。
    - 黏膜血管中纤维蛋白血栓。
  - 慢性损伤
    - 隐窝结构变形。
    - 帕内特细胞化生。
    - 固有层纤维化。
- 巨细胞动脉炎
  - 巨细胞淋巴细胞浸润、坏死和动脉内膜增厚。
  - 弹性层中断。
- 结节性多动脉炎
  - 动脉纤维蛋白样坏死，伴中性粒细胞、嗜酸性粒细胞及淋巴细胞炎性浸润。
- 川崎病
  - 炎症细胞浸润和纤维蛋白样血管坏死。
- 肉芽肿性多血管炎
  - 周围血管壁呈肉芽肿性坏死性血管炎。

- 显微镜下多血管炎
  - 坏死性血管炎影响小动脉、小静脉和毛细血管。
- 变应性肉芽肿性血管炎
  - 密集、嗜酸性粒细胞浸润的坏死性血管炎。
  - 偶见与血管相关的肉芽肿。
- Henoch-Schonlein 紫癜（过敏性紫癜）
  - 白细胞破坏性血管炎：纤维蛋白样血管壁坏死与中性粒细胞浸润。
  - 免疫荧光下 IgA 在血管壁沉积。
- 白塞病
  - 在末端回肠和结肠可见溃疡。
  - 黏膜下层淋巴细胞性小静脉炎。
  - 一般不累及动脉。
- 系统性红斑狼疮
  - 动脉和静脉的纤维素样坏死。
  - 免疫组化染色显示出免疫复合物。
- 肠静脉炎
  - 在末端回肠和右半结肠可见黏膜下静脉被富含淋巴细胞的炎症包围。

鉴别诊断

内镜鉴别诊断

- 由其他原因造成动脉或静脉功能不全
  - 分水岭区最常见
    - 脾曲、乙状结肠、直肠近端。
  - 低血压、动脉粥样硬化、血栓栓塞疾病或外部压迫（肠扭转、肠套叠）。
- 与外观和血管分布相仿的克罗恩病
  - 肛周疾病和瘘管形成提示克罗恩病。
- 黏膜脱垂/孤立性直肠溃疡综合征
  - 影响直肠乙状结肠或以往受损区域（手术治疗、造瘘口）。
  - 有炎症或糜烂黏膜的息肉。
- 感染性结肠炎导致出血（艰难梭菌、肠出血性大肠埃希菌、克雷伯菌）。
- 药物引起黏膜缺血：可卡因、口服避孕药、非甾体抗炎药。

组织学鉴别诊断

- 由其他原因造成动脉或静脉功能不全
  - 溃疡或坏死区域的血管坏死、血栓形成和炎症不能被误判为血管炎。
- 感染
  - 艰难梭菌
    - 隐窝包含黏蛋白和裸露的上皮细胞。
    - 黏液性分泌物包含炎症细胞和上皮细胞。
  - 肠出血性大肠埃希菌
    - 多见于右侧。
    - 活动性结肠炎的缺血性损伤。

- 慢性辐射损伤
  - 扩张的黏膜毛细血管。
  - 透明的黏膜血管和固有层。
  - 黏液状或透明的动脉内膜增厚。
- 特发性肠系膜静脉肌内膜增生
  - 黏膜小静脉的扩张和透明样变化。
  - 平滑肌增厚导致肠系膜静脉中层增厚。
  - 可能提示肠静脉炎后期。
- 黏膜脱垂/孤立性直肠溃疡综合征
  - 固有层纤维肌化。
  - 锯齿状隐窝增生。
- 溶血性尿毒症综合征
  - 大肠埃希菌 O157：H7 感染引起的腹泻
    - 中性粒细胞性隐窝炎和隐窝脓肿。
    - 血管周围单核细胞浸润黏膜下层。
- 克罗恩病相关动脉炎
  - 中小血管内淋巴细胞浸润、巨噬细胞聚集或肉芽肿。
  - 限于活动性疾病。
- 混合性冷球蛋白血症
  - 与低级别 B 细胞淋巴瘤、结缔组织病、丙型肝炎病毒相关。
  - 白细胞破坏性血管炎与管腔内蛋白沉积相关。
- 原发性进行性动脉闭塞症（Degos 病）
  - 主要是皮肤病变，可能累及消化道。
  - 躯干丘疹和四肢皮疹。
  - 非炎症性动脉病引起缺血和内膜增生、内皮细胞增生。
- 血栓闭塞性脉管炎（伯格病）
  - 吸烟。
  - 四肢末梢梗死。
  - 胃肠道受累罕见。
  - 闭塞性炎症血栓伴有中性粒细胞和巨细胞。

参 考 文 献

1. Ahn E et al: Vasculitides of the gastrointestinal tract. Semin Diagn Pathol. 26(2):77-88, 2009
2. Ebert EC: Gastrointestinal manifestations of Behçet's disease. Dig Dis Sci. 54(2):201-7, 2009
3. Scola CJ et al: Mesenteric involvement in giant cell arteritis. An underrecognized complication? Analysis of a case series with clinicoanatomic correlation. Medicine (Baltimore). 87(1):45-51, 2008
4. Esaki M et al: GI involvement in Henoch-Schönlein purpura. Gastrointest Endosc. 56(6):920-3, 2002
5. Levine SM et al: Gastrointestinal involvement in polyarteritis nodosa (1986-2000): presentation and outcomes in 24 patients. Am J Med. 112(5):386-91, 2002
6. Sultan SM et al: A review of gastrointestinal manifestations of systemic lupus erythematosus. Rheumatology (Oxford). 38(10):917-32, 1999

二、血管炎

内镜和显微镜下特征

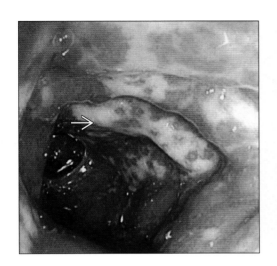
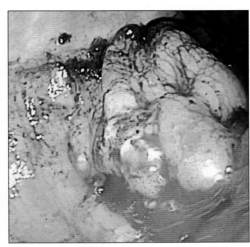

（左）该患者因血管炎致缺血性结肠炎，表现为乙状结肠黏膜增厚、呈结节状，合并黏膜表面溃疡（白箭头）

（右）该患者有皮疹、肌痛和上腹痛，血管造影显示典型的结节性多动脉炎和动脉瘤，肠镜显示乙状结肠糜烂和硬化的、多结节表面。黏膜活检仅显示非特异性缺血性改变

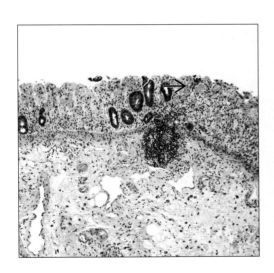
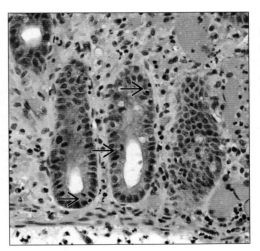

（左）大多数血管炎导致缺血性黏膜损伤。急性缺血性结肠炎的特点包括隐窝结构消失、表面上皮裸露和炎性肉芽组织（黑箭头）

（右）高倍显微镜显示阻塞的黏膜毛细血管和固有层嗜酸性粒细胞增生，炎症未增加。核染色过深和大量的细胞有丝分裂象（黑箭头）提示结肠隐窝黏蛋白耗尽并再生

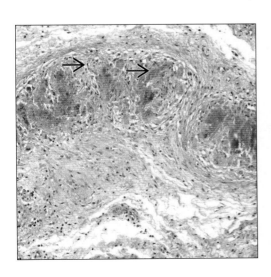
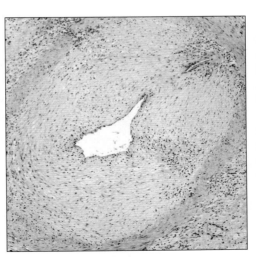

（左）巨细胞性动脉炎累及胃肠道的病例罕见。该患者有头痛和视力障碍，进展为肠黏膜缺血，肠系膜动脉有大量多核巨细胞浸润（黑箭头）

（右）巨细胞性动脉炎进展性病变表现为炎症轻和特征性多核细胞可能无法识别。该动脉表现为大量内膜增厚和管腔变窄

二、血管炎

显微镜下特征

（左）混合性炎症浸润和坏死的血管（黑箭头）见于中小血管炎发展的早期。包括结节性多动脉炎、川崎病、显微镜下多血管炎和Henoch-Schönlein紫癜

（右）进展期表现为纤维蛋白样血管坏死。血管内嗜酸性纤维蛋白沉积和白细胞浸润是此类损伤的特征性改变

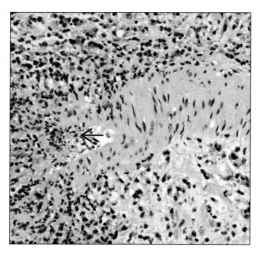
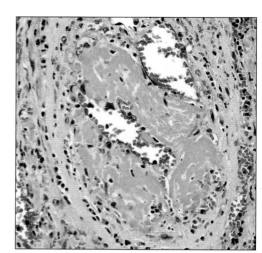

（左）变应性肉芽肿性血管炎可出现胃肠道症状。该患者有哮喘病史，表现为急性上腹痛。血管壁嗜酸性粒细胞浸润是准确诊断的重要依据

（右）高倍放大镜下，受累动脉表现为富含嗜酸性粒细胞的管壁扩张，局灶纤维蛋白样坏死（黑箭头）和邻近管腔完全闭塞

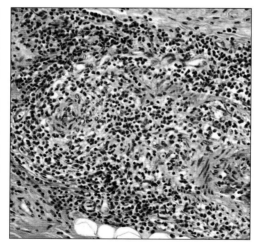
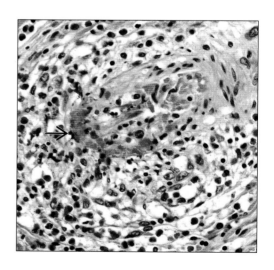

（左）白塞病患者因盲肠穿孔行肠切除术。肠切除样本提示回肠末端和近端结肠的散在溃疡（黑箭头）（J.Jessurun，MD. 惠赠）

（右）高倍放大镜下，可见黏膜下静脉出现淋巴细胞丰富的炎症邻近动脉未受累。小静脉炎伴无肉芽肿或瘘管可以帮助鉴别白塞病和克罗恩病（J.Jessurun，MD. 惠赠）

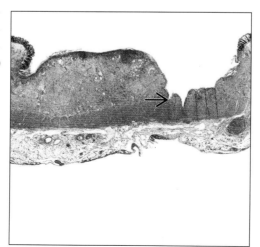
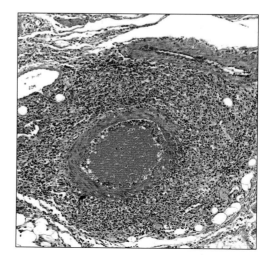

二、血管炎

显微镜下特征和鉴别诊断

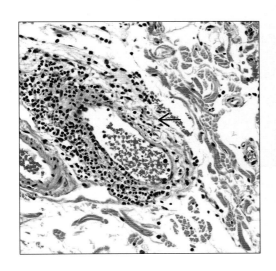

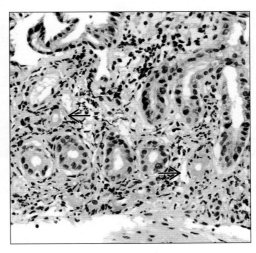

（左）典型肠静脉炎累及末端回肠和盲肠，主要见于成年高血压患者。黏膜下静脉可见淋巴细胞聚集（黑箭头）

（右）该儿童因皮肤紫癜和呕吐行胃镜检查，十二指肠溃疡活检可见黏膜纤维蛋白样坏死、缺血，黏膜毛细血管周围中性粒细胞浸润（黑箭头）内镜下和组织学表现与Henoch-Schönlein紫癜相一致

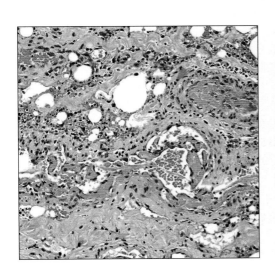

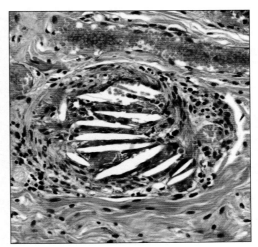

（左）该老年患者肠切除术后显示缺血性结肠炎和透壁性坏死。溃疡下的血管显示炎症和坏死，但在不受影响的结肠无上述改变。这些表现不提示系统性血管炎累及肠道

（右）黏膜下动脉显示胆固醇栓塞，肠缺血情况下易发生血栓栓塞性疾病

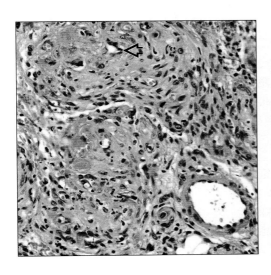

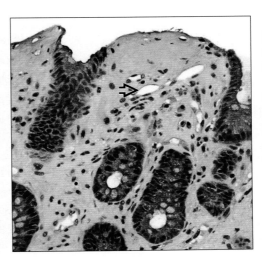

（左）特发性肠系膜静脉肌内膜增生可发生严重的管腔狭窄（空心箭头）和进一步缺血性损伤

（右）慢性放射损伤可致黏膜缺血性改变。放射性损伤的特征包括扩张的黏膜毛细血管（空心箭头）、固有层透明样化和隐窝再生

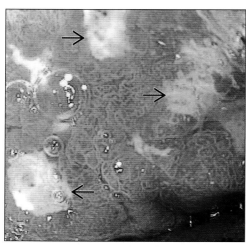

红斑背景黏膜下的多发糜烂（黑箭头）为十二指肠炎特征表现，长时间的酸暴露引起黏膜水肿，使十二指肠呈现结节样外观

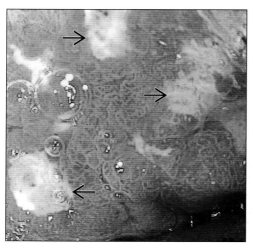

消化性溃疡（白箭头）有平滑的边界及清洁的基底，周围黏膜出血、水肿，黏膜皱襞向病变集中，提示良性病变

病因和发病机制

酸相关性损伤

- 十二指肠近端弥漫性炎症或平坦溃疡。
- 某些状况下发病率增加
  - 药物性损伤
    - 非甾体抗炎药。
    - 多数消化性十二指肠炎及溃疡发生于幽门螺杆菌根除治疗时期。
  - 卓-艾综合征。
  - 幽门螺杆菌感染
    - 促进酸分泌并降低宿主抵抗。
    - 过去与90%十二指肠溃疡相关，目前发病率有所下降。

临床概要

发病部位

- 消化性十二指肠炎及十二指肠溃疡多位于十二指肠近端，尤其是球部。

临床表现

- 临床上表现不明显的十二指肠炎常在上消化道内镜检查时发现。
- 症状性十二指肠炎
  - 腹痛。
  - 消化不良。
- 消化性溃疡
  - 间歇性上腹痛合并消化不良
    - 常于夜间发生。
    - 进食后可缓解。
  - 隐性或显性出血
    - 约占所有上消化道出血病例的40%。
    - 大出血少见。
    - 十二指肠球后溃疡出血风险高，因其接近胰十二指肠动脉和胃十二指肠动脉。

- 幽门口梗阻
  - 目前已较少见。

治疗

- 根除幽门螺杆菌。
- 质子泵抑制剂抑酸治疗。
- 小出血灶可给予内镜下电凝及肾上腺素注射。
- 急性穿孔者需手术治疗。
- 幽门口梗阻需手术治疗。

预后

- 并发症在一般病变较少见。
- 穿孔合并急性出血可危及生命
  - 死亡率5%～8%。
  - 不充分的恢复及治疗可引起反复出血。

危险因素

- 吸烟。
- 慢性肾脏病。
- 饮酒。
- 非甾体抗炎药
  - 此类患者出血风险增加。

内镜表现

消化性十二指肠炎

- 黏膜水肿，红斑，结节样，脆性增加，可见瘀斑出血。

消化性溃疡

- 圆形或卵圆形的清洁基底的溃疡，直径＜3cm。
- 多发溃疡及十二指肠远端溃疡提示卓-艾综合征。

组织病理学表现

组织学特征

- 不完全绒毛变短。
- Brunner腺增生：增殖并延伸至黏膜。
- 胃上皮化生
  - 可能变为幽门螺杆菌定植部位。

一、消化性十二指肠炎和十二指肠溃疡

关键点

病因
- 十二指肠损害由胃酸暴露引起。
- 幽门螺杆菌感染者患病率增加。
- 胃泌素瘤。

内镜表现
- 消化性十二指肠炎：黏膜水肿，红斑，结节样，脆性增加，可见瘀斑出血。
- 消化性溃疡：圆形或卵圆形清洁基底的溃疡，直径＜3cm。

组织病理学表现
- 胃上皮化生。
- Brunner腺增生。
- 中性粒细胞性炎症。
- 上皮内淋巴细胞增多，可见浆细胞。

主要鉴别诊断
- 乳糜泻。
- 克罗恩病。
- 非甾体抗炎药相关损伤。

- 炎症性改变
  - 黏膜固有层混合性炎症增加。
  - 上皮内淋巴细胞增多。
  - 反应性淋巴滤泡增加。
  - 隐窝和表面上皮可见中性粒细胞
    - 反应性上皮异型增生。

鉴别诊断

内镜鉴别诊断

- 克罗恩病
  - 累及上下消化道的非连续性溃疡
    - 十二指肠受累少见。
- 非甾体抗炎药对十二指肠黏膜的直接毒性
  - 内镜下表现及部位相似。
  - 最好依据临床及组织学特征鉴别。
- 腺癌
  - 不规则溃疡合并坏死样基底。

组织学鉴别诊断

- 乳糜泻
  - 与溃疡、实质中性粒细胞炎症及小凹上皮化生无关。

- 如活检仅限于球部，可能与消化性损伤难以鉴别。
- 克罗恩病
  - 非坏死性肉芽肿。
  - 可见瘘管形成。
  - 更严重的绒毛变短及中性粒细胞炎症。
- 非甾体抗炎药对十二指肠黏膜的直接毒性
  - 无隐窝变性或Brunner腺增生。
  - 球部可能受累，但在十二指肠远端更常见。
- 正常的十二指肠球部
  - 短绒毛表面被覆Brunner腺。
- 胃黏膜异位
  - 被覆小凹性上皮。
  - 黏膜固有层或黏膜下层内可见泌酸腺体。

参 考 文 献

1. Feinman M et al: Upper gastrointestinal bleeding. Surg Clin North Am. 94(1):43-53, 2014
2. Suriani R et al: Effect of Helicobacter pylori eradication on bulbitis and duodenal gastric metaplasia. Hepatogastroenterology. 51(55):176-80, 2004

病例图像展示

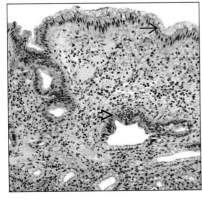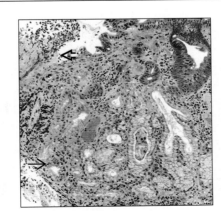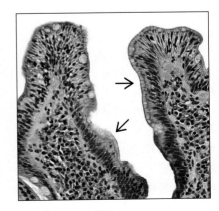

（左）消化性十二指肠炎患者活检标本，可见上皮细胞小凹上皮化生（黑箭头）及中性粒细胞隐窝炎（空心箭头）

（中）可见消化性十二指肠炎中与糜烂（空心箭头）相邻的Brunner腺增生（黑箭头）

（右）上皮内淋巴细胞及固有层浆细胞提示可能对谷蛋白过敏，但小凹上皮化生（黑箭头）在十二指肠炎中更典型，尤其是球部

二、粪性溃疡

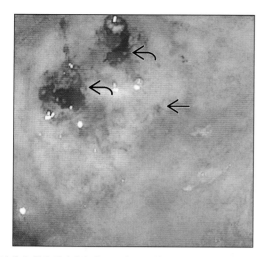

这位患者表现为直肠出血和便秘。他接受了乙状结肠镜检查，发现了一个边界清楚的溃疡（黑箭头），中央有出血（弯箭头）。背景黏膜无红肿

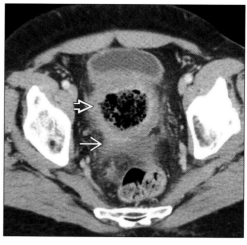

一位慢性便秘、腹痛的男性患者的CT图像，可见扩张的、增厚的直肠乙状结肠中填满了粪石（空心箭头）。广泛的直肠周围炎症（白箭头）提示粪性溃疡

术　语

定义
- 溃疡反映的是粪便嵌顿的压力效应所导致的肠壁完整性缺损。

病因和发病机制

继发性病因
- 多种因素综合作用损伤直肠乙状结肠
  - 粪便中水含量低。
  - 肠腔狭窄（肛门出口狭窄）。
  - 侧支血供不足。
- 压迫和肠管扩张导致局部缺血。

危险因素
- 慢性便秘。
- 血液透析。
- 抗胆碱能药物治疗。
- 脊髓损伤。

临床概要

流行病学
- 发病率
  - 占所有结肠穿孔的3.2%。
  - 占所有结直肠外科手术的0.5%。
- 年龄
  - 常见于老年体弱的患者。

发病部位
- 直肠和乙状结肠。

临床表现
- 继发于便秘的急性腹痛。
- 突发的下消化道出血。

治疗
- 手术方法

- 对于穿孔的患者需行急诊剖腹手术、盆腔灌洗和造瘘术。
- 内镜方法
  - 只适用于未穿孔的溃疡
    - 机械清除嵌顿的粪便。
    - 电凝术，如有出血可注射肾上腺素。

预后
- 穿孔风险高，在≤50%的病例中穿孔是致命的。

内镜表现

一般特征
- 位于乙状结肠或直肠前壁的肠系膜缘对侧。
- 单发或多发的界线清楚的溃疡。
- 血管裸露出血。
- 明显薄至半透明的结肠壁
  - 可以产生外翻，类似一个广口的憩室。
- 卵圆形的或不规则的撕裂（穿孔）
  - 溃疡可以较大，直径几个厘米（平均3.5cm）。
- 粪块在溃疡内或靠近溃疡
  - 溃疡可能参与嵌顿粪便的形成。

影像学表现

放射影像表现
- 近端结肠扩张。
- 远端肠壁增厚。
- 肠系膜脂肪淤滞。
- 腹腔积气。
- 腹膜可见粪石。
- 脓肿形成。

组织病理学表现

组织学特征
- 带有炎性肉芽组织的溃疡。
- 异物巨细胞对粪便的反应。

二、粪性溃疡

关键点

定义
- 溃疡是由于粪便嵌顿的压力效应导致肠壁完整性缺损所致。

临床概要
- 下消化道出血。

内镜表现
- 直乙结肠单发或多发的边界清楚的溃疡。
- 卵圆形或不规则的穿孔（＞1cm）。

组织病理学表现
- 带有炎性肉芽组织的溃疡。
- 透壁性坏死。
- 周围黏膜呈缺血性改变。

主要鉴别诊断
- 憩室病
- 缺血性结肠炎
- 黏膜脱垂

- 局灶性透壁坏死。
- 急性的和组织性的浆膜炎。
- 周围黏膜呈缺血性改变。
- 未受累的正常黏膜。

鉴别诊断

内镜鉴别诊断

- 憩室病
  - 位于肠系膜缘。
  - 除外直肠。
- 缺血性结肠炎
  - 弥漫性的或节段性的而不是局灶性分布。
- 黏膜脱垂
  - 背景黏膜表现为红斑、糜烂、息肉。
- 降钾树脂诱导的损伤
  - 带有透壁坏死的节段水肿。
  - 嵌入式聚苯乙烯磺酸钠凝结物。
- 非甾体抗炎药引发的溃疡
  - 通常影响末端回肠和右半结肠。

组织学鉴别诊断

- 憩室病
  - 黏膜和黏膜下层通过固有肌层脱出形成疝。

- 与缺血无关。
- 无透壁性缺失。
- 缺血性结肠炎
  - 活检标本可能不易区分
    - 与内镜表现和损伤程度有关。
  - 穿孔的粪性溃疡的切除标本表现为缺血位在溃疡周围的区域。
- 黏膜脱垂
  - 伴有锯齿状隐窝的增生性黏膜。
  - 平滑肌束从黏膜肌层垂直进入固有层。
- 降钾树脂诱导的结肠缺血
  - 透壁的缺血坏死。
  - 溃疡底部可见内部呈鱼鳞样排布的菱形嗜碱性结晶。

参 考 文 献

1. Saeed F et al: Stercoral ulcer as a cause of lower gastrointestinal (LGI) bleeding in chronic hemodialysis patients. Clin Nephrol. 77(1):75-8, 2012
2. Edden Y et al: Solitary rectal ulcer syndrome and stercoral ulcers. Gastroenterol Clin North Am. 38(3):541-5, 2009
3. Nagar AB: Isolated colonic ulcers: diagnosis and management. Curr Gastroenterol Rep. 9(5):422-8, 2007
4. Maurer CA et al: Use of accurate diagnostic criteria may increase incidence of stercoral perforation of the colon. Dis Colon Rectum. 43(7):991-8, 2000

病例图像展示

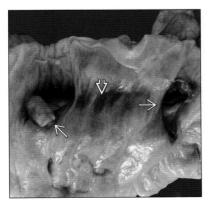 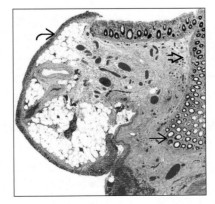 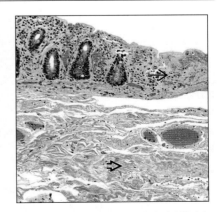

（左）粪性溃疡是边界清楚的透壁缺损，其周围环绕着边缘灰暗的黏膜（空心箭头）。在溃疡的基底部可以看到结肠周围的脂肪（白箭头）

（中）显示了低倍镜下从正常黏膜（黑箭头）向缺血黏膜（空心箭头）的形态转变。在穿孔的部位，结肠壁被一薄层炎性渗出物（弯箭头）所取代

（右）显示了高倍镜下接近溃疡边缘的黏膜层（黑箭头）和固有肌层（空心箭头）的坏死。炎症反应较轻

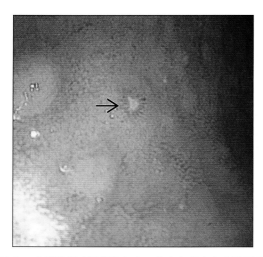

这个口疮样溃疡（黑箭头）有一个白色的中心和周围充血性的"晕"。它是一位健康成年人行结肠镜筛查时在末端回肠发现的一个孤立性溃疡

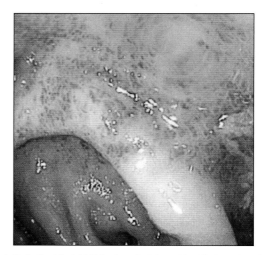

这位患者不完全的结肠充血令人担心其可能发展成炎症性肠病。然而，这个部位的活检是正常的

术　　语

定义
- 由内镜检查准备方案所导致的结肠黏膜的内镜和组织学特征的改变。

病因和发病机制

渗透性泻剂
- 产生高渗的腔内环境
  - 口服磷酸钠。
  - 柠檬酸镁。

聚乙二醇清洗剂
- 在稀释的电解质溶液中加入高分子量、不能被吸收的聚合物。
- 能够提供比传统的渗透剂更好的渗透平衡，但有刺激性。
- 经常与刺激性泻剂合用。

刺激性泻药
- 增加肠道平滑肌的活动
  - 番泻叶。
  - 比沙可啶。
  - 匹可硫酸钠。

临床概要

临床表现
- 无症状。
- 患者因各种原因行结肠镜检查时偶然发现。

副作用
- 渗透性泻剂
  - 磷酸钠和柠檬酸镁导致电解质异常
    - 高钠血症、低钾血症、低钙血症和高磷血症。
  - 磷酸钠
    - 据报道服用血管紧张素转化酶抑制剂和血管紧张素受体阻滞剂的患者中出现磷酸盐性肾病。
  - 柠檬酸镁
    - 通过肾脏清除，所以肾功能不全的患者禁用。
- 聚乙二醇
  - 腹胀、恶心、呕吐等剂量相关的症状。
  - 胃出口梗阻和肠梗阻的患者禁用。
- 刺激性泻药
  - 腹部绞痛、过度腹泻以及脱水。

内镜表现

一般特征
- 总体表现较轻微、局灶性，而且有时发生在正常的背景黏膜
- 口疮样溃疡
  - 带有黑色边缘晕的表面糜烂。
  - 单发或多发。
  - 最常见于末端回肠和直肠乙状结肠。
- 表面糜烂。
- 出血点。
- 充血。
- 血管形态的局部缺失。

组织病理学表现

组织学特征
- 固有层水肿。
- 新鲜出血。
- 中性粒细胞炎症局限于单个或几个隐窝，伴有极小的固有层炎症。
- 表层上皮的凋亡细胞增加。
- 轻度缺血型改变。
- 表面上皮缺失。
  - 基底膜完整，没有炎症反应的迹象。

一、肠道准备性损伤

关键点

定义
● 由内镜检查准备方案所导致的结肠黏膜的内镜和组织学特征的改变。

内镜表现
● 口疮样溃疡。
● 出血点。
● 充血。
● 血管形态缺失。
● 表面糜烂。

组织病理学表现
● 中性粒细胞隐窝炎。
● 表皮的凋亡小体。
● 缺失的表层上皮。

主要鉴别诊断
● 克罗恩病。
● 感染性小肠结肠炎。
● 缺血性结肠炎。
● 非甾体抗炎药。

鉴别诊断

内镜鉴别诊断
● 克罗恩病
　○ 易脆的、颗粒状的或受损的背景黏膜。
　○ 消化道非连续性受累。
　○ 狭窄。
　○ 肛裂和肛瘘。
● 感染性小肠结肠炎
　○ 节段性或全结肠的炎症。
● 缺血性结肠炎
　○ 特征性地按血供分布在脾曲、乙状结肠和上段直肠。
● 非甾体抗炎药相关的损伤
　○ 好发于末端回肠和右半结肠。
　○ 糜烂和溃疡。
　○ 经常无症状。
　○ 在临床上和内镜下都有可能和肠道准备性损伤相混淆。

组织学鉴别诊断
● 克罗恩病
　○ 慢性损伤导致隐窝结构改变。
　○ 可出现非坏死性肉芽肿。
● 感染性小肠结肠炎
　○ 中性粒细胞炎症扩展到固有层并累及隐窝（隐窝炎和隐窝脓肿）。
● 缺血性结肠炎
　○ 黏蛋白缺失（萎缩）的再生隐窝。
　○ 血清蛋白从破损血管中漏出导致高嗜酸性粒细胞的固有层出现。
● 非甾体抗炎药相关的损伤
　○ 零散的中性粒细胞炎症。
　○ 在某些病例中上皮内淋巴细胞增多。
　○ 凋亡细胞增多出现在隐窝基底部，而不是浅表上皮。
　○ 鉴别诊断通常需要结合临床表现。

参 考 文 献

1. Watts DA et al: Endoscopic and histologic features of sodium phosphate bowel preparation-induced colonic ulceration: case report and review. Gastrointest Endosc.55(4):584-7, 2002

2. Driman DK et al: Colorectal inflammation and increased cell proliferation associated with oral sodium phosphate bowel preparation solution. Hum Pathol. 29(9):972-8, 1998

3. Zwas FR et al: Colonic mucosal abnormalities associated with oral sodium phosphate solution. Gastrointest Endosc.43(5):463-6, 1996

4. Pockros PJ et al: Golytely lavage versus a standard colonoscopy preparation. Effect on normal colonic mucosal histology. Gastroenterology. 88(2):545-8, 1985

病例图像展示

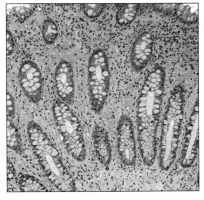 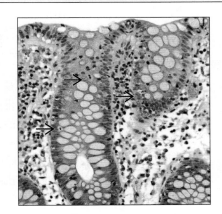 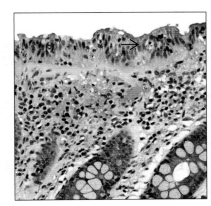

（左）结肠镜检查准备方案可能导致固有层的新鲜出血。缺乏炎症和保留黏膜结构是一过性损伤的证据

（中）由肠道准备引起的中性粒细胞炎症（黑箭头）较轻，而且局限于单个或几个结肠隐窝中

（右）在表现正常的结肠镜活检标本中，凋亡的表皮细胞和细胞碎片（黑箭头）经常在表层上皮被发现，这很可能是肠道准备的结果

二、非甾体抗炎药导致的黏膜损伤

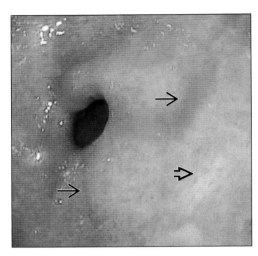

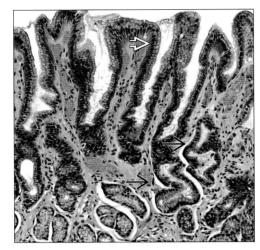

非甾体抗炎药导致的黏膜损伤好发于胃窦部。斑片状红斑（黑箭头）与反映固有层纤维化的灰白区域（空心箭头）交替出现

非甾体抗炎药导致的化学性胃病。表面上皮细胞黏蛋白缺失（空心箭头）和胃小凹扭曲（黑箭头）。固有层毛细血管充血

病因和发病机制

损伤机制

- 非甾体抗炎药（NSAIDS）通过抑制环氧化酶-1（COX-1）和环氧化酶-2（COX-2）阻碍前列腺素的合成
  - 胃肠道内血流改变导致局部缺血损伤。
  - 黏膜受到多种损伤（如细菌感染和胃酸相关损伤）。

临床概要

流行病学

- 发病率
  - 超过70%的慢性病用药者发生胃炎
    - 其中25%发生胃溃疡。
  - 超过70%的长期用药者发生小肠炎症及溃疡。
  - 10%的新发结肠炎患者与非甾体抗炎药有关。

临床表现

- 大多无症状。
- 上消化道症状。
  - 消化不良，咯血，吐血。
  - 除幽门螺杆菌感染外，胃炎和胃溃疡的主要原因。
- 下消化道症状
  - 贫血，黑粪，腹痛。
- 加重已有临床疾病症状，如溃疡性结肠炎、克罗恩病、憩室病。
- 极少情况出现消化道穿孔伴大出血。
- 隔膜性疾病
  - 小肠梗阻。
  - 厌食症，体重减轻，呕吐。

治疗

- 停服非甾体抗炎药或减少药量。
- 穿孔后急诊手术。
- 输血及补充铁剂。
- 可手术切除隔膜性疾病病灶。

内镜表现

胃

- 胃窦为主的损伤及全胃炎。
- 弥漫性或斑块样红斑伴有糜烂。

十二指肠

- 近端十二指肠炎最为常见，多表现为胃酸相关性损伤。

远端小肠及结肠

- 回肠末端及右半结肠多受累。
- 溃疡及糜烂
  - 溃疡多见于黏膜皱襞的脊部。
- 背景黏膜
  - 斑块样水肿、红斑、暗色缺血样改变。
  - 常可表现为正常形态。

隔膜样疾病

- 反复的药物损伤及组织修复导致。
- 小肠外周黏膜出现水龙头垫圈样改变或可见隔膜穿孔。
- 腔内病变长度为 3 ～ 4mm。
- 病变位置使内镜显像困难
  - 可用推进式及球囊式肠镜。

组织病理学表现

组织学特征

- 化学药物性胃病
  - 上皮细胞黏蛋白耗尽。
  - 拉长、弯曲的胃小凹。
  - 固有层水肿
    - 糜烂修复后可有纤维样变。
  - 扩张的、充血的黏膜毛细血管。
  - 小的炎性病灶
    - 糜烂及溃疡区域可见中性粒细胞。
  - 以固有层嗜酸性粒细胞增多为特点
    - 非特有表现，也可见于其他疾病，如化学药物相

二、非甾体抗炎药导致的黏膜损伤

关键点

临床概要
- 贫血、黑粪、腹痛。
- 穿孔伴上/下消化道大出血。
- 隔膜性疾病：厌食症、体重减轻、呕吐。

内镜表现
- 受累病灶
  - 胃窦部。
  - 近端十二指肠。
  - 远端结肠。
  - 右半结肠。
- 红斑、水肿、糜烂、溃疡。
- 隔膜：小肠外周黏膜
  - 不同程度肠腔狭窄。
  - 表面糜烂。

组织病理学表现
- 化学性胃病。
- 出血性胃炎。
- 活动性十二指肠炎伴上皮内淋巴细胞增生。
- 活动性结肠炎伴溃疡及出血。
- 慢性小肠结肠炎特点
  - 肠绒毛缩短、假幽门腺化生、隐窝结构变形。
- 淋巴细胞性及胶原性结肠炎。
- 隔膜：黏膜及黏膜下层的薄皱襞。

主要鉴别诊断
- 幽门螺杆菌相关性胃炎。
- 消化性十二指肠炎。
- 乳糜泻。
- 克罗恩病。

关性胃病。
- 出血性胃炎
  - 损伤糜烂的上皮。
  - 固有层出血。
- 十二指肠炎
  - 炎性区域中性粒细胞及浆细胞富集。
  - 上皮内淋巴细胞增多。
  - 肠绒毛缩短。
- 回肠炎、结肠炎
  - 糜烂、出血。
  - 斑块样中性粒细胞炎症。
  - 隐窝区域凋亡小体增加。
  - 长期用药者慢性损伤特点
    - 肠绒毛缩短。
    - 假幽门腺化生。
    - 隐窝结构变形。
    - 停药后部分患者可自行恢复。
    - 不能预测炎症性肠病的发展。
- 服用非甾体抗炎药可导致显微镜下结肠炎
  - 上皮内淋巴细胞增加。
  - 固有层淋巴浆细胞性炎症增加。
  - 上皮下胶原层增厚。
- 隔膜性疾病
  - 由胶原纤维支撑的一层薄的黏膜及黏膜下层的皱襞构成。
  - 隔膜顶端的黏膜可出现糜烂或炎症。

鉴别诊断

内镜鉴别诊断
- 幽门螺杆菌相关性胃炎。
- 消化性十二指肠炎。
- 缺血性结肠炎。
- 感染性结肠炎。
- 炎症性肠病。

组织学鉴别诊断
- 其他损伤导致的化学性胃病
  - 胆汁反流及其他十二指肠内容物进入胃内。
  - 饮酒。
  - 其他药物。
- 消化性十二指肠炎
  - 小凹上皮化生。
  - Brunner腺增生。
- 乳糜泻
  - 与溃疡及中性粒细胞性炎症无关。
- 克罗恩病
  - 非坏死性肉芽肿。
  - 裂纹及裂隙。

参 考 文 献

1. Lim YJ et al: Recent advances in NSAIDs-induced enteropathy therapeutics: new options, new challenges. Gastroenterol Res Pract. 2013:761060, 2013

2. Courville EL et al: Isolated asymptomatic ileitis does not progress to overt Crohn disease on long-term follow-up despite features of chronicity in ileal biopsies. Am J Surg Pathol. 33(9):1341-7, 2009

3. Whittle BJ: Gastrointestinal effects of nonsteroidal anti-inflammatory drugs. Fundam Clin Pharmacol.17(3):301-13, 2003

4. Kurahara K et al: Clinical and endoscopic features of nonsteroidal anti-inflammatory drug-induced colonic ulcerations. Am J Gastroenterol. 96(2):473-80, 2001

二、非甾体抗炎药导致的黏膜损伤

内镜和显微镜下特征

（左）一位关节炎患者出现呕血。上消化道内镜示，胃内新鲜出血，黏膜质脆，内镜接触可出血。为治疗关节肌肉相关疾病口服大剂量非甾体抗炎药（NSAID）导致的出血性胃炎

（右）活检提示出血性胃炎，胃体固有层充满新鲜血液，该患者也是服用大量NSAID

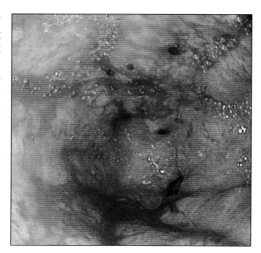
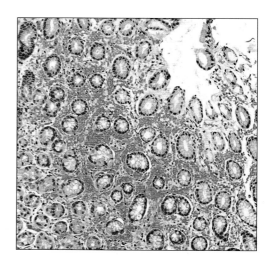

（左）一名运动员口服大量NSAID治疗关节损伤，表现为腹痛并行内镜检查。胃窦部活检显示糜烂部位上皮细胞损伤伴嗜酸性粒细胞聚集（空心箭头）

（右）十二指肠近端是药物导致炎症好发部位，内镜下大部分病变黏膜（黑箭头）与邻近正常黏膜（空心箭头）相比为红斑样

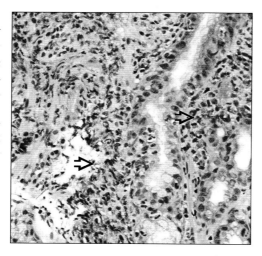
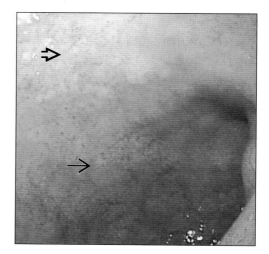

（左）NSAID导致的十二指肠炎多表现为大量中性粒细胞浸润。某些患者局部绒毛缩短可考虑乳糜泻或克罗恩病

（右）NSAID导致的回肠末端多发性溃疡（黑箭头），背景黏膜未见炎性改变，黏膜皱襞完整（空心箭头），可排除进展性的炎症性肠病

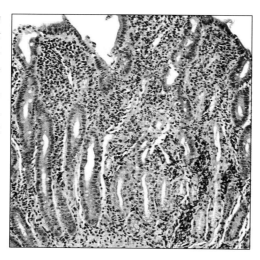
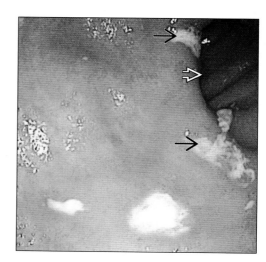

二、非甾体抗炎药导致的黏膜损伤

内镜及显微镜下特征

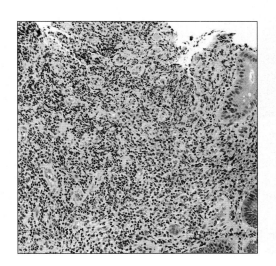

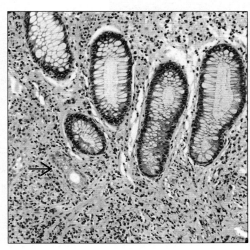

（左）NSAID所致溃疡表现为与正常背景黏膜界线十分明显的炎性肉芽组织。这类微小病变在停药后可恢复正常

（右）NSAID疗程延长导致的慢性回肠炎：不同形状和大小的隐窝无规则分布，同时可见局灶假幽门腺化生（黑箭头）

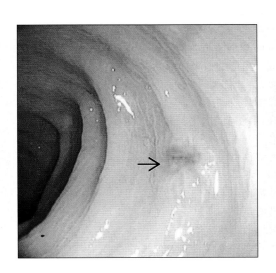

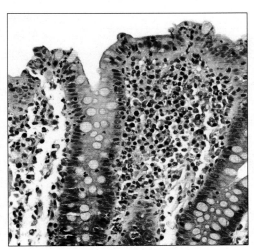

（左）NSAID导致的右半结肠溃疡（黑箭头），该病灶较浅，有轻微凹陷，黏膜皱襞顶端可见点状出血。此病灶在结肠镜筛查时发现，患者无临床症状

（右）NSAID常导致活动性结肠炎性损伤。该患者活检显示中性粒细胞性隐窝炎伴有正常隐窝结构及黏膜细胞

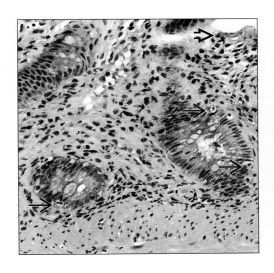

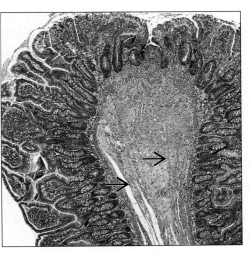

（左）可能是由NSAID导致的局部缺血性损伤：活检显示糜烂（空心箭头），下层窝隐再生伴黏蛋白缺失。深部隐窝上皮内凋亡小体增加（黑箭头）

（右）该组织来自一位肠梗阻患者。小肠隔膜由垂直排列的胶原纤维（黑箭头）支撑的黏膜及黏膜下层突起构成（J.Greenson, MD. 惠赠）

三、降钾树脂导致的消化道损伤

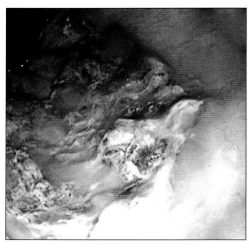

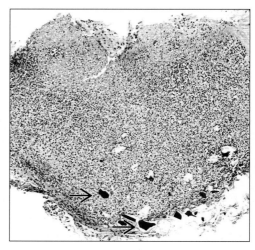

肾衰竭患者出现腹痛及直肠出血。结肠镜下可见一个大的斑片样溃疡，考虑为恶性病变。活检显示黏膜坏死及聚苯乙烯磺酸钠结晶

另一位患者因急性腹痛于急诊就诊。直肠活检显示透壁性坏死、肉芽组织及聚苯乙烯磺酸钠结晶（黑箭头）

术　语

定义

- 降钾树脂：聚苯乙烯磺酸钠
  - 可治疗高钾血症的阳离子交换树脂，多用于肾衰竭患者。
  - 可灌肠、口服或鼻饲给药。

病因和病理机制

损伤机制

- 大剂量聚苯乙烯磺酸钠导致肠腔内高渗透压，血管分流，肠黏膜缺血坏死。
- 聚苯乙烯磺酸钠结晶可附着于黏膜下导致损伤，偶见肠梗阻（罕见）。

临床概要

发病部位

- 可见于整个胃肠道肠腔内
  - 远端结直肠及食管最常受累。

临床表现

- 腹痛、腹泻。
- 结肠坏死、穿孔
  - 致命性出血及腹膜炎。

治疗

- 停用降钾树脂。
- 支持治疗。
- 出血、穿孔需急诊手术。

预后

- 损伤通常较轻微。
- 由于肠壁坏死导致的死亡也有报道。

内镜表现

损伤程度不同

- 黏膜易破，伴溃疡、糜烂。
- 硬结样病灶。
- 管腔狭窄。
- 广泛坏死。

组织病理学表现

组织学特征

- 聚苯乙烯磺酸钠结晶
  - 菱形或三角形的嗜碱性结晶。
  - 可折光，无偏振。
  - 腔内鱼鳞样规则排布。
  - 晶体在消化道腔内平行排列，紧贴内壁与溃疡坏死物混合。
  - 广泛性溃疡可见结晶嵌顿。
- 黏膜改变
  - 缺血性损伤。
  - 溃疡及糜烂。
  - 结晶可导致多核巨细胞。

鉴别诊断

内镜鉴别诊断

- 缺血性结肠炎
  - 血流动力学不稳定
    - 远端直肠多不受累。
  - 血栓栓塞性疾病
    - 临床表现为高凝状态多伴动脉粥样硬化疾病。
    - 右半结肠受累多发。
- 黏膜脱垂
  - 症状较轻，多无坏死与穿孔。
- 类似腺瘤的斑片性或息肉样变
  - 活检排除。

组织学鉴别诊断

- 考来烯胺结晶
  - 治疗高脂血症的胆酸螯合剂。

三、降钾树脂导致的消化道损伤

关键点

术语
- 降钾树脂：山梨醇中的聚苯乙烯磺酸钠
  - 可治疗高钾血症的阳离子交换树脂，多用于肾衰竭患者

内镜表现
- 黏膜易破碎。
- 溃疡、糜烂。
- 硬结样病灶。
- 坏死。

组织病理学表现
- 聚苯乙烯磺酸钠结晶长菱形或三角形的嗜碱性结晶。
- 腔内鱼鳞样嵌顿排布。

主要鉴别诊断
- 考来烯胺结晶：形状不规则，深红色、无鱼鳞样排布。
- 考来烯胺结晶：形状不规则，深红色；粉色、黄色或锈棕色，有鱼鳞样排布。
- 缺血性结肠炎。

- 不导致黏膜损伤，背景黏膜正常。
- 结晶可出现于整个消化道内
  - 形状不规则、深红色。
  - 无聚苯乙烯磺酸钠结晶的鱼鳞样结构排布。
- 司维拉姆结晶
  - 治疗高磷酸盐血症的阴离子交换树脂，用于慢性肾病患者。
  - 结晶可能与缺血及溃疡有关，但结晶导致黏膜损伤的相关报道前后矛盾
    - 损伤可能与剂量相关。
  - 结晶可出现于整个消化道内。
  - 不规则结晶可呈现鱼鳞样排布
    - 对消化道腔内及损伤黏膜的结晶染色见锈黄色伴亮粉色线。
    - 溃疡及缺血黏膜可见锈黄色及强嗜酸性嵌顿结晶。
    - 鱼鳞样排列的结晶大小多变，不像聚苯乙烯磺酸钠结晶规则。
- 缺血性结肠炎
  - 无结晶。

诊断要点

病理解读要点
- 降钾树脂相关性损伤缺乏特异性
  - 明确诊断需结合临床病变。
  - 发现聚苯乙烯磺酸钠结晶是关键。

参考文献

1. Swanson BJ et al: Sevelamer crystals in the gastrointestinal tract (GIT): a new entity associated with mucosal injury. Am J Surg Pathol. 37(11):1686-93, 2013
2. Abraham SC et al: Upper gastrointestinal tract injury in patients receiving kayexalate (sodium polystyrene sulfonate) in sorbitol: clinical, endoscopic, and histopathologic findings. Am J Surg Pathol. 25(5):637-44, 2001
3. Rashid A et al: Necrosis of the gastrointestinal tract in uremic patients as a result of sodium polystyrene sulfonate (Kayexalate) in sorbitol: an underrecognized condition. Am J Surg Pathol. 21(1):60-9, 1997
4. Wootton FT et al: Colonic necrosis with Kayexalate-sorbitol enemas after renal transplantation. Ann Intern Med. 111(11):947-9, 1989

病例图像展示

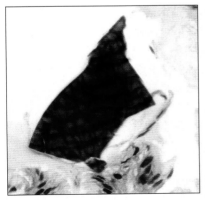 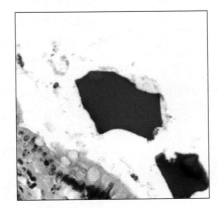 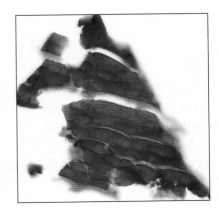

（左）聚苯乙烯磺酸钠结晶呈菱形及嗜碱性，消化道腔内鱼鳞样嵌顿排布

（中）考来烯胺结晶形状不规则，深红色。多不导致黏膜损伤，无鱼鳞样排布

（右）司维拉姆结晶表现为粉色、黄色双染，有内部结构，但矩形"鱼鳞"形状不规则（C.Arnold，MD. 惠赠）

四、秋水仙碱及紫杉醇导致的消化道损伤

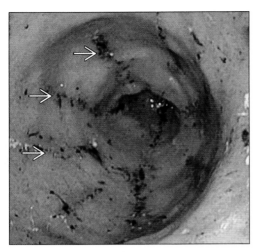

该患者服用秋水仙碱治疗痛风后表现为恶心呕吐，内镜显示胃窦线形糜烂（白箭头），与胃窦血管扩张症表现相似

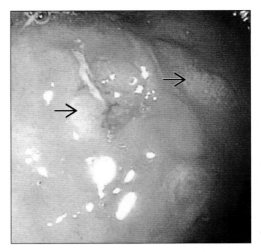

一位服用秋水仙碱患者的盲肠部可见多发性小溃疡（黑箭头），与非甾体抗炎药导致的损伤类似

术　语

同义词
- 紫杉酚：紫杉醇。

定义
- 秋水仙碱：生物碱，为细胞有丝分裂抑制剂，用于治疗痛风及其他风湿性疾病。
- 紫杉醇：生物碱，为细胞有丝分裂抑制剂，用于治疗乳腺、肺、卵巢、食管的恶性肿瘤。

病因和发病机制

抑制有丝分裂的机制
- 秋水仙碱
  - 与微管蛋白结合，抑制其聚合成微管。
  - 作用于炎症细胞及成纤维细胞。
  - 组织学改变提示细胞毒性。
- 紫杉醇
  - 与微管结合，抑制其解聚。
  - 作用于恶性肿瘤细胞。
  - 治疗剂量下可见组织学改变。

临床概要

表现
- 中毒剂量时两种药均可导致胃肠道损伤，但组织学改变提示药物中毒仅见于服用秋水仙碱的患者。
- 两种药中毒的症状、体征相似
  - 恶心、呕吐、腹泻
    - 严重者可见脱水及低血容量性休克。
  - 骨髓抑制。
  - 脱发。
  - 急性肾衰竭。
  - 呼吸衰竭。
  - 据报道紫杉醇中毒可致食管、结肠穿孔。

治疗
- 秋水仙碱
  - 减少服用剂量及支持治疗。
- 紫杉醇
  - 治疗剂量下出现的组织学改变无须处理。
  - 中毒时减少剂量及支持治疗。
  - 穿孔时急诊手术。

预后
- 不给予治疗可导致多器官功能衰竭及死亡。
- 紫杉醇中毒导致的消化道穿孔可引起致命性的腹膜炎、纵隔炎或出血。

内镜表现

一般特征
- 糜烂、溃疡、红斑。
- 背景黏膜多正常。

组织病理学表现

组织学特征
- 增殖性上皮细胞分室内可见有丝分裂象增加
  - 食管：基底层鳞状上皮细胞。
  - 胃：颈黏液细胞。
  - 小肠及结肠：深部隐窝上皮。
- 有丝分裂中期染色质呈现环状分裂象。
- 凋亡的上皮细胞。
- 鳞状黏膜有角化不全细胞。
- 上皮细胞拥挤重叠。
- 细胞极性缺失。
- 细胞核增大、染色加深。

鉴别诊断

内镜鉴别诊断
- 与几种常见病的内镜特征类似，但临床表现不同。

四、秋水仙碱及紫杉醇导致的消化道损伤

关键点

术语
- 抑制细胞有丝分裂的生物碱
  - 秋水仙碱：治疗痛风。
  - 紫杉醇：治疗乳腺、肺、卵巢、食管的恶性肿瘤。

内镜表现
- 红斑。
- 糜烂。
- 溃疡。

组织病理学表现
- 有丝分裂为环状分裂象。
- 上皮细胞凋亡。
- 上皮细胞拥挤重叠、极性缺失。

主要鉴别诊断
- Barrett食管的异型增生。
- 感染性食管炎：疱疹、巨细胞病毒。
- 化学性胃病。
- 非甾体抗炎药导致的溃疡。

- 胃食管反流病
  - 上腹部隐匿性疼痛。
- 感染性食管炎
  - 免疫功能低下患者，如化疗患者。
- 化学性胃病
  - 药物（如非甾体抗炎药）。
  - 饮酒。
  - 胆汁反流。
- 胃窦血管扩张症
  - 慢性肾衰竭。
  - 胶原血管病。
- 消化性十二指肠炎
  - 非甾体抗炎药
  - 幽门螺杆菌性胃炎。
  - 胃酸分泌增加。
- 非甾体抗炎药导致的远端小肠和近端结肠溃疡。

组织学鉴别诊断
- 药物相关的异型增生改变，类似Barrett食管
  - 成熟表皮缺乏。
  - 细胞分裂象不局限在增生带。
  - 核质比增加。

- 霉酚酸酯、非甾体抗炎药及其他药物引起的凋亡小体增加
  - 未见环状分裂象。

诊断要点

临床相关的病理特征
- 秋水仙碱及紫杉醇均可导致胃肠道黏膜呈现环状分裂象
  - 一般提示服用秋水仙碱患者药物中毒（秋水仙碱中毒）的程度。
  - 治疗剂量时结肠腺瘤和Barrett食管可有环状分裂象。
  - 可出现于任何接受紫杉醇化疗的患者（紫杉醇效应）
    - 高浓度紫杉醇可导致中毒，但并无组织学特异性改变。

病理解读要点
- 环状分裂象提示秋水仙碱中毒或者紫杉醇效应。

参考文献

1. Daniels JA et al: Gastrointestinal tract epithelial changes associated with taxanes: marker of drug toxicity versus effect. Am J Surg Pathol. 32(3):473-7, 2008
2. Iacobuzio-Donahue CA et al: Colchicine toxicity: distinct morphologic findings in gastrointestinal biopsies. Am J Surg Pathol. 25(8):1067-73, 2001

病例图像展示

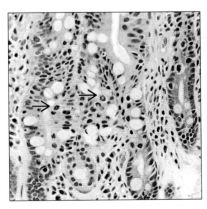 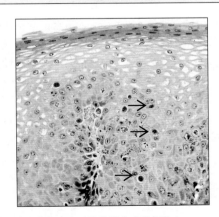 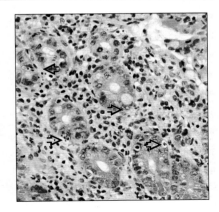

（左）秋水仙碱中毒或紫杉醇作用下，胃肠道黏膜表现为环状分裂象（黑箭头）

（中）秋水仙碱中毒患者食管黏膜有丝分裂象明显增加（黑箭头）。这些表现提示要注意鳞状上皮异型增生（From DP: Gastrointestinal.）

（右）秋水仙碱中毒及紫杉醇效应下，某些活检可见凋亡小体增加（空心箭头）

五、麦考酚酯导致的消化道损伤

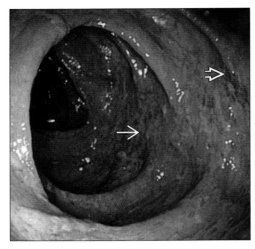

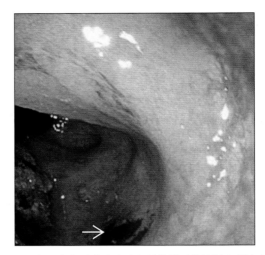

该患者开始接受麦考酚酯治疗后表现为腹泻，内镜显示结肠表面糜烂（空心箭头）及杂乱渗出（白箭头）

另一患者经麦考酚酯治疗后在肝曲附近的结肠出现溃疡（白箭头），背景黏膜水肿，伴皱襞及血管减少

术　语

定义
- 麦考酚酯：骁悉，麦考酚酸。

病因和发病机制

药物作用
- 药物前体可转换为麦考酚酯，从而抑制嘌呤合成
  - 为免疫抑制剂，用于预防实体器官、骨髓、干细胞移植后的移植物抗宿主反应。

损伤机制
- 活性药物可选择性抑制B淋巴细胞和T淋巴细胞增生。
- 增殖活跃的细胞如小肠细胞易受累。

临床概要

流行病学
- 发病率
  - 50%经麦考酚酯治疗的患者出现胃肠道症状。

损伤部位
- 可发生于整个胃肠道，但是多累及远端小肠及结肠。

临床表现
- 恶心呕吐。
- 水样腹泻或吸收不良性腹泻。
- 黑粪。

病程发展
- 多在接受治疗后6个月内出现症状，可在数年后进展。

治疗
- 停药或减药。

内镜表现

一般特征
- 水肿。
- 颗粒样、质脆的黏膜。

- 糜烂及溃疡。
- 斑片样渗出物。
- 结肠黏膜正常血管结构缺失。
- 小肠黏膜皱襞缺失。

组织病理学表现

组织学特征
- 与移植物抗宿主反应类似
  - 隐窝上皮细胞凋亡。
  - 隐窝囊性扩张伴上皮层扁平
    - 细胞反应性核异型性，胞质强嗜酸性。
    - 囊腔见凋亡坏死物。
  - 隐窝缺失。
  - 残余的内分泌细胞聚集（药物抵抗作用更强）。
  - 萎缩、再生的隐窝。
  - 固有层改变
    - 混合型炎症伴大量嗜酸性粒细胞。
    - 通常水肿。
- 慢性结肠炎特征
  - 隐窝正常结构破坏。
  - 假幽门细胞及帕内特细胞化生。
  - 斑片样的慢性活动性炎症
    - 一般较炎症性肠病的炎症轻。

鉴别诊断

内镜鉴别诊断
- 移植物抗宿主病
  - 内镜表现较麦考酚酯相关的小肠结肠炎严重
    - 弥漫性溃疡、红斑，黏膜脱落。
    - 患者可有皮肤瘙痒、肝功能异常、肺炎等其他临床表现。
- 特发性炎症性肠病
  - 原发病通常不发生于免疫功能抑制的患者。

五、麦考酚酯导致的消化道损伤

关键点

术语
- 麦考酚酯：用于器官移植患者免疫抑制治疗。

临床表现
- 恶心、呕吐、腹泻。

内镜表现
- 黏膜质脆伴糜烂、溃疡。
- 血管结构缺失。

组织病理学表现
- 隐窝上皮细胞凋亡。

- 隐窝囊性扩张，隐窝缺失。
- 内分泌细胞聚集。
- 隐窝结构破坏。
- 假幽门及帕内特细胞化生。

主要鉴别诊断
- 移植物抗宿主病。
- 炎症性肠病（非活动期）。

- 感染性小肠结肠炎
  - 移植术后患者机会感染概率增加。
  - 活检可鉴别感染或药物导致的损伤。

组织学鉴别诊断

- 急性移植物抗宿主病
  - 通常内分泌物增加。
  - 可见大的凋亡细胞（"爆米花"细胞），尤其结肠多见。
  - 黏膜固有层嗜酸性粒细胞较少。
  - 很多病例较难与本病进行组织学鉴别。
- 特发性炎症性肠病
  - 慢性炎症伴基底淋巴细胞浆细胞增多症。
  - 活动性疾病可见嗜中性粒细胞炎症及隐窝脓肿。
- 巨细胞病毒感染
  - 上皮细胞凋亡，隐窝受损。
  - 内皮细胞细胞核、胞质可见病毒包涵体。

诊断要点

病理解读要点
- 骨髓移植患者患移植物抗宿主病的风险大，给予麦考酚酯治疗时需注意。
- 其他器官移植物抗宿主病（如皮肤、肝脏）不易出现麦考酚酯导致的消化道损伤。

参考文献

1. Lee S et al: Pointers and pitfalls of mycophenolateassociated colitis. J Clin Pathol. 66(1):8-11, 2013
2. Star KV et al: Histologic features in colon biopsies can discriminate mycophenolate from GVHD-induced colitis. Am J Surg Pathol. 37(9):1319-28, 2013
3. Parfitt JR et al: Mycophenolate mofetil-related gastrointestinal mucosal injury: variable injury patterns,including graft-versus-host disease-like changes. Am J SurgPathol. 32(9):1367-72, 2008

病例图像展示

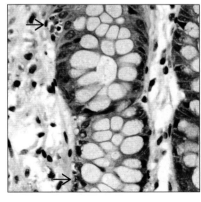 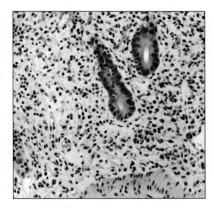 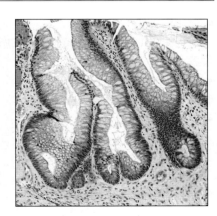

（左）结肠出现轻度的麦考酚酯导致的损伤，隐窝上皮可见少量凋亡细胞（黑箭头），正常黏膜则无该变化

（中）某些患者可见广泛的隐窝损伤和缺失，固有层出现大量嗜酸性粒细胞

（右）长期应用麦考酚酯导致隐窝结构破坏，与特发性炎症性肠病非活动期表现类似

六、移植物抗宿主病

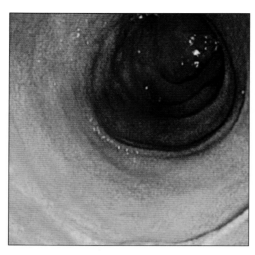

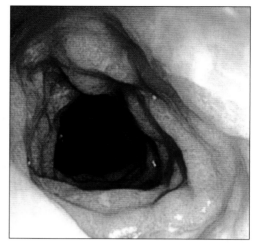

轻度移植物抗宿主病病变较轻，该患者末端回肠可见轻度弥漫性红斑及黏膜细颗粒状，正常血管结构缺失

硬化结节样黏膜皱襞及斑块样渗出提示该干细胞移植患者黏膜水肿，表现为水样腹泻，活检提示移植物抗宿主病

术　语

定义

● 骨髓移植患者可见供体的T淋巴细胞诱导的对宿主组织的损害
  ○ 急性移植物抗宿主病：移植术后100天内发病。
  ○ 慢性移植物抗宿主病：移植术后大于100天发病。

病因和发病机制

异体造血干细胞移植

● 供体的T淋巴细胞识别受体的同种抗原，导致细胞因子释放、B淋巴细胞激活。
● 很少发生在自体干细胞移植、输血及实体器官移植。

临床概要

流行病学

● 发病率
  ○ 20%～40%的骨髓移植患者可发病。

发病部位

● 皮肤、肝脏、胃肠道、肺。

临床表现

● 急性移植物抗宿主病
  ○ 皮肤斑丘疹。
  ○ 恶心、呕吐、腹泻。
  ○ 淤胆型肝炎。
● 慢性移植物抗宿主病
  ○ 皮肤硬结，外生殖器损伤。
  ○ 食管蹼。
  ○ 恶心呕吐、腹泻、消瘦。
  ○ 闭塞性细支气管炎。

治疗

● 免疫抑制为主要治疗方案
  ○ 激素、甲氨蝶呤、霉酚酸酯、环孢素、他克莫司。

预后

● 死亡率为10%～15%。

内镜表现

急性移植物抗宿主病

● 组织改变与疾病严重程度不相关，尤其是溃疡患者。
● 血管结构正常或缺失。
● 水肿、红斑、结节、糜烂、溃疡。
● 假膜样渗出物附着。

慢性移植物抗宿主病

● 食管环、食管蹼、食管狭窄。

组织病理学表现

组织学特征

● 急性移植物抗宿主病
  ○ 整个胃肠道黏膜腺体病变特征类似
    ■ 凋亡的隐窝上皮细胞胞质内可见含有核碎裂物的液泡，而在上消化道活检不明显。
    ■ 稀疏的、混合性固有层炎症。
    ■ 隐窝囊性扩张，囊腔内壁再生的上皮细胞数量减少。
    ■ 凋亡性微脓肿：隐窝及腺腔内凋亡细胞碎片聚集。
    ■ 残余内分泌细胞聚集。
    ■ 隐窝不同程度的缺失。
    ■ 严重可见糜烂、溃疡。
    ■ 小肠绒毛钝化。
  ○ 鳞状细胞角化不良，食管黏膜缺失。
● 慢性移植物抗宿主病
  ○ 腺状结构缺失。
  ○ 结构变形。
  ○ 固有层纤维化。

六、移植物抗宿主病

关键点

术语
- 骨髓移植患者可见供体的T淋巴细胞诱导的对宿主组织的损害。

临床概要
- 皮肤斑丘疹。
- 恶心、呕吐、腹泻。
- 食管蹼。
- 淤胆型肝炎。

内镜表现
- 急性：水肿、红斑、结节、糜烂、溃疡。
- 慢性：食管环、食管蹼及纤维化。

组织病理学表现
- 急性移植物抗宿主病
  - 增殖性基底层出现上皮细胞凋亡。
  - 隐窝及腺体囊性扩张。
  - 残余内分泌细胞聚集。
  - 隐窝不同程度缺失。
  - 严重者可见溃疡、糜烂。
- 慢性移植物抗宿主病
  - 隐窝结构变形。
  - 固有层纤维化。

主要鉴别诊断
- 急性移植物抗宿主病
  - 移植前骨髓清除。
  - 麦考酚酯导致的损伤。
  - 巨细胞病毒感染。
- 慢性移植物抗宿主病
  - 硬皮病。
  - 慢性肠缺血。
  - 炎症性肠病。

鉴别诊断

内镜鉴别诊断
- 急性移植物抗宿主病
  - 麦考酚酯导致的消化道损伤
    - 较移植物抗宿主病的表现轻。
  - 特发性炎症性肠病
    - 原发病在免疫抑制患者中少见。
  - 感染性结肠炎
    - 器官移植患者易发。
    - 通过活检可与移植物抗宿主病鉴别。
    - 粪便毒素检测排除艰难梭菌感染。
- 慢性移植物抗宿主病
  - 硬皮病
    - 食管纤维化、狭窄。

组织学鉴别诊断
- 急性移植物抗宿主病
  - 移植前骨髓清除
    - 移植后3周可持续类似组织学改变。
    - 移植后近期无法鉴别。
  - 麦考酚酯
    - 无内分泌细胞聚集及凋亡微脓肿。
    - 固有层嗜酸性粒细胞增多。
    - 多无广泛隐窝缺失及溃疡。
  - 质子泵抑制剂
    - 凋亡的上皮细胞局限在胃窦。
  - 结肠镜检查准备导致的损伤
    - 凋亡的上皮细胞局限在上皮浅表部位。
  - 巨细胞病毒感染
    - 常规检查或免疫组化可见病毒包涵体。
- 慢性移植物抗宿主病
  - 慢性肠缺血。
  - 炎症性肠病
    - 炎症通常更严重。

诊断要点

病理解读要点
- 诊断移植物抗宿主病无确定的标准
  - 大多有隐窝细胞凋亡。
- 缺血程度分级与疾病预后不相关。
- 骨髓移植患者可能接受麦考酚酯治疗
  - 使得药物损伤和移植物抗宿主病鉴别难度增加。

参考文献

1. Washington K et al: Pathology of graft-versus-host disease in the gastrointestinal tract. Hum Pathol. 40(7):909-17,2009
2. Ross WA et al: Endoscopic biopsy diagnosis of acute gastrointestinal graft-versus-host disease: rectosigmoid biopsies are more sensitive than upper gastrointestinal biopsies. Am J Gastroenterol. 103(4):982-9, 2008
3. Khan K et al: Diagnostic endoscopy in children after hematopoietic stem cell transplantation. Gastrointest Endosc. 64(3):379-85; quiz 389-92, 2006

内镜下和显微镜下特征

（左）该重度移植物抗宿主病患者结肠半月形皱襞完全消失，匍行的、较深溃疡（白箭头）与正常黏膜（空心箭头）交替出现，应与炎症性肠病鉴别

（右）该干细胞移植患者直肠黏膜可见黄绿色渗出物汇集，与艰难梭菌感染损伤类似，但粪便毒素化验呈阴性

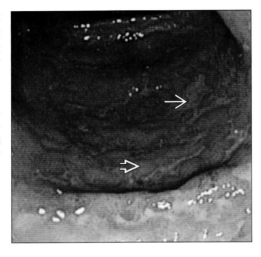 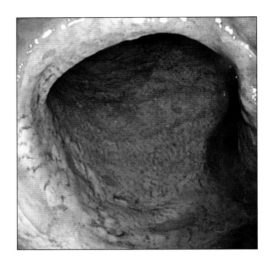

（左）慢性移植物抗宿主病的内镜表现较难界定，但是食管环（白箭头）、食管蹼均可出现。食管黏膜下层纤维化导致食管扩张异常，与硬皮病表现类似

（右）轻度移植物抗宿主病表现为结肠隐窝增殖性基底层有散在的凋亡上皮细胞（黑箭头）。隐窝结构未破坏使得黏膜无异常

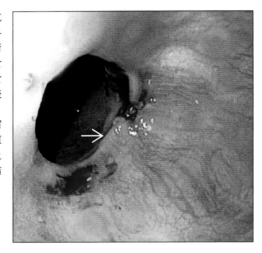 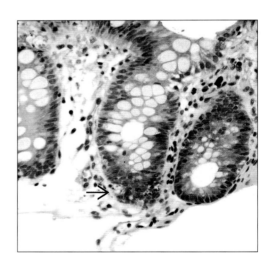

（左）重度移植物抗宿主病患者肠隐窝缺失。小肠活检显示绒毛结构可辨识（黑箭头），但其表面上皮缺失

（右）慢性移植物抗宿主病患者结肠黏膜活检显示隐窝结构变形，可考虑炎症性肠病非活动期，固有层无炎症表现

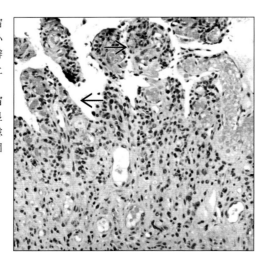 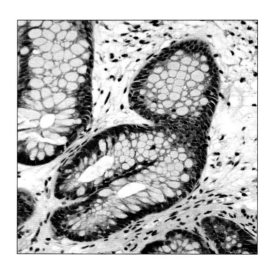

六、移植物抗宿主病

显微镜下特征和鉴别诊断

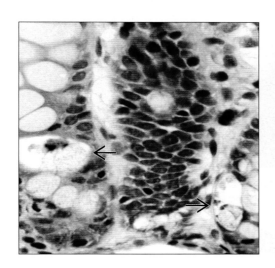
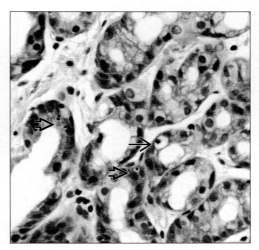

（左）凋亡的结肠隐窝细胞可见围绕细胞碎片的大液泡，可称为"爆炸性隐窝细胞"（黑箭头），不见于巨细胞病毒及霉酚酸酯导致的隐窝细胞凋亡

（右）胃泌酸性黏膜细胞凋亡活动不如结肠隐窝细胞明显，表现为细胞碎片簇（空心箭头），或胞质内小液泡（黑箭头）

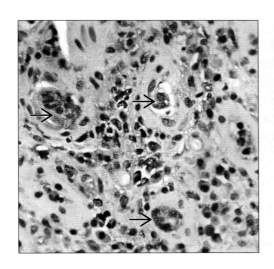
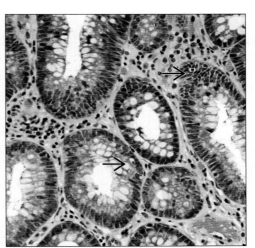

（左）内分泌细胞可抵抗移植物抗宿主病所致的损伤，并在破损的黏膜聚集。细胞内包含向基底膜面的红色颗粒（黑箭头）

（右）霉酚酸酯导致的损伤与轻度移植物抗宿主病类似，可见散在的凋亡上皮细胞（黑箭头），结肠黏膜相对完整。固有层有大量嗜酸性粒细胞

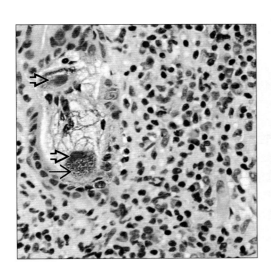
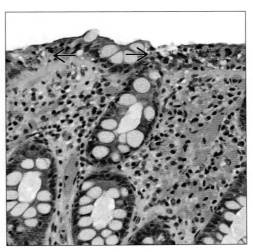

（左）巨细胞病毒感染损伤与移植物抗宿主病类似，可见凋亡的结肠上皮细胞及损伤的隐窝，但固有层炎症更为明显。特征性的胞质内（黑箭头）及核内（空心箭头）包涵体是诊断巨细胞病毒感染的依据

（右）结肠镜检查准备可能导致上皮细胞凋亡，但仅局限于腔上皮（黑箭头）

七、放射性小肠炎和结肠炎

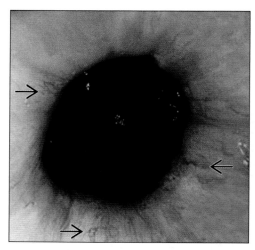

慢性放射性直肠炎患者直肠黏膜苍白伴皱襞缺失，黏膜毛细血管扩张（黑箭头），形成蜘蛛样血管网

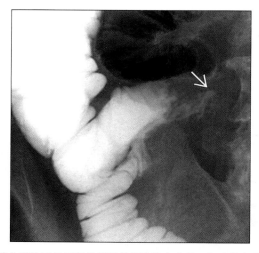

消化道造影显示射线诱导的肠腔狭窄患者，肠腔较窄趋于梗阻（白箭头），可见小肠口径的改变

术　语

定义

- 放射性肠炎：由于放疗对小肠和结肠的损伤
  - 急性：数小时到数周。
  - 慢性：数月到数年。

病因和发病机制

急性放射性肠炎

- 对持续分裂的小肠上皮细胞的直接毒性。

慢性放射性肠炎

- 破坏血管导致慢性缺血。
- 间质组织瘢痕导致肠管狭窄。

临床概要

流行病学

- 20%～50%有急性损伤但可能临床表现不明显。
- 5%～15%的患者为慢性损伤。

发病部位

- 最常见于直肠，但任何受放射的肠段均可受累。

临床表现

- 急性放射性肠炎
  - 腹坠感。
  - 里急后重。
  - 黏液样排泄物。
- 慢性放射性肠炎
  - 恶心。
  - 呕吐。
  - 顽固性便秘。
  - 直肠出血。

治疗

- 急性放射性肠炎

- 支持治疗。
- 慢性放射性肠炎
  - 对出血性毛细血管扩张，采用氩等离子凝固术。
  - 约1/3患者需外科手术切除以缓解肠管狭窄。

预后

- 急性放射性肠炎
  - 自限性
    - 症状数天至数周后可缓解。
    - 损伤数周到数月可修复。
- 慢性放射性肠炎
  - 导致远期并发症。
  - 射线照射区域患癌风险增大。

内镜表现

急性放射性肠炎

- 黏膜水肿、变暗、血管结构缺失。
- 糜烂。

慢性放射性肠炎

- 灰白色黏膜出现斑块样红斑。
- 黏膜皱襞缺失。
- 黏膜易碎伴溃疡。
- 狭窄。
- 瘘。
- 部分病例见透壁性缺血坏死。

影像学表现

慢性放射性肠炎

- 肠壁增厚。
- 黏膜皱襞结构异常或缺失。
- 肠管锥形狭窄。
- 粘连导致肠袢迂曲。

七、放射性小肠炎和结肠炎

关键点

术语
- 放射性肠炎：小肠结肠由于放射导致的直接损伤
  - 分急性和慢性。

临床表现
- 急性：腹泻、里急后重、黏液样排泄物。
- 慢性：肠梗阻、直肠出血。

内镜表现
- 急性：黏膜水肿、变暗、血管结构缺失、糜烂。
- 慢性：斑块样红斑、溃疡、狭窄、瘘。

组织病理学表现
- 急性
  - 上皮细胞凋亡增加。
  - 有丝分裂象减少。
  - 隐窝缺失。
  - 嗜酸性浸润。
- 慢性
  - 黏膜毛细血管扩张。
  - 固有层玻璃样变。
  - 缺血损伤。
  - 肠壁纤维化及异型成纤维细胞。
  - 动脉内膜增厚。

主要鉴别诊断
- 缺血性结肠炎。
- 嗜酸性胃肠炎。
- 炎症性肠病。
- 黏膜脱垂/孤立性直肠溃疡综合征。
- 肠系膜静脉病变导致的其肌层内膜特发性增生。

组织病理学表现

组织学特征
- 急性放射性肠炎
  - 隐窝扩张伴上皮细胞减少，胞质高度嗜酸性，核异型性。
  - 隐窝缺失及再生。
  - 上皮细胞凋亡增加。
  - 有丝分裂象减少。
  - 嗜酸性粒细胞性隐窝炎。
  - 糜烂。
- 慢性放射性肠炎
  - 黏膜毛细血管扩张、玻璃样变。
  - 固有层及黏膜下层玻璃样变、纤维化
    - 玻璃样变结缔组织内有异型增生的成纤维细胞。
  - 隐窝结构变形。
  - 缺血性损伤。
  - 溃疡、假性息肉。
  - 动脉血管内膜增生。
    - 含细胞较少的黏液样或玻璃样物质使管腔狭窄。
    - 动脉壁出现泡沫细胞。
  - 浆膜粘连。
  - 深在性囊性结肠炎
    - 黏膜脱垂到黏膜下层或深肌层。
    - 隐窝囊性扩张构成边界清楚的小叶，固有层边缘包围黏蛋白池。

- 慢性放射性肠炎
  - 缺血性肠炎
    - "分水岭"分布。
    - 远端直肠不受累。

组织学鉴别诊断
- 急性放射性肠炎
  - 嗜酸细胞性胃肠炎多见于儿童
    - 大量脱颗粒的嗜酸性粒细胞浸润及隐窝炎。
    - 胃和十二指肠受累。
  - 感染性结肠炎
    - 明显的中性粒细胞炎性浸润。
- 慢性放射性肠炎
  - 缺血性结肠炎
    - 活检可鉴别。
    - 放射性肠炎活检可见特征性的基质及血管改变。
  - 黏膜脱垂
    - 黏膜肌层的平滑肌细胞束进入固有层。
    - 无毛细血管扩张，固有层和黏膜下层无玻璃样变。
  - 特发性肠系膜静脉肌内膜增生
    - 平滑肌增生导致中静脉内膜和中膜增厚。
  - 特发性炎症性肠病
    - 显著的固有层中性粒细胞炎症。

鉴别诊断

内镜鉴别诊断
- 急性放射性肠炎
  - 炎症性肠病。
  - 黏膜脱垂。

参考文献

1. Sarin A et al: Management of radiation proctitis. Gastroenterol Clin North Am. 42(4):913-25, 2013
2. Kountouras J et al: Recent advances in the management of radiation colitis. World J Gastroenterol. 14(48):7289-301, 2008
3. Leupin N et al: Acute radiation colitis in patients treated with short-term preoperative radiotherapy for rectal cancer. Am J Surg Pathol. 26(4):498-504, 2002

七、放射性小肠炎和结肠炎

内镜下特征、大体特征和显微镜下特征

（左）慢性放射损伤导致黏膜、黏膜下层玻璃样变性、纤维化，内镜下见硬化、结节样黏膜皱襞

（右）急性放射损伤后出现大量嗜酸性粒细胞，可能提示嗜酸性隐窝炎（黑箭头），而嗜酸性胃肠炎多见于儿童并累及其上消化道

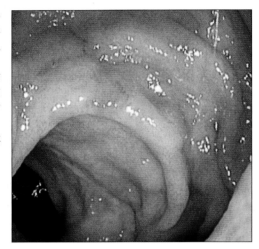
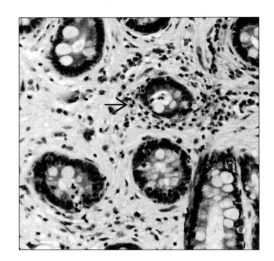

（左）放射损伤导致隐窝破坏、消失，损伤隐窝腔内有坏死碎片（空心箭头），隐窝内壁排列的上皮细胞减少，胞质呈嗜酸性。背景黏膜无炎症

（右）放射性结肠炎特点为隐窝结构变形，可出现凋亡细胞（黑箭头），深部隐窝区域有丝分裂象缺失提示放射对分裂的隐窝上皮有直接损伤。固有层炎症较轻

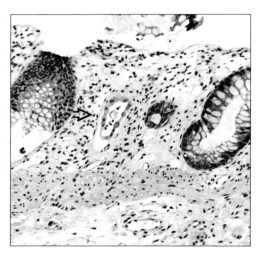
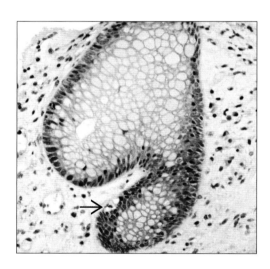

（左）该小肠标本来自一位接受盆腔放疗的子宫内膜癌患者，其肠段狭窄伴壁纤维化，可见黏膜出血（白箭头）

（右）该部位切片显现黏膜缺血性坏死伴假性息肉（空心箭头）。黏膜下层纤维化

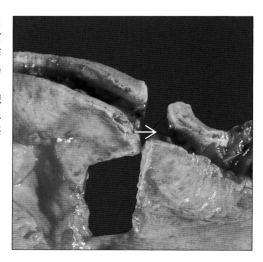
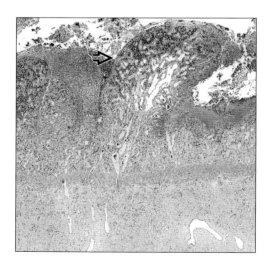

七、放射性小肠炎和结肠炎

显微镜下特征和鉴别诊断

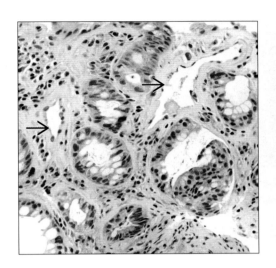
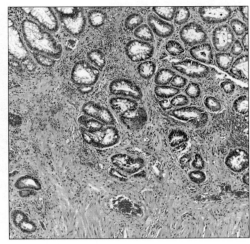

（左）慢性放射性结肠炎患者黏膜活检可见大量毛细血管扩张（黑箭头）。固有层玻璃样变，为强嗜酸性。隐窝结构破坏，上皮细胞核大小不一

（右）黏膜脱垂的特点为固有层纤维肌化及黏膜毛细血管扩张，与放射性结肠炎类似。然而无固有层玻璃样变及血管硬化

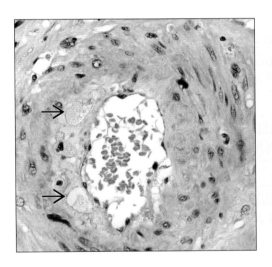
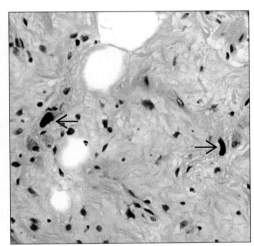

（左）放射损伤导致动脉增厚，内膜、中膜出现泡沫状巨细胞（黑箭头）

（右）增生的成纤维细胞可导致黏膜下层、浆膜下层纤维化。这些异型细胞表现为核增大、染色质深染（黑箭头），提示间叶细胞恶性变的可能。而放射相关黏膜改变及局灶性病变可排除恶变

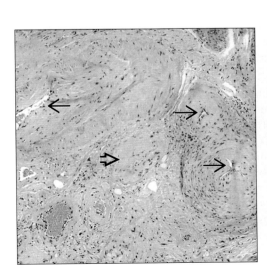
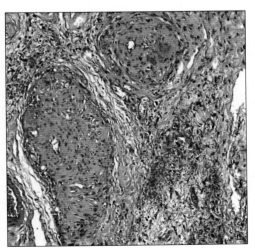

（左）慢性放射性结肠炎可见黏膜下层脂肪组织被致密的纤维组织代替，动脉完全闭塞（空心箭头）或存在裂缝样残余管腔（黑箭头）。该病理改变由血管内膜玻璃样变及黏液沉积导致

（右）特发性肠系膜静脉肌内膜增生时平滑肌增殖，引起肠系膜静脉阻塞。而动脉不受累，可与放射性肠炎相鉴别

八、假黑变病性肠炎

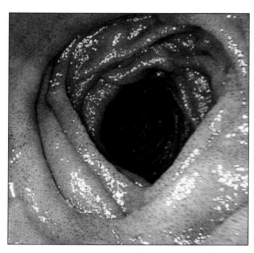

内镜显示十二指肠第二段黏膜上均匀分布的棕黑色斑点。正常黏膜无此表现

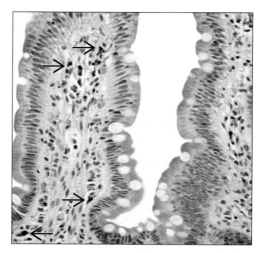

十二指肠绒毛固有层的巨噬细胞（黑箭头）包含细小的黑色素。该患者患有高血压并口服肼酞嗪

术　语

同义词
- 黑变病性肠炎，十二指肠假黑变病。

定义
- 假黑变病性肠炎：小肠黏膜斑点状的褐色或黑色色素沉着。
- 含铁血黄素：由红细胞溶解产生的包含铁蛋白的黄棕色水晶色素。

病因和发病机制

药物诱导
- 降压药
  - 色素：假黑色素。
  - 包含苯环的药物转化为黑色素类的化合物
    - 肼屈嗪，普萘洛尔，噻嗪类，呋塞米。
- 口服补铁剂
  - 色素：硫化亚铁。

局部或系统性的铁过载
- 色素：含铁血黄素
  - 遗传性血色素沉积症。
  - 上消化道出血。
  - 溶血性贫血。
  - 输红细胞。

临床概要

表现
- 内镜下偶见。

治疗
- 对药物诱导的结肠黑变病无须治疗。
- 治疗铁过载的原发病。

内镜表现

发病部位
- 十二指肠，第二段和球部。
- 小肠其他部位少见。

特征
- 多发的褐色或黑色斑点（0.5～2mm），均匀或不均匀地分布在受感染部位。
- 背景黏膜无明显异常。

组织病理学表现

组织学特征
- 十二指肠固有层巨噬细胞包含细小颗粒状的黑色素。

鉴别诊断

内镜和组织学鉴别诊断
- 含铁血黄素。
- 黑色素。
- 黑变病。
- 脂褐素。
- 硅沉着病。
- 钡。

参 考 文 献

1. de Magalhães Costa MH et al: Pseudomelanosis duodeni associated with chronic renal failure. World J Gastroenterol. 18(12):1414-6, 2012
2. Giusto D et al: Pseudomelanosis duodeni: associated with multiple clinical conditions and unpredictable iron stainability - a case series. Endoscopy. 40(2):165-7, 2008
3. Lee HH et al: Characteristics of melanosis duodeni: incorporation of endoscopy, pathology, and etiology. Endoscopy. 19(3):107-9, 1987

八、假黑变病性肠炎

关键点

术语
- 假黑变病性肠炎：小肠黏膜斑点状的褐色或黑色色素沉着。

病因
- 某些降压药。
- 口服铁剂。
- 遗传性血色素沉积症。
- 溶血。
- 输血。

临床表现
- 内镜下偶见。

内镜表现
- 十二指肠，第二段和球部。
- 多发的褐色或黑色斑点（0.5～2mm）。

组织病理学表现
- 细胞内色素颗粒
  - 具体依靠色素类型来定。

小肠和结肠的色素

色素	病因学	解剖位置	组织位置	细胞类型	颜色	质量	特殊染色
假黑色素	降压药	十二指肠	固有层	巨噬细胞	黑色	微小的颗粒状	Fontana-Masson染色，PAS染色
铁/含铁血黄素	口服铁剂，溶血，上消化道出血，局部损伤	消化道任何部位	固有层	巨噬细胞	黄褐色	粗糙的颗粒状	普鲁士蓝染色
铁/含铁血黄素	遗传性血色素沉积症	消化道任何部位，尤其是胃和十二指肠	黏膜	壁细胞，Brunner腺体，其他的消化道上皮细胞	暗褐色到黑色	微小的颗粒状	普鲁士蓝染色
黑色素	转移性的恶性黑色素瘤	消化道任何部位	取决于转移细胞的分布	肿瘤细胞	黑色	微小的颗粒状	Fontana-Masson染色
黑变病	蒽类泻药	末端回肠和结肠	固有层	巨噬细胞	灰到褐色	不规则团块	无应用
脂褐素	细胞分解产物，与吸收不良及维生素E缺乏（布朗肠道综合征）相关	小肠、结肠和胃	固有肌层（内镜下不明显）	平滑肌	黄色	微小的颗粒状	PAS染色，抗酸染色
硅沉着病	职业暴露	末端回肠	Peyer集合淋巴结	巨噬细胞	黑色	粉状的	无应用
钡	钡肠道造影	取决于钡造影部位	固有层	巨噬细胞	灰色	微小的颗粒状	无应用

病例图像展示

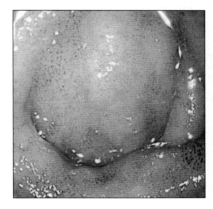
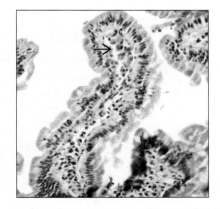
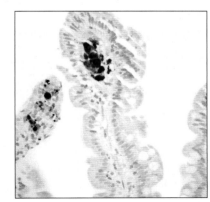

（左）这是一位口服铁剂治疗贫血的患者，图中可见其十二指肠黏膜不规则分布着棕色斑点

（中）同一患者的十二指肠绒毛尖可见一群包含黄褐色含铁血黄素的巨噬细胞（黑箭头）

（右）同一患者普鲁士蓝染色使细胞间铁色素更明显

九、结肠黑变病

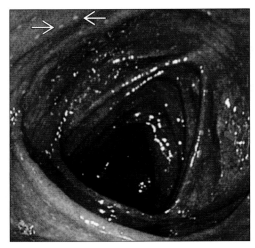

结肠黑变病表现为原本正常的结肠黏膜出现暗褐色的色素沉着。白箭头表示反应性的淋巴结节

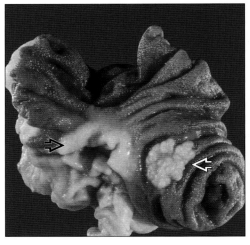

一位通过回肠切除手术摘除腺瘤（白空心箭头）的结肠黑变病患者。息肉和回盲瓣（黑空心箭头）表现为正常的黄褐色。背景的非肿瘤性黏膜是深褐色

术　语

同义词
● 假黑变病或结肠脂褐质沉积症。

定义
● 结肠黑变病：结肠固有层巨噬细胞内的棕色色素沉积。
● 黑化的蜡样色素：聚合糖脂、糖蛋白和黑色素形成结肠黑变病的色素沉着。

病因和发病机制

药物诱导
● 蒽醌类泻药
　○ 番泻叶和其他的植物苷类。

慢性肠炎
● 炎症性肠病。
● 憩室炎。
● 儿童期的慢性肉芽肿病。

机制
● 上皮细胞损伤导致凋亡和细胞分解产物融合成色素颗粒
　○ 色素由细胞碎片和药物成分组合而成。
● 色素聚集在固有层巨噬细胞内。

临床概要

临床表现
● 便秘。
● 腹泻
　○ 服用泻药可能导致"医源性腹泻"。
● 通过结肠镜偶然发现。

治疗
● 高纤维饮食治疗便秘。
● 腹泻患者停用泻药。

内镜表现

一般特征
● 可能内镜下表现不明显。
● 结肠黏膜呈黄褐色或暗褐色的色素沉着
　○ 盲肠和近端结肠比远端结肠更黑。
　○ 色素沉着黏膜上的白点反映了反应性的淋巴细胞聚集。
　○ 黏膜息肉缺少色素沉着。

组织病理学表现

组织学特征
● 固有层巨噬细胞厚实的褐色素沉着
　○ PAS-D 染色阳性，代表细胞分解产物。
　○ Fontana-Masson 染色阴性，因为色素不全是黑色素。
　○ 铁的普鲁士蓝染色阴性。
● 表面上皮细胞凋亡。
● 由于损伤组织中的巨噬细胞缺乏，息肉比非肿瘤性黏膜所包含的色素少。
● 色素可以出现在局部淋巴结中。

辅助检查

组织化学
● PAS-D 染色显示黑变病和假黑变病。
● Fontana-Masson 染色显示黑色素和假黑变病。
● 普鲁士蓝染色显示铁和含铁血黄素。

鉴别诊断

内镜鉴别诊断
● 肠道假黑变病
　○ 通常局限于十二指肠近端。
● 内镜下染色标记
　○ 黏膜染为蓝-黑色。
　○ 既往活检部位的不规则斑点。

九、结肠黑变病

关键点

术语
- 褐色色素在结肠黏膜固有层沉积。

病因
- 蒽醌类泻药。
- 慢性结肠炎。

内镜表现
- 结肠黏膜色素沉着，呈黄褐色至深褐色。

组织病理学表现
- 黏膜固有层的巨噬细胞内见棕色颗粒。

主要鉴别诊断
- 肠道假黑变病（含铁血黄素或铁）。
- 黑色素。
- 脂褐素。
- 硅沉着病。
- 钡剂。
- 内镜下染色标记。

- 转移性黑色素瘤
  - 棕黑色色素。
  - 多发点状、不规则分布。

组织学鉴别诊断

- 肠道假黑变病见于服用某些降压药者（如肼屈嗪、噻嗪类、呋塞米、普萘洛尔）
  - 黏膜固有层的巨噬细胞内可见棕黑色色素
    - PAS-D 及 Fontana-Masson 染色阳性。
  - 遗传性血色素沉积症或口服铁引起的含铁血黄素或铁沉积
    - 含铁血黄素呈金棕色，沉积在黏膜固有层的巨噬细胞内或胞外。
    - 普鲁氏蓝染色阳性。
- 转移性黑色素瘤
  - 肿瘤细胞或巨噬细胞内不规则的块状色素沉积。
  - Fontana-Masson 染色阳性。
- 脂褐素
  - 细胞崩解物产生的金色色素
    - 见于棕色肠综合征，一种发生在儿童时期的维生素 E 缺乏相关的吸收障碍。
  - PAS-D 和抗酸染色阳性。

- 硅沉着病
  - 环境中的碳末被吸入、咳出后吞下。
  - 呈粉末状黑色色素，聚集在回肠末段的 Payer 集合淋巴结。
- 钡剂
  - 见于行钡灌肠或小肠钡剂造影的患者。
  - 具有折光性的灰色颗粒，可见于肠壁任何位置的巨噬细胞内。
  - 可能与肉芽肿性炎症有关（"钡肉芽肿"）。
- 内镜下染色标记
  - 可见于结肠任何位置。
  - 细小的黑色色素，片状沉积于巨噬细胞内。

参考文献

1. Freeman HJ: "Melanosis" in the small and large intestine. World J Gastroenterol. 14(27):4296-9, 2008
2. Pearce CB et al: Colonic lymphoid hyperplasia in melanosis coli. Arch Pathol Lab Med. 125(8):1110-2, 2001
3. Pardi DS et al: Melanosis coli in inflammatory bowel disease. J Clin Gastroenterol. 26(3):167-70, 1998
4. Benavides SH et al: The pigment of melanosis coli: a lectin histochemical study. Gastrointest Endosc. 46(2):131-8,1997

病例图像展示

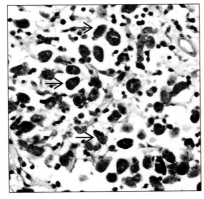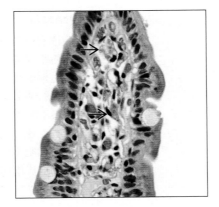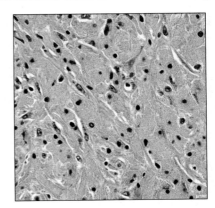

（左）结肠黑变病，棕黑色、球状色素沉积于黏膜固有层的巨噬细胞胞质内（黑箭头），应与其他色素相鉴别

（中）口服铁剂的患者行胃镜检查。十二指肠活检标本中，可见绒毛内细胞中呈金棕色的含铁血黄素（黑箭头），被称为"肠道假黑变病"

（右）结肠固有肌层内散在膨大的巨噬细胞，其内可见钡剂，呈具有轻微折光性的细小灰色颗粒状色素

第九节　感染性小肠炎及结肠炎 | 一、Whipple病（小肠脂肪营养不良）

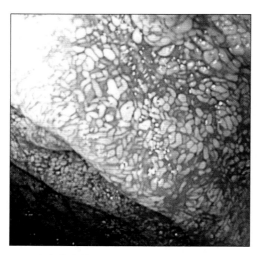

Whipple病患者内镜下可见明显异常，扩张的小肠绒毛使得十二指肠呈现出黄白色结节样外观（K.Vyas，MD. 惠赠）

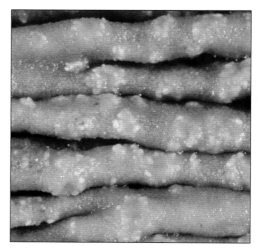

Whipple病患者的十二指肠黏膜表面可见无数黄白色结节样斑点（F.Mitros，MD. 惠赠 and A.Bellizzi，MD. 惠赠）

术　　语

定义
- Tropheryma whipplii引起的慢性系统性感染性疾病。

病因和发病机制

致病原
- Troheryma whipplii（Whipple菌）
  - 革兰氏阳性杆菌。
  - 吞噬细菌的巨噬细胞浸润黏膜层和淋巴结，导致淋巴管堵塞和吸收障碍。
  - 感染源和具体发病过程尚未明确。

潜在的免疫异常
- 尚无确切的免疫异常类型与之对应，但有学者提出巨噬细胞异常活化可能参与疾病发生。
- 可能与HLA-B27相关。

临床概要

流行病学
- 多见于中年白种男性。

临床表现
- 累及多脏器
  - 胃肠道
    - 吸收障碍。
    - 显著消瘦，甚至恶病质。
    - 水样腹泻或脂肪泻。
  - 淋巴结肿大（常为多发性）。
  - 关节痛。
  - 神经精神异常。
  - 心内膜炎，心包炎，心肌炎。
  - 发热。
  - 皮肤色素沉着。

实验室检查
- 红细胞沉降率增快。
- 粪便中脂肪增多。
- 贫血。
- 低蛋白血症。

治疗
- 长期抗生素治疗（1年以上）。

预后
- 患者一般对抗生素反应良好
  - 通常起始治疗后可迅速改善。
  - 需使用可透过血脑屏障的药物，以避免中枢神经系统复发。

内镜表现

黏膜病变具有异质性
- 75%患者呈白 - 黄色斑片样。
- 黏膜发黄、褪色。
- 球状绒毛和增厚的皱襞。
- 黏膜红斑，质脆。
- 结肠和阑尾偶见累及。

组织病理学表现

组织学特征
- 黏膜固有层和绒毛内大量巨噬细胞浸润
  - 胞质呈浅粉色，略呈泡沫状，含有微生物及被溶菌酶分解的微生物片段。
  - 肿胀的绒毛常含有脂肪滴或扩张的淋巴间隙。
  - 局限于黏膜下层的病例罕见。
- 与结肠相比，肉芽肿更多见于淋巴结和肝脏中。
- 中性粒细胞不同程度增加，无单核细胞浸润。
- 表层肠上皮细胞内空泡形成。

辅助检查

组织化学染色和免疫组织化学染色
- PAS-D染色强阳性。

一、Whipple病（小肠脂肪营养不良）

关键点

术语
- Whipple菌（Tropheryma whippelii）所致的感染。

临床概要
- 消瘦，腹泻，关节痛，神经精神症状。
- 关节痛。
- 多见于中年白种男性。
- 通常对抗生素反应良好。

内镜表现
- 白-黄色斑片样。

组织病理学表现
- 大量泡沫状巨噬细胞浸润黏膜固有层，PAS染色阳性。
- 不同程度的中性粒细胞浸润，脂肪滴。

辅助检查
- PCR法检测T.whipplei DNA。

- 免疫组织化学染色。

分子遗传学
- PCR法（聚合酶链反应）检测T.whipplei DNA。

鉴别诊断

内镜鉴别诊断
- 临床表现和实验室检查均无特异性，需与多种疾病鉴别
  - 引起吸收障碍的其他病因（如乳糜泻，胰腺功能不全，细菌过度繁殖，自身免疫性肠炎）。
  - 引起黏膜白斑的其他疾病（如软化斑）。

组织学鉴别诊断
- 鸟型分枝杆菌
  - 分枝杆菌染色（Ziel-Neelsen或Fite）、PAS-D染色。
  - 较Whipple菌相比，微生物更加细长。
- 组织胞浆菌病
  - 巨噬细胞内可见酵母相真菌。
  - GMS和PAS-D染色。
- 马红球菌
  - 革兰氏阳性球杆菌。
  - 巨噬细胞内含PAS-D染色阳性物质，较杆菌更短粗。
- 巨球蛋白血症
  - 巨噬细胞PAS-D染色弱阳性，胞内无杆菌。

参 考 文 献

1. Bai JC et al: Whipple's disease. Clin Gastroenterol Hepatol. 2(10):849-60, 2004
2. Hamrock D et al: Infection by Rhodococcus equi in a patient with AIDS: histological appearance mimicking Whipple's disease and Mycobacterium avium-intracellulare infection. J Clin Pathol. 52(1):68-71, 1999
3. von Herbay A et al: Histology of intestinal Whipple's disease revisited. A study of 48 patients. Virchows Arch.429(6):335-43, 1996
4. Relman DA et al: Identification of the uncultured bacillus of Whipple's disease. N Engl J Med. 327(5):293-301, 1992
5. Dobbins WO et al: Small bowel biopsy in malabsorptive states. In Norris HT et al: Pathology of the Colon,Small Intestine, and Anus. 2nd ed. New York: Churchill Livingstone. 137-87, 1991
6. Dobbins WO et al: Whipple's disease. Springfield: Charles C. Thomas Publisher Ltd., 1987

病例图像展示

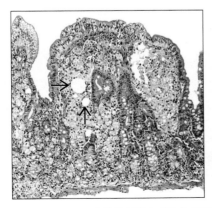 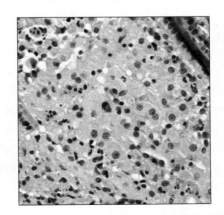 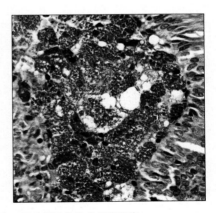

（左）Whipple病的特征性表现为大量巨噬细胞浸润十二指肠黏膜固有层，使得肠绒毛扩张。箭头所示为散在的脂肪滴

（中）泡沫状巨噬细胞，其胞质微嗜酸性，伴有中性粒细胞浸润，但无单核细胞浸润

（右）PAS-D染色显示巨噬细胞内含有短粗的杆菌及细菌片段，部分出现胞质空泡

二、分枝杆菌感染

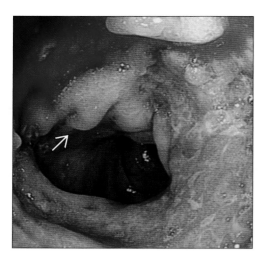

结核分枝杆菌感染患者行内镜检查发现回盲部病变。回盲瓣变窄，呈结节状（白箭头）。黏膜发红，可见小溃疡

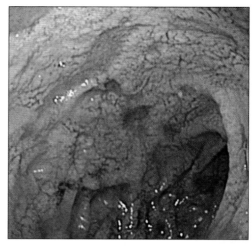

鸟结核分枝杆菌感染患者，小肠可见融合的黄白色结节，背景黏膜苍白，绒毛扩张（R.Gonzalez，MD.惠赠）

术　语

同义词

- 鸟胞内分枝杆菌病：鸟型分枝杆菌群。

病因和发病机制

结核杆菌感染

- 血行播散。
- 咽下含菌的痰。
- 经邻近淋巴结或其他组织直接播散。

鸟型分枝杆菌群

- 包括鸟分枝杆菌、胞内分枝杆菌和其他少见的非结核菌株。
- 多数患者经胃肠道感染，但部分患者为肺部感染灶播散
  - 全球分布。
  - 通常存在于土壤、灰尘和水中。
  - 可从多种家畜中分离。
- 胃肠道疾病患者多已播散，累及骨髓。

临床概要

流行病学

- 结核分枝杆菌
  - 在肺病高发的发展中国家中常见。
  - 发达国家中发病率回升
    - AIDS和移植患者。
    - 使用免疫抑制剂者。
    - 移民群体。
- 鸟型分枝杆菌群
  - 是从胃肠道分离的分枝杆菌中最常见的类型。
  - 胃肠道疾病通常发生于免疫功能低下患者。
  - 使用高活性抗反转录病毒治疗（HAART）前发病率高达30%。

- 最近数据显示该人群中发病率已降至5%以下。
  - 免疫功能正常人群可继发于肺部病变
    - 老年及慢性肺病患者。

临床表现

- 结核分枝杆菌
  - 早期胃肠道症状突出
    - 免疫功能正常人群中，仅不足25%的患者伴有肺部病变。
    - 免疫功能低下与疾病播散有关。
  - 消瘦。
  - 发热。
  - 腹痛。
  - 消化道出血。
  - 右下腹可触及包块。
  - 急腹症伴穿孔。
  - 腹泻伴吸收不良。
  - 上消化道病变的患者出现消化不良和胃出口梗阻（罕见）。
  - 直肠狭窄和肛裂可见于远端消化道受累的患者。
  - 腹水。
  - 免疫抑制治疗
    - 克罗恩病和其他免疫介导的疾病在接受肿瘤坏死因子（TNF）抑制剂治疗后可能出现病变播散。
- 鸟型分枝杆菌群
  - 发热。
  - 腹泻
    - 近端小肠病变者常出现吸收障碍。
  - 厌食。
  - 乏力。
  - 贫血和中性粒细胞减少提示骨髓受累。
  - 腹痛。

二、分枝杆菌感染

关键点

临床概要
- 胃肠道疾病通常发生在免疫功能低下患者。
- 症状：体重减轻，发热，厌食，腹泻。
- 治疗：至少6个月的治疗
  - 结核分枝杆菌普遍反应良好。
  - 鸟型分枝杆菌虽经多药治疗仍很少治愈。

内镜表现
- 结核分枝杆菌：回盲部疾病伴周围溃疡。
- 鸟型分枝杆菌群：细小的白色结节好发于小肠，特别是十二指肠。

组织病理学表现
- 结核分枝杆菌：上皮样肉芽肿伴中央坏死。

- 鸟型分枝杆菌：巨噬细胞内包含"麦捆"样菌体，致绒毛肿胀。

主要鉴别诊断
- 结核分枝杆菌
  - 克罗恩病：慢性改变更显著，非坏死性肉芽肿。
  - 耶尔森菌感染：产生化脓性肉芽肿。
  - 结节病：排他性诊断。
- 鸟型分枝杆菌群
  - Whipple病杆菌不耐酸，PAS-D染色阳性。
  - 马红球菌：革兰氏阳性细胞内寄生菌。
  - 真菌：大的，圆形或卵圆形，GMS染色可见。

实验室检查
- 血、尿、便和痰培养。
- PCR（诊断和菌株鉴定）。
- 腹水检查有助于检出结核杆菌
  - 蛋白含量高（血清腹水白蛋白梯度＜1.1g/dl）。

治疗
- 药物
  - 结核分枝杆菌
    - 至少6个月的抗结核治疗。
    - 耐药菌株逐渐增多。
  - 鸟型分枝杆菌群
    - 大环内酯类抗生素可作为HIV感染者的预防用药，但HAART治疗起效后应停用。
    - 2～3种药物联合，疗程至少达12个月（克拉霉素，红霉素，阿奇霉素，乙胺丁醇，利福布汀，左氧氟沙星）。
    - 长程治疗后产生耐药。
- 手术
  - 限于出现结核病并发症的患者。

预后
- 结核分枝杆菌
  - 对多药联合治疗通常反应良好。
  - 慢性感染的并发症包括狭窄、瘘、梗阻和穿孔。
- 鸟型分枝杆菌群
  - 多药联合治疗可降低菌血症发生率并延长生存期，但很少能根除感染
    - HAART疗法以前，诊断后的生存期很短（4个月）。
    - 近年来经严格管理，5年生存率已提高到50%以上。
  - 播散可引起严重消瘦、脑脓肿、贫血，并导致死亡。

内镜表现

结核分枝杆菌
- 回盲部最常受累，其次为升结肠、空肠和阑尾

- 食管和胃受累少见，但有详细描述的病例。
- 多灶性、跳跃性病变常见。
- 环周溃疡垂直于肠的长轴。
- 黏膜充血、质脆、水肿，呈鹅卵石样。
- 皱襞增厚伴炎性结节。
- 某些患者可触及肿大包块，由大的炎性肿块形成。

鸟型分枝杆菌群
- 小肠易受累
  - 约90%受累患者存在十二指肠病变。
  - 偶见结肠、胃和食管受累。
- 黏膜皱襞肥厚、苍白
  - 细小的白色或黄色结节。
  - 偶见小溃疡、结节和出血。
- 内镜检查可完全正常。

大体特征

一般特征
- 横向的、深部溃疡，伴有明显的纤维化或狭窄。
- 肠系膜淋巴结增大变厚。

组织病理学表现

组织学特征
- 结核分枝杆菌
  - 特点是上皮样肉芽肿伴中央（干酪样）坏死
    - 存在于肠壁各层，可融合。
    - 肉芽肿边缘通常包绕淋巴细胞。
    - 多核巨噬细胞常见。
  - 陈旧病变中肉芽肿纤维化伴钙化。
  - 黏膜改变呈多样性
    - 疾病活动时有中性粒细胞浸润和溃疡形成。
    - 呈慢性损伤的特点，包括淋巴浆细胞浸润和隐窝结构变形。
  - 抗酸染色可显示细菌

■ 免疫功能低下的患者含菌量大，而免疫功能正常患者中少见。

- 鸟型分枝杆菌群
  - ○ 巨噬细胞弥漫性浸润黏膜固有层，使得绒毛扩张
    - ■ 巨噬细胞内包含狭长、纤细、麦捆样的菌体。
    - ■ 可能出现形成不良的肉芽肿。
    - ■ 其他炎症细胞略有增加。
  - ○ 免疫功能正常的患者更易形成中心坏死的肉芽肿。
  - ○ 细菌耐酸，PAS-D染色阳性，且通常量多。

鉴别诊断

内镜鉴别诊断

- 结核分枝杆菌
  - ○ 克罗恩病亦好发于回盲部，可形成狭窄、瘘管和类似结核分枝杆菌感染的肉芽肿，在高发地区更是如此。
  - ○ 耶尔森菌感染的内镜下表现相似，但症状持续时间较短。
- 鸟型分枝杆菌群
  - ○ 与其他巨噬细胞增多性疾病，包括Whipple病难以区分。

组织学鉴别诊断

- 结核分枝杆菌
  - ○ 克罗恩病
    - ■ 通常呈线形溃疡和透壁性淋巴细胞聚集。
    - ■ 肉芽肿少见，中心坏死罕见或无。
    - ■ 早期数据提示CD73免疫组化可能有助于鉴别（结核分枝杆菌感染的肉芽肿周围的间质细胞染色）。
    - ■ 某些情况下需要培养。
  - ○ 其他肉芽肿性感染
    - ■ 耶尔森菌不耐酸，可用特殊染色法检测。肉芽肿为化脓性，而非坏死性。
    - ■ 真菌感染（组织胞浆菌病）的菌体为球形，GMS染色阳性。
    - ■ 鸟型分枝杆菌群感染可见大量的长丝状菌体，肉芽肿形成不良。
  - ○ 结节病的特点是非坏死性肉芽肿，特殊染色法和其他诊断实验显示菌体阴性。

鸟型分枝杆菌群

- ○ Whipple病杆菌不耐酸，但PAS-D染色阳性，菌体短粗、不规则，伴有脂肪滴和中性粒细胞。
- ○ 马红球菌为胞内球菌，革兰氏染色阳性，与杆菌相比，PAS-D染色时更似细颗粒。
- ○ 真菌体积大，常为圆形或卵圆形，GMS染色可见。

参 考 文 献

1. Kim YJ et al: Safety of resuming tumour necrosis factor inhibitors in patients who developed tuberculosis as a complication of previous TNF inhibitors. Rheumatology (Oxford). Epub ahead of print, 2014

2. Agaimy A et al: Tuberculous and non-tuberculous granulomatous lymphadenitis in patients receiving imatinib mesylate (glivec) for metastatic gastrointestinal stromal tumor. Case Rep Oncol. 6(1):134-42, 2013

3. Banerjee R et al: Granulomas of intestinal tuberculosis and Crohn's disease can be differentiated by CD73 cell surface marker expression: a pilot study. Dig Dis Sci. 58(8):2301-7,2013

4. Kasperbauer S et al: Management of extrapulmonary nontuberculous mycobacterial infections. Semin Respir Crit Care Med. 34(1):143-50, 2013

5. Bolukbas C et al: Clinical presentation of abdominal tuberculosis in HIV seronegative adults. BMC Gastroenterol. 5:21, 2005

6. Pulimood AB et al: Segmental colonoscopic biopsies in the differentiation of ileocolic tuberculosis from Crohn's disease. J Gastroenterol Hepatol. 20(5):688-96, 2005

7. Sun HY et al: Endoscopic appearance of GI mycobacteriosis caused by the Mycobacterium avium complex in a patient with AIDS: case report and review. Gastrointest Endosc.61(6):775-9, 2005

8. Hellyer TJ et al: Gastro-intestinal involvement in Mycobacterium avium-intracellulare infection of patients with HIV. J Infect. 26(1):55-66, 1993

9. Marshall JB: Tuberculosis of the gastrointestinal tract and peritoneum. Am J Gastroenterol. 88(7):989-99, 1993

10. Horsburgh CR Jr: Mycobacterium avium complex infection in the acquired immunodeficiency syndrome. N Engl J Med. 324(19):1332-8, 1991

二、分枝杆菌感染

分枝杆菌感染的特征

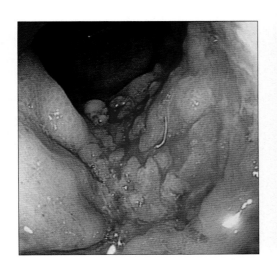
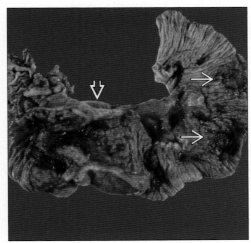

（左）结核分枝杆菌感染呈类似回肠克罗恩病的表现。结节状的完整黏膜间可见浅溃疡，类似克罗恩病的"鹅卵石"征

（右）另一位患者因回盲部结核分枝杆菌感染行肠段切除。白箭头所示回肠远端的几个深溃疡周边黏膜硬结。空心箭头所示回盲瓣的肠壁增厚，引起梗阻症状

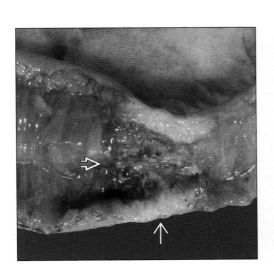
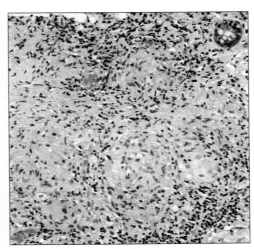

（左）这位患者因急腹症和腹腔游离气体，切除回肠末端。白箭头所示肠壁狭窄，近端肠管轻度扩张，空心箭头所示一个深溃疡穿透腹膜表面

（右）结核分枝杆菌感染的肉芽肿可累及肠壁各层，常互相融合。克罗恩病的肉芽肿通常单独分布在整个肠壁

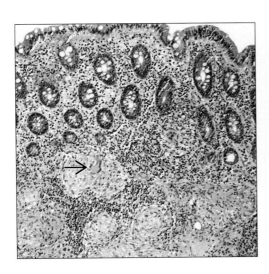
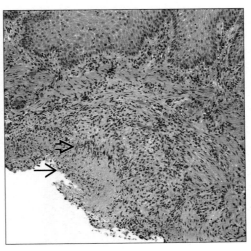

（左）该图为结核分枝杆菌感染的升结肠活检标本，含有融合性上皮样肉芽肿，周边密布炎性淋巴细胞。黑箭头所示为散在的与肉芽肿相关的多核巨细胞

（右）食管感染是胃肠道结核病的罕见表现。黑箭头所示为巨大的上皮样肉芽肿，伴中心坏死，空心箭头所示为栅栏样巨噬细胞，周边为淋巴细胞（P.Ferguson，MD.惠赠）

二、分枝杆菌感染

鸟型分枝杆菌群感染的特征

（左）该例显示了鸟型分枝杆菌感染十二指肠的典型病变。黏膜苍白、水肿，略呈结节状外观，绒毛结构消失，存在散在的红斑病灶（R.Gonzalez, MD. 惠赠）

（右）某些病例的内镜表现轻微或正常。该例黏膜皱襞正常，绒毛略有肿胀，反映了巨噬细胞聚集

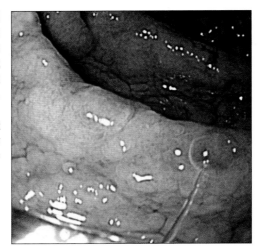
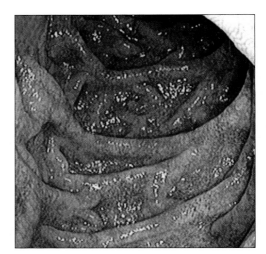

（左）鸟型分枝杆菌群感染引起弥漫性炎性浸润，其中富含巨噬细胞，引起绒毛扭曲并遍布隐窝上皮，浸润通过黏膜肌层延伸至黏膜下层

（右）某些患者，特别是免疫功能正常的个体，活检可见散在的上皮样肉芽肿，与结核分枝杆菌感染和克罗恩病类似。该例回肠活检显示了Payer集合淋巴结内肉芽肿形成

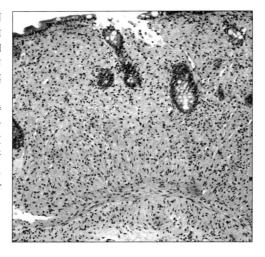
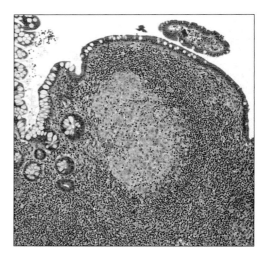

（左）该例为鸟型分枝杆菌感染患者，包含结核分枝杆菌的巨噬细胞引起十二指肠绒毛膨胀、扭曲。炎症背景较轻微，缺乏Whipple病的典型特征，如扩张的淋巴脉管和脂滴

（右）浸润细胞几乎均为巨噬细胞，具有颗粒性胞质，细胞核变淡。背景中可见少量散在的淋巴细胞和中性粒细胞

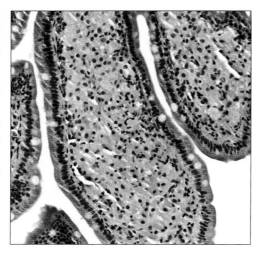
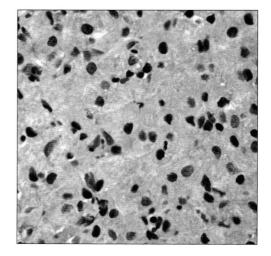

二、分枝杆菌感染

鉴别诊断

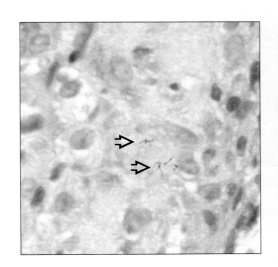
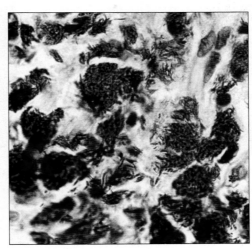

（左）一位结核分枝杆菌感染患者，空心箭头所示为Ziehl-Neelsen染色可见罕见的耐酸微生物

（右）相反，鸟型分枝杆菌群感染的患者中，抗酸染色显示的细菌与结核分枝杆菌相比，更加细长，堆叠于巨噬细胞中

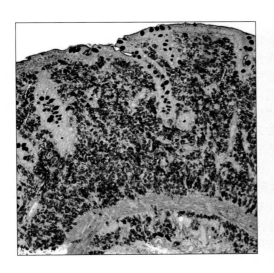
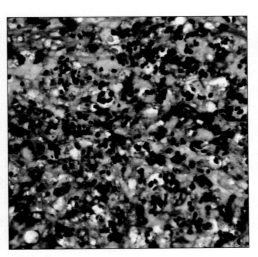

（左）鸟型分枝杆菌群也可被GMS染色，但形态特征不同于真菌。分枝杆菌细小，呈丝状外观

（右）组织胞浆菌病也可引起胃肠道黏膜中富含巨噬细胞的炎性浸润。虽然这些真菌也位于胞内，但形态迥异。GMS染色可见巨噬细胞内大的卵圆形微生物

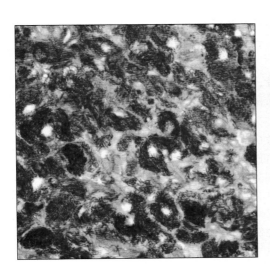
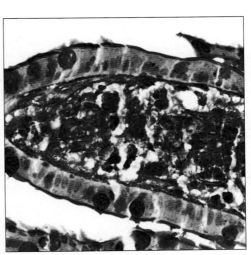

（左）非结核分枝杆菌PAS-D染色阳性。虽然可能与Whipple病相混淆，但细菌在几个方面存在差异。该艾滋病患者因腹泻接受结肠活检。大而纤细的分枝杆菌在扩张的巨噬细胞内呈"麦捆"样

（右）相反，Whipple菌大小不一，位于溶酶体内，在巨噬细胞内形成粗短、圆的包涵体

三、细菌性肠炎

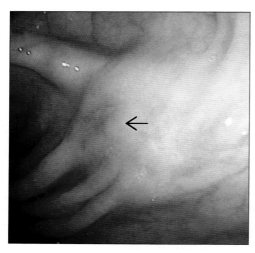

大多数情况下，急性感染性肠炎引起轻度镜下异常表现。该腹泻患者发现斑片状黏膜红斑和小灶出血（黑箭头）（F.Aduli，MD.惠赠）

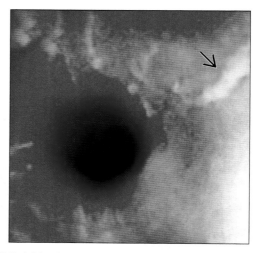

某些病例可出现更严重的镜下异常表现，特别是侵入性微生物感染时。耶尔森菌感染导致弥漫性红肿和线形溃疡（黑箭头），引起急性发作性腹泻

术　语

同义词

● 感染性腹泻。

病因和发病机制

环境暴露

● 暴露于污染的或没有煮熟或处理过的食物和水。
● 人-人传播也很常见。

风险因素

● 胃酸生产减少
　○ 正常胃酸可对摄入的食物灭菌。
● 海外旅游。
● 抗生素治疗。
　○ 改变了肠道正常菌群。
● 免疫功能低下。
● 肠动力异常。

常见病原体

● 志贺菌。
● 弧菌。
● 小肠结肠炎耶尔森菌和假结核耶尔森菌。
● 沙门菌（包括伤寒和非伤寒）。
● 产气单胞菌。
● 类志贺邻单胞菌。
● 产毒素、致病性和侵袭性大肠埃希菌。
● 弯曲杆菌。

临床概要

流行病学

● 发病率
　○ 在世界各地很常见；真正的发病率不详。

　○ 各年龄人群均可发病。

临床表现

● 因致病微生物而异
　○ 腹泻
　　■ 通常急性起病。
　　■ 常为大量水样腹泻，特别是产毒性细菌感染者。
　　■ 侵袭性细菌感染科引起含有血、黏液或白细胞的腹泻，通常量少。
　○ 恶心和呕吐。
　○ 食欲缺乏。
　○ 全身不适，头痛，肌痛，发热。
　○ 腹痛，痉挛，里急后重。

实验室检查

● 粪便微生物粪便培养是金标准
　○ 产量往往较低，因经验性抗生素治疗而阳性率下降。
● 粪便白细胞检测。
● 粪便乳铁蛋白测试。
● 分子测试
　○ 在粪便或结肠活检标本中的作用受限，因受引物影响，非致病性肠菌也可被扩增。

治疗

● 支持治疗，特别是水化。
● 必要时抗菌治疗。

预后

● 取决于致病菌和宿主的免疫状态
　○ 免疫力低下者或体弱患者可发生更严重的疾病及并发症。
● 大多数细菌感染可自愈。
● 并发症具有器官特异性
　○ 溶血尿毒症综合征（大肠埃希菌的某些菌株，沙门菌，志贺菌）。
　○ 反应性关节病（沙门菌，志贺菌，弯曲杆菌）。

三、细菌性肠炎

关键点

病因

- 暴露于污染的或没有煮熟或处理过的食物和水。
- 人-人传播也很普遍。

临床概要

- 急性腹泻
  - 常有大量水样腹泻，尤其是产毒素细菌感染时。
  - 侵袭性细菌感染引起含有血、黏液或白细胞的腹泻，通常量少。
- 粪便微生物培养是诊断的金标准
  - 价值往往较低，因经验性抗生素治疗而阳性率下降。

内镜表现

- 黏膜质脆、红斑和出血。
- 内镜所见可能正常。

组织病理学表现

- 急性感染性结肠炎
  - 固有层富含中性粒细胞浸润、隐窝炎、隐窝脓肿。
  - 隐窝结构存在。
- 化脓性肉芽肿提示感染。
- 持续感染引起结构异常
  - 考虑沙门菌，志贺菌，产气单胞菌，耶尔森菌。

主要鉴别诊断

- 慢性特发性炎症性肠病。
- 药物不良反应。
- 病毒或寄生虫感染。
- 缺血。
- 淋巴细胞性结肠炎。

- 炎症后肠易激综合征（大肠埃希菌，沙门菌，志贺菌，弯曲杆菌）。
- 任何重症肠炎可发展至穿孔和脓毒症。

内镜表现

一般特征

- 黏膜质脆、红斑和出血。
- 溃疡多形性，伴渗出物。
- 内镜所见可能正常。

组织病理学表现

组织学特征

- 急性感染性结肠炎（弯曲菌，气单胞菌，邻单胞菌，非伤寒沙门菌）
  - 固有层富含中性粒细胞浸润
    - 隐窝炎、隐窝脓肿。
    - 表层上皮损伤、糜烂、溃疡。
  - 可出现水肿、出血。
  - 隐窝结构存在。
- 肉芽肿性肠炎
  - 化脓性肉芽肿提示感染，特别是耶尔森菌。
  - 坏死性肉芽肿提示分枝杆菌感染。
- 其他
  - 黏蛋白肉芽肿不具有微生物特异性，但反映了腺体破坏
    - 包含泡沫状巨噬细胞和混合性炎症。
  - 持续感染引起结构异常
    - 考虑沙门菌，志贺菌，气单胞菌，耶尔森菌。
    - 右半结肠炎伴淋巴组织增生。

鉴别诊断

内镜鉴别诊断

- 慢性特发性炎症性肠病。
- 病毒或寄生虫感染。
- 药物不良反应。

- 缺血。

组织学鉴别诊断

- 病毒感染
  - 巨细胞病毒常会产生片状溃疡性病变，伴隐窝细胞凋亡和病毒包涵体。
  - 腺病毒不会引起严重的炎症反应。
- 寄生虫感染
  - 局部病变，多位于右半结肠。
  - 嗜酸性粒细胞增多性炎症，微脓肿。
  - 肉芽肿性炎症可能出现在血吸虫病；可以检测虫卵片段。
- 慢性特发性炎症性肠病
  - 可能很难或无法与持续性感染鉴别，特别是存在肉芽肿时。
  - 坏死或化脓性肉芽肿疑为感染。
  - 上下消化道同时受累提示炎症性肠病。
  - 培养和症状持续时间有助于鉴别。
- 药物不良反应
  - 嗜酸性粒细胞显著增多，上皮细胞凋亡。
  - 用药史是先决条件。
- 淋巴细胞性结肠炎
  - 细菌性结肠炎消退时可见上皮内淋巴细胞，但持续时间较短。

参 考 文 献

1. DuPont HL: New insights and directions in travelers' diarrhea. Gastroenterol Clin North Am. 35(2):337-53, viiiix,2006
2. Surawicz CM et al: Mucosal biopsy diagnosis of colitis:acute self-limited colitis and idiopathic inflammatory bowel disease. Gastroenterology. 107(3):755-63, 1994
3. Fang G et al: Enteric infections associated with exposure to animals or animal products. Infect Dis Clin North Am.5(3):681-701, 1991
4. Kumar NB et al: The histopathologic spectrum of acute self-limited colitis (acute infectious-type colitis). Am J Surg Pathol. 6(6):523-9, 1982

三、细菌性肠炎

显微镜下特征

（左）急性感染性结肠炎以中性粒细胞性隐窝炎和弥漫性固有层炎症为特征性表现，隐窝结构存在。白箭头所示为活检标本的隐窝上皮内中性粒细胞聚集，隐窝又长又直

（右）某些严重感染的结肠炎产生黏膜糜烂和溃疡。黑箭头所示为邻单胞菌感染引起的回结肠溃疡。固有层存在弥漫性炎症

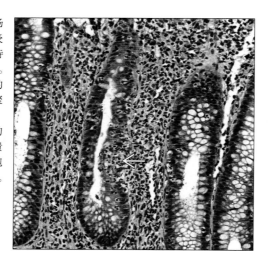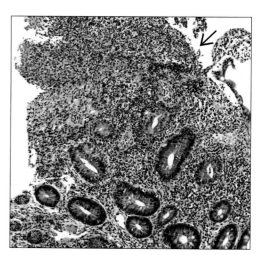

（左）感染性结肠炎通常会导致急性损伤。该活检取自弯曲杆菌感染患者，可见明显的浅表黏膜损伤，白箭头所示为隐窝脓肿

（右）持续的弯曲杆菌感染可引起与炎症性肠病类似的慢性改变。该例可见大量单核细胞浸润，隐窝结构改变、隐窝脓肿形成

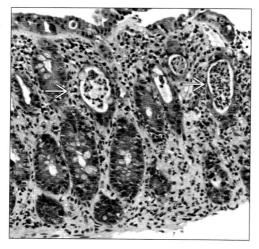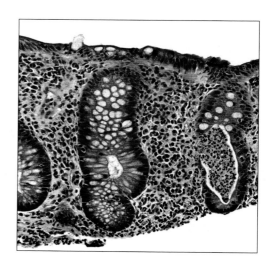

（左）某些细菌性肠炎可出现黏膜出血，呈现类似缺血性结肠炎的特征。该弯曲杆菌感染病例出现新鲜的固有层出血，但隐窝中不乏黏蛋白（From DP：Gastrointestinal）

（右）感染性结肠炎消退的过程中，中性粒细胞可能少见，而上皮内淋巴细胞和固有层慢性炎症更为突出。这些表现提示淋巴细胞结肠炎的可能性增高

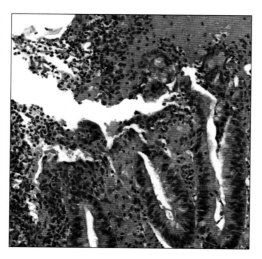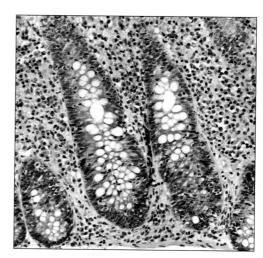

三、细菌性肠炎

内镜和显微镜下特征

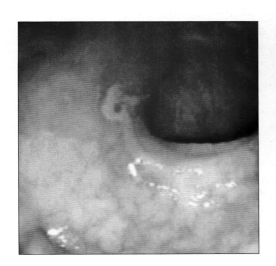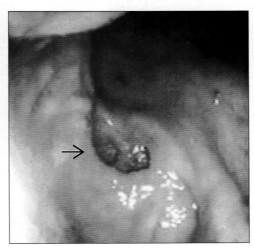

（左）该患者有急性发作的胃肠道症状，结肠镜检查发现黏膜弥漫性红斑和斑片状渗出。粪便培养显示存在耶尔森菌感染

（右）黑箭头所见为耶尔森菌感染导致的结肠深溃疡，特别是在近端结肠。该例也可见黏膜弥漫性红斑和肠壁僵硬，后者是淋巴组织增生和纤维化的结果

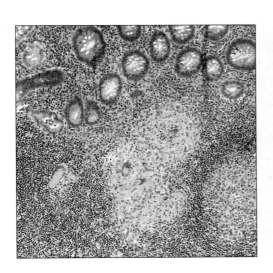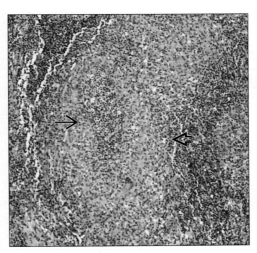

（左）耶尔森菌感染的典型特征是以右半结肠炎为突出表现，固有层深层和黏膜下层浅层可见密集的淋巴组织炎症。耶尔森菌可引起淋巴组织内上皮样肉芽肿形成，类似克罗恩病

（右）某些耶尔森菌感染可出现化脓性肉芽肿。黑箭头所示为中性粒细胞脓肿，空心箭头所示为围绕在周边的上皮样巨噬细胞

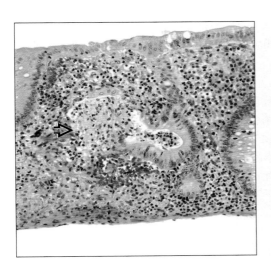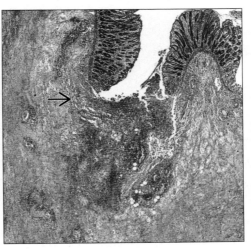

（左）任何类型的结肠炎的隐窝损伤，均可发展为黏蛋白肉芽肿，这常见于感染性结肠炎。此例志贺菌感染者，黏蛋白肉芽肿集中于受损的隐窝（空心箭头），包含混合性炎症（M.Bronner，MD.惠赠）

（右）该患者因沙门菌感染引起的严重出血而接受右半结肠切除术。散在的、边缘清楚的溃疡（黑箭头）深入黏膜下层，与严重的炎症纤维化有关

四、艰难梭菌相关性结肠炎

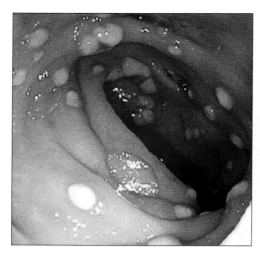

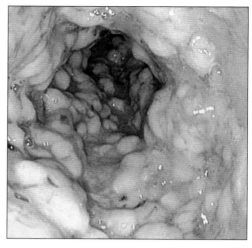

内镜下，艰难梭菌相关的假膜性结肠炎具有特征性外观：黄白色假膜不连续地附着在正常或发红的黏膜上

同一患者的病变更严重的结肠肠段，假膜相互融合。除去这些斑块后，可显露出下层的黏膜糜烂

术　语

同义词

● 假膜性肠炎。

定义

● 艰难梭菌所致的感染
　○ 革兰氏阳性杆菌。
　○ 最常见的医院肠道感染病原体。

病因和发病机制

强效产毒菌

● 产生毒素 A 和毒素 B，与结肠细胞结合后内化，导致细胞因子瀑布效应和显著的炎症反应。
● 正常肠道菌群的改变是感染的必需条件。

危险因素

● 近期有抗生素暴露（常为口服抗生素）。
● 老年患者。
● 严重合并症
　○ 特发性炎症性肠病
　　■ 在北美和欧洲的该病患者中，是最常见的致病菌。
　　■ 感染可类似或加重结肠炎发作。
　○ HIV 感染。
● 延长住院时间，特别是在重症监护病房。
● 留置鼻胃管。
● 抗酸药。

无症状携带者

● 很少发展为结肠炎，但是重要的感染源。
● 许多健康婴幼儿肠道菌群发育不良，存在艰难梭菌定植。
● 使用抗生素的住院患者中，定植率可达 10%～20%。

临床概要

临床表现

● 腹泻

　○ 轻至重度。
　○ 初为水样腹泻，可变为血性。
● 发热，白细胞增多。
● 腹痛。
● 症状可发生于终止抗生素治疗后数周。
● 并发症
　○ 中毒性巨结肠和肠梗阻
　　■ 暴发性疾病患者可出现急腹症。
　　■ 可出现或不出现腹泻。
　　■ 因穿孔风险可出现外科急症。
　○ 穿孔。
　○ 反应性关节炎。

治疗

● 如果可能，停止抗生素治疗。
● 抗生素
　○ 甲硝唑是首选药物。
　○ 特定情况下可选择口服万古霉素
　　■ 严重病变。
　　■ 甲硝唑耐药。
　　■ 患者不能耐受甲硝唑。
● 暴发性病例可能需要手术治疗。
● 益生菌和重建正常菌群（例如粪菌移植）的疗效尚待研究。

预后

● 高达 50% 的患者疾病复发。
● 艰难梭菌相关性肠炎的发病率和死亡率都在增加
　○ 超毒 BI/NAP1 菌株以高产毒性为特征。
　○ 抗生素耐药性也逐渐增高。
● 重症者死亡率约为 65%。

内镜表现

假膜

● 黄白色假膜

四、艰难梭菌相关性结肠炎

关键点

术语
- 最常见的院内胃肠道感染。

病因
- 通常与近期口服抗生素相关。
- 老年、衰弱、住院患者的发生风险增加。
- 并发症多见于炎症性肠病患者。
- 正常肠道菌群的改变是感染的必需条件。

临床概要
- 症状包括腹泻、发热、腹痛
  - 暴发性疾病患者可出现急腹症，不伴腹泻。
- 虽治疗成功，但复发常见。
- 发病率和死亡率增加。

大体特征
- 正常或发红的背景黏膜上，被覆黄白色渗出物或假膜。
- 分布：全结肠或斑片状病灶。
- 部分病例可累及小肠和阑尾。

组织病理学表现
- 膨胀的隐窝被覆薄弱的上皮。
- 隐窝间坏死。
- 表层或腺上皮细胞退化。
- 假膜性渗出包括中性粒细胞带，以及黏蛋白、纤维蛋白中的脱落上皮细胞
  - 内镜下或活检无假膜，不能排除艰难梭菌感染。

  - 刮掉后出血。
- 艰难梭菌感染并不总产生假膜
  - 非特异性黏膜红斑、质脆。

分布
- 全结肠可受累，但病变呈斑片状或节段性。
- 小肠和阑尾也可受累。
- 溃疡性结肠炎行回肠袋肛管吻合术后，回肠袋可受累。

组织病理学表现

组织学特征
- 膨胀、扩张的隐窝充满富含中性粒细胞的黏蛋白，被覆薄弱的上皮
  - 表层上皮细胞陷入腔内，可类似印戒细胞癌。
- 隐窝间坏死
  - 严重病变可引起全层黏膜坏死。
- 假膜性渗出
  - 纤维蛋白、黏蛋白和中性粒细胞呈层状堆积，似火山或蘑菇形外观。
- 早期或非特异性表现
  - 局灶隐窝炎，隐窝脓肿，无假膜。
- 晚期改变
  - 固有肌层斑片状坏死（中毒性巨结肠）或穿孔。

辅助检查

聚合酶链反应（PCR）
- 目前敏感性和特异性最高的辅助检查。

酶联免疫测定（EIA）
- 特异性好，敏感性有限。

鉴别诊断

内镜鉴别诊断
- 其他肠道感染导致的假膜（志贺菌，出血性大肠埃

希菌）。
- 缺血
  - 抗生素用药史有助于鉴别。
  - 节段性分布，病灶倾向于融合。

组织学鉴别诊断
- 其他感染
  - 培养，PCR，艰难梭菌EIA有助于鉴别。
- 缺血性结肠炎
  - 部分特征重叠。
  - 纤维蛋白沉积在固有层，非炎性"萎缩"的隐窝更似缺血。
  - 存在假膜更似艰难梭菌感染。
  - 辅助检查和病史有助于鉴别。
- 印戒细胞癌
  - 杯状细胞退化，与恶性肿瘤相似，但存在于隐窝和假膜中。
  - 缺乏结肠炎背景。

参考文献

1. Cohen SH et al: Clinical practice guidelines for Clostridium difficile infection in adults: 2010 update by the society for healthcare epidemiology of America (SHEA) and the infectious diseases society of America (IDSA). Infect Control Hosp Epidemiol. 31(5):431-55, 2010
2. Bartlett JG: Clostridium difficile-associated enteric disease. Curr Infect Dis Rep. 4(6):477-483, 2002
3. Kyne L et al: Clostridium difficile. Gastroenterol Clin North Am. 30(3):753-77, ix-x, 2001
4. Surawicz CM et al: Pseudomembranous colitis: causes and cures. Digestion. 60(2):91-100, 1999
5. Dignan CR et al: Can ischemic colitis be differentiated from C difficile colitis in biopsy specimens? Am J Surg Pathol. 21(6):706-10, 1997

四、艰难梭菌相关性结肠炎

大体特征和显微镜下特征

（左）该结肠切除标本取自暴发性假膜性结肠炎患者。右半结肠的红斑背景上，可见假膜散在分布（白箭头），而左半结肠可见融合性斑块和水肿

（右）该结肠切除标本取自一位老年急腹症患者，具有典型的假膜性结肠炎的改变。融合的黄斑覆盖在黏膜表面，底层黏膜质脆

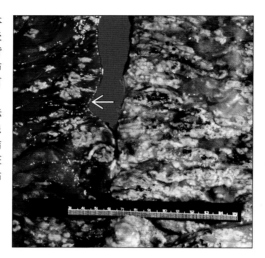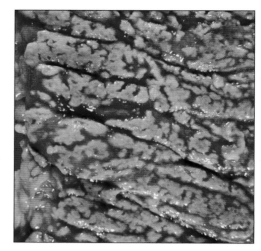

（左）胃镜下可见明显的假膜，由纤维蛋白、黏蛋白、炎症和剥脱的上皮细胞黏着在一起，形成层状的火山样或蘑菇状炎性斑块，覆盖在扩张的、被黏蛋白填充的结肠隐窝上

（右）该标本取自严重艰难梭菌相关性假膜性肠炎患者，可见扩张的腺体和黏附的假膜性渗出，固有肌层水肿伴片状坏死（黑箭头）

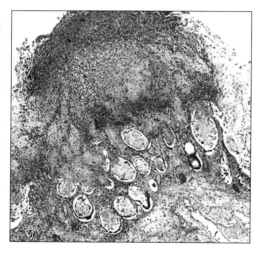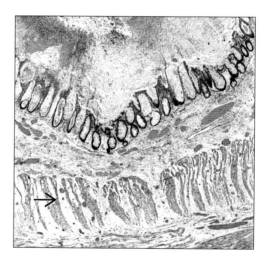

（左）假膜性结肠炎的渗出物呈现层状外观，由黏蛋白、纤维蛋白和炎症细胞组成。虽然假膜直接覆盖下的隐窝呈空泡样坏死（黑箭头），但邻近的结肠隐窝基本正常。随着疾病的进展，这些隐窝将逐渐受累

（右）结肠隐窝显著扩张，衬以脆弱的上皮，管腔中充满中性粒细胞和黏蛋白

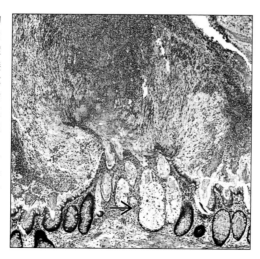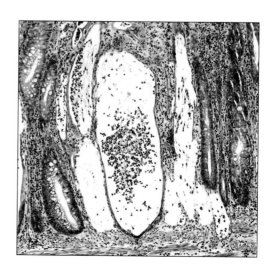

四、艰难梭菌相关性结肠炎

显微镜下特征

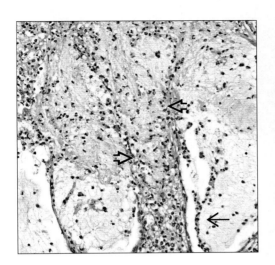
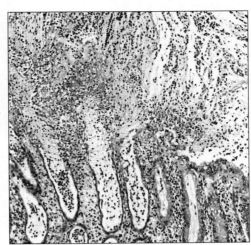

（左）在艰难梭菌相关的假膜性结肠炎中，经常可见隐窝间坏死（空心箭头）或相邻隐窝间的固有层坏死。黑箭头所示为中性粒细胞和脱落的上皮细胞线形排列，具有特征性，尤其是在疾病早期，是有用的诊断依据

（右）表层上皮细胞变性常见，扩张而衰退的结肠腺体形成了假膜性渗出物

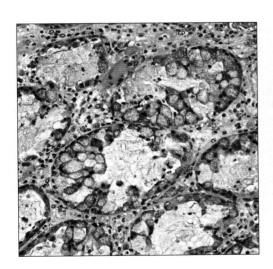
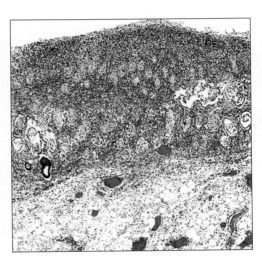

（左）变性、脱落的杯状细胞可类似于印戒细胞癌，但局限于隐窝腔内或假膜中。固有层不出现单个的浸润细胞。此时，如出现假膜性结肠炎的其他特征将有助于鉴别

（右）在这例暴发性艰难梭菌相关性假膜性结肠炎中，可见黏膜完全坏死和显著的黏膜下层水肿，固有肌层也有坏死

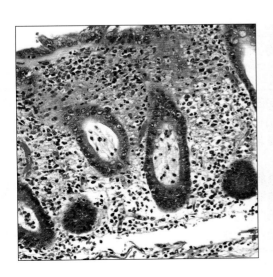
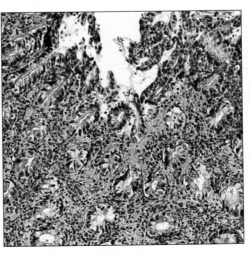

（左）某些艰难梭菌相关性结肠炎缺乏典型的假膜。该例中，围绕隐窝的上皮细胞丧失黏蛋白，管腔内含有黏蛋白和成堆的中性粒细胞。早期隐窝坏死可见。这些特征提供了诊断依据

（右）这例缺血性结肠炎表现出相似的隐窝改变，但固有层含有外渗的红细胞和纤维素。早期缺血的炎症表现并不突出

五、大肠埃希菌所致出血性肠炎

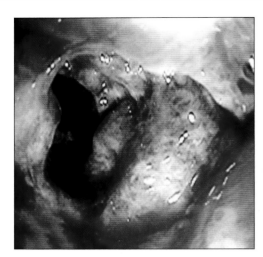 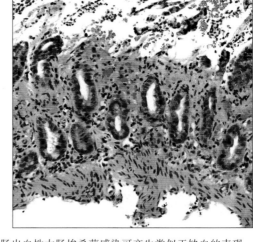

该患者临床表现为急性出血性腹泻，结肠炎呈节段性，黏膜质脆、水肿、有红斑，可见片状出血和渗出（R.Giannella，MD. 惠赠）

肠出血性大肠埃希菌感染可产生类似于缺血的表现，包括黏膜出血、固有层玻璃样变、隐窝萎缩、表层黏膜脱落

术　语

缩写

● 肠出血性大肠埃希菌（EHEC）。

同义词

● 大肠埃希菌 O157：H7。

定义

● 由革兰氏阴性大肠埃希菌肠出血性菌株引起的感染
  ○ 美国出血性腹泻患者大便中最常分离到的致病原
    ■ O157：H7菌株最常被检测到，但其他菌株也可致病。

病因和发病机制

食源性疾病

● 肉。
● 生产。
● 未经高温消毒的牛奶。
● 水。
● 常见于美国、加拿大、英国和欧洲，尤其是在气候寒冷地区。
● 可散发或大暴发。
● 人-人接触传播也是传染途径。

作用机制

● 细菌产生的毒素类似志贺菌。
● 微生物附着在结肠上皮细胞，但不侵入组织。

临床概要

临床表现

● 腹泻，通常带血
  ○ 水样、非出血性腹泻可先于出血性腹泻。
● 腹部绞痛，常严重。
● 恶心和呕吐。
● 发热很轻微或缺如。
● 粪便白细胞不常见（1/3的患者）。

● 与溶血尿毒症综合征和血栓性血小板减少性紫癜紧密相关，特别是儿童患者。

实验室检查

● 粪便培养
  ○ 需用山梨醇-麦康凯琼脂，将山梨醇阴性的肠出血性大肠埃希菌与其他大肠埃希菌菌株相鉴别。
  ○ 症状出现后2～4d阳性率最高。

治疗

● 支持治疗。
● 抗生素似乎增加并发症的风险。
● 手术用以解除肠梗阻或控制出血。

预后

● 大多数可在7～10d自行缓解。
● 儿童和老年患者出现重症疾病的风险增高。

内镜表现

一般特征

● 右半结肠最常受累，但病变可累及结肠各肠段。
● 严重的肠壁水肿可引起肠梗阻。
● 出血。
● 黏膜糜烂、溃疡或质脆
  ○ 分泌物（假膜）可不同程度存在。

组织病理学表现

组织学特征

● 缺血型损伤
  ○ 水肿显著。
  ○ 出血。
  ○ 急性炎症伴或不伴有假膜。
  ○ 隐窝萎缩。
  ○ 纤维蛋白沉积（玻璃样变）在固有层。
  ○ 小血管内微血栓。
  ○ 浅表黏膜坏死，隐窝不受累。

五、大肠埃希菌所致出血性肠炎

关键点

术语
- 由革兰氏阴性大肠埃希菌肠出血性菌株引起的感染
  - 最常见的菌株是O157：H7。
  - 美国出血性腹泻患者大便中最常分离到的致病原。

病因
- 通常因摄取被污染的食物感染。
- 细菌产生的毒素与志贺菌相似。

临床概要
- 血性腹泻，低热或无发热。
- 与溶血尿毒症综合征紧密相关。

内镜表现
- 右半结肠最常受累。

组织病理学表现
- 组织学特征与其他原因引起的缺血相似。

鉴别诊断

内镜鉴别诊断
- 其他感染性肠炎
  - 培养无助于鉴别。
- 缺血性结肠炎
  - 血管原因引起的缺血在右半结肠罕见。
  - 临床病史很关键
    - 年龄（感染更多见于年轻患者）。
    - 进食受污染的或未煮熟的食物。

组织学鉴别诊断
- 艰难梭菌相关的假膜性肠炎
  - 抗生素用药史和有明显假膜疑为艰难梭菌感染
    - 假膜中存在剥脱的上皮细胞是较典型的艰难梭菌感染的特征。
  - 固有层玻璃样变疑为肠出血性大肠埃希菌。
  - PCR检测艰难梭菌是一种有用的诊断工具。
- 产酸克雷伯菌相关的出血性肠炎
  - 也与抗生素使用相关。
  - 缺血型结肠炎无法与EHEC感染相区分。
  - 培养有助于同其他致病菌相鉴别。
- 缺血性结肠炎
  - EHEC感染与其他原因引起的缺血从组织学上可能无法区别。

参考文献

1. Högenauer C et al: Klebsiella oxytoca as a causative organism of antibiotic-associated hemorrhagic colitis. N Engl J Med. 355(23):2418-26, 2006
2. Welinder-Olsson C et al: Enterohemorrhagic Escherichia coli (EHEC). Scand J Infect Dis. 37(6-7):405-16, 2005
3. Tarr PI et al: Escherichia coli O157:H7. Gastroenterol Clin North Am. 30(3):735-51, 2001
4. Cobden I. Germs et al: coli O157 from ischemic colitis. Am J Gastroenterol. 93(7):1022-4, 1998
5. Su C et al: The immunohistological diagnosis of E. coli O157:H7 colitis: possible association with colonic ischemia. Am J Gastroenterol. 93(7):1055-9, 1998
6. Griffin PM et al: Escherichia coli O157:H7-associated colitis. A clinical and histological study of 11 cases. Gastroenterology. 99(1):142-9, 1990
7. Kelly J et al: The colonic pathology of Escherichia coli O157:H7 infection. Am J Surg Pathol. 14(1):87-92, 1990

病例图像展示

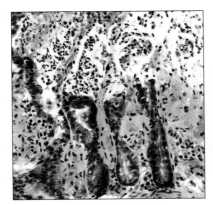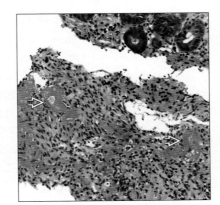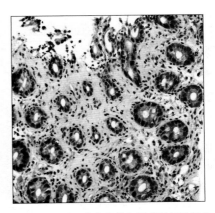

（左）肠出血性大肠埃希菌导致的黏膜坏死主要累及上层黏膜，而深层隐窝不受累。同时存在炎症活动、隐窝萎缩和固有层纤维蛋白沉积

（中）空心箭头所示为黏膜和黏膜下层的毛细血管内的纤维蛋白栓，是有用的诊断依据

（右）该肠出血性大肠埃希菌感染病例，出现明显的固有层玻璃样变和隐窝萎缩，与其他原因导致的缺血非常相似

六、螺旋体病

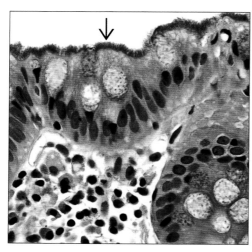

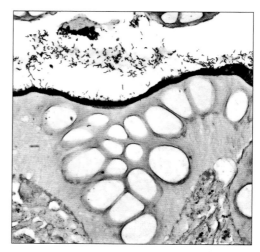

该艾滋病患者的结肠活检中，肠腔表面可见明显的由暗紫色螺旋体组成的绒毛样条带（黑箭头）

Warthin-Starry嗜银染色标记了肠腔表面附着的厚厚的黑色微生物条带。注意脱落的细菌呈现独特的螺旋状或螺丝状

术 语

定义

- 由一组异质性非侵袭性细菌引起的感染
  - 多数感染由aalborgi短螺旋体和pilosicoli短螺旋体引起
    - 患者可感染一种或两种菌。

病因和发病机制

临床背景

- HIV感染者/艾滋病患者
  - 最多见的临床关联。
  - 临床重要性存在分歧。
  - 常伴其他感染，临床情况复杂。
- 偶见于憩室病或慢性特发性炎症性肠病患者。
- 免疫功能正常者中与增生性息肉和腺瘤相关
  - 相关性不明确，可能是偶然联系。
- 健康儿童
  - 儿科患者的临床意义不明。

临床概要

流行病学

- 西方国家患病率为2% ～ 16%
  - 最常见于HIV感染/艾滋病患者
    - 男性居多。
  - 发展中国家发病率增高。

临床表现

- 腹泻
  - 通常为慢性。
  - 伴随直肠出血或排泄。
- 腹痛。
- 很多患者无症状。

治疗

- 很多患者抗菌和止泻治疗有效。

预后

- 研究结果不一致
  - 某些研究中治疗无效。
  - 其他研究中抗生素治疗后症状明显改善。

内镜表现

一般特点

- 内镜检查几乎总是正常的。
- 局灶性糜烂、水肿、红斑罕有报道。

组织病理学表现

组织学特征

- 绒毛状、须状嗜碱性菌层
  - 在上皮细胞的肠腔面。
  - 可呈局灶性或片状。
- 可涉及全胃肠道，包括阑尾
  - 可多灶同时受累。
- 高倍镜下螺旋体可呈螺丝状或螺旋状
  - 微生物嗜银染色阳性（Warthin-Starry，Dieterle，Steiner）。
  - 阿尔新蓝（pH 2.5）和PAS染色阳性。
  - 革兰氏染色法不着色。
- 螺旋体不侵入组织，但持续附着于肠腔表面。
- 通常不伴有炎性浸润，但存在隐窝炎。

鉴别诊断

内镜鉴别诊断

- 正常结肠
  - 即使内镜检查正常，仍需活检。

组织学鉴别诊断

- 突出的糖萼
  - 位于结肠表层上皮的肠腔面。
  - 糖萼银染着色不应过深。

六、螺旋体病

关键点

临床概要
- HIV感染者/艾滋病患者中最常累及结肠黏膜。
- 最常见的症状是腹泻，但螺旋体是否真正引发症状尚不明确。
- 抗菌和止泻治疗
  - 研究结果矛盾：某些研究中治疗无获益，其他研究中治疗可显著改善症状。

大体特征
- 结肠镜检查通常完全正常。

组织病理学表现
- 绒毛状、丝状嗜碱性菌体层位于结肠上皮细胞的肠腔面。
- 微生物嗜银染色阳性（Warthin-Starry，Dieterle，Steiner）。
- 通常不伴炎性浸润。

- 肠出血性大肠埃希菌
  - 革兰氏染色法着色（革兰氏阴性）。
  - 缺乏螺旋状外观。

诊断要点

临床相关的病理学特点
- 通常无明显内镜表现
  - 免疫缺陷患者虽内镜表现正常，也应取活检。
- 免疫功能正常患者中罕见，但也可发生。
- 虽然螺旋体的临床意义尚有争论，但某些患者治疗后可获得症状改善。

参考文献

1. Calderaro A et al: Intestinal spirochaetosis associated with hyperplastic and adenomatous colonic polyps. Pathol Res Pract. 208(3):177-80, 2012
2. Esteve M et al: Intestinal spirochetosis and chronic watery diarrhea: clinical and histological response to treatment and long-term follow up. J Gastroenterol Hepatol.21(8):1326-33, 2006
3. Koteish A et al: Colonic spirochetosis in children and adults. Am J Clin Pathol. 120(6):828-32, 2003
4. Körner M et al: Clinical significance of human intestinal spirochetosis--a morphologic approach. Infection. 31(5):341-9, 2003
5. Peghini PL et al: Improvement of chronic diarrhea after treatment for intestinal spirochetosis. Dig Dis Sci.45(5):1006-10, 2000
6. Surawicz CM et al: Intestinal spirochetosis in homosexual men. Am J Med. 82(3 Spec No):587-92, 1987
7. Rodgers FG et al: Proposed pathogenic mechanism for the diarrhea associated with human intestinal spirochetes. Am J Clin Pathol. 86(5):679-82, 1986
8. Nielsen RH et al: Colorectal spirochetosis: clinical significance of the infestation. Gastroenterology.85(1):62-7, 1983

病例图像展示

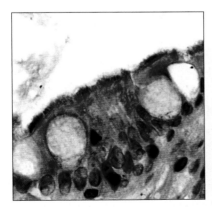 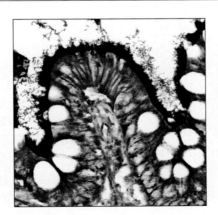 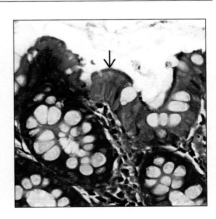

（左）HE染色上可见穗状细菌，与突出的糖萼相似。如图所示，通常不伴炎症反应
（中）嗜银染色将黏附的微生物染成黑色，显示出独特的螺丝状或螺旋状形态
（右）黑箭头所示为革兰氏染色下不被染色的螺旋体，有助于与聚集性黏附性大肠埃希菌相鉴别

七、软化斑

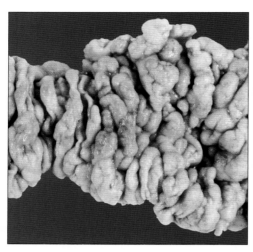

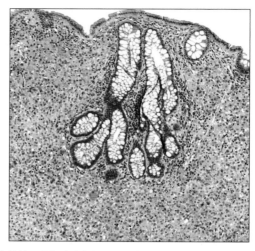

该例存在潜在免疫缺陷的患者进行了结肠切除术。结肠布满融合性黄白色斑块（J.Greenson，MD.惠赠）

大量的巨噬细胞炎性浸润整个结肠壁全层，破坏了正常的隐窝结构。残存的隐窝呈分支状而且不规则（J.Greenson，MD.惠赠）

术　语

同义词

- 软化斑。

定义

- 可能继发于巨噬细胞缺陷的炎症疾病。
- 源自希腊语，意为"软斑块"。
- 可发生于多个器官，包括肺、泌尿生殖道、骨、肾上腺、脑
  - 大多数病例累及泌尿生殖道，特别是膀胱。

病因和发病机制

尚不明确

- 巨噬细胞显然无法处理胞内细菌
  - 患者的巨噬细胞溶酶体内发现有微生物和部分降解的细菌。
  - 巨噬细胞内的环磷酸鸟苷降低，抗菌活性降低。
- 几种不同的细菌可能参与发病
  - 大肠埃希菌。
  - 肺炎克雷伯菌。
  - 耶尔森菌。

潜在风险因素

- 直结肠腺癌或其他恶性肿瘤。
- 免疫功能低下/免疫缺陷
  - 原发性免疫缺陷。
  - HIV 感染/艾滋病。
  - 类固醇。
  - 化疗。
  - 慢性感染。
  - 糖尿病。
  - 肾移植。

临床概要

临床表现

- 腹泻。

- 腹痛。
- 体重减轻。
- 发热。
- 便血。
- 狭窄、梗阻和瘘管罕见报道。

治疗

- 抗生素经验性治疗。
- 支持治疗。
- 腺癌切除或治疗且他的潜在疾病。

预后

- 疾病慢性化、病程迁延。
- 取决于潜在病变。
- 潜在疾病治愈或终止免疫抑制药物治疗后，许多患者可获改善。

内镜表现

病变

- 黄白色斑块
  - 无蒂或有蒂息肉样。
  - 有时呈溃疡性。
  - 病变可呈弥漫性、节段性或局灶性。
- 直肠远端病变可出现可触及的病灶。

分布

- 可能累及胃肠道的任何节段
  - 远端左半结肠最常受累。
  - 全结肠受累罕见，通常发生于严重免疫功能低下患者。
  - 肛门受累最少见。
- 也可累及肠系膜淋巴结。

组织病理学表现

组织学特征

- 大量巨噬细胞浸润
  - 胞质嗜酸性。

七、软化斑

关键点

术语
- 继发于巨噬细胞缺陷的罕见的炎性疾病。

病因
- 患者可能有潜在的结直肠癌或其他免疫缺陷。
- 几种不同的细菌可能与疾病有关。

临床概要
- 腹泻，腹痛，消瘦。

内镜表现
- 黄白色斑块或结节。
- 可能累及胃肠道的任何节段。

组织病理学表现
- 具有嗜酸性胞质的组织细胞大量浸润，Michaelis-Gutmann 小体。

○ 伴有浆细胞、淋巴细胞、粒细胞。
- 软斑病小体（Michaelis-Gutmann 小体）
  ○ 吞噬体残留物矿化（钙化球）
    ■ 存在于巨噬细胞中。
    ■ 大小不一。
    ■ 可出现清晰的中心（靶样）。
    ■ 分层明显。
    ■ Von Kossa 染色法、铁染色和 PAS-D 染色阳性。
- 针对微生物的特殊染色法几乎总是阴性。

鉴别诊断

内镜鉴别诊断

- Whipple 病
  ○ 也产生黄白色斑块。
  ○ 与结肠相比，更常累及小肠。

组织学鉴别诊断

- Whipple 病
  ○ 缺乏 Michaelis-Gutmann 小体。
  ○ 固有层软化斑缺乏脂肪滴。
  ○ Whipple 杆菌可以通过 PCR 鉴定。
- 马红球菌
  ○ 缺乏 Michaelis-Gutmann 小体。
  ○ 马红球菌感染的巨噬细胞中可包含 PAS 染色阳性、

革兰氏阳性球杆菌。
  ○ 马红球菌可以通过微生物培养鉴定。
- 鸟胞内分枝杆菌感染
  ○ 缺乏 Michaelis-Gutmann 小体。
  ○ 分枝杆菌具有抗酸性。
- 组织胞浆菌感染
  ○ 缺乏 Michaelis-Gutmann 小体。
  ○ 真菌可通过 GMS 染色法检测。

参 考 文 献

1. Pillay K et al: Malakoplakia in association with colorectal carcinoma: a series of four cases. Pathology. 34(4):332-5,2002
2. McClure J: Malakoplakia of the gastrointestinal tract. Postgrad Med J. 57(664):95-103, 1981
3. Nakabayashi H et al: Malakoplakia of the stomach. Report of a case and review of the literature. Arch Pathol Lab Med.102(3):136-9, 1978
4. Abdou NI et al: Malakoplakia: evidence for monocyte lysosomal abnormality correctable by cholinergic agonist in vitro and in vivo. N Engl J Med. 297(26):1413-9, 1977
5. Joyeuse R et al: Malakoplakia of the colon and rectum:report of a case and review of the literature. Surgery.81(2):189-92, 1977
6. Lou TY et al: Malakoplakia: pathogenesis and ultrastructural morphogenesis. A problem of altered macrophage (phagolysosomal) response. Hum Pathol.5(2):191-207, 1974

病例图像展示

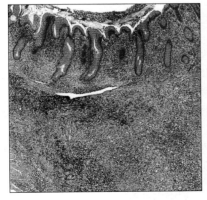 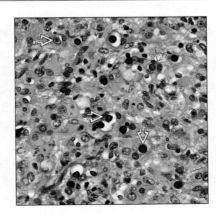 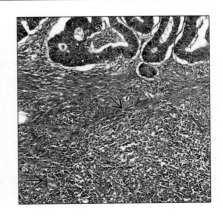

（左）软化斑累及阑尾，炎性浸润富含巨噬细胞，自固有层穿越肠壁

（中）巨噬细胞内存在大量的 Michaelis-Gutmann 小体（空心箭头），部分呈靶形外观。背景中可见散在的淋巴细胞和嗜酸性粒细胞

（右）在侵袭性结肠腺癌之下，可见大量的巨噬细胞浸润形成软化斑（黑箭头）的典型表现

八、梅毒

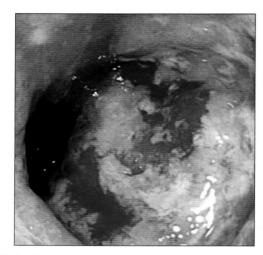 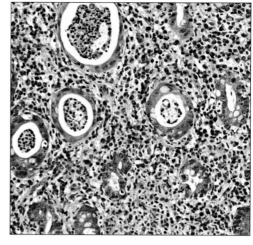

梅毒感染导致的严重的溃疡性直肠炎。直肠远端变硬，黏膜表面有出血和渗出物（C.Arnold，MD. 惠赠 & E Montgomery，MD. 惠赠）

梅毒性直肠炎的特点是固有层有密集的淋巴浆细胞浸润。可见散在的隐窝脓肿，与隐窝上皮内有中性粒细胞浸润有关

术　语

定义
- 梅毒螺旋体引起的感染。

病因和发病机制

风险因素
- 男同性恋者的感染风险特别高。

临床概要

临床表现
- 消化道感染可能被漏诊
  - 临床诊断困难。
  - 多样的和非特异性的临床和病理表现。
- 肛门直肠受累
  - 疼痛（常于排便时出现）。
  - 其他表现：里急后重、出血、肛门排泄物（黏液性或血性）。
- 上消化道受累
  - 上消化道出血、恶心、发热、不适、上腹疼痛、早饱、厌食。

实验室检查
- 血清学：快速血浆反应素试验（RPR），性病研究实验室试验（VDRL），荧光梅毒螺旋体抗体吸收试验（FTA-ABS）。

治疗
- 抗生素治疗。

预后
- 经适当的抗生素治疗，患者通常可获得改善。

内镜表现

发病部位
- 肛门直肠和胃是消化道最常受累的部位。

- 腹股沟淋巴结肿大常伴随着肛门直肠疾病。

肛门直肠
- 溃疡
  - 通常为单发的小溃疡（＜1cm）。
  - 最常见于肛门直肠，但可累及结肠的任何节段。
- 黏膜质脆。
- 占位性病变
  - 肛门下痔为硬结、质软，可延伸达2cm。
  - 扁平湿疣是隆起性、潮湿、平滑的疣，伴有黏液性分泌物。

胃
- 溃疡和糜烂
  - 可为多发性，较大。
  - 边缘隆起和实质纤维化，类似恶性肿瘤。
- 胃皱襞增厚。

组织病理学表现

组织学特征
- 大量浆细胞浸润，伴有淋巴细胞和巨噬细胞
  - 所有病例中，浆细胞增加均不明显。
- 活动性炎症（中性粒细胞隐窝炎、隐窝脓肿）。
- 溃疡和糜烂。
- 突出的毛细血管内皮细胞增生（增生性动脉内膜炎）。
- 肉芽肿和纤维化偶尔存在。
- 可有显著的淋巴聚集。
- 梅毒性直肠炎的慢性炎症一般与活动性炎症和隐窝变形不相称
  - 结构变形和帕内特细胞化生可能类似慢性特发性炎症性肠病的改变。

辅助检查

特殊染色和免疫组化
- 嗜银染色（Steiner，Dieterle，Warthin-Starry）。

八、梅毒

关键点

术语
● 梅毒螺旋体所致的感染。

病因
● 最常见于男同性恋者。

内镜表现
● 肛门直肠和胃是消化道最常见的受累部位。
● 溃疡是最常见的内镜表现。

组织病理学表现
● 大量浆细胞浸润，伴有淋巴细胞和巨噬细胞。
● 慢性炎症一般与结肠的活动性炎症和隐窝变形不相称。

辅助检查
● 免疫组化检测梅毒螺旋体；然而，可检测到的微生物可能非常少。

● 免疫组化检测梅毒螺旋体。
● 微生物可能非常少，因此染色阴性不能排除诊断。

鉴别诊断

内镜鉴别诊断
● 梅毒疳：肛裂和瘘管。
● 梅毒性直肠炎
　○ 其他性传播直肠炎，如性病性淋巴肉芽肿、淋病。
　○ 慢性特发性炎症性肠病。
● 梅毒相关性肛门直肠占位性病变可类似恶性肿瘤或尖锐湿疣。
● 梅毒性胃炎类似恶性肿瘤或幽门螺杆菌相关性胃炎。

组织学鉴别诊断
● 肛门直肠受累
　○ 慢性特发性炎症性肠病
　　■ 隐窝变形更严重。
　　■ 相对于慢性炎，炎症活动性更高（中性粒细胞）。

　○ 其他性传播直肠炎（如性病性淋巴肉芽肿、淋病）
　　■ 免疫组织化学、血清学和分子学通常可明确诊断。
● 胃梅毒
　○ 幽门螺杆菌感染也引发浆细胞丰富的炎症。
　○ 应使用免疫组化来区分，因两者均可被银染。

参 考 文 献

1. Arnold CA et al: Syphilitic and lymphogranuloma venereum (LGV) proctocolitis: clues to a frequently missed diagnosis. Am J Surg Pathol. 37(1):38-46, 2013
2. Long BW et al: Gastric syphilis: endoscopic and histological features mimicking lymphoma. Am J Gastroenterol. 90(9):1504-7, 1995
3. Fyfe B et al: Gastric syphilis. Primary diagnosis by gastric biopsy: report of four cases. Arch Pathol Lab Med.117(8):820-3, 1993
4. Wexner SD. Sexually transmitted diseases of the colon et al: The challenge of the nineties. Dis Colon Rectum.33(12):1048-62, 1990

病例图像展示

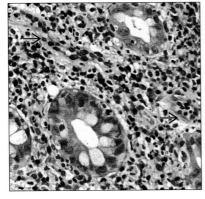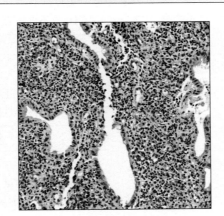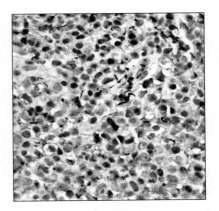

（左）梅毒感染常出现突出的内皮细胞，伴有血管周围炎。炎症细胞浸润由活化的内皮细胞围绕成的毛细血管（黑箭头）

（中）某些梅毒性直肠炎表现出隐窝结构扭曲、帕内特细胞化生，类似慢性特发性炎症性肠病

（右）免疫组化检测梅毒螺旋体，显示出固有层大量的螺旋状微生物

九、腺病毒性胃肠炎

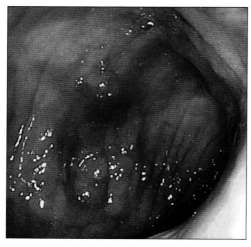

全结肠弥漫性黏膜水肿出现在该骨髓移植并感染腺病毒的患者。许多患者内镜检查是正常的

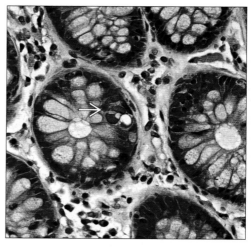

一位 AIDS 患者结肠活检标本显示隐窝上皮内的若干深色、圆形至新月形包涵体（白箭头）。包涵体充满细胞核，但细胞不增大

术　　语

定义

● 感染肠道腺病毒
  ○ 血清型40和41型，目前被分为F亚群，为肠道腺病毒。

病因和发病机制

危险因素

● 儿童腹泻的主要原因。
● 免疫功能低下
  ○ AIDS患者。
  ○ 骨髓及实体器官移植受者，尤其是儿童患者。
  ○ 严重的联合免疫缺陷。

临床概要

流行病学

● 发病率
  ○ 据报道在发达国家中，该病占据小儿急性胃肠炎的 4% ～ 10%
    ■ 在发展中国家发病率较低。
    ■ 常与多种肠道病毒同时感染。

年龄

  ○ 常见于＜2岁的儿童。

临床表现

● 院内腹泻的重要原因。
● 长潜伏期（8 ～ 10d）。
● 症状
  ○ 腹泻
    ■ 常为长期（长达2周）。
    ■ 很少为黏液或血性便。
  ○ 发热。
  ○ 恶心和呕吐。
  ○ 可伴有呼吸道症状。
  ○ 右上腹疼痛
    ■ 病毒性阑尾炎最常见的原因之一。
    ■ 与肠套叠有关。
  ○ 无季节特异性。

实验室检查

● 粪便检查包括PCR、ELISA、病毒培养及电镜检查。

治疗

● 无特异的抗病毒治疗。
● 以防止脱水、电解质紊乱为指导的支持治疗。

预后

● 在免疫缺陷患者中治疗可能非常困难。
● 播散性感染的危险因素
  ○ 伴随移植物抗宿主病。
  ○ 免疫抑制治疗。
  ○ HLA不匹配或不相关移植。

内镜表现

一般特征

● 内镜检查一般正常。
● 偶可见非特异性颗粒样改变或红斑。

组织病理学表现

组织学特征

● 结肠感染最常见，也可能感染胃、小肠
  ○ 表面上皮细胞排列紊乱并失去细胞核极性。
  ○ 上皮内淋巴细胞增加。
  ○ 表面上皮细胞脱落。
  ○ 细胞凋亡。
● 特征性包涵体
  ○ 一般位于表面上皮细胞内
    ■ 很少在隐窝上皮内见到。
  ○ 圆形至新月形。
  ○ 包涵体充满整个细胞核，但细胞不增大。

九、腺病毒性胃肠炎

关键点

病因
- 儿童腹泻的主要原因。
- 免疫功能低下。

临床概要
- 症状：腹泻，发热，恶心，呕吐。
- 粪便PCR，ELISA，培养及电镜检查。

内镜表现
- 正常，颗粒样黏膜或红斑。

组织病理学表现
- 上皮内淋巴细胞增加。
- 表面上皮细胞脱落。
- "涂抹细胞"是最常见的包涵体，常见于浅表上皮细胞而不是隐窝
  - 增大、嗜碱性细胞核包涵体无清晰核膜。
- 免疫染色有助于确诊。

- "涂抹细胞"是最常见的包涵体
  - 增大、嗜碱性细胞核包涵体无清晰核膜。
- 均匀的、有核周空晕的嗜酸性包涵体少见。
- 免疫染色是有用的确诊试验。

鉴别诊断

内镜鉴别诊断
- 其他感染过程。
- 移植物抗宿主病。
- 药物作用。

组织学鉴别诊断
- 巨细胞病毒
  - 包涵体有"猫头鹰眼"样表现，位于内皮细胞和基质细胞而不是表面上皮细胞
    - 包涵体位于细胞核及细胞质。
  - 一般不需要确证性免疫染色。
- 单纯疱疹病毒
  - 包涵体多位于鳞状细胞细胞核，常为多发。
  - 黏膜炎症伴中性粒细胞。
  - 在疑难病例中免疫染色为确诊试验。
- 移植物抗宿主病

- 细胞凋亡类似腺病毒。
- 做出移植物抗宿主病诊断前常需寻找包涵体。

参考文献

1. Chhabra P et al: Etiology of viral gastroenteritis in children<5 years of age in the United States, 2008-2009. J Infect Dis. 208(5):790-800, 2013
2. Feeney SA et al: Development and clinical validation of multiplex TaqMan® assays for rapid diagnosis of viral gastroenteritis. J Med Virol. 83(9):1650-6, 2011
3. Carraturo A et al: Microbiological and epidemiological aspects of rotavirus and enteric adenovirus infections in hospitalized children in Italy. New Microbiol. 31(3):329-36,2008
4. de Mezerville MH et al: Adenoviral infections in pediatric transplant recipients: a hospital-based study. Pediatr Infect Dis J. 25(9):815-8, 2006
5. Ison MG: Adenovirus infections in transplant recipients.Clin Infect Dis. 43(3):331-9, 2006
6. Guarner J et al: Intestinal intussusception associated with adenovirus infection in Mexican children. Am J Clin Pathol. 120(6):845-50, 2003
7. Yan Z et al: Adenovirus colitis in human immunodeficiency virus infection: an underdiagnosed entity. Am J Surg Pathol. 22(9):1101-6, 1998

病例图像展示

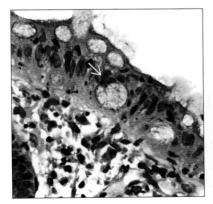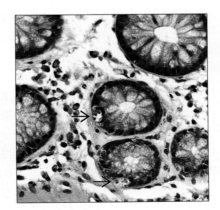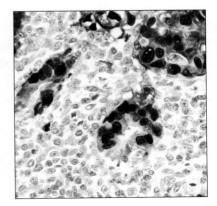

（左）腺病毒感染时表面上皮细胞常表现为细胞核排列紊乱，上皮内淋巴细胞及细胞凋亡。白箭头所示为杯状细胞内新月形包涵体。嗜中性反应不是腺病毒感染的特征

（中）上皮细胞凋亡（黑箭头）是病毒感染的常见特征，包括腺病毒

（右）腺病毒免疫染色标记出被感染的上皮细胞，是一种有用的诊断方法

十、巨细胞病毒性胃肠炎

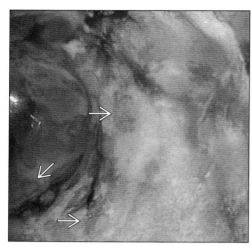

一位75岁溃疡性结肠炎缓解期女性患者出现血便。内镜显示直肠内圆形、连续性溃疡（白箭头）伴红斑，活检显示活动性结肠炎和巨细胞病毒包涵体

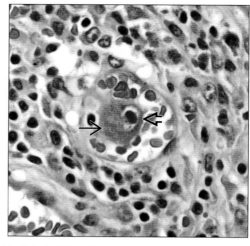

巨细胞病毒感染的内皮细胞显示细胞核和细胞基质均增大。该细胞有特征性"猫头鹰眼"样细胞核包涵体（空心箭头）和颗粒样细胞质包涵体（黑箭头）

术　语

缩写
- 巨细胞病毒（CMV）。

病因和发病机制

潜伏感染再活化
- 大多数美国成年人携带。
- 初次感染是无症状的或自限性的
  - 单核细胞增多症样症状最常见。
- 由于宿主细胞免疫阻止病毒复制，潜伏期可持续数年至数十年。
- 再活化是由于免疫减弱或疾病。

危险因素
- 在免疫功能低下的患者中最常见
  - HIV感染或AIDS
    - 是AIDS病患者腹泻最常见的胃肠道病原体及原因。
  - 其他免疫缺陷疾病。
  - 实体器官和骨髓移植患者
    - 器官移植12个月内最常见的病毒感染。
  - 应用化疗、皮质类固醇激素或免疫调节剂所致的免疫抑制。
- 潜在恶性疾病。
- 高龄。
- 新生儿可能出现胎儿水肿。
- 免疫功能健全的人很少感染。

临床概要

流行病学
- ＞6岁的人中接近60%均被感染。
- ＞80岁的人中＞90%均被感染。

发病部位
- 基于感染部位不同，免疫抑制患者可出现多种症状
  - 与小肠与胃相比，结肠感染更常见。

表现
- 腹痛。
- 体重减轻。
- 发热。
- 胃CMV感染
  - 恶心、呕吐。
  - 上消化道出血。
- 肠道CMV感染
  - 水样或血性腹泻。
  - 下消化道出血。
- 不常见的临床病理表现
  - 儿童发生肥厚性胃病。
  - CMV相关的阑尾炎。
  - CMV血管炎引起的缺血性结肠炎。
  - 在接受免疫抑制治疗的特发性慢性炎症性肠病患者中重叠CMV感染。

实验室检查
- 病毒培养。
- 组织或血液PCR。
- 患者可能有异型淋巴细胞增多。

治疗
- 抗病毒治疗，尤其是更昔洛韦。

预后
- 随患者免疫状态不同而异。

内镜表现

一般特征
- 溃疡最常见

十、巨细胞病毒性胃肠炎

关键点

病因
- AIDS病患者腹泻最常见的原因。
- 移植患者，慢性免疫抑制，恶性疾病。

临床概要
- ＞6岁的人中接近60%均被感染。
- 症状：腹痛，发热，疼痛，恶心呕吐，出血，腹泻。
- 肥厚性胃病见于儿童。
- CMV血管炎引起的缺血性结肠炎。

内镜表现
- 溃疡最常见
  - 浅表或深溃疡、单一或多发。
- 黏膜水肿出血。
- 炎性息肉或肿物。

组织病理学表现
- 病毒感染的细胞细胞核增大及细胞质体积增大（细胞增大）。
- 细胞核包涵体为双嗜性，并且被染色质空白处包围形成"猫头鹰眼"样表现。
- 颗粒样、嗜酸性细胞质包涵体。
- 变异的炎症反应反映出免疫功能缺陷的严重程度。

辅助检查
- 免疫组化，病毒培养，组织或血液PCR，病毒培养。
- 外周血PCR。

- 单一或多发、浅表或深溃疡。
- 边界清楚，穿凿样溃疡。
- 可能很大（＞10cm）。
- 黏膜红斑、出血。
- 炎性息肉或肿物。
- 假膜。

组织病理学表现

组织学特征
- 病毒感染的细胞
  - 细胞核增大及细胞质体积增大（细胞增大）。
  - 包涵体在内皮细胞、间质细胞、巨噬细胞及腺上皮细胞中常见，在鳞状上皮细胞中少见。
  - 常在溃疡基底部而不是边缘。
  - 包涵体位于细胞核或细胞质，或者同时位于细胞质及细胞核
    - 细胞核包涵体为双嗜性，染色质空白处形成"猫头鹰眼"样表现。
    - 颗粒样、嗜酸性细胞质包涵体。
- 组织学表现是多变的
  - 溃疡。
  - 混合炎症浸润伴中性粒细胞
    - 在严重免疫抑制的患者中可能很少。
    - 中性粒细胞可能在包含病毒包涵体的小血管周围聚集。
  - 隐窝炎、隐窝脓肿、隐窝萎缩和隐窝消失。
  - 凋亡的肠道细胞，尤其是隐窝。
  - 包涵体周围巨噬细胞聚集。

辅助检查

免疫组化
- 在可疑病例中，靶向病毒的免疫染色有用
  - 粒细胞和浆细胞非特异性染色可能存在"陷阱"。
  - 染色出现在形态可疑的细胞中时是可靠的。

鉴别诊断

内镜鉴别诊断
- 克罗恩病可表现为节段性或线形溃疡。
- 其他感染可能侵袭免疫抑制患者引起溃疡（HSV、真菌、分枝杆菌）。
- 胃肠溃疡的其他原因（如非甾体抗炎药，缺血，消化性溃疡病）。

组织学鉴别诊断
- 其他病毒感染
  - 腺病毒
    - 上皮细胞细胞核内涂抹样、新月形包涵体，细胞常位于表面。
    - 炎性改变较小。
  - 单纯疱疹病毒
    - 可能是多发的，核成形的。
    - 多见于鳞状上皮细胞。
- 移植物抗宿主病
  - 大量凋亡的上皮细胞，隐窝坏死，无炎症反应。
- 特发性慢性炎症性肠病
  - 明显的慢性特征。
  - 密集的单核细胞炎症
    - 大量中性粒细胞炎症提示可能重叠CMV感染。

参 考 文 献

1. Liu A et al: Prevalence of graft versus host disease and cytomegalovirus infection in patients post-haematopoietic cell transplantation presenting with gastrointestinal symptoms. Aliment Pharmacol Ther. 38(8):955-66, 2013
2. You DM et al: Cytomegalovirus infection and the gastrointestinal tract. Curr Gastroenterol Rep. 14(4):334-42,2012
3. Kambham N et al: Cytomegalovirus infection in steroidrefractory ulcerative colitis: a case-control study. Am J Surg Pathol. 28(3):365-73, 2004

十、巨细胞病毒性胃肠炎

内镜下特征、大体特征和显微镜下特征

（左）一位37岁系统性红斑狼疮患者在服用更昔洛韦和氟康唑治疗念珠菌感染时出现吞咽疼痛、恶心和呕吐。内镜显示胃窦（黑箭头）和食管溃疡，溃疡最后证实含有CMV

（右）一位32岁干细胞移植患者患有耐药CMV感染，出现恶心、呕吐。上消化道内镜检查显示十二指肠散在非出血性、基底干净的溃疡（黑箭头），直径可达5mm

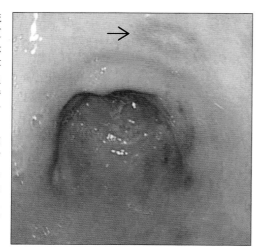
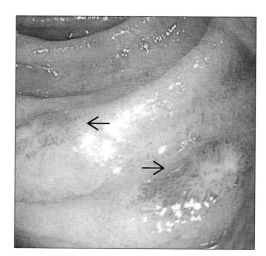

（左）干细胞移植受者的活检标本显示形成溃疡的十二指肠黏膜，间质细胞和内皮细胞内可见很多CMV包涵体（白箭头）。隐窝为新生并包含散在凋亡的上皮细胞

（右）同一区域高倍镜显示特征性的"猫头鹰眼"样细胞核包涵体（黑箭头）及受感染内皮细胞中颗粒样、嗜酸性细胞质包涵体（空心箭头）。黏膜固有层有大量中性粒细胞

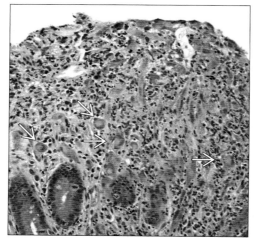
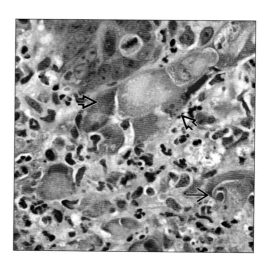

（左）一位70岁滤泡性淋巴瘤女性患者出现严重出血。结肠镜显示在回肠末端，距回盲瓣约7cm处可见一大的渗血的溃疡及散在结肠溃疡。在随后结肠切除的标本中发现大量CMV包涵体

（右）该肾移植患者因CMV肠炎性回盲部切除。注意白箭头所指的不规则、穿凿样溃疡间被岛状完整黏膜包围

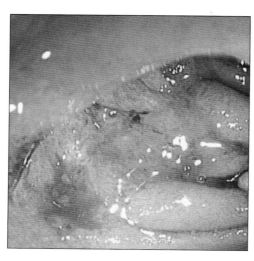
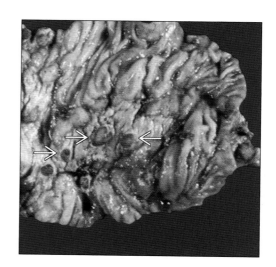

十、巨细胞病毒性胃肠炎

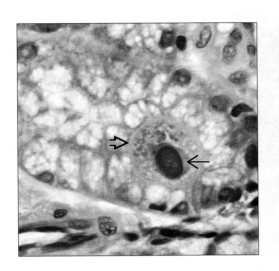
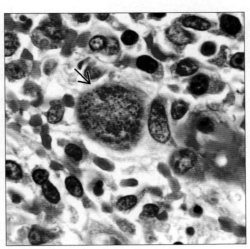

（左）与单纯性疱疹病毒不同，CMV感染腺上皮细胞，尤其是胃和十二指肠中性的含有黏蛋白的腺体（Brunner腺）。该部位细胞核包涵体（黑箭头）常较大。也可见空心箭头所指颗粒样细胞质包涵体

（右）虽然CMV细胞核包涵体与单纯疱疹病毒不易区分，但颗粒样细胞基质嗜酸性包涵体（黑箭头）仅在CMV感染中可见

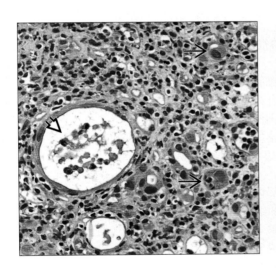
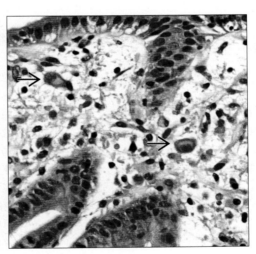

（左）该结肠活检标本显示一受损隐窝中的坏死上皮细胞（空心箭头）。尽管CMV相关的细胞坏死可能类似移植物抗宿主病，但背景黏膜包含更多炎症，并呈现大量包涵体（黑箭头）

（右）然而在一些重度免疫抑制患者中可能缺乏对病毒快速的炎症反应。该胃活检标本包含大量CMV包涵体（黑箭头），但无炎症反应

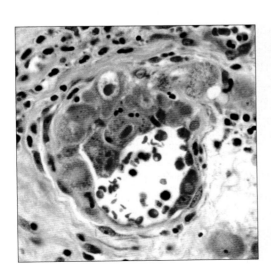
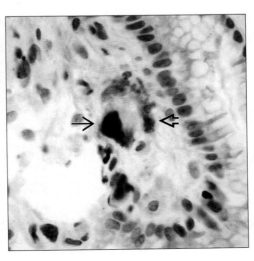

（左）CMV相关血管炎显示大量内皮细胞包涵体。同时血管炎和管腔损害导致黏膜缺血性改变和坏死

（右）免疫组化对诊断CMV感染是非常重要的辅助手段，尤其是在可疑病例或者使用更昔洛韦治疗的患者中。这些病例可能无特征性的形态改变。细胞核（黑箭头）和细胞基质（空心箭头）包涵体均为阳性

十一、肛门直肠单纯疱疹病毒感染

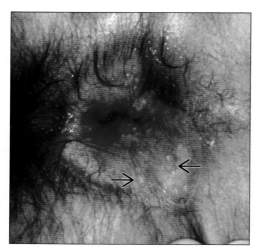

肛门直肠单纯疱疹病毒感染以红斑和糜烂为特点。黑箭头所指肛周水疱破裂融合形成浅溃疡（M.Scott，MD. 惠赠）

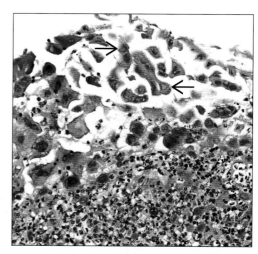

肛门直肠单纯疱疹病毒感染患者脱落的鳞状细胞中可见磨玻璃样病毒包涵体（黑箭头）。溃疡中也会出现大量的嗜中性渗出液

术　语

缩写
- 单纯疱疹病毒（HSV）。

定义
- 直肠肛门感染 HSV。

病因和发病机制

肛门直肠感染
- 非常常见的感染部位
  ○ 通过肛交或女性外阴阴道感染传播。
- 常见但不仅限于免疫功能低下的患者
  ○ 是 HIV/AIDS 患者最常见的感染之一。
- 是男同性恋中非淋球菌性直肠炎最常见的原因。

临床概要

表现
- 发热，乏力。
- 肛门直肠疼痛，瘙痒，流液，出血。
- 里急后重感。
- 神经系统症状（如排尿困难，感觉异常，阳痿）。
- 免疫功能低下患者有传染及致命性感染的风险。

治疗
- 阿昔洛韦。

预后
- 阿昔洛韦可以缩短病情持续时间及减少病毒播散，但不能治愈。

内镜表现

外部检查
- 肛周伴红斑状基底的水疱和脓疱，破溃后形成浅溃疡
  ○ 可能会累及肛管远端或外阴。

- ○ 在 HIV/AIDS 患者中可能为慢性溃疡并逐渐扩大。
- 常见腹股沟区淋巴结肿大。

内镜
- 肛管及远端直肠黏膜溃疡或质脆。

组织病理学表现

组织学特征
- 溃疡。
- 中性粒细胞浸润。
- 在溃疡坏死物中常见巨噬细胞聚集。
- 血管周围淋巴细胞套状聚集。
- 含有脱落的棘层松解性上皮细胞的渗液
  ○ 溃疡边缘脱落的黏膜或上皮细胞中特征性的包涵体。
- 病毒包涵体
  ○ 特定的细胞核。
  ○ 可为单个或多个；细胞核常为不规则形状，成角状或核成形。
  ○ 包涵体类型
    ■ Cowdry A 型包涵体为嗜酸性，伴核周空晕。
    ■ Cowdry B 型包涵体为均匀粉蓝色，周边被染色体包围。
- HSV1、HSV3 与水痘带状疱疹病毒的病理学特征是完全相同的
  ○ HSV2 在肛门直肠疾病中更常见。

辅助检查

免疫组化
- HSV1、HSV2 或者两者混合的抗体。

实验室检查
- 病毒培养。
- 由于很多人感染过 HSV，血清学检查一般无用。

十一、肛门直肠单纯疱疹病毒感染

关键点

术语
- 肛门直肠是非常常见的感染部位。
- 是男同性恋中非淋球菌性直肠炎最常见的原因。
- HSV1和HSV2感染产生相似的改变。

临床概要
- 肛门直肠疼痛，瘙痒，流液，出血。
- 里急后重感。
- 在一些情况下可能会危及生命。

- 神经系统症状（如排尿困难，感觉异常，阳痿）。

大体特征
- 肛周水疱，脓疱，浅溃疡。

组织病理学表现
- 溃疡。
- 渗出液含有脱落的上皮细胞。
- 特征性核包涵体为Cowdry A或Cowdry B。

鉴别诊断

内镜鉴别诊断
- 直肠炎和肛门炎有其他感染性原因
  - 梅毒
    - 患者常有下疳或扁平湿疣而不是水疱和浅表溃疡。
    - 无病毒包涵体；免疫组化提示密螺旋体。
    - 血清学检查有助于该病诊断，甚至是必需的。
  - 淋病
    - 无病毒包涵体；培养有助于诊断淋病性直肠炎。
  - 性病淋巴肉芽肿/衣原体直肠炎
    - 无病毒包涵体；沙眼衣原体血清学检查有用。
    - 与炎症性肠病相似。
  - 杜克雷嗜血杆菌引起的软下疳
    - 无病毒包涵体；细菌培养对诊断至关重要。
- 溃疡性直肠炎
  - 慢性结肠炎特征且无病毒包涵体。
  - 一般不累及肛门。
- 肛周克罗恩病

  - 疾病常累及胃肠道的其他部分且无病毒包涵体。

组织学鉴别诊断
- 巨细胞病毒
  - 包涵体同时位于细胞核和细胞质。
  - 细胞核包涵体为"猫头鹰眼"样。
  - 最常见于间质细胞及内皮细胞而不是上皮细胞。
- 腺病毒
  - 包涵体最常见于颗粒状黏膜的浅表上皮细胞，溃疡少见。
- 带状疱疹病毒
  - 组织学方面很难与HSV区别，但免疫组化可鉴别。
  - 患者常有水痘或带状疱疹。

参考文献

1. Lavery EA et al: Herpes simplex virus and the alimentary tract. Curr Gastroenterol Rep. 10(4):417-23, 2008
2. Goodell SE et al: Herpes simplex virus proctitis in homosexual men. Clinical, sigmoidoscopic, and histopathological features. N Engl J Med. 308(15):868-71,1983

病例图像展示

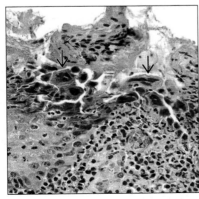 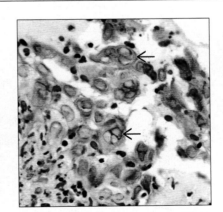 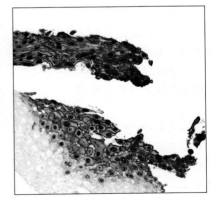

（左）取自HSV感染患者肛管的标本可见大量病毒包涵体（黑箭头）。病毒感染的细胞为棘层松解性鳞状细胞。黏膜可见大量中性粒细胞浸润

（中）磨玻璃样包涵体常以模糊的细胞核及周围染色体为特征。单个细胞（黑箭头）中出现多个包涵体并显示核成形

（右）免疫组化有助于确诊HSV感染

十二、真菌感染性胃肠炎

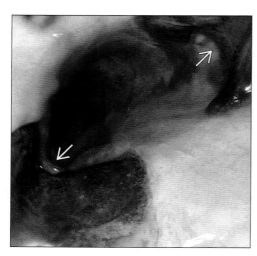

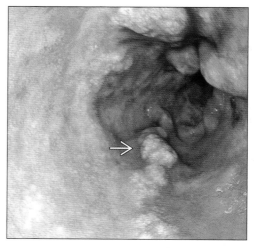

该58岁多发性骨髓瘤免疫抑制的女性患者出现呕血。上消化道内镜显示食管多发大的火山口样溃疡（白箭头），这些溃疡类似于坏疽

同一位患者十二指肠可见多发不规则息肉（白箭头），结肠可见多发穿孔样溃疡。病理可见侵入血管的真菌伴大量坏死，培养出地丝菌

病因和发病机制

环境暴露
- 真菌在灰尘、空气及植物中普遍存在。

危险因素
- 免疫功能低下。
- 多次腹部手术。
- 糖尿病。
- 完全肠外营养。
- 脾切除后。
- 营养不良。
- 慢性消耗性疾病。
- 早产。
- 高龄。

感染途径
- 经黏膜感染
  - 真菌通过黏膜侵入。
- 播散感染
  - 其他部位感染后出现。
  - 最常见的机制，尤其是在免疫功能不全患者。
- 摄入污染的土壤
  - 可能是蛙粪霉病的感染途径。

影响胃肠道的主要真菌
- 曲霉菌属
  - 与长期中性粒细胞减少有关。
  - 血管营养的真菌。
  - 常与肺损伤并存。
- 毛霉菌
  - 毛霉菌病以前被归为接合菌病
    - 感染毛霉菌属任何一种，包括毛霉菌。
  - 同样也是血管营养的。
  - 增加发病率，原因不明。
  - 尤其是与糖尿病相关。

- 与代谢性酸中毒的其他原因相关。
- 蛙粪霉
  - 与毛霉菌有亲缘关系但不是血管营养的
    - 在非洲、东南亚及南美洲最常见。
    - 在美国干旱地区出现胃肠道感染；典型特征是侵入肠壁形成结肠周围肿物。
- 念珠菌属
  - 食管最常见的真菌感染；在胃、小肠及大肠较少见。
  - 在非常虚弱的患者中的胃肠疾病。
- 组织胞浆菌
  - 在俄亥俄州、密苏里州和密西西比河谷、墨西哥、危地马拉、秘鲁、委内瑞拉流行。
  - 在有鸟类和蝙蝠粪便的土壤中最常见。
  - 胃肠道疾病常在严重免疫功能缺陷的患者中出现。
- 隐球菌属（几乎所有的人类感染均由新型隐球菌或格特隐球菌引起）
  - 胃肠道感染常与肺和脑膜隐球菌感染广泛播散有关。

临床概要

流行病学
- 发病率
  - 由于易感人群的增加，在过去25～30年发病率显著增加
    - 骨髓或实体器官移植患者。
    - 引起免疫功能受损的疾病（HIV、原发免疫缺陷病）。
    - 接受化疗、慢性免疫调节治疗或皮质类固醇激素治疗。

表现
- 症状一般为慢性且无特异性。
- 各类型真菌感染的症状及体征均相似
  - 腹泻。
  - 恶心呕吐。
  - 体重减轻。

十二、真菌感染性胃肠炎

关键点

病因
- 主要危险因素：免疫功能不全，糖尿病，慢性消耗性疾病。
- 曲霉菌属：长期中性粒细胞减少。
- 毛霉菌病：糖尿病及代谢性酸中毒。
- 蛙粪霉：在美国干旱地区出现。
- 念珠菌属：非常虚弱的患者。
- 组织胞浆菌：重度免疫缺陷。
- 隐球菌属：广泛播散性感染。

临床概要
- 发病率：由于易感人群的增加，在过去25～30年发病率显著增加。
- 微生物培养为金标准。

- 其他方法：分子学检测、血清学检查，尿抗原检测。

内镜表现
- 溃疡，渗出，"靶向"损伤。
- 类似于肿瘤的肿块或克罗恩病样狭窄。

组织病理学表现
- 坏死、溃疡及纤维脓性假膜，肉芽肿性炎症。
- 集中在血管壁的结节性梗死。
- 肉芽肿性炎症伴大量嗜酸细胞，Splendore-Hoeppli现象。
- 淋巴组织细胞浸润/黏膜和黏膜下层结节，常覆溃疡。

辅助检查
- GMS和PAS对所有的真菌染色均有用。

  ○ 消化道出血。
  ○ 因为肿物或狭窄引起的腹痛。
  ○ 发热。
- 很多患者除了胃肠道感染外还会有肺部感染。
- 胃肠道症状可能最早出现，尤其是在蛙粪霉病患者中。

实验室检查
- 微生物培养为金标准
  ○ 可能需要数天至数周。
  ○ 培养物质并不总是可用的。
- 分子学检查
  ○ 可从培养物质或福尔马林固定、石蜡包埋的组织块中获得。
  ○ 在黏膜活检中的使用受限，因为呼吸道共存菌也会增殖。
- 血清学检查
  ○ 半乳甘露聚糖试验
    ■ 在播散性曲霉菌及肺孢子菌感染时呈阳性。
  ○（1，3）-β-D- 葡聚糖试验
    ■ 除毛霉菌感染外，很多播散性真菌感染时均呈阳性。
- 尿抗原监测。

治疗
- 抗真菌治疗
  ○ 依据感染的真菌类型不同而异。

预后
- 取决于患者的免疫状态。

内镜表现

发病部位
- 胃肠道的任何部位均可能被感染。

多种损伤类型
- 溃疡

  ○ 内镜下最常见的损伤。
  ○ 可为多发。
  ○ 溃疡边缘隆起呈堆积状，类似于恶性溃疡。
  ○ 常伴有基底部出血或坏死。
- 渗出及假膜。
- "靶向"损伤
  ○ 与血管营养性真菌相关，如曲霉菌及毛霉菌。
  ○ 缺血坏死区域集中在血管壁，周围出血。
- 类似于肿瘤的肿块或克罗恩病样狭窄
  ○ 组织胞浆菌属和蛙粪霉属的典型特征。
- 有些患者出现多种损伤类型。

组织病理学表现

组织学特征
- 念珠菌属
  ○ 中性粒细胞增加
    ■ 坏死、溃疡及纤维脓性假膜常见。
  ○ 真菌形态
    ■ 出芽酵母混合假菌丝和极少量真菌丝。
    ■ 有些类型（如光滑念珠菌）缺乏假菌丝及菌丝。
- 曲霉菌属
  ○ 中性粒细胞或肉芽肿性炎症。
  ○ 结节性梗死集中在血管壁。
  ○ 真菌形态
    ■ 有平行的细胞壁，呈锐角分支。
    ■ 菌丝从闭塞的血管壁呈放射状分布。
    ■ 水生真菌类似于毛霉菌。
- 毛霉菌
  ○ 组织学特征与曲霉菌相似。
  ○ 真菌形态
    ■ 大的、带状的、无隔膜的，伴不规则细胞壁和分枝。
    ■ 横断面上常有透明的中心。

- 蛙粪霉
  - 肉芽肿性炎症伴大量嗜酸细胞、巨细胞浸润及坏死。
  - 非血管营养性的。
  - 病原体排列稀疏，可见"皮肤假性放线菌"现象（Splendore-Hoeppli）
  - 真菌形态
    - 薄壁真菌，分隔少见，偶尔褶皱呈玻璃纸球形状。
  - 横断面上常有透明的中心。
- 组织胞浆菌
  - 淋巴组织细胞浸润/黏膜和黏膜下层结节，常覆溃疡
    - 少数病例有散在的肉芽肿。
  - 淋巴结节常见。
  - 真菌形态
    - 均匀的小（2～5μm）卵圆形真菌。
    - 末端单一的小芽。
    - 几乎全部在巨噬细胞内。
    - 晕带显示淡染荚膜。
- 隐球菌属
  - 炎症反应可能为化脓性、肉芽肿性或两者都有。
  - 真菌形态
    - 大小不一的高度多形性。
    - 圆形至卵圆形，有较细的出芽。
    - 由"光环"或"肥皂泡"包围，提示淡染荚膜。
    - 很少产生菌丝和假菌丝。
- 在免疫功能严重受损的患者中可能无炎症反应。

辅助检查

特殊染色

- GMS和PAS对所有的真菌染色均有用
  - 蛙粪霉在HE染色中更明显。
- 隐球菌可被Fontana-Masson银染色或黏蛋白胭脂红染色
  - 荚膜缺陷型菌株在黏蛋白胭脂红染色时呈阴性或接近阴性。

鉴别诊断

内镜鉴别诊断

- 特发性慢性炎症性肠疾病
  - 两者均可引起多发融合溃疡。
  - 临床上常不同。
  - 真菌培养及血清学检查可用于鉴别。
- 假膜性结肠炎
  - 产生假膜的真菌感染（如念珠菌）可能类似于艰难梭菌感染。
  - 真菌培养、血清学检查及艰难梭菌实验室检查可用于鉴别。
- 缺血
  - 血管营养性真菌感染

- 免疫功能低下的患者有胃肠道缺血时应予以考虑。
- 胃肠道溃疡的其他原因
  - 消化性溃疡。
  - 药物不良反应。
  - 黏膜脱垂。
- 恶性疾病
  - 大的真菌性溃疡伴边缘隆起时类似于恶性疾病
    - 考虑组织胞浆菌病。

组织学鉴别诊断

- 细菌和寄生虫感染
  - 蛙粪霉病可出现嗜酸性粒细胞，与寄生虫感染相似
    - 病原菌一般明显。
    - Splendore-Hoeppli现象。
- 其他肉芽肿性疾病
  - 结节病一般炎症较少。
  - 应无克罗恩病的典型特征（慢性损伤，淋巴细胞聚集，狭窄）。
  - 特殊染色和病原体培养有助于鉴别。

参 考 文 献

1. Malcolm TR et al: Endemic mycoses in immunocompromised hosts. Curr Infect Dis Rep.15(6):536-43, 2013
2. Parize P et al: Emerging invasive fungal diseases in transplantation. Curr Infect Dis Rep. 14(6):668-75, 2012
3. Harris JR et al: Cryptococcus gattii in the United States:clinical aspects of infection with an emerging pathogen.Clin Infect Dis. 53(12):1188-95, 2011
4. Assi M et al: Gastrointestinal histoplasmosis in the acquired immunodeficiency syndrome: report of 18 cases and literature review. Diagn Microbiol Infect Dis.55(3):195-201, 2006
5. Schwesinger G et al: Candidosis and aspergillosis as autopsy findings from 1994 to 2003. Mycoses.48(3):176-80, 2005
6. Ellis M: Invasive fungal infections: evolving challenges for diagnosis and therapeutics. Mol Immunol.38(12-13):947-57, 2002
7. Khan ZU et al: Basidiobolus ranarum as an etiologic agent of gastrointestinal zygomycosis. J Clin Microbiol.39(6):2360-3, 2001
8. Dictar MO et al: Mycoses in the transplanted patient. Med Mycol. 38 Suppl 1:251-8, 2000
9. Lamps LW et al: The pathologic spectrum of gastrointestinal and hepatic histoplasmosis. Am J Clin Pathol. 113(1):64-72, 2000
10. Yousef OM et al: Gastrointestinal basidiobolomycosis. Morphologic findings in a cluster of six cases. Am J Clin Pathol. 112(5):610-6, 1999
11. Thomson SR et al: Gastrointestinal mucormycosis. Br J Surg. 78(8):952-4, 1991
12. Washington K et al: Gastrointestinal cryptococcosis. Mod Pathol. 4(6):707-11, 1991

十二、真菌感染性胃肠炎

组织胞浆菌病的大体特征及显微镜下特征

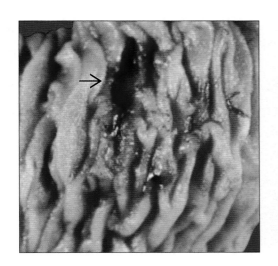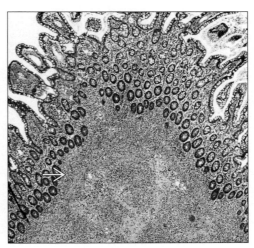

（左）组织胞浆菌病特征是形成类似于浸润性腺癌样的肿物。在该病例中，感染引起盲肠巨大不规则、边缘增厚的溃疡，伴有基底部坏死（黑箭头）。在周围黏膜皱襞中可见散在的糜烂灶

（右）组织胞浆菌引起的肿物提示炎症细胞聚集。以单核细胞为主的混合型炎性浸润包括数层巨噬细胞（白箭头），使黏膜下层增厚

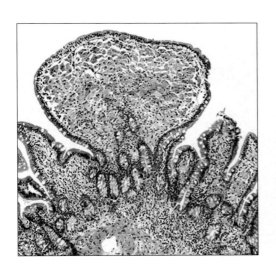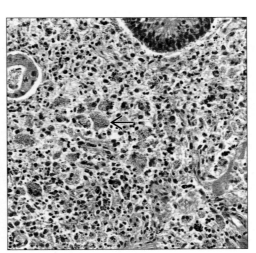

（左）该AIDS病患者出现结节性面部皮疹和腹泻。上消化道内镜检查显示增厚的结节样十二指肠皱襞。活检显示包含组织胞浆菌的巨噬细胞使固有层弥漫性增厚

（右）该结肠活检标本存在大量含有组织胞浆菌的膨胀的巨噬细胞（黑箭头）。细胞浸润使得固有层增厚

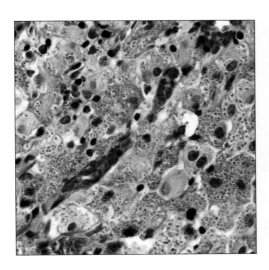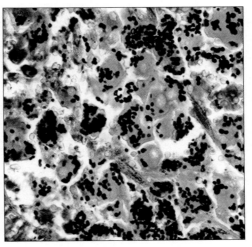

（左）巨噬细胞因形态小而均一的组织胞浆菌而膨胀。每个病原体轻度嗜碱性并且被周围淡染的荚膜形成的晕带所包绕。这些特征可与其他引起巨细胞大量浸润的感染相鉴别

（右）免疫组化检查可用于确诊组织胞浆菌病。该GMS染色显示巨噬细胞内大量小的、卵圆形的真菌

299

蛙粪霉病的显微镜下特征

（左）蛙粪霉病常累及肠壁的深层而不是黏膜。该病例显示未完全形成的肉芽肿性炎症，伴坏死物质（黑箭头）（W.Samowitz, MD. 惠赠）

（右）蛙粪霉病引起上皮样肉芽肿，该肉芽肿包含周围栅栏状巨噬细胞和巨细胞，与亮粉色Splendore-Hoeppli蛋白样物质有关（黑箭头）。数层嗜酸性细胞在肉芽肿间弥漫性分布（空心箭头）

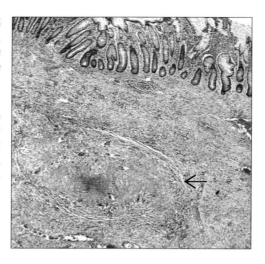
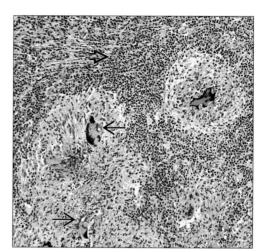

（左）蛙粪霉病原体为透明的，且被周围亮粉色Splendore-Hoeppli物质包围（空心箭头）。这种宽的病原体类似于毛霉菌，但为非血管营养性的。背景中可见坏死性炎症细胞

（右）蛙粪霉病原体特征性地与Splendore-Hoeppli现象有关。这种高度嗜酸性物质放射状排列，提示抗原抗体复合物、碎片及纤维蛋白聚集

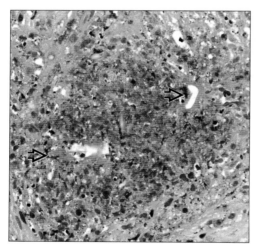
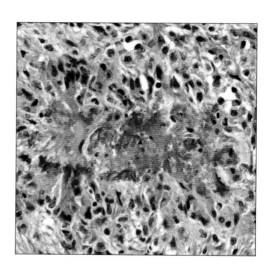

（左）蛙粪霉引发大量嗜酸性细胞浸润，出现Charcot-Leyden晶体（黑箭头）聚集（W.Samowitz, MD. 惠赠）

（右）蛙粪霉病引起类似于克罗恩病的炎性肿块。然而，病原体数量相对较少，散在的真菌于横切面显示为透明的中心（空心箭头）。GMS染色时有些病原体可有褶皱"玻璃纸球"表现（黑箭头）

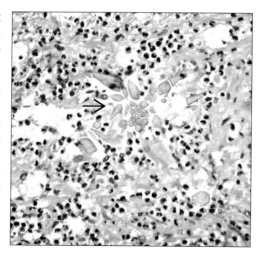
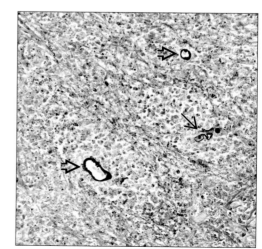

十二、真菌感染性胃肠炎

血管侵袭性真菌的特征

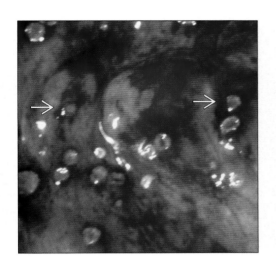

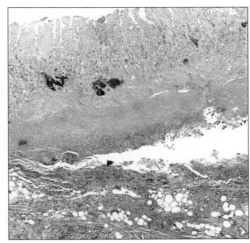

（左）任何一种血管营养性真菌均会在黏膜表面肉眼可见的"靶向"损伤。这些损伤表现为小结节样梗死伴边缘出血（白箭头）。周围黏膜也会出现红斑和溃疡

（右）胃曲霉菌感染引起黏膜及黏膜下层浅层广泛的缺血性坏死。弥漫性的严重损伤反映出病原菌侵入血管的倾向

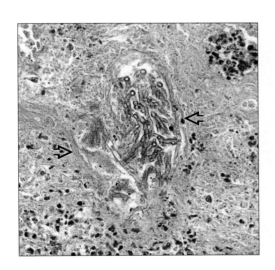

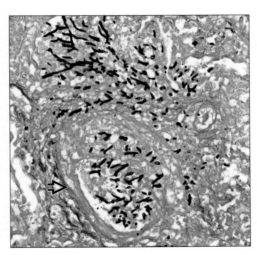

（左）曲霉菌是一种血管营养性真菌，可引起广泛的组织坏死。在该病例中，有隔膜的真菌阻塞了一根胃小血管（空心箭头）。周围组织广泛坏死及发炎

（右）高倍镜下GMS染色显示血管中大量的菌丝（空心箭头）。背景组织广泛坏死并含有曲霉菌。这些曲霉菌有着均一、纤弱的菌丝并在锐角处出现特征性的、规则的分枝

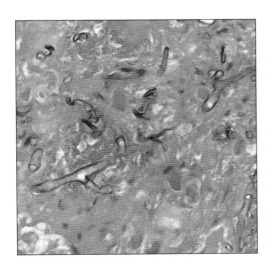

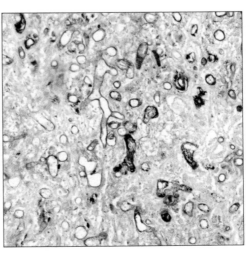

（左）毛霉菌形态比曲霉菌更宽且几乎无隔膜。毛霉菌分枝不规则，且多在接近90°的宽角处分出。该病原菌也是血管营养性的，因此该病原体常与广泛组织坏死相关

（右）GMS染色凸显出毛霉菌特征性的大而不规则带状菌丝。也可出现随意的分枝和透明的中心

十二、真菌感染性胃肠炎

隐球菌和念珠菌特征

（左）该活检标本显示隐球菌性胃炎。该病原体与不完全形成的肉芽肿相关，"肥皂泡"样外表描绘出淡染的荚膜（空心箭头）

（右）另一个与广泛组织坏死和出血相关的隐球菌感染病例。该球形病原体很明显并且被周围清晰的晕带所凸显（黑箭头）。该病原体的大小显示出明显的多变性

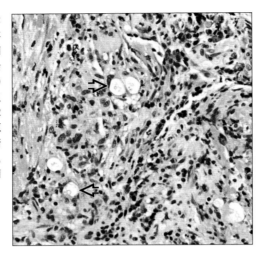
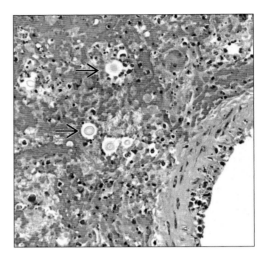

（左）大多数隐球菌菌株的荚膜可被黏蛋白胭脂红染色，但是有一部分荚膜缺失菌株黏蛋白胭脂红染色阴性。Fontana-Masson银染色通过对细胞壁中的黑色素进行染色可以更可靠地检测隐球菌，包括荚膜缺失的菌株

（右）念珠菌引起的结肠炎是严重的，显示为线形融合的溃疡伴出血和周围组织坏死。背景黏膜轻度发红（M.Scott，MD.惠赠）

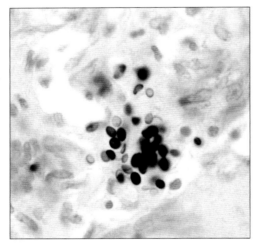
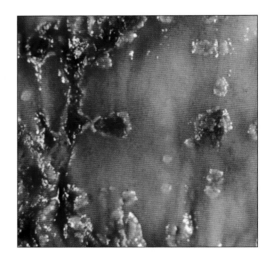

（左）念珠菌感染引起的溃疡多延伸至黏膜下层且表面黏附假膜。假膜由坏死物碎片、纤维蛋白组成，伴富含中性粒细胞的炎症。病原体多在浅表部位。在该病例中可见固有肌层（黑箭头）

（右）溃疡表面的分泌物GMS染色提示出芽酵母和假菌丝混合存在。这些特征是念珠菌感染的典型表现

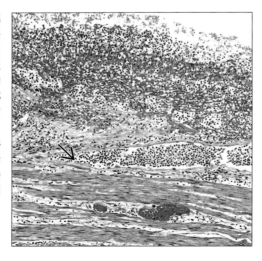
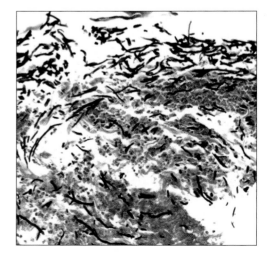

十二、真菌感染性胃肠炎

鉴别诊断

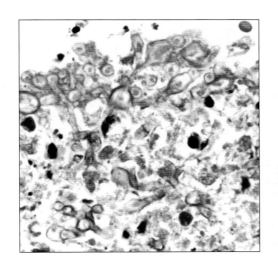 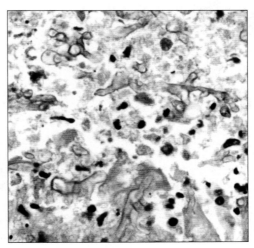

（左）真菌性胃肠炎的组织学鉴别诊断包括其他真菌和感染。鉴别不同种类的真菌在临床上很重要，因为有些种类的真菌对不同抗菌药更敏感（或更不敏感）。曲霉菌常与毛霉菌相似，尤其是在曲霉菌存在变性时，正如该病例所示

（右）另一个病例显示曲霉菌与毛霉菌类似。变性的曲霉菌增宽且分隔不明显

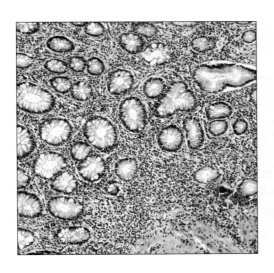 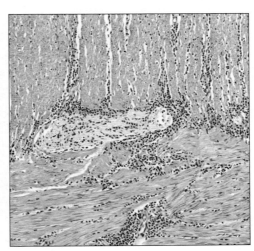

（左）蛙粪霉病产生显著的嗜酸性粒细胞浸润，并且可延伸至远超出感染灶的部位。该病例与黏膜嗜酸性粒细胞增多相关，在活检标本中与嗜酸性粒细胞性胃肠炎及寄生虫感染相似

（右）在同一病例中，大量嗜酸性粒细胞也可出现在邻近的结肠壁中。嗜酸性细胞浸润至固有肌层和肌间神经丛，因此类似于嗜酸性粒细胞性胃肠炎的肠壁表现

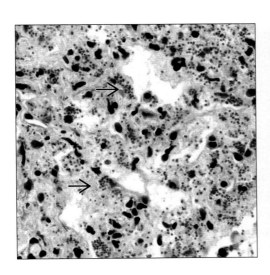 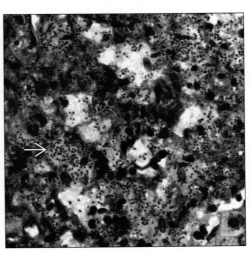

（左）尽管一些感染可引起巨噬细胞浸润的炎症反应，组织胞浆菌病主要的鉴别诊断包括利什曼病。两种病原体大小相似且均出现细胞内圆形、轻度嗜碱性的包涵体（黑箭头）。然而，利什曼原虫包含深紫色的动基体，代表线粒体基因组

（右）利什曼原虫缺乏荚膜并在Giemsa染色时呈强染色（白箭头）

十三、贾第虫病

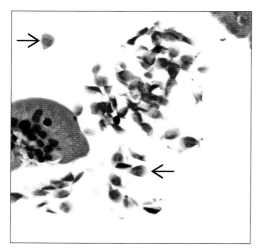

贾第虫存在于绒毛间。病原体在十二指肠肠腔表变呈"落叶"样是贾第虫感染的特征。许多病原体呈瓶形或梨形（黑箭头）

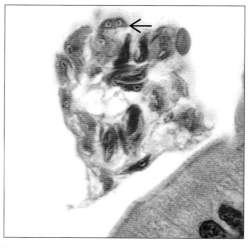

贾第虫通常呈簇状排列。贾第虫横断面呈新月形。每个病原体都是双核的（黑箭头）。细胞核为卵圆形（R.Haggitt，MD. 惠赠）

术　语

定义
● 蓝氏贾第鞭毛虫感染。

病因和发病机制

环境暴露
● 贾第虫病是美国主要的原虫感染并且也是人类最常见的原虫感染。
● 传播方式
　○ 在污染的水中发现。
　○ 人 - 人传播也会发生，尤其在人员密集的环境中。

致病原
● 病原体生长于温带和热带地区
　○ 包囊是感染形式。
　○ 可存活数月且耐氯。

可能的发病机制
● 病原体通过覆盖小肠肠腔表面形成物理屏障阻碍吸收，导致吸收不良性腹泻。
● 滋养体对黏膜的直接损伤亦可导致腹泻。
● 感染导致继发性细菌过度生长及胆盐早期解离，引起腹泻。
● 吸收不良反映出小肠肠腔黏膜酶活性降低，由此增加肠腔渗透负荷。

高危因素
● 儿科患者，尤其是在日托中心的儿童。
● 国外旅游。
● 饮用未经处理的水。
● 失去自理能力的患者。
● 免疫功能不全。
● 免疫缺陷（IgA 缺乏和常见变异型免疫缺陷病）。

临床概要

发病部位
● 常影响近端十二指肠

　○ 胃和结肠感染很少见。

临床表现
● 多数患者无症状。
● 出现症状时包括
　○ 腹泻
　　■ 暴发性、恶臭、水样腹泻。
　　■ 可导致体重减轻和贫血。
　○ 腹痛
　　■ 伴有腹胀。
　　■ 胃肠胀气常见。
　○ 恶心。
　○ 罕见的肠道外表现
　　■ 外周血嗜酸细胞增多。
　　■ 荨麻疹。

实验室检查
● 粪便检测。

治疗
● 甲硝唑（灭滴灵）。

预后
● 治疗适当时预后很好。
● 在有些患者中可自行消退。
● 免疫缺陷患者可能会患慢性贾第虫病。

内镜表现

一般特征
● 无特征性表现，通常不显著。

组织病理学表现

组织学特征
● 一般无炎症反应或组织应答。
● 当出现炎症反应时，表现包括
　○ 绒毛变钝。
　○ 隐窝增生。

十三、贾第虫病

关键点

定义
- 导致美国原虫感染的病原体。

临床概要
- 水样、恶臭的腹泻。
- 吸收不良。

内镜表现
- 通常不显著。

- 易累及小肠。

组织学特征
- 滋养体为双核、梨形，出现在肠腔表面
  - 呈新月形聚集，"落叶样"分布。
- 细胞表面结构缺失提示常见变异型免疫缺陷病。
- 淋巴细胞聚集提示潜在的IgA缺乏。
- 通常缺乏炎症反应。

  - 固有层炎症细胞增多。
  - 上皮内淋巴细胞增多。
- 滋养体
  - 双核。
  - 纵切面呈梨形。
  - 出现在肠腔表面。
  - 寄生虫散在分布，类似落叶。

鉴别诊断

内镜鉴别诊断
- 正常肠道
  - 有特有的临床症状时，即使内镜检查正常也应该取活检。

组织学鉴别诊断
- 正常肠道
  - 病原体可呈灶状出现，类似于脱落的上皮细胞。
  - 可能需要多个层面检查以检测到病原体。

诊断要点

临床相关的病理学特征
- 大体形态

  - 常为正常，因此对临床可疑病例应获取活检标本。

病理学解读要点
- 在肠腔表面仔细寻找病原体。
- "落叶"样散在分布。
- 组织标本的印片细胞学检查、福尔马林上清液细胞离心涂片检查或小肠内容物抽吸检查可提高检出率。

参 考 文 献

1. Handousa AE et al: The histo-pathology of human giardiasis. J Egypt Soc Parasitol. 33(3):875-86, 2003
2. Oberhuber G et al: Giardiasis: a histologic analysis of 567 cases. Scand J Gastroenterol. 32(1):48-51, 1997
3. Ortega YR et al: Giardia: overview and update. Clin Infect Dis. 25(3):545-9; quiz 550, 1997
4. Farthing MJ: Giardiasis. Gastroenterol Clin North Am. 25(3):493-515, 1996
5. Juckett G: Intestinal protozoa. Am Fam Physician. 53(8):2507-18, 1996
6. Lengerich EJ et al: Severe giardiasis in the United States. Clin Infect Dis. 18(5):760-3, 1994
7. Panosian CB: Parasitic diarrhea. Infect Dis Clin North Am.2(3):685-703, 1988

病例图像展示

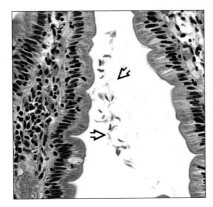 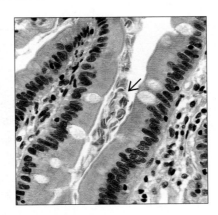 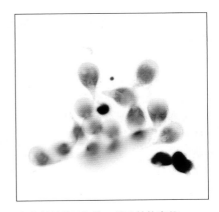

（左）贾第虫（空心箭头）在十二指肠黏膜为非侵入性，若有炎症形成亦为很轻的炎症。上皮内偶见淋巴细胞，绒毛结构完整

（中）此十二指肠活检标本取自一变异型免疫缺陷病患者，显示在固有层中浆细胞明显缺失。簇状分布的贾第虫出现在肠腔表面（黑箭头）

（右）福尔马林上清液细胞离心涂片检查发现大量的病原体。福尔马林鉴定可提高贾第虫的检出率

十四、肠球虫病

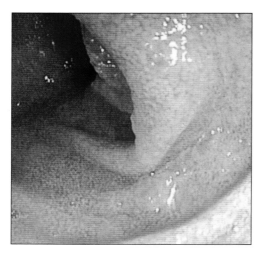

球虫很少引起内镜下的异常表现，因此在怀疑该病原体感染时应取活检。一位慢性腹泻AIDS患者的回肠黏膜轻度水肿，活检标本显示微孢子虫

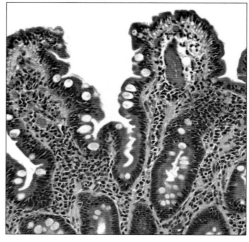

球虫引起轻度炎症（如果有的话）或绒毛异常。此环孢子虫感染病例显示完整的绒毛结构及上皮内淋巴细胞略有增加

术　　语

定义
- 任何一种原虫（球虫亚纲）引起的肠道感染，是专性的细胞内寄生虫
  - 隐孢子虫。
  - 囊等孢虫属（以前被称作等孢球虫属），最常见的是贝氏囊等孢虫属。
  - 环孢子虫。
  - 微孢子虫属（比氏肠胞虫，肠脑炎微孢子虫）。

临床概要

流行病学
- 全世界分布
  - 进食污染的食物或水可发生感染。
  - 可通过人-人传播（尤其是隐孢子虫、环孢子虫、微孢子虫）。
- 在免疫功能不全患者中最常见（尤其是AIDS病患者），但在免疫功能健全的人中也可发生。

表现
- 腹泻
  - 常长期伴脱水。
  - 水样、黏液样非血性。
  - 可能伴随营养不良。
- 体重减轻及食欲减退。
- 腹痛。
- 恶心呕吐。
- 乏力。
- 发热。
- 免疫功能不全患者可能出现更严重的症状
  - 使人虚弱，有时甚至危及生命。
- 所有的肠球虫病都可能影响胆道

  - 无结石胆囊炎的潜在病因。

实验室检查
- 粪便检查虫卵和寄生虫，但需要特殊染色使球虫可视。

治疗
- 支持治疗。
- 抗菌药物的效果依据患者免疫功能不同而异。

预后
- 在免疫功能健全的患者中疾病为自限性。
- 在免疫功能不全的患者中为慢性复发性病程
  - 在免疫功能不全患者中可发生肺部、淋巴结、脾和肝的播散性感染。

内镜表现

一般特征
- 内镜检查一般正常。
- 红斑及肠糜烂可发生。

分布
- 小肠是最常见的感染部位。
- 结肠、胃及胆道亦可被累及。

组织病理学表现

组织学特征
- 无论何种球虫感染，黏膜改变是相似的
  - 小肠绒毛轻度钝化。
  - 表面上皮细胞排列紊乱
    - 核瓦解并失去极性。
  - 隐窝和表面上皮细胞凋亡。
  - 表面上皮内淋巴细胞轻度增多。
  - 固有层有不同程度炎症反应，但常无炎症
    - 在小肠囊等孢虫病中常可见嗜酸性粒细胞，但是在胆道感染时无嗜酸性粒细胞。
- 微孢子虫可引起表层上皮细胞形成细小的空泡，使细

十四、肠球虫病

关键点

临床概要
- 全世界分布。
- 进食污染的食物或水可发生感染，可通过人-人传播。
- 在免疫功能不全患者中最常见且严重。
- 水样、黏液样非血性腹泻。
- 体重减轻、食欲减退、乏力。
- 抗菌药物的效果依据患者免疫功能不同而异。
- 粪便检查虫卵和寄生虫，但需要特殊染色使球虫可视。

内镜表现
- 内镜检查一般正常。
- 可能会出现溃疡及糜烂。

- 小肠是最常见的感染部位。

组织病理学表现
- 小肠绒毛轻度钝化。
- 表面上皮细胞排列紊乱。
- 表面上皮内淋巴细胞轻度增多。
- 固有层有不同程度炎症反应，但常无炎症。
- 隐孢子虫：圆形嗜碱性病原体（ $2 \sim 5\mu m$ ），突出于上皮细胞顶部使病原体似乎位于细胞外。
- 囊等孢虫：裂殖体及裂殖子呈新月形或香蕉形。
- 环孢子虫：圆形（ $2 \sim 3\mu m$ ）形状，纳虫泡中新月形的裂殖子（ $5 \sim 6\mu m$ ）。
- 微孢子虫：簇状分布于上皮细胞的核上细胞质中（ $2 \sim 3\mu m$ 孢子）。

胞核变平。
- 病原体特点
  - 隐孢子虫
    - 圆形嗜碱性病原体（ $2 \sim 5\mu m$ ）。
    - 沿肠腔缘突出于上皮细胞顶部，使病原体似乎位于细胞外。
    - 沿表面和腺上皮细胞分布（蓝色气泡）。
    - Giemsa染色和革兰氏染色可突显病原体，但非诊断所必需。
  - 囊等孢虫
    - 球虫中体积最大（ $15 \sim 20\mu m$ ）。
    - 在上皮细胞和巨噬细胞中可见显著纳虫泡的病原体。
    - 裂殖体及裂殖子呈新月形或香蕉形。
    - 生殖形态为圆形，有显著的细胞核和核仁。
    - Giemsa，PAS及GMS均可染色病原体，但非诊断所必需。
  - 环孢子虫
    - 圆形（ $2 \sim 3\mu m$ ），纳虫泡中新月形的裂殖子（ $5 \sim 6\mu m$ ）。
    - 常位于上皮细胞的上 1/3。
    - 改良抗酸染色如Kinyoun染色时呈嗜酸性，但在常规染色区域也明显。
    - 与隐孢子虫相似，但较隐孢子虫更小。
  - 微孢子虫
    - 最小的球虫（ $2 \sim 3\mu m$ 孢子），合胞体较大。
    - 常位于上皮细胞的核上细胞质中，偶可见于巨噬细胞中。
    - 常规检查难以发现，因为该病原体可能被误以为

细胞质中的黏液空泡。
    - 在偏振光下有些双折射。
    - 改良的三色染色和银浸染有助于诊断。

鉴别诊断

内镜鉴别诊断
- 由于内镜下发现较少，需要广泛的鉴别诊断
  - 在免疫功能不全患者均应取活检标本，因为内镜表现不可靠。

组织学鉴别诊断
- 正常黏膜
  - 黏膜改变较小，因此必须仔细寻找病原体。
- 腹部疾病
  - 绒毛不同程度或无变钝伴上皮内淋巴细胞。
  - 在免疫缺陷患者中考虑免疫介导的疾病时，需警惕该疾病。
- 鉴别不同种类的球虫可能比较困难。
- 其他特征不明显的感染（贾第虫病，AIDS病胃肠病）。

参考文献

1. Franzen C et al: Cryptosporidia and microsporidia--waterborne diseases in the immunocompromised host.Diagn Microbiol Infect Dis. 34(3):245-62, 1999
2. Curry A et al: Emerging pathogens: Isospora, Cyclospora and microsporidia. Parasitology. 117 Suppl:S143-59, 1998
3. Goodgame RW: Understanding intestinal spore-forming protozoa: cryptosporidia, microsporidia, isospora, and cyclospora. Ann Intern Med. 124(4):429-41, 1996
4. Orenstein JM et al: Intestinal microsporidiosis as a cause of diarrhea in human immunodeficiency virus-infected patients: a report of 20 cases. Hum Pathol. 21(5):475-81,1990

十四、肠球虫病

显微镜下特征

（左）一位AIDS患者出现慢性水样腹泻。十二指肠活检显示绒毛变短伴上皮内淋巴细胞。肠腔表面明显可见隐孢子虫（黑箭头）

（右）该活检标本显示在肠腔表面可见大量圆形、嗜碱性隐孢子虫（黑箭头），类似于"蓝色气泡"。尽管它们看起来似乎在细胞外，其实是位于细胞质顶部突起内。组织反应很小

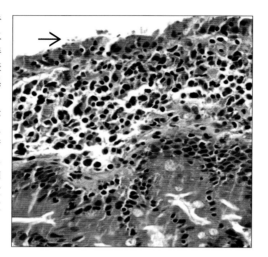
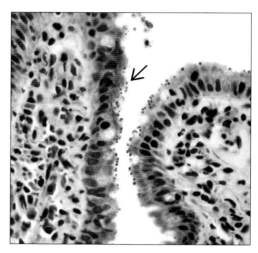

（左）该小肠囊等孢虫感染的活检在低倍镜下可见表面上皮细胞排列紊乱。固有层包含有混合的炎症浸润（来自DP：Gastrointestinal.）

（右）该绒毛表面上皮细胞显示上皮内淋巴细胞轻度增多及细胞解体。可见圆形生殖形态（空心箭头）及新月形形态（黑箭头）同时存在于表面上皮细胞内的纳虫泡内

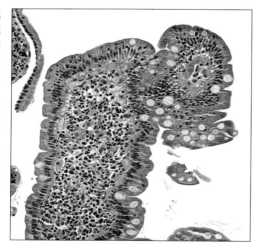
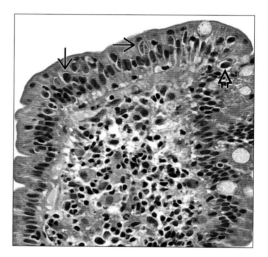

（左）一位非结石性胆囊炎患者患有囊等孢虫感染。在胆囊上皮细胞中可见明显的纳虫泡（空心箭头）。该上皮细胞排列紊乱伴细胞极性消失及上皮内炎症。在固有层可见少量巨噬细胞（黑箭头）

（右）改良三色染色有助于在粪便涂片找球虫或检测虫卵及寄生虫

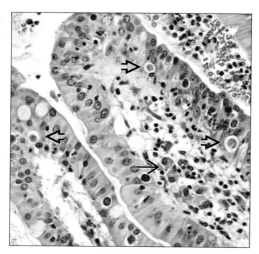
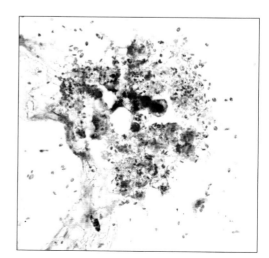

十四、肠球虫病

显微镜下特征

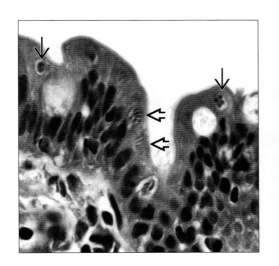

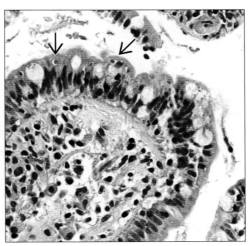

（左）环孢子虫的特征为纳虫泡内同时有圆形（黑箭头）及新月形（空心箭头）形态。该病原体最常见于表面上皮细胞的上 1/3

（右）圆形环孢子虫位于绒毛顶部小纳虫泡内（黑箭头）。该表面上皮内包含散在的淋巴细胞。固有层细胞正常无感染性反应

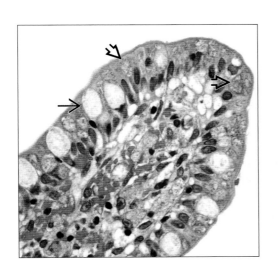

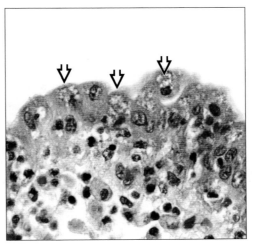

（左）微孢子虫孢子出现在轻度嗜碱性的囊泡内，囊泡压迫上皮细胞核。这些纳虫泡（空心箭头）与杯状细胞（黑箭头）相似，但体积更小，更不像球体

（右）微孢子虫感染由于虫体识别困难很容易被忽略。该病例显示出表面上皮内微小的空泡形成（空心箭头）。浅层细胞核出现排列紊乱与上皮内淋巴细胞轻度增多有关

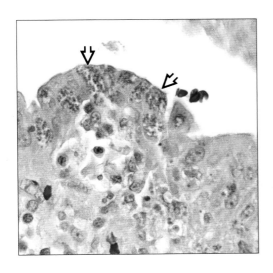

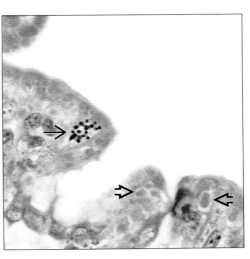

（左）改良三色染色是一种很好的辅助染色方法，可提高微孢子虫的检出率。该染色凸显表面上皮细胞质液泡内的孢子（空心箭头）

（右）该组织革兰氏染色突出显示微孢子虫的孢子（黑箭头），类似于一个大细胞质液泡内大的革兰氏阳性球菌。合孢子更大（空心箭头）但是不染色（来自 DP: Gastrointestinal. ）

十五、溶组织内阿米巴感染

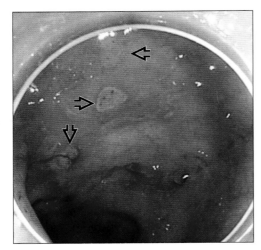

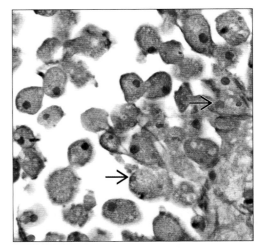

该阿米巴病患者显示多发散在溃疡（空心箭头）伴周围水肿。溃疡中间的黏膜显示局灶性出血但相对正常（K.Goto，MD. 惠赠）

溶组织内阿米巴的特征包括偏心、圆形的细胞核伴有开放染色质。病原体含有丰富的泡沫样细胞质及吞噬的红细胞（黑箭头）

病因和发病机制

活动原虫的传播
- 污染的水及食物。
- 粪 - 口传播。

临床概要

流行病学
- 全球10%的人口被感染
  - 每年报道3500万～5000万有症状病例。
- 主要发生在热带及亚热带地区。
- 在美国的感染主要见于特殊情况
  - 移民，旅游者，男同性恋和无生活自理能力的人群。

表现
- 大多数患者是无症状的。
- 10%的患者发生痢疾，提示侵袭性感染
  - 严重腹部绞痛。
  - 里急后重。
  - 发热。
  - 腹泻（黏液样或血性）。
  - 暴露数周后发作。
- 非痢疾性感染症状较轻
  - 腹泻。
  - 里急后重。
  - 右下腹压痛。
- 并发症
  - 肝脓肿。
  - 出血。
  - 穿孔，中毒性巨结肠。
  - 瘘。
  - 炎症后瘢痕引起的狭窄或梗阻。

实验室检查
- 粪便寄生虫检查。
- 血清学检查。

治疗
- 抗寄生虫治疗，主要是甲硝唑。

预后
- 药物治疗非常有效。

内镜表现

发病部位
- 结肠任何部位及阑尾均易受累。
- 盲肠最常被累及。

一般特征
- 溃疡
  - 散在分布的病变可融合形成大的地图样或匐行的溃疡，伴坏死。
  - 大小不等。
  - 溃疡间黏膜常为正常。
- 水肿及黏膜质脆无溃疡。
- 炎性息肉。
- 肿块病变。

组织病理学表现

组织学特征
- 早期病变
  - 中性粒细胞浸润。
  - 肠腔表面可见寄生虫。
- 晚期病变
  - 深的烧瓶样溃疡延伸至黏膜下层并破坏邻近黏膜。
  - 丰富的无组织嗜酸性碎片黏附于溃疡，常远超出炎症反应。
  - 侵袭性寄生虫出现在基底。
  - 隐窝结构变形，以及随时间推移形成的肠壁瘢痕。
- 病原体特征
  - 明显的细胞膜。

十五、溶组织内阿米巴感染

关键点

病因
- 全球10%的人口感染。

临床概要
- 大多数感染是无症状的。
- 临床上明显的感染
  - 非侵袭性病原体引起相对较轻的症状。
  - 侵袭性病原体引起重度腹泻、发热及腹部绞痛。

内镜表现
- 盲肠最常被累及。
- 溃疡是内镜下最常见的损伤。
- 溃疡间的黏膜正常。

组织病理学表现
- 泡沫样细胞质，圆形、偏心性细胞核，吞噬的红细胞。
- 无组织形态的嗜酸性碎片明显。
- 溃疡为深溃疡并可破坏邻近的黏膜。

- 泡沫样细胞质。
- 圆形、偏心性细胞核。
- 核染色质着边。
- 吞噬的红细胞。
- 可被PAS及三色染色着色。

鉴别诊断

内镜鉴别诊断
- 克罗恩病。
  - 节段性，分布于右半结肠。
  - 晚期病变愈合形成瘢痕，类似于克罗恩病的纤维性狭窄。
- 细菌性痢疾
  - 阿米巴痢疾症状较细菌性痢疾更平缓。
  - 培养及粪便检查虫卵及寄生虫有用。

组织学鉴别诊断
- 巨噬细胞丰富的炎症改变
  - 巨噬细胞CD67染色。
  - 巨噬细胞细胞核更大且形状不规则。
  - 阿米巴三色染色阳性。
  - 阿米巴细胞核有更多开放染色质。
- 结肠小袋虫感染

- 结肠小袋虫更大且有纤毛及肾形大细胞核。
- 非致病性阿米巴感染
  - 溶组织内阿米巴含有吞噬的红细胞，但非致病性阿米巴没有。
  - 非致病性阿米巴几乎不引起组织炎症反应。
  - 可能生长于原有的病变，如结肠息肉或肿瘤。
- 特发性慢性炎症性肠疾病
  - 慢性感染导致隐窝结构异常和肠壁纤维化。
  - 感染不累及上消化道。
  - 特发性慢性炎症性肠疾病一般无其他组织学特征。
- 阿米巴脓肿类似于肿瘤
  - 在炎症病变中检测到病原体而无肿瘤细胞可协助鉴别。

参考文献

1. Choudhuri G et al: Amebic infection in humans. Indian J Gastroenterol. 31(4):153-62, 2012
2. Stanley SL Jr: Amoebiasis. Lancet. 361(9362):1025-34, 2003
3. Ravdin JI: Amebiasis. Clin Infect Dis. 20(6):1453-64; quiz 1465-6, 1995
4. Variyam EP et al: Nondysenteric intestinal amebiasis. Colonic morphology and search for Entamoeba histolytica adherence and invasion. Dig Dis Sci. 34(5):732-40, 1989

病例图像展示

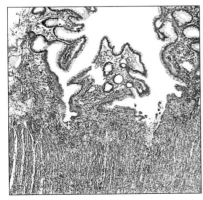 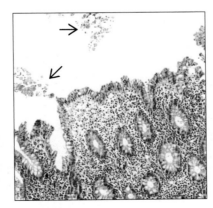 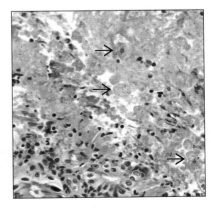

（左）阿米巴溃疡延伸至固有肌层。溃疡间的正常黏膜可能会形成类似于特发性慢性炎症性肠病的炎性假息肉

（中）在非侵袭性疾病中可见黏膜表面簇状分布的病原体（黑箭头）。轻微组织炎症反映有局灶性中性粒细胞性隐窝炎

（右）阿米巴（黑箭头）常位于肠腔表面粉色无组织的碎片中。这些碎片包括核碎片、少量完整的中性粒细胞及少量的病原体

十六、类圆线虫病

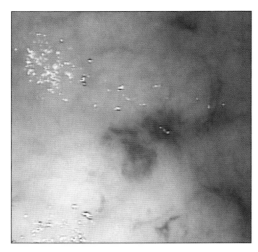

正如该病例十二指肠感染，类圆线虫内镜下表现是非特异的。可见黏膜水肿、发红及点状出血（F.Aduli，MD.惠赠）

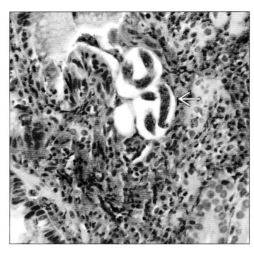

类圆线虫感染引起斑片状嗜酸细胞浸润伴嗜酸细胞性脓肿。幼虫（白箭头）出现在该感染患者的胃腺中（L.Campbell，MD.惠赠）

术　语

定义
- 粪类圆线虫感染。

病因和发病机制

致病原
- 在全球分布的土壤线虫
  - 热带及亚热带气候最常见
    - 美国东南部特有。
  - 病原体通过皮肤进入人体，通过血流进入肺部，被咳出后吞咽进而感染肠道
    - 幼虫常驻于肠腔内并产卵，虫卵孵化为杆状蚴移随粪排至体外或者穿过肠道引起自体感染。

临床概要

临床表现
- 免疫功能低下的成年患者或患有慢性消耗性疾病的患者（如HTLV-1感染）。
- 大多数患者是无症状的
  - 病原体可寄生于肠道很长时间而不引起临床症状。
- 胃肠道症状
  - 出血。
  - 腹泻。
  - 恶心。
  - 腹痛。
- 肠外表现
  - 臀部和躯干下部的匐行疹、荨麻疹，提示幼虫真皮迁移。
  - 肺炎。
  - 肠系膜淋巴结肿大。
- 免疫功能抑制患者中出现严重的自体感染
  - 幼虫携带肠道细菌侵入黏膜和淋巴结，导致败血症

实验室检查
- 外周血嗜酸性粒细胞增多
  - 在播散性疾病中常无嗜酸性粒细胞增多。
- 血清学检查（ELISA）
  - 有些学者主张在激素治疗及化疗前行粪类圆线虫血清学检查以防止超感染。
- 便涂片。

治疗
- 药物
  - 伊维菌素是一种可选用的药物。
  - 如果可能，停止免疫抑制治疗。

预后
- 药物对免疫功能正常的患者有效。
- 患有超感染或播散性疾病的患者治疗更困难且死亡率更高（80%）。

内镜表现

发病部位
- 胃、小肠和结肠，阑尾少见。

一般特征
- 黏膜皱襞肥厚
  - 隆起的息肉样病变或结节少见
- 水肿，发红，斑点状出血，糜烂。

组织病理学表现

组织学特征
- 成虫和幼虫均位于腺体和隐窝上皮细胞间
  - 组织中常见到线状幼虫。
    - 可见到尖利的虫尾。
  - 虫体侵及固有层，肠壁及肠系膜淋巴结少见。
- 可见中性粒细胞或嗜酸性粒细胞浸润，或两者皆有。
  - 固有层内散在聚集的嗜酸性粒细胞提示类圆线虫病。

十六、类圆线虫病

关键点

定义
- 全球分布的土壤内的线虫。
- 热带及亚热带气候最常见；美国东南部特有。

临床问题
- 症状：腹泻、出血、腹痛、皮疹。
- 多数患者无症状。
- 免疫抑制患者会出现严重的感染。

内镜表现
- 可发生于胃、小肠、结肠、阑尾。
- 水肿、充血发红、斑点样出血。

组织学特征
- 隐窝内可见成虫和幼虫。
- 可见中性粒细胞或嗜酸性粒细胞浸润，或两者皆有。
- 固有层中嗜酸性粒细胞聚集提示寄生虫感染。

  ○ 黏膜溃疡可存在及进展，严重病例可见穿孔。
  ○ 可有内芽肿性炎。
- 小肠病例可见绒毛变钝。
- 严重免疫功能不全的患者中组织反应轻。
- 慢性感染可见慢性结肠炎表现。
- 固有层内单核细胞增多，见于少量寄生虫感染。

鉴别诊断

内镜鉴别诊断
- 内镜所见无特异性
  ○ 应鉴别其他胃炎、十二指肠炎、结肠炎。

组织学鉴别诊断
- 隐窝上皮细胞之间可见幼虫是重要诊断依据。
- 在相近的流行区，菲律宾毛线虫病与类圆线虫病类似。
- 黏膜的改变与慢性特发性炎症性肠病类似
  ○ 隐窝结构变形，固有层纤维化并伴有嗜酸性粒细胞
    ■ 嗜酸性粒细胞聚集是寄生虫感染的证据。
  ○ 寻找隐窝内的虫体。
- 其他原因所致的消化道嗜酸性粒细胞性疾病。

  ○ 建议重新切片寻找寄生虫。
  ○ 嗜酸性粒细胞性胃肠炎是一个排除性诊断。

参 考 文 献

1. Mejia R et al: Screening, prevention, and treatment for hyperinfection syndrome and disseminated infections caused by Strongyloides stercoralis. Curr Opin Infect Dis.25(4):458-63, 2012
2. Xavier RJ et al: Case records of the Massachusetts General Hospital. Case 23-2012. A 59-year-old man with abdominal pain and weight loss. N Engl J Med. 367(4):363-73, 2012
3. Concha R et al: Intestinal strongyloidiasis: recognition, management, and determinants of outcome. J Clin Gastroenterol. 39(3):203-11, 2005
4. Keiser PB et al: Strongyloides stercoralis in the Immunocompromised Population. Clin Microbiol Rev.17(1):208-17, 2004
5. Milder JE et al: Clinical features of Strongyloides stercoralis infection in an endemic area of the United States. Gastroenterology. 80(6):1481-8, 1981

病例图像展示

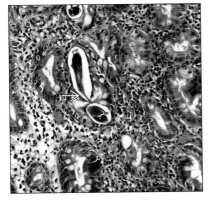 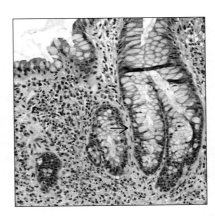 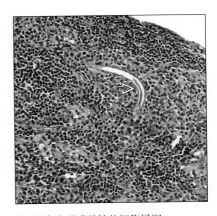

（左）上皮细胞内、隐窝间可见类圆线虫，有着尖利的虫尾（白箭头）。感染局限于隐窝，所以没有出现嗜酸性粒细胞浸润

（中）慢性感染引起了隐窝结构改变（黑箭头），类似于炎症性肠病。嗜酸性粒细胞大量浸润提供了有力的诊断依据

（右）严重感染病例可见寄生虫侵入肠系膜淋巴结（空心箭头）

十七、血吸虫病

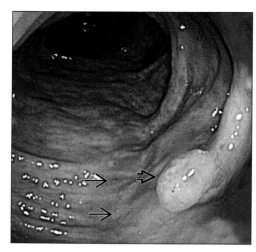

炎性息肉（空心箭头）是肠血吸虫病的最常见表现，黏膜血管也有轻微充血现象（黑箭头）（R.Gonzalez，MD.惠赠）

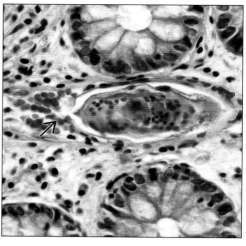

血吸虫虫卵寄居于黏膜毛细血管但不引起炎症反应，直至虫卵侵蚀血管壁。这个血管内的含胚卵有一个端刺（黑箭头）

术　语

同义词

● 血吸虫病。

定义

● 受到任何种类的血吸虫类虫体的感染
　○ 胃肠道是数种血吸虫的特异目标，虽然所有的血吸虫都可以侵犯肠道
　　■ 曼氏血吸虫。
　　■ 日本血吸虫。
　　■ 湄公血吸虫。
　　■ 间插血吸虫。

病因和发病机制

血吸虫

● 从受到污染的水源进入体内。
● 田螺是中间宿主。
● 病原体寄居于门静脉系统
　○ 成熟配体和产生的虫卵栓塞于肠道的小静脉和毛细血管。
　○ 当虫卵侵蚀血管壁时引起炎症反应。

临床概要

流行病学

● 发病率
　○ 全球约10%的人口受到感染
　　■ 全球分布：流行于非洲、中东、中南美洲、多米尼加共和国、中国、泰国、印度尼西亚和菲律宾的部分地区。

临床表现

● 流行地区的大多数患者无症状。
● 临床表现多样化
　○ 腹泻，且经常为血性腹泻。
　○ 贫血。
　○ 体重减轻。
● 严重临床表现

　○ 类似痢疾的疾病。
　○ 大量病变引起阻塞性症状。
　○ 直肠脱垂。
　○ 消化道出血。
　○ 由血吸虫摄入的肠道细菌引起的复发性菌血症。
● 急性感染（片山热）
　○ 发热、肌痛、关节痛、腹泻、咳嗽、不适
　　■ 只影响少数受感染的患者。
● 阑尾炎的表现。
● 肠外表现：可侵犯肺、中枢神经系统、肝、肾。

实验室检查

● 尿、便中查找血吸虫虫卵
　○ 可能需要多个样本。
● 血清学检查。

治疗

● 吡喹酮对所有种类的血吸虫均有效。

预后

● 疾病严重程度取决于感染严重程度和持续时间。

内镜表现

发病部位

● 可侵犯胃肠道的任何部位。

内镜下病变表现

● 炎性息肉，且通常为多发
　○ 最常见于左半结肠和直肠。
● 黏膜颗粒状并质脆。
● 点状溃疡伴出血。
● 内镜下评估可完全正常。

组织病理学表现

组织学特征

● 炎症反应和组织损伤是对虫卵的反应。
● 活动期特点是强烈的炎症反应

十七、血吸虫病

关键点

术语
- 通过吸虫（血吸虫）感染
  - 感染来源于受污染的水源。

病因
- 所有种类的血吸虫都可以侵犯肠道。
- 流行于非洲，亚洲，部分美洲地区。

内镜表现
- 可侵犯胃肠道的任何部位

- 可表现为炎性息肉，黏膜颗粒状，黏膜质脆。
- 内镜下评估可完全正常。

组织病理学表现
- 炎症是对虫卵的反应而非虫体。
- 活动期：更强烈的炎症反应，肉芽肿和嗜酸性粒细胞的增多。
- 慢性期：炎症反应减轻，纤维化和钙化的虫卵。
- 虫卵有端刺或者侧刺。

  - 急性炎症。
  - 大量嗜酸性粒细胞。
  - 肉芽肿多见。
  - 肉芽肿内可见虫卵和虫卵片段。
- 慢性期
  - 持续的纤维化。
  - 虫卵钙化。
  - 可能几乎没有炎症。
- 虫体形态
  - 虫壳和端刺
    - 曼氏血吸虫、日本血吸虫、湄公血吸虫拥有耐酸的虫壳和端刺。
    - 间插血吸虫只有耐酸的端刺。
  - 端刺或侧刺取决于血吸虫种类。
  - 钙化的虫卵呈深蓝黑色不定形状。
  - 脱钙作用可能使虫卵胚胎凸显。
  - 虫体跟虫卵偶尔出现于静脉中，并不引起炎症反应。

鉴别诊断

内镜鉴别诊断
- 慢性特发性炎症性肠病。
- 炎性息肉和黏膜颗粒样类似克罗恩病或者溃疡性结肠炎。

- 其他原因引起的炎性息肉、黏膜红斑及质脆。

组织学鉴别诊断
- 其他炎性或者肉芽肿性病变
  - 慢性特发性炎症性肠病。
  - 其他感染。
  - 虫卵的出现有助于确诊血吸虫病。
- 其他寄生虫
  - 蛲虫
    - 蛲虫虫卵有侧翼，缺乏端刺，不耐酸。
  - 肠道毛细线虫
    - 毛细线虫不耐酸，缺乏端刺。

参考文献

1. Colley DG et al: Human schistosomiasis. Lancet. Epub ahead of print, 2014
2. Gryseels B et al: Human schistosomiasis. Lancet. 368(9541):1106-18, 2006
3. Elliott DE: Schistosomiasis. Pathophysiology, diagnosis, and treatment. Gastroenterol Clin North Am.25(3):599-625, 1996
4. Strickland GT: Gastrointestinal manifestations of schistosomiasis. Gut. 35(10):1334-7, 1994
5. Adebamowo CA et al: Schistosomiasis of the appendix. Br J Surg. 78(10):1219-21, 1991
6. Smith JH et al: Studies on schistosomal rectal and colonic polyposis. Am J Trop Med Hyg. 26(1):80-4, 1977

病例图像展示

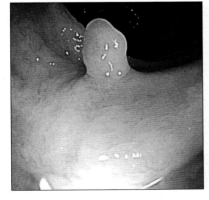 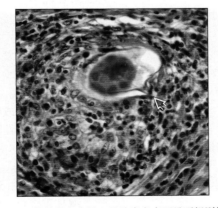 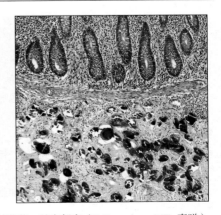

（左）血吸虫相关炎性息肉常多发，且多见于远端结肠和直肠。此处病变表面呈不规则结节状，基底部宽（R.Gonzalez，MD.惠赠）

（中）此处含胚胎的血吸虫虫卵被肉芽肿性炎症组织所包绕，端刺很容易看到（空心箭头）

（右）慢性感染中炎性表现不明显，而表现为密集的纤维化所包绕的蓝黑色钙化虫卵

第十节　特发性炎症性肠病

一、克罗恩病

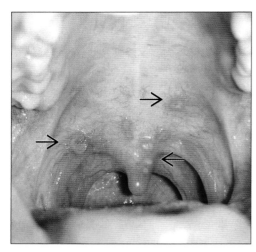

克罗恩病患者可能呈现出多种系统性疾病表现。我们发现此患者有大量的浅表口腔溃疡（黑箭头），侵及悬雍垂和后咽部

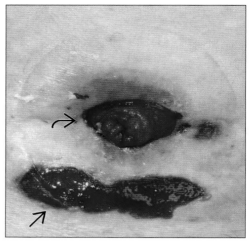

一位52岁的克罗恩病患者出现为数个不规则不愈合的溃疡（黑箭头），在回肠造口（弯箭头）附近，反映了脓皮病坏疽坏死的典型表现（C.Magro，MD.惠赠）

术　语

同义词

●局限性肠炎。

病因和发病机制

尚不明确，由遗传因素跟环境因素共同引起。

遗传易感性

●影响基因
  ○第16号染色体的 *CARD15*（*NOD2*）基因突变
    ■通常表达于单核细胞和肠上皮细胞。
    ■接触细菌后活化NF-κB。
    ■突变形式导致对肽聚糖的反应缺陷，从而导致免疫无效和更多的细菌生存。
  ○第16号染色体的 *IBD1* 基因突变和第5号染色的 *IBD5* 基因突变。
  ○第1号染色体上的 *IL23R* 变异。
●家庭和种族易感性
  ○直系血亲中有克罗恩病患者，有更高的患病概率（10～25倍）。
  ○高达10%的患者有患病亲属。
  ○阿什肯纳兹犹太人拥有较高的患病率。
  ○同卵双胞胎（50%）比异卵双胞胎（50%）有更高的患病一致率。

免疫因子

●先天性（巨噬细胞和中性粒细胞）和适应性（淋巴细胞和浆细胞）免疫反应调节异常
  ○不断增加的促炎性细胞因子和B细胞、T细胞的上调。
●自身抗原的免疫耐受减弱
  ○黏膜通透性的增加促进了细菌的移位和抗原的吸收。
  ○固有层内树突状细胞的激活
    ■Toll样受体激活NF-κB介导的炎症反应。

●$CD4^+$ T细胞介导的炎性反应的增强，尤其是TH1细胞
  ○产生促炎性细胞因子（IFN-γ，IL-12，IL-17）。
  ○促进IgG产生以应对共生的生物体。

环境影响

●吸烟者患病风险增加。
●有些与小肠内的特定细菌定植有关。

临床概要

流行病学

●发病率
  ○北美和欧洲南部发病率逐渐增加
    ■发病率8/100 000～10/100 000
    ■患病率100/100 000～200/100 000。
●年龄
  ○大多数患者为青少年或者年轻成人。
  ○老年患者出现一个小的发病高峰。

临床表现

●取决于胃肠道受侵犯的部位
  ○上消化道
    ■腹痛，常发于餐后。
    ■吞咽困难（食管疾病）。
    ■消化不良。
    ■肠道梗阻或出血。
    ■吸收不良性腹泻伴蛋白消耗。
  ○小肠疾病
    ■维生素 B_{12}、胆盐、锌和脂溶性维生素吸收不良。
    ■慢性腹泻，通常为非血性腹泻。
    ■体重减轻，疲劳，腹痛。
    ■纤维性狭窄的患者可表现为肠道梗阻症状。
    ■发热和右下腹压痛可能意味着存在蜂窝织炎。
  ○结肠炎症

一、克罗恩病

关键点

病因
- 遗传和环境因素共同参与基因的改变。
- *CARD15*，*IBD1*，*IBD5*，*IL23R*（*NOD2*）等基因的改变。
- 家庭成员有此疾病，有更高的发生率。
- 先天性及适应性免疫调节的异常。

临床概要
- 北美和欧洲南部发病率逐渐增加。
- 可以侵及从口腔至肛门的任何部位，临床症状取决于消化道侵犯的部位
  - 慢性腹泻，通常为非血性腹泻。
  - 体重减轻，易疲劳，腹部疼痛。
- 手术治疗复杂的瘘、脓肿、穿孔、梗阻、发育异常和癌症。
- 氨基水杨酸类、抗生素和益生菌可应用于轻型疾病。

- 环孢菌素、皮质类固醇激素、免疫调节剂和生物制剂类可应用于严重炎症。

内镜表现
- 黏膜红斑状、质脆并伴有糜烂或溃疡。
- 不同严重程度的片状或节段性改变。

组织病理学表现
- 口腔裂隙和瓶状溃疡。
- 脓肿、瘘、粘连。
- 管壁瘢痕狭窄。
- 30%的患者有肉芽肿形成。

重要鉴别诊断
- 非典型特征的溃疡性结肠炎。
- 慢性缺血和放射性肠炎。
- 肉芽肿性感染。
- 白塞病。

- ■ 血性腹泻。
- ○ 系统性表现
  - ■ 肝胆系统发现：原发性硬化性胆管炎，胆管周围炎。
  - ■ 皮肤表现：坏疽性脓皮病和结节性红斑。
  - ■ 口腔疾病：20%～50%的克罗恩病患者有口腔溃疡、小疱和唇炎、口腔黏膜炎和舌炎。
  - ■ 肌肉骨骼改变：关节炎、关节痛、强直性脊柱炎。
  - ■ 眼部：葡萄膜炎、结膜炎、虹膜炎、眼眶肌炎。
  - ■ 生殖系统：外阴、阴道、睾丸的肉芽肿性炎症。
  - ■ 血管：结节性多动脉炎、巨细胞性动脉炎、继发于高凝的静脉血栓栓塞。
- 儿童患者生长发育不良
  - ○ 经常累及上消化道。

治疗
- 外科方法
  - ○ 手术治疗复杂的瘘、脓肿、穿孔、梗阻、发育异常和肿瘤
    - ■ 长段的小肠切除后有发生短肠综合征的风险。
  - ○ 对于症状不严重但是确实存在症状的患者，为了保留小肠，肠切开狭窄成形术是一种替代方法。

药物
- ○ 氨基水杨酸（柳氮磺胺吡啶）对于轻症患者可能有效果。
- ○ 免疫抑制剂如环孢霉素和皮质类固醇激素可用于诱导缓解症状
  - ■ 但是存在机会性感染和系统性并发症的可能。
  - ■ 有产生激素依赖的可能。
- ○ 免疫调节剂（硫唑嘌呤和巯基嘌呤）
- ○ 诱导和维持缓解中至重度克罗恩病。
  - ■ 与其他药物尤其是抗肿瘤坏死因子抑制剂联用，是最有效的方法。
  - ■ 淋巴增殖性疾病的风险增加。

- ○ 生物制剂（英夫利昔单抗、那他珠单抗、阿达木单抗、赛妥珠单抗、戈利木单抗）。
- ○ 抗生素和益生菌疗法用于轻症。

预后
- 部分患者进展缓慢。
- 其他患者有迅速发展的表型
  - ○ 易产生纤维性狭窄和瘘管。
  - ○ 60%的患者发展为阴道、膀胱、肛门、腹壁等肠内瘘或者外瘘。
  - ○ 常需要手术干预。
- 异型增生的发生风险与疾病的严重程度及持续时间相关
  - ○ 需要给予像溃疡性结肠炎类似的炎症性肠病的监测。
  - ○ 小肠部克罗恩病难以评估。

内镜表现

基本特点
- 黏膜红斑状、颗粒状。
- 黏膜质脆并伴有糜烂或深溃疡
  - ○ 熊爪样、匍行的或线形结构。
- 纵向溃疡伴鹅卵石状黏膜。
- 假息肉。

发病部位
- 不同严重程度的斑片状或节段性疾病。
- 影响胃肠道的任何部位
  - ○ 60%～80%的患者累及回肠
    - ■ 通常影响远端15～25cm的回肠且右半结肠常受累。
    - ■ 25%～40%的患者疾病仅局限于小肠。
  - ○ 20%的患者疾病局限于结肠。
  - ○ 累及上消化道的很常见（约30%的患者）
    - ■ 通常与其他部位的发病同时存在，且临床症状由其他部位发病主导。

一、克罗恩病

影像学表现

放射影像学表现
- 造影显示了口疮性和深部溃疡，黏膜异常，梗阻，脓肿和瘘。

CT表现
- 肠壁增厚，脓肿和瘘管。
- 肠系膜脂肪沉积和淋巴结肿大。

大体特征

一般特征
- 黏膜改变
  - 口疮样、纵行深溃疡。
  - 受侵犯的黏膜呈现出鹅卵石状外观。
- 肠壁改变
  - 肠腔增厚伴纤维化，肌层、固有层、狭窄部、瘘管肥厚。
- 浆膜层异常
  - 肠袢间密集的纤维粘连形成炎性肿块。
  - 肠系膜脂肪向肠系膜对侧表面延伸（爬行脂肪）。

发病部位
- 通常为节段性，即使在切除标本中也是如此
  - 疾病与正常组织界线明显。

组织病理学表现

活检标本的组织学改变
- 口疮样溃疡
  - 浅表糜烂，通常位于淋巴滤泡的表层。
  - 可能融合成为大面积的黏膜剥脱。
- 炎症反应
  - 慢性炎症细胞浸润
    - 黏膜中密集的慢性炎症反应。
    - 隐窝基底的固有层可见富含浆细胞的炎症反应。
    - 在同一区域甚至同一组织片段的活检标本中炎症细胞往往呈片状分布。
  - 中性粒细胞炎症
    - 典型的隐窝脓肿伴溃疡形成。
  - 嗜酸性粒细胞
    - 在疾病的活动期出现。
    - 在疾病的静止期数量众多。
    - 在正常黏膜内数量不一。
  - 30%的患者出现上皮样肉芽肿
    - 易发于黏膜基底。
    - 血管周围数量较多。
    - 上皮样巨噬细胞呈环簇状排列紧密并被淋巴细胞包绕。
    - 一般不产生坏死，虽然在某些病例中偶见坏死的肉芽肿。
    - 钙化在肉芽肿中很常见。

- 巨大肉芽肿
  - 在固有层上至中部可见小的、疏松的巨噬细胞簇。
- 慢性损伤的隐窝表现
  - 结构异常
    - 萎缩、缩短或有分支的隐窝。
  - 细胞化生
    - 帕内特细胞出现于结肠远端至肝曲。
    - 隐窝内帕内特细胞呈簇集或线样排列。
    - 假幽门化生在慢性小肠炎中比结肠炎中更多见。

管壁异常（切除标本）
- 炎性肠管与正常肠管之间界线明显（跳跃性病变）。
- 深大裂隙溃疡或者烧瓶样溃疡从黏膜层向固有肌层延伸
  - 可形成瘘管，由可延伸到浆膜层的肉芽组织组成。
  - 可形成脓肿、粘连。
- 黏膜下纤维化和脂肪沉积。
- 固有肌层和黏膜肌层肥厚。
- 神经增生病伴有神经节细胞增多。
- 溃疡下生发中心圆形淋巴细胞聚集，破坏完整的黏膜
  - 在浆膜下脂肪出现，通常在血管周围。
- 内皮细胞损伤，内膜及中膜增生
  - 靠近裂隙溃疡的管壁血管可呈现严重的细胞动脉炎或纤维蛋白样坏死。
  - 与系统性血管炎无关。

浅表的克罗恩病
- 疾病局限于黏膜层及黏膜下层。
- 微小的透壁性炎症
  - 管腔柔软无狭窄。
- 通常局限于结肠，因而类似溃疡性结肠炎。
- 多个切片中可检出肉芽肿。

肠外疾病
- 食管疾病罕见，影响少于1%的患者
  - 口疮性溃疡、糜烂、淋巴细胞性食管炎。
  - 类似食管癌的狭窄。
- 胃部疾病趋向发生于胃远端
  - 胃窦狭窄或阻塞。
  - 局部严重胃炎（部分腺体周围有淋巴细胞和中性粒细胞）。
  - 肉芽肿性胃炎。
- 十二指肠克罗恩病
  - 片状，节段性炎性改变。
  - 固有层和上皮层内中性粒细胞
  - 上皮内淋巴细胞增多伴随上皮绒毛变钝。
- 肛管直肠疾病
  - 直肠周围或肛周标记（"象耳"皮肤标志）。
  - 紫罗兰色。
  - 窦道、瘘管、脓肿。
  - 在结肠疾病患者中多发。

一、克罗恩病

○与生殖系统相关。

○可比肠道表现出现更早。

辅助检查

血清学检查

● ASCA在大多数克罗恩病患者血清中高表达。

● pANCA

○出现于典型溃疡性结肠炎患者中。

○高达25%的克罗恩病患者中可见，尤其是结肠炎症患者中。

鉴别诊断

类似于克罗恩病的内镜表现

● 溃疡性结肠炎没有典型特点

○在暴发患者及儿童患者中直肠豁免。

○回肠、胃和十二脂肠炎症。

● 放射性肠炎。

● 慢性缺血。

● 白塞病

○西方国家罕见，原发于亚洲。

○与眼部病变、口腔及生殖器溃疡有关。

类似于克罗恩病的组织学特征

● 溃疡性结肠炎没有典型特点

○直肠炎症少于结肠炎症。

○挤压黏蛋白和上皮细胞相关的肉芽肿性炎症。

○累及回肠者症状浅表且较轻，通常发生于疾病累及全结肠者。

○裂隙溃疡伴有淋巴细胞性炎症仅限于溃疡区域。

● 肉芽肿性阑尾炎

○大多数情况下，表现为间隔阑尾炎。

○通常并非由克罗恩病、鼠疫、或不明原因（特发性）而引起。

● 缺血性肠炎

○与再生隐窝改变相关的玻璃样物质出现于固有层。

○可能会出现血管改变（血栓形成、胆固醇栓塞、血管炎）。

○缺乏密集的炎症反应和中性粒细胞，除非出现明显的急性缺血表现。

● 放射性肠炎

○黏膜下层的异型成纤维细胞。

○泡沫细胞和闭塞性血管炎性改变。

● 非甾体抗炎药

○可产生口疮性溃疡及回肠假幽门化生。

○典型特征出现于无症状患者及回肠缩短的患者。

● 肠结核

○环壁硬结，溃疡，狭窄。

○融合的肉芽肿，部分伴随坏死。

○明显的背景炎症。

○出现坏死肉芽时，应通过辅助检查对疾病分类，来排除感染。

● 鼠疫感染

○肉芽肿性阑尾炎及回肠结肠炎。

○星状脓肿和化脓性肉芽肿性炎症。

未定型结肠炎

● 区分慢性结肠炎的临时术语，用于表述那些既不像溃疡性结肠炎也不像克罗恩病的病例。

● 通常被证实为非典型溃疡性结肠炎。

● 某些情况下为浅表克罗恩病。

● 局部出现克罗恩病的特征。

诊断要点

病理解读要点

● 克罗恩病是一个排除性诊断。

● 坏死性肉芽肿提示需要分枝杆菌和真菌的评估。

● 化脓性肉芽肿是克罗恩病的异型表型，且增加了感染的可能性。

参 考 文 献

1. Jakobsen C et al: Genetic susceptibility and genotypephenotype association in 588 Danish children with inflammatory bowel disease. J Crohns Colitis. Epub ahead of print, 2014

2. Chan SS et al: Bacterial translocation influences the response to biological therapy in Crohn's disease.Gastroenterology. 145(4):898-901, 2013

3. Cleynen I et al: Genetic factors conferring an increased susceptibility to develop Crohn's disease also influence disease phenotype: results from the IBDchip European Project. Gut. 62(11):1556-65, 2013

4. Nunes T et al: Does smoking influence Crohn's disease in the biologic era? The TABACROHN study. Inflamm Bowel Dis. 19(1):23-9, 2013

5. Schreiber S et al: Subgroup analysis of the placebocontrolled CHARM trial: increased remission rates through 3 years for adalimumab-treated patients with early Crohn's disease. J Crohns Colitis. 7(3):213-21, 2013

6. Ashworth LA et al: Lymphoma risk in children and young adults with inflammatory bowel disease: analysis of a large single-center cohort. Inflamm Bowel Dis. 18(5):838-43,2012

7. Cosnes J et al: Factors affecting outcomes in Crohn's disease over 15 years. Gut. 61(8):1140-5, 2012

8. Kane SV et al: Natalizumab for moderate to severe Crohn's disease in clinical practice: the Mayo Clinic Rochester experience. Inflamm Bowel Dis. 18(12):2203-8, 2012

9. Amre DK et al: Susceptibility loci reported in genomewide association studies are associated with Crohn's disease in Canadian children. Aliment Pharmacol Ther.31(11):1186-91, 2010

一、克罗恩病

内镜下特征

（左）一位23岁的男性克罗恩病患者，接受结肠镜检查以评估治疗效果。横结肠中部可见节段性结肠炎及大量小的糜烂灶（黑箭头）。黏膜皱襞减少且缺乏正常的血管纹理结构

（右）同一位患者远端结肠检查发现轻度红斑及黏膜皱襞减少。数个分散的口疮样溃疡（黑箭头）也被发现。可见正常的血管纹理结构消失

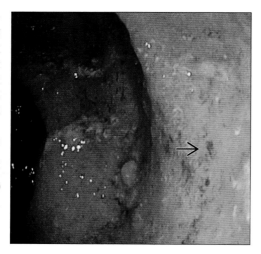 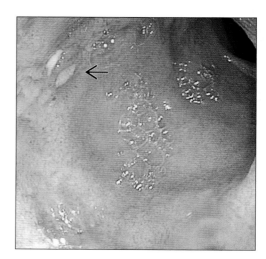

（左）一位24岁的女性克罗恩病患者由于远端回肠狭窄而出现右下腹疼痛。高分辨率内镜通过水下观察发现一个斑片状的异常绒毛区域（空心箭头），同时发现一处溃疡（黑箭头）（B.Bosworth，MD.惠赠）

（右）同一区域用NBI（窄带成像技术）发现炎症背景下球状绒毛凸起（空心箭头），溃疡（黑箭头）更容易观察到（B.Bosworth，MD.惠赠）

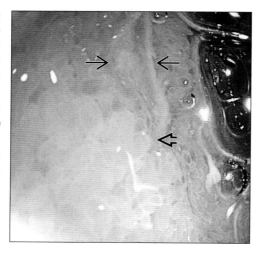 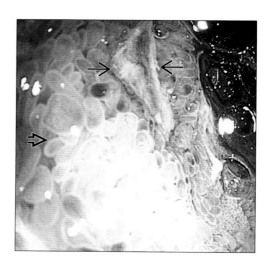

（左）克罗恩病患者回肠末端僵硬、炎症明显黏膜堆叠形成炎性纤维性狭窄，造成肠梗阻，可见散在溃疡（黑箭头）形成。该患者需行病变处回肠结肠切除术

（右）克罗恩病活动期病变不连续，该患者病变轻，黏膜散在水肿，黑箭头所示皱襞处可见一结节样改变

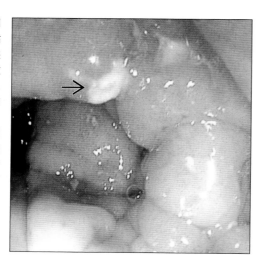 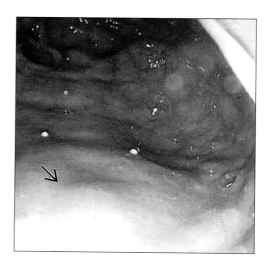

一、克罗恩病

大体特征和显微镜下特征

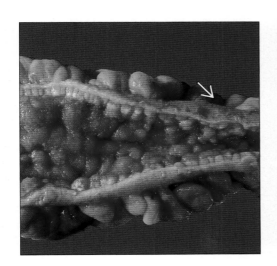
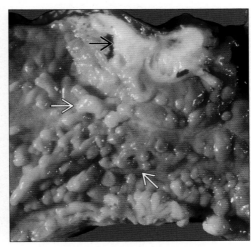

（左）该切除标本来源于一位存在回肠狭窄的克罗恩病患者，该回肠狭窄处皱襞消失，黏膜堆积，呈结节状，即经常描述的"鹅卵石状"外观。肠系膜脂肪（白箭头）延伸几乎环绕整个肠管

（右）另一位克罗恩病患者存在肠管纤维化（黑箭头），长期的结肠炎导致黏膜萎缩和皱襞消失，同时可见散在的无蒂假息肉（白箭头）

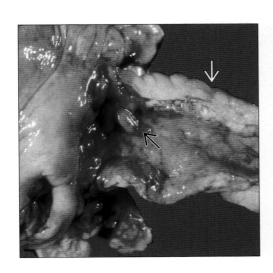
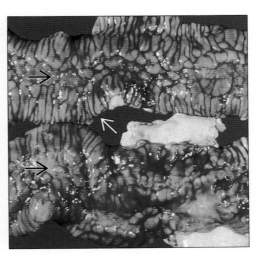

（左）另一位克罗恩病患者因肠梗阻症状行回结肠切除术，肠壁增厚、质硬，并被爬行脂肪所包绕（白箭头）。此段肠管的回盲部处显示黏膜皱襞消失和少量的炎性息肉（黑箭头）。邻近的结肠无炎症反应

（右）浅表克罗恩病变呈现出沿着肠管的肠系膜面的结节状黏膜扭曲（黑箭头），肠系膜对侧的皱襞（白箭头）仍存在

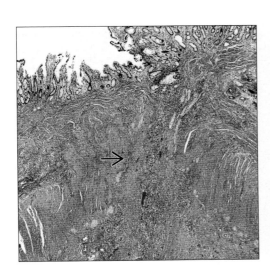
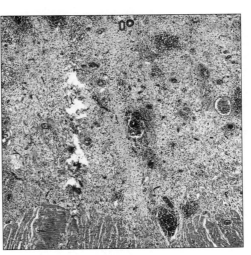

（左）一例回肠狭窄的切除标本呈现出固有肌层被破坏（黑箭头）和肠管纤维化，透壁的淋巴细胞聚集为环形细胞结节，黏膜下脂肪也减少

（右）黏膜下层因纤维化和炎症反应而显著扩张，透壁的淋巴细胞聚集是克罗恩病的特点，但是也可见于非典型溃疡性结肠炎，且为克罗恩病提供了一个诊断线索

一、克罗恩病

显微镜下特征

（左）该例克罗恩病表现为慢性活动性肠炎，表现为绒毛缩短和隐窝结构扭曲。该十二指肠活检标本存在黏膜水肿、隐窝增生及隐窝分支。固有层存在弥漫性慢性炎症

（右）同一标本高倍镜下呈现出萌芽状、不规则隐窝，伴随帕内特细胞的增多。炎性浸润细胞的组成是单核细胞和散在的中性粒细胞

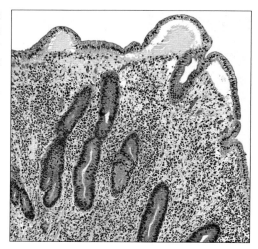
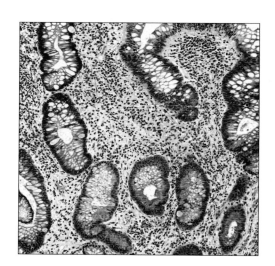

（左）该克罗恩患者存在慢性回肠炎，同时伴随绒毛结构的完全消失。隐窝萎缩且许多隐窝存在假幽门腺化生（白箭头）。固有层因单核细胞丰富的炎性浸润和基底淋巴浆细胞增多而扩张

（右）假幽门腺化生在慢性回肠炎病例中很常见。隐窝被较小的环状腺体替代，可见线状排列的分泌中性黏蛋白的细胞，胞质淡染（空心箭头）

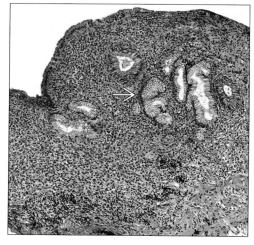
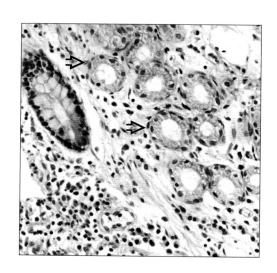

（左）克罗恩病常造成慢性活动性结肠炎，炎症呈片状，即使在单独的活检标本中。炎症散在，本例显示了中性粒细胞浸润的结肠隐窝炎，同时可见局灶增多的单核细胞。隐窝结构异常有些呈水平方向，有些成角

（右）高倍镜显示混合的各型淋巴细胞浸润，嗜酸性粒细胞（白箭头）亦常见

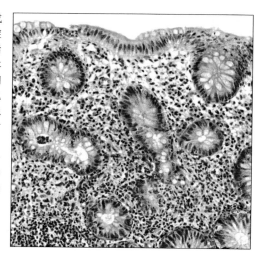
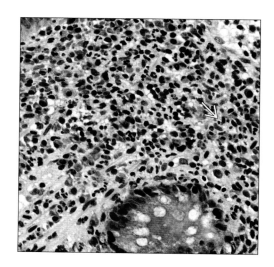

一、克罗恩病

显微镜下特征

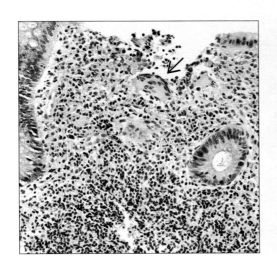

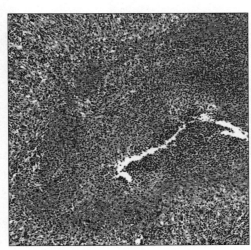

（左）口疮样溃疡在克罗恩病中很常见，早期病变时淋巴细胞聚集并可包含巨细胞（黑箭头）。口疮样溃疡融合成熊爪状纵行溃疡并深入肠管内部

（右）深层穿透性溃疡表现为裂纹状或者刀状外观，同时伴有被肉芽组织环绕的密集的中性粒细胞炎症。当病变穿透整个肠管壁厚时即归类为瘘管

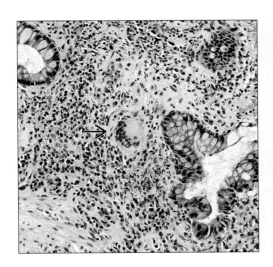

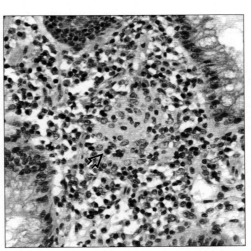

（左）散在的多核巨细胞（黑箭头）在克罗恩病中很常见，但并非其特异性表现。这些巨细胞也可出现于其他结肠炎性疾病如溃疡性结肠炎中。这些巨细胞也见于黏膜内对颗粒物（如钡）的反应

（右）上皮样肉芽肿为非坏死性的且由肥大的巨噬细胞紧密聚集而成，这些巨噬细胞被成熟淋巴细胞包绕，部分淋巴细胞浸润于肉芽肿之中（空心箭头）

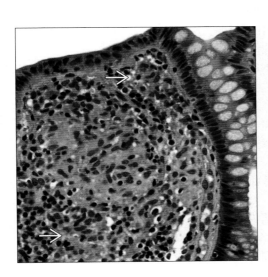

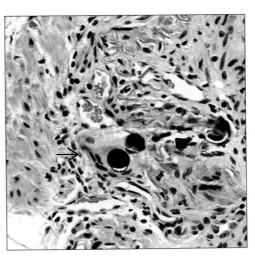

（左）克罗恩病患者的活检标本中经常可见黏膜表层中包含巨噬细胞的松散聚集，也可以看到散在的巨噬细胞（白箭头）

（右）在疾病活动区，某些病灶可与巨细胞动脉炎并存。该动脉内含球状钙化同时伴有富淋巴细胞炎症反应浸润和散在的巨细胞（黑箭头）。有该表现的患者通常不存在系统性血管炎

二、溃疡性结肠炎

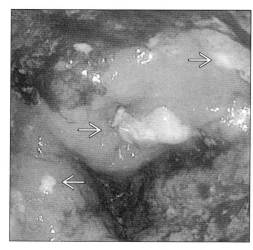

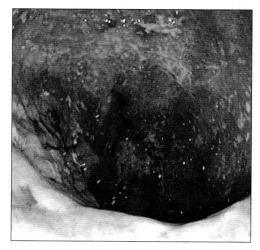

该青年男性表现为数周的痉挛性腹痛及血性腹泻，内镜下显示散在的溃疡（白箭头），黏膜红斑状，同时伴有黏膜质脆、颗粒状

另一位患者因数周直肠出血行结肠镜检查，显示活动性结肠炎伴溃疡，同时黏膜皱襞减少，与溃疡性结肠炎并存

术　语

定义

● 遗传易感者暴露于微生物与环境影响之间复杂的相互作用造成了免疫介导的慢性结肠炎。

病因和发病机制

遗传因素

● 德系犹太人相对于普通人群有更高的患病风险（2～9倍）。
● 西方人群易感基因包括 *DRB*103* 和 *DRB*12*。
● 遗传易感性可能与 *IL-10* 的突变有关。

环境影响

● 吸烟可能是保护性因素。
● 阑尾炎切除史的患者发病风险较低。
● 与先前的胃肠道感染、饮食、气候、体力活动关联不大。

临床概要

流行病学

● 发病率
　○ 年发病率波动于40/100 000 ～ 240/100 000。
　○ 发病率正在上升，尤其是亚洲人群和之前发病率低的地区
　　■ 据估计，1%的美国人群可能患溃疡性结肠炎。

年龄

　○ 双峰年龄分布
　　■ 大部分患者为青少年及年轻成人。
　　■ 中年存在一个小的发病高峰。
● 性别
　○ 男女发病率相当，虽然中年新发病例中男性更常见。

临床表现

● 反复发作腹泻，常伴脓血或黏液。
● 稀便伴有紧迫感及里急后重感。
● 发热，寒战，白细胞增多。
● 痉挛性腹痛。
● 肠外表现
　○ 原发性硬化性胆管炎。
　○ 坏疽性脓皮病。
　○ 关节炎和关节痛。
　○ 葡萄膜炎。

治疗

● 药物治疗
　○ 美沙拉嗪（5-氨基水杨酸）是轻度至中度活动性疾病的首选治疗药物
　　■ 远端疾病的局部用药。
　　■ 口服和局部用药结合是最有效方法。
　○ 皮质类固醇激素是治疗的主要药物
　　■ 用于急症患者的诱导缓解。
　　■ 长期的激素治疗效果因系统性毒性和激素依赖的风险而低于预期。
　○ 免疫调节剂用于全结肠病变
　　■ 6-巯基嘌呤和硫唑嘌呤。
　　■ 用来维持缓解。
　○ 生物制剂用于门诊治疗
　　■ 抗TNF（肿瘤坏死因子）的药物，如英夫利昔单抗。
● 手术治疗于特定情况下应用
　○ 药物难治性疾病（10% ～ 40%）。
　○ 暴发性疾病（中毒性巨结肠）。

预后

● 10年内患者预后良好，因大多数患者用药物治疗可达到缓解。
● 5%的患者发展为癌症
　○ 发生全结肠炎后8 ～ 10年的患者癌变风险增高。
　○ 左半结肠炎发病后15 ～ 20年与癌变风险有关。

二、溃疡性结肠炎

关键点

临床概要
- 发病率正在上升，尤其是亚洲人群和之前发病率低的地区。
- 反复发作腹泻，常伴血、脓或黏液。
- 药物治疗（美沙拉嗪，皮质类固醇激素，免疫调节剂，生物制剂）。

内镜表现
- 可影响回肠同时伴有近端结肠的持续受累。
- 红斑、水肿、颗粒状、易碎、溃疡。
- 黏膜皱襞消失和假息肉。

组织病理学表现
- 单核细胞丰富的密集性炎症使固有层增厚。
- 中性粒细胞炎症决定了疾病活动期的严重程度。
- 慢性损伤的隐窝改变。

- 细胞化生。
- 非典型特征。
  - 直肠豁免
  - 盲肠和远端结肠的炎症，不伴有黏膜改变（10%～75%的患者）。
  - 黏蛋白肉芽肿。
  - 肠壁淋巴浸润和裂隙溃疡。
  - 口疮样溃疡。
  - 肠外疾病。

主要鉴别诊断
- 急性自限性肠炎。
- 黏膜脱垂综合征。
- 克罗恩病。

内镜表现

活动性疾病的特点
- 黏膜红斑和水肿。
- 颗粒性和质脆。
- 渗出和溃疡，可呈纵向。

慢性疾病
- 黏膜血管纹理消失。
- 黏膜皱襞消失。
- 假息肉
  - 无蒂结节。
  - 丝状、长条状息肉。

发病部位
- 通常影响回肠并伴随近端结肠的不同长度的持续受累
  - 全结肠炎患者略多于30%。
  - 疾病延伸至降结肠（左半结肠）约占20%。
  - 局限于直肠（直肠炎）或直肠乙状结肠（直肠结肠炎）的患者接近50%。
- 通常不累及回肠
  - 轻度浅表性炎症可见于部分患者（反流性回肠炎）
    - 通常与全结肠炎同时存在。
    - 可能反映了药物相关性损伤。
- 不累及肛门。

影像学表现

放射影像学表现
- 肠壁增厚伴水肿
  - 中毒性巨结肠使肠管扩张。
- 扩张的黏膜下脂肪层。
- 通常与反应性淋巴结病相关。

组织病理学表现

典型的组织学特征
- 发病部位

  - 疾病通常局限于黏膜层和黏膜下层的表层。
- 炎症反应
  - 慢性炎症细胞浸润
    - 密集的单核细胞丰富的炎症反应使固有层扩张增厚。
    - 富含浆细胞的炎症反应使隐窝基底与黏膜肌层之间的固有层增厚。
  - 中性粒细胞炎症反应决定了疾病活动期的严重程度
    - 轻度：慢性改变基础上的隐窝炎症。
    - 中度：中性粒细胞隐窝脓肿。
    - 重度：糜烂和溃疡。
  - 嗜酸性细胞
    - 常出现于慢性结肠炎，但是不认为是疾病活动的一种表现形式。
- 慢性损伤的隐窝表现
  - 结构异常
    - 萎缩、缩短的隐窝。
    - 分支、扩张或水平方向的隐窝。
  - 细胞化生
    - 帕内特细胞化生。
    - 假幽门腺化生（相对不常见）。

非典型组织学特征
- 直肠相对累及较少（较近端结肠活动性小）
  - 结肠炎的初期表现
    - 30%～42%的儿童患者有一定程度的直肠豁免，6%的患者直肠活检正常。
    - 31%的成年患者在疾病的早期阶段表现为直肠较少受累。
  - 暴发性结肠炎患者。
  - 结肠炎治疗后的观察结果：结肠镜活检发现至少60%的结肠炎患者经过药物治疗后恢复正常组织学表现。
- 跳跃性病变
  - 盲肠和远端结肠的炎症，不伴有黏膜改变（10%～75%的患者）。

○ 累及阑尾及阑尾开口部位而未累及近端结肠（21%～86% 的患者）。

- 黏蛋白肉芽肿
  ○ 巨噬细胞聚集与隐窝破坏共存（20% 的病例）。
  ○ 该聚集体内含中性粒细胞、嗜酸性粒细胞、上皮细胞和黏蛋白。
  ○ 多核巨细胞可能存在
    ■ 对钡、颗粒物、感染的反应。

- 肠壁淋巴组织浸润和裂隙溃疡的形成
  ○ 暴发性患者的裂隙溃疡延伸到固有层浅表肌层。
  ○ 在溃疡基底可见密集的淋巴组织炎症，但是未受侵犯的黏膜不存在炎症。

- 口疮样溃疡
  ○ 在近 20% 的结肠切除标本中存在。

- 肠外表现
  ○ 末端回肠炎（＜20% 的患者）
    ■ 通常为轻度浅表炎症。
    ■ 与全结肠炎同时存在。
    ■ 不与克罗恩病同时存在。
  ○ 上消化道受累
    ■ 10% 的溃疡性结肠炎患者有弥漫性慢性十二指肠炎，常在结肠切除术后发生。
    ■ 近 33% 的患者存在胃黏膜炎症。

辅助检查

血清学检查

- 核周型抗中性粒细胞胞质抗体（PANCA）是溃疡性结肠炎的敏感指标。
- 抗酿酒酵母抗体（ASCA）在克罗恩病患者中升高。
- 这些抗体效价的结合对溃疡性结肠炎有 97% 的敏感性和 48% 的特异性。

鉴别诊断

内镜鉴别诊断

- 全结肠炎的病因
  ○ 急性自限性结肠炎
    ■ 缺乏疾病慢性化的特点（萎缩和假息肉）。
    ■ 炎症改变通常不严重。
- 远端结肠炎
  ○ 黏膜脱垂综合征。
  ○ 缺血性结肠炎。
  ○ 改道性结肠炎，尤其是溃疡性结肠炎做过结肠切除的患者。
  ○ 感染性直肠炎。

组织学鉴别诊断

- 一些非典型特征增加克罗恩病的可能性
  ○ 相对直肠豁免
    ■ 在暴发性疾病和儿科患者中可能会出现比近端结肠更少的炎症反应。

■ 治疗引起的远端黏膜愈合。
○ 溃疡性结肠炎的黏蛋白肉芽肿通常内含嗜酸性粒细胞且深层中可有上皮细胞。
○ 溃疡性结肠炎引起的反流性回肠炎通常表浅而轻微，累及＜2cm 的回肠远端。
○ 暴发性结肠炎的裂隙溃疡与肠壁的淋巴炎症相关。

- 未定型性肠炎
  ○ 未定型性肠炎是一个临时性诊断，用来描述既有溃疡性结肠炎的特点又有克罗恩病的特点的炎症性肠病
    ■ 一般反映溃疡性结肠炎尤其是暴发性结肠炎的非常见特征。

- 急性自限性肠炎
  ○ 缺乏慢性损伤的改变（隐窝分支、扩张和萎缩，帕内特细胞的化生等）。

- 复发或持续性感染
  ○ 可存在慢性隐窝结构特征，但是大部分缺乏密集的淋巴浆细胞性炎症反应。
  ○ 血清学和病毒包涵体的检测有助于诊断。

- 慢性缺血性损伤
  ○ 存在慢性损伤的隐窝和细胞改变，但是常缺乏密集的慢性炎症反应和中性粒细胞。
  ○ 可观察到血管异常并提示病因（血栓，动脉粥样硬化性栓塞，血管炎，放射损伤等）。

- 改道性结肠炎
  ○ 伴随显著淋巴细胞聚集和黏膜萎缩的的慢性结肠炎。

- 憩室病相关性结肠炎
  ○ 弥漫性黏膜炎症与隐窝炎。
  ○ 局限于憩室，直肠未受累。

参 考 文 献

1. Pedersen J et al: Inflammatory pathways of importance for management of inflammatory bowel disease. World J Gastroenterol. 20(1):64-77, 2014
2. Thorlund K et al: Adalimumab versus infliximab for the treatment of moderate to severe ulcerative colitis in adult patients naïve to anti-TNF therapy: an indirect treatment comparison meta-analysis. J Crohns Colitis. 8(7):571-581,2014
3. Bernheim O et al: The management of immunosuppression in patients with inflammatory bowel disease and cancer.Gut. 62(11):1523-8, 2013
4. Knights D et al: Advances in inflammatory bowel disease pathogenesis: linking host genetics and the microbiome.Gut. 62(10):1505-10, 2013
5. Lee JK et al: Cost-effectiveness of biological agents used in ulcerative colitis. Best Pract Res Clin Gastroenterol. 27(6):949-60, 2013
6. Scaldaferri F et al: Gut microbial flora, prebiotics, and probiotics in IBD: their current usage and utility. Biomed Res Int. 2013:435268, 2013
7. Yantiss RK et al: Pitfalls in the interpretation of nonneoplastic mucosal biopsies in inflammatory bowel disease. Am J Gastroenterol. 102(4):890-904, 2007

二、溃疡性结肠炎

内镜下特征和大体特征

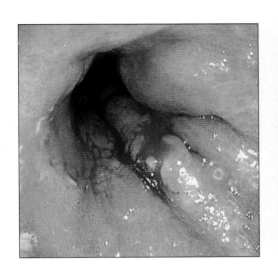
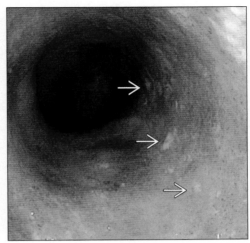

（左）一位长期患有慢性溃疡性结肠炎的患者行结肠镜以评估直肠出血。直肠黏膜呈片状红斑伴黏膜糜烂、水肿

（右）另一位慢性溃疡性结肠炎的患者行结肠镜评估药物治疗疗效。黏膜皱襞消失，结肠可见散在的浅表糜烂（白箭头）及近期出血瘢痕

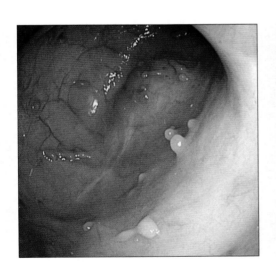
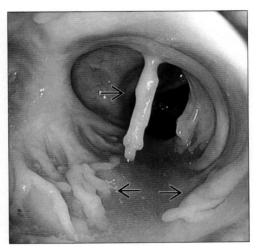

（左）一位长期患有溃疡性结肠炎的中年患者行结肠镜检测，黏膜轻度苍白、萎缩伴皱襞消失，血管减少，结肠散在无蒂息肉。该结果与静止性结肠炎表现是一致的

（右）该患者左半结肠同时还存在长条状、丝线状假息肉（黑箭头）。背景黏膜萎缩，无炎症反应

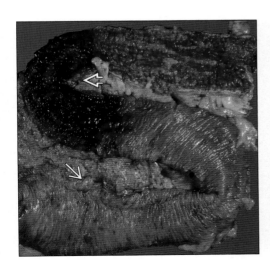
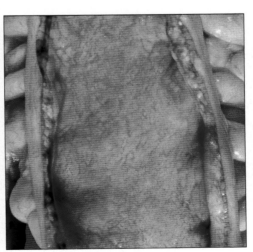

（左）一位患者因药物难治性溃疡性结肠炎行结肠切除术，远端结肠呈轻度红斑伴结节状黏膜，同时近端黏膜（白箭头）基本正常。结肠中段存在一片慢性活动性结肠炎伴有溃疡和假息肉（空心箭头）

（右）一位慢性溃疡性结肠炎患者因长期的炎症反应，导致黏膜皱襞消失，黏膜表面发白

二、溃疡性结肠炎

显微镜下特征和大体特征

（左）溃疡性结肠炎局限于黏膜和浅表的黏膜下层，表面溃烂伴随着堆积的未受损黏膜结节。放大时可见散在的淋巴结节，也可发现表面的糜烂（黑箭头）

（右）慢性结肠炎的特点包括固有层密集的富单核细胞的炎症反应（白箭头）。富浆细胞的炎症反应使隐窝基底与黏膜肌层之间的基底黏膜扩张

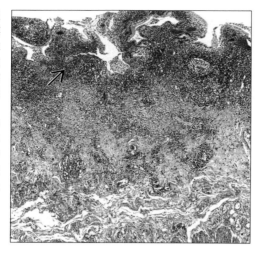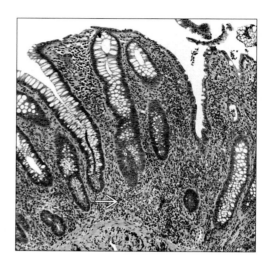

（左）隐窝结构扭曲时慢性结肠炎的一个特征性表现。许多隐窝呈囊性扩张，其他隐窝在固有层深层呈现出不正常的分支和出芽（黑箭头）。水平状延伸的隐窝也可以看到

（右）慢性结肠炎表现出隐窝分支（空心箭头）和增多的慢性炎症。数个隐窝内含帕内特细胞聚集（黑箭头），这在远端肝曲不常见。同时可以看到一个隐窝脓肿（弯箭头）

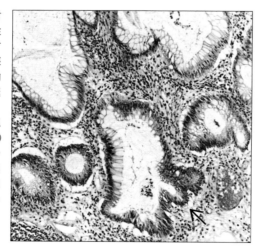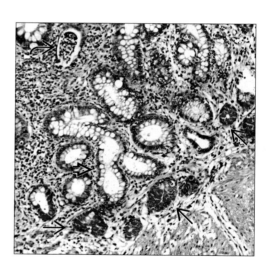

（左）一个溃疡性结肠炎切除标本中含有数个假息肉。这些病变事实上是已愈合黏膜残留的岛状结构，是反复发愈合和修复的结果。假息肉可有长条或丝状外观或者形成黏膜桥（白箭头）

（右）这个炎性假息肉由轻微发炎的黏膜和黏膜下层组成。背景黏膜萎缩并伴有隐窝的减少及密集的慢性炎症反应

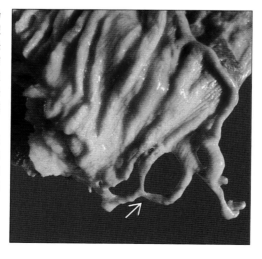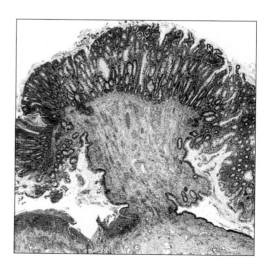

消化内镜与病理对照诊断学

二、溃疡性结肠炎

溃疡性结肠炎的异常特征

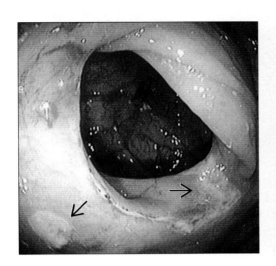

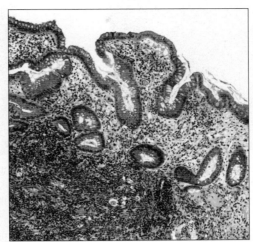

（左）许多溃疡性结肠炎患者，尤其是那些有盲肠炎症的患者，可能存在回肠炎。该病例中，回肠末端和回盲部可见散在的糜烂（黑箭头）

（右）活检标本可见绒毛结构扭曲和固有层增多的炎症反应。隐窝包含缺乏黏蛋白的隐窝和再生隐窝，大多反流性回肠炎缺乏慢性损伤的隐窝结构破坏的特点

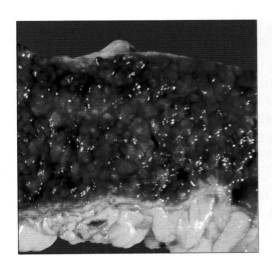

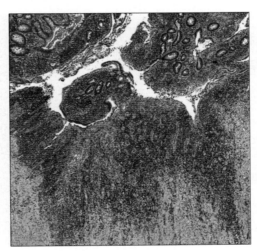

（左）一位药物难治性溃疡性结肠炎患者的结肠切除标本可见弥漫性红斑、质脆黏膜伴溃疡。黏膜皱襞扭曲结节状，反映出炎症的持续性

（右）数例慢性溃疡性结肠炎中可见广泛的裂隙状溃疡和残留炎性黏膜堆积的结节。溃疡与深入固有层的密集的淋巴组织炎症相关

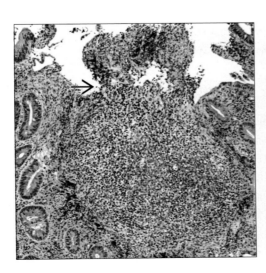

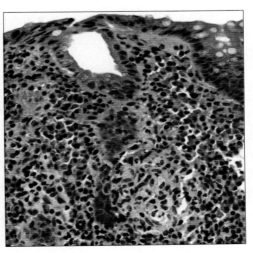

（左）一些溃疡性结肠炎中在大的淋巴聚集物的下方可见口疮性溃疡或糜烂（黑箭头）

（右）溃疡性结肠炎中隐窝破坏可产生肉芽肿性炎症反应。巨噬细胞聚集在结肠隐窝的近端且与混合性炎症有关。有助于辨认的特征包括深的黏膜定位和肉芽肿性炎症内的嗜酸性和上皮细胞

三、贮袋炎

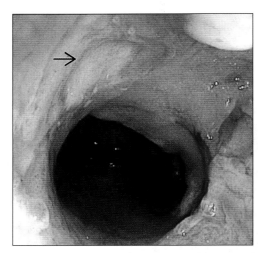

一位46岁的回肠贮袋肛管吻合术后的患者因排便增加而行肠镜检查。黏膜呈弥漫性红斑并可见数个浅表溃疡（黑箭头）

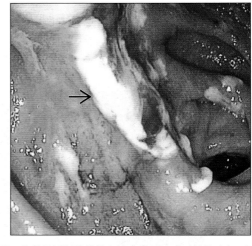

同一患者的回肠贮袋输入襻产生了溃疡（黑箭头），这并非贮袋炎的典型表现。鉴别诊断包括药物影响、克罗恩病和复发性溃疡性结肠炎（前袋回肠炎）

术　语

定义

● 回肠贮袋黏膜炎症的出现伴随临床症状和内镜下表现异常。

病因和发病机制

贮袋的复发性溃疡性结肠炎

● 风险因素
　○ 严重全结肠炎。
　○ 回肠末端及阑尾炎。
　○ 原发性硬化性胆管炎。
　○ 吸烟。
　○ 血清抗中性粒细胞胞质抗体。

宿主和环境因素

● 免疫系统的改变和腔内容物的淤积打破了菌群平衡
　○ 菌群通常将细胞内的糖代谢为短链脂肪酸，而后者是上皮细胞的主要营养成分。
● 排泄增多稀释了短链脂肪酸
　○ 贮袋内短链脂肪酸的缺乏促进了上皮细胞的损伤和继发炎症反应。

临床概要

流行病学

● 几乎只发生于患有炎症性肠病的患者回肠袋-肛管吻合术（IPAA）的适应证。
● 在家族性腺瘤样息肉患者中罕见。
● 潜在的克罗恩病患者有更高的发病风险
　○ 克罗恩病因其高并发症发生率是手术禁忌证。
● 发病率：约50%的溃疡性结肠炎患者在肠袋重建后发生至少一次贮袋炎。

临床表现

● 肠道运动更频繁。
● 下坠感。
● 低热和不适。
● 肛门病变增加克罗恩病的可能性
　○ 裂缝、脓肿、狭窄、瘘管形成。

治疗

● 抗生素治疗。
● 抗生素耐药时消炎药、皮质类固醇激素。
● 免疫抑制剂（硫唑嘌呤）用来长期维持。
● 短链脂肪酸可能有效。
● 在严重的情况下手术切除。

预后

● 贮袋失用尚罕见（＜1%的病例）。
● 异型增生和癌变是公认的并发症。

内镜表现

一般特征

● 红斑、颗粒状和质脆。
● 水肿和血管纹理的消失。
● 出血、浅表糜烂和溃疡。
● 假膜。

组织病理学表现

组织学特征

● 家族性腺瘤性息肉病患者的贮袋活检发现
　○ 基本为正常绒毛结构。
　○ 没有实质性的炎症增加。
● 炎症性肠病患者的贮袋活检标本通常发现
　○ 部分或全部绒毛缩短伴随不同程度的绒毛重塑。
　○ 隐窝上皮的假幽门腺化生，尤其是有反复发作的贮袋炎患者。

三、贮袋炎

关键点

病因
- 免疫改变和肠内容聚集导致肠道菌群失调。

临床概要
- 50%的患者至少发生过一次贮袋炎。
- 便频、里急后重、发热、不适。
- 肛门病变增加克罗恩病的可能性。
- 抗生素、益生菌、消炎药，免疫抑制剂。

内镜表现
- 红斑、颗粒状和质脆。

组织病理学表现
- 慢性炎症伴随绒毛异常。
- 固有层和隐窝中性粒细胞出现。

主要鉴别诊断
- 克罗恩病。
- 缺血性肠病、感染、直肠袖口炎。

- ○ 固有层慢性炎症的增加。
- ● 贮袋炎的特点
  - ○ 绒毛异常伴慢性炎症。
  - ○ 固有层中性粒细胞炎症并有隐窝与表面上皮的浸润
    - ■ 重症病例中有隐窝脓肿和糜烂。
  - ○ 肉芽肿性炎症
    - ■ 非坏死肉芽肿提示克罗恩病。
    - ■ 多核巨细胞可能反映了微粒（如钡）或手术材料。

鉴别诊断

内镜鉴别诊断
- ● 其他可能累及贮袋的病因
  - ○ 缺血性肠病。
  - ○ 感染。
- ● 克罗恩病。
- ● 直肠袖口炎。
- ● 吻合口狭窄。
- ● 药物影响
  - ○ 非甾体抗炎药。
  - ○ 可能造成前袋回肠溃疡。

组织学鉴别诊断
- ● 克罗恩病

- ○ 异常表现（如肉芽肿、瘘、裂隙、狭窄）提示复查先前结肠切除标本以排除克罗恩病。
- ○ 复发性贮袋炎可引起小肠黏膜的假幽门腺化生。
- ● 前袋回肠炎
  - ○ 输入祥弥漫性炎症
    - ■ 延伸到贮袋近端50cm。
  - ○ 只有50%的患者存在贮袋炎。
  - ○ 可能反映了溃疡性结肠炎。
  - ○ 片状溃疡可能反映了非甾体抗炎药物损伤。

参 考 文 献

1. Gionchetti P et al: Randomized controlled trials in pouchitis. Rev Recent Clin Trials. 7(4):303-6, 2012
2. Landy J et al: Etiology of pouchitis. Inflamm Bowel Dis.18(6):1146-55, 2012
3. Shen B: Bacteriology in the etiopathogenesis of pouchitis. Dig Dis. 30(4):351-7, 2012
4. Coffey JC et al: Pathogenesis of and unifying hypothesis for idiopathic pouchitis. Am J Gastroenterol. 2009 Apr;104(4):1013-23. Epub 2009 Mar 3. Review. Erratum in:Am J Gastroenterol. 104(6):1613, 2009
5. Yantiss RK et al: Histologic predictors of pouchitis in patients with chronic ulcerative colitis. Am J Surg Pathol.28(8):999-1006, 2004

病例图像展示

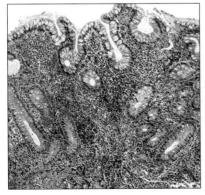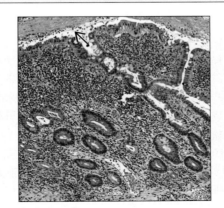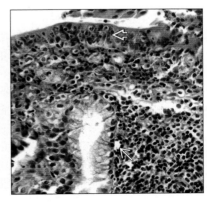

（左）炎症性肠病患者的回肠袋活检标本常有不同程度的绒毛缩短伴随着慢性炎症的增加。这些改变在贮袋炎反复发作的患者中更常见但并非活动性损伤的表现

（中）这位有症状的患者患有活动性贮袋炎，伴有弥漫性混合性炎症反应和一处糜烂（黑箭头）

（右）另一例回肠袋炎活检标本显示上皮表层存在弥漫的中性粒细胞炎症（空心箭头），也可见假幽门腺化生（白箭头）

四、炎症性肠病相关异型增生与癌变

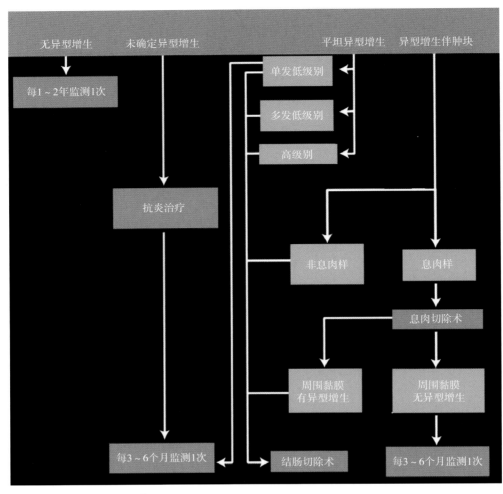

炎症性肠病患者非典型增生管理流程图表

术　语

定义

- 异型增生：肿瘤上皮细胞仅局限于受累腺体的基底膜
  - ○ 扁平异型增生
    - ■ 内镜下不可见。
  - ○ 异型增生相关病变或肿块
    - ■ 内镜下可见息肉、结节、斑块或糜烂。
    - ■ 类腺瘤性异型增生：内镜下可局部切除散发的息肉。
    - ■ 非腺瘤样不规则斑块或肿块需要手术切除。
- 癌：上皮细胞的肿瘤性增生突破基底膜
  - ○ 黏膜内腺癌突破基底膜，但局限于黏膜肌层
    - ■ 结肠与直肠病理分期为原位癌（T0）。
    - ■ 在其他部位的病理分期为T1期的浸润癌。
  - ○ 结肠浸润性肿瘤是指浸润超出黏膜肌层的范围。

病因和发病机制

慢性炎症的后果

- 肿瘤发生的风险因素。

- ○ 疾病的范围和持续时间
  - ■ ＞10年全结肠炎的患者有最高的发病风险。
  - ■ 发病后30年癌变的风险达到20%～30%。
  - ■ 左半结肠炎15～20年后风险增高。
  - ■ 患有溃疡性直肠乙状结肠炎的患者的癌变风险没有明显增加。
- ○ 发病于25岁之前。
- ○ 假息肉。
- ○ 原发性硬化性胆管炎。
- ○ 出现异型增生
  - ■ 可多发或弥漫性分布。

肿瘤发展的分子机制

- 大多数（70%～85%）肿瘤都在染色体不稳定性上有潜在的异常
  - ○ 灭活肿瘤抑制基因遗传物质的广泛获得和缺失。
  - ○ 有散发大肠癌相似的改变
    - ■ 改变涉及 *APC*，*TP53*，和 *KRAS*。
- 微卫星不稳定不常见（15%～30%）
  - ○ 微卫星不稳定性，*BRAF* 突变和DNA甲基化。
  - ○ DNA甲基化是一个早期的事件，存在于溃疡性结肠

四、炎症性肠病相关异型增生与癌变

关键点

病因

- 风险因素：疾病的范围和持续时间，25岁之前发病，假息肉，异型增生的出现。

临床概要

- 异型增生和肿瘤发生于全结肠炎发病8年后和左半结肠炎发病15年后。
- 炎症性肠病相关肿瘤占全部结肠肿瘤的1%～2%。
- 疾病范围和持续时间匹配时，克罗恩病和炎症性肠病的癌变风险相似。
- 类腺瘤样异型增生相关病变及肿物
  - 无论异型增生的程度，息肉完全切除并监测则疾病进展风险很低。
  - 此类病变需完全切除。
  - 监测（每3～6个月）。

- 手术切除高风险病变
  - 扁平异型增生。
  - 非腺瘤样异型增生相关病变或肿物。
  - 浸润性腺癌。

内镜表现

- 扁平异型增生：内镜下不能确认。
- 异型增生相关病变或肿物
  - 与邻近黏膜相比轻微隆起。
  - 不规则的、平坦生长且基底宽，边界不清楚。

组织病理学表现

- 组织学上通常难以区分扁平的、腺瘤样和非腺瘤样异型增生。
- 分类需要与内镜下表现结合。

炎患者的非肿瘤和异型增生上皮。

临床概要

流行病学

- 异型增生在溃疡性结肠炎患者中（24%的患病率）比克罗恩病患者（2%～16%的患病率）更常见
  - 可能反映了黏膜炎症的程度。
  - 在80%～100%的患者发现炎症性肠病相关的腺癌
    - 在高达70%的病例存在远处转移。
- 炎症性肠病相关肿瘤占结肠癌的1%～2%
  - 全结肠炎症患者有最高的发病率（5.4%）。
  - 癌变率：溃疡性患者中有3.7%。

临床表现

- 异型增生
  - 通常无症状，结肠镜下发现。
  - 息肉样或者巨大的病变可能形成溃疡和出血。
- 肿瘤
  - 无症状。
  - 隐性失血或便血。
  - 少数病例可见肠梗阻。

病程发展

- 大多数炎症性肠病患者不发展为异型增生和癌。
- 克罗恩病
  - 小肠疾病：与正常人群相比，小肠肿瘤发病风险增高（10倍）。
  - 结肠疾病：结肠癌风险与程度及持续时间相似的溃疡性结肠炎相当。
- 溃疡性结肠炎
  - 扁平低级别异型增生
    - 约20%的患者的即刻结肠切除标本中有癌组织。
    - 5年内50%患者发展为高级别异型增生或者癌症。

- 与没有异型增生患者相比有更高的肿瘤风险。
  - 扁平高级别异型增生
    - 20%～50%的患者的即刻结肠切除标本中有癌组织。
    - 40%～90%的患者发展为癌症。
  - 类腺瘤样异型增生相关病变及肿物
    - 无论异型增生的程度，完全切除息肉并监测时疾病进展风险很低。
  - 异型增生相关病变及肿物（不像腺瘤）
    - 即刻结肠切除标本中有40%的恶性肿瘤风险。
  - 不确定的异型增生
    - 发展为高分化异型增生和癌症的风险介于"异型增生阴性"和扁平低级别异型增生之间。

治疗

- 全结肠炎后8年和左半结肠炎后15年开始内镜监测
  - 无异型增生
    - 每1～2年检测1次。
  - 不能确定的异型增生
    - 结肠炎治疗后每3～6个月检测1次。
  - 扁平低级别异型增生
    - 可能提示需3～6个月检测1次，虽然未达成统一意见。
  - 扁平高级别异型增生
    - 无须检测，直接部分切除结肠。
  - 异型增生相关病变或肿物
    - 类腺瘤样病变需内镜下切除，每3～6个月内镜检测1次。
    - 非腺瘤样病变需手术切除。
- 手术
  - 扁平异型增生
    - 对单灶性轻度异型增生的治疗存在争议，但包括

四、炎症性肠病相关异型增生与癌变

监测或结肠切除术。

- ■ 多灶性轻度异型增生一般都采用结肠切除术。
- ■ 高级别异型增生均需结肠切除，无论单发还是多发。
  - ○ 异型增生相关病变或肿物
    - ■ 腺瘤样病变不需要手术，除非内镜下切除不能解决问题。
    - ■ 非腺瘤样病变需要结肠切除术。
  - ○ 与炎症性肠疾病无关，浸润性癌治疗类似于癌症。

预后

- ● 异型增生通过完全切除达到治愈。
- ● 腺癌的预后与其分期有关。
- ● 克罗恩病相关结直肠癌比小肠肿瘤者预后好。

内镜表现

异型增生

- ● 扁平的异型增生内镜下不能发现。
- ● 异型增生相关病变或肿物
  - ○ 与邻近黏膜相比轻微隆起。
  - ○ 多数病变是腺瘤样
    - ■ 圆顶状，光滑，无蒂息肉与周围黏膜界线清楚。
    - ■ 不固定于肠壁。
    - ■ 适合内镜息肉切除术。
  - ○ 非腺瘤样异型增生
    - ■ 不规则、斑块状生长，边界模糊。
    - ■ 红斑或者溃疡性病变。

癌

- ● 溃疡、狭窄或硬化区，边界不清。
- ● 可多发且与异型增生相关
  - ○ 20%的患者患有 ≥ 2 个肿瘤灶。
  - ○ 10%的患者患有 ≥ 3 个肿瘤灶。

先进的内镜技术

- ● 染色技术
  - ○ 亚甲基蓝和靛蓝胭脂红在正常区域吸收，但炎症和肿瘤区域不染色。
  - ○ 隐窝形态可用于分类黏膜病变
    - ■ 正常隐窝是圆的，间隔均匀。
    - ■ 增生和再生隐窝有星状外观。
    - ■ 小的、大的隐窝和小管组合是异型增生的典型表现。
    - ■ 分支状的和随意生长状的隐窝提示需注意癌。
  - ○ 提高异型增生的发现率（3～6倍）。
- ● 窄带成像技术（NBI）
  - ○ 通过缩窄白光中的红绿蓝色带而突出蓝色带密度来观察黏膜微血管
    - ■ 非癌性黏膜和癌性黏膜中血红蛋白对白光吸收的差别有助于识别曲折的、异型增生的毛细血管。
  - ○ 异型增生的发现率与染色技术类似。

- ● 激光共聚焦显微内镜
  - ○ 基于光组织相互作用的原位组织学研究。
  - ○ 全身应用荧光剂后用蓝光照射。
  - ○ 所得图像用于评估隐窝结构、隐窝组成和血管结构。
  - ○ 检测异型增生具有很高的精度（98%）。
  - ○ 由于视野小，限制了效用，所以最好作为其他增强技术如NBI的补充。

组织病理学表现

组织学特征

- ● 活检样本的分类
  - ○ 无异型增生
    - ■ 表面成熟伴有小的隐窝聚集。
    - ■ 轻度的细胞异型性和局限于隐窝的逐渐增多的细胞分裂象。
    - ■ 细胞极性存在。
  - ○ 轻度异型增生
    - ■ 细胞不成熟（隐窝和表面呈现相似的上皮细胞）。
    - ■ 轻度隐窝聚集。
    - ■ 轻度细胞异型性，以拉长的、深染的细胞核和不规则的细胞核轮廓和有丝分裂活动增加为特征。
    - ■ 细胞极性存在。
  - ○ 高度异型增生
    - ■ 通常表现为表面成熟的缺失，但在某些情况下异型增生可能仅仅局限于隐窝。
    - ■ 隐窝聚集伴随结构的异常，包括筛状和融合的腺体。
    - ■ 中度至重度异型性伴有圆形、不规则的细胞核，开放的染色质，核仁突出，大量的有丝分裂象。
    - ■ 细胞极性消失伴分层。
  - ○ 不明确的异型增生
    - ■ 细胞异型性可以被称为低级别异型增生，但限于表面成熟的隐窝。
    - ■ 细胞异型性可以被称为低度异型增生且存在于表面，但炎症也同时存在。
- ● 异型增生的分类
  - ○ 扁平异型增生、腺瘤样异型增生和非腺瘤样异型增生之间的鉴别需要与内镜下表现相关联。
- ● 异常异型增生变异包括绒毛生长，多黏液性上皮和杯状细胞的减少。
- ● 炎症性肠病的锯齿状病变
  - ○ 非异型增生性锯齿状息肉在患有炎症性肠病的患者中日益增加
    - ■ 有些患者会出现无数的锯齿状息肉（锯齿状息肉）。
    - ■ 病程发展和非异型增生性锯齿状息肉的诊治尚不明确，但是一些专家认为这些是不确定的异型增生病变，尤其是病变较大时。

四、炎症性肠病相关异型增生与癌变

○ 异型增生锯齿状病变的分类和诊疗与非锯齿状异型增生病变相似。
● 浸润性癌
  ○ 通常为高级别的。
  ○ 20%的患者有黏液性分化。
  ○ 印戒细胞癌
    ■ 类似胃癌浸润性肿瘤。
  ○ 低级别管状腺癌
    ■ 圆形腺体轻度至中度异型增生。
    ■ 促结缔组织增生性间质反应小。

辅助检查

免疫组化
● 目前没有可靠的用来区分散发性腺瘤和炎症性肠病相关肿瘤的标志物。
● 目前没有可靠的标志物来区分非异型增生黏膜跟异型增生黏膜，虽然有数个标志正在被研究（p53，AMACR）。

鉴别诊断

内镜鉴别诊断
● 异型增生的相似表现
  ○ 活动性结肠炎
    ■ 可能显示为不规则溃疡或硬结。
    ■ 隐窝是均匀分布的，从令人担忧的区域到那些明显的非异型增生区域细胞异型性呈逐渐过渡。
  ○ 假息肉
    ■ 大的、不规则病变类似异型增生。
    ■ 大量息肉可能掩盖异型增生。
  ○ 散发性腺瘤
    ■ 通常发生在结肠炎未累及区域。
    ■ 病变发生于老年患者时更可能为散发。
    ■ 光滑的、无蒂或有蒂的息肉。
● 腺癌
  ○ 小肠肿瘤类似良性炎性狭窄。
  ○ 结肠肿瘤类似良性狭窄、假息肉和异型增生相关病变或肿物。

组织学鉴别诊断
● 炎症诱导的细胞异型性
  ○ 表面成熟度
    ■ 当其上升到隐窝表面时，隐窝内黏蛋白缺乏细胞的细胞质逐渐增多。
    ■ 细胞异型性可以延伸到中部或上部隐窝区，但不累及表面。
  ○ 结构的保留

■ 隐窝可能轻度聚集，但仍被丰富的固有层分隔。
■ 表面可以是波浪状或绒毛状。
■ 缺乏复杂的异常发育，如融合或筛状腺体。
○ 轻度至中度细胞异型性
  ■ 邻近溃疡的上皮细胞异型性。
  ■ 细胞核大且深染，光滑的轮廓，明显的核仁。
  ■ 有丝分裂活动增加，通常局限于隐窝。
● 散发性腺瘤与腺瘤样异型增生无法鉴别。

参考文献

1. Derikx LA et al: Prior colorectal neoplasia is associated with increased risk of ileoanal pouch neoplasia in patients with inflammatory bowel disease. Gastroenterology.146(1):119-128, 2014
2. Kwah J et al: Current and future status for evaluation of dysplasia and carcinoma in IBD. Curr Treat Options Gastroenterol. 12(1):90-102, 2014
3. Naganuma M et al: Inflammatory bowel disease and novel endoscopic technologies. Dig Endosc. 26 Suppl 1:20-8,2014
4. Connelly TM et al: The surgical treatment of inflammatory bowel disease-associated dysplasia. Expert Rev Gastroenterol Hepatol. 7(4):307-21; quiz 322, 2013
5. Kim SY et al: Optical molecular imaging for diagnosing intestinal diseases. Clin Endosc. 46(6):620-6, 2013
6. Mescoli C et al: Dysplasia in inflammatory bowel diseases. Dig Liver Dis. 45(3):186-94, 2013
7. Mooiweer E et al: Neoplasia yield and colonoscopic workload of surveillance regimes for colorectal cancer in colitis patients: a retrospective study comparing the performance of the updated AGA and BSG guidelines. Inflamm Bowel Dis. 19(12):2603-10, 2013
8. Tontini GE et al: Review article: newer optical and digital chromoendoscopy techniques vs. dye-based chromoendoscopy for diagnosis and surveillance in inflammatory bowel disease. Aliment Pharmacol Ther.38(10):1198-208, 2013
9. van Schaik FD et al: Misclassification of dysplasia in patients with inflammatory bowel disease: consequences for progression rates to advanced neoplasia. Inflamm Bowel Dis. 17(5):1108-16, 2011
10. Bergeron V et al: Risk factors for neoplasia in inflammatory bowel disease patients with pancolitis. Am J Gastroenterol. 105(11):2405-11, 2010
11. Brackmann S et al: Widespread but not localized neoplasia in inflammatory bowel disease worsens the prognosis of colorectal cancer. Inflamm Bowel Dis. 16(3):474-81, 2010
12. Kiran RP et al: Colorectal cancer complicating inflammatory bowel disease: similarities and differences between Crohn's and ulcerative colitis based on three decades of experience. Ann Surg. 252(2):330-5, 2010

四、炎症性肠病相关异型增生与癌变

非典型增生的临床病理特征

（左）此升结肠的腺瘤样异型增生相关病变发现于一位早期患者。该患者长期患有克罗恩病，该病灶表面光滑，类似于散发性腺瘤，背景中黏膜不存在炎症

（右）另一处腺瘤样异型增生相关病变发生于一位患有8年溃疡性全结肠炎的患者，病灶表面光滑，游离于肠壁，组织学评估显示为低级别异型增生

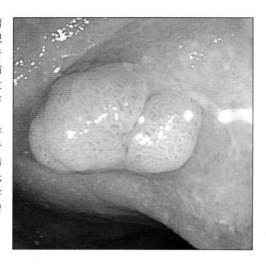 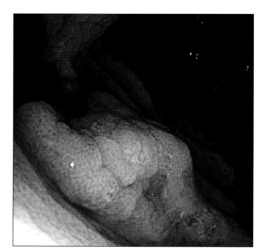

（左）该处息肉样异型增生病变来自一位炎症性肠病行肠镜检查的患者。垂直的管状隐窝包含非典型上皮细胞，且可见于病变的表面

（右）高倍放大镜发现低级别异型增生的细胞学特点，病变处细胞包含雪茄状、深染细胞核，以及散在的有丝分裂象。这些发现和散发性腺癌无法鉴别

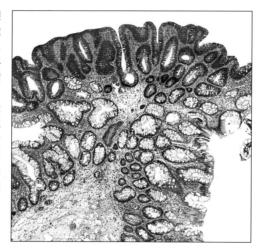 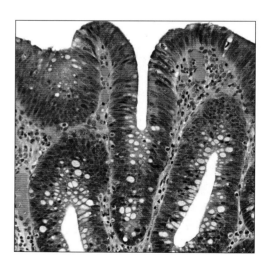

（左）一位43岁男性有超过20年的溃疡性结肠炎病史，在腹部结肠发现存在数个斑块状区域。一处病变（白箭头）在白光内镜下不明确

（左）同一患者的窄带成像显示病变更明显并可见异常隐窝模式（白箭头），活检标本表现为低级别异型增生。患者行结肠切除术证实存在多发的低至高级别异型增生

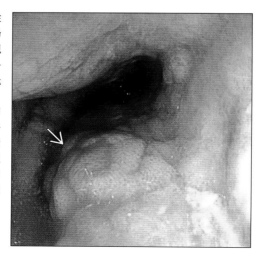 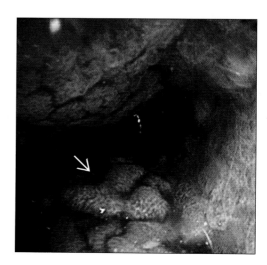

四、炎症性肠病相关异型增生与癌变

内镜下特征和大体特征

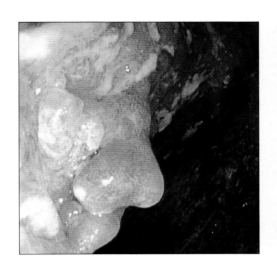
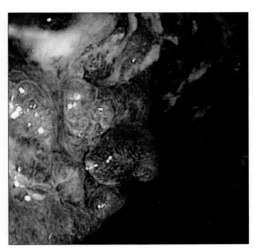

（左）此升结肠的斑片状病变来自一位45岁的男性，该患者长期患有溃疡性结肠炎和多灶性异型增生，该病灶的表面呈多结节、不规则状

（右）通过窄带成像观察同一处病变，表现为异质的、复杂的隐窝结构异型增生，活检标本呈高度异型增生。临床和病理特征证实为非腺瘤样异型增生相关肿物，并予以结肠切除

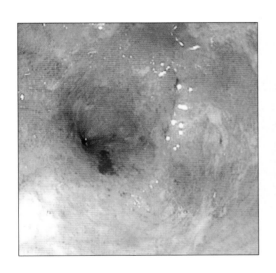
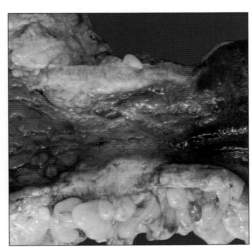

（左）一位年轻男性未接受结肠镜监测，全结肠溃疡性结肠炎呈现梗阻症状和疼痛。内镜下发现在远端直肠有一处紧密的狭窄部位，活检显示高级别异型增生

（右）同一位患者行结肠切除术，发现在直肠远端有一处狭窄，所覆盖黏膜的黏膜皱襞减少，且与黏膜背景炎症相关，该病变证实为浸润性腺癌

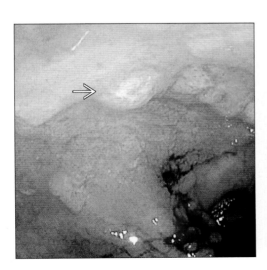
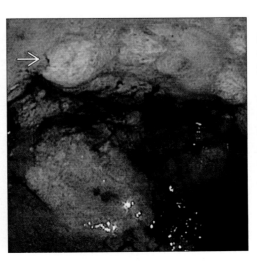

（左）一位65岁的溃疡性结肠炎患者行结肠镜检查时发现直肠存在一处环形的无蒂息肉（白箭头）

（右）该部位窄带成像呈不规则、结节状表现（白箭头），同时伴有管腔狭窄，管壁硬化，活检证实为低级别异型增生。患者行结肠切除术，显示结肠远端多发异型增生

四、炎症性肠病相关异型增生与癌变

显微镜下特征

（左）该组织标本来自溃疡性结肠炎的随机监测活检，正常的结肠隐窝位于左侧，但是另一种非典型腺体也存在（右侧），这种隐窝被丰富的固有层分隔

（右）同一部位在高倍镜下显示出低度异型增生的细胞特征。黏蛋白耗竭的隐窝包含增大深染的细胞核，且此类细胞核同时存在于表面，也可见散在的有丝分裂象（白箭头）

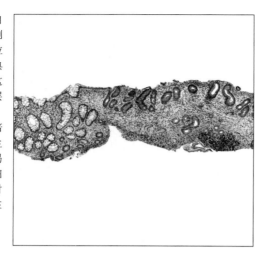 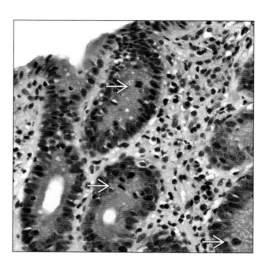

（左）高度异型增生表现为更高程度的结构和细胞异型性。微乳头状肿瘤细胞群向腔内突出。这些细胞存在极性的损失和细胞核的不规则变

（右）另一例高级别异型增生呈筛状生长模式，腔内可见坏死物质（黑箭头），细胞核深染、不规则。有丝分裂象（白箭头）和细胞凋亡明显

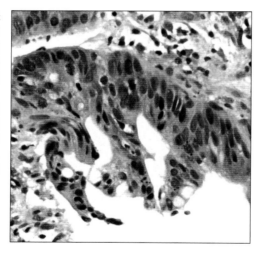 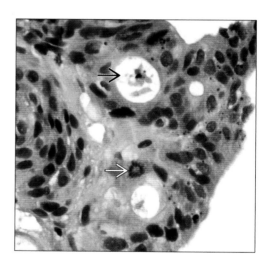

（左）该溃疡性结肠炎患者因异型增生不适合内镜下切除而行结肠切除术。浅表黏膜含有癌上皮细胞，似异型增生的表现。然而，扩散性腺癌（黑箭头）在黏膜旁仍存在

（右）高倍镜显示浸润性恶性腺体存在于炎性间质之中。小管和印戒细胞（黑箭头）占肿瘤的小部分

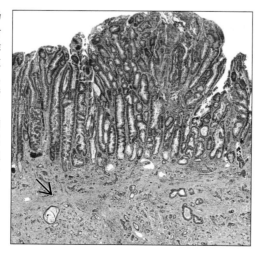 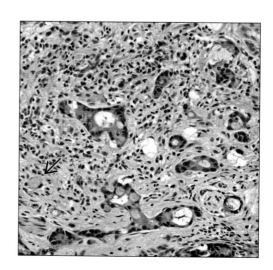

四、炎症性肠病相关异型增生与癌变

显微镜下特征

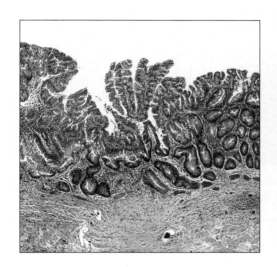

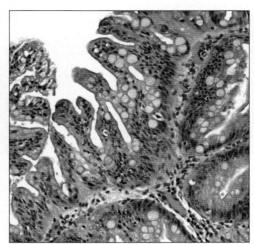

（左）炎症性肠病患者有发展合并非异型增生和异型增生型锯齿状息肉的倾向，这与侵袭性腺癌相关。这些患者在监测性结肠镜下发现接近环周的无蒂息肉。这种病变有表面为绒毛状突起的锯齿状隐窝结构

（右）仔细观察，发现异型增生区域是由数簇轻到中度异型性的肿瘤上皮细胞组成

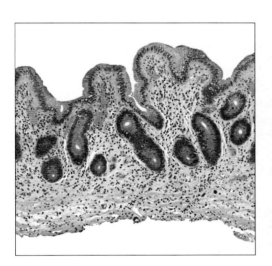

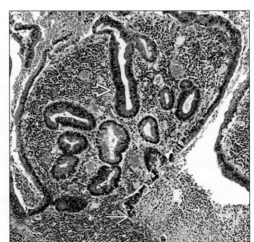

（左）这类患者活检病理不容易将异型增生分为阴性或阳性。这个病例中的标本显示固有层中可见均匀分布的具有异型增生的隐窝，这些隐窝处黏蛋白减少。填充这些腺体的细胞似乎朝向管腔面成熟

（右）炎症性假性息肉中可能见轻到中度的细胞异型性；这个病变包含有许多伴有低级别细胞异型性证据的异型腺体（空心箭头）。还可见一处溃疡病变（白箭头）

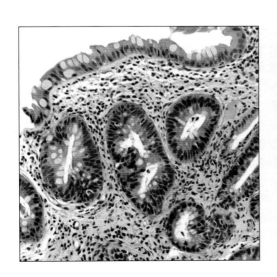

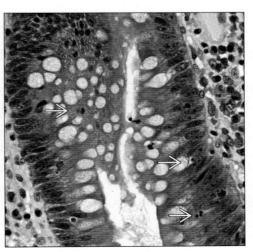

（左）这个病理活检来自一位非活动期溃疡性结肠炎患者。组成隐窝的细胞具有细胞核增大、深染的异型性表现。然而，这些特征没有扩展至表面，因此考虑为不明确的异型增生

（右）另一病例显示轻度细胞异型性，考虑异型增生的诊断。然而，多个隐窝均包含有散散的中性粒细胞（白箭头）。因此，暂时诊断为不确定性异型增生

第十一节　免疫介导性肠炎 | 一、嗜酸性粒细胞性胃肠炎

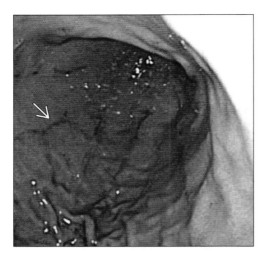

一名25岁女性被发现有食管、十二指肠嗜酸性粒细胞增多以及胃体（白箭头）、胃窦的纵行溃疡。胃黏膜活检显示嗜酸性粒细胞增多

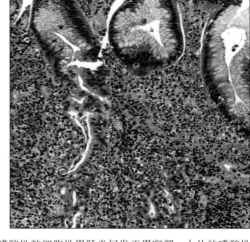

嗜酸性粒细胞性胃肠炎好发于胃窦部。大片的嗜酸性粒细胞扩展至泌酸腺之间的黏膜固有层，浸润上皮层，形成管腔脓肿

术　语

同义词

● 过敏性胃肠炎。

定义

● 胃肠道特发性嗜酸性粒细胞增多的炎症
　○ 传统分类基于嗜酸性粒细胞浸润胃肠道的部位
　　■ 黏膜病变型。
　　■ 肌层病变型。
　　■ 浆膜病变型。
　○ 分类可能过度简化
　　■ 亚型大多数没有相关性，很有可能通过不同的致病机制形成。
　　■ 每个亚型可能扩展累及肠壁的其他组成。

病因和发病机制

超敏性（过敏性）胃肠炎

● 黏膜型嗜酸性粒细胞性胃肠炎是由于过敏原引起的
　○ TH2依赖的炎症过程以IL-13和IL-15水平升高为特征。
　○ 通过IL-3和IL-5以及粒细胞巨噬细胞集落刺激因子（GM-CSF）来介导。
　○ 嗜酸性粒细胞趋化因子能够调节嗜酸性粒细胞内环境。
　○ 大多数黏膜型病变的患者都有与过敏相关的病史
　　■ 哮喘。
　　■ 过敏性皮肤炎。

其他疾病的终末期

● 多数肌层病变型和浆膜层病变与超敏反应没有必然关系，与黏膜病变也无关联
　○ 这些与超敏性有关的病例通常情况下都与黏膜病变相关。
● 在大多数早期文献中，肌层病变和浆膜病变没有显著

的特点。
　○ 缺乏统一的临床和实验室发现
　　■ 可能研究的是截然不同的个体。
　○ 大多数报道早于幽门螺杆菌可以根除的时代
　　■ 好发于幽门通道的肌层病变可能反映了远端的消化道损伤。
　○ 根据早期描述的病例推断的其他的可能病因
　　■ 克罗恩病。
　　■ 寄生虫感染。
　　■ 真菌疾病。
　　■ 对于治疗物品过敏，例如吻合器。

临床概要

流行病学

● 年龄
　○ 黏膜病变型
　　■ 好发于儿童，多见于5岁以下。
　○ 肌层及浆膜病变型
　　■ 在中青年患者中发病率高。
● 性别
　○ 黏膜病变型
　　■ 常见于男性。
　○ 肌层及浆膜病变型
　　■ 没有性别差异。

临床表现

● 黏膜病变型
　○ 具有过敏、皮疹、哮喘病史。
　○ 大多数患者至少对一种食物过敏。
　○ 腹痛。
　○ 恶心、呕吐。
　○ 体重减轻。
　○ 发育迟缓。
　○ 吸收不良。

一、嗜酸性粒细胞性胃肠炎

关键点

临床概要

- 黏膜疾病型
  - 好发于＜5岁的儿童。
  - 有过敏、湿疹、哮喘、食物过敏病史。
  - 腹痛，恶心，呕吐。
  - 体重减轻，吸收不良，发育迟缓。
  - IgE水平升高，嗜酸性粒细胞增多。
- 肌层病变型
  - 70%以上患者有梗阻性症状。
- 浆膜病变型
  - 嗜酸性粒细胞性腹水。

内镜表现

- 好发于胃窦，其次十二指肠、食管和结直肠。
- 黏膜红斑、水肿或结节样。

- 食管改变很难与嗜酸性粒细胞性食管炎相鉴别。

组织病理学表现

- 黏膜病变型
  - 弥漫性或斑片状的大量嗜酸性粒细胞浸润。
  - 嗜酸性粒细胞浸润黏膜肌层。
- 肌层病变型
  - 密集的嗜酸性粒细胞浸润累及固有肌层及肌间神经丛。
- 浆膜病变型
  - 伴有嗜酸性粒细胞增多的浆膜下水肿。

主要鉴别诊断

- 食物和药物过敏。
- 寄生虫和真菌感染。
- 特发性嗜酸性粒细胞增多综合征。

  - 蛋白丢失性肠病。
  - 缺铁性贫血反映了出血和铁吸收不良。
  - 胃肠道出血。
- 肌层病变型
  - 梗阻性症状，超过70%的病例表现为幽门梗阻。
  - 恶心、呕吐。
  - 腹痛。
  - 可能出现可触及的肿块。
- 浆膜病变型
  - 没有过敏病史。
  - 嗜酸性粒细胞性腹水。
  - 腹痛。
- 与黏膜病变和过敏性相关的胰胆管疾病
  - 胆管炎。
  - 胰腺炎。
  - 无结石胆囊炎。
  - 没有胆结石情况下，反复出现右上腹和上腹部疼痛。

实验室检查

- 黏膜病变型
  - 外周血嗜酸性粒细胞增多较普遍。
  - 几乎所有病例中血清IgE增高。
  - 低蛋白血症。
- 肌层病变型
  - 外周血嗜酸性粒细胞增多不一定出现，通常没有。
- 浆膜病变型
  - 外周血嗜酸性粒细胞增多通常没有。
  - 渗出性腹水合并嗜酸性粒细胞增多。

治疗

- 黏膜病变型
  - 对皮质类固醇激素治疗有效

  - 通常是全身性用药而不是局部。
  - 色甘酸二钠也可能有效。
  - 孟鲁司特，一种白三烯受体拮抗剂，效果不定。
  - 饮食控制
    - 根据过敏原测定限制饮食。
    - 要素饮食。
- 肌层病变型
  - 对于梗阻的病例需要外科手术。
- 浆膜病变型
  - 皮质类固醇激素治疗。

预后

- 根据疾病的不同程度而变化。
- 停止治疗后复发较为常见。

内镜表现

发病部位

- 黏膜型好发于胃窦部，其次为十二指肠、食管和结直肠
  - 同一位患者多个消化道部位受累比较常见。
  - 病变经常为片状的，因此需要多处活检以诊断。
- 肌层型好发于胃窦部，尤其是幽门口流出道。
- 浆膜层病变较少，因此无法总结特点。

大体表现

- 黏膜病变型
  - 食管
    - 环周的食管环、食管蹼或狭窄（食管的"气管化"）。
    - 纵行的沟纹和裂隙。
    - 伴有白色斑点或渗出的颗粒状黏膜。
    - "绉纸"样的食管。
  - 胃

一、嗜酸性粒细胞性胃肠炎

- ■ 伴有突出皱襞的黏膜红斑、水肿或结节状。
- ■ 溃疡和糜烂。
- ○ 小肠
  - ■ 黏膜结节样、红斑和水肿。
  - ■ 伴有圆齿状皱襞的扁平黏膜可能类似于乳糜泻。
- ○ 结肠
  - ■ 血管纹理减少。
  - ■ 片状红斑或糜烂。
- ○ 内镜检查可见完全正常。
- ● 肌层病变型
  - ○ 单个、局限性的黏膜增厚可能类似于狭窄。
- ● 浆膜病变型
  - ○ 没有内镜下异常表现。

影像学表现

放射影像学表现

- ● 黏膜疾病型
  - ○ 大多数病例都没有影像学异常。
- ● 肌层病变型
  - ○ 伴有近端扩张的局部黏膜增厚。
- ● 浆膜病变型
  - ○ 伴有腹水的局部黏膜增厚。

组织病理学表现

组织学特征

- ● 黏膜病变型
  - ○ 食管
    - ■ 上皮内嗜酸性粒细胞增多，＞15个/高倍镜视野。
    - ■ 浅表上皮内有嗜酸性粒细胞所致的微脓肿。
    - ■ 伴有水肿的嗜酸性粒细胞脱颗粒。
    - ■ 邻近的角蛋白碎片包含有嗜酸性粒细胞和嗜酸性粒细胞颗粒。
    - ■ 多种多样的黏膜固有层纤维化。
    - ■ 明显的基底区增生。
  - ○ 胃，小肠和结肠显示固有层嗜酸性粒细胞增多
    - ■ 几乎完全由嗜酸性粒细胞组成的弥漫性或片状的浸润。
    - ■ 伴有脱颗粒现象的簇状聚集的嗜酸性粒细胞。
    - ■ 通常＞20个/高倍镜视野。
    - ■ 黏膜固有层嗜酸性粒细胞浸润经常可见。
    - ■ 小肠可见伴有部分或完全绒毛短缩的隐窝增生与上皮内淋巴细胞。
- ● 肌层病变型
  - ○ 大量嗜酸性粒细胞浸润至黏膜固有层和肠肌丛。
  - ○ 纤维化、坏死和淋巴炎症表现多种多样。
- ● 浆膜层病变型
  - ○ 水肿的浆膜下结缔组织包含致密的嗜酸性粒细胞的浸润。

鉴别诊断

内镜鉴别诊断

- ● 嗜酸性粒细胞性（过敏性）胃肠炎
  - ○ 斑块、沟纹和环状结构不能与嗜酸性粒细胞性胃肠炎累及的食管炎相鉴别。
  - ○ 对于怀疑为嗜酸性粒细胞性食管炎患者需要行胃和十二指肠活检以便与其他普通的胃肠炎相鉴别。
- ● 其他病因所致的胃肠炎和胃溃疡
- ● 食物和药物过敏
  - ○ 不常引起胃嗜酸性粒细胞增多。
  - ○ 结直肠嗜酸性粒细胞增多的患者应重点考虑。
  - ○ 这个诊断需要分析临床相关性。
  - ○ 患者通常有过敏病史和IgE水平增高。
  - ○ 牛奶和大豆过敏通常见于刚学步的幼儿和婴儿。
- ● 谷蛋白过敏
  - ○ 局限于小肠。
  - ○ 好发于老年患者。
- ● 炎症性肠病
  - ○ 也可以发生在儿童中，但这些孩子通常比患有嗜酸性粒细胞性胃肠炎的孩子要大。

组织学鉴别诊断

- ● 正常黏膜
  - ○ 胃肠交界部的少量嗜酸性粒细胞可能表现正常。
  - ○ 可能会因为缺乏其他上皮细胞损伤特征而被忽视。
  - ○ 胃
    - ■ 5～10个嗜酸性粒细胞/高倍镜视野。
    - ■ 没有腺上皮浸润。
  - ○ 小肠黏膜
    - ■ 高达20个嗜酸性粒细胞/高倍镜视野。
    - ■ 与大量的上皮浸润或其他损伤特征无关。
  - ○ 结肠嗜酸性粒细胞增多显著并具有多样性
    - ■ 在相比于远端结肠，近端结肠黏膜固有层的嗜酸性粒细胞增加，可达60个嗜酸性粒细胞/高倍镜视野。
    - ■ 在近端结肠偶见上皮内嗜酸性粒细胞。
    - ■ 结肠嗜酸性粒细胞呈地理分布多样性，相比于其他美国东北部地区，美国南部更多人群正常结肠出现嗜酸性粒细胞更多。
    - ■ 嗜酸性粒细胞计数的季节性变化反映了过敏原暴露的变化
    - ■ 没有群聚、脱颗粒、上皮细胞的损伤或明显的上皮或黏膜肌层浸润。
- ● 在多种情况下，黏膜嗜酸性粒细胞增多代表着炎性浸润的一小部分
  - ○ 由于包括药物和感染所致的食管炎
    - ■ 通常有明显的嗜中性粒细胞浸润，尤其在存在溃疡的时候。
    - ■ 可见药物碎片、真菌或病毒包涵体。
  - ○ 胃癌可能导致嗜酸性粒细胞增多，尤其是印戒细

一、嗜酸性粒细胞性胃肠炎

胞癌。
- ○ 自身免疫性胃炎
  - ■ 嗜酸性粒细胞浸润可能是很明显的，但是混有淋巴细胞和浆细胞。
  - ■ 出现于深部黏膜，与泌酸腺相关。
- ○ 炎症性肠病
  - ■ 嗜酸性粒细胞在慢性和活动性疾病中很多，尤其是在近端结肠。
- ○ 症状出现后手术延迟
  - ■ 症状出现后的 12 ~ 72h 进行手术，胆囊和阑尾通常表现为混有炎症的黏膜嗜酸性粒细胞增多。
- ● 浸润几乎完全由嗜酸性粒细胞组成
  - ○ 胃食管反流病
    - ■ 通常好发于老年人群，常见于远段食管。
    - ■ 极少的嗜酸性粒细胞均匀地分散在食管黏膜，没有嗜酸性微脓肿或广泛的脱颗粒现象。
    - ■ 基底带增生程度低（通常不足黏膜厚度的 15%）。
    - ■ 球形角质形成细胞反映了细胞内水肿。
    - ■ 分散的淋巴细胞频频呈现。
  - ○ 过敏性（嗜酸性粒细胞性）食管炎
    - ■ 很难从临床和病理方面与嗜酸性粒细胞性胃肠炎的食管受累相鉴别。
    - ■ 胃和小肠的活检缺乏具有诊断意义的嗜酸性粒细胞增多。
  - ○ 食物和药物过敏
    - ■ 其组织学特征很难与嗜酸性粒细胞性胃肠炎相鉴别。
  - ○ 寄生虫感染
    - ■ 粪类圆线虫渗入到基底膜时诱发强烈的嗜酸性粒细胞反应。
    - ■ 血吸虫卵可能与组织嗜酸性粒细胞增多相关，但是肉芽肿性炎症也常见。
    - ■ 散在的嗜酸性粒细胞聚集区域。
  - ○ 真菌感染
    - ■ 蛙粪霉会引起黏膜疾病，但是可能与黏膜嗜酸性粒细胞增多相关。
  - ○ 特发性嗜酸性粒细胞增多综合征
    - ■ 外周血嗜酸性粒细胞增多，并伴随有心脏、皮肤、肺或肝脏受累。
  - ○ 伴多血管炎的嗜酸性粒细胞性肉芽肿（变应性肉芽肿性血管炎）
    - ■ 与 cANCA 抗体相关的中等的或小血管炎。
    - ■ 与嗜酸性粒细胞环及形成不良的肉芽肿相关的血管壁的纤维蛋白样坏死。
    - ■ 伴随有缺血改变和溃疡的黏膜嗜酸性粒细胞增多。
- ● 黏膜疾病
  - ○ 消化性溃疡
    - ■ 通常显示伴有大量纤维化的混合性炎症。
  - ○ 克罗恩病
    - ■ 好发于回肠。
    - ■ 密集的淋巴聚集。
    - ■ 肉芽肿表现有利于诊断。
  - ○ 寄生虫感染
    - ■ 异尖线虫病会引起匐行的嗜酸性粒细胞性脓肿。
    - ■ 生物体不能自主生活并且很大。
    - ■ 嗜酸性粒细胞浸润远离脓肿的固有肌层。
  - ○ 真菌感染
    - ■ 蛙粪霉可以引起弥漫性组织嗜酸性粒细胞增多，伴有 Charcot-Leyden 晶体，Splendore-Hoeppli 现象以及肉眼可见的大的（8 ~ 40μm）真菌菌丝。
    - ■ GMS 染色对诊断有帮助。
- ● 浆膜疾病
  - ○ 寄生虫常见，尤其是异尖线虫病。
  - ○ 既往多次腹部手术。
  - ○ 对金属过敏（镍和钛合金）的患者行需要吻合器的腹部手术。

参 考 文 献

1. Dellon ES et al: ACG clinical guideline: evidenced based approach to the diagnosis and management of esophageal eosinophilia and eosinophilic esophagitis (EoE). Am J Gastroenterol. 108(5):679-92; quiz 693, 2013
2. Geramizadeh B et al: Gastrointestinal basidiobolomycosis,an emerging infection in the immunocompetent host: a report of 14 patients. J Med Microbiol. 61(Pt 12):1770-4,2012
3. Lwin T et al: Eosinophilic gastritis: histopathological characterization and quantification of the normal gastric eosinophil content. Mod Pathol. 24(4):556-63, 2011
4. Khan S et al: Eosinophilic gastroenteritis. Gastroenterol Clin North Am. 37(2):333-48, v, 2008
5. Lim CB et al: Characterization of materials eliciting foreign body reaction in stapled human gastrointestinal anastomoses. Br J Surg. 95(8):1044-50, 2008
6. Polydorides AD et al: Evaluation of site-specific and seasonal variation in colonic mucosal eosinophils. Hum Pathol. 39(6):832-6, 2008
7. Baig MA et al: A review of eosinophilic gastroenteritis. J Natl Med Assoc. 98(10):1616-9, 2006
8. DeBrosse CW et al: Quantity and distribution of eosinophils in the gastrointestinal tract of children. Pediatr Dev Pathol. 9(3):210-8, 2006
9. Couture C et al: Human intestinal anisakiosis due to consumption of raw salmon. Am J Surg Pathol.27(8):1167-72, 2003
10. Pascal RR et al: Geographic variations in eosinophil concentration in normal colonic mucosa. Mod Pathol.10(4):363-5, 1997
11. Walker NI et al: Eosinophilic enteritis in northeastern Australia. Pathology, association with Ancylostoma caninum, and implications. Am J Surg Pathol.19(3):328-37, 1995
12. Talley NJ et al: Eosinophilic gastroenteritis: a clinicopathological study of patients with disease of the mucosa, muscle layer, and subserosal tissues. Gut.31(1):54-8, 1990

一、嗜酸性粒细胞性胃肠炎

内镜和显微镜下特征

（左）一名7岁男孩，吞咽困难，对抑酸药无效。内镜可见食管纵行沟纹（黑箭头）和斑块（空心箭头），提示嗜酸性粒细胞性食管炎的可能性

（右）同一位患者的活检显示表浅、脱颗粒的嗜酸性粒细胞和嗜酸性微脓肿，是嗜酸性粒细胞性食管炎的典型表现。然而，这位患者对随后的布地奈德治疗无效，最终证实为嗜酸性粒细胞性胃肠炎

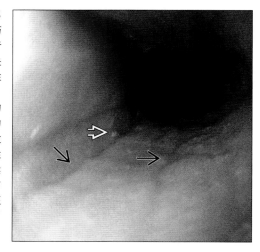
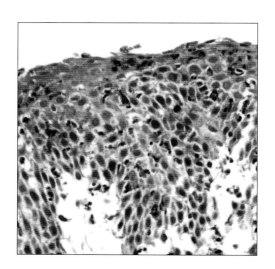

（左）一名7岁食管嗜酸性粒细胞增多的男孩，对布地奈德治疗无效的另一内镜表现。结果保持不变，类似嗜酸性粒细胞性食管炎，但如黑箭头所示患者胃远端有伴有黏膜红斑的浅溃疡

（右）胃窦活检显示黏膜固有层可见增多的嗜酸性粒细胞，其中一些联合形成了脓肿（空心箭头）。也可见嗜酸性粒细胞脱颗粒。获得所有疑似嗜酸性粒细胞性食管炎患者的胃部病理标本

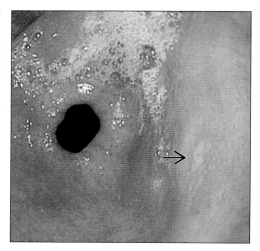
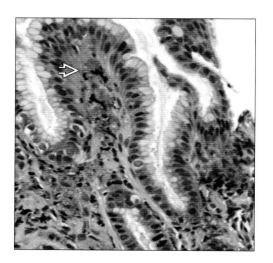

（左）嗜酸性粒细胞腺体浸润、嗜酸性粒细胞性微脓肿是嗜酸粒细胞性食管炎的特点。这些发现可能是片状的，需要多处活检来确诊。胃窦部表现通常是最明显的

（右）嗜酸性粒细胞黏膜肌层浸润也是嗜酸性粒细胞性胃肠炎的黏膜型的常见特点。在本例中，嗜酸性粒细胞在平滑肌细胞束单个或成簇排列

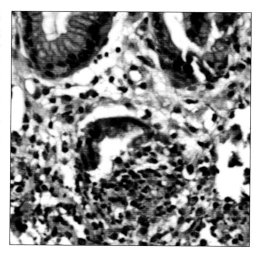
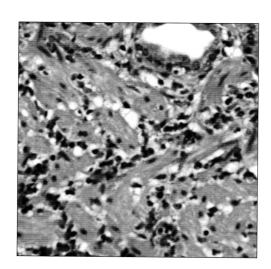

一、嗜酸性粒细胞性胃肠炎

内镜下特征

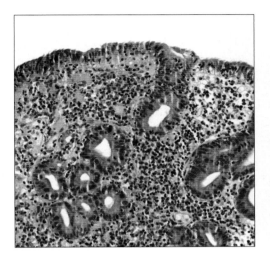
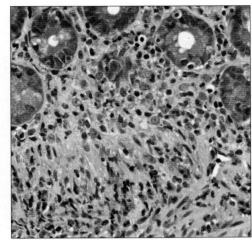

（左）嗜酸粒细胞性胃肠炎通常累及十二指肠。这些活检显示绒毛缩短、细胞异型增生以及上皮内淋巴细胞，与乳糜泻的特点相同。然而，由于对谷蛋白敏感，固有层和上皮内的嗜酸性粒细胞更加显著

（右）在深层黏膜和黏膜肌层中嗜酸性粒细胞聚集是有助于诊断嗜酸性细胞性胃肠炎的特征

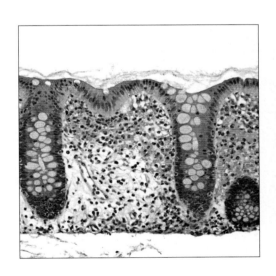
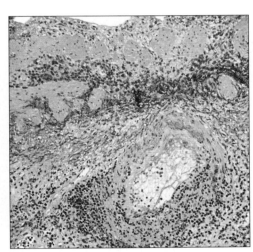

（左）嗜酸细胞性胃肠炎引起的轻度结肠改变。此例显示固有层嗜酸性粒细胞数量增多，以及偶尔出现的上皮内嗜酸性粒细胞

（右）嗜酸性粒细胞性胆囊炎是嗜酸性细胞性胃肠炎的一种表现。嗜酸性粒细胞成为胆囊中最主要的炎症细胞并弥漫浸润胆囊壁。诊断该病很重要，因为胆道症状会在胆囊切除术后再发

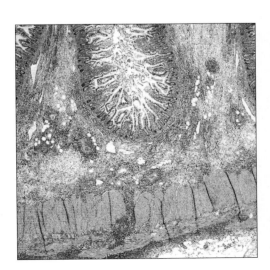
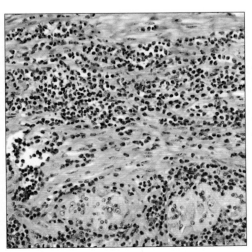

（左）黏膜型嗜酸性粒细胞性胃肠炎，多不累及黏膜。伴随有黏膜下层水肿的富有嗜酸性粒细胞性炎症浸润可见（J.Jessurun，MD. 惠赠）

（右）高倍镜下黏膜型嗜酸性粒细胞性胃肠炎显示为由大量嗜酸性粒细胞浸润所致的弥漫性黏膜固有层浸润。鉴别诊断包括感染，因此需要获得多处病变，以评估有无蠕虫或虫卵碎片

一、嗜酸性粒细胞性胃肠炎

变异型与鉴别诊断

（左）嗜酸性粒细胞性胃肠炎的浆膜型，不累及肠壁的其他层。本例提示黏膜下层正常，固有肌层轻度炎症。浆膜下层有轻微水肿

（右）该病例的高倍镜显示固有肌层中散在的嗜酸性粒细胞（空心箭头）。水肿的浆膜下组织包含与腹膜表面的间皮细胞密切混合的嗜酸性粒细胞聚集（黑箭头）

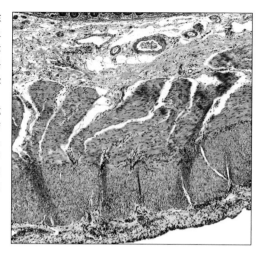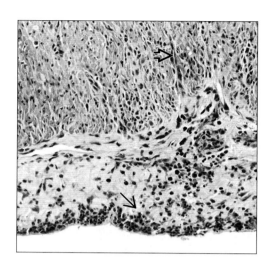

（左）黏膜型嗜酸性粒细胞性胃肠炎的鉴别诊断广泛且具有部位依赖。嗜酸性粒细胞性食管炎类似于嗜酸性粒细胞性胃肠炎的食管累及。基底区扩张通常累及黏膜厚度的50%。腔表面散在的嗜酸性粒细胞与黏膜水肿相关

（右）慢性活动性结肠炎显示围绕嗜酸性粒细胞聚集的成片的嗜酸性粒细胞。嗜酸性粒细胞通常渗入到扭曲的隐窝之间的黏膜固有层

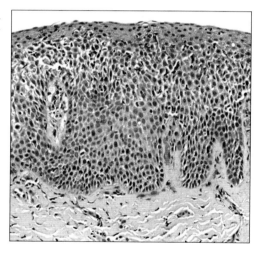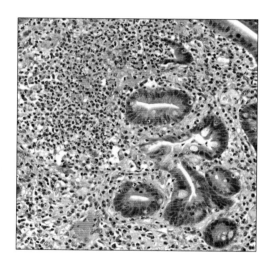

（左）异尖线虫病感染类似于肌层型和浆膜型嗜酸性粒细胞性胃肠炎。该患者出现小肠梗阻症状，被认为形成内疝。肠切除可见包括坏死性寄生虫的富有嗜酸性粒细胞的黏膜脓肿

（右）同一病例在远离异尖线虫的固有肌层可见成片的嗜酸性粒细胞。检测寄生虫感染可能需要广泛的取样

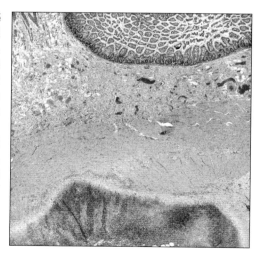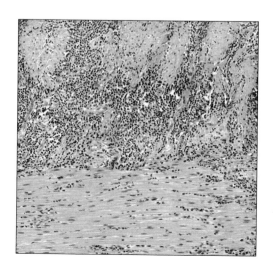

一、嗜酸性粒细胞性胃肠炎

鉴别诊断

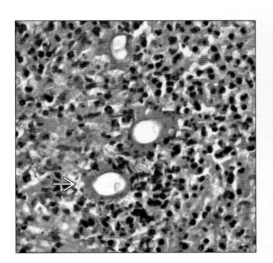 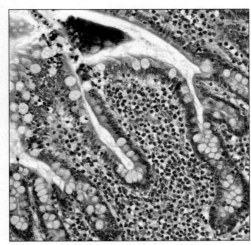

（左）蛙粪霉菌形成肌层脓肿，类似于克罗恩病及嗜酸性粒细胞性胃肠炎的肌层型。真菌感染所致的脓肿是大的，看得清楚的，与显著的Splendore-Hoeppli现象（白箭头）相关。成片的脱颗粒的嗜酸性粒细胞围绕真菌团（W.Samowitz，MD. 惠赠）

（右）蛙粪霉病可能类似于黏膜型嗜酸性粒细胞性胃肠炎。此例显示了位于固有层的片状的嗜酸性粒细胞

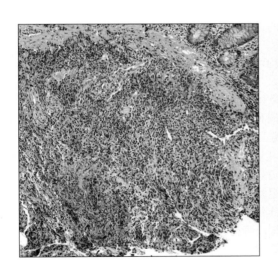 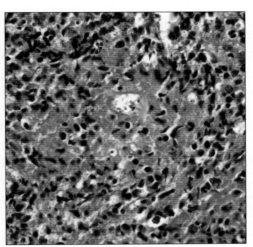

（左）类圆线虫属所致的寄生虫感染，类似于黏膜型嗜酸性粒细胞性胃肠炎。此例显示在结肠黏膜下一个富含嗜酸性粒细胞的大的脓肿。局部的嗜酸性粒细胞聚集高度提示感染，而不是嗜酸性粒细胞性胃肠炎

（右）同一病例，深层组织切片显示了与脱颗粒嗜酸性粒细胞密切相关的破碎的类圆线虫组织

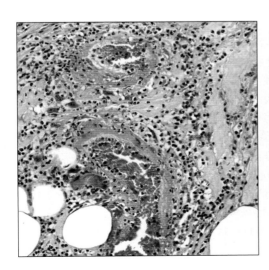 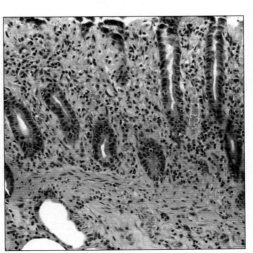

（左）Churg-Strauss血管炎引起的改变类似于嗜酸性粒细胞性胃肠炎。然而，它显示的是血管炎的特点，包括与坏死细胞碎片以及大量的嗜酸性粒细胞相关的肌层纤维蛋白沉积

（右）同一病例中黏膜层嗜酸性粒细胞增多，也出现了缺血性损伤。缺血性肠炎并没有嗜酸性粒细胞性胃肠炎的特点，可以以此作为诊断依据

二、谷蛋白敏感性肠病和乳糜泻

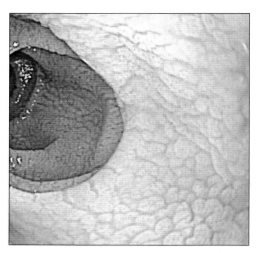

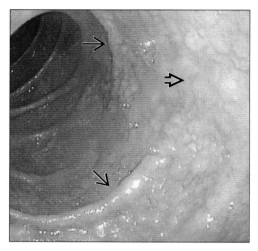

在乳糜泻患者中最常发现的黏膜异常是十二指肠黏膜的"马赛克"样表现

另一种常见的特点是圆齿样的黏膜皱襞。此例显示小肠皱襞与长轴垂直（黑箭头），可见"马赛克"征（空心箭头）

术　语

同义词

- "口"炎性腹泻，非热带性"口"炎性腹泻，乳糜泻，谷蛋白过敏，麦胶性肠病。

定义

- 由于进食谷蛋白所引起的慢性炎症介导疾病
  - 谷蛋白：小麦、黑麦及大麦提取蛋白。
- 非典型乳糜泻：患者只表现为有腹腔疾病的肠外表现。
- 无症状性乳糜泻：患者血清学阳性，组织学表现异常，但是无症状。
- 隐匿型乳糜泻：患者有血清学炎性和微小的组织学改变
  - 这些患者中有一部分发展成有症状的乳糜泻，但是比例不清楚。

病因和发病机制

遗传和环境因素共同影响

- 敏感宿主进食谷蛋白
  - 几乎所有的患者含有HLA-DQ2（95%）或HLA-DQ8（5%）。
- 在多肽类（如麦胶蛋白多肽）和病原体（如腺病毒）之间存在的交叉反应可能起到一定作用。

临床概要

流行病学

- 发生率
  - 欧洲国家在0.05%～0.2%
    - 比起无症状和不能诊断的隐匿型疾病患者，患者的总数易受到那些有临床症状的患者的数量变化的影响。
  - 受到将谷蛋白引入饮食中的时间影响。
  - 不同观察者在对小肠病理认识的多样性是混杂因素。

- 年龄
  - 儿童典型表现出现于谷类食物加入辅食的年龄（1～2岁）。
  - 最初表现很少出现在青少年。
  - 成年人发病平均年龄是45岁。
  - 25%的患者年龄超过60岁。
- 性别
  - 男女均可受累。
- 种族
  - 在北欧国家（白种人）更常见。
  - 在非洲和东亚很少见。

临床表现

- 婴儿和儿童
  - 胃肠道症状：腹泻或脂肪泻，呕吐，腹痛。
  - 发育迟缓
    - 部分儿童可能没有消化道症状，仅仅表现为发育迟缓或身材矮小。
  - 肌肉萎缩。
- 成年人
  - 胃肠道症状：腹泻，脂肪泻，胃肠胀气，腹胀，体重减轻。
  - 缺铁性贫血。
  - 异型症状：身材矮小，肥胖，不孕，骨质疏松，神经障碍。
- 相关疾病：1型糖尿病，自身免疫性甲状腺炎，唐氏综合征，疱疹样皮炎和IgA缺乏。

实验室检查

- 组织型转谷氨酰胺酶抗体（tTG）：选择性血清标志物
  - 整体敏感性高（＞90%），特异性高（90%）。
  - 对于不严重病例敏感性（71%）和特异性（65%）稍低
    - 炎症性肠病、原发性胆汁性肝硬化、心脏病、自身免疫性肠病可出现假阳性结果。
  - IgA缺乏可能会引起假阴性结果。

二、谷蛋白敏感性肠病和乳糜泻

关键点

术语
- 由于进食谷蛋白而引起的慢性炎症介导的吸收不良。

病因
- 基因易感宿主暴露于含谷蛋白膳食。
  - 几乎所有患者HLA-DQ2（95%）或HLA-DQ8（5%）阳性。

临床概要
- 多数常见于北欧人群（白种人）；很少出现在非洲和东亚。
- 腹泻、脂肪泻、胃肠胀气、体重减轻和腹胀等多种表现。
- 其他表现包括不孕、缺铁性贫血、发育迟缓、身材矮小。
- 实验室检查异常

- 最敏感的标志物为tTG和EMA，尽管后者检测更耗费人力。
  - 肝酶升高常见。
- 预后
  - 多数患者早期诊断并维持严格的去谷蛋白饮食可以好转。
  - 并发症：淋巴瘤，食管、头颈部、小肠肿瘤。

组织病理学表现
- 表现具有特征性但是很难诊断
  - 上皮内淋巴细胞增多（T细胞）。
  - 多种多样的绒毛异常，从正常结构到完全平坦的病理表现。
  - 许多患者有伴有绒毛顶端上皮内淋巴细胞增多的正常绒毛。

- 抗肌内膜抗体（EMA）也具有敏感性和特异性，但是检测困难。
- 抗麦胶蛋白抗体敏感性稍差。
- 通常可检测到肝酶升高。
- HLA检测有助于诊断：在美国缺乏HLA-DQ2及HLADQ8几乎可以排除乳糜泻的可能。

病程发展
- 多数患者终身去谷蛋白饮食可以好转
  - 10%～20%的儿童在青春期可能耐受谷蛋白。
- 无反应的乳糜泻（10%的患者）
  - 尽管坚持至少6个月去谷蛋白饮食，但症状、体征或实验室异常持续存在。
  - 多数是由于未遵守禁忌
    - 许多病例都是疏忽造成的，因为谷蛋白是许多不同类食物的组成成分。
  - 其他引起持续症状的原因：乳糖不耐受，炎症性肠病，细菌生长，食物过敏（非谷蛋白类），胰腺疾病，显微镜性结肠炎。
- 顽固性乳糜泻（1%）
  - 有症状的，类似于乳糜泻样严重的黏膜改变，但是至少6个月的去谷蛋白饮食没有效果，并且用其他原因不能解释
    - 需要重复活检显示持续黏膜异常，一定要排除淋巴瘤以及其他疾病。
    - 与溃疡性空肠炎和肠病相关的T细胞淋巴瘤相关。
    - I型：多克隆上皮内淋巴细胞。
    - II型：上皮内淋巴细胞克隆种群。
- 乳糜泻的并发症通常表现为即使坚持去谷蛋白饮食，仍有周期性的症状
  - 溃疡性空肠炎：病理为良性溃疡
    - 这与肠病相关的T细胞淋巴瘤有关。
  - 胶原性口炎性腹泻

- 异常的、致密的上皮下胶原带。
- 在诊断前不是所有的患者都有谷蛋白过敏的诊断。
- 去谷蛋白饮食可能有效果或无效果
  - 肠病相关的T细胞淋巴瘤。
  - 口咽、食管、小肠肿瘤。

治疗
- 终身无谷蛋白饮食
  - 如果合适的话采用膳食补充剂改善营养不良。
- 难治性疾病可能需要免疫抑制。

预后
- 早期诊断患者坚持严格的无谷蛋白饮食，疾病的预后良好。
- 晚期诊断可能会导致严重发育迟缓、营养不良、贫血或恶性肿瘤
  - 某些并发症可以通过治疗逆转。
  - 神经病变，继发于骨质疏松的病理性骨折、共济失调及其他并发症可能不可逆转。
- 手术、免疫抑制治疗可能对溃疡性空肠炎有效，但总的5年生存率仅为50%。
- 胶原性口炎性腹泻：虽然近期数据显示有所改善，但总体预后仍不佳。

内镜表现

大体特点
- 圆齿状的或平坦型的黏膜皱襞
  - 对于乳糜泻不特异。
- "马赛克"样反映了多样的浅表裂纹。
- 许多患者有完全正常的黏膜。
- 病变经常累及近端小肠
  - 最严重病变在十二指肠和近端空肠。
  - 小部分病例，病变局限于十二指肠球部，尤其是儿童。

二、谷蛋白敏感性肠病和乳糜泻

评估乳糜泻的组织取样

- 组织样本来自于十二指肠球部、近端十二指肠、远端十二指肠。
- 胃肠道其他部位的活检
  - 胃窦和胃体可除外淋巴细胞性胃肠炎。
  - 从不同结肠部位获得多个组织切片以评估上皮内淋巴细胞增多
    - 横结肠、降结肠以及乙状结肠。

组织病理学表现

组织学特征

- 未经治疗的患者上皮内淋巴细胞增多普遍
  - ＞30～40个淋巴细胞/个100上皮细胞是异常的。
  - CD3和CD8免疫染色没有帮助，因为它们高估了淋巴细胞数目。
- 伴有有丝分裂象增多的隐窝增生。
- 富含浆细胞的混合性炎症浸润
  - 大量中性粒细胞核、嗜酸性粒细胞可见，但是不是乳糜泻的典型特征。
- Marsh-Oberhuber 分类是一种研究手段，但是没有普遍应用于实践
  - 需要先前的血清学结果来支持乳糜泻的诊断。
- 伴有上皮内淋巴细胞增多的正常绒毛结构
  - 通过绒毛的尖端来评估上皮内淋巴细胞
    - 上皮内淋巴细胞通常出现在绒毛侧面，但是在尖端明显减少。
- 部分治疗过的乳糜泻：不同程度的绒毛变钝和上皮内淋巴细胞增多。

鉴别诊断

内镜鉴别诊断

- 圆齿状的或平坦形的黏膜皱襞是不特异的，可以在包括沉积病（例如淀粉样变性）等在内的任何形式慢性损伤中出现。

组织学鉴别诊断

- 正常变异
  - 覆盖淋巴细胞聚集物的假性变钝，显著的Brunner腺体，或者当黏膜肌层已经被剥离时。
- 溃疡性十二指肠炎
  - 在十二指肠球部及其周围更常见。
  - 当绒毛变短时有明显的中性粒细胞。
  - 表面上皮小凹（黏蛋白）化生。
  - 幽门腺型化生（Brunner腺体增生）。
- 自身免疫性肠病
  - 伴有嗜中性粒细胞的凋亡肠上皮细胞增多。
  - 杯状细胞、帕内特细胞以及内分泌细胞缺失。
  - 出现于肠道多部位，不仅仅是小肠。
  - 对肠道上皮细胞的自身抗体常见。
- 常见变异型免疫缺陷病

  - 伴有肉芽肿的肠上皮细胞凋亡增多。
  - 固有层浆细胞减少或缺失。
  - 不局限于小肠。
  - 免疫检查异常。
- 热带性口炎性腹泻
  - 近端小肠组织学表现与乳糜泻相同
    - 通常不出现绒毛结构的完全消失。
  - （该病）典型者通常累及回肠末端，但乳糜泻患者的回肠末端通常无异常表现。
- 克罗恩病
  - 病变局限于近段小肠少见。
  - 溃疡、中性粒细胞以及肉芽肿。
- 药物所致小肠绒毛异常
  - 奥美沙坦和其他血管紧张素抑制剂。
  - 吗替麦考酚酯。
- 嗜酸性粒细胞性肠炎
  - 显著的嗜酸性粒细胞浸润，伴有不同绒毛短缩。
  - 残胃肠道的疾病。
  - 患者通常有过敏史。
- 细菌过度生长：患者有与抗生素应用相关的病史，存在不同程度的绒毛变钝。
- 肠病相关的T细胞淋巴瘤
  - 可能不能通过活检来鉴别
    - 基因重排研究。
- 更宽泛的鉴别诊断中，绒毛结构正常的上皮内淋巴细胞增多常见
  - 感染：病毒，球虫，细菌。
  - 自身免疫性疾病。
  - 药物相关损失（例如非甾体抗炎药）。

参 考 文 献

1. Hammer ST et al: The clinical significance of duodenal lymphocytosis with normal villus architecture. Arch Pathol Lab Med. 137(9):1216-9, 2013
2. Mulder CJ et al: Gluten-free diet in gluten-related disorders. Dig Dis. 31(1):57-62, 2013
3. Samaşca G et al: Current trends and investigative developments in celiac disease. Immunol Invest. 42(4):273-84, 2013
4. Dewar DH et al: Celiac disease: management of persistent symptoms in patients on a gluten-free diet. World J Gastroenterol. 18(12):1348-56, 2012
5. Fasano A et al: Clinical practice. Celiac disease. N Engl J Med. 367(25):2419-26, 2012
6. Vakiani E et al: Collagenous sprue is not always associated with dismal outcomes: a clinicopathological study of 19 patients. Mod Pathol. 23(1):12-26, 2010
7. Kagnoff MF: Overview and pathogenesis of celiac disease. Gastroenterology. 128(4 Suppl 1):S10-8, 2005
8. Robert ME: Gluten sensitive enteropathy and other causes of small intestinal lymphocytosis. Semin Diagn Pathol.22(4):284-94, 2005
9. Goldstein NS: Proximal small-bowel mucosal villous intraepithelial lymphocytes. Histopathology.44(3):199-205, 2004

二、谷蛋白敏感性肠病和乳糜泻

内镜下特征、大体特征和显微镜下特征

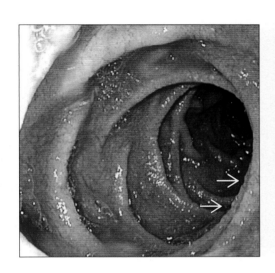
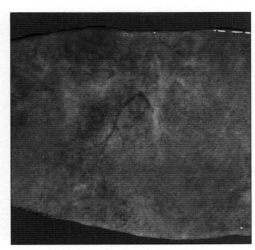

（左）一位42岁伴有缺铁性贫血的老年男性患者行内镜检查。可见近端和中端十二指肠圆齿样黏膜隆起（白箭头）。十二指肠活检显示伴有上皮内淋巴细胞增多的绒毛完全短缩，是乳糜泻的典型特征

（右）这份尸检照片来自于一位乳糜泻患者，显示十二指肠黏膜皱襞完全消失。黏膜下血管在萎缩的黏膜上很明显（Gourtesy G.Gray，MD.）

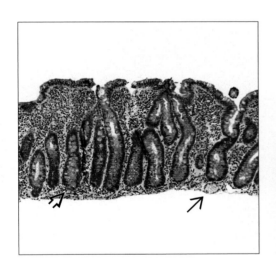
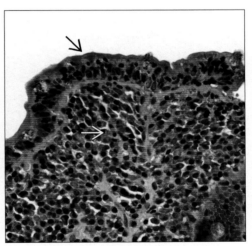

（左）一位乳糜泻患者的十二指肠活检显示伴有显著的隐窝增生的绒毛完全短缩，类似于结肠活检。残留的单个Brunner腺体（黑箭头）存在于黏膜基底部，少许潘氏细胞（空心箭头）也可见

（右）乳糜泻最敏感的组织学特征是上皮内淋巴细胞增多（黑箭头）。该病例也显示了固有层被伴有散在的嗜酸性粒细胞的大片浆细胞扩张（白箭头）

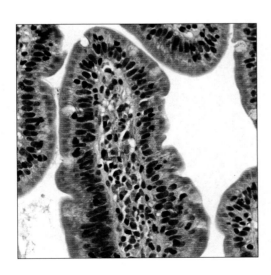
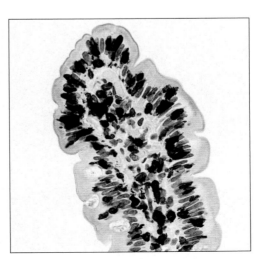

（左）上皮内淋巴细胞应该出现在绒毛尖周围，而不仅仅是沿着绒毛，这样才能被视为增加。这种表现的鉴别诊断范围很广

（右）CD3的免疫染色显示了绒毛结构正常的活检中的淋巴细胞。在分析这种染色过程中应谨慎，因为CD3阳性细胞数目通常比HE染色切片上可见的淋巴细胞多（From DP: Gastrointestinal.）

二、谷蛋白敏感性肠病和乳糜泻

并发症

（左）一位38岁女性患者表现为吸收不良性腹泻和腹痛。黏膜皱襞（黑箭头）为结节样且伴有某种程度圆齿样的异常表现。活检显示上皮下胶原沉积

（右）胶原性口炎性腹泻可能反映了没有谷蛋白过敏患者长期乳糜泻的一种并发症或新进展

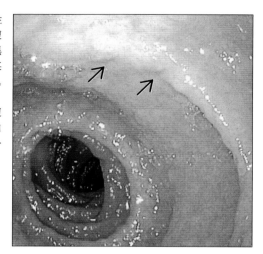
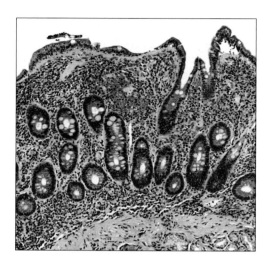

（左）此例胶原性口炎性腹泻显示了包含有炎症细胞和小血管的胶原沉积（黑箭头）。上皮内淋巴细胞存在于表层，浆细胞扩展固有层

（右）一位60岁老年男性，有以腹痛为表现的长期乳糜泻病史。内镜检查显示一个位于十二指肠的多结节样、出血性肿块，被证实为肠病相关的T细胞淋巴瘤（K.Goto，MD.惠赠）

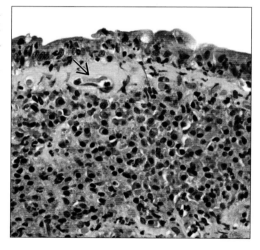
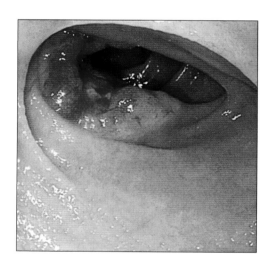

（左）一位表现为腹痛和体重减轻的长期乳糜泻患者。她因为空肠穿孔行切除术。切除段显示黏膜下层典型的淋巴浸润。病变细胞包含有大的、非典型细胞核及大量细胞质，是典型高级别淋巴瘤的特点

（右）许多中等到大的淋巴细胞扩展至固有层，并如空心箭头所示浸润上皮层。肿瘤细胞的细胞核呈圆形，伴有开放的染色质和核仁（白箭头）

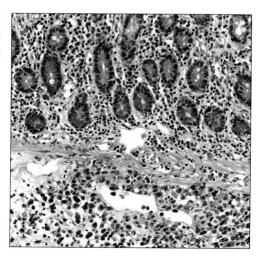
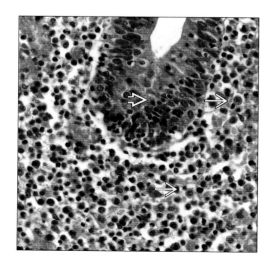

二、谷蛋白敏感性肠病和乳糜泻

鉴别诊断

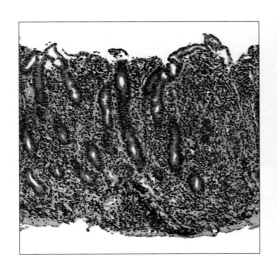 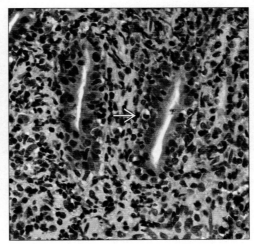

（左）自身免疫性肠病的表现类似于乳糜泻。绒毛完全短缩与显著的腺窝增生相关。大量富含单核细胞的炎症出现在黏膜各个层面

（右）同一病例的高倍放大镜下显示伴有凋亡碎片（白箭头）的上皮内炎症。杯状细胞、帕内特细胞及内分泌细胞显著减少。密集的炎症扩散至固有层

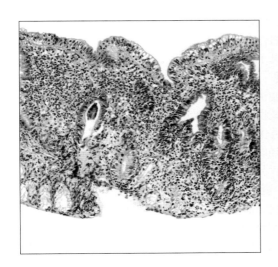 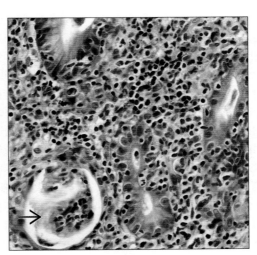

（左）常见的变异型免疫缺陷病也可引起严重的绒毛异常。该例显示了伴有弥漫性固有层炎症的隐窝增生。上皮内炎症在低倍镜下很明显

（右）同一病例的高倍放大镜下显示上皮内淋巴细胞增多、中性粒细胞及隐窝炎（黑箭头）。固有层包含有富有淋巴细胞的炎症浸润，但是没有发现浆细胞

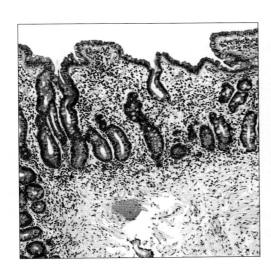 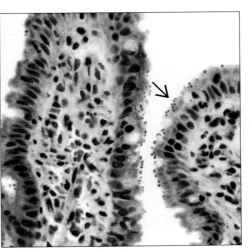

（左）非甾体抗炎药及其他药物引起的类似于乳糜泻的绒毛异常。该病例显示在十二指肠近端伴有隐窝增生、部分绒毛短缩

（右）上皮内淋巴细胞增多并不是乳糜泻的特征性表现。本例隐孢子虫感染与上皮内淋巴细胞增多以及其他微小的改变相关。可见大量病原体（黑箭头）贴着正常表现的绒毛

三、自身免疫性肠病

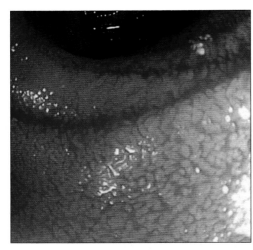

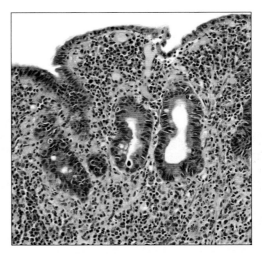

自身免疫性肠炎的内镜特点与乳糜泻相似。此病例的十二指肠表现为黏膜皱襞增厚及绒毛短缩（T.Smyrk，MD. 惠赠 and T.Mangan，MD. 惠赠）

自身免疫性肠炎可类似于乳糜泻。该病例表现为伴有固有层富含浆细胞炎症的绒毛变钝。在表面上皮隐窝内，上皮内淋巴细胞更多

病因和发病机制

免疫失调

- 针对正常肠细胞成分的循环自身抗体
  - 抗体可能是一种附带现象
    - 一些患者缺乏自身抗体。
    - 在健康人群以及其他免疫介导的疾病也可检测到抗体。
- T细胞亚群调节异常对自身耐受有重要影响
  - T细胞活性和细胞毒性异常。
  - 可能是隐窝上皮的HLA-Ⅱ类分子表达异常所致。
- 与其他自身免疫疾病相关
  - 风湿性和银屑病性关节炎。
  - 重症肌无力和胸腺瘤。
  - 甲状腺功能减退。
  - 自身免疫性炎症性肌病。
  - 特发性血小板减少性紫癜。
  - 雷诺现象。
  - 自身免疫性胃炎和肝炎。
  - 糖尿病。
  - 自身免疫性溶血性贫血。
- 儿科患者可能有基因异常
  - 免疫调节异常，多内分泌腺病，肠病，X连锁综合征
    - 由于FOXP3基因引起的X连锁疾病，导致调节型T细胞缺陷。
  - 自身免疫多内分泌腺病-念珠菌病-外胚层营养不良（APECED）综合征，或者自身免疫性多腺体综合征-1（APS-1）
    - 由于AIRE缺陷引起常染色体隐性遗传病。

药物引起的损伤

- 血管紧张素Ⅱ受体拮抗剂引起自身免疫性肠病样小肠改变。

临床概要

流行病学

- 发病率
  - 罕见，但是可能认识不足。
  - 成年男性和女性发病率相同。
  - 最常见于儿童，以男童为著。

临床表现

- 顽固性腹泻
  - 伴有吸收不良的慢性分泌性腹泻。
  - 对肠道休息或肠外营养无效。
- 体重减轻以及营养不良。
- 许多患者与腹部淋巴结病有关。

实验室检查

- 循环性抗肠细胞自身抗体及抗杯状细胞自身抗体。
- 其他可探测到的自身抗体（抗核，抗横纹肌抗体，抗平滑肌抗体，抗胰岛细胞抗体，抗肝肾微粒体抗体，抗壁细胞抗体，抗磷脂抗体）。

治疗

- 免疫调节剂和皮质类固醇激素的免疫抑制。
- 营养支持需要完全肠外营养。

预后

- 免疫抑制剂使症状缓解，但是不能治愈。

内镜表现

大体特征

- 多部位受累（小肠，结肠，胃）。
- 特点类似于乳糜泻
  - 黏膜皱襞丢失。
  - 圆齿形皱襞。
  - "马赛克"样。
- 口疮样溃疡以及片状红斑。

三、自身免疫性肠病

关键点

病因
- 免疫失调
  - 抗肠细胞自身抗体及抗杯状细胞抗体。
  - 自身耐受所需要的T细胞亚型异常。
  - 与其他自身免疫性疾病相关。
- 在儿童中存在*FOXP3*或*AIRE*变异。
- 血管紧张素Ⅱ受体拮抗剂引起自身免疫性肠病样小肠改变。

临床概要
- 伴有吸收不良的慢性分泌性腹泻。
- 免疫抑制剂和皮质类固醇激素治疗。
- 治疗可缓解，但是不能治愈。

内镜表现
- 多部位受累（小肠，结肠，胃）。
- 特点类似于乳糜泻（皱襞消失，圆齿形皱襞，"马赛克"样）。
- 内镜可完全正常。

组织病理学表现
- 类似于乳糜泻
  - 伴有隐窝增生的不同程度的绒毛短缩。
  - 固有层淋巴浆细胞浸润。
  - 上皮内淋巴细胞，尤其位于隐窝处。
- 凋亡上皮细胞增多。
- 杯状细胞、帕内特细胞及内分泌细胞减少或完全消失。

主要鉴别诊断
- 乳糜泻。
- 常见变异型免疫缺陷病。
- 克罗恩病。

- 内镜可能完全正常。

组织病理学表现

组织学特征
- 类似于乳糜泻
  - 伴有隐窝增生的完全或部分绒毛短缩。
  - 伴有淋巴浆细胞浸润的固有层增厚。
  - 上皮内淋巴细胞，尤其位于隐窝处。
- 凋亡上皮细胞增多。
- 固有层包含有浆细胞、淋巴细胞、嗜酸性粒细胞及中性粒细胞的混合性炎症浸润。
- 中性粒细胞性隐窝炎及隐窝脓肿。
- 杯状细胞、帕内特细胞及内分泌细胞减少或完全消失。

鉴别诊断

内镜鉴别诊断
- 乳糜泻以及其他类似病
  - 自身免疫性肠病的患者对于去谷蛋白饮食无效且无血清学阳性表现。
  - 自身免疫性肠病通常影响除十二指肠以外的多部位。

组织学鉴别诊断
- 乳糜泻
  - 凋亡的隐窝上皮细胞并不显著。
  - 中性粒细胞不显著，尤其在上皮层。
  - 特征性细胞通常存在（杯状细胞、帕内特细胞及内分泌细胞）。
  - 表面淋巴细胞增多是一个显著特点。
- 常见变异型免疫缺陷病
  - 黏膜活检浆细胞减少或缺失。
  - 淋巴细胞增生。
  - 同时伴随贾第鞭毛虫病或巨细胞病毒感染。
  - 免疫学检查异常。
  - 部分患者有常见变异型免疫缺陷病及自身免疫性肠病的重叠特征。
- 克罗恩病
  - 病变往往是不连续的，即使从同一器官获取活检。
  - 中性粒细胞常见，但是细胞凋亡不是显著的特点。
  - 肉芽肿，狭窄，瘘管。
  - 患者无多种自身抗体。

参考文献

1. Sanford ML et al: A review of current evidence of olmesartan medoxomil mimicking symptoms of celiac disease. J Pharm Pract. Epub ahead of print, 2014
2. Singhi AD et al: Pediatric autoimmune enteropathy: an entity frequently associated with immunodeficiency disorders. Mod Pathol. 27(4):543-53, 2014
3. Gentile NM et al: Autoimmune enteropathy: a review and update of clinical management. Curr Gastroenterol Rep.14(5):380-5, 2012
4. Murray JA et al: Diarrhoea due to small bowel diseases. Best Pract Res Clin Gastroenterol. 26(5):581-600, 2012
5. Rubio-Tapia A et al: Severe spruelike enteropathy associated with olmesartan. Mayo Clin Proc. 87(8):732-8, 2012
6. Blanco Quirós A et al: From autoimmune enteropathy to the IPEX (immune dysfunction, polyendocrinopathy, enteropathy, X-linked) syndrome. Allergol Immunopathol(Madr). 37(4):208-15, 2009
7. d'Hennezel E et al: FOXP3 forkhead domain mutation and regulatory T cells in the IPEX syndrome. N Engl J Med.361(17):1710-3, 2009
8. León F et al: Clinical and immunological features of adult-onset generalized autoimmune gut disorder. Am J Gastroenterol. 99(8):1563-71, 2004
9. Russo PA et al: Autoimmune enteropathy. Pediatr Dev Pathol. 2(1):65-71, 1999

三、自身免疫性肠病

内镜及显微镜下特征

（左）自身免疫性肠病的内镜特点包括黏膜皱襞减少，以及空肠绒毛结构消失（T.Smyrk，MD.惠赠 and T.Mangan，MD.惠赠）

（右）自身免疫性肠病有乳糜泻的特点，绒毛短缩和隐窝拉长。上皮层大量淋巴细胞浸润。相比于表层（黑空心箭头）在隐窝上皮中上皮内淋巴细胞更多（白空心箭头），这是有助于诊断的特征

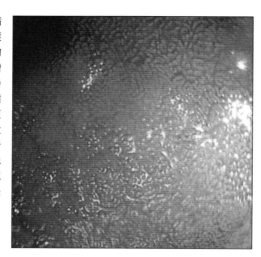
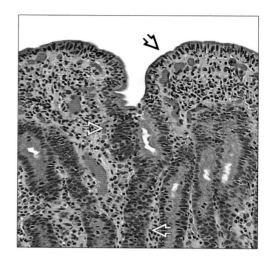

（左）一位62岁老年男性，严重吸收不良型腹泻伴体重减轻数月。空肠活检提示伴有显著隐窝增生的完全绒毛短缩。固有层包含有密集的淋巴浆细胞浸润。杯状细胞及帕内特细胞缺失

（右）同一病例的嗜铬粒蛋白免疫染色提示空肠内分泌细胞的完全缺失。所有的这些改变都能通过他克莫司治疗逆转

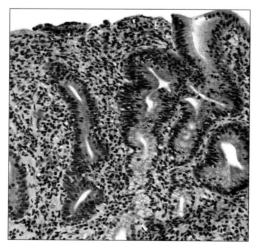
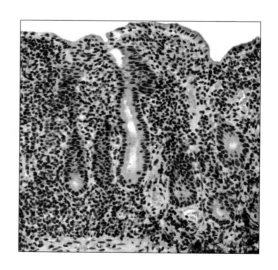

（左）这些隐窝显示了杯状细胞和帕内特细胞的完全缺失。大量凋亡上皮细胞（空心箭头）是代表性特征（来自于 DP：Gastrointestinal.）

（右）自身免疫性肠病患者经常为胃肠道多病灶样疾病。该回肠活检显示了固有层淋巴细胞浆细胞浸润，表面上皮伴有再生改变的黏液缺乏。杯状细胞及帕内特细胞缺失

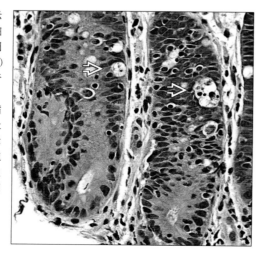
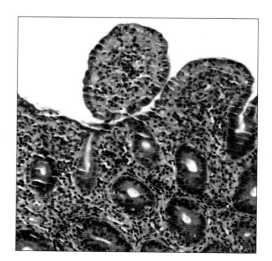

三、自身免疫性肠病

鉴别诊断

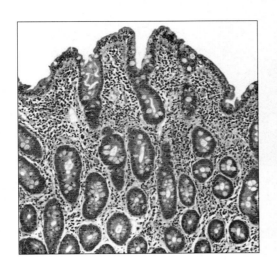

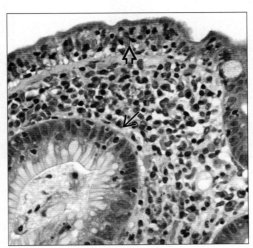

（左）自身免疫性肠病的鉴别诊断包括谷蛋白过敏，这同样可以引起不同程度的绒毛短缩及隐窝增生

（右）上皮内淋巴细胞主要累及乳糜泻患者小肠的表面上皮（空心箭头），而深部腺体及隐窝（黑箭头）则较少受累

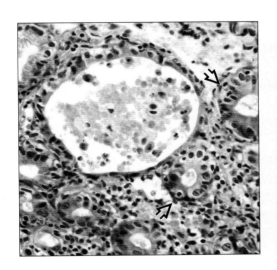

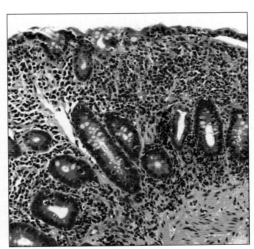

（左）常见变异型免疫缺陷病也可产生一种伴有隐窝处上皮细胞凋亡增多的绒毛短缩。此例活检提示伴有凋亡碎片的受损伤的、扩张的隐窝以及上皮内淋巴细胞（空心箭头）。固有层浆细胞缺失

（右）一位接受奥美沙坦治疗的患者活检可见伴有固有层炎症的绒毛短缩及隐窝增生

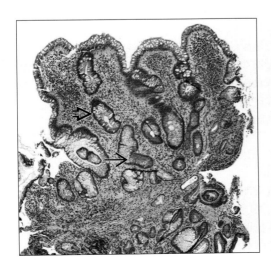

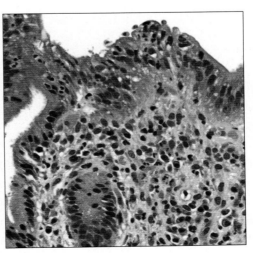

（左）累及上消化道的克罗恩病可能会引起类似于自身免疫性肠病的炎症表现。此病例绒毛完全短缩且隐窝增生。固有层包含有密集的富含单核细胞炎症。然而帕内特细胞（黑箭头）及杯状细胞（空心箭头）可见

（右）同一病例中高倍镜下可见浅表上皮及固有层的大量中性粒细胞

四、常见变异型免疫缺陷病

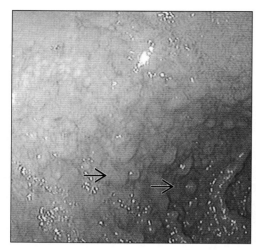

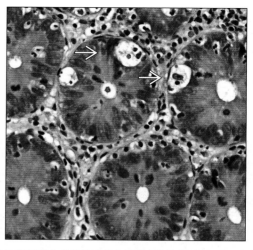

常见变异型免疫缺陷病的一种特征性内镜表现是显著的结节样淋巴细胞增生（黑箭头）。尤其是位于近端小肠

常见变异型免疫缺陷病的组织学特征包括大量凋亡隐窝上皮细胞（白箭头）伴有部分活动性炎症和浆细胞的完全缺失

术　　语

缩略词

- 常见变异型免疫缺陷病（CVID）。

定义

- 以B细胞成熟障碍、自身抗体生成缺陷及血清免疫球蛋白减少为特征的免疫缺陷。

病因和发病机制

可能的遗传基础

- 与*TNFRSF13B*突变有关
  - 基因产物是穿膜蛋白活化物（TACI）
    - 位于B细胞并对他们的成熟很重要。
    - 与TNF家族成员BAEF及APRIL的相互作用。
  - 畸变的B细胞内环境缺陷，同种型转换及自身抗体反应。

临床概要

流行病学

- 发病率
  - 由IgA缺陷引起的最常见的原发性免疫缺陷。
- 年龄
  - 好发于青少年和青壮年。

临床表现

- 超过40%的患者有消化道症状
  - 伴有吸收不良的慢性腹泻。
  - 体重减轻及发育迟缓。
  - 易感胃肠道感染
    - 贾第鞭毛虫，隐孢子虫，巨细胞病毒，食管念珠菌病。
- 频发的窦肺感染。
- 通常与自身免疫性疾病相关。
- 部分患者（10%～15%）与不确定病因的自身免疫性

肠病有重叠特征。

实验室检查

- 低丙球蛋白血症
  - IgG减少以及其他的免疫球蛋白亚型。
  - 其他疾病血清标志物（如乳糜泻、克罗恩病）不可靠。
- T细胞功能缺陷。

治疗

- 长期静脉注射免疫球蛋白治疗。
- 感染出现后治疗感染。
- 严重的吸收不良可能需要完全肠外营养。

预后

- 需要长期治疗的慢性病。
- 由于慢性肺组织、静脉窦和胃肠道疾病所引起的明显的组织损伤。
- 恶性风险增加（8～13倍），尤其是胃腺瘤和小肠淋巴瘤。

内镜表现

解剖学部位

- 胃肠道任何部位都可能受累。

一般特征

- 反映淋巴增生的小肠和结肠弥漫性黏膜结节。
- 伴有皱襞减少、圆齿样及马赛克样的十二指肠改变反映不同程度的绒毛损伤。
- 溃疡和红斑。
- 内镜和结肠镜下通常正常。

组织病理学表现

组织学特征

- 全消化道浆细胞缺失或明显减少。
- 在浅层及深层黏膜腺体上皮内淋巴细胞增多。
- 伴有中性粒细胞的富含单核细胞的不同程度炎症浸润。
- 结节样淋巴增生。

四、常见变异型免疫缺陷病

关键点

病因
- 与 *TNFRSF13B* 突变相关
  - 由于B细胞内环境异常,同种型转换以及自身抗体反应

临床概要
- 伴有吸收不良的慢性腹泻。
- 体重减轻及发育迟缓。
- 易感胃肠道感染。
- 低丙球蛋白血症。

内镜表现
- 反映淋巴增生的小肠和结肠弥漫性黏膜结节。
- 伴有皱襞减少、圆齿样及"马赛克"样的十二指肠改变反映不同程度的绒毛损伤。
- 溃疡和红斑。

- 内镜和结肠镜通常正常。

组织病理学表现
- 全消化道浆细胞缺失或明显减少。
- 在浅层及深层黏膜腺体上皮内淋巴细胞增多。
- 隐窝结构异常、萎缩、缺失。
- 在隐窝及腺体凋亡细胞增多。
- 慢性贾第鞭毛虫病。
- 巨细胞病毒包涵体。

主要鉴别诊断
- 乳糜泻。
- 淋巴细胞性胃炎或结肠炎。
- 自身免疫性肠炎。
- 移植物抗宿主病。
- 慢性特发性炎症性肠病。

- 结构良好的肉芽肿样病变少见。
- 偶有富含巨噬细胞的炎症浸润。
- 在隐窝及腺体凋亡细胞增多。
- 慢性贾第鞭毛虫病。
- 巨细胞病毒包涵体。

鉴别诊断

内镜鉴别诊断
- 乳糜泻
  - 对去谷蛋白饮食有效。
  - 乳糜泻血清学异常。
  - 血清免疫蛋白正常,尽管一些患者合并IgA缺乏。
- 引起绒毛异常的疾病。
- 引起淋巴增生的肠炎
  - 包括IgA缺乏的免疫缺陷病。
- 特发性炎症性肠病。

组织学鉴别诊断
- 乳糜泻
  - 病变局限于近端小肠。
  - 固有层有大量浆细胞。
  - 缺少凋亡的肠细胞。
  - 与显著的淋巴增生无关。
  - 无贾第鞭毛虫和巨细胞病毒包涵体。
- 淋巴细胞性胃炎或结肠炎
  - 都显示固有层浆细胞。
  - 缺乏支持慢性损伤的特征。
- 自身免疫性肠炎
  - 通常浆细胞显著。
  - 针对肠细胞或杯状细胞的自身抗体。
- 移植物抗宿主病
  - 不同临床环境。
  - 浆细胞存在。

- 慢性特发性炎症性肠病
  - 密集的淋巴细胞浆细胞炎症浸润。
  - 慢性损伤的显著改变。

诊断要点

病理解读要点
- 常见变异型免疫缺陷病的特点
  - 贾第鞭毛虫病,尤其是反复发作。
  - 没有已知的免疫缺陷患者患有巨细胞病毒感染。
  - 结节样淋巴增生。
  - 深部腺体和隐窝凋亡。
  - 浆细胞缺失或数目减少。

参考文献

1. Romberg N et al: CVID-associated TACI mutations affect autoreactive B cell selection and activation. J Clin Invest.123(10):4283-93, 2013
2. Almejún MB et al: Immunological characteristics and two novel mutations in TACI in a cohort of 28 pediatric patients with common variable immunodeficiency. J Clin Immunol. 32(1):89-97, 2012
3. Daniels JA et al: Gastrointestinal tract pathology in patients with common variable immunodeficiency (CVID):a clinicopathologic study and review. Am J Surg Pathol. 31(12):1800-12, 2007
4. Cunningham-Rundles C et al: Common variable immunodeficiency: clinical and immunological features of 248 patients. Clin Immunol. 92(1):34-48, 1999
5. Mechanic LJ et al: Granulomatous disease in common variable immunodeficiency. Ann Intern Med. 127(8 Pt1):613-7, 1997
6. Washington K et al: Gastrointestinal pathology in patients with common variable immunodeficiency and X-linked agammaglobulinemia. Am J Surg Pathol. 20(10):1240-52,1996

四、常见变异型免疫缺陷病

内镜和显微镜下特征

（左）常见变异型免疫缺陷病可能引起伴有类似于乳糜泻的特点的严重的绒毛异常。此例显示十二指肠皱襞缩小，其中很多都呈圆齿样外观（白箭头），并有垂直于皱襞的缺口（T.Smyrk，MD and M.Stephens，MD. 惠赠）

（右）弥漫性淋巴增生可能明显，沿着小肠生成数不清的无蒂结节。这种表现不能与息肉病混淆

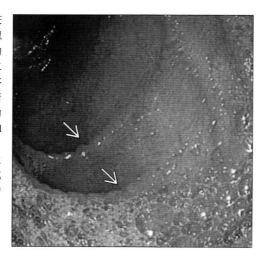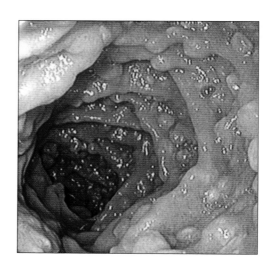

（左）常见变异型免疫缺陷病导致严重的绒毛异常。绒毛变钝、隐窝增生及上皮内淋巴细胞增多，这些类似于乳糜泻的特点。在深层黏膜可见一处淋巴细胞聚集（白箭头）

（右）同一病例的高倍镜下显示在表层及隐窝上皮淋巴细胞增生。固有层水肿，但是浆细胞数量明显减少

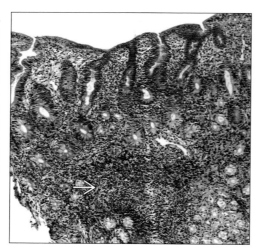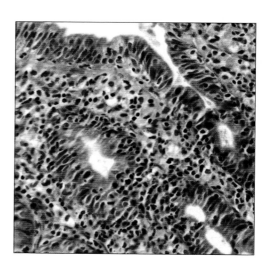

（左）常见变异型免疫缺陷病导致慢性胃肠道黏膜炎症，这可能引起持续损伤的后遗症。此患者发展为伴有广泛肠上皮化生的萎缩性胃炎（E.Montgomery，MD. 惠赠）

（右）常见变异型免疫缺陷病的一部分病例以大量凋亡上皮细胞（黑箭头）为特点，伴有少量炎症，类似于移植物抗宿主病的表现。浆细胞缺失显著

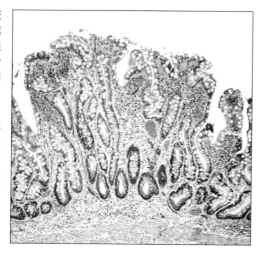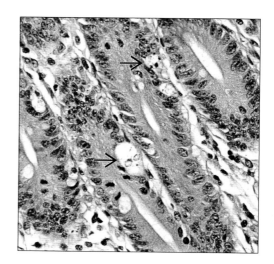

四、常见变异型免疫缺陷病

显微镜下特征

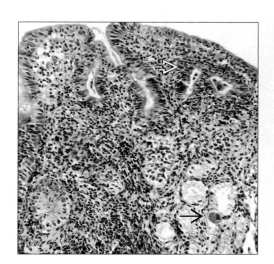

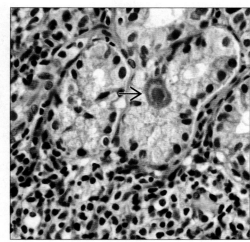

（左）常见变异型免疫缺陷病的另一病例显示十二指肠炎症的绒毛变钝。隐窝上皮内淋巴细胞是最显著的（空心箭头）。固有层包含有部分淋巴细胞浸润。仔细观察在 Brunner 腺体有病毒包涵体（黑箭头）

（右）同一部位的高倍镜下显示巨细胞病毒包涵体（黑箭头）。背景浸润中浆细胞缺失

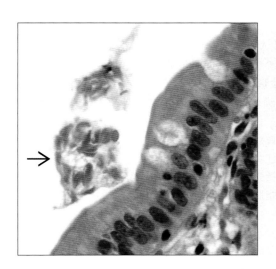

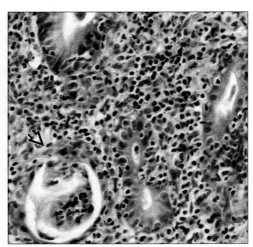

（左）慢性贾第鞭毛虫病在常见变异型免疫缺陷病中常见。病原体簇（黑箭头）与炎症反应无关（R.Haggitt，MD. 惠赠）

（右）此例常见变异型免疫缺陷病显示结肠隐窝中的活动性中性粒细胞炎症。严重的受损的隐窝包括腔内淋巴细胞和凋亡细胞碎片（空心箭头）。固有层有混合型炎症，但是浆细胞缺失

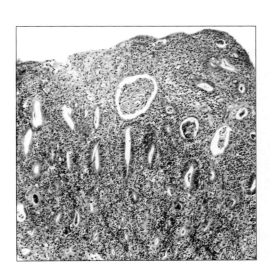

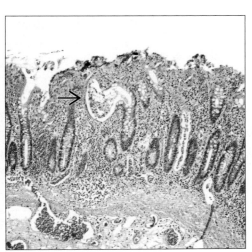

（左）常见变异型免疫缺陷病产生类似于克罗恩病的严重慢性活动性十二指肠炎。密集的炎症扩散至固有层，隐窝损伤很广泛

（右）另一位常见变异型免疫缺陷病患者发展为隐窝结构扭曲（黑箭头）和隐窝脓肿的结肠炎，这与慢性特发性炎症性肠病表现非常相近（E.Montgomery，MD. 惠赠）

五、热带口炎性腹泻

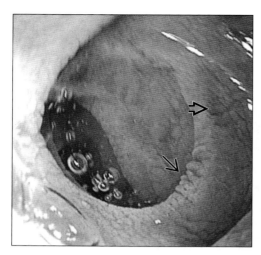
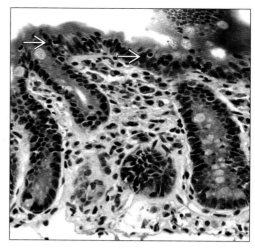

热带口炎性腹泻通常不引起内镜下的改变。极少病例类似于乳糜泻（图中所描述）有圆齿样黏膜皱襞（黑箭头）及"马赛克"样特征（空心箭头）。活检及血清学有利于诊断

热带口炎性腹泻患者十二指肠活检显示伴有腺体增生的部分绒毛短缩。存在散在的上皮内淋巴细胞（白箭头），但是固有层是正常细胞

术　语

定义

● 发生于热带原住民或去热带旅行者的吸收不良综合征。

病因和发病机制

可能感染病因

● 细菌过度生长或持续感染
- ○ 大肠埃希菌、克雷伯菌、肠杆菌都与此有关。
● 病毒感染的假设仍然未证实。
● 部分研究表明与Aw-19系列的HLA抗原相关
- ○ 可能反映易感者基于对某种病原体的免疫应答。

临床概要

流行病学

● 典型特征
- ○ 发病率似乎在减少。
- ○ 通常影响成年人，儿童不常见。
● 地域分布
- ○ 亚洲（南亚和东南亚），中美洲，南美，加勒比海，非洲一部分
  - ■ 旅行者诊断通常是在热带地区数月以后。
  - ■ 也可出现流行，但是卫生条件改善后少见。

临床表现

● 急性腹泻，发热，不适
- ○ 通常见于流行地区和去热带旅行者。
● 经过不同时间的慢性发展。
● 腹泻，通常为脂肪泻。
● 体重减轻。
● 由于低蛋白血症引起腹胀。
● 维生素缺乏的体征和症状
- ○ 复合维生素B

- ■ 舌炎，唇炎，口角炎。
- ■ 手掌、指关节、颊黏膜色素沉着。
- ○ 铁缺乏表现为小细胞性贫血。
- ○ 维生素B_{12}和叶酸缺乏可能会引起巨幼红细胞性贫血。
- ○ 维生素A缺乏可能会引起夜盲、角膜干燥症、角化过度。
- ○ 维生素D缺乏引起手足抽搐和骨痛。

实验室检查

● 脂溶性维生素（A、D、E及K）复合维生素B及叶酸水平低。
● 低蛋白血症。
● 低钙血症。
● 肠胰血糖素和蠕动素增加反映了肠细胞损伤。
● 排泄物脂肪增加。

治疗

● 药物
- ○ 应用四环素或新诺明/甲氧苄氨嘧啶6个月。
- ○ 补充维生素B_{12}和叶酸。
- ○ 纠正脱水、电解质紊乱、营养缺乏的支持治疗。

预后

● 在旅行者中治疗效果佳。
● 超过50%的生活在流行病地区患者缓解。

内镜表现

一般特征

● 内镜下表现通常正常。
● 可能显示小肠皱襞减少或圆齿样。
● 可能累及任意一段小肠、空肠和回肠末端最常见。

组织学特征

组织学特征

● 75%病例中出现多形性绒毛变钝。

五、热带口炎性腹泻

关键点

定义
- 发生于热带原住民，或热带流行者的吸收不良综合征。

病因
- 未知，可能为某种感染所致。

临床表现
- 热带地区居住史或旅游史。

- 慢性腹泻、脂肪泻、营养不良。

内镜表现
- 可能表现为小肠皱襞减少或固齿样改变。
- 可能累及任意一段小肠，空肠和回肠末端最常见。

组织病理学表现
- 小肠绒毛变钝，多形性，上皮淋巴细胞增生。

○ 完全的绒毛短缩通常不出现。
○ 回肠病变的严重程度和十二指肠一致。
- 隐窝增生。
- 上皮为淋巴细胞增多（每100个上皮细胞中＞40个淋巴细胞），尤其在隐窝和绒毛中
  ○ 绒毛顶端淋巴细胞增多不明显。
- 固有层内细胞组分正常，或单核细胞增多。
- 嗜酸性粒细胞增多。

○ 隐窝增生和完整性小肠绒毛短缩。
○ 嗜酸性粒细胞不明显。
○ 绒毛顶端可见淋巴细胞增生。
- 细菌过度生长
  ○ 往往存在小肠运动障碍或停滞。
- 热带性肠炎
  ○ 对比温带气候人群，来自热带地区的人可见，小肠绒毛缩短，隐窝拉长和上皮内淋巴细胞增生
    ■ 亚临床营养不良。

鉴别诊断

内镜下鉴别诊断
- 乳糜泻
  ○ 通常累及近端小肠而非回肠。
  ○ 血清学提示异常。
  ○ 去谷蛋白饮食可缓解。
- 其他可引起类似改良的肠炎，如自身免疫性肠炎、淀粉样变和嗜酸性粒细胞肠炎。

组织学鉴别诊断
- 乳糜泻
  ○ 累及近端小肠而非回肠。

参考文献

1. Brown IS et al: Tropical sprue: revisiting an underrecognized disease. Am J Surg Pathol. 38(5):666-72,2014
2. Owens SR et al: The pathology of malabsorption: current concepts. Histopathology. 50(1):64-82, 2007
3. Ramakrishna BS et al: Tropical malabsorption. Postgrad Med J. 82(974):779-87, 2006
4. Westergaard H: Tropical Sprue. Curr Treat Options Gastroenterol. 7(1):7-11, 2004
5. Menendez-Corrada R et al: HLA and tropical sprue. Lancet.2(8517):1183-5, 1986

病例图像展示

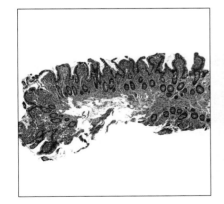 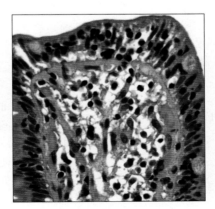 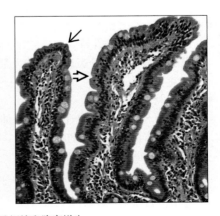

（左）一位来自多米尼加的50岁妇女出现营养不良，疑为脂肪泻。回肠活检提示小肠绒毛短缩和隐窝增生

（中）高倍镜显示回肠绒毛内，上皮淋巴细胞增多。固有层细胞增生活跃

（右）该患者十二指肠活检提示绒毛结构和上皮淋巴细胞（空心箭头）正常，顶端淋巴细胞增生（黑箭头）提示为热带口炎性肠炎而非乳糜泻

六、显微镜下结肠炎

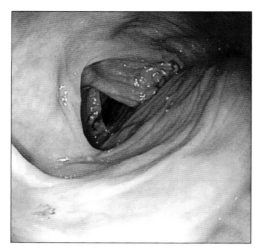

显微镜下结肠炎的内镜检查通常是正常的。但如有改变，应想到该诊断

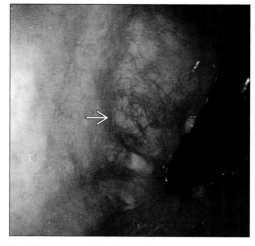

多数患者内镜下表现轻微，反转内镜可见远端直肠血管网密度增加（白箭头），轻微水肿

术　语

定义

- 符合以下条件的临床病理个体：结肠镜检查正常或基本正常，实验室检查正常，病理检查可见病变
  - 与之相关但又有所区别的疾病
    - 胶原性结肠炎。
    - 淋巴细胞性结肠炎。

病因和发病机制

病因未知

- 对肠腔内细菌或毒素的免疫反应异常
  - 有证据表明粪便改道疗法对显微镜下结肠炎有效。
- 自身免疫因素
  - 许多患者同时存在自身免疫性疾病
    - 甲状腺炎。
    - 关节炎。
- 对蛋白的敏感性异常引起免疫调节异常
  - 20%～30%的病例与乳糜泻有关。
- 与慢性特发性炎症性肠病有关
  - 小部分患者有慢性特发性炎症性肠病家族史。
  - 极少数显微镜下肠炎患者最终发展为溃疡性结肠炎或克罗恩病。
- 药物相关性损失
  - 30%～80%的患者自述服用非甾体抗炎药。
  - 患者报告的其他有关药物
    - 阿卡波糖。
    - 阿司匹林。
    - 兰索拉唑。
    - 雷尼替丁。
    - 舍曲林。
    - 噻氯匹定。

一些患者中有潜在的感染

- 偶尔有临床特征和显微镜下病理特征的肠炎发作，这表明这些患者存在感染，但是目前为止还没有明确。
- 一些患者出现显微镜下肠炎，随后出现弯曲杆菌、耶尔森菌或其他微生物引起的感染性腹泻。

临床概要

流行病学

- 发病率
  - 在美国胶原性结肠炎每年的发病率为1/100 000～5/100 000人。
  - 在美国淋巴细胞性结肠炎每年的发病率3/100 000～6/100 000人。
- 年龄
  - 更常见于老年人（50～70岁）
    - 在青壮年、青少年和儿童中的少量报道通常是由于其他病因（如谷蛋白高敏感性）引起的淋巴细胞增多。
- 性别
  - 胶原性结肠炎多见于女性。
  - 淋巴细胞性结肠炎男女发病率相同。

临床表现

- 慢性、水性、非血性腹泻
  - 间断的或夜间发生。
  - 典型表现可以持续数月到数年。
  - 平均每天排便8次。
  - 排便急迫或失禁。
- 腹部绞痛。
- 体重减轻。
- 乏力。
- 腹胀。
- 体格检查通常是正常的。

六、显微镜下结肠炎

关键点

临床概要
- 慢性、水性腹泻，结肠镜及显微镜下检查正常。
- 更常见于老年人（50 ～ 70 岁）。
- 胶原性结肠炎多见于女性。

内镜表现
- 结肠镜检查通常无异常。
- 一些患者出现轻度水肿或皮疹。
- 胶原性结肠炎镜下可见裂痕、溃疡或假膜。

组织病理学表现
- 胶原性结肠炎
  - 在下端被包绕的毛细血管上皮下胶原呈不规则、锯齿状沉积。
  - 淋巴细胞、浆细胞、嗜酸性细胞、肥大细胞。
  - 上皮内淋巴细胞增多。
- 淋巴细胞性结肠炎
  - 上皮内淋巴细胞增多。
  - 单核细胞浸润增多。
  - 表面上皮受损，黏蛋白消耗或耗竭。
- 小肠和胃极少出现上皮内淋巴细胞增多。

主要鉴别诊断
- 肠道易激综合征（结肠是正常的）。
- 慢性特发性炎症性肠病。
- 淀粉样变性。
- 病毒感染。
- 急性感染性结肠炎。
- 药物相关性损伤。

实验室检查

- 粪便不带血
  - 一些患者粪便中可见白细胞。
- 尽管常规的实验室检查都是正常的，一些患者可以有自身免疫的血清学表现，尤其是乳糜泻。

治疗

- 局部以及口服皮质类固醇激素（如布地奈德）能够控制症状，并且能够逆转组织学改变。
- 一些患者使用抗腹泻的药物有效，包括铋复合物和洛哌丁胺。
- 美沙拉嗪也可能有效。

预后

- 预后良好
  - 慢性病程，间隔数年复发。
  - 如果停止治疗症状会再发。
- 偶有患者，包括有组织学异常的患者可以自愈。

内镜表现

一般特征

- 结肠镜检查一般正常。
- 少数患者有轻度异常
  - 水肿。
  - 皮疹。
  - 血管形态异常。
- 少数胶原性结肠炎患者可以有非典型的结肠镜下表现
  - 线形黏膜破损，可能是由于肠腔内注气引起的黏膜纤维撕裂。
  - 溃疡。
  - 假膜（无艰难梭菌感染）。
- 胶原性结肠炎和淋巴细胞性结肠炎通常累及右半结肠和横结肠
  - 显微镜下结肠炎也可不累及直肠
  - 可弯曲乙状结肠镜行直肠活检不能排除本病。
  - 远端和近端结肠的活检应分别送检。

组织病理学表现

组织学特征

- 胶原性结肠炎
  - 上皮下胶原沉积
    - 厚度不一，但是通常至少 $10\mu m$。
    - 胶原下端与固有层表面之间不规则、锯齿状的界面。
    - 含有被包绕的毛细血管和炎症细胞。
    - 基底膜是正常的，胶原沉积在基底膜之下。
    - 少数情况下，异常的胶原带下可见巨细胞及小簇的巨噬细胞。
    - 在一些不明确的病例，三色染色可以更明显地看到胶原沉积。
  - 固有层炎症细胞浸润
    - 淋巴细胞、浆细胞、嗜酸性细胞、肥大细胞。
    - 中性粒细胞数量不多，如果可见大量中性粒细胞，则可以考虑合并感染或其他诊断。
  - 上皮内淋巴细胞增加。
  - 通常可见帕内特细胞化生。
  - 隐窝结构大多是正常的，但是有时可见分支或扩大的隐窝。
  - 表面上皮破坏
    - 扁平、反应性的、受损的表面上皮。
    - 常见表面上皮脱落。
    - 偶见假膜和穿孔。
  - 一些患者的小肠和胃可见上皮内淋巴细胞或上皮下胶原沉积。
- 淋巴细胞性结肠炎
  - 上皮内淋巴细胞增多

- ■ 通常聚集在表面，也可见于隐窝上皮。
- ■ 没有严格的数字界限，但是通常每100个上皮细胞可见至少15～20个淋巴细胞。
- ■ 上皮内淋巴细胞分布不均，通常与固有层的少量炎症有关（结肠淋巴细胞增多）。
- ○ 固有层单核细胞浸润增多（微量的蓝带），伴有散在的嗜酸性粒细胞
  - ■ 可见中性粒细胞，但是不多。
  - ■ 如果可见大量中性粒细胞，考虑合并感染或其他诊断。
- ○ 表面上皮损伤合并黏蛋白消耗或耗竭。
- ○ 无异常的胶原带。
- ○ 帕内特细胞化生常见。
- ○ 隐窝结构通常正常，但是有时可见分支状隐窝。
- ○ 在小肠和胃很少见上皮内淋巴细胞增多。

鉴别诊断

内镜鉴别诊断

- ● 肠道易激综合征（结肠通常正常）。
- ● 应该考虑显微镜下结肠炎，并且对中年伴有慢性腹泻且结肠镜检查无异常的患者应取活检。

组织学鉴别诊断

- ● 胶原性结肠炎
  - ○ 淋巴细胞性结肠炎
    - ■ 无上皮下胶原带，大多数可见淋巴细胞性炎症。
  - ○ 淀粉样变性
    - ■ 可被刚果红染色，但是沉积并不是主要位于上皮下。
  - ○ 慢性特发性炎症性肠病
    - ■ 可见血性腹泻且结肠镜检查异常。
    - ■ 中性粒细胞性炎症，溃疡，隐窝结构破坏。
  - ○ 伴有胶原异常沉积的其他疾病
    - ■ 局部缺血：纤维化不呈带状，与萎缩的隐窝和多种急性炎症有关。
    - ■ 结直肠远端的增生性息肉可见上皮下胶原增多，但是不伴有异常的炎症浸润。
    - ■ 基底膜切线方向的切面可见上皮下胶原带，但是无异常的炎症浸润。
- ● 淋巴细胞性结肠炎
  - ○ 胶原性结肠炎
    - ■ 可见异常的上皮下胶原带，炎症浸润中可见大量嗜酸性粒细胞。
  - ○ 慢性特发性炎症性肠病
    - ■ 可见血性腹泻，肠镜检查异常。
    - ■ 中性粒细胞性炎症，溃疡，隐窝结构破坏。
  - ○ 药物相关性损伤
    - ■ 组织学特征很相似。
    - ■ 确定诊断需要了解病史。

- ○ 病毒感染
  - ■ 改变类似于淋巴细胞性结肠炎。
  - ■ 症状通常是急性起病，而不是慢性迁延。
- ○ 急性感染性结肠炎
  - ■ 急性起病。
  - ■ 中性粒细胞数量通常比淋巴细胞性结肠炎更多。
  - ■ 当感染得到控制后，中性粒细胞消失，单核细胞占多数，极类似淋巴细胞性结肠炎。
- ○ 散发的淋巴细胞增多，不伴有淋巴细胞性结肠炎的特征，尤其是没有相关的病史，应当结合鉴别诊断排除该病。

参 考 文 献

1. Münch A et al: Microscopic colitis: clinical and pathologic perspectives. Clin Gastroenterol Hepatol. Epub ahead of print, 2014
2. O'Toole A et al: Microscopic colitis: clinical characteristics, treatment and outcomes in an Irish population. Int J Colorectal Dis. Epub ahead of print, 2014
3. Narla NP et al: Clinical features and treatment responses in pediatric lymphocytic and collagenous colitis. J Pediatr Gastroenterol Nutr. 57(5):557-61, 2013
4. Wickbom A et al: Stable incidence of collagenous colitis and lymphocytic colitis in Örebro, Sweden, 1999-2008:a continuous epidemiologic study. Inflamm Bowel Dis.19(11):2387-93, 2013
5. Stewart M et al: The association of coeliac disease and microscopic colitis: a large population-based study.Aliment Pharmacol Ther. 33(12):1340-9, 2011
6. Wickbom A et al: Colonic mucosal tears in collagenous colitis. Scand J Gastroenterol. 41(6):726-9, 2006
7. Chang F et al: Atypical forms of microscopic colitis: morphological features and review of the literature. Adv Anat Pathol. 12(4):203-11, 2005
8. Yuan S et al: Pseudomembranous collagenous colitis. Am J Surg Pathol. 27(10):1375-9, 2003
9. Cruz-Correa M et al: Collagenous colitis with mucosal tears on endoscopic insufflation: a unique presentation. Gut.51(4):600, 2002
10. Offner FA et al: Collagenous colitis: a study of the distribution of morphological abnormalities and their histological detection. Hum Pathol. 30(4):451-7, 1999
11. Wang N et al: Colonic epithelial lymphocytosis without a thickened subepithelial collagen table: a clinicopathologic study of 40 cases supporting a heterogeneous entity. Am J Surg Pathol. 23(9):1068-74, 1999
12. Lazenby AJ et al: Pitfalls in the diagnosis of collagenous colitis: experience with 75 cases from a registry of collagenous colitis at the Johns Hopkins Hospital. Hum Pathol. 21(9):905-10, 1990
13. Giardiello FM et al: Collagenous colitis: physiologic and histopathologic studies in seven patients. Ann Intern Med.106(1):46-9, 1987

六、显微镜下结肠炎

内镜下特征

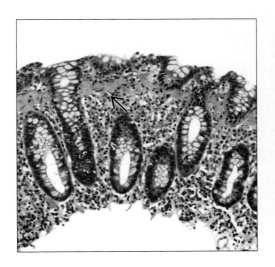
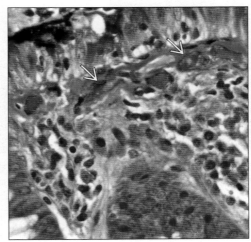

（左）胶原性结肠炎典型的组织学特征，包括固有层混合性炎症浸润，上皮内淋巴细胞增多及表面上皮下方呈带状分布的胶原沉积（黑箭头）。胶原内可见散在的毛细血管

（右）可见胶原性结肠炎异常的胶原沉积位于基底膜下。胶原带中可见被包绕的毛细血管（白箭头）和炎症细胞

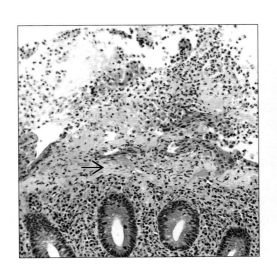
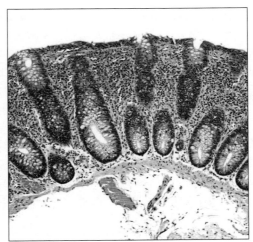

（左）这例胶原性结肠炎的患者可见溃疡形成，黏膜表面可见假膜覆盖在大范围的胶原带上（黑箭头）。有此表现的患者对治疗的反应与没有假膜的患者相同

（右）淋巴细胞性结肠炎可见固有层表层淋巴细胞质细胞性炎症增加，黏膜下半层的炎症较轻。隐窝结构完整有序

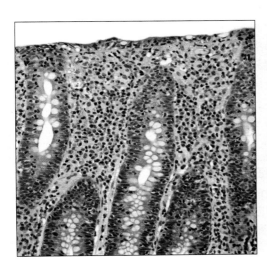
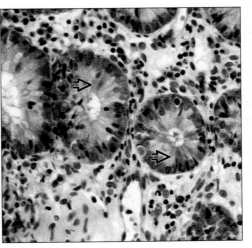

（左）淋巴细胞性结肠炎的固有层表层可见层状的淋巴细胞、浆细胞。在黏膜表面及隐窝上皮也可见大量上皮内淋巴细胞。表面上皮扁平受损

（右）于淋巴细胞性结肠炎患者的左半结肠取活检，可见上皮内淋巴细胞浸润的隐窝及散在的帕内特细胞（空心箭头）。这一表现并不提示慢性结肠炎的形成

七、转流性结肠炎

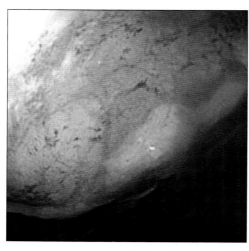

转流后的结肠段可见黏膜萎缩，黏膜皱襞减少，局部苍白，提示淋巴组织增加。也可见点状出血

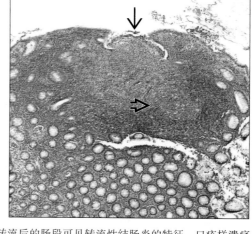

转流后的肠段可见转流性结肠炎的特征。口疮样溃疡（黑箭头）下可见显著的淋巴聚集形成生发中心（空心箭头）。隐窝结构破坏较少

术　　语

定义
- 转流相关的改变
  - 淋巴样增生及黏膜萎缩提示结肠粪便转流。
- 转流性结肠炎
  - 转流相关的变化包括黏膜损伤
    - 最常见于Hartmann袋。

病因和发病机制

肠内营养缺乏
- 粪便转流导致的营养缺乏所致的细胞损伤
  - 短链脂肪酸（醋酸盐、丙酸盐、丁酸盐）是结肠细胞主要的能量来源
    - 糖类的代谢产物及厌氧菌作用下缩氨酸的发酵都需要肠腔内粪便通畅。
    - 粪便转流后剥夺了结肠细胞的营养，从而导致细胞死亡。

临床概要

流行病学
- 发病率
  - 行外科手术转流的患者大多数会出现转流相关的组织学改变
    - 在转流后数月到数年出现。
    - 一部分患者会出现转流性结肠炎。

临床表现
- 转流相关的改变
  - 许多患者并无症状（30%～94%的转流术后患者）。
- 转流性结肠炎
  - 腹痛。
  - 黏液性或血性的肛门直肠分泌物。

治疗
- 手术方式
  - 手术再吻合是一种治疗选择
    - 能迅速改善症状和组织学反应。
- 药物
  - 短链脂肪酸灌肠可能有效
    - 市场上无法买到，必须由药房合成，因此价格昂贵。
  - 有报道激素或氨基水杨酸灌肠有效。
- 其他治疗
  - 益生菌。
  - 粪菌移植。

预后
- 重建粪便通路后肠道能够恢复正常。
- 短链脂肪酸灌肠可以改善症状，但是不能改变组织学异常。

内镜表现

转流相关改变
- 红斑及水肿。
- 黏膜结节提示淋巴滤泡。

转流性结肠炎
- 红斑、水肿、黏膜颗粒样。
- 黏膜质脆，溃疡形成，接触后出血。
- 黏膜结节状伴有口疮样溃疡。

组织病理学表现

组织学特征
- 转流相关改变
  - 黏膜淋巴样增生形成生发中心。
  - 黏膜萎缩并伴有慢性结肠炎的特点（结构紊乱，基底部浆细胞增多，帕内特细胞化生）。

七、转流性结肠炎

关键点

病因
- 粪便转流导致结肠细胞的营养物质短链脂肪。
- 脂肪酸缺乏从而引起黏膜损伤。

临床概要
- 很多患者并无症状，一些表现为黏液便或血便。
- 手术再吻合是一种治疗方式。
- 短链脂肪酸灌肠可能有效。

- 重建粪便通路后肠道可恢复正常。

组织病理学表现
- 转流相关的改变（淋巴滤泡增生及黏膜萎缩）很常见。
- 转流性结肠炎是由转流相关的改变而引起的，伴有炎症和溃疡。

主要鉴别诊断
- 慢性特发性炎症性肠病。

- 转流性结肠炎
  - 转流相关改变并伴有活动性炎症、隐窝炎、隐窝脓肿、溃疡。
  - 黏膜和肠壁肉芽肿，伴有纤维化。

最初的结肠切除标本
  - 重建粪便通路或短链脂肪酸灌肠后炎症改变消失
- 急性感染性结肠炎
  - 通常没有明显的淋巴滤泡及隐窝结构的破坏

鉴别诊断

内镜下鉴别诊断
- 原发性炎症性肠病
  - 散在的黏膜病变类似溃疡性结肠炎。
  - 肠腔狭窄和肉芽肿类似克罗恩病
    - 转流性结肠炎多局限于Hartmann袋，其他部位的病变支持诊断克罗恩病。
    - 克罗恩病更常见典型的线形溃疡。
- 感染。
- 局部缺血。

组织学鉴别诊断
- 特发性炎症性肠病
  - 炎症性肠病的所有改变均可见于转流性结肠炎
    - 如果以淋巴样增生和隐窝萎缩明显，则怀疑转流
    - 溃疡性结肠炎淋巴样增生通常不明显，如果慢性炎症显著，则提示病变活动度更大
  - 对于有炎症性肠病病史的患者，如要区分需要复原

诊断要点

病理解读要点
- 在转流后的肠段出现的炎症应认为是转流相关的，除非有其他证据证明

参 考 文 献

1. Yantiss RK et al: Pitfalls in the interpretation of nonneoplastic mucosal biopsies in inflammatory bowel disease. Am J Gastroenterol. 102(4):890-904, 2007
2. Asplund S et al: Histologic changes in defunctioned rectums in patients with inflammatory bowel disease: a clinicopathologic study of 82 patients with long-term follow-up. Dis Colon Rectum. 45(9):1206-13, 2002
3. Whelan RL et al: Diversion colitis. A prospective study. Surg Endosc. 8(1):19-24, 1994
4. Haque S et al: The morphologic features of diversion colitis: studies of a pediatric population with no other disease of the intestinal mucosa. Hum Pathol. 24(2):211-9,1993

病例图像展示

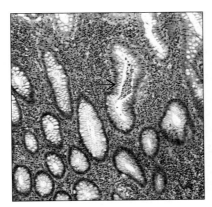 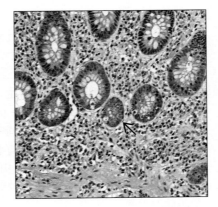 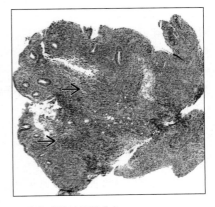

（左）转流性结肠炎的组织学特征类似于炎症性肠病。此例标本提示固有层散在的慢性炎症及隐窝脓肿（黑箭头）

（中）浆细胞及淋巴细胞使隐窝基底与黏膜肌层之间的距离增大。帕内特细胞化生（黑箭头）通常见于慢性结肠炎，在转流性结肠炎中亦可见

（右）另一病例活检提示严重的黏膜萎缩、隐窝消失。可见淋巴结节（黑箭头）

第十二节 小肠上皮息肉和肿瘤 | 一、Brunner腺增生及错构瘤

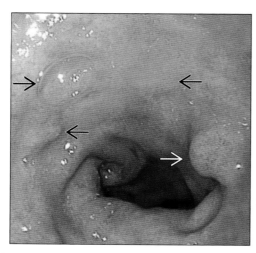

该患者因消化不良行内镜检查。十二指肠近端可见4枚无蒂息肉（黑箭头），包括一枚位于黏膜皱襞上的较大病变（白箭头）。背景黏膜是正常的

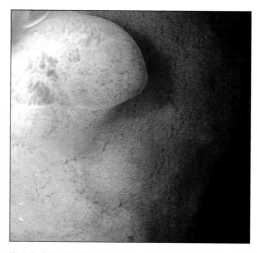

一位幽门螺杆菌感染的患者十二指肠球部发现一个较大的无蒂息肉。息肉表面轻度红斑，但是背景黏膜并无炎症

术 语

同义词

- Brunner腺增生。
  - Brunner腺腺瘤。
  - Brunner腺结节。

定义

- Brunner腺
  - 十二指肠近端黏膜下层的含有中性黏蛋白的腺体小叶。
- Brunner腺增生
  - 十二指肠黏膜和黏膜下层含有中性黏蛋白的腺体聚集。
  - 诊断标准不统一，但是一般情况下，含有中性黏蛋白的腺体扩展占到黏膜活检组织的50%以上。
- Brunner腺错构瘤
  - 十二指肠黏膜下层含有中性黏蛋白的腺体无序增生，通常伴有不明原因扩张的腺体以及平滑肌增生。

临床概要

流行病学

- 男性和女性发病率相当。
- 无种族区别。
- 在特定情况下Brunner腺增生发病率增加
  - 消化性十二指肠炎。
  - 终末期肾病。
  - 尿毒症。

表现

- 行上消化道内镜检查的患者常见Brunner腺增生
  - 可以表现为十二指肠近端尤其是十二指肠球的无蒂息肉。
  - 当同时存在其他特征时提示消化性十二指肠炎
    - 表现为消化不良、腹痛的患者。

- Brunner腺错构瘤
  - 通常较大且无症状
    - 梗阻。
    - 肠套叠。
    - 黑粪。
    - 贫血。

治疗

- Brunner腺增生
  - 孤立结节通常行内镜下息肉切除并进行诊断。
  - 多发病变需进行活检，但是如果病变较小不需要特殊治疗。
- Brunner腺错构瘤
  - 有蒂息肉需行内镜下切除。
  - 较大或无蒂息肉如有症状，需行手术切除。

预后

- 无恶变倾向。
- 尚无报道证明Brunner腺可以引起异型增生或癌症
  - 既往报道的Brunner腺腺癌并不表明肿瘤来自于Brunner腺，而可能是由于来源于黏膜的肠型肿瘤与Brunner腺共生的结果。

内镜表现

Brunner腺增生

- 通常为较小的（＜1cm）无蒂息肉，多为多发。
- 多发于十二指肠球部。
- Brunner腺错构瘤
- 较大的有蒂息肉，有些病例可达数厘米大小。
- 通常位于十二指肠球部。

组织病理学表现

组织学特征

- Brunner腺

一、Brunner腺增生及错构瘤

关键点

术语
- Brunner腺增生
  - 含有中性黏蛋白的腺体增生占到活检黏膜组织的50%以上。
- Brunner腺错构瘤
  - 十二指肠黏膜下层含有中性黏蛋白的腺体无序增生，通常伴有不明原因的腺体扩张及平滑肌增生。

临床概要
- 男女发病率相当。
- 无种族区别。
- 在特定情况下发病率增加
  - 消化性十二指肠炎。
  - 终末期肾病。
- Brunner腺增生形成十二指肠近端无蒂息肉。
- Brunner腺错构瘤通常较大，更易引发梗阻症状或出血。

主要鉴别诊断
- Brunner腺细胞的胞质较少，在黏膜活检时可能被压扁或扭曲
  - 被压扁的腺体像纺锤形，类似于间叶细胞病变。
- 其他十二指肠球的结节（胃黏膜异位，胰腺异位，神经内分泌瘤）有特异的组织学特征。
- 壶腹内分泌肿瘤活检类似于Brunner腺
  - 缺少胞质黏蛋白。

- 紧密堆积的含有中性黏蛋白的腺体，中间以薄纤维层间隔。
- 有基底核的方形至柱形细胞。
- 通常局限于黏膜下层，但是局部会侵犯黏膜肌层。
- Brunner腺增生
  - 外观正常的Brunner腺数量增多。
  - 位于黏膜下层，并且占到黏膜活检组织的50%以上。
- 消化性十二指肠炎
  - 与表面上皮小凹细胞化生以及炎症引起的绒毛短缩有关的Brunner腺增生。
- Brunner腺错构瘤
  - 聚集的Brunner腺位于纤维肌性间质中。
  - 混合的成熟脂肪组织。
  - 可以以平滑肌为主。
  - 常见由立方到柱状上皮构成的不明原因扩张的腺体。

鉴别诊断

内镜下鉴别诊断
- 十二指肠球部结节
  - Brunner腺增生。
  - 胃黏膜异位。
  - 胰腺异位。
  - 十二指肠神经内分泌肿瘤（类癌）。

组织学鉴别诊断
- 十二指肠球部其他的结节病变是容易区分的
  - 胃黏膜异位是由位于十二指肠的泌酸腺聚集而形成。
  - 胰腺异位由黏膜层的腺泡组成，但是含有导管结构、腺泡以及内分泌细胞。
- 十二指肠神经内分泌肿瘤如果是有功能的，可以分泌胃泌素；如果是无功能的，则可以行胃泌素免疫组化染色。
- 腺体内分泌肿瘤类似Brunner腺
  - Brunner腺的黏蛋白是PAS-D染色阳性的。
- Brunner腺的细胞胞质少，在黏膜活检时可能会被压扁或扭曲
  - 压扁的腺体可呈纺锤形，类似于间叶细胞病变。
    - Brunner腺的黏蛋白PAS-D染色阳性。

参 考 文 献

1. So CS et al: Giant Brunner's gland adenoma of the proximal jejunum presenting as iron deficiency anemia and mimicking intussusceptions. Clin Endosc. 46(1):102-5,2013
2. Sakurai T et al: Gastric foveolar metaplasia with dysplastic changes in Brunner gland hyperplasia: possible precursor lesions for Brunner gland adenocarcinoma. Am J Surg Pathol. 29(11):1442-8, 2005
3. Brookes MJ et al: Malignant potential in a Brunner's gland hamartoma. Postgrad Med J. 79(933):416-7, 2003
4. Chatelain D et al: Brunner gland hamartoma with predominant adipose tissue and ciliated cysts. Arch Pathol Lab Med. 126(6):734-5, 2002
5. Jepsen JM et al: Prospective study of prevalence and endoscopic and histopathologic characteristics of duodenal polyps in patients submitted to upper endoscopy. Scand J Gastroenterol. 29(6):483-7, 1994
6. Cassar-Pullicino VN et al: The nodular duodenum in chronic renal failure. Clin Radiol. 41(5):326-30, 1990
7. Paimela H et al: Multiple duodenal polyps in uraemia: a little known clinical entity. Gut. 25(3):259-63, 1984

一、Brunner腺增生及错构瘤

大体特征及显微镜下特征

（左）胰腺导管腺癌的手术切除标本。大量的无蒂息肉（白箭头）在十二指肠球部、胃幽门远端形成斑块（空心箭头）

（右）这些病变的组织学切片显示含有中性黏蛋白的Brunner腺体小叶使黏膜和黏膜下层扩张。腺体被薄纤维层间隔，小部分腺体进入间质

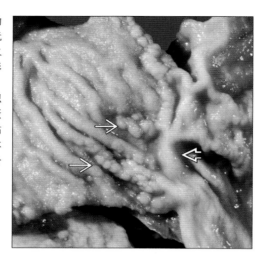
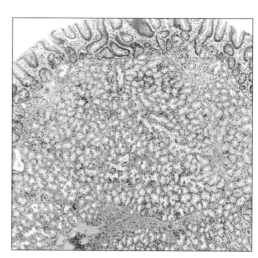

（左）增生的Brunner腺使黏膜层扩张。Brunner腺由紧密排列的腺体组成，腺体由富含中性黏蛋白的立方形上皮细胞组成

（右）一位幽门螺杆菌阳性的患者被发现十二指肠有一个结节。活检发现黏膜层由于Brunner腺增生而扩张。可以看到Brunner腺表面的绒毛有些变钝，但是没有上皮内的淋巴细胞增多或其他上皮细胞损伤的表现

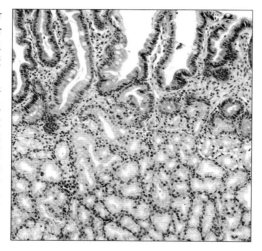
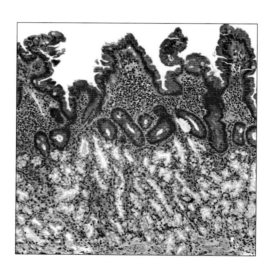

（左）一位患者因消化不良行上消化道内镜检查发现十二指肠红斑。活检发现消化性十二指肠炎，表现为局部绒毛变短，Brunner腺显著及胃黏膜表面上皮细胞化生

（右）Brunner腺细胞质较少，活检标本中容易被压扁。在这种情况下，腺体上皮细胞类似于间叶细胞病变中的梭形细胞。PAS-D染色有助于确定诊断

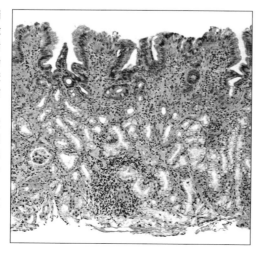
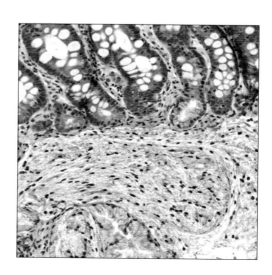

一、Brunner 腺增生及错构瘤

Brunner 腺错构瘤的特征

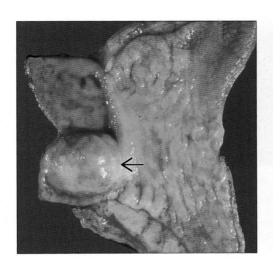

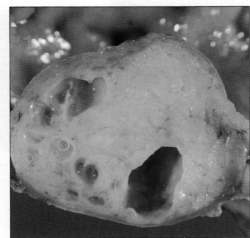

（左）一位中年患者表现为胃流出道梗阻的症状，并且发现十二指肠近端一个较大病变。该患者行远端胃及近端十二指肠的切除。切除标本可见一个位于十二指肠球部靠近幽门远端的较大的黏膜下肿物（黑箭头）

（右）该肿物的横切面表现为囊实性病变。实性区域为浅黄色，并且均匀一致

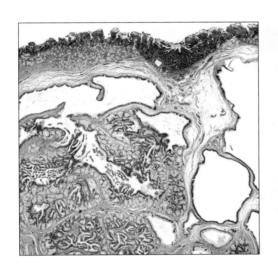

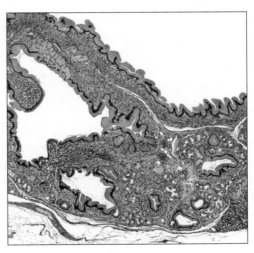

（左）以上病例的肿瘤组织学切片显示为囊状扩张的大区域，与更多的实性腺体成分混合

（右）肿瘤大部分位于黏膜下层，然而其上的黏膜层并不明显。囊性扩张的区域填满富含中性黏蛋白的柱状上皮细胞。这些囊状物皱襞周围是紧密聚集的与纤维肌性间质和淋巴样聚集相关的小腺体

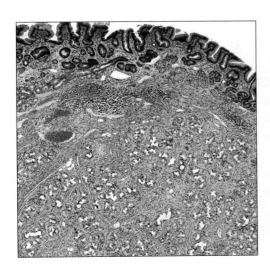

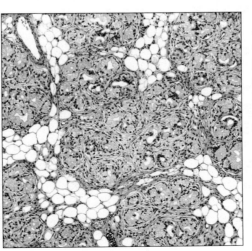

（左）同一肿瘤中实性更强的区域完全由小腺体组成，这些小腺体排列在不成形的小叶中。缺少 Brunner 腺典型的纤维间隔。另外，这些腺体周围围绕着松散的纤维结缔组织

（右）难以识别的成群的 Brunner 腺位于炎性的纤维肌性间质中。聚集的 Brunner 腺之间可见成熟的脂肪组织。有时亦可见扩张的血管

二、小肠腺瘤

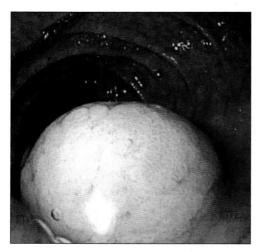

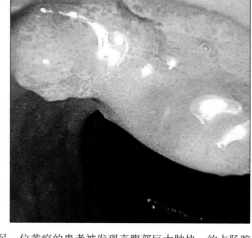

一位患者因吞咽困难行上消化道内镜检查。偶然发现十二指肠近端一个接近1cm大小的腺瘤，并行镜下切除

另一位黄疸的患者被发现壶腹部巨大肿块，约占肠腔周长的20%。行内镜下完整切除提示为腺瘤伴有高度异型增生

术　语

定义

- 上皮内病变，多数小肠肿瘤的癌前病变。

病因和发病机制

散发的腺瘤

- 占所有小肠良性肿瘤的25%。
- 好发于壶腹及壶腹周围区域
  - 胆汁和胰液的慢性刺激在发病机制中发挥潜在的作用。

合并病变

- 家族性腺瘤性息肉病的患者90%都会有小肠腺瘤
  - 如有多发腺瘤或腺瘤位于十二指肠球部，应警惕。
  - 肿瘤发病率略小于5%。
  - 运用Spigelman分类法评估息肉的大小、数目、结构以及异型增生的程度。
- 林奇综合征：被越来越多的专家认为是小肠腺瘤及癌的危险因素。

临床概要

流行病学

- 常见于老年人（平均年龄为65岁）。

临床表现

- 壶腹及壶腹周围腺瘤可以引起梗阻性黄疸。
- 非壶腹腺瘤一般没有症状或表现为隐性出血
  - 如果是多发病变则应怀疑腺瘤性息肉病。

治疗

- 小息肉适合内镜下切除。
- 不适合内镜下切除或者怀疑癌变的病变应行手术治疗。
- 对息肉病的患者应进行监控，并行息肉切除。

预后

- 如能完全切除则预后良好；腺瘤无恶变倾向。

内镜表现

壶腹及壶腹周围区域

- 小的息肉样隆起，壶腹部饱满。
- 大的天鹅绒地毯样腺瘤。
- 非壶腹区域
- 大多数为小的无蒂息肉。

组织病理学表现

组织学特征

- 较大息肉（＞1cm）更容易出现高度异型增生或绒毛样结构。
- 异型增生的标准类似于结肠腺瘤
  - 低级别：出现核假层，极性保留，无复合结构特征。
  - 高级别：重度核异常（核圆形轮廓异常，染色质疏松，核仁明显）以及复合结构（熔解，筛状腺，微乳突）。
- 壶腹肿瘤（乳突状腺癌）
  - 乳突长突起伴有纤维血管轴心。
  - 含大量嗜酸性细胞质的立方形到柱状上皮细胞。
  - 细胞核扩大、核仁明显的高度异型细胞。
  - 这些都提示侵袭性腺癌。
- 诊断难点
  - 壶腹部腺瘤可以扩展到壶腹周围腺体，类似于侵袭性腺癌
    - 肿瘤上皮小叶。
    - 在细胞学和组织形态学上与正常黏膜类似。
    - 周围是固有层。
  - 以前的活检可能会把肿瘤上皮带入黏膜下层。
  - 周围围绕固有层的肿瘤上皮。
    - 出血，含铁血黄素，瘢痕，受挤压的黏蛋白。

二、小肠腺瘤

关键点

病因

- 约占所有小肠良性肿瘤的25%。
- 易发于壶腹及壶腹周围区。
- 90%的家族性腺瘤性息肉病的患者合并小肠腺瘤。
- 林奇综合征：小肠腺瘤和癌的危险因素。

内镜表现

- 小息肉样隆起，壶腹部胀满。

组织病理学表现

- 壶腹部腺瘤可以扩展进入壶腹周围腺体，类似于侵袭性腺癌。
- 活检可以将肿瘤上皮带入黏膜下层。
- 由于胆汁性损伤、支架或结石引起的黏膜修复可以刺激肿瘤的发生。
- 1cm以上的大息肉更容易出现高度异型增生或绒毛样结构。

○ 由于胆汁性损伤、支架或结石引起的黏膜修复可以刺激肿瘤的生成。

辅助检查

分子特征

- 散发的肿瘤有67%伴有*APC*突变
  ○ 突变的位置会影响家族性腺瘤性息肉病患者的严重程度。
- 50%的患者出现*KRAS*基因突变。
- 林奇综合征相关的及一些散发病变出现微卫星不稳定。

免疫组化

- CK7和CK20阳性；CDX-2通常也呈阳性。

鉴别诊断

内镜鉴别诊断

- 壶腹/壶腹周围腺瘤
  ○ 炎性损伤。
  ○ 来自于胆总管、胰腺或壶腹腺的侵袭性腺癌能够侵入黏膜下层，表现类似于腺瘤。

- 非壶腹区腺瘤
  ○ 十二指肠球部息肉类似于Brunner腺增生、胰腺异位、胃黏膜异位、神经内分泌肿瘤。

组织学鉴别诊断

- 黏膜炎性或损伤修复引起的变化
  ○ 中性粒细胞，溃疡，糜烂。
  ○ 异型细胞和明显无异型增生的区域之间逐步转变。

参考文献

1. El Hajj II et al: Endoscopic diagnosis and management of ampullary lesions. Gastrointest Endosc Clin N Am. 23(1):95-109, 2013
2. Kim HN et al: Prediction of carcinoma after resection in subjects with ampullary adenomas on endoscopic biopsy. J Clin Gastroenterol. 47(4):346-51, 2013
3. Wagner PL et al: Immunohistochemical and molecular features of sporadic and FAP-associated duodenal adenomas of the ampullary and nonampullary mucosa. Am J Surg Pathol. 32(9):1388-95, 2008

病例图像展示

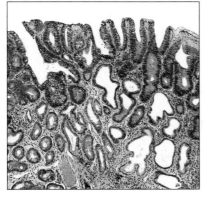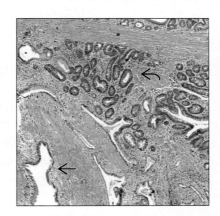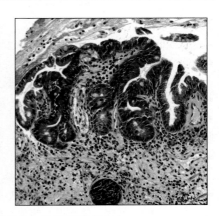

（左）大多数内镜下切除的腺瘤与结肠腺瘤一样伴有轻度异型增生及管状腺。覆盖壶腹腺的息肉表面可见肿瘤上皮

（中）腺瘤扩展进入壶腹腺，通常类似于癌。腺瘤上皮小叶及固有层（弯箭头）邻近胆管黏膜（黑箭头）

（右）胆管支架可以诱发细胞异型性，类似于腺瘤癌变。然而，可见上皮内中心粒细胞和溃疡碎片

三、小肠腺癌

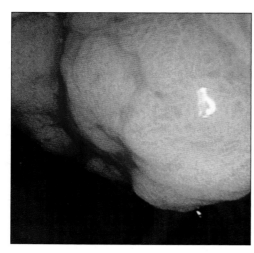

一名49岁男性在欧洲旅行期间出现腹泻。在行腹部检查时发现黄疸。内镜检查发现壶腹部实性肿物

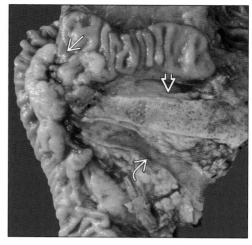

该患者行Whipple手术。肿物（白箭头）造成胆总管（空心箭头）和胰管（弯箭头）梗阻。证实该患者伴随*MSH-6*突变（林奇综合征）

病因和发病机制

危险因素
- 克罗恩病患者远端小肠的肿瘤发病率增加
  - 1.5%的克罗恩病患者会进展为小肠癌。
  - 发病风险是普通人群的86倍。
- 与普通人群相比，乳糜泻患者近端小肠肿瘤发病率增加，但发病风险（10倍）比原来预计（60～80倍）的要低。
- 遗传性息肉病的患者小肠各部位发生肿瘤的风险均增加
  - 家族性腺瘤性息肉病。
  - 林奇综合征
    - 小肠肿瘤为该病的首发表现。
  - Peutz-Jeghers综合征（2%的风险）。
- 1型神经纤维瘤病。

临床概要

流行病学
- 发病率低于结肠癌（在美国每年新发病例为2400例）。
- 肿瘤好发于十二指肠，特别是壶腹、壶腹周围区
  - 约50%的小肠腺癌发生于十二指肠。
- 发病高峰在老年（70多岁至80多岁）。
- 男性发病率高于女性（2:1）。

临床表现
- 非壶腹区的肿瘤较晚出现症状
  - 厌食，梗阻，疼痛，出血，肠套叠。
- 壶腹/壶腹周围的肿瘤较早出现症状
  - 胆道梗阻，黄疸，胰腺炎，腹痛，便隐血阳性。

治疗
- 手术并淋巴结清扫（局部切除或Whipple手术）。
- 与结肠癌类似的化疗。

预后
- 与肿瘤分期有关。
- 不幸的是，但多数患者已进展到终末期
  - 5年生存率为30%。
  - 壶腹肿瘤的5年生存率为52%，可能与就诊较早有关。

内镜表现

非壶腹癌
- 梗阻肠腔的蕈样或环状隆起。
- 克罗恩病相关的癌通常表现为肠腔狭窄
  - 70%位于回肠，30%位于空肠。

壶腹/壶腹周围癌
- 多数为小息肉样、实性结节。
- 较大的腺瘤内可见变硬或溃疡形成的区域。

组织病理学表现

组织学特征
- 多数为分化较好或中度分化的肠型癌
  - 浸润型腺体。
  - 恶性细胞：核浓染，核仁显著，有丝分裂，细胞坏死。
  - 通常可见大量帕内特细胞和内分泌细胞。
- 变异型：绒毛管状腺癌，乳突状癌，黏液癌，印戒细胞癌，内分泌肿瘤。
- 克罗恩病相关的肿瘤可见分化较差的区域及印戒细胞。
- 壶腹/壶腹周围肿瘤可见肠上皮化生（85%）或胰胆管分化。

辅助检查

分子特征
- 类似结肠癌
  - 67%有*KRAS*突变。

三、小肠腺癌

关键点

病因
- 克罗恩患者远端小肠肿瘤发病率增加。
- 乳糜泻患者近端小肠肿瘤发病率增高。
- 遗传性息肉病患者小肠各部位肿瘤发病率均增加。

临床概要
- 非壶腹癌出现症状晚。
- 壶腹/壶腹周围癌出现症状较早。

内镜表现
- 多数为小息肉样、实性结节。
- 阻塞肠腔的真菌样或环状隆起。

组织病理学表现
- 壶腹/壶腹周围癌可见肠上皮化生（85%）或胰胆管化生。

○ APC突变较结肠癌少见。
○ 林奇综合征相关的及一些散发肿瘤微卫星不稳定。

免疫组化
- 多数病例散在的CK7阳性。
- 67%的病例CK20、绒毛蛋白或CDX-2阳性。
- MUC1，MUC2和MUC5AC染色率相似。

■ 壶腹周围腺体异型增生，含有小叶结构。
■ 与单独的细胞或腺体浸润无关，与结缔组织生成无关。
- 子宫内膜异位
  ○ 独特的细胞间质，腺上皮可见纤毛。

鉴别诊断

内镜鉴别诊断
- 腺瘤。
- 胰胆或壶腹腺体癌。

组织学鉴别诊断
- 非壶腹癌
  ○ 转移癌，特别是结肠癌
    ■ 转移可定植于表面上皮，类似癌前病变（腺瘤）。
  ○ Müllerian癌伴腹膜扩散。
- 壶腹/壶腹周围癌
  ○ 胰腺癌，壶腹腺癌或胆管癌
    ■ CK20和MUC2阴性，CK7阳性。
  ○ 腺瘤

参考文献

1. Adsay V et al: Ampullary region carcinomas: definition and site specific classification with delineation of four clinicopathologically and prognostically distinct subsets in an analysis of 249 cases. Am J Surg Pathol.36(11):1592-608, 2012
2. Kamiya T et al: Intestinal cancers occurring in patients with Crohn's disease. J Gastroenterol Hepatol. 27 Suppl 3:103-7, 2012
3. Heinrich S et al: Ampullary cancer. Curr Opin Gastroenterol. 26(3):280-5, 2010
4. Goecke T et al: Genotype-phenotype comparison of German MLH1 and MSH2 mutation carriers clinically affected with Lynch syndrome: a report by the German HNPCC Consortium. J Clin Oncol. 24(26):4285-92, 2006

病例图像展示

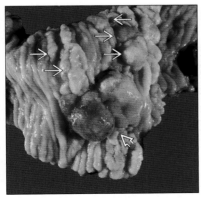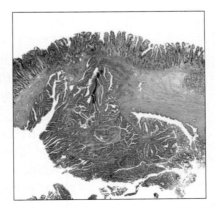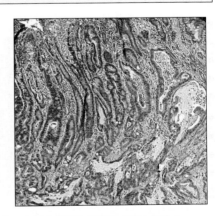

（左）一位家族性腺瘤性息肉病的患者发现多发的十二指肠腺瘤（白箭头），包括壶腹部的一个巨大的蕈伞样病变（空心箭头）

（中）此壶腹癌为肠型。病变多数为壶腹或壶腹周围腺体，包括少量表面组织

（右）此例空肠癌能够生成大量黏蛋白，与结肠腺癌极相似

四、节细胞性副神经节瘤

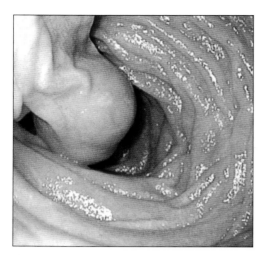

一位61岁女性患者检查发现十二指肠巨大有蒂息肉。该病变表面黏膜正常，肉眼观似乎主要来自于固有肌层和黏膜下层

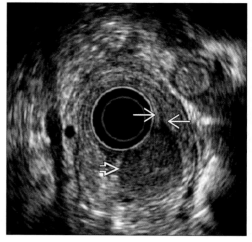

同时行超声内镜检查发现一个大小为2.0cm的上皮下低回声肿块（空心箭头）。病变位于固有肌层，表现为黑色线形阴影（白箭头）

术　语

同义词
- 节细胞副神经瘤。
- 非嗜铬性副神经瘤。
- 副神经瘤。

定义
- 含有上皮样内分泌细胞、梭状细胞和神经节细胞的具有多向分化的肿瘤。

病因和发病机制

发生机制
- 不明，但可能来源于神经嵴。

临床概要

流行病学
- 散发肿瘤见于中年（平均年龄56岁）。
- 男性略多见。
- 与1型多发性神经纤维瘤有关
  - 可能会因文献报道的偏倚高估此相关性。
- 与嗜铬细胞瘤有关。
- 几乎只出现在Vater壶腹。

临床表现
- 通常是无功能的。
- 胃肠出血常见（45%）。
- 腹痛（43%）。
- 贫血（2%）。

治疗
- 尽管转移的风险很低，但还是建议切除
  - 小病变可行内镜下切除。
  - 大病变需要手术治疗。

预后
- 预后好。

- 肿瘤极少转移到局部淋巴结（7%）
  - 无肿瘤相关死亡报道。
  - 淋巴结转移通常包含上皮成分。

内镜表现

发病部位
- 好发于壶腹和壶腹周围区域。
- 黏膜下病变可以扩展到黏膜内。

表现
- 息肉样黏膜下结节（直径2～4cm）。
- 黏膜糜烂。
- 壶腹胀满。

组织病理学表现

组织学特征
- 上皮样细胞（类似副神经节瘤细胞）
  - 富含颜色苍白的嗜酸性或双染性细胞质的巢状细胞和小梁细胞。
  - 小的单一的细胞，圆形核，点状染色质，小核仁。
  - 嗜铬粒蛋白A、神经元特异性烯醇化酶、生长抑素以及其他内分泌相关多肽免疫阳性。
- 类似施万细胞的梭形细胞
  - 含有少量细胞质的锥形细胞。
  - 细胞核细长，染色质均一，核仁不明显。
  - 基本无有丝分裂活动。
  - 神经丝、S100、神经元特异性烯醇化酶免疫阳性。
- 神经节细胞
  - 富含双染性细胞质。
  - 细胞核大且形状奇特，核仁明显。
  - 神经丝、神经元特异性烯醇化酶及亮氨酸脑啡肽免疫阳性。

四、节细胞性副神经节瘤

关键点

术语
- 多向分化型肿瘤。

临床概要
- 几乎只分布于Vater壶腹。
- 症状包括胃肠道出血（45%），疼痛（43%），贫血（2%）。
- 与1型多发性神经纤维瘤有关。
- 即使转移风险很低也建议切除。

- 极少数肿瘤可转移到局部淋巴结（7%）
  - 并无肿瘤引起死亡的报道。

内镜表现
- 息肉样黏膜下结节（直径2～4cm）。

组织病理学表现
- 上皮样细胞（类似副神经节瘤细胞）。
- 类似施万细胞的梭形细胞。
- 神经节细胞。

鉴别诊断

内镜鉴别诊断
- 其他壶腹和壶腹周围肿瘤
  - 内分泌腺肿瘤（生长抑素瘤）。
  - 腺瘤。
  - 内分泌肿瘤（类癌）。

组织学鉴别诊断
- 胃肠道间质瘤类似梭形细胞成分
  - 缺少神经节细胞及上皮样细胞的小梁结构。
  - CD117免疫阳性。
  - 通常上皮样细胞中细胞质异型性较少。
- 神经鞘肿瘤
  - 均匀的梭形细胞肿瘤，无神经节细胞。
  - 胃部病变周边可见淋巴聚集。
- 神经节瘤
  - 缺少上皮样细胞，结肠常见。
- 副神经节瘤
  - 缺少神经节细胞和梭形细胞。
  - 通常来自十二指肠壁外。
- 内分泌肿瘤（类癌）
  - 缺少梭形细胞。
  - 内分泌腺肿瘤（生长抑素瘤）类似壶腹或壶腹周围

的内分泌病变，但组织学特征不同。
  - 排列成腺体或巢状的极性细胞。
  - 周围围绕紧密的胶原间质。
  - 可见砂粒体样钙化。

诊断要点

病理解读要点
- 节细胞副神经节瘤特有的组织学特征
  - 上皮样细胞、神经节细胞、梭形细胞只有在该病中才会都出现。
- 可见角蛋白阳性，会导致错误诊断为癌。

参考文献

1. Narang V et al: Gangliocytic paraganglioma of duodenum. Case Rep Pathol. 2013:378582, 2013
2. Nuño-Guzmán CM et al: Obstructing gangliocytic paraganglioma in the third portion of the duodenum. Case Rep Gastroenterol. 6(2):489-95, 2012
3. Witkiewicz A et al: Gangliocytic paraganglioma: case report and review of the literature. J Gastrointest Surg.11(10):1351-4, 2007
4. Sundararajan V et al: Duodenal gangliocytic paraganglioma with lymph node metastasis: a case report and review of the literature. Arch Pathol Lab Med. 127(3):e139-41, 2003

病例图像展示

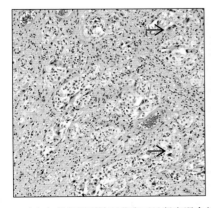 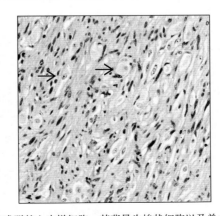 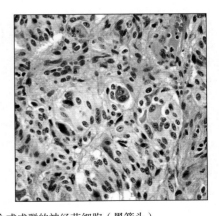

（左）节细胞副神经节瘤可见紧密混合的成群的上皮样细胞，其背景为梭状细胞以及单个或成群的神经节细胞（黑箭头）

（中）梭形细胞含有较少的嗜酸性细胞质以及施万细胞特有的淡而长的细胞核。可见散在的神经节细胞（黑箭头）

（右）上皮样细胞富含颜色苍白的嗜酸性细胞质和均一的细胞核，核内可见点状染色质

第十三节 结肠上皮息肉和肿瘤 | 一、结直肠锯齿状息肉

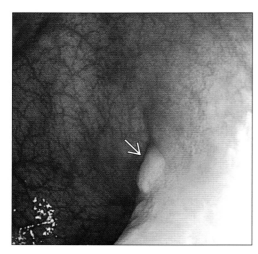

行结肠镜筛查的患者经常会发现增生性息肉。多数为结直肠远端小的无蒂息肉,直径为数毫米大小(白箭头)

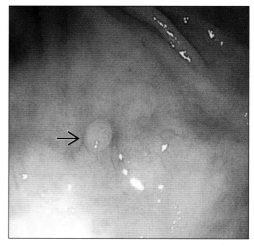

增生性息肉表现为光滑的颜色苍白的结节(黑箭头),表面类似于周围黏膜。增生性息肉的内镜下表现与小的腺瘤很难区别

术 语

同义词

- 无蒂锯齿状息肉
  - 无蒂锯齿状腺瘤。
  - 异常增生的增生性息肉。
- 可见异型增生的无蒂锯齿状息肉
  - 增生性/腺瘤性息肉。
- 锯齿状腺瘤
  - 即通常所说的锯齿状腺瘤。

定义

- 无异型增生的锯齿状息肉
  - 之前被归类为增生性息肉。
  - 现在被归类为增生性息肉(各种变异型)及无蒂锯齿状息肉。
- 异型增生的锯齿状息肉
  - 带有明显的细胞异型性以及锯齿状息肉结构的结直肠息肉
    - 可见异型增生的无蒂锯齿状息肉。
    - 锯齿状腺瘤。

病因和发病机制

危险因素

- 无异型增生的锯齿状息肉
  - 嗜酒。
  - 吸烟。
  - 肥胖。
  - 叶酸摄入不足。
- 异型增生的无蒂锯齿状息肉
  - 嗜酒。
  - 吸烟。
  - 肥胖。
  - 叶酸摄入不足。

- 锯齿状腺瘤
  - 在家族性腺瘤性息肉病中很少出现。
  - 危险因素与普通的腺瘤相似。

临床概要

流行病学

- 增生性息肉
  - 23%的患者年龄为20～54岁。
  - 随着年龄的增长而增加。
- 无蒂锯齿状息肉
  - 随着年龄的增长而增多。
  - 更常见于女性。
  - 确切的发病率尚未知,组织学特征尚未得到确认
    - 可能占到所有非异型增生的锯齿状息肉的至少20%,几乎所有的来源于脾区近端的息肉均为非异型增生锯齿状息肉。
- 异型增生无蒂锯齿状息肉
  - 占内镜下切除息肉的1%。
  - 老年人发病率增加。
  - 更常见于女性。
- 锯齿状腺瘤
  - 相对少见,占结直肠腺瘤的1%～2%。
  - 多数为散发,流行病学类似于普通的腺瘤。

表现

- 无异型增生的锯齿状息肉
  - 无症状,通常在结肠镜筛查时发现。
  - 炎症性肠病患者的发生率增加。
- 异型增生的锯齿状息肉
  - 无症状,如果息肉大或多发,可有隐性失血。

病程发展

- 增生性息肉无恶变倾向
  - 无须增加监测。
- 无蒂锯齿状息肉被认为是散发的微卫星不稳定癌的癌

一、结直肠锯齿状息肉

关键点

病因
- 嗜酒，吸烟，肥胖，叶酸摄入不足。

临床概要
- 炎症性肠病患者中发病率增加。
- 内镜能够完全切除。
- 息肉切除后需定期随访
  - 随访间隔取决于息肉大小和部位。
- 无蒂锯齿状息肉的生物学风险尚不清楚，但多数证据表明并不高于腺瘤。
- 异型增生的锯齿状息肉的治疗类似于普通腺瘤。

内镜表现
- 结直肠远端的锯齿状息肉通常是增生性息肉（较小）或是锯齿状腺瘤（中等或较大）。

- 结肠的无蒂锯齿状息肉不管有无异型增生，都表现为扁平的斑块。

组织病理学表现
- 根据结构特征及细胞异型性，非异型增生性息肉被归类为增生性息肉或无蒂锯齿状息肉。
- 锯齿状息肉分类基于伴或不伴异型增生。

辅助诊断
- 至少80%的无蒂锯齿状息肉可见V600E *BRAF*突变及DNA过甲基化。

主要鉴别诊断
- 增生性息肉与无蒂锯齿状息肉的鉴别存在着观察者间的较大差异。

前病变
- 锯齿状癌变通路
  - 非异型增生性锯齿状息肉表明伴*BRAF*突变及DNA过甲基化的肿瘤。
  - 甲基化可以激活*MLH1*引起微卫星不稳定以及异型增生（异型增生的无蒂锯齿状息肉）。
  - 伴有*BRAF*突变、DNA过甲基化及微卫星不稳定的侵袭性腺癌中异型增生逐步进展。
- 异型增生的锯齿状息肉可能会进展为癌，因此需要完整切除。

治疗
- 多数增生性息肉可以通过内镜下完全切除而治愈。
- 目前指南建议对于无蒂锯齿状息肉要完全切除
  - 多数病例可以完整切除。
  - 尽管无充分的证据，但是对于不能内镜下切除的病例还是建议行手术切除。
- 异型增生的无蒂锯齿状息肉和锯齿状腺瘤需完整切除。
- 息肉切除后需定期随访，随访间隔取决于结肠镜下的表现
  - 脾区远端小的非异型增生的锯齿状息肉（＜1cm）：每10年随访1次。
  - 降结肠近端的非异型增生的锯齿状息肉：每3年随访1次。
  - ≥1cm的非异型增生的锯齿状息肉：每3年随访1次。
  - 锯齿状息肉病（增生性）：每年随访。

预后
- 所有的非异型增生及异型增生的锯齿状息肉均可以通过完整切除而治愈。
- 无蒂锯齿状息肉的生物学风险尚不清楚，但是多数证据表明并不高于腺瘤

- 无蒂锯齿状息肉的患者更易出现腺瘤，包括高级别腺瘤（大的或者有高度异型增生或绒毛成分的腺瘤）。
- 异型增生的锯齿状息肉的生物学风险与普通腺瘤相似。

内镜表现

增生性息肉
- 多数表现为普通的结直肠息肉。
- 通常位于结直肠远端。
- 颜色浅、轮廓光滑的无蒂息肉。
- 充气后变平。
- 息肉表面有黏液层。
- 染色内镜下可见排列规则的点状隐窝。

无蒂锯齿状息肉
- 通常位于结肠。
- 扁平斑块，与周围黏膜分界不明显
  - 较难区分病变范围。
- 表面经常附着较厚的不易脱落的黏蛋白（黏蛋白帽）。
- 染色内镜下呈圆形、扩大的隐窝。

异型增生的无蒂锯齿状息肉
- 位于结肠，主要在右半结肠。

锯齿状腺瘤
- 好发于乙状结肠和直肠。
- 染色内镜下可见圆形隐窝（增生性息肉样）和脑回形隐窝（普通的腺瘤样）。

组织病理学表现

增生性息肉的组织学特征
- 增生性息肉的亚型
  - 微多孔型增生性息肉
    - 上皮组成的均匀分布的隐窝，锯齿状轮廓。
    - 隐窝呈V形，基底部较表面狭窄。

一、结直肠锯齿状息肉

- ■ 杯状细胞含有酸性黏蛋白的大疱，使细胞质呈蓝色。
- ■ 非杯状黏液柱状细胞含有中性黏蛋白的顶端微孔，使细胞质很明显或略嗜酸性。
- ■ 内分泌细胞数目不等。
- ■ 局限隐窝增生区域的轻度细胞异型性。
- ○ 乏黏蛋白型增生性息肉
  - ■ 黏膜深处狭窄的锯齿形隐窝。
  - ■ 杯状细胞很少或没有。
  - ■ 非杯状细胞黏蛋白耗竭，伴细胞异型性。
  - ■ 由于出现再生性变化而与微多孔型增生性息肉相似。
- ○ 富杯状细胞型增生性息肉
  - ■ 轻度扩张的隐窝，轻度锯齿状。
  - ■ 大量杯状细胞，少量非杯状上皮细胞。
- ● 少见特征
  - ○ 染色过度的多核上皮细胞，可能为变性的表现。
  - ○ 位于左侧的息肉可见上皮下胶原沉积或黏膜基底层增厚。
  - ○ 直肠大息肉黏膜下层可见小叶状的黏膜成分。
- ● 组织学亚型和少见特征并不认为具有临床意义
  - ○ 在临床实践中不需要对增生性息肉进行分型。

无蒂锯齿状息肉的组织学特征

- ● 分泌黏液使隐窝扩张，并覆盖于息肉表面。
- ● 杯状细胞和非杯状黏液上皮息肉类似于多微孔型增生性息肉。
- ● 与增生性息肉相比，结构更复杂
  - ○ 变成扩大的细长隐窝
    - ■ 隐窝扩大，扩展到黏膜层。
    - ■ 黏膜肌层之上的扁平、分枝状或芽状隐窝（L或T型）。
  - ○ 分枝状水平方向的隐窝。
  - ○ 复合的锯齿状上皮层隐窝。
- ● 细胞特征
  - ○ 隐窝上皮息肉有少量黏蛋白消耗，隐窝密集
    - ■ 扩大的卵圆形细胞核，位于细胞基底。
    - ■ 染色过深。
    - ■ 有丝分裂活动增强。
  - ○ 细胞异型性的发展在隐窝两侧并不对称，表明增生区域紊乱
    - ■ 扩展到隐窝中部或上 1/3。
    - ■ 内分泌细胞数量减少。

异型增生的无蒂锯齿状息肉的组织学特征

- ● 无异型增生的区域
  - ○ 类似于增生性息肉或无蒂锯齿状息肉。
- ● 细胞异型增生的区域
  - ○ 隐窝呈管状、绒毛状或锯齿状形态。
  - ○ 低级别异型增生

- ■ 常见异型增生（类似于管状腺瘤），扩大的雪茄样细胞核，染色过深及有丝分裂活动。
- ■ 类似于锯齿状腺瘤，可见毛刺样细胞核以及轻度嗜酸的细胞质。
- ○ 高级别异型增生
  - ■ 典型的锯齿状隐窝结构。
  - ■ 细胞核大，染色质松散，核仁明显，嗜酸性细胞质。

锯齿状腺瘤的组织学特征

- ● 隐窝和绒毛位于固有层，由上皮构成，轮廓呈锯齿样。
- ● 非杯状上皮细胞
  - ○ 富含嗜酸性细胞质。
  - ○ 细胞核位于基底部，特征不明显
    - ■ 细长的毛刺样细胞核，核仁小。
    - ■ 与普通腺瘤相比，凋亡细胞较少，有丝分裂象较少。
  - ○ 高级别细胞特征
    - ■ 少见。
    - ■ 由极性消失的细胞构成筛状腺体。
    - ■ 细胞核增大，染色不均匀，有丝分裂活动增加。
- ● 其他特征
  - ○ 结直肠远端的息肉可以呈现纤维样生长形式
    - ■ 由锯齿状上皮构成的指样突起，侧面可内折。
    - ■ 固有层明显水肿或糜烂。

辅助检查

免疫组化

- ● 多微孔型和乏黏蛋白型增生性息肉
  - ○ 轻度扩大的增生区可见 Ki-67 对称标记（隐窝长度的 1/3 ~ 1/2）。
  - ○ 结肠（MUC2）和胃（MUC5AC）黏蛋白阳性。
  - ○ 结肠息肉可被胃幽门黏蛋白（MUC6）和膜联蛋白 A10 染色
    - ■ 与无蒂锯齿状息肉鉴别的意义并不大的标志物。
- ● 富杯状细胞型增生性息肉
  - ○ 隐窝 Ki-67 标记对称。
  - ○ 约 40% 有 *KRAS* 突变。
- ● 无蒂锯齿状息肉
  - ○ 增生区域紊乱，隐窝上皮 Ki-67 标记不对称。
  - ○ MUC2，MUC5AC，MUC6，膜联蛋白 A10 阳性。
- ● 无蒂锯齿状息肉
  - ○ 约 60% 在异型增生区域无 *MLH1* 染色，在无异型增生的区域可见染色。
- ● 锯齿状腺瘤
  - ○ 与正常结肠相比，Ki-67 标记增加，但是较普通腺瘤少。
  - ○ 可被结肠（MUC2）和胃（MUC5AC）黏蛋白染色，但是不能被幽门黏蛋白（MUC6）染色。

一、结直肠锯齿状息肉

非异型增生性锯齿状息肉的共同特征

	MGMT缺失	MUC6染色	膜联蛋白A 10染色	BRAF突变	KRAS突变
结肠近端增生性息肉	84%	29%	83%	87%	3%
结肠远端增生性息肉	0%	14%	21%	46%	15%
结肠近端无蒂锯齿状息肉	83%	94%	100%	80%～100%	0%
结肠远端无蒂锯齿状息肉	55%	27%	100%	80%	3%

分子特征

- 微多孔型及乏黏蛋白型增生性息肉
  - 40%～76%可见 *BRAF* 突变。
  - 40%～60%的患者可见CpG岛甲基化表型。
- 富杯状细胞型增生性息肉
  - BRAF突变并不常见。
  - 约40%的息肉可见 *KRAS* 突变。
- 无蒂锯齿状息肉
  - 至少80%病例有V600E *BRAF* 突变。
  - 不足10%的病例有KRAS突变。
  - 不同报道高达76%的病例有CpG岛甲基化表型。
- 无蒂锯齿状息肉
  - 接近90% *BRAF* V600E突变。
  - CpG岛甲基化频率高。
- 锯齿状腺瘤
  - *APC*，*TP53*，*MTS1* 的异常发生率与普通腺瘤相似。
  - 至少50%的息肉有 *KRAS* 突变。
  - *BRAF* 突变较少见。

鉴别诊断

内镜下鉴别诊断

- 小腺瘤与增生性息肉很难区别。

组织学鉴别诊断

- 增生性息肉和无蒂锯齿状息肉的鉴别存在着观察者间的较大差异
  - 诊断标准上不明确，至少需要以下7个特征中的4个
    - 隐窝上皮下部的过度锯齿状，表面粗糙或毛细血管化。
    - 分支状隐窝或水平隐窝。
    - 隐窝扩大。
    - 上皮与间质比值增大（＞50%）。
    - 隐窝上部的有丝分裂象。
    - 隐窝上部的细胞异型性。
    - 黏蛋白增加。
  - 有一些息肉出现部分无蒂锯齿状息肉的特征。
  - 大部分有问题的病变直径可达5～10mm，通常位于结肠。
  - 免疫染色通常对近端结肠和横结肠的息肉不起作用。
- 对异型增生色锯齿状息肉的鉴别通常比较简单
  - 对非异型增生性呈锯齿状的区域的诊断对于发现异型增生的锯齿状息肉是非常重要的。
  - 由于锯齿状腺瘤和异型增生的无蒂锯齿状息肉的治疗方式相似，因此观察者间的差异并没有太大的临床意义。

参 考 文 献

1. Bettington M et al: Critical appraisal of the diagnosis of the sessile serrated adenoma. Am J Surg Pathol. 38(2):158-66,2014
2. Bouwens MW et al: Endoscopic characterization of sessile serrated adenomas/polyps with and without dysplasia. Endoscopy. 46(3):225-35, 2014
3. Butterly L et al: Serrated and adenomatous polyp detection increases with longer withdrawal time: results from the new hampshire colonoscopy registry. Am J Gastroenterol.109(3):417-26, 2014
4. Mesteri I et al: Improved molecular classification of serrated lesions of the colon by immunohistochemical detection of BRAF V600E. Mod Pathol. 27(1):135-44, 2014
5. Tsai JH et al: Traditional serrated adenoma has two pathways of neoplastic progression that are distinct from the sessile serrated pathway of colorectal carcinogenesis. Mod Pathol. Epub ahead of print, 2014
6. Baron TH et al: Recommended intervals between screening and surveillance colonoscopies. Mayo Clin Proc.88(8):854-8, 2013
7. Crockett SD et al: Sessile serrated adenomas: an evidencebased guide to management. Clin Gastroenterol Hepatol.Epub ahead of print, 2013
8. Do C et al: Activation of pro-oncogenic pathways in colorectal hyperplastic polyps. BMC Cancer. 13:531, 2013
9. Gill P et al: Proximal colon cancer and serrated adenomas - hunting the missing 10%. Clin Med. 13(6):557-61, 2013
10. Rex DK et al: Serrated lesions of the colorectum: review and recommendations from an expert panel. Am J Gastroenterol. 107(9):1315-29; quiz 1314, 1330, 2012
11. Chung SM et al: Serrated polyps with "intermediate features" of sessile serrated polyp and microvesicular hyperplastic polyp: a practical approach to the classification of nondysplastic serrated polyps. Am J Surg Pathol. 32(3):407-12, 2008
12. Yantiss RK et al: Filiform serrated adenomas: a clinicopathologic and immunophenotypic study of 18 cases. Am J Surg Pathol. 31(8):1238-45, 2007

一、结直肠锯齿状息肉

增生性息肉的分类

（左）多微孔型增生性息肉的隐窝排列均一并呈锯齿状。隐窝的基底部与息肉表面相比较窄。锯齿状的表现也是在息肉表面比较明显

（右）这些病变既有杯状细胞（白箭头）也有非杯状黏液细胞。后者在细胞质顶部可见中性黏蛋白的微孔（黑箭头）。病灶细胞无异型增生，含有腺体和基底核

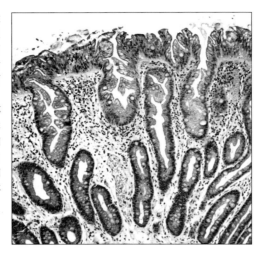 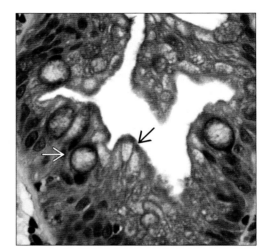

（左）乏黏蛋白型增生性息肉含有不同程度扩张的隐窝，呈锯齿状外观，并与较厚的固有层相分离。黏膜深部的隐窝一般比浅表的隐窝口径小，类似于微多孔型增生性息肉的隐窝

（右）乏黏蛋白型增生性息肉含有不同程度扩张的隐窝，呈锯齿状外观且固有层较厚。此类息肉不含有杯状细胞，非杯状细胞含有嗜酸性细胞质

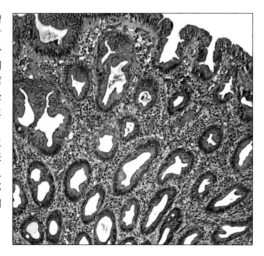 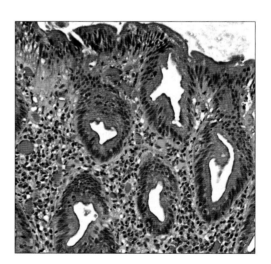

（左）富杯状细胞增生性息肉的隐窝较小并呈锯齿状。多数的病灶细胞含有丰富的、弱酸性的黏蛋白，使细胞质蓝染

（右）富杯状细胞型增生性息肉有轻度细胞异型性。细胞核小并被挤压到基底膜，有丝分裂象基本不可见。此类病变与多微孔型及乏黏蛋白型增生性息肉的分子改变完全不同

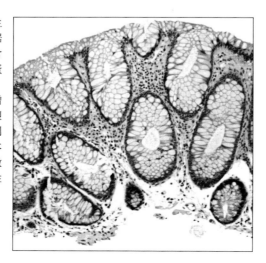 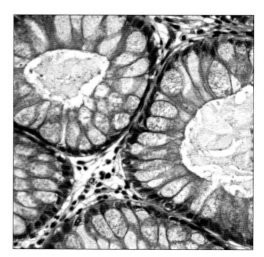

消化内镜与病理对照诊断学

一、结直肠锯齿状息肉

增生性息肉的异常特征

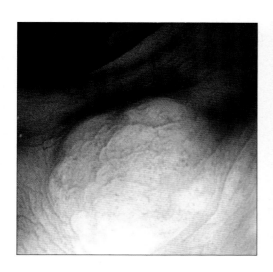 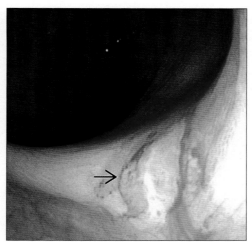

（左）结直肠远端的增生性息肉有时较大，直径可达1cm以上。图中所见增生性息肉基底宽而扁平，表面似天鹅绒样

（右）该病变经注射后黏膜下层隆起，随后使用套圈及电凝术将息肉全部切除，仅留下相对较浅的缺损（黑箭头）。直径较大的远端增生性息肉通常表现为空腔损伤的组织学特征

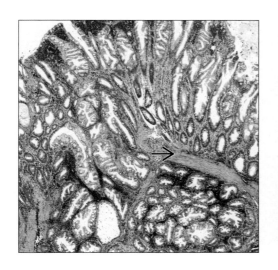 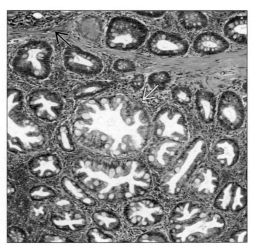

（左）一个较大的直肠增生性息肉表现为空腔损伤的特征，类似于含有异位上皮的腺瘤（假性浸润）。这一病变的黏膜下层可见黏膜成分的聚集。固有层内的锯齿状隐窝的小叶破坏了黏膜肌层（黑箭头）

（右）一些隐窝轻度扩张（白箭头），另一些可见黏蛋白耗尽。异位上皮与出血和含铁血黄素沉积有关（黑箭头）

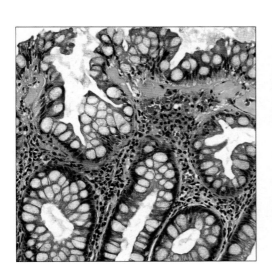 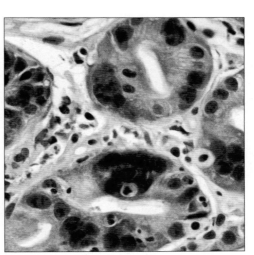

（左）增生性息肉可见显著的上皮下胶原沉积。这一表现无临床相关性。与胶原性结肠炎中见到的上皮下胶原层不同，增生性息肉的胶原沉积无毛细血管生成，无炎症

（右）增生性息肉很少表现为病毒样的细胞核变化。这些隐窝含有多核的上皮细胞，细胞核深染，但是并不提示存在病毒感染

一、结直肠锯齿状息肉

无蒂锯齿状息肉的内镜下特征、大体特征

（左）结肠无异型增生的锯齿状息肉通常比结直肠远端的息肉要大。病变通常位于升结肠，呈红色斑块，边界不清

（右）另一个无蒂锯齿状息肉位于近端结肠的黏膜皱襞内。该病变呈结节状隆起或皱襞增厚（黑箭头）。随着内镜医师对锯齿状结肠息肉的微小特征越来越熟悉，类似息肉的发现率正逐步增加

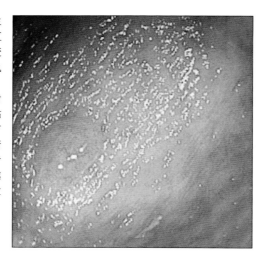
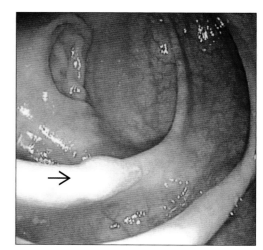

（左）右半结肠较大的无蒂锯齿状息肉，尤其是多发的息肉，可能不适合行内镜下切除。该患者可见多发的无蒂锯齿状息肉，形态分布从黏膜皱襞结节状增厚（白箭头）到宽基底息肉（黑箭头），因此行扩大的盲肠切除术

（右）另一名患者被发现结肠近端多发扁平息肉。大息肉与多数无蒂锯齿状息肉相比，表面颜色略显苍白，分叶状更明显（白箭头）

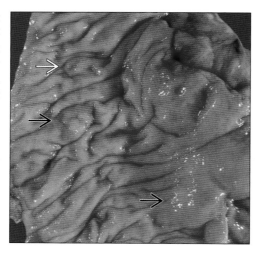
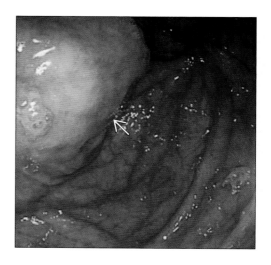

（左）一位47岁女性患者行结肠镜筛查，在盲肠发现一个直径4cm的无蒂息肉（白箭头）。该病变略突起于周边黏膜，宽基底，表面似天鹅绒样。表面出血提示近期曾取活检

（右）于该病变取活检，诊断为无蒂锯齿状息肉，随后行腹腔镜下盲肠切除术。息肉呈斑块状（白箭头），边界不清。标本上可见一处标记（弯箭头）

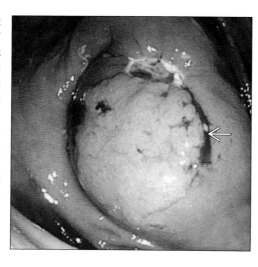
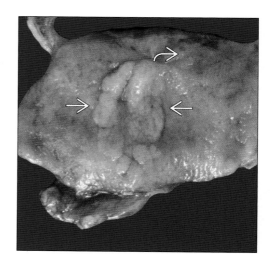

一、结直肠锯齿状息肉

无蒂锯齿状息肉的显微镜下特征

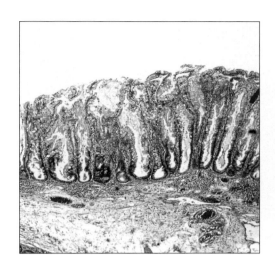

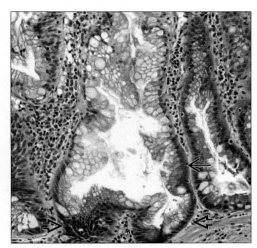

（左）无蒂锯齿状息肉的隐窝变长，进入黏膜层，形成增厚的黏膜斑块。隐窝数量增加，并呈不同程度的扩张，从而使上皮层与固有层相比整体增厚。表层可见重度的隐窝锯齿化

（右）隐窝的黏膜肌层之上可见侧芽（空心箭头）。隐窝基底部的轻度异型的细胞侧向扩展进入隐窝中部（黑箭头）

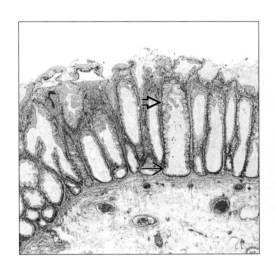

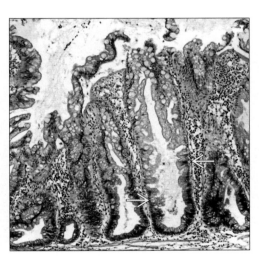

（左）可见无蒂锯齿状息肉的隐窝在黏膜深部持续扩张，因此靠近黏膜肌层的隐窝（黑箭头）直径与靠近表层的隐窝（空心箭头）直径类似。这些隐窝通常在基底部变平

（右）另一个无蒂锯齿状息肉表现为深部隐窝的出芽和分支状，以及生发区的不规则扩张。结肠隐窝两侧可见不对称分布的轻度异型性的细胞（白箭头）

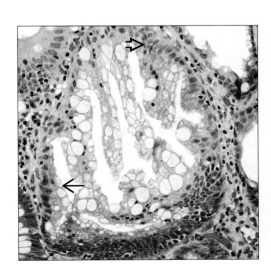

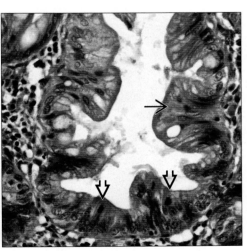

（左）无蒂锯齿状息肉通常可见成熟的黏液上皮的复合性增生。未成熟细胞位于深部隐窝并向两侧扩张（黑箭头）。隐窝表层的细胞更成熟，细胞核较小，位于基底部（空心箭头）

（右）这一隐窝的细胞可见增大深染的细胞核，扩展到生发区之上（黑箭头）。可见大量有丝分裂象（空心箭头）

一、结直肠锯齿状息肉

异型增生的无蒂锯齿状息肉的特征

（左）一位70岁的男性患者因腺瘤病史行结肠镜检查。检查发现升结肠皱襞可见一个大小约20mm的无蒂息肉（空心箭头），其余结肠可见多发较小的增生性息肉和腺瘤。最大的病变被逐块切除，诊断为无蒂锯齿状息肉伴异型增生

（右）升结肠可见另一个大小约5mm的伴异型增生的无蒂锯齿状息肉。可见隐窝异常（黑箭头）

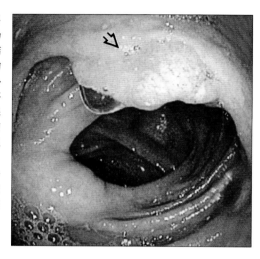
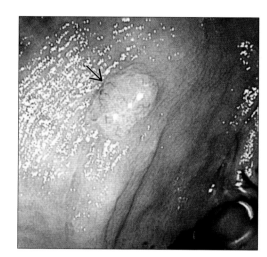

（左）一个无蒂锯齿状息肉可见非异型增生的锯齿状隐窝（黑箭头）以及分散的由异型增生上皮构成的隐窝（空心箭头）。非异型增生的隐窝与无蒂锯齿状息肉或增生性息肉的隐窝类似，可见隐窝扩大。此病例中异型增生的隐窝含有锯齿状结构

（右）MLH1免疫染色提示异型增生区域的染色完全消失（黑箭头），但是无异型增生的区域仍可见染色（空心箭头）

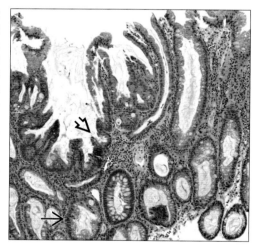
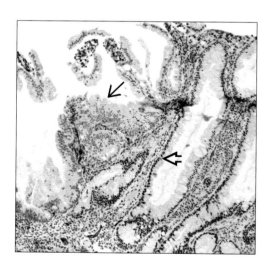

（左）无蒂锯齿状息肉的异型增生通常与普通腺瘤的异型增生不同。此病变可见锯齿状隐窝的细胞核变长、深染，富含嗜酸性细胞质

（右）另一个伴异型增生的无蒂锯齿状息肉表现为高级别细胞学异常。细胞富含嗜酸性细胞质，细胞核变大，染色质开放、不规则，可见有丝分裂象

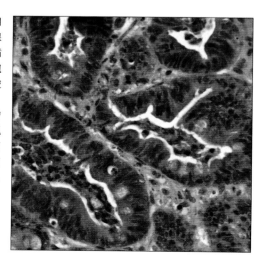
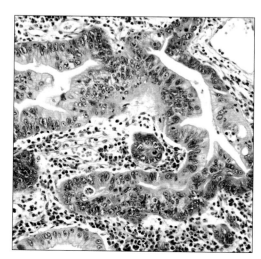

一、结直肠锯齿状息肉

锯齿状腺瘤的临床及组织学特征

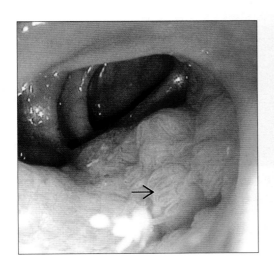

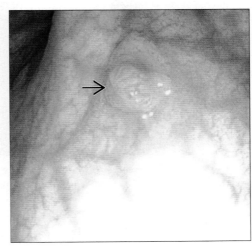

（左）一位75岁女性结肠镜检查发现有一个35mm的锯齿状息肉。息肉位于乙状结肠，放大肠镜下呈多结节状和不规则的隐窝结构（黑箭头）。活检证实为锯齿状腺瘤

（右）一位52岁女性行结肠镜检查，发现直肠有一个6mm的锯齿状息肉，息肉表面可见不规则的隐窝（黑箭头）

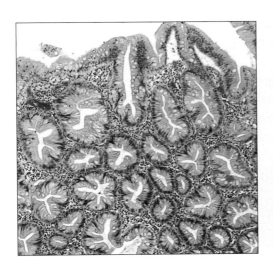

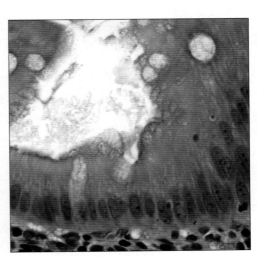

（左）锯齿状腺瘤呈现出斑片样增生且具有锯齿状外观。隐窝呈星状，但与锯齿状息肉相比结构不太复杂。锯齿状腺瘤的隐窝含有明显异型增生的上皮细胞，大多数含有丰富的嗜酸性细胞质

（右）大多数锯齿状腺瘤呈现出正常腺体细胞的特征。细胞核是细长的，核仁是小的，很少呈现出有丝分裂象

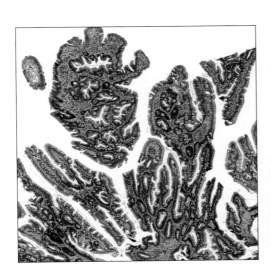

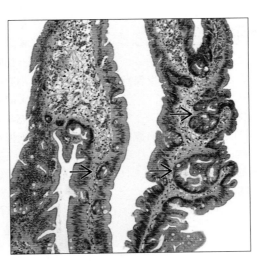

（左）远端结肠的锯齿状腺瘤有绒毛样的表现。不像绒毛腺瘤，这些病变包含来于固有层的指状、球状的突起，表面呈现出锯齿状上皮

（右）在高倍镜下，突起的侧面可见出芽的隐窝（黑箭头）。这些息肉通常有水肿或溃疡，提示存在腔内的损伤，也被定义为纤维性锯齿状腺瘤

二、常见腺瘤（管状、绒毛状、管状绒毛状）

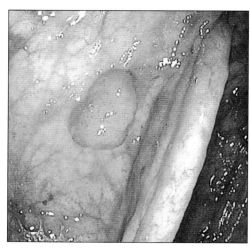

腹部结肠的管状腺瘤通常是小的无蒂病变。这些病变在结肠镜检查中被发现，与正常的黏膜相比，呈柔软外观

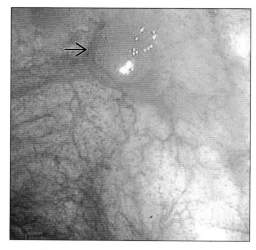

小的管状腺瘤内镜下很难被识别。这个扁平腺瘤是轻微隆起的，有红斑（箭头）。息肉缺乏正常的血管纹理

术　语

定义

● 结肠发育异常的息肉，是大多数结肠癌的癌前病变。

病因和发病机制

5号染色体的双等位基因 *APC* 突变

● 抑癌基因在非增生性上皮表达
　○ GSK-3β复合体利于β-catenin的磷酸化，促进了它在胞内的降解。
　○ 激活Wnt信号通路可以使 *APC* 的功能失活，利于β-catenin发挥成瘤作用
　　■ β-catenin降解的失效可以导致β-catenin在细胞内累积及转位到细胞核，促使细胞增殖。
　○ *APC* 通过干预微管功能也能调节有丝分裂活动。
● *APC* 的失活促进β-catenin的作用和杂合性丢失。

风险因素

● 不可变的风险因素：年龄、性别、种族、基因影响。
● 可变的风险因素：体重指数BMI、身体活动的情况、饮食、药物（非甾体抗炎药、维生素D）。

临床概要

流行病学

● 将近25%的无症状人群在结肠镜检查中发现有腺瘤。
● 内镜下切除的息肉占40%～60%。
● 腺瘤的发病率随年龄增长而增加
　○ 近2%的年轻人（年龄在20～30岁）有腺瘤。
　○ 12%的患者是＞50岁的成年人。
　○ 50%的患者是＞70岁的成年人。
● 数量和大小与癌症风险的增加有关
　○ 进展期腺瘤是高风险的，且需要加强监测
　　■ 大的（＞1cm）。
　　■ 高级别异型增生。

　■ 绒毛状。

临床表现

● 通常是无症状的。
● 大的病变可能会出血
　○ 直肠出血。
　○ 缺铁性贫血。
　○ 便隐血阳性。

治疗

● 完全切除可以治愈
　○ 大多数病变都是可在内镜下切除的。
　○ 大的腺瘤需手术切除。
● 一些患者用高剂量的非甾体抗炎药进行化学预防。

预后

● 腺瘤完全切除可以治愈，可消除肿瘤风险。

内镜表现

腺瘤分类

● 体积标准
　○ 微小的：＜5mm
　　■ 只有5%是高级别异型增生。
　　■ 不足0.1%是侵袭性肿瘤。
　　■ 许多学者认为这类腺瘤不需要病理评估就可以切除。
　○ 小腺癌：腺癌直径5～10mm。
　○ 大腺癌：腺癌直径＞1cm。
● 形态学表现
　○ 锯齿状息肉
　　■ 广基无蒂型。
　○ 有蒂息肉
　　■ 由黏膜和黏膜下层组成的纤细的纤维微管蒂。
　○ 广基的腺癌高度一般小于直径的50%，因而不易被发现
　　■ 此类占所有腺癌的10%，但是有近40%的此类腺

二、常见腺瘤（管状、绒毛状、管状绒毛状）

关键点

病因
- 风险因素：年龄、性别、种族、基因影响、体重指数、活动量、饮食、药物。

临床概要
- 将近25%的无症状患者在做结肠镜检查时发现腺瘤。
- 腺瘤的发生率随着年龄的增长而增加。
- 数量和大小与癌症风险增加有关。

内镜表现
- 锯齿状或有蒂的。
- 扁平的息肉高度一般小于病变直径的50%。
- 与背景黏膜相比是充血的。

组织病理学表现
- 分类分为管状、绒毛状、绒毛管状。
- 表现为低级别、高级别或黏膜内癌。

- 非特异性的特征
  - 帕内特细胞数量多，特别是在近端结肠的腺瘤中。
  - 内分泌细胞在息肉的基底部形成巢状。
  - 异位上皮类似癌。
  - 活检相关的改变可以促进肿瘤发生。

主要鉴别诊断
- 增生性息肉。
- 无蒂锯齿状腺瘤。
- 侵袭性腺癌
  - 碰撞性癌的异位上皮。
  - 先前活检部位的腺瘤。
- 炎症性肠病相关的化生。
- 感染性或缺血性结肠癌的代表性改变。

癌可以被检测到。

一般特征

- 与背景黏膜相比是充血的。
- 多叶的斑片状（无蒂的）或者有蒂的息肉。
- 特异的特征提示警惕恶性肿瘤
  - 中央凹陷。
  - 溃疡。
  - 质地硬。

组织病理学表现

组织学特征
- 息肉分类
  - 管状腺癌有直的或分支状隐窝，占息肉体积的75%。
  - 绒毛状腺瘤大多（≥75%）由固有肌层的指状突起构成，周围排列有肿瘤，上皮细胞。
  - 绒毛管状腺癌包含管状和绒毛状腺体两种，每种约占息肉体积的25%～75%。
- 基于结构和细胞特征的肿瘤分级
  - 低级别异型增生
    - 拥挤的、大小不一的隐窝，并且缺乏向黏膜肌层的极性。
    - 细长的伴深染的显著细胞核。
    - 有丝分裂活动增加。
    - 凋亡碎片均匀分布于隐窝上皮。
    - 维持细胞极性（基底细胞核）。
  - 高级别异型增生
    - 复杂的结构改变包括筛状的隐窝、融合的隐窝、腔内的微乳头状隆起。
    - 由于细胞分层而造成的细胞极性的丢失。
    - 细胞核明显扩大变圆。
    - 开放染色质周围深染。
    - 巨型核。

- 大量有丝分裂象。
- 坏死的腔内碎片。
  - 黏膜内肿瘤
    - 瘤变样增生延伸到基底膜，但是局限于固有层（不超过黏膜肌层）。
    - 瘤变腺体的融合增殖。
    - 浸润性的微管或单个细胞。
    - 通常与促结缔组织增生的间质应答无关。
    - 病理阶段表现类似于上皮内瘤变，无转移的潜能。
- 其他表现
  - 帕内特细胞数量多，特别是近端结肠癌。
  - 内分泌细胞在息肉的基底部形成巢状
    - 在类癌和腺瘤之间代表性的是增生而不是碰撞性瘤。
  - 异位上皮
    - 创伤性的有蒂息肉在黏膜下包含突出黏膜构成的小叶。
    - 组成成分类似于表面黏膜。
    - 与含铁血黄素和间质纤维化有关。
    - 脱细胞黏蛋白池。
  - 活检相关的改变
    - 以前做过活检的腺瘤可产生上皮细胞异位。
    - 黏膜小叶与黏蛋白池有关。
    - 活检位置的肉芽组织和纤维化。

鉴别诊断

内镜鉴别诊断
- 仅使用内镜评估的话，小腺瘤不易与增生性息肉相鉴别
  - <5mm的息肉50%被证实为腺瘤。
- 无蒂腺瘤类似于腹部结肠的无蒂锯齿状息肉
  - 后者与背景黏膜界线不清，而且趋于扁平。
- 大的息肉具有侵袭性腺癌的可能

二、常见腺瘤（管状、绒毛状、管状绒毛状）

预防结直肠癌的检测指南：检测方案

临床特点	检查的开始时间及间隔
无症状人群	检查应从50岁开始，可使用几个方法
	每年进行高敏的大便隐血检查
	每5年进行乙状结肠镜检查
	结肠镜用作筛查检查，或者是大便隐血阳性患者的随访检查；或者是乙状结肠镜
内镜特点影响临床检测	接下来的检查直到75岁
在结肠镜的初检时无腺瘤	再10年复查结肠镜
局限于远端结直肠的＜1cm的增生性腺瘤	再10年复查结肠镜
在既往检查中＜3个的小的腺瘤	再5年复查结肠镜
腹段结肠的非化生性的锯齿状息肉	再5年复查结肠镜
多个小的腺瘤（3～10个）	再3年复查结肠镜
晚期腺瘤（大的腺瘤、高级别异型增生、或绒毛状组成）	再3年复查结肠镜
非化生性无蒂锯齿状息肉，广度＞1cm	再3年复查结肠镜
无蒂锯齿状腺瘤伴有异型增生或传统的锯齿状腺瘤	再3年复查结肠镜
锯齿状息肉病	再1年复查结肠镜

○坚硬的和溃疡的地方是可疑表现。

组织学鉴别诊断

- 结肠炎的修复性改变
  - ○细胞异型性与中性粒细胞浸润和表面成熟有关。
- 缺血导致的变性的隐窝
  - ○黏蛋白耗尽，萎缩的隐窝而不是增殖性的腺瘤上皮。
  - ○缺乏拥挤的异常隐窝。
- 与炎症性肠病相关的异型增生
  - ○许多病例中内镜表现有区别。
- 在有蒂的和先前去过活检的腺瘤上出现异位上皮，类似于侵袭性腺瘤
  - ○黏膜下的良性上皮与固有肌层和小叶表现有关。
  - ○含铁血黄素、出血、内镜下标记等均可致损伤性腺瘤。
  - ○与癌相关的黏蛋白池通常含有漂浮的恶性细胞。

参 考 文 献

1. Bardou M et al: Obesity and colorectal cancer. Gut.62(6):933-47, 2013
2. Baron TH et al: Recommended intervals between screening and surveillance colonoscopies. Mayo Clin Proc.88(8):854-8, 2013
3. Boman BM et al: An APC:WNT counter-current-like mechanism regulates cell division along the human colonic crypt axis: a mechanism that explains how APC mutations induce proliferative abnormalities that drive colon cancer development. Front Oncol. 3:244, 2013
4. Hassan C et al: Colonic polyps: are we ready to resect and discard? Gastrointest Endosc Clin N Am. 23(3):663-78,2013
5. Prasetyanti PR et al: Regulation of stem cell self-renewal and differentiation by Wnt and Notch are conserved throughout the adenoma-carcinoma sequence in the colon. Mol Cancer. 12(1):126, 2013
6. Wang J et al: Germline variants and advanced colorectal adenomas: adenoma prevention with celecoxib trial genome-wide association study. Clin Cancer Res.19(23):6430-7, 2013
7. Waye JD: The new view of colon cancer screening: forwards and backwards. Gastrointest Endosc Clin N Am. 23(3):647-61, 2013
8. Hirata I et al: Usefulness of magnifying narrow-band imaging endoscopy for the diagnosis of gastric and colorectal lesions. Digestion. 85(2):74-9, 2012
9. Lieberman DA et al: Guidelines for colonoscopy surveillance after screening and polypectomy: a consensus update by the US Multi-Society Task Force on Colorectal Cancer. Gastroenterology. 143(3):844-57, 2012
10. Qumseya BJ et al: Advanced colorectal polyp detection techniques. Curr Gastroenterol Rep. 14(5):414-20, 2012
11. de Jonge V et al: Systematic literature review and pooled analyses of risk factors for finding adenomas at surveillance colonoscopy. Endoscopy. 43(7):560-72, 2011

二、常见腺瘤（管状、绒毛状、管状绒毛状）

大体特征和内镜下特征

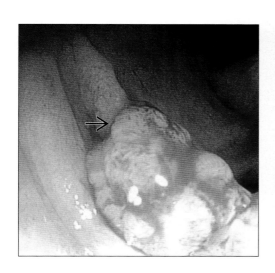

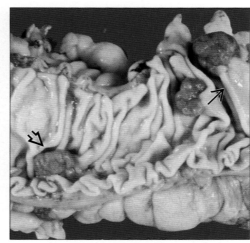

（左）一个大的管状腺瘤有广基和黏膜发红。高倍镜下显示扭曲的、不规则的隐窝结构（黑箭头）

（右）一段切除的结肠包括许多有蒂息肉。这些病变轻度发红（空心箭头），但是正常的黏膜和黏膜下层组成了息肉的蒂（黑箭头）。推测是长期的推力和高的腔内压促进了远端结直肠息肉的蒂的形成

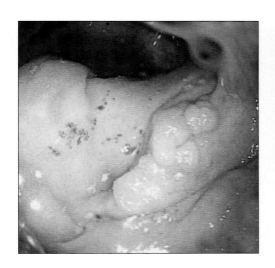

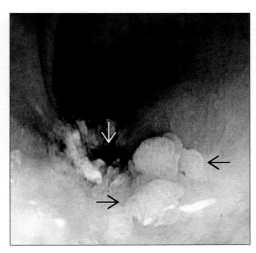

（左）一个大的绒毛状腺瘤在远端结直肠形成了无蒂斑块。表面黏膜是粗糙结节状且组织外观是柔软的

（右）同一个病变在内镜下大部分被切除了。然而，放大内镜显示许多结节性区域，提示有残留腺瘤（黑箭头）。活检的部位形成了深溃疡（白箭头），周围呈蓝色，这是注射于息肉基底部的印度墨汁

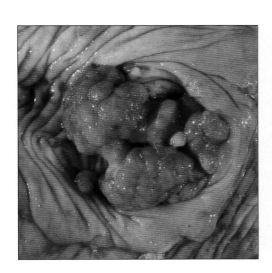

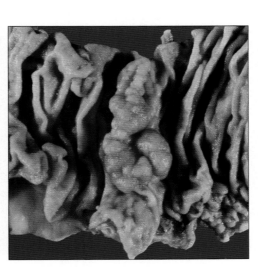

（左）行右半结肠切除术来切除大的绒毛状息肉。这个病变充满了盲肠，形成了一个多结节的表面柔软的肿块。与背景黏膜相比，腺瘤微微发红

（右）切除的一段腹部结肠道包含一个大的绒毛状腺瘤。这个腺瘤形成了无蒂的斑块，伴有柔软、质脆的表面。背景黏膜是正常的

二、常见腺瘤（管状、绒毛状、管状绒毛状）

显微镜下特征

（左）大多数腺瘤有管状的形态学表现，它们包含很多隐窝，中间的间质很少。隐窝是直的，管状位于黏膜表面，但是黏膜深部可见不同的分支和扩张（黑箭头）

（右）大的腺瘤可能包含绒毛状的成分，表现为长的、指状的突起，固有肌层表面有单层的肿瘤上皮细胞（黑箭头）

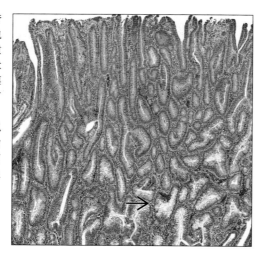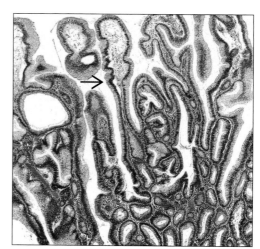

（左）腺瘤通常存在低级别或高级别异型增生。低级别异型增生包括细胞核大深染，及有丝分裂增加（白箭头）、凋亡上皮细胞的碎片。缺乏复杂的结构特征

（右）高级别异型增生包括复杂的结构特征，如融合的、筛状的腺体，正如图中所示。细胞核是扩大的，呈现出极性消失、明显的核仁和坏死（白箭头）

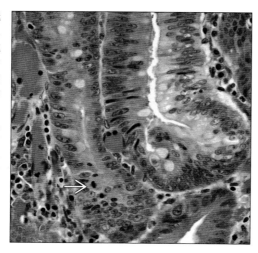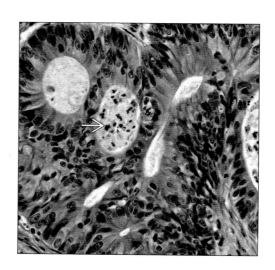

（左）管状腺瘤和绒毛状腺瘤都呈现出一些特殊的组织学特征，但是并不具有临床意义。这个近端结肠的管状腺瘤包含许多数量的帕内特细胞明显增多，胞质丰富，可见嗜酸性颗粒（白箭头）

（右）另外一个直肠腺瘤在黏膜深处包含巢状的内分泌细胞（黑箭头）。这一表现并不代表是内分泌肿瘤（类癌）

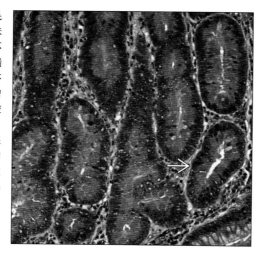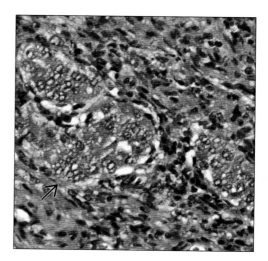

二、常见腺瘤（管状、绒毛状、管状绒毛状）

诊断难点

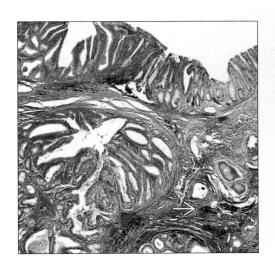

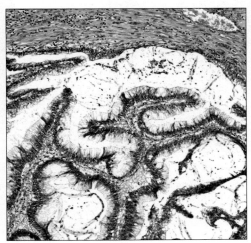

（左）创伤性有蒂的腺瘤在黏膜下层包含突出黏膜形成的小叶，称作"假性浸润"或异位上皮。腺瘤上皮的聚集体被固有肌层包绕。含铁血黄素出现在黏膜下层（白箭头）

（右）黏膜下层的上皮在外观上类似于表面成分，并且被固有层包绕，这是与侵袭性腺瘤的区别

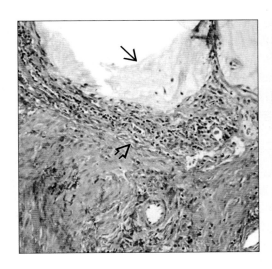

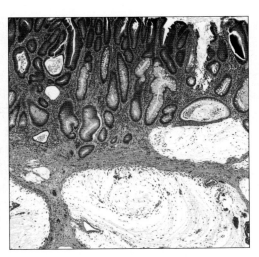

（左）在黏膜下上皮移位与脱细胞黏蛋白池有关。这枚息肉包含一个由固有肌层（空心箭头）包绕的黏蛋白池（黑箭头）。间质中出现含铁血黄素常见于创伤性的息肉。黏膜下层是纤维化的

（右）黏蛋白池也可见于可在内镜下治疗的腺瘤。这个腺瘤在内镜检查过程中取活检，随后被切除了

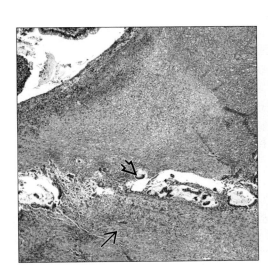

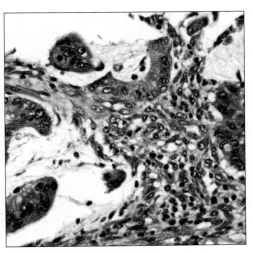

（左）先前取活检的腺瘤的进展程度的改变类似于侵袭性的腺瘤。肿瘤上皮束在活检部位的肉芽组织（黑箭头）和脓性纤维蛋白渗出物之间成线形排列（空心箭头）

（右）部分扩张的隐窝包含黏蛋白和成束的肿瘤上皮细胞，后者可类似肿瘤的外观。然而，他们与固有层密切相关，这在肿瘤中是见不到的

三、侵袭性结直肠腺癌

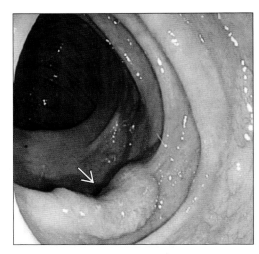

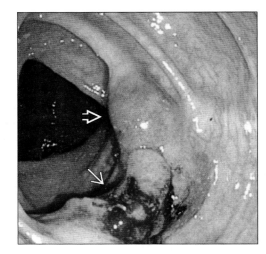

一位86岁的老年男性因为缺铁性贫血和大便隐血阳性而行结肠镜检查。在升结肠的近端发现了一个2cm大小的边界不清的斑片状的黏膜发红的病变（白箭头）

在同一个病变的位置注射了3ml的印度墨汁（空心箭头），并取活检，导致缓慢的渗血（白箭头）。活检标本的组织学检查确认侵袭性腺癌的诊断

病因和发病机制

风险因素

- 不可变的因素。
  - 年龄。
  - 结肠腺瘤的病史。
  - 基因风险
    - 只有5%～6%的患者与遗传综合征有关（家族性腺瘤性息肉病，林奇综合征，*MYH*相关的息肉病，错构瘤）。
    - 近25%的患者有结肠癌的家族史，但是是无症状的；可能与*APC*，*BLM*，*HRAS*，*TGFBR1*，*SMAD7*的低显性突变有关。
  - 慢性结肠损伤（炎症性肠病、放射治疗病史）。
- 可变的因素（环境和饮食影响）
  - 阿司匹林和非甾体抗炎药（风险下降20%～60%）
    - 获益因毒性和出血风险而降低了。
  - 激素替代治疗能够降低近20%的风险
    - 联合雌激素和孕激素可达到最好的效果（降低风险37%）。
    - 增加乳腺癌和心血管事件的风险。
  - 吸烟
    - 在美国与15%～20%的结直肠癌有关。
    - 与特殊的亚群有关：散发的肿瘤伴有微卫星不稳定性，*BRAF*突变，CpG岛甲基化表型。
  - 饮酒可增加风险近15%。
  - 身体活动量
    - 缺乏强力的活动量与12%～14%的结直肠癌有关。
    - 身体活动量大的人比久坐不动的人患病风险低20%～30%。
  - 肥胖

- 在肥胖男性中，患结直肠癌的相对风险增加了24%～59%；肥胖女性中，增加了9%～22%。
  - 肿瘤风险与体重指数有直接关系。
  - 饮食风险
    - 叶酸能够降低健康个体的肿瘤风险。
    - 饮食中的纤维可轻度降低结直肠癌风险（10%）。
    - 钙和维生素D分别降低风险22%和12%。
    - 红肉摄入与肿瘤风险的轻度增加有关（12%）。

主要分子学特征

- 癌基因
  - 原癌基因编码正常调控胚胎形成、增殖、分化和凋亡的蛋白
    - 生长因子、生长因子受体、信号传导蛋白、转录因子。
  - 功能上增强的原癌基因是癌基因
    - 从点突变、转位和其他改变发展而来。
    - 网络效应能够增加基因表达、增强蛋白质活动、对降解产生耐药。
  - 只需要一对等位基因的异常就可以改变其功能。

肿瘤抑制基因

- 编码抑制原癌基因功能的蛋白质。
- 缺乏、阻断可以抑制原癌基因的功能，促进不受控制的增殖。
- 复等位基因的失活对于抑制功能是必需的。
- 失活的机制
  - 突变。
  - 移位。
  - 杂合性丢失。
  - 由甲基化导致的转录沉默。
- Micro RNA
  - 涉及到转录后调控的短的、非编码的RNA序列

三、侵袭性结直肠腺癌

关键点

病因

- 接近25%的患者有结直肠癌的家族史，但却是无症状的，这可能与低频率的突变体有关，包括*APC*，*BLM*，*HRAS*，*TGFBR1*，*SMAD7*。

临床概要

- 随年龄增长，发病率增加。
- 美国每年发病人数为150 000～160 000。
- 每年发病的患者中5%诊断时小于45岁。
- 表现出的症状与肿瘤出血、便秘、积粪性腹泻有关。
- 手术是一个治疗选择。
- 放射疗法和化疗更多地用于疾病晚期患者。
- 手术是依疾病分散而定的。

内镜表现

- 隆起的、边界不清的伴有中央溃疡的肿物。

组织病理学表现

- 活检样本的诊断特点。
- 浸润性、恶性的腺体。
- 粘连通常反映黏膜下侵袭。

辅助检查

- 在检测缺陷及识别缺失基因时，错配修复蛋白是有用的。

主要鉴别诊断

- 有肿物或狭窄等内科疾病。
- 结直肠非上皮性肿瘤。
- 异位上皮的腺瘤。
- 从其他部位转移而来。

■结合和防止mRNA转录。

5号染色体*APC*的等位基因突变

- 可在80%的肿瘤中检测到。
- 肿瘤抑制因子通常表达在非增生的上皮
  - GSK-3β复合体利于β-catenin的磷酸化，导致了它在细胞质中的降解。
  - 激活Wnt信号通路抑制*APC*的功能，利于β-catenin发挥瘤作用
    - β-catenin的降解失败容易导致在细胞质内的累积并转位到细胞核，促进细胞增殖。
  - *APC*通过干预微管的功能来调控有丝分裂。
- 无功能的*APC*能够促进β-catenin的作用和有丝分裂过程中染色体的不稳定性，导致杂合性的丢失。
- 常见腺瘤到结直肠腺癌的顺序
  - 这个过程需要＞10年，因此证明了当前的监测指南的合理性。
- 影响这两个等位基因的自发突变导致的散发肿瘤的发生。
- 综合征性肿瘤的发生是由于生殖细胞的一个等位基因的突变和自发的其他拷贝的失活（家族性腺瘤性息肉病）。

散发的微卫星的不稳定性

- 在15%的肿瘤中可检测到。
- 在转录水平的*MLH1*的甲基化和沉默，能够促进微卫星灶的不稳定性。
- 常伴有*BRAF*的突变。
- 假定的锯齿状肿瘤通路的终点
  - 由于*MLH1*的甲基化和沉默，无蒂锯齿状息肉伴有*BRAF*的突变和DNA甲基化时可发展为异型增生，进而发展为具有相似特征的腺瘤。

临床概要

流行病学

- 发病率
  - 在美国每年150 000～160 000例发病。
  - 是最常见的恶性消化道疾病。
  - 发病和致死的主要原因。
  - 在经济发达的国家更常见。
- 年龄
  - 随年龄增长，发病率升高。
  - 肿瘤诊断时的中位年龄为69岁。
  - 大部分患者（67%）诊断时＜65岁。
  - 只有5%的患者在诊断时＜45岁
    - 大多数病例无炎症性肠病或遗传性肿瘤综合征。
- 性别
  - 男性为主（男：女接近2：1）。
- 种族
  - 在美国，黑种人比白种人有更高的发病率。
  - 西班牙裔和本土的美国人发病率低。

临床表现

- 与肿瘤出血相关的表现
  - 缺铁性贫血。
  - 便血。
  - 大便隐血阳性。
- 便秘
- 积粪性腹泻
  - 接近肠梗阻的肿瘤不能使坚固的大便通过，只有液体可以通过。
- 体重减轻。
- 腹痛。

实验室检查

- 有些患者的癌胚抗原（CEA）是升高的

○ 可用于评估疾病的进展情况。

○ 评估随着时间推移的治疗效果。

治疗

- 手术是一种治疗方法
  ○ 如果符合特定的标准，早期的病灶是内镜下可切除的
    - 肿瘤起源于有蒂息肉。
    - 缺乏高级别癌。
    - 缺乏淋巴血管的侵袭。
    - 足够的手术切缘（1 ～ 2mm）。
  ○ 对于局灶性进展期肿瘤行手术切除联合淋巴结清扫。
  ○ 对于Ⅳ期疾病，手术联合化疗及间断放疗的应用逐渐增多
    - 随着这种积极的治疗，部分患者的生存期明显延长。
- 放疗
  ○ 经常用于治疗局灶性转移的直肠癌，特别是在新辅助化疗中。
  ○ 可能用于Ⅳ期患者的治疗。
- 化疗
  ○ 直肠癌的新辅助化疗。
  ○ Ⅲ期或Ⅳ期肿瘤的辅助化疗。
  ○ 如果出现高风险的特征，一些Ⅱ期患者可能会给予化疗
    - 无肿瘤穿孔。
    - 广泛的淋巴管或血管的侵袭。
  ○ 联合细胞毒性药物的治疗
    - 5-氟尿嘧啶联合亚叶酸是标准化治疗，但对高频微卫星不稳定肿瘤的患者无效。
    - 奥沙利铂、伊立替康或卡培他滨可增加至晚期疾病或复发患者的治疗中。
  ○ 转移性疾病的靶向治疗
    - 贝伐单抗和阿柏西普抑制VEGF的介导的细胞信号通路。
    - 瑞戈非尼靶向VEGF-2和VEGF-3及相关的信号激酶。
    - 西妥昔单抗和帕尼单抗与EGFR结合（不用于KRAS突变的患者）。

预后

- 生存期取决于分期
  ○ 局部肿瘤5年生存率＞90%。
  ○ 有转移的患者5年生存率＞12%。
- 黑种人（30/100 000）比白种人（20/100 000）死亡率高。
- 组织学上预后不佳的特征
  ○ 缺乏对肿瘤的免疫反应（克罗恩样的淋巴反应）。
  ○ 肿瘤出芽。
  ○ 浸润性的生长类型。
  ○ 淋巴管侵犯。

○ 大静脉的侵犯。

○ 嗜神经侵袭。

○ 结肠穿孔。

- 高频微卫星不稳定的肿瘤与微卫星稳定的肿瘤相比通常预后较好。

内镜表现

一般特征

- 隆起的、边界不清且中央有溃疡的肿物。
- 坚硬的息肉状的、多结节的肿瘤。
- 圆周形的病变，特别是在左半结肠。
- 蕈伞样的腔内肿物，特别是在近端结肠。

大体特征

息肉切除术的样本

- 墨汁浸润的息肉基底。
- 垂直于基底的切片维持黏膜层、黏膜下层及息肉基底的关系。
- 大多数息肉都是被切成2部分或3部分。

处理切除的标本

- 记录肿瘤位置，特别是直肠乙状结肠。
- 阐明是否存在伴随疾病（如息肉、炎症性肠病）。
- 标明先前治疗的证据
  ○ 印度墨汁或息肉切除术的位置。
  ○ 放疗相关的改变和肿瘤的进展需要评估。
- 识别手术切缘
  ○ 肠腔的两端。
  ○ 根据结直肠肿瘤的位置及切除的标本来确定切除的边缘
    - 直肠、右半结肠、横结肠、降结肠、乙状结肠及直乙交界处的结肠都有肠系膜的边界。
    - 右半结肠和降结肠有后部切除的边界，从腹壁和肠系膜的边界切除。
    - 直乙交界处的结肠和直肠有肠系膜的边缘，位于上段直肠的后部和远端直肠周围。
- 肿瘤浸润的深度
  ○ 肿瘤吞噬了正常组织。
  ○ 浆膜受累表明炎症性的改变
    - 纤维性粘连。
    - 不规则的皱襞或结节。
    - 使用细胞涂片可增强检测效率。
- 局部淋巴结
  ○ 在肿瘤15 ～ 20cm范围以内的局部淋巴结。
  ○ 所有阴性淋巴结都全部送检。
  ○ 淋巴结阳性的计数可代表疾病分散。
  ○ 必须检测12 ～ 15处局部淋巴结以充分评估病理分期
    - 提交额外的脂肪切片以提高淋巴结的检出率。
    - 阐明增加的淋巴结检出的途径。

三、侵袭性结直肠腺癌

● 远处转移的疾病
  ○ 用照片记录下切除标本的深度。
  ○ 记录对新辅助治疗的反应。

组织病理学表现

组织学特征

● 活检标本的诊断性特点
  ○ 浸润性、恶性的腺体。
  ○ 单个细胞，肿瘤出芽。
  ○ 粘连反映了黏膜下侵袭的存在
    ■ 黏膜层的肿瘤不会促进成纤维组织增生，即使黏膜层已被肿瘤浸润。
● 肿瘤的形态学改变
  ○ 肠型腺癌：90%的结直肠癌存在小肠的分化。
  ○ 病例的10%可出现微乳头状癌区。
  ○ 锯齿状腺癌。
  ○ 黏液癌：10%的结直肠癌有细胞外的黏蛋白池，占据肿瘤体积的50%。
  ○ 印戒细胞癌：2%的结直肠癌有浸润的印戒细胞。
  ○ 髓样癌：1%～5%的结直肠癌表现出肿瘤细胞的小梁，与肿瘤的淋巴细胞浸润有关。
  ○ 高级别的内分泌癌：不常见，但是预后不良。
● 微卫星不稳定性的特点
  ○ 肿瘤的异质性：同一个肿瘤中有不同的形态学改变。
  ○ 黏液癌：近50%的病例有高频率微卫星不稳定。
  ○ 髓样癌：实际上所有的病例都是高频率微卫星不稳定。
  ○ 印戒细胞癌。
  ○ 肿瘤浸润性的淋巴细胞（每高倍镜视野下约2个）。
  ○ 拥挤受限的边界。
  ○ "暗淡的"坏死缺乏。

辅助检查

免疫组化检查

● 在检测缺陷和识别缺失基因的方面错配修复蛋白是有用的
  ○ *MLH1* 的缺失：MLH1的缺失合并PMS2的缺失。
  ○ *MSH2* 的缺失：MSH2的缺失合并MSH6的缺失。
  ○ *PMS2* 的缺失：PMS2的单独缺失。
  ○ *MSH6* 的缺失：MSH6的单独缺失。
● 免疫组化提示 *BRAF* 的突变。

PCR

● 微卫星不稳定性检测
  ○ 许多机构普通检测所有结直肠癌，而有些机构则根据贝塞斯达（Bethesda）标准来检测。

分子分析

● 对于考虑应用西妥昔单抗治疗的患者评估 *KRAS* 的突变。
● 对于 *MLH1* 缺失的肿瘤患者行 *BRAF* V600E的检测
  ○ 大多数含有的高频微卫星不稳定的散在肿瘤，由于

MLH1 启动子的甲基化，也存在 *BRAF* 的突变。

鉴别诊断

内镜鉴别诊断

● 伴有肿块或狭窄的内科疾病
  ○ 肿块：急性缺血伴有水肿。
  ○ 狭窄：炎症性肠病、慢性缺血、憩室疾病相关的结肠炎。
● 结直肠非上皮性肿瘤。

组织学鉴别诊断

● 含有异位上皮的腺瘤类似于早期肿瘤
  ○ 黏膜下的异位上皮与固有肌层粘连，并且呈现小叶状的改变。
  ○ 含铁血黄素、出血、纤维化、黏蛋白池均反映息肉损伤。
  ○ 异位上皮的细胞学特点类似于表面上皮。
● 来自其他部位的转移瘤
  ○ 可定植于黏膜和类似原发性肿瘤
    ■ 出现转移到结肠的淋巴结。
  ○ 常见的原发位置：肺、乳腺、妇科肿瘤、胰胆道。
  ○ 提示存在转移的特点
    ■ 非典型的细胞学特征（鳞状分化、小腺体、非腺性的肿瘤）。
    ■ 广泛的淋巴管、血管侵袭。
  ○ CK7、CK20和CDX2的免疫组化阳性并非总是对诊断有帮助
    ■ 结直肠癌的CK20和CDX2阳性在不常见的形态学变化中并不明显。

参 考 文 献

1. Frankel TL et al: Hepatic resection for colorectal metastases. J Surg Oncol. 109(1):2-7, 2014
2. Hegde M et al: ACMG technical standards and guidelines for genetic testing for inherited colorectal cancer (Lynch syndrome, familial adenomatous polyposis, and MYHassociated polyposis). Genet Med. 16(1):101-16, 2014
3. Rock JB et al: Debating deposits: an interobserver variability study of lymph nodes and pericolonic tumor deposits in colonic adenocarcinoma. Arch Pathol Lab Med. 138(5):636-42, 2014
4. Smith RA et al: Cancer screening in the United States,2014: a review of current American Cancer Society guidelines and current issues in cancer screening. CA Cancer J Clin. 64(1):30-51, 2014
5. Affolter K et al: BRAF V600E mutation detection by immunohistochemistry in colorectal carcinoma. Genes Chromosomes Cancer. 52(8):748-52, 2013
6. Panarelli NC et al: Histologic features and cytologic techniques that aid pathologic stage assessment of colonic adenocarcinoma. Am J Surg Pathol. 37(8):1252-8, 2013
7. Pericleous M et al: Diet and supplements and their impact on colorectal cancer. J Gastrointest Oncol. 4(4):409-23,2013

三、侵袭性结直肠腺癌

大体特征和内镜下特征

（左）一位87岁的女性在升结肠部位发现了一枚阻塞性蕈伞样肿物，黏膜可见近期有出血的痕迹。在病变的周围可见许多息肉（空心箭头）

（右）一位85岁男性便血，在直肠中段发现一个侵袭性肿瘤。这个肿瘤是近乎阻塞性的，占据了腔内2/3的空间。病变表面有脓性纤维蛋白渗出物。也可看到直肠出血痕迹（白箭头）

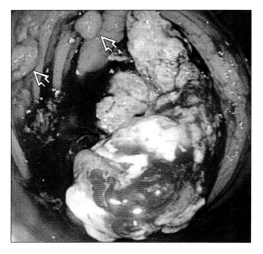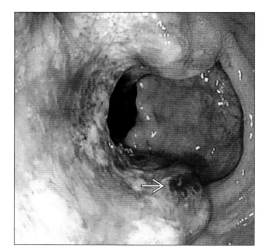

（左）一位68岁男性因右上腹痛而行结肠镜检查。除了几个腺瘤外，在横结肠近端还发现一个环形的近乎于阻塞肠道的肿物。活检证实为侵袭性腺癌

（右）位于横结肠的阻塞性的肿瘤被切除。这枚环形的肿物中央有溃疡，且因浆膜粘连而略显僵硬

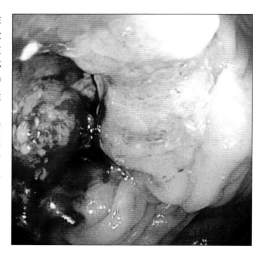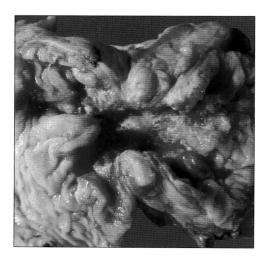

（左）在行结肠镜检查时发现一个小的（＜1cm）、僵硬的肿物，活检证实为腺癌。病变处还有印度墨汁的颜色（弯箭头）。病变的表面呈多结节性，中央成脐样凹陷（白箭头）

（右）这个非阻塞性的结肠癌表现为锯齿状、结节状息肉，周围是正常的黏膜皱襞。然而，相邻皱襞是僵硬的（白箭头），意味着黏膜下层有肿瘤细胞的浸润

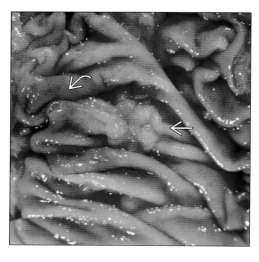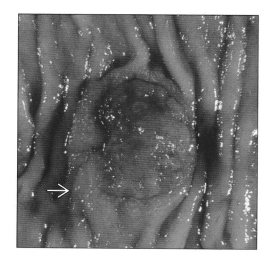

三、侵袭性结直肠腺癌

形态学的改变

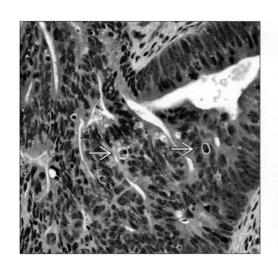

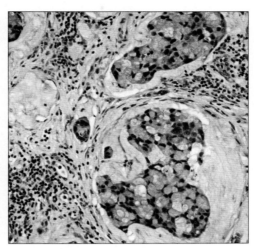

（左）大多数结肠腺癌都是肠型的，包含有恶性细胞的腺体。肿瘤中包含凋亡细胞的碎片（白箭头），并累积在腺体腔内。有丝分裂象常见

（右）黏液癌包含有黏蛋白池，有成束的或单个细胞，内有丰富的黏液细胞质。接近50%肿瘤有高频微卫生不稳定性

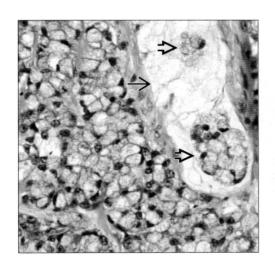

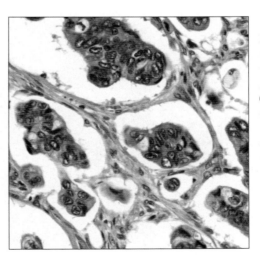

（左）结直肠的印戒细胞癌是不常见的。大多数与黏液癌有关，并出现黏蛋白池（黑箭头），包含有成束的或单个的印戒细胞（空心箭头）。浸润性的肿瘤侵袭到基质中

（右）微乳头状癌并未被深入研究过，被认为是高级别恶性肿瘤。它们呈网格样，包含巢状和束状的肿瘤细胞

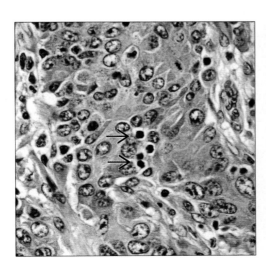

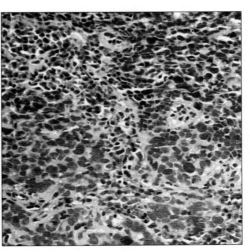

（左）髓样癌包含小梁样的大细胞，其胞质丰富、呈双嗜性。肿瘤细胞核由开放的染色质包绕且有明显的核仁。上皮内的淋巴细胞（黑箭头）是其特征之一

（右）高级别的内分泌癌是一种重要的应当识别的肿瘤。这些肿瘤预后较差，并且治疗类似于其他部位的小细胞癌。凋亡细胞类似淋巴细胞

预后因素

（左）局限于黏膜层的癌病理分期是原位癌。这种病变并不引起促纤维性间质反应

（右）侵袭性的癌侵犯黏膜肌层，累及黏膜下层（黑箭头），引起了促纤维性间质反应。如果没有高级别成分参与或淋巴血管浸润，且基底边缘大于1cm，有蒂息肉可以通过息肉切除术而治愈

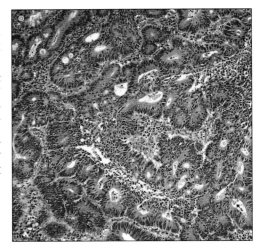
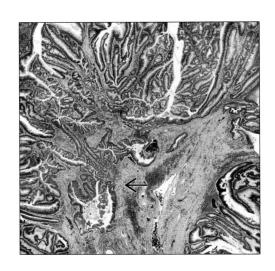

（左）在结直肠癌中，淋巴血管（血管）的浸润和壁外大静脉的浸润都是独立的不良预后因素。大静脉的浸润很难检测到，因为肿瘤细胞经常延伸到管壁外。关于静脉浸润的证据包括接近动脉（空心箭头）的肿瘤细胞的结节（黑箭头）

（右）肿瘤出芽被定义进展期肿瘤边缘的小簇肿瘤细胞（黑箭头），是预后不良的因素

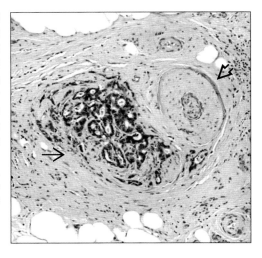
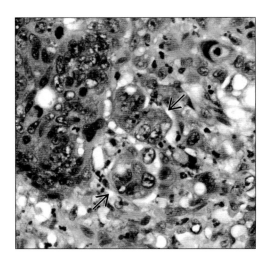

（左）结肠癌的浆膜层浸润经常被忽视。这一现象的证据包括延伸到浆膜面的癌周脓肿，浆膜的纤维蛋白，接近于（＜1mm）肿瘤的纤维炎症组织反应。这些改变在肠周脂肪间隙的小叶间最明显（黑箭头）

（右）高倍镜下观察此区域发现混杂的腺癌（黑箭头）和间皮细胞（空心箭头）

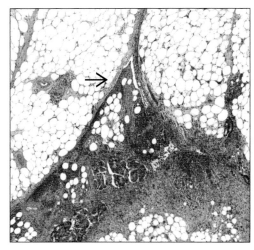
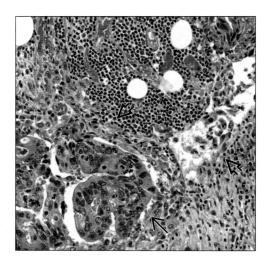

三、侵袭性结直肠腺癌

预后因素

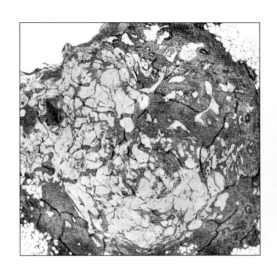
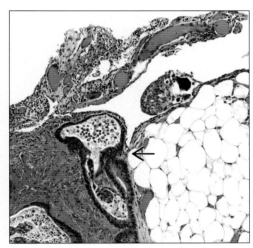

（左）肿瘤的增长可以是不规则的或圆形的，也可以表现为淋巴结、血管或神经的浸润、侵犯周围软组织或直接扩张浸润。在外科的手术记录中，这些病变应当被重视且数目被记录。如果说所有的局部淋巴结转移都是阴性，那么应当标明 pN 1c

（右）覆膜肿瘤细胞（黑箭头）的不连续生长在分类上被当作远处转移（M1）

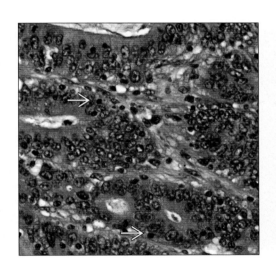
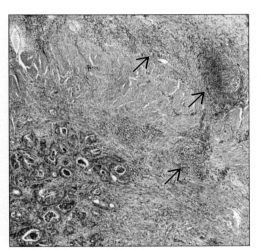

（左）T 细胞丰富的宿主对结直肠癌的免疫反应是预后较好的指标。肿瘤侵犯的淋巴细胞（白箭头）是成熟 T 细胞，表现出免疫反应的一种形式。它们与高频微卫星不稳定有关，推测它们与肿瘤细胞的不稳定性的肿瘤抗原反应有关

（右）位于肿瘤前缘的类似于克罗恩病的淋巴样反应（黑箭头），这是宿主免疫反应的另外一种形式

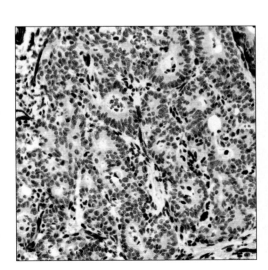
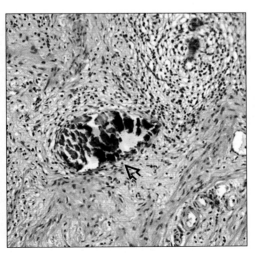

（左）错配修复缺陷是一个预后较好因素，通常源于散在肿瘤中缺乏 MLH1。肿瘤细胞中 MLH1 是完全缺失的，PMS2 作为内参染色则是强阳性的

（右）直肠癌新辅助化疗后中肿瘤消退程度与预后有关。治疗后的肿瘤有不同程度的钙化（空心箭头）、纤维化和炎症

第4章 胃肠道疾病

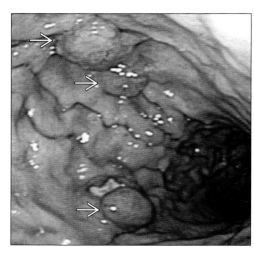

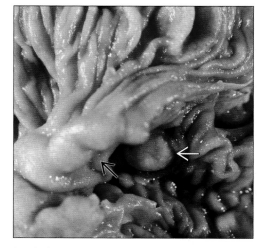

胃肠道内分泌肿瘤通常表现为无蒂息肉状结节。此患者患有自身免疫性胃炎，在胃体发现数个肠嗜铬细胞性结节（白箭头）

这位患者接受了结肠镜检查，发现在回肠末端有黄色结节（白箭头），切除该部位肠管。肿瘤起源于黏膜下层，非常接近回盲瓣（黑箭头）

术　语

同义词

- 内分泌/神经内分泌肿瘤。
- 癌瘤
  - 用来描述分布在整个胃肠道的内分泌肿瘤的总称。
  - 用于描述可以分泌 5- 羟色胺的肿瘤，这些肿瘤可以导致类癌综合征。
  - 非典型类癌。
- 神经内分泌癌
  - 小细胞癌。
  - 大细胞变异型小细胞癌。

定义

- 由具有内分泌细胞的生化及形态学特征的细胞组成的肿瘤
  - EC（肠嗜铬细胞）生产组胺。
  - G 细胞产生胃泌素。
  - D 细胞生产生长抑素。
  - 肠嗜铬细胞产生 5- 羟色胺。
  - L 细胞分泌胰高血糖素样肽 -1。

病因和发病机制

细胞起源

- 胃肠道中的内分泌细胞起源于多功能干细胞
  - 祖细胞，包括吸收细胞、杯状细胞、帕内特细胞、内分泌细胞。
- 胃肠道内分泌细胞起源于神经嵴这一说法显然是不正确的。
- 最佳归类为"内分泌"，而不是"神经内分泌"
  - 含有激素生成细胞典型的分泌颗粒，不一定是"神经分泌"颗粒。
  - 嗜铬粒蛋白是一种胰抑制素和血管形成抑制素 I 和 II 的激素原，而不是神经元标记物。

肿瘤的临床病理谱

- 内分泌细胞增生（胃和胰腺）。
- 内分泌细胞肿瘤
  - 高分化的低级别肿瘤（"类癌"肿瘤）。
  - 高分化的中级别肿瘤（"非典型类癌"肿瘤）。
  - 高分化的高级别肿瘤。
  - 低分化的高级别癌（小细胞和大细胞型）。
- 混合性腺神经内分泌癌（MANEC）
  - 内分泌成分混合恶性腺体（均＞30%）。

病症关联性

- 多发性内分泌腺瘤 1 型与十二指肠（和胰腺）的胃泌素瘤以及在胃内肠嗜铬细胞样增生（2 型胃内分泌肿瘤）相关。
- 多发性神经纤维瘤 1 型与腺内分泌肿瘤相关。

临床概要

流行病学

- 年龄的双峰分布：年轻患者多患有相关综合征，而散发的肿瘤多出现在老年人群体中。
- 没有性别差异。

临床表现

- 功能性肿瘤呈现出与激素产生相关的症状
  - 酸相关性消化道损伤（胃泌素瘤）。
  - 类癌综合征是 5- 羟色胺分泌型肿瘤进展期的一种表现。
- 非功能性肿瘤引起肿块相关性症状
  - 出血或贫血。
  - 腹痛。

实验室检查

- 尿液中 5- 羟吲哚乙酸。
- 血清嗜铬粒蛋白和神经元特异性烯醇化酶。
- 血清细胞角蛋白 18 和细胞角蛋白 19 水平。

一、肠内分泌/神经内分泌肿瘤

关键点

临床概要

- 肿瘤是散发的或综合征性的。
- 功能性肿瘤呈现出与激素产生相关的症状。
- 非功能性肿瘤引起肿块相关症状（出血，贫血，腹痛）。
- 诊断检查：尿液中5-羟吲哚乙酸，血清嗜铬粒蛋白和神经元特异性烯醇化酶，碘-111奥曲肽扫描。
- 手术切除是最主要的治疗手段，甚至是已达到Ⅳ期的患者可考虑手术切除。
- 化疗方案：生长抑素类似物，烷化剂，生长因子受体拮抗剂，以及PI3K-Akt-mTOR途径的抑制剂。
- 独立的预测因素：分化，分级，分期。

内镜表现

- 黏膜下淡黄色结节，而大的病变表现为环形或罩伞型肿块。

组织病理学表现

- 胚胎起源的相关结构。
- 具有点状着色染色质的光滑圆形细胞核，小而显著。
- 病理报告所需内容
  - 肿瘤大小，孤立病灶或者多灶性。
  - 分类方案：分化，分级，分期。
  - 切除是否充分。
  - 血管浸润，坏死。
  - 验证性免疫组化（内分泌标志物）。
  - Ki-67指数以明确肿瘤分级。

- 使用特定示踪剂的PET扫描。
- 铟-111奥曲肽扫描（靶点SST2）。

治疗

- 手术切除是最主要的治疗方法，甚至是已达到Ⅳ期的患者可考虑手术切除。
- 化疗方案
  - 靶点为生长抑素受体（SST2）的制剂：奥曲肽和兰瑞肽。
  - 烷化剂：替莫唑胺。
  - 较新的药物，包括生长因子受体拮抗剂（贝伐珠单抗和舒尼替尼），以及PI3K-Akt-mTOR途径的抑制剂（依维莫司）。

预后

- 独立预测因素，包括分级和分期。

内镜表现

小病灶

- 黏膜下淡黄色结节。
- 可能呈现为中央凹陷或溃疡。

大病灶

- 环形或罩伞型肿块。

区域淋巴结转移

- 引起纤维化反应导致狭窄。

组织病理学表现

组织学特征

- 胚胎起源相关的结构
  - 典型的前肠衍生的肿瘤呈片状、巢状和小梁状。
  - 中肠衍生的肿瘤，癌巢、集群和腺体状较常见。
  - 胚胎后肠衍生的肿瘤多呈线形和小梁状。

细胞学特征

- 低级别肿瘤的细胞核光滑，呈圆形，具有点状着色色质，小而明显
  - 可见多核、奇异核、多形性细胞核，偶可见已变性而没有生物学意义的包涵体。

辅助检查

组织化学

- 嗜银肿瘤需要还原剂来沉淀银
  - Churukian-Schenk法。
  - Grimelius法。
  - Sevier-Munger法。
  - Hellerstr m-Hellman法。
- 嗜银性物质在无还原剂时参与沉淀银
  - Fntana-Masson法（肠嗜铬细胞）。

免疫组化

- 胞质/细胞膜染色
  - 神经元特异性烯醇化酶。
  - PGP 9.5。
  - CD56（神经细胞黏附分子）。
- 小囊泡相关的染色
  - 突触小泡蛋白。
- 分泌颗粒
  - 嗜铬粒蛋白A和B。
  - 亮氨酸-7（CD57）。
- 肽类激素
  - 免疫染色可能无法反映功能状态。

分子遗传学

- 缺乏典型的结直肠癌改变
  - 无KRAS，APC，BRAF，以及RET基因突变。
  - 微卫星稳定。
  - 只有30%具有β-catenin，BCL-2或HER2的改变。
- 综合征性肿瘤具有特定的分子变化
  - 多发性内分泌腺瘤1（MEN1，11q13）。

一、肠内分泌/神经内分泌肿瘤

胃肠道内分泌肿瘤位点特异性5年生存率

肿瘤位置	局限性疾病	淋巴结转移	远处转移
胃	68%	35%	10%
小肠	57%	67%	40%
阑尾	91%	81%	28%
结肠	74%	51%	25%
直肠	87%	41%	25%

- ○ Von Hippel-Lindau 病（3p25）。
- ○ 神经纤维瘤病1型（NF1，17q11）。
- 散发的前肠衍生的肿瘤可能显示 MEN1（11q13）突变。
- 中肠衍生的肿瘤显示在18q的抑癌基因杂合性丢失。
- 内分泌肿瘤的特征为大量染色体物质的丢失，而不是特异的突变。

生长抑素受体（SST2）

- G蛋白偶联受体。
- 几乎所有的内分泌细胞都表达。
- 免疫组化显色研究可指导治疗（欧洲）。
- 为了提供更准确的信息，奥曲肽扫描在美国更常用。

鉴别诊断

内镜鉴别诊断

- 小的内分泌肿瘤类似于淋巴细胞增殖性疾病和间性源性肿块。
- 大的肿瘤似腺癌。
- 肠系膜转移类似于硬化性肠系膜炎。

组织学鉴别诊断

- 大多数病例的诊断比较明确。
- 粉碎的淋巴细胞在结构上与变形的肿瘤细胞相似。
- 在浅表肿瘤活检中，隐窝的横切面可与内分泌肿瘤类似。

分级

分级与分化

- 分化及分级在大多数病例中关系密切，但并非所有病例都如此
  - ○ 分化：肿瘤细胞类似于正常细胞的程度
    - ■ 内分泌肿瘤，高分化或低分化。
  - ○ 分级：固有生物学潜能，体现在细胞学和结构的异型性和坏死。

三个分级

- 低级别：平滑细胞核，点状着色的染色质
  - ○ 40倍镜下，每10个视野中，有丝分裂象＜2个。
  - ○ Ki-67指数：≤2%。
- 中级别：不规则细胞核，拥挤，染色质较粗，有丝分裂象散在并有以下特征
  - ○ 40倍镜下，每10个视野中，有丝分裂象为2～20个。
  - ○ Ki-67指数：3%～20%。
- 高级别：小或大细胞内分泌癌

- ○ 40倍镜下，每10个视野中，有丝分裂象＞20个。
- ○ Ki-67指数：＞20%。

分期

疾病程度的评估

- 原发肿瘤局限。
- 区域淋巴结转移。
- 远处转移（通常是肝）。

报告标准

病理报告的必需要素

- 肿瘤的解剖位置。
- 样本类型（活检或切除标本）。
- 肿瘤大小。
- 疾病的多灶性，若存在。
- 分类（在报告中使用的文件格式）
  - ○ 分化。
  - ○ 分级。
  - ○ 分期。
- 切缘情况。
- 其他的预后因素
  - ○ 血管浸润。
  - ○ 坏死。
- 免疫组化结果（验证性内分泌标志物和Ki-67）。

参 考 文 献

1. McCall CM et al: Grading of well-differentiated pancreatic neuroendocrine tumors is improved by the inclusion of both Ki67 proliferative index and mitotic rate. Am J Surg Pathol. 37(11):1671-7, 2013
2. Mocellin S et al: Gastrointestinal carcinoid: epidemiological and survival evidence from a large population-based study (n = 25 531). Ann Oncol. 24(12):3040-4, 2013
3. Toumpanakis C et al: Update on the role of somatostatin analogs for the treatment of patients with gastroenteropancreatic neuroendocrine tumors. Semin Oncol. 40(1):56-68, 2013
4. Körner M et al: Somatostatin receptor subtype 2A immunohistochemistry using a new monoclonal antibody selects tumors suitable for in vivo somatostatin receptor targeting. Am J Surg Pathol. 36(2):242-52, 2012
5. Modlin IM et al: Current status of gastrointestinal carcinoids. Gastroenterology. 128(6):1717-51, 2005

一、肠内分泌/神经内分泌肿瘤

大体特征和显微镜下特征

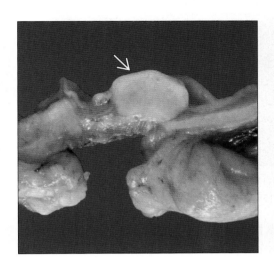

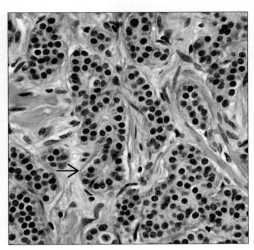

（左）回肠内分泌肿瘤横截面表现为中央位于黏膜下层的边界清楚的黄色肿块。在病变和黏膜基层之间有一个较薄的分界（白箭头）

（右）胃肠道内分泌肿瘤含被胶原基层包裹的小细胞癌巢。回肠的内分泌肿瘤中含有少量腺体（黑箭头）。肿瘤细胞中含有单个圆形核，点状着色染色质，少量的细胞学异型性，无有丝分裂象

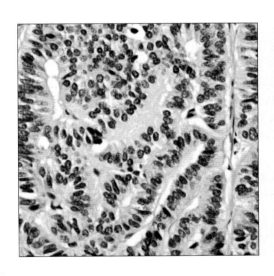

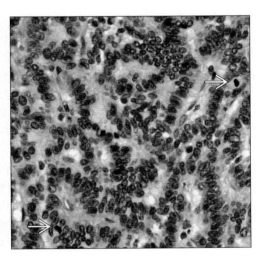

（左）高分化的内分泌肿瘤通常为低级别或中级别。低级别肿瘤细胞胞质丰富，具有双染性，核轮廓光滑，核仁不明显

（右）与此相反，中级别肿瘤细胞核深染，较大程度增大，细胞排列拥挤，甚至有重叠的细胞核。核仁较显著，有散在的有丝分裂象（白箭头）

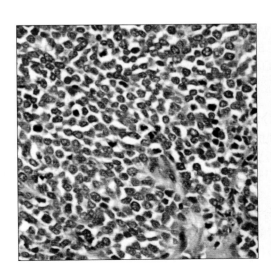

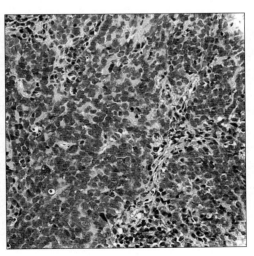

（左）低分化的内分泌肿瘤是具有明显恶性肿瘤特征的高级别病变。大多数都具有较活跃的有丝分裂和局部区域的坏死。黏膜腺体（胃，小肠，大肠）肿瘤细胞核大，细胞质嗜酸性，伴开放染色质，通常归类为大细胞、变异型

（右）与此相反，鳞状黏膜上皮的低分化肿瘤更多类似于其他部位的小细胞癌

二、胃内分泌肿瘤

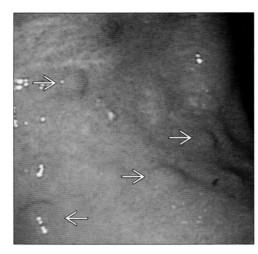

此患者患有自身免疫性胃炎，胃体及胃底发现完全萎缩的黏膜。散在的无蒂结节（白箭头）活检显示肠嗜铬细胞增生

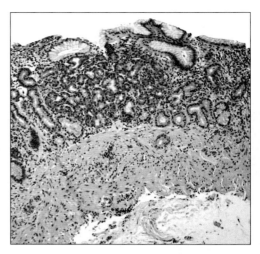

终末期自身免疫性胃炎的特征是薄而萎缩的黏膜。此病例表现为泌酸腺体的完全丧失，伴有轻度慢性炎症

病因和发病机制

1型胃内分泌肿瘤

- 肠嗜铬（ECL）细胞增生伴自身免疫性胃炎
  - 免疫介导的泌酸腺体破坏导致胃酸分泌过少。
  - 胃酸分泌减少刺激胃泌素产生，后者是肠嗜铬细胞的一种营养激素。

2型胃内分泌肿瘤

- 十二指肠或胰腺的胃泌素分泌型内分泌肿瘤刺激肠嗜铬细胞增生。

3型胃内分泌肿瘤

- 散发的病变与遗传综合征无关。

其他机制

- 药物性抑酸（质子泵抑制剂）导致G细胞增生和高胃泌素血症，从而导致肠嗜铬细胞增生。

临床概要

临床表现

- 1型胃内分泌肿瘤
  - 占胃内分泌肿瘤的70%～80%。
  - 好发于中年女性。
  - 伴有其他自身免疫性疾病。
  - 实验室检查异常结果：胃泌素水平显著升高，维生素 B_{12} 缺乏，大细胞性贫血。
- 2型胃内分泌肿瘤
  - 占胃内分泌肿瘤的5%。
  - 年龄的双峰分布：患有多发性内分泌腺瘤病1型（MEN1）综合征的青少年与老年人。
  - 腹痛继发于胃酸过多和溃疡病。
  - 腹泻或脂肪泻。
  - 难治性胃食管反流病。
  - 多发性内分泌腺瘤病1型的临床表现之一，包括其他肿瘤。

- 实验室检查异常结果：空腹血浆胃泌素水平超过 1000pg/ml。
- 3型胃内分泌肿瘤
  - 占胃内分泌肿瘤的15%～20%。
  - 腹痛，出血。

治疗

- 1型胃内分泌肿瘤：内镜可切除较大息肉，但其决定性治疗是胃窦切除术，以减少胃泌素刺激。
- 2型胃内分泌肿瘤：切除胃泌素分泌型肿瘤，根据情况决定是否行胃切除。
- 3型胃内分泌肿瘤：完整的局部切除或外科手术切除，对一些病变需进行淋巴结清扫术。

预后

- 1型胃内分泌肿瘤：主要是增生性结节，预后良好
  - 无明显体征，即使为较大的病变。
- 2型胃内分泌肿瘤：主要是增生性结节，但 MEN1 基因突变的患者，理论上疾病有进展风险
  - 在营养激素（胃泌素）的影响下引起的增生结节的突变，可能会导致肿瘤的进展。
- 3型胃内分泌肿瘤：生物学性质上为侵袭性病变，最终预后与病变所处分期相关
  - 有70%的病例有局部淋巴结转移。
  - 有69%的病例有远处转移。

内镜表现

1型胃内分泌肿瘤

- 泌酸黏膜的萎缩。
- 胃体及胃底的息肉表现为肠嗜铬细胞结节、增生性息肉、幽门腺腺瘤
  - 内分泌细胞结节直径可达1cm。

2型胃内分泌肿瘤

- 增厚的胃皱襞伴结节。
- 肿瘤结节直径可达1cm。

二、胃内分泌肿瘤

关键点

临床概要
- 1型（70%）：肠嗜铬细胞增生相关性自身免疫性胃炎
  - 实验室检查异常结果：胃泌素水平显著升高，维生素B_{12}缺乏，大细胞性贫血。
  - 大多数增生结节呈良性发展。
- 2型（5%）：胃泌素分泌型内分泌肿瘤引起肠嗜铬细胞增生
  - 实验室检查异常结果：空腹血浆胃泌素水平超过1000pg/ml。
  - 大多数增生结节呈低风险。
- 3型（15%～20%）：孤立的肿瘤，非综合征
  - 生物学性质上为进展性病变。

内镜表现
- 1型：萎缩的胃体/底伴息肉（≤1cm）。
- 2型：增厚的胃皱襞伴息肉（≤1cm）。
- 3型：正常黏膜上的孤立结节。

组织病理学表现
- 1型：萎缩性胃黏膜，伴肠嗜铬细胞增生
  - 结节状、巢状和线状排列的肠嗜铬细胞。
  - 高分化，低级别病变。
- 2型：泌酸腺体的增加，伴肠嗜铬细胞结节
  - 肠嗜铬细胞结节扩大黏膜。
  - 高分化，低级别病变。
- 3型：细胞学上呈中到高级别。

主要鉴别诊断
- 胃内分泌肿瘤亚型
  - 根据背景黏膜特征可分类。
  - Ki-67标记情况。
- 其他的息肉类型，依靠活检识别。

3型胃内分泌肿瘤
- 在正常黏膜下的孤立结节。

组织病理学表现

组织学特征
- 1型胃内分泌肿瘤
  - 由成片状和巢状的内分泌细胞组成的结节
    - 高分化，低级别病变。
    - 无明显的有丝分裂活动。
    - Ki-67标记指数低（<3%）。
    - 无坏死。
  - 背景黏膜改变
    - 线形、结节状肠嗜铬细胞增生。
    - 泌酸黏膜萎缩，伴有肠道、假幽门腺及胰腺化生。
- 2型胃内分泌肿瘤
  - 由于胃泌素刺激导致泌酸细胞肿块增加。
  - 结节样肠嗜铬细胞增生
    - 高分化，低级别病变。
    - 可忽略的有丝分裂活动。
    - Ki-67指数低（<3%）。
    - 无坏死。
- 3型胃内分泌肿瘤
  - 线状和巢状排列的肿瘤细胞结节。
  - 大部分病例呈现出中至高级别细胞学改变
    - 细胞质丰富，呈双染性。
    - 细胞核增大，伴开放染色质和核仁。
    - 有丝分裂活动增加。
    - Ki-67标记大多超过了3%。
    - 单个细胞或更广泛的坏死。

辅助检查

免疫组化
- 1型胃内分泌肿瘤：低Ki-67标记，嗜铬粒蛋白（＋），胃泌素（－）。
- 2型胃内分泌肿瘤：低Ki-67标记，嗜铬粒蛋白（＋），胃泌素（－），而胃泌素分泌型肿瘤是嗜铬粒蛋白（＋），胃泌素（＋）。
- 3型胃内分泌肿瘤：多样性，往往是高Ki-67标记，嗜铬粒蛋白（＋）。

鉴别诊断

内镜鉴别诊断
- 增生性息肉。
- 炎性纤维息肉。
- 息肉样增生。

组织学鉴别诊断
- 胃内分泌肿瘤亚型
  - 依靠Ki-67指数的情况和背景黏膜区分。

参 考 文 献

1. Basuroy R et al: Review article: investigation and management of gastric neuroendocrine tumours. Aliment Pharmacol Ther. Epub ahead of print, 2014
2. Cockburn AN et al: Neuroendocrine proliferations of the stomach: a pragmatic approach for the perplexed pathologist. Adv Anat Pathol. 20(3):148-57, 2013
3. Kidd M et al: Gastric carcinoids (neuroendocrine neoplasms). Gastroenterol Clin North Am. 42(2):381-97, 2013
4. Yang Z et al: Gastroenteropancreatic neuroendocrine neoplasms: historical context and current issues. Semin Diagn Pathol. 30(3):186-96, 2013
5. Park JY et al: Gastric lesions in patients with autoimmune metaplastic atrophic gastritis (AMAG) in a tertiary care setting. Am J Surg Pathol. 34(11):1591-8, 20100

二、胃内分泌肿瘤

1型和2型胃内分泌肿瘤

（左）自身免疫性胃炎导致泌酸腺体的完全缺失，并被假幽门腺替代，让人联想到胃窦部。黏膜被慢性炎性细胞弥漫性浸润，并伴有肠上皮化生灶（白箭头）

（右）肠嗜铬（ECL）细胞增生形成一个胃底息肉，在内镜下切除。此病变包含多个结节和肠嗜铬细胞巢，其中有部分发生囊性变（黑箭头）

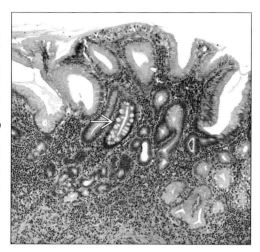
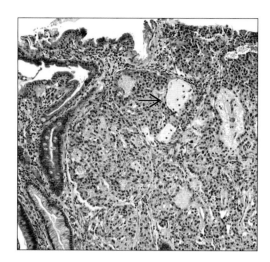

（左）胃泌素分泌型内分泌肿瘤引起胃体及胃底的泌酸腺体增生和肥大，造成弥漫性增厚的结节样黏膜皱襞（空心箭头）。相比较而言正常皱襞更为分散

（右）肥厚泌酸腺体表现为可变的囊性扩张（黑箭头），可能类似于一些胃底腺性息肉的病例。腺体由扩大的壁细胞排列，导致主细胞被压缩，相对不显著

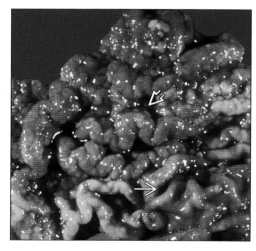
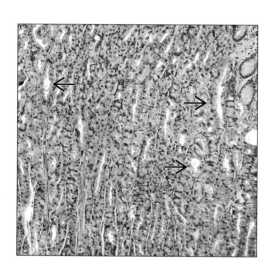

（左）泌酸腺体的增生和肥大及肠嗜铬细胞的增生导致胃黏膜呈结节状态。黏膜通过黏膜基底的内分泌细胞聚集扩大（黑箭头）

（右）高倍镜下观察同一区域，发现为内分泌细胞巢被肌纤维间质包裹。此肿瘤细胞形态呈梭形至上皮样，细胞质丰富，呈双染性，含单个淡染的细胞核

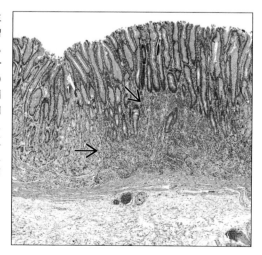
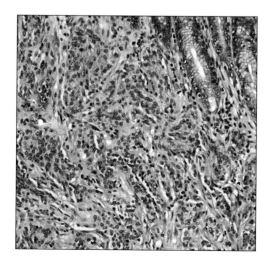

二、胃内分泌肿瘤

3型胃内分泌肿瘤

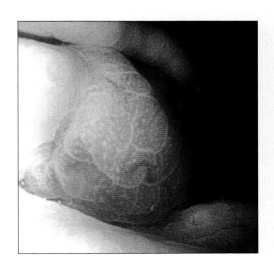

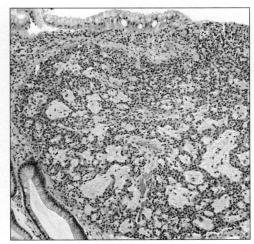

（左）64岁女性在胃体发现一个孤立的结节，并在内镜下切除，该结节被证明是一个低级别内分泌肿瘤。活检后胃体及胃窦部黏膜背景正常，认为是一个散发（3型）的肿瘤

（右）胃窦部散发的内分泌肿瘤组成小的黏膜结节。与大多胃内分泌肿瘤相似，细胞损害程度严重。条索状和梁状肿瘤细胞与黏液基质相关

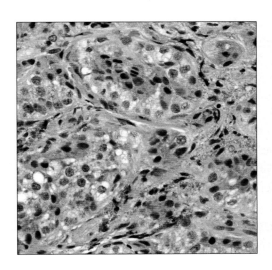

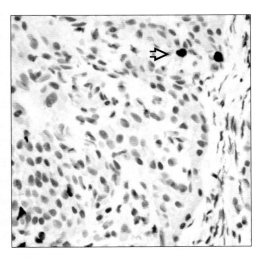

（左）高分化、低级别内分泌肿瘤由胶原基质的癌巢组成。该细胞胞质丰富，呈弱嗜酸性，核圆，伴有点状着色的染色质及小核仁

（右）Ki-67指数被常规用来对胃肠道内分泌肿瘤进行分级。如此处所描述，肿瘤细胞免疫标记（空心箭头）显示＜3%的病例被归为低级别病变

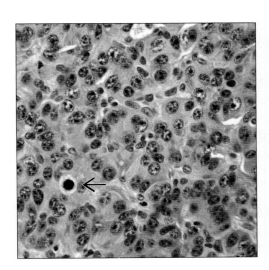

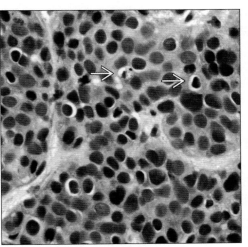

（左）高分化、中级别内分泌肿瘤表现出高度的核异型性。此病例显示细胞核明显，轻微增大，染色质增粗。也可见散在的凋亡上皮细胞

（右）最高级别的内分泌肿瘤多为低分化的病灶，伴有大量增加的有丝分裂象和凋亡碎片（白箭头）。肿瘤细胞细胞核深染，且显著增大

三、胃泌素分泌型内分泌肿瘤

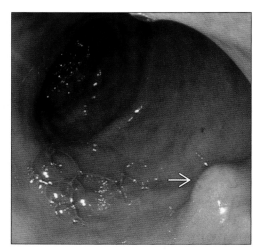

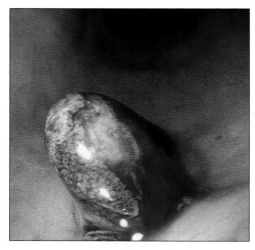

此患有消化性溃疡疾病及高胃泌素血症的64岁的女性，在十二指肠球部发现一个3mm的结节（白箭头）。息肉无蒂且表面颜色苍白，但其他黏膜均正常

通过对其基底部的注射使病变及周围组织抬举，使病变充血发红。此息肉通过套扎和圈套器切除，最终证明是一个胃泌素瘤

术　语

同义词
- 胃泌素瘤。
- G细胞瘤。

定义
- 十二指肠近端或胰腺内分泌肿瘤产生胃泌素。
- 胃泌素：营养肽类激素，刺激肠嗜铬样（ECL）细胞产生组胺，从而导致胃酸分泌。

病因和发病机制

细胞起源
- 胃泌素分泌型内分泌细胞（G细胞）。
- 胰腺和十二指肠发病率基本相同
- 有10%的肿瘤被认为是淋巴结原发
  - 可能从很小的、从未被发现的十二指肠原发肿瘤转移而来。

倾向
- 大多数（75%）肿瘤为散发的。
- 25%为多发性内分泌腺瘤1型（MEN1）
  - 30%～90%同时有胰腺或十二指肠的内分泌肿瘤。
- 小的、非功能性肿瘤
  - 长期抑酸的结果。
  - 胃幽门螺杆菌感染。
  - G细胞增生明显。

分子异常
- 多发性内分泌腺瘤1型综合征是染色体11q13的MEN1突变所致
  - 编码menin蛋白，它与转录因子、DNA加工因子、DNA修复蛋白及细胞骨架蛋白质相互作用。
  - 调控JunD的活动（功能失调的menin蛋白导致促生作用）。

- 27%～58%的散发的肿瘤具有*MEN1*突变。
- 存在不同程度的其他突变
  - 失活的肿瘤抑制基因（*CDKN2A / MTS1*）。
  - *ERBB2*（*HER-2 / neu*基因）的扩增。
  - 9q染色体的扩增。
  - 1号染色体的缺失。
  - 3p染色体的缺失。

临床概要

流行病学
- 年龄呈双峰分布
  - 患有MEN1综合征的青少年和成年人。
  - 散发的肿瘤多见于老年人。
- 男性和女性发病率相同。

临床表现
- 约33%的肿瘤是功能性的
  - 卓-艾综合征
    - 多发的十二指肠溃疡。
    - 胃皱襞肥大。
    - 脂肪泻。
  - 高胃酸引起腹痛症状。

治疗
- 决定性治疗包括肿瘤切除
  - 局限于十二指肠的小而无功能的肿瘤可行内镜下切除。
  - 大的或功能性肿瘤及局部淋巴结需通过手术完全切除。
- 抑酸治疗。
- 奥曲肽。

预后
- 偶然发现的与幽门螺杆菌或抑酸相关的非功能性肿瘤预后大多良好。
- 功能性肿瘤具有生物学侵袭性

三、胃泌素分泌型内分泌肿瘤

关键点

术语
- 十二指肠近端或胰腺的内分泌肿瘤产生胃泌素。

病因
- 大多数（75%）的肿瘤是散发的，25%表现为MEN1。
- MEN1综合征患者多有种系 *MEN1* 基因突变（染色体11q13）。
- 27%～58%的孤立性肿瘤有 *MEN1* 突变。
- 小的非功能性肿瘤的产生是长期抑酸的结果。

临床概要
- 患者表现为腹痛，或为卓-艾综合征的表现（多发十二指肠溃疡，增生性胃皱襞，脂肪泻）。
- 手术切除是治疗的决定性形式。

- 功能性肿瘤多具有生物学性质的进展性
  - 30%～70%的肿瘤在被诊断时，有局部淋巴结或肝转移。
  - 25%的患者死亡。

内镜表现
- 散发的或多发的黏膜下黄色结节。
- 胃十二指肠溃疡，常为多发性。
- 由于泌酸腺体及内分泌细胞的增生导致肥厚性胃皱襞。

组织病理学表现
- 肿瘤细胞呈网条状、梁状和管状排列。
- 广泛的淋巴管浸润。
- 大的淋巴结沉积可能意味着转移，即使原发灶不明显。

- 25%的患者死亡。
- 30%～70%的肿瘤在被诊断时具有局部淋巴结或肝转移。

内镜表现

发病部位
- 十二指肠近端。

外观
- 一般较小（＜2cm）。
- 肿瘤多表现为黏膜下黄色或白色结节。
- 可以多发
  - 散在的多灶性肿瘤可能提示黏膜转移
    - 与X染色体失活类似的模式，与11q13染色体相同的改变。
  - 多发性MEN1可能反映黏膜转移或同时性多原发病灶。

组织病理学表现

组织学特征
- 胃泌素分泌型内分泌肿瘤
  - 高度细胞性（或多细胞性）肿瘤，基质很少。
  - 细胞多排列成网条状、梁状和管状。
- 胃的变化
  - 增生性胃皱襞
    - 增大的泌酸腺体肿块也反映了胃泌素的营养作用。
    - 胃泌素产生促进胃体和胃底的肠嗜铬细胞增生。

鉴别诊断

内镜鉴别诊断
- 十二指肠近端的其他结节
  - Brunner腺体增生，胃异位，胰腺异位。
  - 需要活检来进行鉴别诊断。
- 十二指肠溃疡
  - 消化道损伤常见的临床表现，但通常为孤立的，并局限在十二指肠球部。
  - 多发性溃疡，尤其是那些自幽门处延伸的，大大提高了胃泌素分泌型肿瘤的可能性。
- 胃皱襞肥厚
  - 恶性肿瘤，如腺癌（皮革胃）、转移（经常为乳腺癌）、淋巴瘤。
  - 浸润性疾病，如淀粉样变。
  - 胃炎（由幽门螺杆菌或肉芽肿性胃炎导致的慢性胃炎）。
  - 肥厚性胃病（Ménétrier病）。

组织学鉴别诊断
- 正常十二指肠的表现
  - 破碎的淋巴细胞和淋巴滤泡类似于小肿瘤。
  - 隐窝切向切片可能表现为实性细胞巢，并类似于内分泌肿瘤。

参考文献

1. Epelboym I et al: Zollinger-Ellison syndrome: classical considerations and current controversies. Oncologist. 19(1):44-50, 2014
2. Giovinazzo F et al: Lymph nodes metastasis and recurrences justify an aggressive treatment of gastrinoma. Updates Surg. 65(1):19-24, 2013
3. Ito T et al: Pharmacotherapy of Zollinger-Ellison syndrome. Expert Opin Pharmacother. 14(3):307-21, 2013
4. Ito T et al: Zollinger-Ellison syndrome: recent advances and controversies. Curr Opin Gastroenterol. 29(6):650-61, 2013
5. Grin A et al: Duodenal gastrinoma with multiple gastric neuroendocrine tumors secondary to chronic Helicobacter pylori gastritis. Am J Surg Pathol. 36(6):935-40, 2012
6. Merchant SH et al: Sporadic duodenal bulb gastrin-cell tumors: association with Helicobacter pylori gastritis and long-term use of proton pump inhibitors. Am J Surg Pathol. 30(12):1581-7, 2006

三、胃泌素分泌型内分泌肿瘤

显微镜下特征、大体特征和内镜下特征

（左）胃泌素分泌型内分泌通常肿瘤发生在十二指肠近端，肿瘤细胞呈小巢状和索条状排列，浸润黏膜。肿瘤细胞胞质丰富，呈嗜酸性，核淡染，染色质光滑呈点状，有丝分裂象较罕见（黑空心箭头）。存在于黏膜的病灶细胞常被炎症所遮掩（白空心箭头）

（右）癌巢常被胃泌素免疫组化染色所突显，呈强阳性

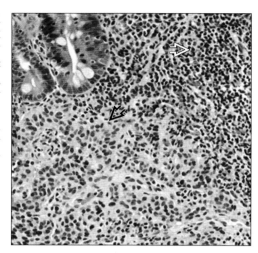
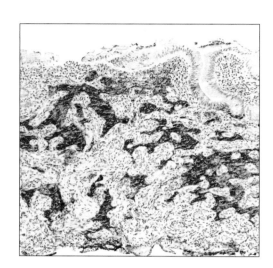

（左）高倍镜下，十二指肠胃泌素分泌型肿瘤显示出典型的内分泌细胞的细胞学特征。受损的细胞胞质丰富，呈嗜酸性，单个细胞核，外形光滑，核仁不明显

（右）此切片来自于一位因转移性胃泌素分泌型内分泌肿瘤死亡的患者。整个肝脏存在多个肿瘤结节。结节呈棕红色，切割面柔软，病理为典型的转移性高分化内分泌肿瘤

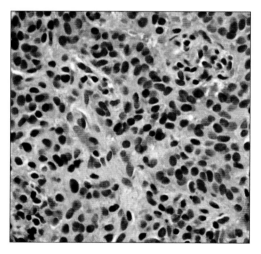
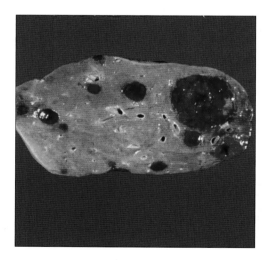

（左）此中年男性临床表现为多发性十二指肠溃疡和高胃泌素血症。行远端胰腺切除，移除PET检查中怀疑为肿瘤的部分。在切除标本，含亚厘米大小的、边界清楚的结节（白箭头）。该肿瘤被证明为一种胃泌素强着色的、高分化的内分泌肿瘤

（右）另一位有散发胃泌素瘤的患者（空心箭头），在十二指肠有一个主要的肿瘤和多发的黏膜转移（黑箭头）

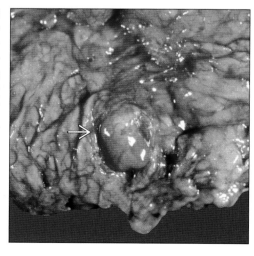
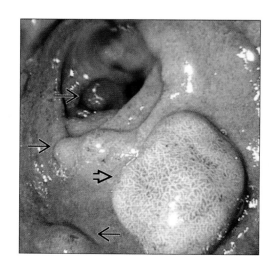

三、胃泌素分泌型内分泌肿瘤

卓-艾综合征的表现

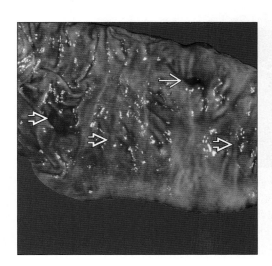
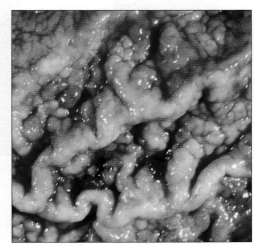

（左）此图为多发性内分泌腺瘤病1型的患者，在十二指肠近端有几个溃疡（空心箭头），其中之一近乎穿孔（白箭头）。黏膜呈红色。出现多发性十二指肠溃疡应高度怀疑高胃泌素血症和卓-艾综合征的可能

（右）同一患者的胃部胃皱襞增厚，并伴有黏膜间结节。增生性胃皱襞是卓-艾综合征的特征

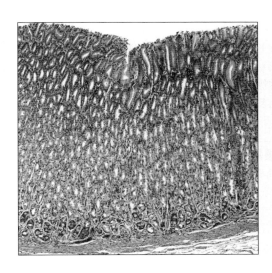
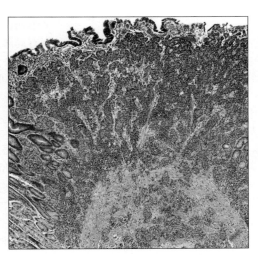

（左）泌酸腺体扩大和肠嗜铬细胞增生导致肥厚性胃皱襞。胃泌素是一种营养激素，它刺激胃体和胃底的泌酸细胞增殖，同时保留表面正常的黏液腺

（右）此激素还营养肠嗜铬细胞，使其呈线状和结节状排列增殖，在胃底和胃体形成多个增生结节（2型胃癌）

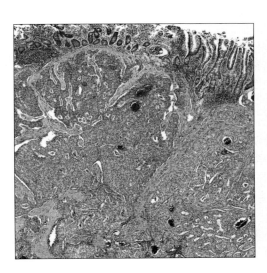
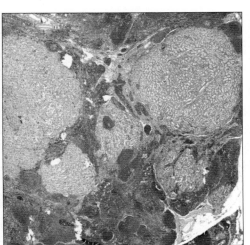

（左）十二指肠的胃泌素瘤大多较小。此3mm大小的息肉在黏膜下层可见由内分泌细胞形成的腺样结节。肿瘤细胞形成实性片状灶，间质较少。尽管该肿瘤体积较小，但可见广泛的血管浸润

（右）由该肿瘤转移的细胞出现在一些部位的局部淋巴结，包括蔓延数厘米的沉积，因而类似于"原发"淋巴结胃泌素瘤

四、十二指肠内分泌腺瘤

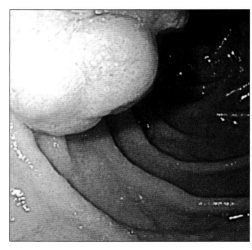

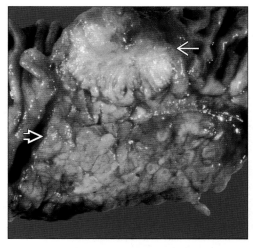

对该老年男性患者进行上消化道内镜检查以明确新发的缺铁性贫血原因，发现一个大的无蒂息肉，侵犯十二指肠乳头

另一位患者临床表现为无痛性黄疸，行内分泌肿瘤的切除，此内分泌肿瘤破坏十二指肠黏膜（白箭头），并紧邻胰腺（空心箭头）。坚硬的切面反映致密的纤维间质

术　语

同义词
- 生长抑素瘤。
- 壶腹部高分化腺癌。
- D细胞内分泌肿瘤。

定义
- 生长抑素分泌型内分泌肿瘤好发于壶腹部或胰腺。
- 生长抑素
  - 肽激素，抑制分泌内分泌和外分泌蛋白。
  - 减少胆囊和胃的蠕动收缩。

临床概要

流行病学
- 成年人，性别分布较均衡。

发病部位
- 好发于Vater壶腹、壶腹周围区域和小乳头。
- 偶发胰腺肿瘤，但在临床上和组织学上有所不同。

临床表现
- 胰腺肿瘤产生生长抑素导致生长抑素综合征
  - 血清水平显著升高（9000 ～ 13 000pg/ml）。
  - 抑制胆囊收缩素-胰酶的活性和胆囊收缩的减少导致胆石症。
  - 高血糖反映了胰岛素分泌抑制。
  - 抑制胰酶分泌导致脂肪泻。
- 壶腹部肿瘤只引起生长抑素适度升高
  - 生长抑素综合征较罕见。
  - 肿瘤位于壶腹部，导致胆管梗阻、腹痛、胆石症的症状发生。
  - 与神经纤维瘤病1型相关
    - 早期的猜测：50%的壶腹周围生长抑素瘤患者同时患有1型神经纤维瘤病。

- 更多的数据表明多数肿瘤为散发的。
  - 无神经纤维瘤病的患者，考虑与嗜铬细胞瘤相关。
  - 与von Hippel-Lindau病可能存在联系。

预后
- 最初认为是良性的。
- 有局部淋巴结和肝转移者为肿瘤进展
  - 风险与肿瘤大小的关系
    - 小肿瘤（＜2cm）多表现为良性。
  - 尽管有转移，临床病程仍较长。

内镜表现

壶腹/壶腹周围肿块
- 壶腹部的质硬的肿块。
- 表面糜烂。

组织病理学表现

组织学特征
- 巢状或梁状的极化细胞，围绕中央管腔生长。
- 含有钙化的淀粉酶抵抗性蛋白质分泌物（砂粒体）
  - 非胰腺肿瘤的特征。
- 尽管有腺体外观，缺乏胞质黏蛋白。
- 细胞学特征
  - 大量中性和嗜酸性的细胞质。
  - 细胞核平滑，染色质呈点状，核仁不明显。
  - 无坏死，极少量的有丝分裂活动。
- 密集胶原基质呈层状外观
  - 无促结缔组织增生。

辅助检查

免疫组化
- 生长抑素呈弥漫性强阳性染色。
- 内分泌标志物阳性（嗜铬粒蛋白A，神经元特异性烯

四、十二指肠内分泌腺瘤

关键点

临床概要
- 好发于Vater壶腹。
- 壶腹部肿瘤只引起激素水平适度升高
  - 生长抑素瘤综合征是罕见的。
- 胆管梗阻，腹痛，胆石症。
- 与神经纤维瘤1型相关。
- 可有局部淋巴结和肝转移

- 尽管发生转移，临床病程仍较长。

内镜表现
- 壶腹部的硬结肿块。

组织病理学表现
- 巢状和梁状极化细胞，围绕中央管腔生长。
- 含有钙化的淀粉酶抵抗性蛋白质分泌物（砂粒体）。
- 尽管具有腺体外观，缺乏胞质黏蛋白。

醇化酶，突触小泡蛋白）。
- 超过50%的病例，胃泌素和降钙素为阳性。
- 胰岛素、胰高血糖素、5-羟色胺呈阴性。

- 缺乏腺体结构。

鉴别诊断

内镜鉴别诊断
- 其他的壶腹部肿瘤
  - 腺瘤。
  - 腺癌。
  - 神经节细胞副神经节瘤。

组织学鉴别诊断
- 腺癌
  - 细胞含有黏蛋白。
  - 细胞学异型程度较高。
  - 表面上皮呈异型增生或肿瘤样。
- Brunner腺体
  - 腺体小叶的聚集。
  - Brunner腺体含有中性黏蛋白。
- 副神经节瘤
  - 发生在十二指肠外，一般不浸润肠壁。
  - 细胞呈片状排列，瀑样聚集。

参考文献

1. Oller B et al: Double somatostatinoma and double papillectomy in a patient with type 1 neurofibromatosis (von Recklinghausen's disease). Endoscopy. 44 Suppl 2 UCTN:E344-5, 2012
2. Williamson JM et al: Pancreatic and peripancreatic somatostatinomas. Ann R Coll Surg Engl. 93(5):356-60, 2011
3. Relles D et al: Periampullary and duodenal neoplasms in neurofibromatosis type 1: two cases and an updated 20-year review of the literature yielding 76 cases. J Gastrointest Surg. 14(6):1052-61, 2010
4. Tanaka S et al: Duodenal somatostatinoma: a case report and review of 31 cases with special reference to the relationship between tumor size and metastasis. Pathol Int. 50(2):146-52, 2000
5. Marcial MA et al: Ampullary somatostatinoma: psammomatous variant of gastrointestinal carcinoid tumor--an immunohistochemical and ultrastructural study. Report of a case and review of the literature. Am J Clin Pathol. 80(5):755-61, 1983

病例图像展示

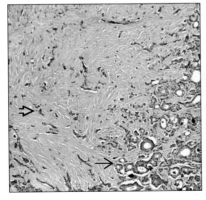 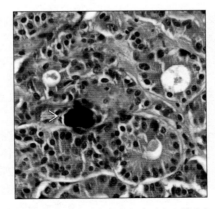 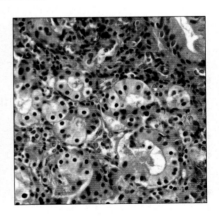

（左）内分泌腺瘤含腺体聚集（黑箭头）及被胶原基质包裹的索条状细胞（空心箭头）

（中）病变细胞胞质呈双染性，细胞核淡染，呈圆形，染色质呈点状，有少量有丝分裂活动。约60%含有砂粒体（白箭头）

（右）延伸到十二指肠黏膜的内分泌腺瘤类似于Brunner腺体和腺癌。然而，腺体无肝小叶结构，且缺乏黏蛋白

五、5-羟色胺分泌型内分泌（类癌）肿瘤

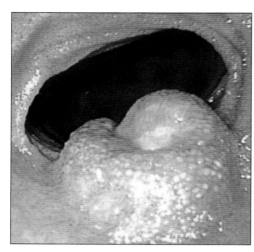

该患者出现胃肠道出血症状。在空肠中段发现一个脐形的无蒂息肉，表现黏膜下病变，活检显示为类癌

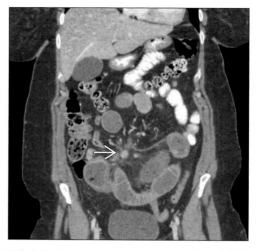

回肠类癌转移到肠系膜淋巴结引起了系膜纤维化反应，导致回缩（白箭头）。扩张的小肠肠襻可见肠壁增厚和梗阻等病理改变

术　语

同义词
- 肠嗜铬细胞（EC）内分泌肿瘤。
- 类癌。

定义
- 高分化肿瘤由分泌 5-羟色胺的内分泌细胞组成
  - 真性类癌。

病因和发病机制

风险因素
- 与遗传性癌症综合征或多发性内分泌腺病无关。
- 女性患病风险可能略高。

临床概要

临床表现
- 大多数病例无症状
  - 可在进行其他检查过程中发现。
  - 30% 的病例伴有异时性或同时性的转移
    - 胃肠道恶性肿瘤。
    - 泌尿生殖系统恶性肿瘤。
    - 妇科恶性肿瘤。
- 复发性小肠梗阻
  - 转移到肠系膜淋巴结引起肿瘤周围纤维化，导致机械性梗阻。
- 血管损伤（肠系膜血管病变）。
- 持久的腹痛
  - 肠套叠。
- 出血。
- 类癌综合征（面色潮红和腹泻）
  - 仅限于有肝转移或腹腔转移的患者。

预后
- 相较于发生在胃肠道其他部位的内分泌肿瘤，此病通

常表现为一种进展性的临床过程
  - 诊断时多发现患者区域淋巴结转移。
  - 在小肠中，20%～30% 的肿瘤呈多灶性，提示黏膜转移。
- 不良预后因素
  - 附壁肿瘤的侵犯深度。
  - 肿瘤大小（＞1cm）。
  - 总体肿瘤病理分期。
  - 血管浸润。
  - 女性。
  - 患者年龄＜50 岁。
  - 类癌综合征。

内镜表现

息肉或结节
- 如若病灶发生在回肠末端，在内镜下可能表现为黏膜下黄色的结节。

狭窄或肿块
- 较大的病灶，或伴有肠系膜淋巴结转移，引起纤维化反应，侵犯管腔，并形成阻塞性肿块。

出血
- 较罕见，可有小肠远端的急性出血。

组织病理学表现

组织学特征
- 上皮细胞癌巢呈类器官样排列
  - 较常形成腺体。
- 肿瘤细胞被胶原包裹基质，但并无促结缔组织增生
  - 5-羟色胺引起胶原瘤周反应
    - 造成梗阻症状的原因。
- 细胞学特征
  - 细胞质呈双染性或轻度嗜酸性。
  - 部分细胞含明亮的嗜酸性颗粒。

五、5-羟色胺分泌型内分泌（类癌）肿瘤

关键点

术语
- 肠嗜铬细胞（EC）内分泌肿瘤。
- 产生5-羟色胺的真性类癌，能引起类癌综合征。

临床概要
- 在大多数病例中无临床症状
  ○ 30%的病例伴有同时性或异时性转移。
- 表现为小肠梗阻、缺血、疼痛或类癌综合征。
- 有侵袭性，但临床过程较长。

内镜表现
- 如若病灶发生在回肠末端，在内镜下可能表现为黏膜下黄色的结节。

- 部分肿瘤引起纤维化反应，侵犯管腔，并形成阻塞性肿块，尤其是伴有局部淋巴结转移的肿瘤。

组织病理学表现
- 上皮细胞癌巢形成类器官样，伴有有限的腺体形成。
- 细胞质丰富，呈双染性或弱嗜酸性。
- 退化、奇特的核异型性较常见，但与临床不相关。
- 有丝分裂活动的程度与预后有关。
- 神经浸润较常见，但对预后无意义。
- Ki-67指数可预测转移风险和生存率
  ○ 应在所有病例中实施。

  ○ 单个而淡染的细胞核
    ■ 细斑点状着色的染色质。
    ■ 小核仁。
    ■ 有丝分裂少。
    ■ 普遍缺乏坏死现象。
  ○ 退化、奇特的核异型常见，但没有生物学意义。
- 神经浸润在大多数情况下常见，但不能预测预后。
- 较多的淋巴血管浸润。
- 动脉内膜和中膜的弹性组织变化
  ○ 导致缺血性损伤和相关症状。

辅助检查

免疫组化
- 嗜铬粒蛋白和突触小泡蛋白染色，肿瘤细胞通常一致呈阳性。
- 血清素染色呈阳性，即使血清水平没有升高。
- 需要进行Ki-67指数以进行风险评估。

分子特征
- 染色体18，11，16的遗传物质缺失。
- 染色体4，17，19的获得。
- 目前还未发现普遍基因变化。

鉴别诊断

内镜鉴别诊断
- 淋巴小结（Peyer集合淋巴结）形成苍白结节，类似于息肉样类癌
  ○ 通常在回肠处形成多发性结节。
  ○ 中央凹陷或中央红斑。
- 脂肪瘤呈黄色，正常黏膜颜色消失，易形成球形。

组织学鉴别诊断
- 浸润性腺癌

  ○ 恶性肿瘤伴有腺体分化和较多细胞坏死。
- 转移性肿瘤
  ○ 大部分转移是恶性的，伴有众多的有丝分裂、细胞学异型性和坏死。
  ○ 转移性黑素瘤可能呈现嵌套样生长模式，含有丰富的颗粒状嗜酸性胞质的上皮细胞，核仁较大。
  ○ 转移性乳腺癌外观类似于类癌，特别要注意与肝脏原发肿瘤鉴别诊断
    ■ 细胞淡染，呈巢状和集群排列，无促结缔组织增生。
    ■ 一定程度的腺体分化或胞质空泡。
- 结构变形的（破碎）淋巴细胞和淋巴聚集。

参考文献

1. Cangemi DJ et al: Small bowel tumors discovered during double-balloon enteroscopy: analysis of a large prospectively collected single-center database. J Clin Gastroenterol. 47(9):769-72, 2013
2. Habbe N et al: Outcome of surgery for ileojejunal neuroendocrine tumors. Surg Today. 43(10):1168-74, 2013
3. de Herder WW: Tumours of the midgut (jejunum, ileum and ascending colon, including carcinoid syndrome). Best Pract Res Clin Gastroenterol. 19(5):705-15, 2005
4. Yantiss RK et al: Solitary versus multiple carcinoid tumors of the ileum: a clinical and pathologic review of 68 cases. Am J Surg Pathol. 27(6):811-7, 2003
5. Guo Z et al: Clonality analysis of multifocal carcinoid tumours of the small intestine by X-chromosome inactivation analysis. J Pathol. 190(1):76-9, 2000
6. Burke AP et al: Carcinoids of the jejunum and ileum: an immunohistochemical and clinicopathologic study of 167 cases. Cancer. 79(6):1086-93, 1997

五、5-羟色胺分泌型内分泌（类癌）肿瘤

大体特征和显微镜下特征

（左）在常规的结肠镜检查中，发现了一个回肠远端的内分泌肿瘤。该病变是进镜至回肠部时偶然发现的，是一个表面光滑、以黏膜下层为基底的无蒂息肉。此息肉表面黏膜较正常黏膜呈淡黄色

（右）肿瘤的横截面显示在黏膜下层，有一个苍白色结节，该肿瘤黏膜（白箭头）与正常黏膜分界清晰

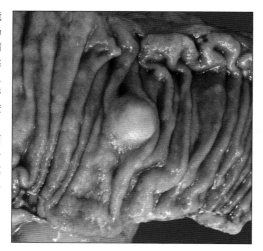
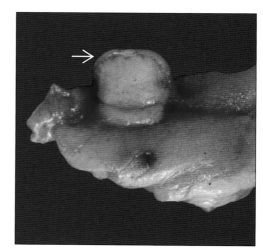

（左）该中年男性患者临床表现为急性下消化道出血。在监测期间，发现回肠远端的一个小肿瘤。腹腔镜切除的肠管显示出血的区域位于浆膜表面

（右）在切开肠管后发现，肠腔内含有2cm的无蒂息肉样肿块（白箭头）。肿瘤表面呈结节状，伴糜烂。在切除部位，肿瘤侵及黏膜肌层，并伴有区域淋巴结转移

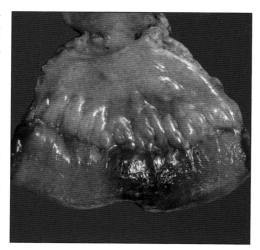
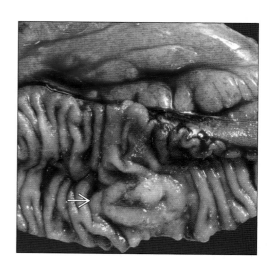

（左）此癌瘤在回肠的肠壁附壁蔓延生长，在肠系膜上形成了一个肿块。瘤周固有肌层的纤维化以及与邻近肠袢的粘连（白箭头），均导致梗阻及近端小肠扩张（空心箭头）

（右）由于肿瘤细胞分泌5-羟色胺导致的瘤周纤维化，浸润至固有肌层（黑箭头）并形成肠系膜肿块。瘤周纤维化使固有肌层回缩，造成梗阻

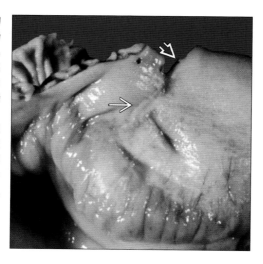
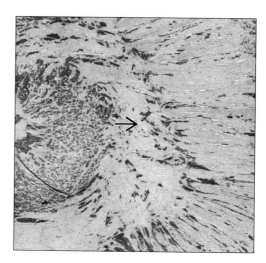

五、5-羟色胺分泌型内分泌（类癌）肿瘤

显微镜下特征

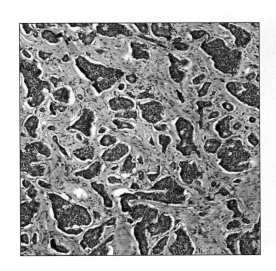

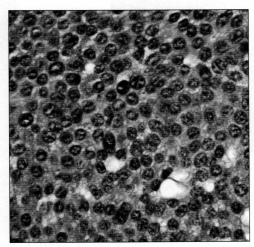

（左）回肠类癌表现为中肠衍生的内分泌病变的典型特征。肿瘤细胞呈簇状或巢状排列，含有少量胶原基质。存在腺泡样滤泡分化

（右）肿瘤细胞呈内分泌细胞典型的特征。细胞形态单一，细胞质丰富，呈嗜酸性，细胞核轮廓清晰，呈圆形。染色质较小，呈点状着色，细胞核明显。有丝分裂活动很少

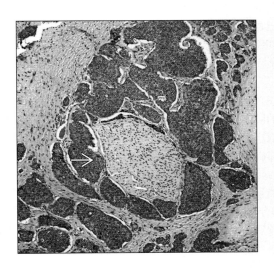

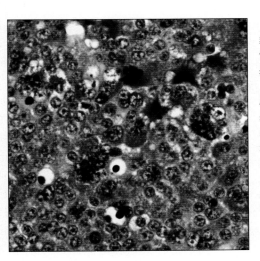

（左）回肠内分泌肿瘤多有周围神经浸润。此病例中，一个大的神经被癌巢包围并浸润（白箭头）

（右）部分回肠内分泌肿瘤表现出奇特的细胞学异型性。部分肿瘤细胞为多核，染色质致密、粗糙。这种变化一般认为是退化的表现，对预后评估无意义。细胞学特征对评估预后较重要，包括有丝分裂活动度和Ki-67指数

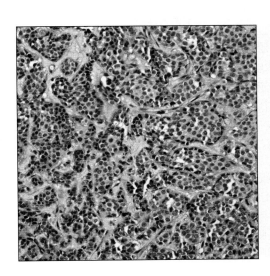

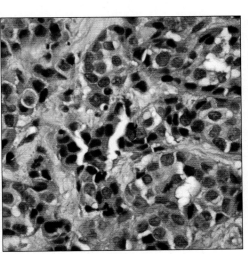

（左）回肠内分泌肿瘤大多很容易识别，确定性免疫组化染色是不必要的。然而，肿瘤的肝转移可能会与其他实质混淆。例如，该女性患者发现肝多发肿块，其细胞淡染，呈巢状排列，被透明基质包裹

（右）病变细胞质丰富，呈嗜酸性，有散在的有丝分裂象。该患者被证实有乳房癌

六、结直肠内分泌肿瘤

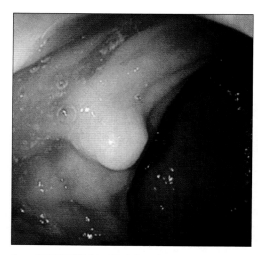

一位40岁男性因排便习惯改变，接受了结肠镜检查，在直肠部位发现4mm的息肉，并被切除。病理证明该病变是一个高分化低级别内分泌肿瘤

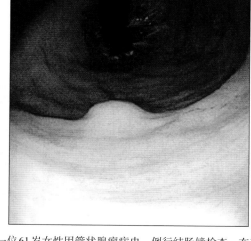

一位61岁女性因管状腺瘤病史，例行结肠镜检查，在直肠偶然发现一个亚厘米级别的高分化内分泌肿瘤

术　　语

同义词

- 结直肠神经内分泌瘤。
- 类癌。

定义

- 高分化内分泌细胞瘤。

病因和发病机制

结肠内分泌肿瘤

- 大多数肿瘤均于中肠衍生而来。
- 包括肠嗜铬细胞，产生5-羟色胺。

直肠内分泌肿瘤

- 由后肠衍生而来。
- 通常含有L细胞，生成胰高血糖素样肽-1。

临床概要

流行病学

- 结肠内分泌肿瘤相对于其他类型的结肠肿瘤较为罕见
  - 所占比例不超过所有结肠肿瘤的1%。
  - 内分泌肿瘤（10%）出现于胃肠道中最不常见的部位。
- 直肠是内分泌肿瘤生长常见的部位
  - 近20%的胃肠道内分泌肿瘤发生在直肠。
  - 患病率有可能被低估，因为多数内分泌肿瘤临床上无症状。

临床表现

- 结肠的肿瘤产生5-羟色胺
  - 高达5%的患者伴有类癌综合征。
- 大多数直肠内分泌肿瘤是在结肠镜检查中偶然发现的。
- 大的肿瘤通常没有症状，直至发展到进展期
  - 因出血导致贫血。
  - 因梗阻导致腹痛。

治疗

- 局部切除适用于满足以下几个标准的直肠肿瘤
  - 肿瘤较小（直径＜1cm）。
  - 病变仅局限于黏膜和黏膜下层。
  - 无淋巴血管浸润。
  - 病变切缘为阴性。
- 手术切除与淋巴结清扫术适合于与上述标准不符合的患者。

预后

- 结肠内分泌肿瘤在生物学性质上具有侵袭性
  - 67%的肿瘤在确诊时伴有局部淋巴结或远处转移。
  - 预后取决于肿瘤分期
    - 局部病变的5年生存率为70%，发生远处转移者约25%。
- 大多数直肠内分泌肿瘤较小，治疗方式为息肉切除术
  - 总的5年生存率为72%。
  - 不良预后因素
    - 肿瘤大小＞2cm，坏死，浸润至固有肌层。
    - 肿瘤分期是预后评估的最有用的指标。

内镜表现

结肠内分泌肿瘤

- 通常形成阻塞性环状肿块。

直肠内分泌肿瘤

- 黏膜下的息肉样结节。
- 表面黏膜呈微黄色。

组织病理学表现

组织学特征

- 结肠肿瘤细胞呈器官样排列
  - 癌巢显示腺体分化，但缺乏黏蛋白。
  - 基质是胶原蛋白，但无促结缔组织增生。
  - 肿瘤细胞胞质呈双染性或弱嗜酸性，含少量颗粒。

六、结直肠内分泌肿瘤

关键点

临床概要
- 结肠内分泌肿瘤较罕见（所有结肠肿瘤＜1%）。
- 直肠是内分泌肿瘤的常见部位（所有的胃肠道内分泌肿瘤的17%）。
- 局部切除适用于一些小肿瘤。
- 手术切除与淋巴结清扫术适合于上述标准不符合的患者。
- 结肠内分泌肿瘤在生物学性质上具有侵袭性。

- 直肠内分泌肿瘤通常很小，使用局部切除治疗。

组织病理学表现
- 结肠肿瘤细胞呈巢状排列，伴有限的腺体分化。
- 直肠肿瘤呈彩带或栅状线型排列，细胞质丰富，呈嗜酸性，细胞核轻度拉长。
- 分期基于有丝分裂活动度和Ki-67指数。
- 黏膜呈微黄色。

○ 细胞核淡染，呈圆形，染色质呈点状，核仁小。
- 直肠肿瘤细胞呈带状排列
  ○ 含有大量细胞及少量间质。
  ○ 肿瘤细胞胞质丰富，呈嗜酸性，细胞核呈细长状。

○ 细胞集群出现是有用的诊断线索。
○ 免疫组化检测CD45可能是必要的。
- 前列腺癌直接蔓延至直肠可类似于内分泌肿瘤
  ○ 癌细胞核仁明显，呈现更大程度的细胞学异型性。

辅助检查

免疫组化
- 在所有的病例中均使用Ki-67免疫组化染色，以明确肿瘤分级。

鉴别诊断

内镜鉴别诊断
- 大的肿瘤可类似于腺瘤。
- 小病灶类似于其他非腺瘤性息肉
  ○ 黏膜下病变：子宫肌瘤，淋巴细胞聚集，神经节瘤。
  ○ 黏膜病变：良性上皮/间质息肉，施万细胞错构瘤。

组织学鉴别诊断
- 结构变形的病变细胞可能类似于破碎的淋巴细胞

参 考 文 献

1. Kim MS et al: Clinical outcomes for rectal carcinoid tumors according to a new (AJCC 7th edition) TNM staging system: a single institutional analysis of 122 patients. J Surg Oncol. 107(8):835-41, 2013
2. Murray SE et al: Clinicopathologic characteristics of colonic carcinoid tumors. J Surg Res. 184(1):183-8, 2013
3. Taghavi S et al: Examining rectal carcinoids in the era of screening colonoscopy: a surveillance, epidemiology, and end results analysis. Dis Colon Rectum. 56(8):952-9, 2013
4. Eggenberger JC: Carcinoid and other neuroendocrine tumors of the colon and rectum. Clin Colon Rectal Surg. 24(3):129-34, 2011
5. Scherübl H: Rectal carcinoids are on the rise: early detection by screening endoscopy. Endoscopy. 41(2):162-5, 2009

病例图像展示

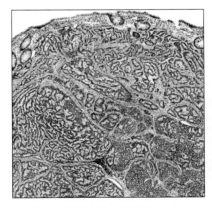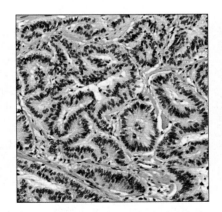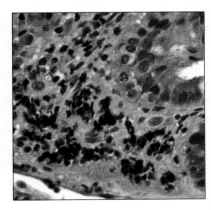

（左）直肠类癌位于黏膜下层，肿瘤细胞呈条索状或带状排列，肿瘤小叶切缘清晰
（中）肿瘤细胞具有极性，分布于腺体边缘，细胞核呈细长状，细胞质丰富，呈弱嗜酸性，细胞淡染，有丝分裂活动很少
（右）变形的内分泌肿瘤病变细胞在活检中可类似于破碎的淋巴细胞

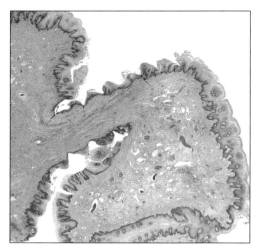

纤维血管性息肉含有胶原纤维血管轴心，表面被覆轻度增生的炎性鳞状上皮（A.Rosenberg，MD. 惠赠）

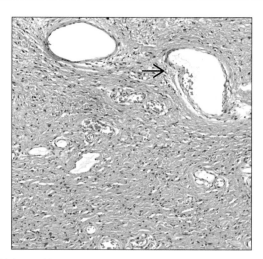

扩张的血管腔（箭头）和小静脉被胶原间质包裹，后者含有少量单核细胞（A.Rosenberg，MD. 惠赠）

术　　语

同义词
- 巨大纤维血管性息肉。
- 食管脂肪瘤。
- 食管纤维脂肪瘤。

定义
- 原发于环咽肌附近的（Killian 或 Laimer 三角）大的有蒂息肉。

病因和发病机制

病因不明
- 据推测，由赘生的胃黏膜皱襞长期脱垂导致。
- 上段食管括约肌区域的腔内压力增加。
- 非肿瘤性病变，无恶变的潜能。

临床概要

流行病学
- 罕见，确切的发病率不详。
- 大多数患者是成年人（平均年龄56岁）。
- 男性和女性发病率相同。

临床表现
- 多数患者有进行性吞咽困难。
- 呼吸道阻塞时引起呼吸道症状（25%）。
- 息肉突入喉咽（10%）
  - 急性呼吸窘迫，窒息，猝死。
  - 呕吐。
  - 咳嗽。

治疗
- 虽然是良性疾病，但息肉有造成呼吸系统并发症和其他症状的风险，故需切除息肉。
- 行食管切开术，颈段、胸段和腹段食管切除。
- 内镜切除，包括电灼烧和圈套切除技术。

预后
- 良性肿瘤，无转移潜能。

- 切除后，总体预后良好。
- 肿瘤复发罕见，但可以通过手术治疗。

内镜表现

一般特点
- 大的香肠形肿块，伴有粗蒂。
- 超声内镜用于在切除前评估息肉基底的血管情况。

影像学表现

一般特点
- X线胸片
  - 右侧上纵隔肿块。
  - 气管向前弯曲。
- 钡剂检查
  - 细长的、多小叶带蒂肿块，延伸到中到下段食管。
  - 一种可选择诊断手段。
- 横截面成像
  - 腔内不同的软组织肿块，可能由脂肪、纤维组织或水肿形成。

大体特征

一般特征
- 细长的厚蒂息肉样肿块。
- 一般较大，至少有10cm长。
- 多小叶状息肉，伴粗蒂纤维样血管柄。
- 不同的黏液样切割面。

组织病理学表现

组织学特征
- 非肿瘤，炎性或被侵蚀的鳞状上皮黏膜。
- 间质分子组成纤维血管轴心
  - 多样的水肿性纤维结缔组织。
  - 在丰富的胶原中存在增殖的成纤维细胞，邻近溃疡的部位也可见形态特异的细胞。
  - 成熟脂肪组织。

一、食管纤维血管性息肉

关键点

病因
- 非肿瘤，无恶变的潜能。
- 据推测，由环咽区黏膜长期脱垂导致。

临床概要
- 多数患者有进行性吞咽困难、呼吸道症状或息肉突入喉咽。
- 切除后，总体预后良好。

内镜表现
- 大的香肠形肿块突向腔内。

组织病理学表现
- 纤维血管轴心由黏液结缔组织、成熟的脂肪和形态特异的间质细胞组成。

鉴别诊断
- 非典型脂肪瘤样肿瘤。
- 肉瘤样癌。

○ 显著的动脉和静脉。
○ 混合性炎症。

鉴别诊断

内镜鉴别诊断

- 肉瘤样癌
  - 通常形成腔内息肉状肿块。
  - 发生部位比环咽区更远。
- 恶性黑色素瘤
  - 腔内息肉状肿块。
  - 黑色素或无色素（50%）。

组织学鉴别诊断

- 平滑肌瘤
  - 梭形细胞，细胞核细长。
- 胃肠道间质瘤
  - 恶性梭形细胞瘤。
- 肉瘤
  - 细胞密集的息肉样瘤。
  - 梭形，恶性细胞。
  - 角蛋白免疫组化染色呈阳性。
- 恶性黑色素瘤
  - 恶性的梭形和上皮样细胞瘤，核仁大，常见色素沉着。

- 非典型脂肪瘤样肿瘤
  - 很少发生于颈段食管。
  - 大小不一的脂肪细胞，伴有致密的纤维隔和核深染的非典型细胞。
  - MDM2免疫组化阳性。
  - 分子异常（附加环和巨大染色体）。

参 考 文 献

1. Boni A et al: Atypical lipomatous tumor mimicking giant fibrovascular polyp of the esophagus: report of a case and a critical review of literature. Hum Pathol. 44(6):1165-70, 2013
2. Ozdemir S et al: Giant fibrovascular polyp of the hypopharynx: per-oral endoscopic removal. J Laryngol Otol. 125(10):1087-90, 2011
3. Peltz M et al: Resection of a giant esophageal fibrovascular polyp. Ann Thorac Surg. 90(3):1017-9, 2010
4. Ramalho LN et al: Sudden death caused by fibrovascular esophageal polyp: case report and study review. Am J Forensic Med Pathol. 31(1):103-5, 2010
5. Pham AM et al: Endoscopic removal of a giant fibrovascular polyp of the esophagus. Ann Otol Rhinol Laryngol. 117(8):587-90, 2008
6. Levine MS: Benign tumors of the esophagus: radiologic evaluation. Semin Thorac Cardiovasc Surg. 15(1):9-19, 2003

病例图像展示

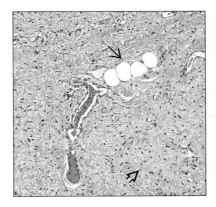 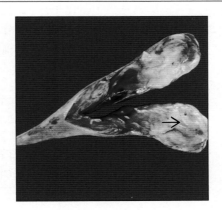 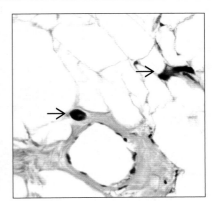

（左）纤维血管性息肉包含脂肪细胞（黑箭头），淡染的成纤维细胞（空心箭头）和致密的胶原基质

（中）非典型脂肪瘤类似于纤维血管性息肉的大体外观。成熟外观的脂肪（黑箭头）存在于非典型脂肪瘤的切割面（A.Srivastava, MD. 惠赠）

（右）相对于纤维血管性息肉，非典型脂肪瘤含有散在的脂肪细胞，伴大而深染的细胞核（黑箭头）及致密的纤维隔

二、食管颗粒细胞瘤

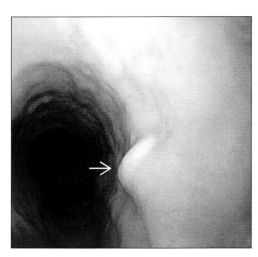

在中段食管，小颗粒细胞瘤形成光滑的白色结节赘生物（白箭头）。该病变是因其他指征进行内镜检查时偶然发现的

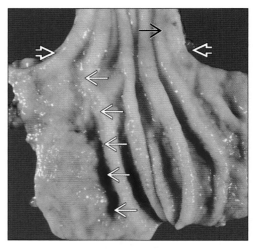

一位吞咽困难的患者，接受了近端胃的斑块样颗粒细胞瘤（白箭头）的手术切除。另一个病变位于食管（黑箭头），胃食管交界处（空心箭头）之上

术　语

同义词
- 颗粒细胞神经鞘瘤。
- 颗粒细胞成肌细胞瘤。

临床概要

流行病学
- 见于成年人。
- 男性和女性发病率无差异，女性略多。
- 黑种人较白种人更为普遍。
- 食管是消化道最常见的发病部位（占所有的颗粒细胞瘤的 1% ~ 2%）。

临床表现
- 通常是因其他原因进行内镜检查时偶然发现的。
- 较大的病变可引起吞咽困难。
- 至少 20% 呈多灶性。

治疗
- 小病灶可以观察或行局部切除（息肉切除）。
- 大的有症状的肿瘤需要手术切除。

预后
- 尽管呈多灶性，且肿瘤多累及淋巴结，但预后良好。

内镜表现

小病灶
- 无蒂、光滑的黏膜下息肉
  - 灰色、白色或黄色。

大肿瘤
- 边界不清的斑块或狭窄
  - 通常位于食管远端。
  - 可浸润固有肌层，但没有表现出转移潜能。

组织病理学表现

组织学特征
- 低倍镜下显示无包膜，边界清楚；但更进一步观察，可发现浸润。
- 肥大的梭形及上皮样细胞增生，细胞质呈颗粒状双染性
  - 一般较小、固缩细胞核，可表现为退行性异型。
  - PAS 阳性细胞质颗粒大小不等
    - 淀粉酶消化后仍保持 PAS 阳性。
    - 溶酶体含有髓鞘碎片。
  - 与致密的胶原带紧密相关，特别是在肿瘤边缘。
  - 浸润至外围。
- 被覆鳞状上皮的假性增生（50%）
  - 可类似于浸润性鳞状细胞癌或鳞状上皮异型增生。
- 肿瘤细胞可能来源于多器官，包括局部淋巴结，胃肠道其他区域
  - 无生物学潜能。
- 罕见的侵袭性肿瘤。
  - 尺寸大（＞5cm）。
  - 大量的有丝分裂象（＞2个/每10个高倍视野）。
  - 不可再生的细胞非典型（多形性）。
  - 核仁大。
  - 坏死。

辅助检查

免疫组化
- S100，波形蛋白，LEU-7 均呈阳性。
- 细胞角蛋白和 CD117 染色可能呈弱阳性。

鉴别诊断

内镜鉴别诊断
- 平滑肌瘤。
- 良性或恶性狭窄。

二、食管颗粒细胞瘤

关键点

临床概要
- 食管是全消化道中最常见的发病部位（占所有颗粒细胞瘤的1%～2%）。
- 尽管表现为多灶性（20%）、淋巴结受累以及退行性增生，但仍属良性肿瘤且预后良好。

内镜表现
- 光滑的灰白色或黄色的黏膜下息肉。
- 边界不清的或不明确的斑块或狭窄。

组织病理学表现
- 饱满的梭形细胞，可见双染性的颗粒状胞质以及固缩的细胞核。
- 假性上皮瘤样增生上覆有鳞状上皮，类似于鳞状细胞癌。

主要鉴别诊断
- 恶性黑色素瘤（原发性或转移性）。
- 鳞状细胞癌，尤其在活检标本中。

组织学鉴别诊断
- 恶性黑色素瘤（原发性或转移性）
  - 核多形性，有丝分裂象，色素，巨核仁，核内胞质性包涵体。
  - 颗粒细胞瘤S100阳性而其他黑色素细胞标志物（如Melan-A，HMB-45，MART-1）阴性。
- 转移性肾细胞癌。
- 肉芽肿性疾病。
- 横纹肌瘤：极为罕见
  - 可能会出现横纹。
  - S100阴性，但表达骨骼肌标志物（desmin，MYO-D1，myogenin）。
- 鳞状细胞癌，尤其是在活检标本中
  - 类似于假性上皮瘤样增生。
  - 通常表现为更高程度的细胞异型性。
  - 引起促结缔组织增生反应，而非颗粒细胞瘤周围的密集胶原。

诊断要点

病理解读要点
- 肿瘤周围总是伴随着致密的胶原纤维
  - 病变边缘可出现浸润。
- 病变常呈多灶性，但即使累及淋巴结，也不提示恶性肿瘤。
- 在食管活检标本中寻找非典型鳞状细胞增生的颗粒细胞瘤，避免过度诊断为鳞状细胞癌。

参 考 文 献

1. John BK et al: Multifocal granular cell tumor presenting as an esophageal stricture. J Gastrointest Cancer. 39(1-4):107-13, 2008
2. Narra SL et al: Granular cell tumor of the esophagus: report of five cases and review of the literature. Am J Med Sci. 335(5):338-41, 2008
3. Parfitt JR et al: Granular cell tumours of the gastrointestinal tract: expression of nestin and clinicopathological evaluation of 11 patients. Histopathology. 48(4):424-30, 2006
4. David O et al: Multifocal granular cell tumor of the esophagus and proximal stomach with infiltrative pattern: a case report and review of the literature. Arch Pathol Lab Med. 123(10):967-73, 1999
5. Fanburg-Smith JC et al: Malignant granular cell tumor of soft tissue: diagnostic criteria and clinicopathologic correlation. Am J Surg Pathol. 22(7):779-94, 1998
6. Goldblum JR et al: Granular cell tumors of the esophagus: a clinical and pathologic study of 13 cases. Ann Thorac Surg. 62(3):860-5, 1996
7. Johnston J et al: Granular cell tumors of the gastrointestinal tract and perianal region: a study of 74 cases. Dig Dis Sci. 26(9):807-16, 1981

病例图像展示

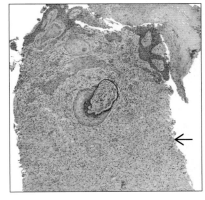 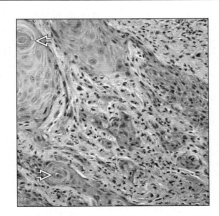 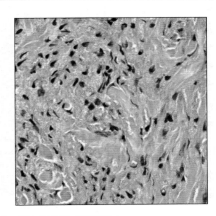

（左）此患者出现吞咽困难和狭窄，活检提示颗粒细胞瘤。浸润细胞伴大量的粉色细胞质，扩大了黏膜（黑箭头）

（中）上覆的鳞状上皮表现为假性上皮瘤样增生。含角化珠的鳞状上皮细胞不规则巢（空心箭头），形似鳞癌

（右）下邻的肿瘤细胞与密集胶原紧密连接。细胞异型性程度最低

三、食管平滑肌瘤

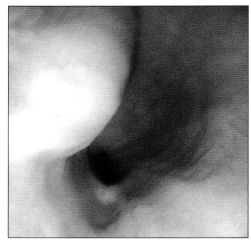

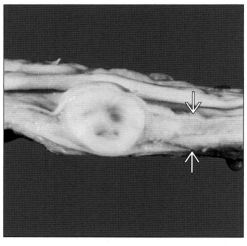

一位46岁的男性因吞咽困难的症状接受内镜检查，发现食管中段有一个1.5cm的黏膜下平滑肌瘤，其上覆黏膜光滑，无特异性表现

此平滑肌瘤来源于固有肌层，在食管壁中形成了双层带（白箭头）。肿瘤切面均匀，由黏膜层和黏膜下层覆盖

术　语

定义
- 平滑肌瘤：良性的平滑肌细胞肿瘤。
- 平滑肌肉瘤：伴平滑肌细胞分化的肉瘤。

临床概要

流行病学
- 男女发病率相同。

临床表现
- 平滑肌瘤是食管最常见的间叶源性肿瘤
  - 较小病变通常无明显症状
    - 成年人中检出率约为10%。
    - 可为多发（小平滑肌瘤）。
  - 大平滑肌瘤可引起吞咽困难及疼痛。
  - 大而多发的肿瘤（平滑肌瘤病）更常见于年轻的成年女性
    - 表现为慢性吞咽困难。
    - 可能合并Alport综合征。
- 平滑肌肉瘤可引起梗阻、出血或疼痛。

治疗
- 平滑肌瘤：息肉切除术，黏膜下剥离术或摘除术。
- 平滑肌肉瘤：手术联合辅助治疗。

预后
- 平滑肌瘤可通过切除治愈。
- 平滑肌肉瘤侵袭性非常强。

内镜表现

发病部位
- 平滑肌瘤
  - 将近80%位于食管下1/3段。
  - 将近20%发生于食管中段。
  - 其余发生于食管颈段。

- 平滑肌肉瘤
  - 无明显特点。

表现
- 起源于黏膜肌层的小平滑肌瘤呈黏膜下息肉样。
- 大平滑肌瘤及平滑肌瘤病可环周生长。
- 平滑肌肉瘤常常造成梗阻。

大体特征

位于食管壁
- 平滑肌瘤
  - 大部分起源于固有肌层。
  - 将近20%起源于黏膜肌层。
- 平滑肌肉瘤
  - 肿瘤较大，其下正常结构消失。

表现
- 平滑肌瘤
  - 直径范围从几毫米至几厘米不等。
  - 切面呈苍白色，界线清楚，质地坚硬，漩涡样外观。
  - 较大病变可有钙化。
- 平滑肌瘤病在食管远端的固有肌层中形成偏心的多结节状结构。
- 平滑肌肉瘤表现为一大团切面不均匀的肿块。

组织病理学表现

组织学特征
- 平滑肌瘤
  - 平滑肌细胞束之间倾斜相交或成90°。
  - 病变少细胞束，细胞异型性低
    - 细胞核细长，核仁明显，有丝分裂象少见。
    - 具有丰富、明亮的嗜酸性胞质，可见核周空泡。
  - 肥大细胞明显。
- 平滑肌肉瘤
  - 通常含有丰富的嗜酸性细胞质和高级别病变表现。

三、食管平滑肌瘤

关键点

临床概要
- 平滑肌瘤是食管最常见的间叶源性瘤。
- 平滑肌瘤病更常见于年轻的成年女性
  ○ 可能合并 Alport 综合征。

内镜表现
- 平滑肌瘤：将近 80% 位于食管远端。
- 小平滑肌瘤表现为黏膜下息肉样。

- 大平滑肌瘤及平滑肌瘤病可环周。

组织病理学表现
- 平滑肌瘤
  ○ 少细胞束，细胞异型性较低。
  ○ 肥大细胞明显。
- 平滑肌肉瘤：显著恶性，胞质嗜酸性。

○ 有丝分裂象和坏死较为常见。

辅助检查

免疫组化
- desmin，actins，以及 caldesmon 阳性。
- CD117 和 CD34 阴性。

鉴别诊断

内镜鉴别诊断
- 平滑肌瘤
  ○ 颗粒细胞瘤。
  ○ 胃肠道间质瘤。
- 平滑肌瘤病
  ○ 食管远端浸润性疾病。
- 平滑肌肉瘤
  ○ 胃肠道间质瘤。

组织学鉴别诊断
- 类平滑肌瘤的颗粒细胞瘤
  ○ 病变细胞与胶原纤维紧密结合，形成浸润样表现。
  ○ 免疫组化显示 S100 阳性。
- 胃肠道间质瘤

○ 食管间质瘤非常少见
  ■ 较平滑肌瘤，细胞更多。
  ■ 通常由明显的恶性细胞组成，细胞密度高，可见坏死。
  ■ 病变细胞可对 CD117，DOG1 和 CD34 染色。
- 肉瘤样（梭形细胞）癌
  ○ 可含有上皮细胞特征的细胞群。
  ○ 可见单个细胞或融合性坏死灶。
  ○ 免疫组化阳性。

参 考 文 献

1. Fei BY et al: Differential clinical and pathological characteristics of esophageal stromal tumors and leiomyomata. Dis Esophagus. 27(1):30-5, 2014
2. Sá MJ et al: Deletion of the 5'exons of COL4A6 is not needed for the development of diffuse leiomyomatosis in patients with Alport syndrome. J Med Genet. 50(11):745-53, 2013
3. Miettinen M et al: Esophageal stromal tumors: a clinicopathologic, immunohistochemical, and molecular genetic study of 17 cases and comparison with esophageal leiomyomas and leiomyosarcomas. Am J Surg Pathol. 24(2):211-22, 2000

病例图像展示

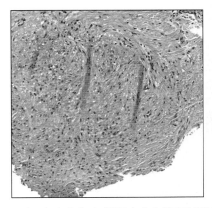 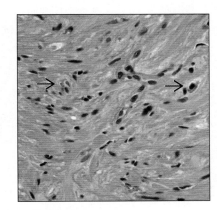 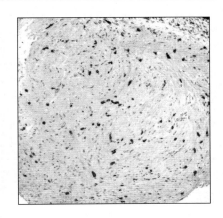

（左）此黏膜下平滑肌瘤由少量平滑肌细胞形成的细胞束组成

（中）平滑肌细胞由丰富而明亮的嗜酸性细胞质和细长的雪茄形细胞核组成，无细胞学特征改变。食管平滑肌瘤通常含有散在的肥大细胞（箭头）

（右）肥大细胞的 CD117 呈免疫组化强阳性，可能会导致误诊为胃肠道间质瘤

四、胃和小肠平滑肌瘤

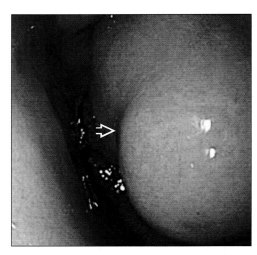

此患者因吞咽困难行内镜检查，发现胃内近食管胃交界处有一平滑肌瘤（空心箭头）。肿瘤表现为光滑的结节，被覆正常黏膜

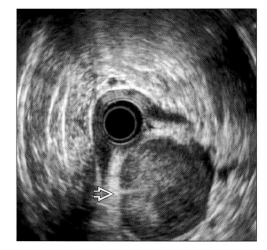

此患者的超声内镜表现为来自于黏膜肌层的边界清晰的低回声团块（空心箭头）。细针穿刺病理结果证实为平滑肌瘤

术　语

定义
- 平滑肌瘤：良性平滑肌肿瘤。
- 平滑肌肉瘤：伴随平滑肌分化的肉瘤。

临床概要

流行病学
- 发生率
  - 平滑肌瘤
    - 多为偶发，确切发病率尚不清楚。
    - 小于胃肿瘤总数的2%。
  - 平滑肌肉瘤
    - 胃肠道间叶源性肿瘤中最常见的原发性肉瘤，但因总体发病率过低而无法统计。

临床表现
- 平滑肌瘤
  - 通常无症状。
  - 位于胃食管交界处的平滑肌瘤可出现吞咽困难。
- 平滑肌肉瘤
  - 疼痛和梗阻症状。
  - 出血或贫血。
  - 因穿孔而造成的急腹症。

治疗
- 平滑肌瘤
  - 内镜下息肉切除术或黏膜下剥离术。
- 平滑肌肉瘤
  - 手术切除及辅助治疗。

预后
- 平滑肌瘤：可通过切除治愈，预后良好。
- 5年生存率＜20%，预后不良。

内镜表现

平滑肌瘤
- 小而无蒂的黏膜下结节
  - 胃肿瘤好发于近食管胃交界处。
  - 结直肠肿瘤好发于直肠，但全结肠都可能出现。
- 深部肿瘤可无内镜表现。

平滑肌肉瘤
- 梗阻性肿块可使上覆黏膜出现溃疡。

大体特征

平滑肌瘤
- 通常较小（＜1cm），但也可达6cm。
- 浅表肿瘤来源于黏膜肌层。
- 深部肿瘤集中于固有肌层。
- 白色或黄色，切面呈漩涡状。
- 较大肿瘤常伴随钙化。

平滑肌肉瘤
- 透壁性肿瘤，可破坏原有正常结构。
- 体积庞大，范围可达25cm。
- 切面结构混杂
  - 出血。
  - 坏死。
  - 囊性变。

组织病理学表现

组织学表现
- 平滑肌瘤
  - 由短而分叉的梭形细胞束组成的低增生性病变。
  - 结直肠病变通常累及黏膜肌层。
  - 含有丰富的嗜酸性胞质
    - 有时胞质内可出现嗜酸性小体。
  - 苍白的雪茄状细胞核。

四、胃和小肠平滑肌瘤

关键点

临床概要
- 平滑肌瘤
  - 多为偶发，确切发病率尚不清楚。
  - 常无症状。
- 平滑肌肉瘤
  - 总体发病率过低而无法统计。
  - 疼痛，梗阻症状，出血，贫血。

内镜表现
- 平滑肌瘤：小而无蒂的结节。
- 平滑肌肉瘤：梗阻性肿块伴溃疡。

组织病理学表现
- 平滑肌瘤
  - 低增生的交叉梭形细胞束。
  - 结直肠病变通常累及黏膜肌层。
  - 含有丰富的嗜酸性细胞质。

- 有时胞质内可出现嗜酸性小体。
- 苍白、雪茄状细胞核。
- 平滑肌肉瘤
  - 密集增生的细胞束以不规则角度相交。
  - 有丝分裂象多见，可见坏死。
  - 明显的含核仁的多形核。

辅助检查
- 阳性：actin，desmin，caldesmon。
- 阴性：CD117，CD34，S100，ALK。

主要鉴别诊断
- 胃肠道间质瘤。
- 颗粒细胞瘤。
- 炎性肌纤维母细胞瘤。
- 转移性黑色素瘤。
- 肉瘤样癌。

- 有丝分裂象罕见。
- 常见散在的 CD117 阳性的肥大细胞。
- 平滑肌肉瘤
  - 密集增生的细胞束以不规则角度相交。
  - 梭形细胞内含有密集的嗜酸性细胞质。
  - 明显的含核仁的多形核。
  - 有丝分裂象多见。
  - 单个细胞或融合性坏死。

辅助检查

免疫组化
- 阳性：actin，desmin，caldesmon。
- 阴性：CD117，CD34，S100，ALK。

鉴别诊断

内镜鉴别诊断
- 小的类平滑肌瘤样黏膜下息肉
  - 炎性纤维性息肉。
  - 胃肠道间质瘤。
  - 内分泌（良性）肿瘤。
- 平滑肌肉瘤
  - 胃肠道间质瘤。
  - 神经鞘瘤。
  - 透明细胞肉瘤。

组织学鉴别诊断
- 胃肠道间质瘤
  - 细胞增生密集，但通常为轻度异型增生。
  - 梭形细胞和上皮细胞混杂。
  - 核周空泡。
  - 有丝分裂活性低。
  - 免疫组化：CD117（＋），DOG1（＋），CD34（＋）。
- 神经鞘瘤
  - 均一、稳定的梭形细胞，有丝分裂象少见。
  - 束状或漩涡状排列。

- 有限的核呈栅栏状排列。
- 周围有淋巴聚集和生发中心。
- 免疫组化：S100（＋）。
- 颗粒细胞瘤
  - 具有丰富颗粒状胞质的上皮细胞和圆形上皮细胞。
  - 外周浸润。
  - 细胞核小而固缩，异型性低。
  - 免疫组化：S100（＋）。
- 炎性肌纤维母细胞肿瘤
  - 规则的梭形细胞位于胶原或黏液样间质内。
  - 显著的混合性炎症浸润。
  - 免疫组化：约50%的病例ALK（＋）。
- 肉瘤样癌
  - 样本上可见明显的恶性梭形细胞肿瘤，局部上皮分化。
  - 免疫组化：细胞角蛋白（＋）。
- 转移性黑色素瘤
  - 可无黑色素。
  - 丰富的嗜酸性或双嗜性细胞质。
  - 细胞核较大，常为多核。
  - 明显的樱桃红色的核仁。
  - 免疫组化：S100（＋），HMB45（＋）。

参 考 文 献

1. Deshpande A et al: Leiomyoma of the gastrointestinal tract with interstitial cells of Cajal: a mimic of gastrointestinal stromal tumor. Am J Surg Pathol. 38(1):72-7, 2014
2. Yamamoto H et al: Clinicopathological features of primary leiomyosarcoma of the gastrointestinal tract following recognition of gastrointestinal stromal tumours. Histopathology. 63(2):194-207, 2013
3. Aggarwal G et al: Primary leiomyosarcomas of the gastrointestinal tract in the post-gastrointestinal stromal tumor era. Ann Diagn Pathol. 16(6):532-40, 2012
4. Miettinen M et al: Gastrointestinal stromal tumors, intramural leiomyomas, and leiomyosarcomas in the rectum and anus: a clinicopathologic, immunohistochemical, and molecular genetic study of 144 cases. Am J Surg Pathol. 25(9):1121-33, 2001

四、胃和小肠平滑肌瘤

胃平滑肌瘤

（左）一例胃平滑肌瘤横截面显示切面均匀。结节边界清楚，位于黏膜肌层，位于黏膜下层（白箭头），黏膜未受累

（右）大多数胃平滑肌瘤均为寡细胞肿瘤，由胞质嗜酸性的梭形细胞组成。病变细胞细胞核呈雪茄状，核仁不明显。核染色质为苍白色，常见核周空泡（黑箭头）

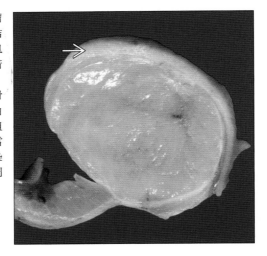
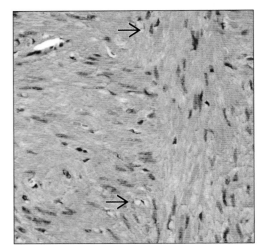

（左）另一例胃平滑肌瘤的细胞更多，表现类似于胃肠道间质瘤。这种病变由含嗜酸性细胞质和细长核的梭形细胞束交叉形成，无细胞学特征改变。存在散在的炎症细胞

（右）免疫染色在鉴别诊断困难的病例中起到一定的作用。如图所示，平滑肌瘤desmin呈强阳性

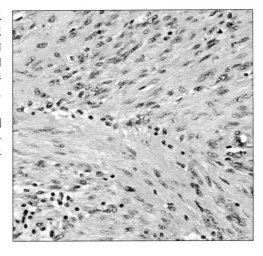
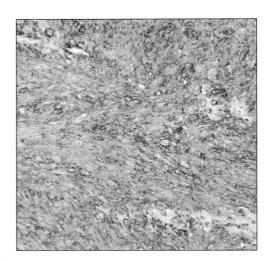

（左）与有边界清楚的结节的平滑肌瘤不同，平滑肌肉瘤是深部浸润性肿瘤，可以破坏组织的原有结构。此肿瘤穿透了胃壁，呈现出一个肉质切面

（右）平滑肌肉瘤较胃肠道平滑肌瘤细胞更多，常有肿瘤细胞束不规则相交。病变细胞胞质嗜酸性，细胞核呈多形性，有丝分裂象多见（黑箭头），很容易识别

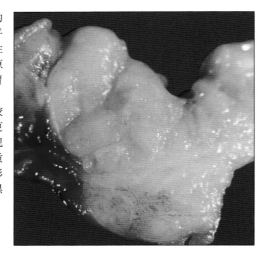
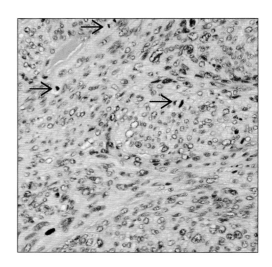

四、胃和小肠平滑肌瘤

小肠平滑肌瘤

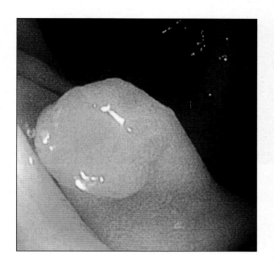

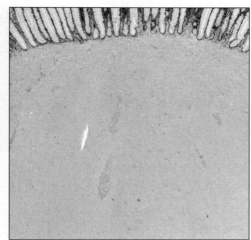

（左）结肠镜检查发现一个有蒂直肠平滑肌瘤。息肉表面被覆正常黏膜，并有一粗蒂连接

（右）该息肉由正常的平滑肌细胞增殖形成。病变未侵犯黏膜，但累及黏膜肌层。值得注意的是，与其他结直肠间叶源性肿瘤相比，胃肠道平滑肌瘤细胞数量更少

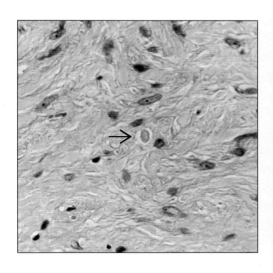

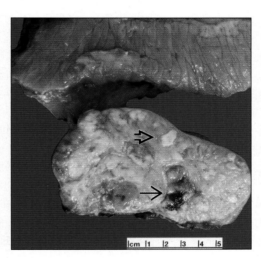

（左）结肠平滑肌瘤细胞核细长稳定，含明亮的嗜酸性细胞质。胞质内有特征性嗜酸性小体（黑箭头）。有丝分裂象罕见，如果出现则应考虑其他诊断

（右）此患者结肠系膜上有一平滑肌肉瘤，表现为无痛性腹部肿块。切面呈异质性，分叶状肿瘤中可见多处出血（黑箭头）和坏死灶（空心箭头）

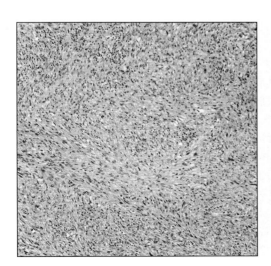

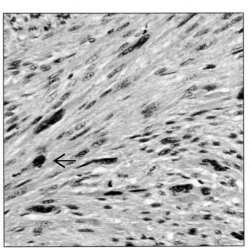

（左）平滑肌肉瘤是细胞密集的肿瘤，由梭形细胞束以不规则角度相交组成。肿瘤细胞含有丰富密集的嗜酸性细胞质。低倍镜下可见细胞核大小明显不同。

（右）平滑肌肉瘤细胞核细长深染，有丝分裂象明显（黑箭头）。可对actin和desmin进行免疫组化染色来明确诊断

五、胃肠道间质瘤

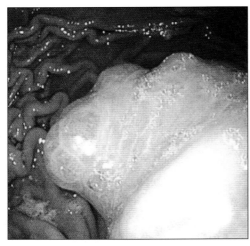

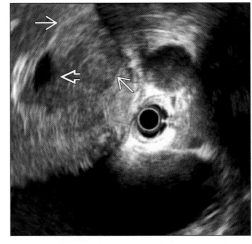

一位76岁的男性腹痛患者发现胃底有一个9cm的突起肿块。在肿块表面胃黏膜伸展，但在其他方面并不明显

此患者超声内镜表现为位于固有肌层的一个密度均匀的大团块影（白箭头）。病变中有局部囊变区（空心箭头），未见区域淋巴结肿大

术　　语

缩写
- 胃肠道间质瘤（GIST）。

同义词
- 组织学分类为平滑肌瘤和神经鞘瘤
  - 成平滑肌瘤。
  - 奇异性平滑肌瘤或富细胞性平滑肌瘤。
  - 胃肠道自主神经瘤
    - 过去因存在超微结构致密核心颗粒而被定义的亚型，S100和NSE染色阳性。

定义
- 与Cajal细胞相关的胃肠道间叶源性肿瘤表型。

病因和发病机制

酪氨酸激酶受体基因的散发突变
- 组成性活化驱动细胞增殖。
- 85%的病例中检测到影响*KIT*的突变
  - 多数（90%）影响外显子11。
  - 其余病例有外显子9，13或15的突变。
- 6%的病例中有*PDGFRA*外显子18突变
  - 在野生型*KIT*肿瘤中占30%。

与遗传综合征的联系
- 常染色体显性家族遗传综合征
  - *KIT*外显子11和13中出现基因突变。
  - 多发性胃肠道间质瘤。
- 神经纤维瘤病1型
  - 可出现多发胃肠道间质瘤。
  - *KIT*和*PDGFRA*突变鲜有报道，但肿瘤CD117免疫阳性。
  - *KIT*和*NF1*产物之间相互作用。
- Carney三联征：上皮样胃间质瘤，副神经节瘤，肺软骨瘤。

临床概要

流行病学
- 发病率
  - 罕见：每100万人口中有14～20例（美国每年新发4500例）。
- 年龄
  - 散发肿瘤好发于老年人（60～65岁）。
  - 包括神经纤维瘤病的家族性病例好发于较年轻患者。
  - Carney三联征和琥珀酸脱氢酶缺失型肿瘤发生于儿童与年轻人中。

发病部位
- 多数（60%）肿瘤发生于胃内。
- 空回肠肿瘤占30%。
- 将近5%的肿瘤发生于十二指肠。
- 约5%的肿瘤发生于结肠直肠。
- 食管、阑尾、网膜和肠系膜的肿瘤十分罕见（＜1%）。

临床表现
- 胃肠道出血。
- 腹痛。
- 机会性检出。

治疗
- 手术治疗
  - 原发性肿瘤全切术。
  - 耐药或肿瘤破裂（出血）病例的转移灶切除术。
- 药物治疗
  - 伊马替尼：酪氨酸激酶抑制剂，可结合KIT和PDGFR-α受体
    - 适用于转移和不能切除肿瘤的患者。
    - 高危肿瘤的辅助治疗。
  - 对伊马替尼耐药的病例使用新的酪氨酸激酶抑制剂（舒尼替尼，尼洛替尼，达沙替尼）。
  - 特殊的突变可能会影响治疗

五、胃肠道间质瘤

关键点

发病机制
- *KIT*（85%）和 *PDGFR*（6%）突变。

临床概要
- 疾病进展风险取决于肿瘤大小、有丝分裂率和发生部位。

内镜表现
- 边缘光滑的黏膜下肿块。
- 被覆黏膜正常或有溃疡。

大体特征
- 圆形、卵圆形或哑铃形肿块。
- 位于固有肌层。
- 常见出血和囊性变。

组织病理学表现
- 梭形细胞型、上皮细胞型或混合型。
- 束状或团状生长模式。

- 团丝样纤维：细胞外胶原聚集。
- 血管壁薄。

辅助诊断
- CD117 和 DOG1：95% 的肿瘤呈阳性。
- CD34：60% 的肿瘤细胞质染色。
- SMA：30%～40% 不均匀染色或浅染。
- S100：5% 阳性，但染色浅或不均匀。

主要鉴别诊断
- 炎性纤维性息肉。
- 纤维瘤病。
- 平滑肌瘤。
- 神经鞘瘤。
- 黑色素瘤。
- 透明细胞肉瘤。

■ *KIT* 外显子 9 突变的患者可使用舒尼替尼或高剂量的伊马替尼。

预后

- 预后相关的重要病理特点：肿瘤大小，有丝分裂率，发生部位。
- 分子改变：*KIT* 的突变影响治疗效果。

内镜表现

一般特征

- 边界清楚的肿块。
- 被覆黏膜正常或有溃疡。
- 由于肿瘤位置较深，黏膜活检诊断率较低
  ○ 通过超声内镜或 CT 引导下取样更好。
- 超声内镜显示肿瘤位于固有肌层。

大体特征

一般特征

- 边界清楚，圆形、卵圆形或哑铃形，位于固有肌层。
- 肿瘤多为实体肉瘤。
- 巨大肿瘤内可见出血和囊性变。

组织病理学表现

组织学特征

- 梭形细胞型（70%）
  ○ 具有丰富嗜酸性细胞质的生物学性质稳定的梭形细胞。
  ○ 细胞核细长，染色质空泡状。
  ○ 胃肿瘤可见核周空泡。
  ○ 细胞核呈栅栏样排列，使其具有 Verocay 小体样外观，类似神经鞘瘤
    ■ 胃间质瘤更为明显。
  ○ 结直肠间质瘤几乎都为梭形细胞形态
- 上皮细胞型（20%）
  ○ 圆形或浆细胞样细胞，细胞质透明或嗜酸性。

  ○ 均匀的卵圆形细胞核，染色质空泡状。
- 混合细胞型（10%）
  ○ 梭形细胞和上皮细胞同时存在。
  ○ 不同形态的区域可分界明显或互相融合。
- 团丝样纤维是小肠间质瘤的典型特征
  ○ 细胞外有嗜酸性胶原聚集。
  ○ PAS 染色阳性。
- 束状生长模式最为常见。
- 巢状或团状生长模式。
- 高风险肿瘤内可出现坏死和黏膜浸润。
- 胶原或黏液基质。
- 血管壁薄，周围可有出血。
- 一些高级别病例中可出现核多形性
  ○ 可能存在去分化区。
- 伊马替尼治疗后可有形态学改变
  ○ 广泛的基质玻璃样变。
  ○ 出血以及含铁血黄素沉积。
  ○ 肿瘤细胞显著减少。

辅助检查

免疫组化

- CD117（C-kit）：95% 的肿瘤呈的弥漫性细胞质、细胞膜染色或较少见的点状染色。
- DOG1：弥漫性的细胞质或细胞膜染色。
- CD34：60% 的肿瘤细胞质染色。
- SMA：30%～40% 的肿瘤细胞质染色。
- S100：5% 的肿瘤细胞质染色。

聚合酶链反应（PCR）

- 用于分析 *KIT* 和 *PDGFR-α* 突变。

鉴别诊断

内镜鉴别诊断

- 炎性纤维性息肉是黏膜下病变。

五、胃肠道间质瘤

胃肠道间质瘤风险评估

肿瘤大小（cm）	核分裂象（150HPF）	风险分层
胃（原发部位）		
≤2	≤5	无或忽略不计
＞2且≤5	≤5	极低
＞5且≤10	≤5	低
＞10	≤5	中
≤2	＞5	高
＞2且≤5	＞5	高
＞5且≤10	＞5	高
＞10	＞5	高
小肠和大肠（原发部位）		
≤2	≤5	无或忽略不计
＞2且≤5	≤5	低
＞5且≤10	≤5	中
＞10	≤5	高
≤2	＞5	高
＞2且≤5	＞5	高
＞5且≤10	＞5	高
＞10	＞5	高

- 平滑肌瘤常为小息肉。
- 平滑肌肉瘤是较大的溃疡性肿块。

组织学鉴别诊断

- 炎性纤维性息肉
  - 源于黏膜下。
  - 梭形细胞和星形细胞呈涡轮状排列在中小型血管周围。
  - 明显的嗜酸性粒细胞、淋巴细胞和浆细胞。
  - 免疫组化：DC34，cyclin-D1 和 PDGFR-α（50%）阳性。
- 肠系膜纤维瘤病
  - 与家族性腺瘤性息肉病相关。
  - 源于肠系膜。
  - 肉眼和显微镜下观察均可见肠壁浸润。
  - 大量正常的梭形细胞束存在于胶原或黏液基质中。
  - 免疫组化核 β-catenin 染色。
- 平滑肌瘤
  - 源于黏膜肌层。
  - 由平滑肌细胞组成的边界清楚的结节。
  - 雪茄形核。
  - 细胞内有嗜酸性小体。
  - Actins 和 desmin 免疫染色阳性。
- 平滑肌肉瘤
  - 多形性、有丝分裂活跃的梭形细胞，细胞核呈雪茄形，细胞质嗜酸性。
  - 坏死。
  - Actins 和 desmin 免疫阳性。
- EB 病毒相关性平滑肌瘤
  - 发生于免疫抑制的患者中。
  - 二相性
    - 平滑肌细胞束。
    - 小的圆形蓝色细胞。
  - Actins 和 desmin 免疫染色阳性。
  - EB 病毒原位杂交阳性。
- 神经鞘瘤
  - 在小肠和大肠中并不常见。
  - 由梭形细胞组成，核呈栅栏样排列。
  - 周围淋巴聚集。
  - S100 免疫组化染色阳性。
- 黑色素瘤
  - 细胞质嗜酸性的上皮细胞。
  - 偏心的多形核，核仁明显。
  - 有丝分裂象常见。
  - 可有黑色素。
  - S100，HMB-45，Melan-A 和 CD117（20% ～ 30%）免疫阳性。
- 透明细胞肉瘤
  - 有丝分裂活跃的圆形细胞，细胞质透明，空泡状细胞核。
  - 某些病例中会出现破骨细胞样巨细胞。
  - 浸润性生长。
  - 实性、巢状、假乳头样生长。
  - S100、HMB-45 免疫染色阳性。

参 考 文 献

1. Miettinen M et al: Gastrointestinal stromal tumors. Gastroenterol Clin North Am. 42(2):399-415, 2013
2. Mullady DK et al: A multidisciplinary approach to the diagnosis and treatment of gastrointestinal stromal tumor. J Clin Gastroenterol. 47(7):578-85, 2013
3. Fletcher CD et al: Diagnosis of gastrointestinal stromal tumors: A consensus approach. Hum Pathol. 33(5):459-65, 2002

五、胃肠道间质瘤

内镜下特征、影像学特征和大体特征

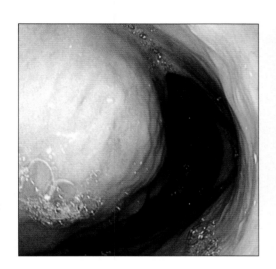
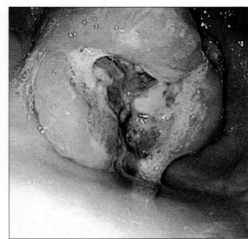

（左）一位46岁的女性因呕血和缺铁性贫血行上消化道内镜检查。发现胃底部一个大而坚硬的肿块。穿刺活检显示为胃肠道间质瘤

（右）一位42岁的女性因黑粪行上消化道内镜检查。发现贲门处有一个大的胃肠道间质瘤，中央可见溃疡形成

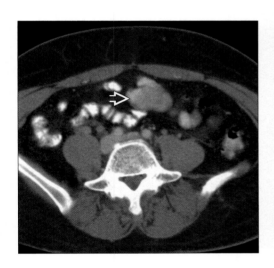
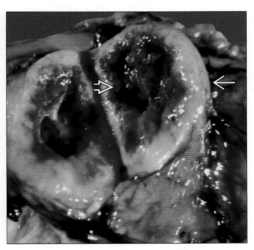

（左）因其他原因进行CT扫描时偶然发现的胃肠道间质瘤，表现为一个侵及小肠壁的大而局限的密度均匀的肿块（空心箭头），但未表现梗阻性改变

（右）一个累及固有肌层的界线清晰的十二指肠间质瘤。切面均匀，呈粉色（白箭头），可见一大块囊性变区域（空心箭头）

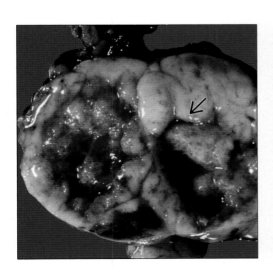
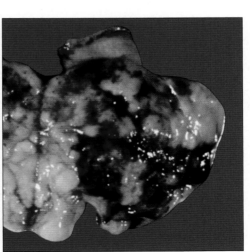

（左）这位长期上腹痛和贫血的患者接受了结肠间质瘤外科手术切除。肿瘤的横切面显示均匀的肉质组织边缘，周围环绕有囊性变（黑箭头）

（右）一个大的空肠恶性间质瘤，具有突出的异质性的横切面。此肿瘤含有出血和囊性变区域

五、胃肠道间质瘤

胃间质瘤特征

（左）一个巨大的胃间质瘤，切面呈异质性。大片囊性变区域被坏死和出血灶（空心箭头）环绕，其他区域呈肉质切面（黑箭头）

（右）胃肠道间质瘤细胞密集，通常发生于固有肌层。此胃间质瘤生长至黏膜下，但未侵及表层或形成溃疡。肿瘤由梭形细胞束组成

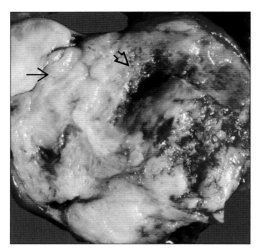
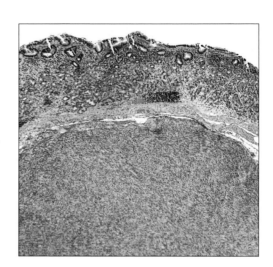

（左）一些上皮样胃肠道间质瘤（尤其是胃间质瘤）细胞质内含有明显的空泡。这些空泡是正在加工的物质，可以压缩细胞核（空心箭头），从而使细胞表现出类似印戒细胞的形态

（右）其他上皮样间质瘤含有丰富嗜酸性细胞质的浆细胞样细胞。此肿瘤含有类器官巢样生长的核深染且不规则的细胞（白箭头）

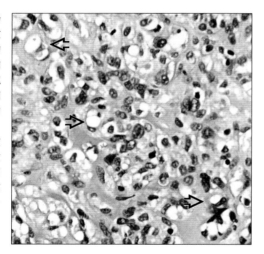
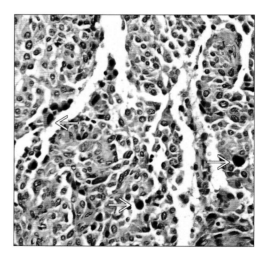

（左）一些胃肠道间质瘤细胞核呈栅栏状排列，形成Verocay小体样外观。值得注意的是，这些特征往往比胃肠道神经鞘瘤更明显，后者同样有肿瘤周围的淋巴细胞聚集，S100染色也呈弥漫性强阳性

（右）胃间质瘤可能含有丰富的黏液样或软骨黏液样基质，在常规染色中呈现淡蓝色。一些肿瘤表现为不同程度的透明变

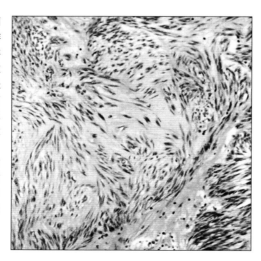
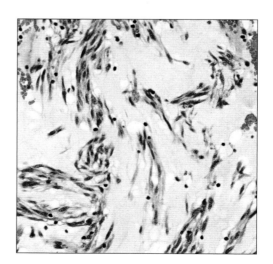

五、胃肠道间质瘤

间质瘤的特点

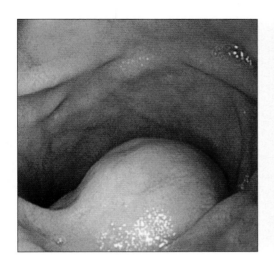
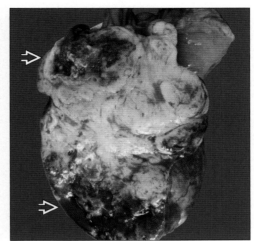

（左）因其他原因行上消化道内镜检查发现的十二指肠间质瘤。肿块在十二指肠腔内形成一个光滑的圆形凸起。上覆黏膜基本正常

（右）一位老年贫血患者发现小肠内有一肿块。切除后发现间质瘤内有出血和囊性变区域（空心箭头）

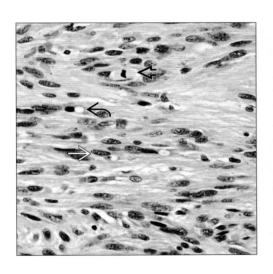
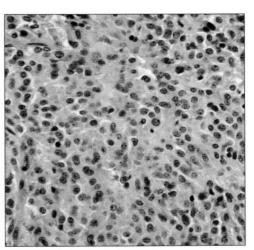

（左）小肠间质瘤的梭形细胞含嗜酸性细胞质和细长的核（白箭头）。偶见核分裂象（空心箭头）。核周空泡（弯箭头）不像胃间质瘤那样显著

（右）小肠上皮样间质瘤由含有嗜酸性细胞质和圆形核的圆形细胞组成。肿瘤细胞有模糊的巢样外观，细胞有轻度异型增生，核分裂象不明显

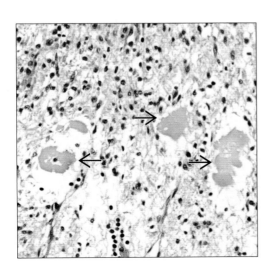
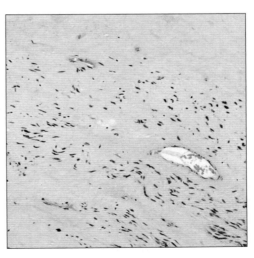

（左）团丝样纤维（黑箭头）是小肠间质瘤细胞周围聚集的胶原纤维，可被PAS染色，有淀粉酶抵抗性

（右）伊马替尼治疗可减少胃肠道间质瘤的形态学改变。接受此种辅助治疗若干疗程后肿瘤细胞减少，出现广泛的玻璃样变。黏液样变性、出血和含铁血黄素沉积也可在治疗后的间质瘤中出现

五、胃肠道间质瘤

免疫染色模式

（左）CD117免疫组化染色显示，约95%的胃肠道间质瘤细胞质呈弥漫性强阳性。对此标志物进行染色有助于鉴别诊断，但免疫组化阳性并不完全提示*KIT*突变

（右）30%～40%的胃肠道间质瘤actin阳性，但染色常为斑片状或淡染。平滑肌瘤此标志物染色通常为弥漫性强阳性

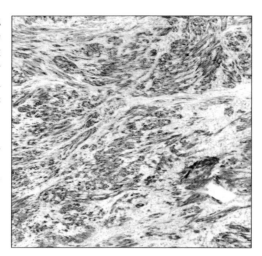
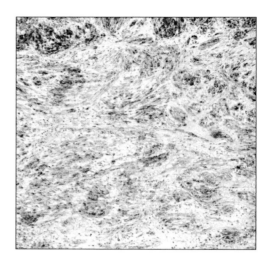

（左）胃肠道间质瘤有缺乏琥珀酸脱氢酶的特征。它们通常出现于包括儿童在内的年轻患者当中，倾向于向胃局部淋巴结转移。同时表现出上皮细胞巢状排列的簇状生长模式

（右）此病例间质瘤对琥珀酸脱氢酶-B免疫染色阴性，表明缺乏此种复合酶

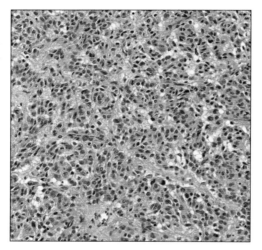
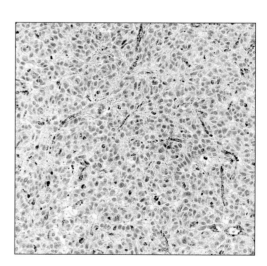

（左）一个琥珀酸脱氢酶缺乏的胃肠道间质瘤的细胞质和膜质均表现出CD117强阳性。重要的是，CD117免疫染色阳性并不能说明*KIT*突变。事实上，琥珀酸脱氢酶缺乏的胃肠道间质瘤通常缺乏*KIT*突变

（右）同一肿瘤DOG1染色呈弥漫性强阳性。DOG1在95%的胃肠道间质瘤中呈阳性

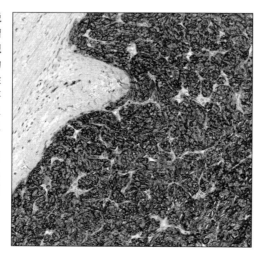
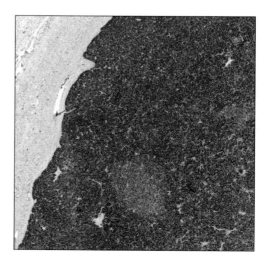

五、胃肠道间质瘤

鉴别诊断

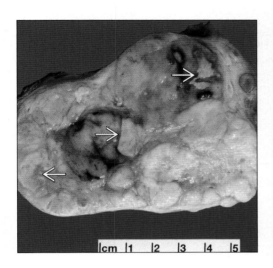

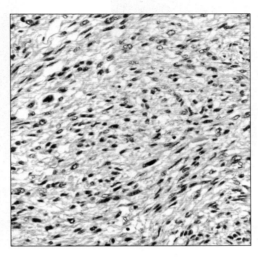

（左）肠道平滑肌肉瘤有与胃肠道间质瘤相似的特点。此例中显示肿瘤分叶状的切面，可见多个坏死灶（白箭头）和囊变区

（右）平滑肌肉瘤细胞密集，有典型的细胞异型性和核多形性。免疫染色 actin 和 desmin 阳性，CD117 阴性，可与胃肠道平滑肌瘤相鉴别

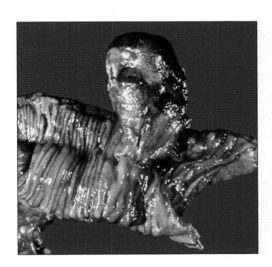

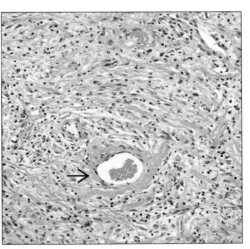

（左）胃肠道间质瘤鉴别诊断包括炎性纤维性息肉。但炎性纤维性息肉位于黏膜下层，形成带蒂息肉，常有被覆黏膜的炎性改变

（右）炎性纤维性息肉中包含中小口径厚壁血管（黑箭头），梭形细胞束呈涡轮状散布于胶原蛋白带中。具有典型的嗜酸性粒细胞性炎症

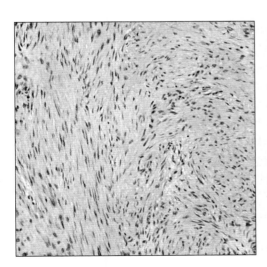

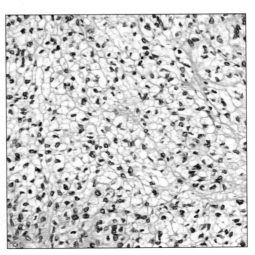

（左）胃肠道间质瘤的鉴别诊断包括肠系膜纤维瘤病。其内可见广泛的含嗜酸性细胞质的梭形细胞束和微细的脉管系统。纤维瘤病表现出核 β-catenin 的强染色，也是鉴别诊断的线索

（右）透明细胞肉瘤类似于上皮样胃肠道间质瘤，但由细胞质透明的多角形细胞组成，细胞核有轻到中度的异型性

六、炎性纤维性息肉

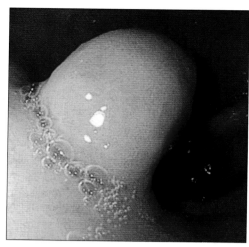

一个炎性纤维性息肉在胃窦形成一个带蒂肿块。病变被覆正常黏膜，基底宽

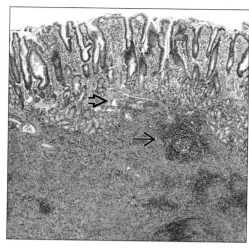

黏膜下层和固有层被侵入深层黏膜腺体小叶间的富血管梭形细胞肿瘤扩展增宽。存在散在的淋巴聚集（黑箭头），血管（空心箭头）明显

术 语

同义词

- Vanek 肿瘤。
- 伴嗜酸性粒细胞浸润的黏膜下肉芽肿。

定义

- 由梭形细胞、炎症细胞和血管构成的良性间质性肿瘤。

病因和发病机制

可能的散发性肿瘤

- 50%以上有 *PDGFRA* 突变
  - 影响外显子12、14或18。
- 类似于树突状细胞和CD34（＋）的血管周围细胞。

可能的修复过程

- 小病变常伴增生性息肉。
- 老年人胃窦部发病率上升可能与消化道损伤后的炎症反应相关。

临床概要

流行病学

- 年龄
  - 常发生于老年人（60岁以上）。
- 性别
  - 女性稍高（1.6∶1）。

发病部位

- 约占全部胃息肉的5%
  - 将近80%出现在胃窦部。
- 小肠和结肠罕见（＜0.1%的息肉）
  - 回肠末端是胃以外最常见的发病部位。
- 食管和胃也有报道。

临床表现

- 无症状或隐匿性出血。
- 因梗阻造成的疼痛

- 脱垂至幽门括约肌。
- 小肠肿瘤引起肠套叠。

治疗

- 内镜或外科切除。

预后

- 无恶性倾向。

内镜表现

带蒂黏膜下息肉

- 宽基底息肉，常伴有溃疡。

大体特征

一般特征

- 通常局限于黏膜层或黏膜下层。
- 透壁浸润生长少见。
- 一般较小（平均1.5cm），但也可较大。

组织病理学表现

组织学特征

- 疏松的水肿性或黏液性基质透明变
  - 中小型血管
    - 血管周围梭形细胞套状排列。
- 梭形细胞束
  - 少量嗜酸性细胞质。
  - 卵圆形或细长核，染色质致密。
  - 有丝分裂象罕见。
- 混合性炎性浸润
  - 嗜酸性粒细胞为主。
  - 肥大细胞，淋巴细胞，浆细胞，巨噬细胞。
  - 偶有淋巴聚集。

辅助检查

免疫组化

- 阳性：CD34，cyclin-D1。

六、炎性纤维性息肉

关键点

发病机制
- 50%以上有 *PDGFRA* 突变。

临床概要
- 常发生于老年人（60岁以上）。
- 女性发病率略高于男性（1.6∶1）。
- 将近80%发生于胃窦部。
- 小肠和结肠罕见（＜0.1%的息肉）。
- 无症状或隐血。
- 可因梗阻或脱垂造成腹痛。
- 内镜或手术切除。

内镜表现
- 宽基底息肉，常伴溃疡。

大体特征
- 通常局限于黏膜层或黏膜下层。
- 一般较小（平均1.5cm），但也可较大。

组织病理学表现
- 疏松的水肿或透明样变的基质。
- 血管周围套状排列梭形细胞。
- 梭形细胞束。
- 嗜酸性粒细胞炎性浸润。

辅助检查
- 阳性：CD34，cyclin-D1。
- 阴性：CD117，S100，EMA。

主要鉴别诊断
- 平滑肌瘤。
- 内分泌（良性）肿瘤。
- 脂肪瘤。
- 胃肠道间质瘤。
- 炎性肌纤维母细胞瘤。
- 神经鞘瘤。

- 阴性：CD117，S100，EMA。
- Ki-67标记指数＜1%。

鉴别诊断

内镜鉴别诊断

- 平滑肌瘤
  - 最常见于近胃食管交界处和直肠。
  - 通常较小。
- 异位胰腺
  - 胃窦病变伴脐状中心。
- 内分泌（良性）肿瘤
  - 黏膜呈黄色。
- 脂肪瘤
  - 按压可变平。
- 胃肠道平滑肌瘤
  - 超声显示来源于固有肌层。

组织学鉴别诊断

- 胃肠道间质瘤
  - 细胞密集，无明显炎症表现。
  - 上皮细胞或梭形细胞。
  - 细胞异型性和有丝分裂活性不同。
  - 免疫组化：CD117（＋），CD34（＋）。
- 炎性肌纤维母细胞瘤
  - 更常见于胃部。
  - 发达的束状生长。
  - 炎症浸润中浆细胞明显。
  - 免疫组化：50%病例ALK（＋）。
- 神经鞘瘤
  - 好发于胃和小肠。
  - 不累及黏膜的壁来源肿块。
  - 细胞密集的肿瘤。
  - 外周淋巴聚集。

- 一些活检样本中可见类似炎性纤维性息肉的黏膜来源的良性梭形细胞息肉
  - 神经鞘瘤
    - 局限于结直肠。
    - 梭形细胞以不明确的增殖形式在表面上皮下形成致密层。
    - 栅栏样核。
    - 免疫组化：S100（＋）。
  - 平滑肌瘤
    - 由平滑肌细胞组成的边界清楚的结节，累及黏膜肌层。
    - 免疫组化：desmin（＋），SMA（＋）。
  - 良性上皮性/间质性息肉
    - 发生于结直肠。
    - 梭形细胞在结肠隐窝周围密集增殖，形成环隐窝轮生模式。
    - 受累的黏膜有锯齿状结构。
    - 免疫组化：一些样本中片状EMA淡染。

参 考 文 献

1. Liu TC et al: Inflammatory fibroid polyps of the gastrointestinal tract: spectrum of clinical, morphologic, and immunohistochemistry features. Am J Surg Pathol. 37(4):586-92, 2013
2. Huss S et al: Activating PDGFRA mutations in inflammatory fibroid polyps occur in exons 12, 14 and 18 and are associated with tumour localization. Histopathology. 61(1):59-68, 2012
3. Plesec TP: Gastrointestinal mesenchymal neoplasms other than gastrointestinal stromal tumors: focusing on their molecular aspects. Patholog Res Int. 2011:952569, 2011
4. Schildhaus HU et al: Inflammatory fibroid polyps harbour mutations in the platelet-derived growth factor receptor alpha (PDGFRA) gene. J Pathol. 216(2):176-82, 2008
5. Ozolek JA et al: Inflammatory fibroid polyps of the gastrointestinal tract: clinical, pathologic, and molecular characteristics. Appl Immunohistochem Mol Morphol. 12(1):59-66, 2004
6. Stolte M et al: Inflammatory fibroid polyp of the stomach. Endoscopy. 22(5):203-7, 1990

六、炎性纤维性息肉

胃炎性纤维性息肉

（左）这位60岁的女性患有长期的胃食管反流病，发现胃窦部一个息肉样肿块。息肉宽基底，表面有红斑和侵蚀。切除后提示炎性纤维性息肉

（右）胃炎性纤维性息肉有短而不规则的细胞束沿血管呈同心圆分布，形成"洋葱皮"样外观（黑箭头）

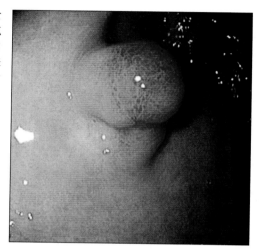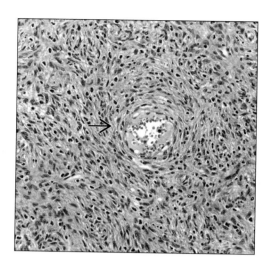

（左）多数炎性纤维性息肉含少量的黏液样基质，使间质呈淡蓝色。梭形细胞内嗜酸性细胞质很少，细胞核性质稳定。以嗜酸性粒细胞为主的混合性炎症是其特点

（右）另一个炎性纤维性息肉细胞结构相对较多，胶原基质也更多。病变含大量嗜酸性粒细胞（黑箭头）。可见扩张的薄壁血管（空心箭头）

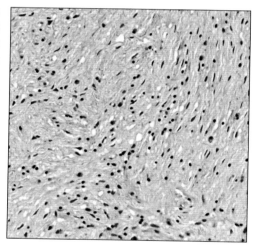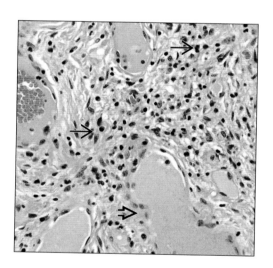

（左）炎性纤维性息肉的典型特征是病变内有散在的中小型厚壁动脉。细胞学行态稳定的梭形细胞以同心圆方式密集围绕在血管周围。胶原纤维分布于整个肿瘤组织中

（右）血管周围同心圆排列的病变细胞CD34免疫染色明显。绝大多数炎性纤维性息肉均表达这种标志物，尽管CD117和DOG1免疫染色阴性

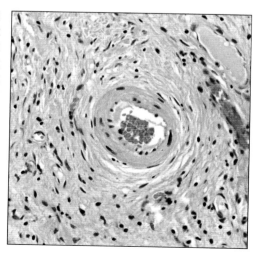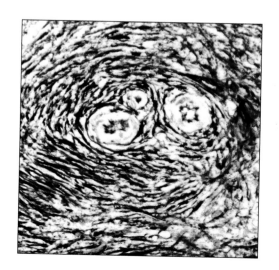

六、炎性纤维性息肉

肠炎性纤维性息肉

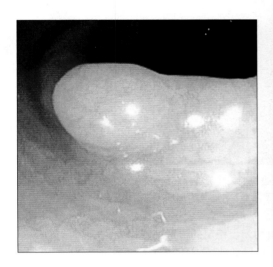

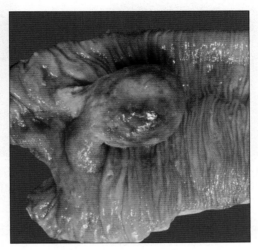

（左）结肠镜检查中偶然发现的盲肠炎性纤维性息肉。形成了部分带蒂的黏膜下肿块。其上覆黏膜和周围黏膜均正常

（右）此回肠炎性纤维性息肉表现为由回盲部肠套叠继发的间断腹痛。蕈伞样病变带宽蒂，含正常黏膜组织。息肉表面有溃疡和糜烂

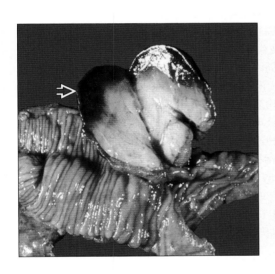

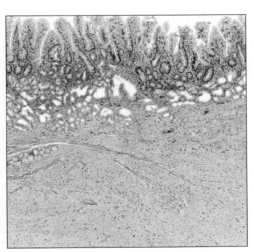

（左）此回肠炎性纤维性息肉的突出特点是导致了肠套叠。此病变切面柔软而呈黏液样，大体均匀，苍白色外观。溃疡下方有一出血灶（空心箭头）。肿瘤侵及黏膜下层，但上覆黏膜未受累

（右）这是在胰腺外科手术中偶然发现的一个 5mm 的十二指肠炎性纤维性息肉。肿块边界清晰，未累及黏膜

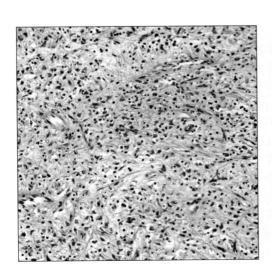

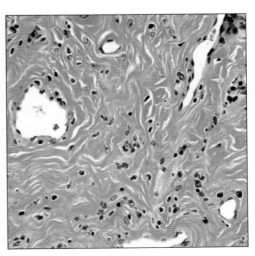

（左）肠炎性纤维性息肉通常由细胞组成，但相较于胃来说具有更多的胶原基质。此病变由疏松增殖的梭形细胞束状排列形成。肿瘤中可见混合性炎症浸润。有明显的散在厚壁血管

（右）一些肠炎性纤维性息肉细胞结构少，含致密的透明基质，嗜酸性粒细胞稀疏

七、胃肠道神经鞘瘤

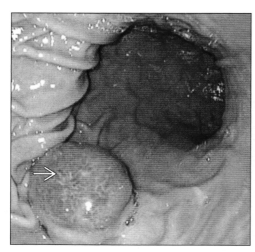

此神经鞘瘤发现于一位64岁的老年女性呕血患者。肿瘤几厘米大小，侵犯黏膜。可见近期出血的红斑（白箭头）

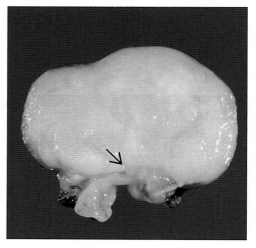

肿瘤经过腹腔镜局部切除。均匀的黄色切面是有用的诊断线索。活检样本基底部可见固有肌层（黑箭头）

术　　语

定义
- 伴施万（神经鞘）细胞分化的良性间质性病变。

临床概要

流行病学
- 年龄
  - 中老年（平均年龄53岁）。
- 性别
  - 女性略多。

临床表现
- 多无症状
  - 常因其他原因行影像学或内镜检查时偶然发现。
- 可有上腹部疼痛、胃出口梗阻及出血症状。
- 与神经纤维瘤病无关。

治疗
- 外科切除。

预后
- 良性，故完全切除后可治愈。

内镜表现

一般特征
- 绝大多数（90%）发生于胃内，尤其是胃窦部。
- 壁内肿块，可发展至黏膜下层
  - 常呈息肉样突入管腔，表面黏膜正常。
  - 较大病变常有黏膜糜烂或溃疡。
- 大小不一（平均6.4cm）。

组织病理学表现

组织学特征
- 从固有肌层（肌间神经丛）发出的梭形细胞肿瘤，侵袭黏膜下层

- 主要由均匀、稳定的梭形细胞构成
  - 灶状核异型常见。
  - 有丝分裂象少见（每50个高倍视野中＜5个）。
  - 核呈波浪形或弯曲状，可能含有核内包涵体。
  - 可见细胞呈束状、涡轮状，核呈栅栏状排列，但没有周围软组织肿瘤那样明显
    - 上皮细胞罕见。
- 显著的周围淋巴套状聚集是其独特特点
  - 肿瘤内淋巴细胞可能同样明显。
- 细胞结构多变。
- 基质可玻璃样变或黏液样变。
- 胃肠道神经鞘瘤缺乏许多其他软组织神经鞘瘤的特点
  - 边界清晰，但通常无包膜。
  - Verocay小体少见或缺失。
  - 常缺乏玻璃样变的血管。
  - 罕见退行性改变。
  - *NF2*基因突变阴性，而在躯体神经鞘瘤中40%～60%阳性。

辅助检查

免疫组化
- S100和GFAP强阳性。
- CD117和DOG1阴性。

鉴别诊断

内镜鉴别诊断
- 间叶源性肿瘤
  - 胃肠道间质瘤。
  - 平滑肌瘤。
  - 炎性纤维性息肉。
- 异位胰腺（胃内）

组织学鉴别诊断
- 胃肠道间质瘤

七、胃肠道神经鞘瘤

关键点

术语
- 伴施万细胞分化的良性间质性病变。

临床概要
- 上腹部疼痛、胃出口梗阻及出血。
- 中老年多发（平均年龄53岁）。

内镜表现
- 壁内肿块，可发展至黏膜下层。
- 息肉样突入管腔，表面黏膜正常。

组织病理学表现
- 从固有肌层发出的梭形细胞肿瘤。
- 均匀、稳定的梭形细胞，核呈波浪状。
- 显著的周围淋巴套状聚集是其独特特点。

辅助检查
- S100和GFAP强阳性。
- CD117和DOG1阴性。

- ○ 无周围淋巴套状聚集。
- ○ 肿瘤内淋巴细胞少见。
- ○ 上皮细胞多见。
- ○ CD117和DOG1阳性，而S100阴性。
- 肠系膜纤维腺瘤病
  - ○ 原发于肠系膜的浸润性肿瘤，继而侵犯固有肌层。
  - ○ 可在家族性腺瘤性息肉病中出现。
  - ○ β-catenin染色率高，而S100阴性。
- 平滑肌瘤
  - ○ 位于胃近端。
  - ○ 无明显的淋巴套状聚集。
  - ○ 表达平滑肌标志物（包括desmin，caldesmon和actins），而S100阴性。
- 炎性纤维性息肉
  - ○ 肿瘤大部分位于黏膜下层。
  - ○ 无明显的淋巴套。
  - ○ 黏液样基质。
  - ○ 显著的厚壁血管周围环绕着涡轮样排列的梭形细胞。
  - ○ 嗜酸性粒细胞为主的混合性炎症。
  - ○ 常表现为CD34和PDGFR-α阳性，而S100阴性。

诊断要点

病理解读要点
- 存在淋巴套状聚集则应考虑神经鞘瘤的诊断，有助于避免误诊为胃肠道间质瘤。

参考文献

1. Voltaggio L et al: Gastric schwannoma: a clinicopathologic study of 51 cases and critical review of the literature. Hum Pathol. 43(5):650-9, 2012
2. Williamson JM et al: Gastric schwannoma: a benign tumour often mistaken clinically, radiologically and histopathologically for a gastrointestinal stromal tumour--a case series. Ann R Coll Surg Engl. 94(4):245-9, 2012
3. Lasota J et al: Evaluation of NF2 and NF1 tumor suppressor genes in distinctive gastrointestinal nerve sheath tumors traditionally diagnosed as benign schwannomas: a study of 20 cases. Lab Invest. 83(9):1361-71, 2003
4. Miettinen M et al: Schwannomas in the colon and rectum: a clinicopathologic and immunohistochemical study of 20 cases. Am J Surg Pathol. 25(7):846-55, 2001
5. Sarlomo-Rikala M et al: Gastric schwannoma-a clinicopathological analysis of six cases. Histopathology. 27(4):355-60, 1995

病例图像展示

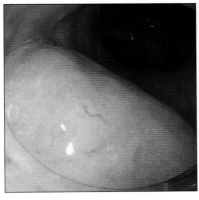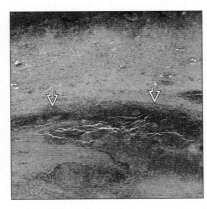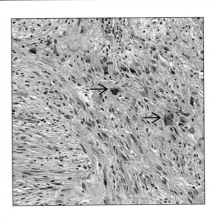

（左）一个十二指肠神经鞘瘤形成了具有完整被覆黏膜的黏膜下肿块（K.Goto，MD.惠赠）

（中）神经鞘瘤通常边界清楚，但无包膜，孤立的肿瘤常伴有周围淋巴的套状聚集（空心箭头）

（右）大多数神经鞘瘤由具有细长核和嗜酸性细胞质稳定的梭形细胞构成。此例展示了其灶状的核异型性（黑箭头），但少见有丝分裂象。可见散在的淋巴细胞

八、小肠和大肠良性间叶源性肿瘤

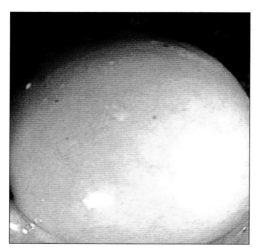

这个大息肉表面光滑，突出于盲肠腔内。它很容易被结肠镜挤压。其解剖位置、苍白色外观和息肉一致性符合脂肪瘤的特点

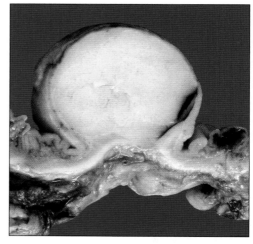

此结肠脂肪瘤的切面显示脂肪性结节边界清晰，扩展了黏膜下层。其被覆黏膜变薄，与下方的固有肌层分界清楚

术　语

同义词

- 良性上皮性/间叶源性肿瘤：神经束膜瘤，成纤维细胞性息肉。
- 黏膜神经瘤：过去对伴神经或神经鞘分化的黏膜肿瘤的统称
  - 施万细胞错构瘤，神经节细胞瘤和神经纤维瘤。

定义

- 黏膜和黏膜下间质细胞（如脂肪细胞，施万细胞，成纤维细胞和平滑肌细胞）的肿瘤或非肿瘤性增生。

病因和发病机制

发生机制不明

- 大多数息肉因数据不足而无法分类，因为它们往往在成年人中偶然发现，没有相关的分子异常。
- 一些病变可能的分类
  - 错构瘤性息肉
    - 一种由器官正常元素紊乱排列而成的先天性病变。
    - 神经节细胞瘤和神经节瘤病可能属于这一类。
  - 肿瘤
    - 良性上皮性/间叶源性肿瘤的上皮或间质成分中含有 *BRAF* 突变，可能提示肿瘤的存在。
  - 炎性息肉
    - 通常为上皮和间质成分的混合物，所以不能解释为绝大多数间质性息肉。
  - 正常的解剖变异
    - 回盲部脂肪瘤和许多其他脂肪瘤可能属于这一类。

与遗传性癌症综合征之间的关系

- 1型神经纤维瘤病：神经纤维瘤和神经节瘤病。
- 多发性内分泌腺瘤2B型（MEN 2B）：神经节瘤病。
- PTEN错构瘤综合征：神经节细胞瘤，混合间质错构瘤。

- 幼年性息肉病：幼年息肉中含神经节细胞成分。

临床概要

发病部位

- 良性上皮性/间质性息肉：直肠乙状结肠。
- 施万细胞错构瘤：结直肠。
- 神经纤维瘤：最常见于小肠。
- 神经节细胞瘤：结直肠比胃和小肠更常见。
- 脂肪瘤：最常见于盲肠和升结肠。
- 淋巴管瘤：结肠和十二指肠。

表现

- 绝大多数病变是偶发的和散发的。
- 一些息肉可能是息肉病或癌症综合征的表现。
- 较大息肉可造成黏膜糜烂，导致腹痛、出血、肠套叠或梗阻。

治疗

- 小而散发的息肉不需要治疗，但往往在发现后即行内镜下切除。
- 弥漫性神经节瘤病可手术切除，因为其与恶性肿瘤有相似性。
- 多发性病变可能提示癌症综合征，需要进一步治疗。

预后

- 一般无恶性倾向。
- 有报道显示1型神经纤维瘤病的神经纤维瘤有恶性转移
  - 可能为恶性胃肠道间质瘤而非神经纤维瘤。
- 息肉病与胃肠道和肠外恶性肿瘤风险相关，决定预后。

内镜表现

梭形细胞息肉

- 小（≤1 cm）。
- 光滑的无蒂病变。
- 散发肿瘤为孤立性肿瘤。

八、小肠和大肠良性间叶源性肿瘤

关键点

内镜表现
- 梭形细胞息肉在内镜下难以分辨，故需活检以行分类
  - 多数光滑无蒂，体积较小（≤1 cm）。
- 脂肪瘤：柔软的黄色息肉，受压可变形。
- 神经节瘤病：类似恶性肿瘤造成局限性或弥漫性管壁增厚。
- 淋巴管瘤：白色或半透明的宽基底息肉或簇状点状凸起，有乳糜样液体溢出。

组织病理学表现
- 良性上皮性/间质性息肉：多形梭形细胞增殖于锯齿状隐窝中。
- 施万细胞错构瘤：梭形细胞在表面上皮和隐窝中形成细胞层。

- 神经节细胞瘤：神经节细胞和施万细胞。
- 脂肪瘤：黏膜下的成熟脂肪组织。
- 淋巴管瘤：扩张淋巴管的局部汇集。

辅助检查
- 主要免疫染色：CD117，S100，CD34，EMA。

主要鉴别诊断
- 有相似内镜表现的息肉：异位黏膜，黏膜脱垂息肉，内分泌肿瘤，平滑肌瘤。
- 黏膜下间叶源性肿瘤可侵及黏膜层。
- 神经节细胞瘤样息肉病：幼年性息肉病，PTEN错构瘤综合征。
- 弥漫性神经节瘤病：管壁疾病。
- 脂肪瘤：回盲瓣脂肪瘤。
- 淋巴管瘤：弥漫性小肠淋巴管扩张症。

神经节瘤病
- 局限性或弥漫性的管壁增厚，类似恶性肿瘤。

脂肪瘤
- 宽基底或带蒂的黄色息肉。
- 压力下可变形（枕头征）。

淋巴管瘤
- 白色或半透明的宽基底息肉或簇状的点状凸起，可在压力下变形。
- 活检时有乳糜样液体流出。

影像学表现

神经节瘤病
- CT显示管腔狭窄，管壁局部或环周增厚。

神经纤维瘤
- 1型神经纤维瘤病患者CT表现为低密度、血供减少的梭形壁内肿块。

组织病理学表现

组织学表现
- 良性上皮性/间质性息肉
  - 梭形细胞增殖，边界不清，侵及黏膜固有层全层
    - 梭形细胞环绕结肠隐窝呈涡轮状聚集。
  - 梭形细胞
    - 纤维性嗜酸性细胞质，细胞边界不清，卵圆形或锥状核。
    - 片状EMA阳性使一些学者将此种病变归类为神经束膜瘤。
  - 上皮细胞
    - 隐窝呈锯齿状外观或有扩张。
    - 无异型增生，细胞学和结构特性容易令人联想到无蒂锯齿状息肉和增生性息肉。

- 施万细胞错构瘤：用词不当，这些病变既不是先天的也无明显错构性
  - 梭形细胞无包膜增殖生长在表皮下形成致密层。
  - 可见发育不全的Verocay小体，核呈栅栏样排列。
  - 细胞边界不清，核细长而末端呈锥形，染色质细。
- 神经纤维瘤
  - 浆膜和壁来源的肿瘤较黏膜病变更常见。
  - 施万细胞、神经纤维、胶原纤维和黏液基质增生。
  - 病变细胞弥漫性浸润于正常隐窝之间。
  - 波浪状胶原纤维形成"胡萝卜丝"样表现。
  - 卵圆形或细长核，可有核异型。
- 神经节细胞瘤
  - 施万细胞、神经节细胞、成纤维细胞和炎症细胞不规则增殖。
  - 神经节细胞具有丰富的双嗜性细胞质，偏心核，核仁明显，常单个或成小组存在。
- 弥漫性神经节瘤病
  - 肌间神经丛起源的梭形肿瘤。
  - 施万细胞、神经节细胞、成纤维细胞和炎症细胞。
- 脂肪瘤
  - 位于黏膜下层的包膜完整的结节由成熟脂肪细胞和稀疏血管构成。
- 淋巴管瘤
  - 扩张的淋巴管的局部汇集，某些内含多泡的嗜酸性液体和泡沫状巨噬细胞。
  - 纤维间隔间可能有淋巴聚集和细微钙化，在较大病变中尤为明显。
  - 淋巴管浸润于正常黏膜和黏膜下成分之间。

辅助检查

免疫组化
- 免疫组化染色协助分类。

八、小肠和大肠良性间叶源性肿瘤

- 施万细胞瘤：S100（＋），EMA（－），actin（－），desmin（－）。
- 良性上皮/间叶源性息肉：部分EMA（＋），S100（－），actin（－），desmin（－）。
- 神经纤维瘤：多数S100（＋），EMA（－），actin（－），desmin（－）。
- 神经节细胞瘤：施万细胞S100（＋），神经节细胞中钙网膜蛋白（＋）及突触素（＋）。

鉴别诊断

内镜鉴别诊断

- 梭形细胞息肉临床表现相似，需行活检。
- 鉴别诊断因部位而异
  - 胃或胰腺异位（小肠和胃）。
  - 黏膜脱垂息肉（直肠乙状结肠）。
  - 内分泌肿瘤（结直肠）。
- 神经节细胞瘤性息肉病
  - 错构瘤息肉综合征。
- 弥漫性神经节瘤病可像管壁疾病一样引起狭窄。

组织学鉴别诊断

- 黏膜下来源的和较深的肿瘤在活检标本中可类似于梭形细胞息肉
  - 炎性纤维性息肉
    - 梭形细胞和星形细胞呈涡轮状排列于中小血管周围。
    - 明显的嗜酸性粒细胞、淋巴细胞和浆细胞。
    - 免疫组化：CD34，cyclin D1和50% PDGFR-α阳性。
  - 胃肠道间质瘤
    - 由梭形细胞和上皮细胞异型增生组成。
    - 细胞异型性不等。
    - 免疫组化：CD34（＋），CD117（＋）。
- 平滑肌瘤
  - 常见于食管和直肠，近食管胃交界处的胃底部也可见到。
  - 由平滑肌细胞组成的边界清晰的结节，侵及黏膜肌层。
  - 梭形细胞束互相交错
    - 丰富的嗜酸性细胞质和细长的雪茄形核。

- 病变细胞内可见嗜酸性小体。
  - 免疫组化：actin（＋），desmin（＋），EMA（－），S100（－）。
- 取材较少时淋巴管瘤可类似于小肠淋巴管扩张症
  - 组织学上无法区分。
  - 与内镜下疾病表现和临床症状有关。
- 炎性息肉
  - 纤维化的炎性黏膜固有层与上皮紧密相连。
  - 肉芽组织表面存在糜烂。
  - 腺体扩张，呈锯齿状，炎性。
  - 黏膜脱垂息肉特点类似于良性上皮性/间质性息肉
    - 肌纤维间质中含锯齿状隐窝。
    - 表面糜烂，缺血性改变。
    - 肌丝由黏膜肌层发出至黏膜层，表面显示过去曾受创伤。

参 考 文 献

1. Stojcev Z et al: Hamartomatous polyposis syndromes. Hered Cancer Clin Pract. 11(1):4, 2013
2. Vinitsky A et al: Intestinal ganglioneuromatosis: unusual presentation of Cowden syndrome resulting in delayed diagnosis. Am J Med Genet A. 161A(5):1085-90, 2013
3. Zarrin-Khameh N et al: Lipomatosis coli, a mimicker of familial polyposis. Ann Diagn Pathol. 17(2):210-3, 2013
4. Rittershaus AC et al: Benign gastrointestinal mesenchymal BUMPS: a brief review of some spindle cell polyps with published names. Arch Pathol Lab Med. 135(10):1311-9, 2011
5. Gibson JA et al: Mucosal Schwann cell "hamartoma": clinicopathologic study of 26 neural colorectal polyps distinct from neurofibromas and mucosal neuromas. Am J Surg Pathol. 33(5):781-7, 2009
6. Carter JE et al: Isolated intestinal neurofibromatous proliferations in the absence of associated systemic syndromes. World J Gastroenterol. 14(42):6569-71, 2008
7. Groisman GM et al: Fibroblastic polyp of the colon and colonic perineurioma: 2 names for a single entity? Am J Surg Pathol. 32(7):1088-94, 2008
8. Lorenceau-Savale C et al: Ganglioneuromatosis: an unusual cause of ileal stricture mimicking Crohn's disease. Dig Dis Sci. 52(8):1806-9, 2007

八、小肠和大肠良性间叶源性肿瘤

内镜下和显微镜下特征

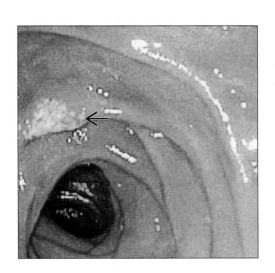
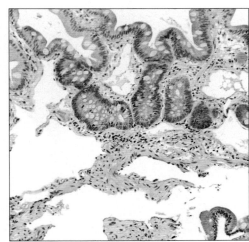

（左）一个黏膜淋巴管瘤在十二指肠近端形成小的无蒂息肉。息肉在局部表面形成苍白色点状聚集（黑箭头），提示扩张的淋巴管的存在

（右）此病例活检显示局部区域淋巴管腔扩张，其间纤维间隔增殖。此病变侵及十二指肠黏膜层和黏膜下层。一些管腔内含多泡的嗜酸性淋巴液

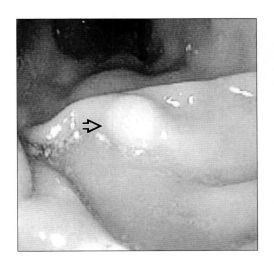
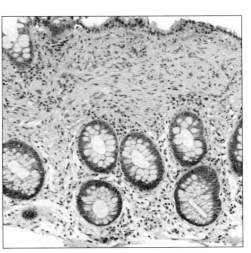

（左）一个施万细胞错构瘤在一位接受常规结肠镜检查的患者的结直肠部形成了一个光滑的结节（空心箭头）。这个亚厘米级息肉表面黏膜正常

（右）施万细胞错构瘤由不规则增殖的梭形细胞组成，其在表面上皮下形成一层致密层。病变细胞浸润于结肠隐窝表面。其嗜酸性细胞质和锥状核与施万细胞相似

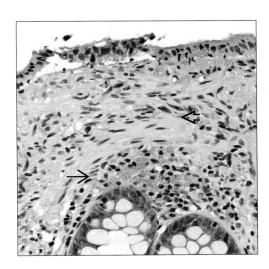
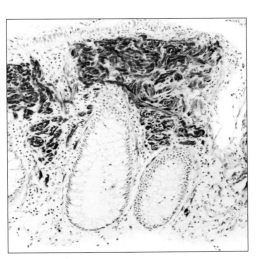

（左）施万细胞错构瘤有性质稳定的细长锥状核，呈模糊的栅栏状排列（空心箭头）。细胞质嗜酸性，细胞边界不清。结肠隐窝（黑箭头）周围的黏膜固有层完好

（右）施万细胞错构瘤S100染色强阳性。但其错构瘤性有待考证，因为它们并不是先天发生的，也可能只是黏膜神经瘤的一个变异

八、小肠和大肠良性间叶源性肿瘤

内镜下及显微镜下特征

（左）一个良性的上皮性/基质性来源的息肉在乙状结肠内形成了一个光滑的、无蒂的凸起。这个息肉是苍白的，且表面被覆正常黏膜。它有一个稳固和厚实的基底，反映出病变由大量基质成分组成

（右）同一息肉由基质及上皮的增生组成。锯齿状的结肠隐窝（空心箭头）被侵及固有层的细胞基质所分隔。细胞学上稳定的梭形细胞沿隐窝周围分布形成螺旋

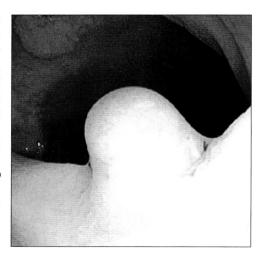
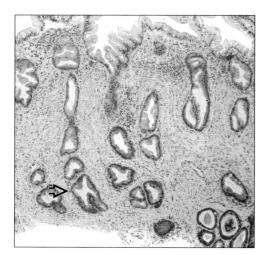

（左）良性的上皮性/基质性息肉包含锯齿状的隐窝，周围环绕着有大量微小嗜酸性细胞质的梭形细胞。其细胞核为椭圆形或者被拉长的，并且性质稳定，没有有丝分裂的活性

（右）一些良性的上皮性/基质性息肉显示出微弱的零散的或是弥漫性EMA阳性，导致一些人将这些病变误认为神经鞘周围瘤。但是，频繁检测到的 BRAF 变异及隐窝锯齿对于神经鞘周围瘤来说并不常见，这提示存在另一种病因

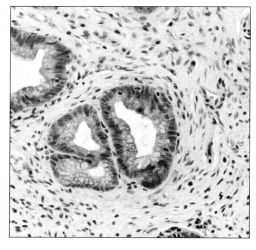
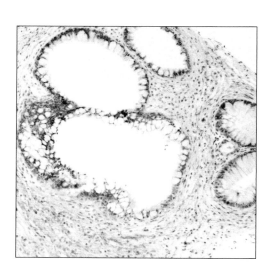

（左）这个良性的上皮性/基质性息肉显示大量的寡细胞纤维化及相对较少的、呈萎缩样结肠隐窝。这个梭形细胞群体无特点、比较一致

（右）良性上皮性/基质性息肉的鉴别诊断包括黏膜脱垂的息肉。但是后一种息肉包含了由黏膜肌层发出的平滑肌细胞束，并且累及结肠隐窝。隐窝锯齿（黑箭头）是一种相对少见的组成成分

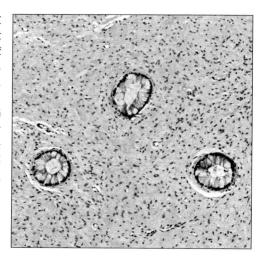
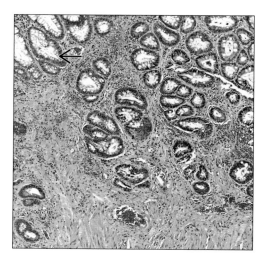

八、小肠和大肠良性间叶源性肿瘤

内镜下特征、大体特征及显微镜下特征

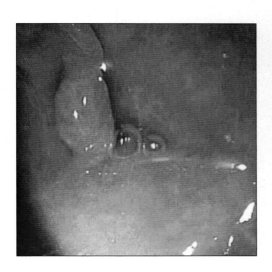
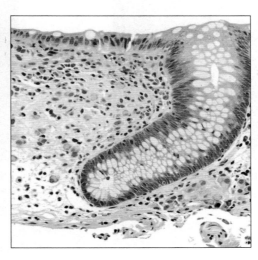

（左）在复查肠镜时，在一个无症状患者的结肠内发现这个无蒂息肉。其上被覆的黏膜与结肠其他地方的相似。活检证实神经节细胞瘤的诊断

（右）息肉状的神经节细胞瘤累及浅表的黏膜下及黏膜组织。它们包含了施万细胞样的梭形细胞及神经节细胞。后者拥有浆细胞样的外表，轻度偏心性的细胞核及嗜酸性细胞质

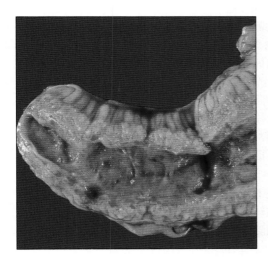
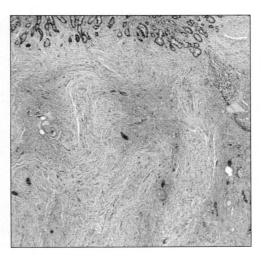

（左）这位患有1型多发性神经纤维瘤及神经节细胞瘤的患者在行肠镜检查的过程中被发现有狭窄的阑尾口及多发性亚厘米级的息肉。被切除的阑尾有弥漫性增厚的壁及溃疡

（右）在以上多发性神经节细胞瘤的病例中，被切除的部分提示弥漫性壁增厚及黏膜肌层扭曲。黏膜增厚、无序的神经纤维束、施万细胞及神经节细胞是其特点

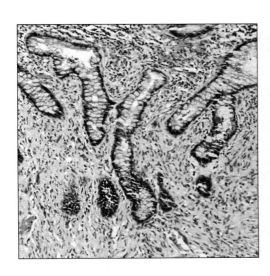
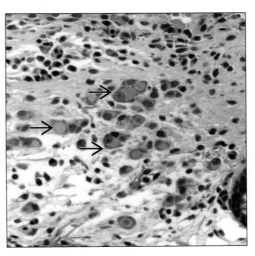

（左）多发性神经节细胞瘤主要表现为梭形细胞，神经节细胞极少。这些梭形细胞侵入结肠隐窝中，因此类似其他实体病变，如黏膜脱垂和施万细胞病变

（右）神经节细胞（黑箭头）包含丰富的双染性细胞质及偏心性、核仁突出的细胞核。在神经节细胞瘤中它们散落分布并聚集成小簇，但可能需要大量的样本来检测

九、其他胃肠道梭形细胞肿瘤

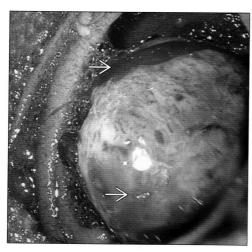

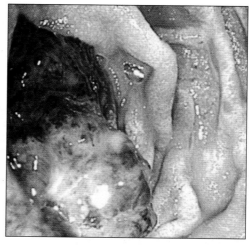

一位47岁患有小肠梗阻的男性患者行结肠镜检查，在空肠处发现一个黏膜下肿块，表面被覆黏膜有糜烂（白箭头）。活检证实是未分化的肉瘤

这位中年男性出现黑粪，病因是一个十二指肠原发性肉瘤，其表现为多结节形、几近阻塞的肿块，表面有中央凹陷区、溃疡及坏死

<table><tr><td>

术 语

同义词
- 丛状纤维黏液瘤：丛状血管黏液样肌纤维母细胞肿瘤。
- 腹内纤维瘤病：硬纤维瘤。

胃肠道原发肿瘤
- 丛状纤维黏液瘤
  - 有成肌纤维细胞分化的良性肿瘤。
  - 多数病例位于胃窦。
- 透明细胞肉瘤
  - 有黑色素细胞分化的肉瘤通常发生在胃部或回肠末端
    - 大多数病例有特征性EWSR1（EWS）和ATF1或是*CREB1*基因的融合。
- 卡波西肉瘤
  - 影响免疫抑制患者的血管性肿瘤，尤其是患有AIDS的男性患者
    - 由人类疱疹病毒8导致的增生。
  - 胃肠道常见。

胃肠道继发性梭形细胞病变
- 腹内纤维瘤病
  - 是一种良性的、具有局部侵袭性的肠系膜肿瘤，可继发侵犯肠壁。
- 去分化的脂肪肉瘤
  - 原发于腹膜后，并直接蔓延至结肠或小肠。
- 转移性恶性黑色素瘤
  - 好发于胃肠道。
- 起源于任何一种肉瘤的转移瘤。

</td><td>

- 梗阻。
- 体重减轻。
- 患有腹内纤维瘤病的患者可能合并家族性腺瘤性息肉病。

治疗
- 丛状纤维黏液瘤
  - 手术切除，通常行远端胃切除。
- 大多数肉瘤的处理
  - 如有可能尽量手术切除，结合化疗。
- 卡波西肉瘤
  - 局部切除术。
  - 放疗适用于已广泛转移的疾病。
- 腹内纤维瘤病
  - 如有可能尽量手术切除。

预后
- 丛状纤维黏液瘤
  - 无潜在转移风险的良性肿瘤。
  - 手术切除后复发的情况尚未见报道。
- 大多数肉瘤具有侵袭性及高转移风险；5年生存率很低（<20%）。
- 卡波西肉瘤
  - 过程是无痛的，但是出血就会有问题。
- 腹内纤维瘤病
  - 无潜在转移风险。
  - 局部侵袭的特性及病变位于肠系膜根部可能会导致发病或死亡
    - 如果小肠的大部分被切除可能导致断肠综合征。

</td></tr></table>

临床概要

临床表现
- 腹部肿块。
- 息肉状腔道组成的肠套叠。
- 胃肠道出血或贫血。

内镜表现

梭形细胞肿瘤的共同特点
- 大的实性肿块。
- 肿块突入腔内生长，被覆正常的或有溃疡的黏膜。
- 腔内梗阻致近端肠管扩张。
- 病变部位较深的肿瘤可能不会被发现。

九、其他胃肠道梭形细胞肿瘤

关键点

病因

- 良性梭形细胞肿瘤：丛状纤维黏液瘤。
- 原发性肉瘤：平滑肌肉瘤，透明细胞肉瘤，卡波西肉瘤。
- 直接蔓延：腹内纤维瘤病，去分化的脂肪肉瘤。
- 任何种类恶性肿瘤都可能发生转移。

内镜表现

- 大多数梭形细胞肿瘤表现为大的、实性肿块，被覆正常或有溃疡的黏膜。
- 卡波西肉瘤表现为单发或多发的出血斑。

组织病理学表现

- 丛状纤维黏液瘤：黏液状的小结节，浸润性边缘，低细胞密度。

- 透明细胞肉瘤：多形细胞巢，有透明的或嗜酸性细胞质。
- 卡波西肉瘤：梭形细胞，裂隙状血管分隔。
- 腹内纤维瘤病：广泛成簇分布的普通梭形细胞。
- 去分化的脂肪肉瘤：高分化的脂肪瘤区域及去分化的非脂肪瘤区域的边界十分清晰。
- 转移性黑色素瘤：有巨大核仁的梭形细胞及上皮样细胞。

主要鉴别诊断

- 胃肠道间质瘤。
- 神经鞘瘤。
- 平滑肌细胞瘤。
- 肉瘤样癌。
- 血管肉瘤。

卡波西肉瘤

- 多发的出血斑及小结节。

转移性恶性黑色素瘤

- 孤立或多发小结节。
- 可能被着色，但其中50%不会。

大体特征

丛状纤维黏液瘤

- 浅灰白色黏液样肿瘤并发出血。
- 在胃窦壁的中央。

肉瘤的一般特性

- 巨大的透壁性肿瘤。
- 呈黄白色，肉质，有小结节，且可合并坏死或隐窝变性。
- 破坏原先存在的结构。

腹内纤维瘤病

- 位于肠系膜中央。
- 可继发性侵袭肠管。
- 切面均匀结实，常伴有灰变。
- 不明确的、浸润性的边界。

去分化的脂肪肉瘤

- 巨大的侵及腹膜后的均质肿块
  - 高分化区域
    - 有成熟样的小叶或有大量隔膜的苍白的脂肪。
  - 去分化区域
    - 界线清楚的的肉质的或黏液状的小结节。
    - 出血，隐窝变性及坏死。

转移性恶性黑色素瘤

- 孤立的或多发的黏膜下小结节或斑点。
- 可能被染色或呈白色肉质。

组织病理学表现

组织学特征

- 丛状纤维黏液瘤

- 位于固有肌层中央
- 低增生性黏液样小结节呈丛状排列，伴有浸润性的边界
  - 隐窝内的梭形细胞呈均一的卵圆形。
  - 丰富的毛细血管网。
  - 少见有丝分裂象。
- 透明细胞肉瘤
  - 位于黏膜下层或固有肌层的中央。
  - 有浸润性边界。
  - 呈巢状及簇状分布的多边形或梭形细胞被薄薄的纤维隔膜所分隔。
  - 包含大量透明或嗜酸性细胞质的细胞有明显恶性的细胞学特征
    - 泡状细胞核，突出的核仁。
    - 常见有丝分裂象。
    - 单细胞坏死。
  - 在一些病例中可见破骨细胞样巨细胞。
  - 大多数肿瘤不包含黑色素。
- 卡波西肉瘤
  - 位于黏膜层或黏膜下层的中央。
  - 有浸润性边界。
  - 薄壁的裂隙样血管空隙可能类似肉芽组织。
  - 有异型细胞核的扁平的或饱满的内皮细胞。
  - 有大量外渗的红细胞。
  - 在背景中有混合性炎症浸润。
- 腹内纤维瘤病
  - 广泛成簇分布的梭形细胞有着梭形尾及拉长的细胞核
    - 小核仁。
    - 有丝分裂率不一，但通常是很低的。
  - 散在的厚壁肌性动脉。
  - 在静脉周围有渗出的红细胞。
  - 胶原丰富的基质。
- 去分化的脂肪肉瘤
  - 高分化的脂肪瘤区域

九、其他胃肠道梭形细胞肿瘤

- ■ 成熟的脂肪细胞小叶大小不一。
- ■ 成脂细胞：有多个脂肪滴及锯齿状细胞核的不成熟细胞。
- ■ 致密的纤维隔膜可能包含非典型细胞。
- ○ 去分化的非脂肪瘤区域
  - ■ 成片的多形性梭形细胞可能代表任何一种类型的肉瘤，但是通常意味着纤维肉瘤。
  - ■ 异质性因素：骨骼肌，软骨，骨头。
- ● 转移性恶性黑色素瘤
  - ○ 由多形性的、基质稀少的梭形细胞组成的大细胞肿瘤。
  - ○ 上皮样细胞成簇，伴大量嗜酸性细胞质及浆细胞样表现。
  - ○ 突出的核仁。
  - ○ 多细胞核的巨细胞。
  - ○ 在细胞内或细胞外有棕色的、粉末状的黑色素。

辅助检查

免疫组化

- ● 丛状纤维黏液瘤：SMA（＋），CD117（－），DOG1（－）。
- ● 透明细胞肉瘤：S100（＋），HMB45（－），Melan-A（－），MITF（－）。
- ● 卡波西肉瘤：LANA（＋）。
- ● 腹内纤维瘤病：actin和desmin不同程度的阳性表达；CD117（－）。
- ● 去分化的脂肪肉瘤：MDM2（＋），CDK4（＋）。
- ● 转移性黑色素瘤：S100（＋），HMB-45（＋），Melan-A可能是阳性或者阴性的。

鉴别诊断

内镜鉴别诊断

- ● 胃肠道间质瘤
  - ○ 孤立的、光滑的黏膜下肿瘤。
  - ○ 黏膜可能有溃疡。
- ● 转移性癌
  - ○ 单发或者多发的病变。
  - ○ 消化道管壁来源的狭窄性肿瘤。
  - ○ 不明确的消化道溃疡或息肉样腔道成分。
  - ○ 常见的原发灶部位包括肺部、乳房及卵巢的腺癌。

组织学鉴别诊断

- ● 胃肠道间质瘤
  - ○ 在细胞学上为无特征的梭形或上皮样细胞；出现严重的细胞异型性需怀疑其他诊断
    - ■ 细长的细胞核，染色质空泡状。
    - ■ 少见有丝分裂象。
    - ■ 丝团样纤维（小肠肿瘤）。
  - ○ 在明显恶性的肿瘤中可见多形细胞学，但是不常见。
  - ○ 免疫组化：95%CD117（＋），95%DOG1（＋），60%CD34（＋）。
- ● 神经鞘瘤

- ○ 均一的、无特征的梭形细胞
  - ■ 如果出现细胞核异型性则是局部的。
  - ■ 栅栏状的细胞核在大多数病例中表现不突出。
- ○ 淋巴样细胞套状聚集或者生发中心是特征性的且有助诊断的特点。
- ○ 免疫组化：S100（＋）。
- ● 平滑肌肉瘤
  - ○ 细胞簇交叉呈不规则的角度。
  - ○ 梭形细胞包含大量的、浓密的嗜酸性细胞质
    - ■ 深染的、多形性的细胞核。
    - ■ 突出的核仁。
    - ■ 有丝分裂率高。
    - ■ 免疫组化：actin（＋），desmin（＋），caldesmon（＋）。
- ● 原发性或转移性的肉瘤样癌
  - ○ 多形性梭形细胞呈大片状或巢状生长。
  - ○ 多核的肿瘤细胞。
  - ○ 肥大的或上皮样细胞很常见。
  - ○ 可能需要大量采样以检测上皮细胞成分。
  - ○ 肉瘤样肾细胞癌可能是pax-8（＋）。
- ● 血管肉瘤
  - ○ 在胃肠道中罕见。
  - ○ 大多数肿瘤包含有高度细胞学特性的上皮样细胞
    - ■ 有红细胞或红细胞碎片的细胞质内腔是有助于诊断的发现。
  - ○ 由梭形细胞组成的肿瘤表现出明显的恶性特点
    - ■ 可能包含复杂的血管通道，管壁内衬非典型内皮细胞，细胞核大且深染。
    - ■ 肿瘤的旺盛生长可能会掩盖血管变异。
  - ○ 广泛出血常见。
  - ○ 免疫组化：CD34（＋），CD31（＋），ERG（＋）。

参 考 文 献

1. Yamamoto H et al: Clinicopathological features of primary leiomyosarcoma of the gastrointestinal tract following recognition of gastrointestinal stromal tumours. Histopathology. 63(2):194-207, 2013

2. Nagata N et al: Predictive clinical factors in the diagnosis of gastrointestinal Kaposi's sarcoma and its endoscopic severity. PLoS One. 7(11):e46967, 2012

3. Park SC et al: Education and Imaging. Gastrointestinal: a retroperitoneal liposarcoma that formed a fistula into the descending colon. J Gastroenterol Hepatol. 25(5):1013, 2010

4. Miettinen M et al: Plexiform fibromyxoma: a distinctive benign gastric antral neoplasm not to be confused with a myxoid GIST. Am J Surg Pathol. 33(11):1624-32, 2009

5. Antonescu CR et al: EWS-CREB1: a recurrent variant fusion in clear cell sarcoma--association with gastrointestinal location and absence of melanocytic differentiation. Clin Cancer Res. 12(18):5356-62, 2006

6. Liang KV et al: Metastatic malignant melanoma of the gastrointestinal tract. Mayo Clin Proc. 81(4):511-6, 2006

7. Bhattacharya B et al: Nuclear beta-catenin expression distinguishes deep fibromatosis from other benign and malignant fibroblastic and myofibroblastic lesions. Am J Surg Pathol. 29(5):653-9, 2005

九、其他胃肠道梭形细胞肿瘤

显微镜下特征、大体特征及内镜下的特征

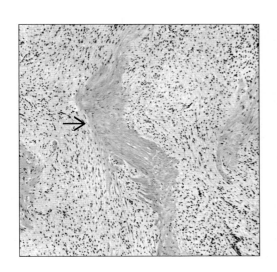

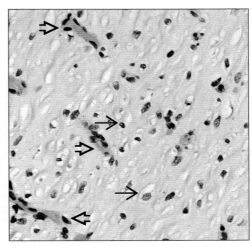

（左）低倍放大镜下，一个丛状纤维黏液瘤表现为多发性肿瘤小结，并有低细胞性及穿过固有肌层的黏液样基质（黑箭头）。这个肿瘤表现为一个息肉样黏膜下肿块伴胃窦处糜烂

（右）高倍放大镜下，同样的病变显示广泛分布于单独的、清楚的腔隙性空间的、细胞学上无特征的卵圆形细胞（黑箭头）。肿瘤丰富的毛细血管网（空心箭头）也呈现在这个高倍视野中

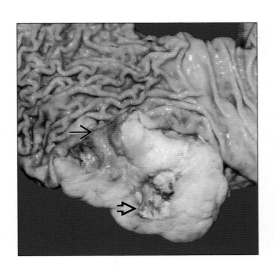

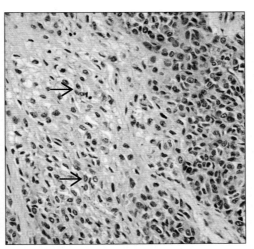

（左）一位咯血及贫血的患者的影像学研究发现其胃远端有一个大的肿物，中心有坏死（空心箭头）。胃远端切除术显示一个结节状白色肿块，表面被覆的胃黏膜有溃疡（黑箭头）

（右）同一肿瘤包含有透明或嗜酸性细胞质的多形性细胞呈巢状分布，有突出的核仁的囊泡状细胞核（黑箭头），亦可见纤维隔膜。S100免疫标记阳性支持透明细胞肉瘤的诊断

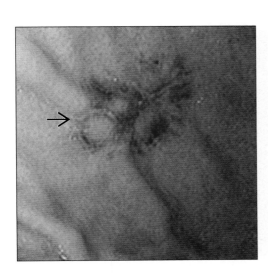

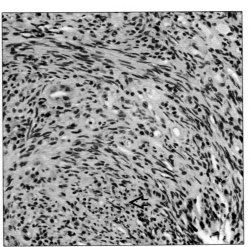

（左）这个累及胃部的卡波西肉瘤的病例内镜下表现为一个孤立的、红斑性、斑片状病变（黑箭头）

（右）同一肿瘤累及黏膜并破坏腺体。它由裂隙样血管间隙及轻度异型的梭形细胞簇组成。渗出的红细胞（空心箭头）是诊断卡波西肉瘤的有力依据。在这个病例中，LANA免疫组化染色提示弥漫性的强阳性

九、其他胃肠道梭形细胞肿瘤

内镜下特征、大体特征及显微镜下的特征

（左）这位54岁的患者表现为乏力及粪隐血阳性，肠镜进境入镜发现一个空肠肿块及背景黏膜内的相关淋巴管扩张。这个肿块呈分叶状，表面出血，活检提示未分化肉瘤

（右）从一位42岁老年女性体内切除一个空肠未分化肉瘤结果提示一个肉质的、哑铃形的肿瘤，它侵及并取代肠壁，并从浆膜表面突出

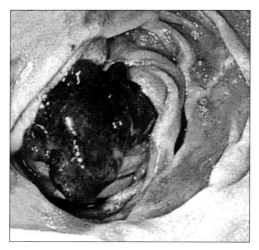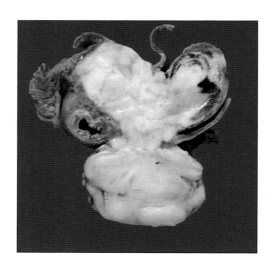

（左）纤维瘤有着均质的、坚硬的表面。该肿瘤由渗透入邻近脂肪组织的不规则的灰白色纤维束组成（黑箭头）

（右）腹内纤维瘤病是一种良性但局部侵袭的肿瘤，它可以继发性地累及肠壁。这些肿瘤由长的、广泛分布的梭形细胞束组成。这种梭形细胞拥有大量的嗜酸性细胞质及细长的、无特征的细胞核，亦可见密集的胶原

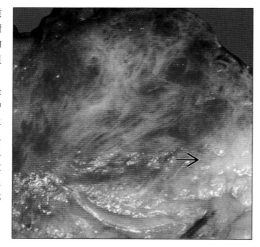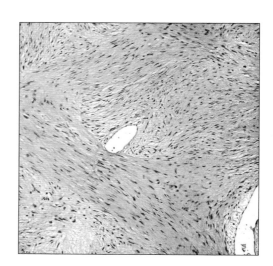

（左）黑色素瘤是最常见的可转移至胃肠道及与原发肉瘤相似的肿瘤之一。这位老年患者表现为隐性失血并被发现一个深染的、活动性出血的结肠肿块

（右）接近50%的转移至胃肠道的黑色素瘤是无黑色素的。S100和HMB45的免疫染色有助于正确诊断该种疾病，但是CD117经常为阳性，表明了存在误诊的可能

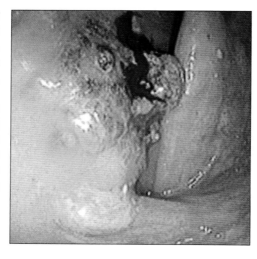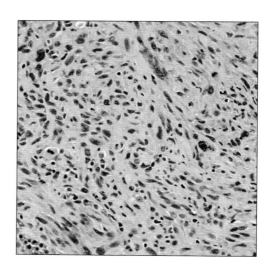

九、其他胃肠道梭形细胞肿瘤

大体特征、显微镜下及内镜下特征

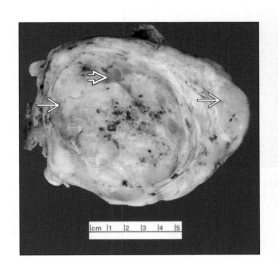

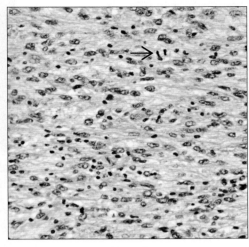

（左）腹膜后腔的去分化脂肪肉瘤可通过直接蔓延累及结肠。实性的去分化区域（白箭头）与那些更像脂肪的组织（空心箭头）相间分布

（右）脂肪肉瘤的去分化区域缺少脂肪瘤分化的证据，这使得它们很难与其他肉瘤区别开来。这个例子包含了成片的梭形细胞，它们有囊泡状细胞核、突出的核仁及频繁有丝分裂活动（黑箭头）

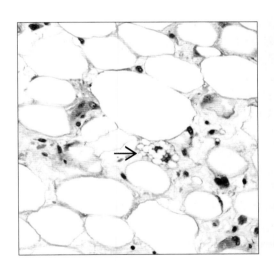

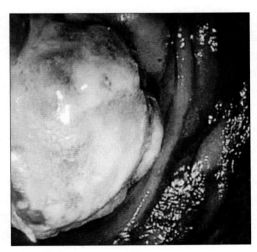

（左）辨识出去分化的脂肪肉瘤需要大量取样来确定高分化区域。充满小的细胞质液泡的成脂细胞（黑箭头）是一个有助于诊断的特征

（右）来源于肠外部位的转移癌在肠壁上形成了基于肠壁的病变。这位患有未分化甲状腺癌的患者生长出一个巨大的、肉质的肿瘤，它突出于肠腔内且与肠道肉瘤的外形很相似

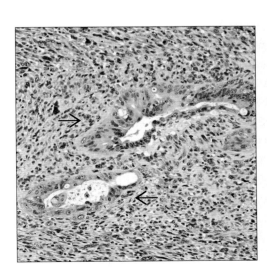

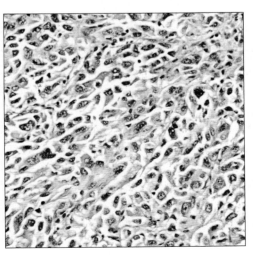

（左）原发性肉瘤样癌在胃肠道中是很罕见的。它们包含了不同比例的高分化、多形性梭形细胞，与高分化肉瘤的特征很相似。寻找恶性腺体（黑箭头）有助于诊断。角蛋白免疫染色总体上是阳性的

（右）转移性肾细胞癌可能表现出肉瘤样的分化。分散的恶性细胞类似原发性肉瘤或转移性黑色素瘤

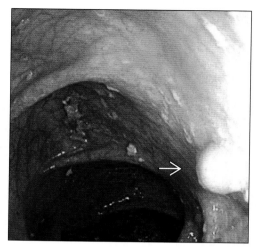

一名伴有家族史及 *APC* 基因突变的儿童接受结肠镜检查，结肠全段可见息肉，包括这个无蒂病变

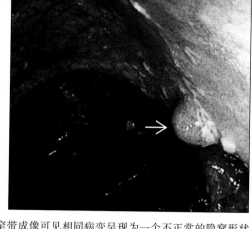

窄带成像可见相同病变呈现为一个不正常的隐窝形状。这个无蒂病变连同其他小息肉一并切除，被证实为腺瘤

术　语

缩写

- 家族性腺瘤性息肉病（APC）。

病因和发病机制

APC 等位基因在 5 号染色体上的突变

- 由 *APC* 基因突变导致的常染色体显性遗传病常伴随其他等位基因的自发性失活
  - 无义突变引入了一个提前终止的密码子，导致编码出截断的蛋白。
  - 移码突变导致插入或删除
    - 大量的删除影响 5 号染色体的更多部分（失去杂合性）。
  - 不同的突变与不同严重程度的临床表现有关
    - 70%～90% 的患者在突变密集区有截断突变。
    - 大多数严重的表型与 c1290～1400 区域的突变有关。
  - *APC* 等位基因的失活不会通过独立事件发生
    - 获得型（体细胞）突变的类型取决于胚系改变的部位：胚系或者体细胞突变定位在 c1250 及 c1450 之间。
    - 两种基因产生的后续蛋白产物保留了足够的功能来结合 β-catenin 并激活 Wnt/β-catenin 肿瘤促进功能的信号通路。
- 衰减的家族性腺瘤性息肉病
  - 在 3′（c78-167）末端或 5′（c1581-2843）终点的基因突变导致有部分功能的 APC 蛋白。
  - 野生型等位基因的自发性失活。
  - 额外的自发的 *APC* 突变进一步影响基因突变的等位基因
    - 生成的蛋白产物有减弱的功能，其可以促进腺瘤形成。

- I1307K *APC* 突变
  - 拥有更少结肠息肉的衰减表型。
  - 遗传性不稳定的多腺茄碱通道（突变前）。

APC 的肿瘤抑制功能

- 正常情况下，在非增殖性上皮细胞表达
  - APC-轴蛋白-糖原合成酶激酶（GSK）-3β 复合物促进丝氨酸的磷酸化作用及酪氨酸在 β-catenin 上的残留，从而促进其细胞质降解。
  - Wnt 信号通路及 APC 的失活促进 β-catenin 功能以及它的致肿瘤因素
    - 由邻近细胞分泌的 Wnt 蛋白与表面的 Frizzled 受体及 LDL 受体相关蛋白第二受体结合。
    - 生成的蛋白复合物与轴蛋白相互作用共同激活细胞质中的散乱蛋白。
    - 散乱蛋白干扰 GSK-3β 复合物并阻止 β-catenin 变性。
    - β-catenin 在细胞质中的聚集导致其转移至细胞核内，使其能通过与 T 细胞因子及淋巴样增殖因子相互作用来促进细胞增殖。
  - APC 也能抑制 Wnt 信号通路
    - 与 Wnt 应答基因的相互负作用。
    - 使 β-catenin 移出细胞核。
  - APC 通过与细胞骨架蛋白的相互作用及通过干扰细胞微管动力学来调节有丝分裂活性。

染色体 1p32-34 上 *MUTYH* 胚系的失活

- 体细胞隐性遗传的息肉病反映出碱基修复配对基因的 *MUTYH* 等位基因的失活
  - 基因编码 MYH 糖基化酶，正常情况下可以纠正促进鸟嘌呤的不正常氧化，促进其与腺嘌呤结合而不是胞嘧啶。
  - 变异常发生在热点区域（Y165C 及 G382D）。
  - 有失活的 *MUTYH* 基因的患者获得体细胞 *APC* 的

一、家族性腺瘤性息肉病

关键点

病因
- 常染色体显性遗传：*APC* 基因突变。
- 常染色体隐性遗传：*MUTYH* 等位基因失活。

临床概要
- 占所有结直肠癌的不到1%。
- 从10～12岁开始每1～2年监测结肠状况。
- 从25岁开始每1～3年监测上消化道状况。
- 息肉的化学预防。
- 理论上患者到40岁时100%都会发展为结直肠癌。
  - 在衰减的病例中风险略微降低（80%）。

内镜表现
- 成百上千的腺瘤性息肉
- 在衰减型病例及 *MYH* 相关的息肉病中结肠息肉数量较少（<100个）。
- 胃底腺息肉及小肠腺瘤。

组织病理学表现
- 结肠腺瘤很难与孤立的管状及绒毛状腺瘤区分开来。
- 胃底腺息肉常在浅表上皮细胞中表现出异型增生。

辅助检查
- *APC* 外显子及内含子边界的全序列测序。
- 在多成员患病的家族中进行连锁分析。
- *MUTYH* 突变的遗传学检测。

突变
- ■ 受损的碱基修复配对功能导致由 G：C 变为 T：A 的颠换变异。
- 有 *MUTYH* 基因突变的患者亦可合并 *MLH1* 的失活
  - ■ 颠换突变导致错误配对的修复基因功能失活（是这种综合征中不稳定的微卫星肿瘤的原因）。

临床概要

流行病学
- 占所有结直肠癌的不到1%
  - 肿瘤发病的平均年龄：39岁。
- *APC* 突变的发生率：占活产儿的1/10 000～1/15 000。
- 患病率2.3/100 000～3.2/100 000。
- 20%～25%的病例是由于新发突变导致的。

临床表现
- 结肠疾病
  - 腺瘤可能出血，导致隐性失血、便血或缺铁性贫血。
  - 梗阻性症状、体重减轻、肠道习惯改变均提示癌症可能。
- 上消化道疾病
  - 小肠腺瘤及癌（与密码子976及1067突变有关）
    - ■ 壶腹部肿瘤可能出现黄疸。
    - ■ 隐性失血。
- 与肠外表现相关的症状
  - 甲状腺乳头状癌，尤其是筛状-桑葚状变异型。
  - 肝母细胞瘤。
  - 胃腺癌。
  - 肾上腺皮质腺瘤。
  - 鼻咽血管纤维瘤。
  - 先天性视网膜色素上皮细胞的色素过度沉着（在密码子311及1444之间的突变，也可以是全部基因缺失）。
- 已命名的综合征
  - Gardner综合征：胃肠道息肉病，骨瘤，腹内纤维瘤病，皮样囊肿，脂肪瘤，口腔异常（多生牙）
    - ■ 更频繁出现的十二指肠及壶腹周围腺瘤。
    - ■ 密码子1395～1493的突变。
  - Crail综合征：胃肠道息肉病及成神经管细胞瘤，室管膜瘤或星形细胞瘤。
  - Turcot综合征是Lynch综合征的一种形式，与家族性腺瘤性息肉病无关。

治疗
- 从10～12岁开始每1～2年监测结肠状况
  - 预防性结肠切除术并行回肠袋-肛门吻合术
    - ■ 一旦骨骼成熟即实施手术。
    - ■ 当多于20～30个结肠息肉时建议手术。
    - ■ 当息肉出现进展期特点时需考虑手术（体积巨大，高级别异型增生，有绒毛等成分）。
- 结肠切除术后每1～3年监测回肠袋，以预防息肉及肿瘤。
- 从25岁开始每1～3年监测上消化道。
- 筛查肝母细胞瘤。
- 每年体检
  - 甲状腺触诊
    - ■ 后续超声检查。
    - ■ 细针穿刺抽吸任何甲状腺结节。
- 向遗传学顾问咨询
  - 评估家庭成员的风险因素。
  - 解释分子学结果。
- 息肉的化学预防
  - 非甾体抗炎药（舒林酸及塞来昔布）
    - ■ 减轻结肠切除术后直肠发生息肉的负担。
    - ■ 如与熊去氧胆酸、他汀类药物及二氟甲基鸟氨酸结合使用时有潜在作用。
    - ■ 姜黄素：姜黄中的抗炎成分。
    - ■ 二十碳五烯酸。

一、家族性腺瘤性息肉病

预后

- 家族性腺瘤性息肉病
  - 理论上患者到40岁时100%都会发展为结直肠癌。
  - 其他类型肿瘤的患癌风险
    - 壶腹周围癌：5%。
    - 胰腺腺癌：2%。
    - 甲状腺癌：2%。
    - 肝母细胞瘤：1.5%（儿童）。
    - 胃腺瘤：0.5%。
    - 中枢神经系统肿瘤：0.5%。
- 衰减的家族性腺瘤性息肉病
  - 患癌风险相对较低（80%）。
  - 结直肠癌及息肉的发病时间较晚（40～70岁）。
- *MYH*相关的息肉病
  - 终身患癌风险为80%。

内镜表现

家族性腺瘤性息肉病

- 结肠表现
  - 成百上千的腺瘤性息肉。
- 上消化道疾病
  - 胃
    - 胃底腺息肉。
    - 腺瘤。
  - 小肠
    - 壶腹部、非壶腹部十二指肠、空肠的腺瘤及腺癌。
    - 非壶腹部的腺瘤是特征性的标志，一旦出现则提高了患息肉病的可能性，尤其是多发的或位于十二指肠球部。

衰减的家族性腺瘤性息肉病

- 结肠息肉数量较少（＜100个）。
- 上消化道疾病的临床表现是多样的，并且可能不会减轻。

*MYH*相关的息肉病

- 与衰减的家族性腺瘤性息肉病的表型相似。

组织病理学表现

组织学特征

- 家族性腺瘤性息肉病
  - 结肠腺瘤很难与孤立的管状及绒毛状腺瘤区分开来。
  - 胃底腺息肉常表现为浅表上皮细胞异型增生
    - 癌变风险低，所以不是预防性胃切除术的指征。
  - 胃腺瘤通常是肠型的病变。
  - 小肠的腺瘤及腺癌有结肠病变的表型，与孤立的肿瘤相似。
- *MYH*相关的息肉病
  - 胃肠道的腺瘤。
  - 结肠的增生性的及无蒂的锯齿状息肉。

辅助检查

分子检测

- *APC*外显子及内含子边界的全序列测序。
- 在多成员患病的家族中进行连锁分析。
- *MUTYH*突变的遗传学检测。

鉴别诊断

内镜鉴别诊断

- 家族性腺瘤性息肉病的遗传形式在内镜下是无法鉴别的。
- 错构瘤性息肉病
  - 息肉通常有光滑的表面，即使体积很大。

组织学鉴别诊断

- 组织学不能鉴别散发的及家族性的腺瘤。
- 错构瘤性息肉
  - 是无异型增生的息肉，有多种基质及上皮成分。
  - 若出现异型增生则是局部的。

参 考 文 献

1. Baron TH et al: Recommended intervals between screening and surveillance colonoscopies. Mayo Clin Proc. 88(8):854-8, 2013
2. Boman BM et al: An APC:WNT counter-current-like mechanism regulates cell division along the human colonic crypt axis: a mechanism that explains how APC mutations induce proliferative abnormalities that drive colon cancer development. Front Oncol. 3:244, 2013
3. Burn J et al: Genetics, inheritance and strategies for prevention in populations at high risk of colorectal cancer (CRC). Recent Results Cancer Res. 191:157-83, 2013
4. Kerr SE et al: APC germline mutations in individuals being evaluated for familial adenomatous polyposis: a review of the Mayo Clinic experience with 1591 consecutive tests. J Mol Diagn. 15(1):31-43, 2013
5. Liang J et al: APC polymorphisms and the risk of colorectal neoplasia: a HuGE review and meta-analysis. Am J Epidemiol. 177(11):1169-79, 2013
6. White BD et al: Dysregulation of Wnt/β-catenin signaling in gastrointestinal cancers. Gastroenterology. 142(2):219-32, 2012
7. Kim B et al: Chemoprevention in familial adenomatous polyposis. Best Pract Res Clin Gastroenterol. 25(4-5):607-22, 2011
8. Zorcolo L et al: MUTYH-associated colon disease: adenomatous polyposis is only one of the possible phenotypes. A family report and literature review. Tumori. 97(5):676-80, 2011

一、家族性腺瘤性息肉病

内镜下特征、大体特征及显微镜下特征

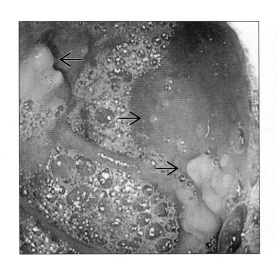

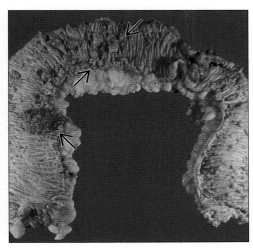

（左）一位青少年男性在评估他22岁发展为进展期直肠癌的姐姐时被诊断为家庭性腺瘤性息肉病。他接受了结肠镜筛查，结果提示结直肠息肉成簇排列（黑箭头）

（右）一位25岁女性患者因家族性腺瘤性息肉病而行结肠切除术。她的肠壁黏膜被不计其数的小的（＜1mm）息肉及若干个较大的病变（黑箭头）所覆盖，尤其是在结肠的中间区域

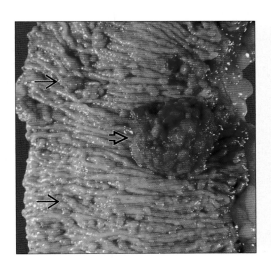

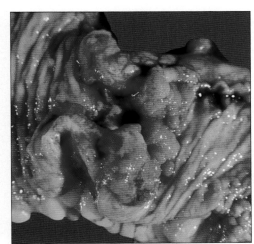

（左）一位患有 *APC* 基因突变的25岁女性患者有若干个无蒂的、轻度红斑性的息肉，它们表现为黏膜皱襞上的赘生物（黑箭头）。一个巨大的桑葚样形状的腺瘤也出现在升结肠内（空心箭头）

（右）同一位患者在远端横结肠内有一个巨大的、环形的肿瘤。这个肿块中央呈脐形，黏膜有溃疡、小结节及红斑。周围黏膜遍及散在的腺瘤

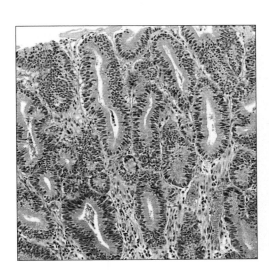

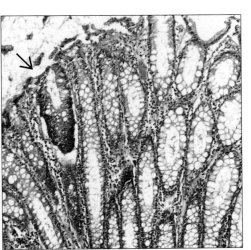

（左）家族性多发性腺瘤性息肉病中大多数腺瘤都是常见的管状腺瘤，像这里描述的一样，虽然更大的病灶表现为形态学上表现为绒毛状

（右）伴有家族性腺瘤性息肉病可能在局限的腺窝有大量克隆新生表皮细胞。这些不正常的隐窝可以在非息肉样黏膜中发现并包含相似的腺瘤细胞。它们可以被先进的内镜技术发现（黑箭头）

一、家族性腺瘤性息肉病

十二指肠的临床表现

（左）家族性多发性腺瘤性息肉病患者患十二指肠腺瘤和肿瘤的概率更高，特别是有加德纳综合征的患者。患有家族性多发性腺瘤性息肉病男孩在进行上消化道内镜检查时发现壶腹周围有巨大腺瘤（空心箭头）。相邻处有一个较小的病灶（黑箭头）

（右）同一位患者在十二指肠近端发现了几处无蒂息肉（黑箭头），这在家族性多发性腺瘤性息肉病患者中是罕见的

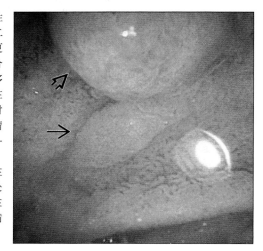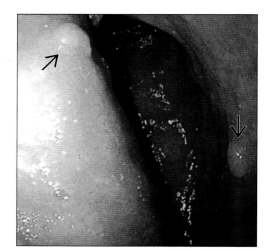

（左）一位有家族性腺瘤性息肉病的中年女性患者许多年前已行预防性结肠切除术，但是现在接受了胃镜检查监测病变，这个小结节在十二指肠被发现并被完全切除

（右）从同一位患者体内切除的息肉是一个腺瘤，并和结直肠病变相似。直管内衬低级别异型增生的肿瘤细胞。注意黏膜下Brunner腺的存在

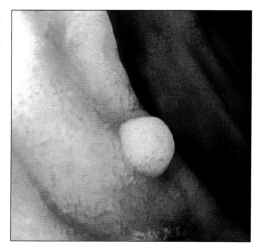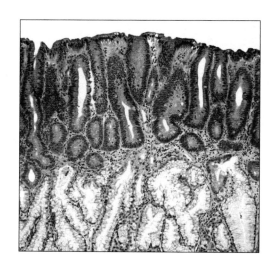

（左）另一位患有家族性腺瘤性息肉病的患者在行监测性内镜检查的过程中被发现有一个壶腹部肿块，继而进行了预防性结肠切除。这个壶腹周围的肿瘤表现为一个多结节、红斑性的肿块（空心箭头），与周围地毯样的黏膜（白箭头）相连接。也可见另一个巨大的息肉（弯箭头）

（右）上述切除的标本包含了遍及黏膜的散在的无蒂息肉，包括若干个融合的斑块样腺瘤（黑箭头）

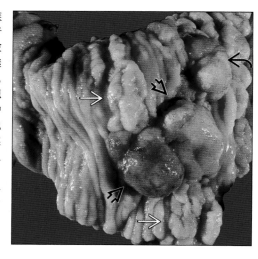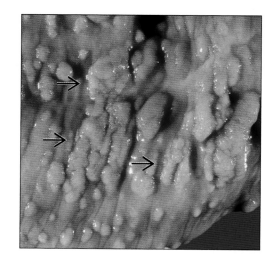

一、家族性腺瘤性息肉病

内镜下特征、大体特征及显微镜下特征

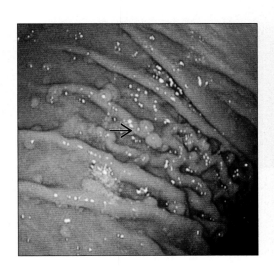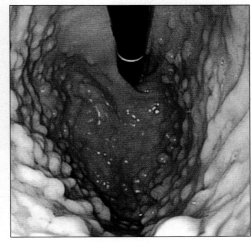

（左）一名患有家族性腺瘤性息肉病的青少年在胃体部有大量无蒂息肉。结节样赘生物（黑箭头）从纵向的皱襞中突出

（右）一位患有家族性腺瘤性息肉病的老年患者已经确诊了胃底腺息肉病。翻转内镜可见不计其数的结节状息肉覆盖了近端胃。与这些病变相关的患病率及生物学风险是相当低的。大的病变被内镜下切除了，小的病变可以观察

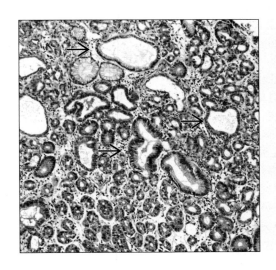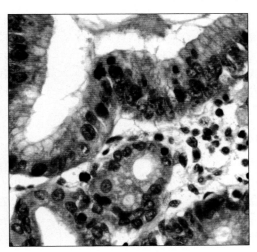

（左）家族性腺瘤性息肉病中的胃底腺体和散发性病灶相似，但通常包括异型增生，这在散在的息肉中不常见。泌酸腺和黏液腺组成了胃底息肉，这其中也包含囊性扩张的腺体（黑箭头）

（右）黏液腺检查同一息肉，发现有丝分裂活动，核增大，染色质增多和低度异型增生

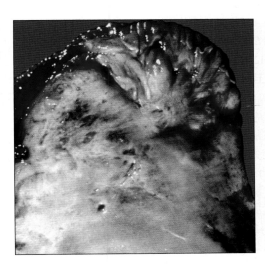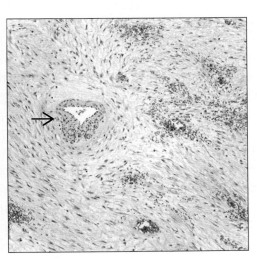

（左）腹腔纤维瘤病常见于伴有加德纳综合征的患者。这些肿瘤在肠系膜内生长并侵及小肠。它们是坚硬的灰白色肿块，边界不清

（右）纤维瘤病的特点是广泛的无特征的梭形细胞簇，被胶原基质包绕。外渗的红细胞和增厚的血管壁（黑箭头）相当常见

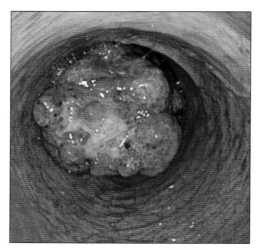

一位有腹痛的52岁老年男性被发现在近端结肠有一个蕈伞样生长的、表面有黏蛋白的肿块。这个肿瘤显示出 *MLH1* 及PMS2免疫染色的缺失，表明 *MLH1* 缺乏

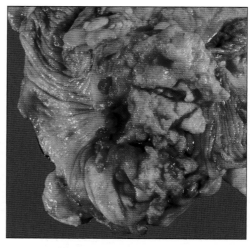

一个庞大的肿瘤出现在一位林奇综合征患者的回盲瓣处。它呈多结节状，表面光亮，是一个黏液性腺癌。这个肿瘤被证实为 *MSH2* 缺乏

术　语

同义词

● 遗传性非息肉病性结直肠癌（HNPCC）。

定义

● 是一种常染色显性遗传的肿瘤综合征，以结直肠癌高频度微卫星不稳定性（MSI-H）为特征。

● 林奇综合征Ⅰ型：家族性结直肠癌。

● 林奇综合征Ⅱ型：伴有肠外恶性肿瘤的家族性结直肠癌。

● 林奇综合征Ⅲ型：先天性碱基错配缺陷。

病因和发病机制

不正常的错配修复基因

● 错配修复基因中的遗传性或自发性的胚系异常（*MLH1*，*MSH2*，*MSH6*，*PMS2*）

○ 错配修复蛋白通常与特定的结合蛋白结合形成复合物并监视及纠正基因组复制错误

■ Mut S同族体2（MSH2）及Mut S同族体6（MSH6）形成异质二聚体，可以识别并结合错配的碱基对。

■ 复合物与Mut L同族体1（MLH1）/减数分裂后增加片段2（PMS2）的异质二聚体结合来修复错配。

○ 大部分错配发生在短的、重复性的基因组序列（微卫星），此处DNA聚合酶容易发生滑动，并且正常情况下被错配修复机制所纠正

■ 单个碱基对错配。

■ 插入－删除循环。

○ 修复失败导致扩张或缩小微卫星

■ 通常发生在基因组的非编码区域。

■ 如果错配发生在转录区域，那么就会发生下游的无意义突变。

■ 子代DNA链的单个碱基突变导致点突变。

■ 子代DNA链的插入－删除循环导致截断突变。

● 特定微卫星中的突变是具有特征性的

○ 在pentaplex聚合酶链反应的评估中，准单一形态的单核苷酸标记物BAT25，BAT26，NR-1，NR-24，MONO-27有最高的敏感度。

○ 美国国立癌症研究所专家组：单核苷酸（BAT25及BAT26）和双核苷酸（D2S123，D5S346及D17S250）重复。

○ 肿瘤的分类

■ 微卫星稳定（MSS）：任何一个标记物均无不稳定性。

■ 高频微卫星不稳定（MSI-H）：≥2个标记物不稳定。

■ 未定种：1个标记物不稳定。

● 与林奇综合征相关的具体的改变

○ *MLH1* 突变（染色体3p21）：30%。

○ *MSH2* 突变（染色体2p22）：50%～60%。

○ *MSH6* 突变（染色体2p16）：7%～10%。

○ *PMS2* 突变（染色体7p22）：＜5%。

○ 可遗传的 *MLH1* 表观基因甲基化：罕见。

○ *EPCAM* 突变：1%～3%

■ *EPCAM* 是 *MSH2* 的上游基因。

■ 消除 *EPCAM* 终止密码子的删除突变导致EpCAM-MSH2融合蛋白或修改MSH2蛋白的产生。

高频度微卫星不稳定对复制错误的促进作用

● DNA编码区域的不正常的微卫星拥有功能性编码序列

○ 多个碱基对的改变影响了蛋白功能并提高了致肿瘤性。

○ 编码区的移码突变使关键基因失活，导致调控蛋白的功能失调

■ 细胞增殖：转化生长因子-β_2型受体，活化素受体-2，胰岛素类似生长因子-2受体，轴蛋白-2，CDX。

■ 细胞周期：BAX，半胱氨酸天冬氨酸蛋白酶-5，BCL-10，PTEN，FAS。

■ DNA修复：MLH3，MSH3，MSH6。

二、林奇综合征

关键点

术语

- 以高频微卫星不稳定的结直肠癌为特征的常染色体显性异常的癌症综合征。

病因

- 遗传或自发的发生在 *MLH1*，*MSH2*，*MSH6*，*PMS2* 基因上的错配修复的种系异常。

临床概要

- 发病率：占所有结肠直肠癌 2% ～ 4%。
- 患病率：1/5000 ～ 1/10 000。
- 与普通人群（平均发病年龄 64 岁）相比，林奇综合征结肠直肠癌发病年龄更早（平均发病年龄 44 岁）。
- 肠外疾病表现
  - 子宫内膜和卵巢癌。
  - 肾盂和输尿管的泌尿道上皮肿瘤。
  - 上消化道腺癌。

- 多形性成胶质细胞瘤（Turcot 综合征）。
- 皮质腺肿瘤（Muir-Torre 综合征）。

- 有突变的患者接近 40% 不符合林奇综合征的诊断标准。
- 从 20 ～ 25 岁起每 1 ～ 2 年行结肠镜监测检查。
- 结直肠癌：80% 的终身风险。
- 子宫内膜癌：至少 50% 的终身风险。

内镜表现

- 大多数肿瘤位于近端结肠。
- 许多患者有少数息肉（腺瘤）。

组织病理学表现

- 有多种生长方式的肿瘤异质性
  - 髓样外观几乎总能反映微卫星不稳定。
- 宿主免疫反应。

先天错配修复缺陷

- 从父母双方处遗传无功能的等位基因。

临床概要

流行病学

- 发病率：在全部结直肠癌中占 2% ～ 4%。
- 患病率：1/5000 ～ 1/10 000。
- 与普通人群（平均发病年龄 64 岁）相比，林奇综合征结肠直肠癌发病年龄更早（平均发病年龄 44 岁）。

临床表现

- 与结直肠癌相关的症状
  - 梗阻，疼痛，贫血。
- 肠外疾病的表现
  - 子宫内膜癌。
  - 卵巢癌。
  - 肾盂和输尿管的泌尿道上皮肿瘤。
  - 小肠腺瘤。
  - 胃腺瘤。
  - 肝胆管恶变。
  - 林奇综合征的衍生疾病
    - Turcot 综合征：林奇综合征合并多形性成胶质细胞瘤。
    - Muir-Torre 综合征：林奇综合征合并皮脂腺肿瘤和角化棘皮瘤。
- Amsterdam 诊断标准（用于识别高风险患者的临床诊断标准）
  - 患结直肠癌的家族成员 ≥ 3 人，包括孩子、父母或兄弟姐妹。
  - 连续两代患有结直肠癌。
  - 结直肠癌 50 岁前发病。
  - 排除家族性腺瘤息肉病。
  - Amsterdam Ⅱ 诊断扩展到包括各种林奇综合征相关的肿瘤，不仅仅是结直肠癌。

- 微卫星不稳定性检查的 Bethesda 诊断标准
  - 结直肠癌发于在年轻的患者（＜ 50 岁）。
  - 无论年龄大小，同时或非同时发生的结直肠癌或林奇综合征相关的肿瘤。
  - 组织学提示高频微卫星不稳定的结直肠癌。
  - 一方父母、孩子或兄弟姐妹患有林奇相关性肿瘤的同时诊断结直肠癌，两种疾病任意一种发生在 50 岁以前。
  - 无论年龄大小，2 个或以上患有其他林奇相关性肿瘤的以及或二级亲属同时被诊断结直肠癌。
- 接近 40% 有突变的患者不符合林奇综合征的诊断标准
  - 有 *MSH6* 突变的患者符合诊断标准的可能性较小。
  - 大多数受影响的患者年龄 ＞ 50 岁。

治疗

- 监测
  - 从 20 ～ 25 岁起每 1 ～ 2 年行结肠镜检查。
  - 从 30 岁起每年进行妇科检查和经阴道超声。
- 化学预防
  - 大剂量阿司匹林可降低林奇综合征的癌症风险。
- 手术是治疗癌症的主要手段
  - 可能考虑全结肠切除术，而不是节段切除。
- 林奇相关的结直肠癌的化疗
  - 对 5- 氟尿嘧啶的疗效存在争议。

预后

- 癌症风险
  - 结直肠癌：80% 的终身风险。
  - 子宫内膜癌：至少 50% 的终身风险。

先天错配修复缺陷

- 少见病：在美国少于 100 例。
- 发生在近亲结婚的家族中。
- 在有中东血统的患者中更普遍。
- 发病年龄早（平均年龄 16 岁）。
- 有临床表现

二、林奇综合征

错配修复蛋白的免疫组化解释

免疫染色结果	可能的错误基因	微卫星状态	解释
MLH1 和 PMS2 染色丢失	*MLH1*	MSI-H	林奇综合征或散发的肿瘤
MSH2 和 MSH6 染色丢失	*MSH2*	MSI-H	可能为林奇综合征
单独的 PMS2 染色丢失	*PMS2*	MSI-H	可能为林奇综合征
单独的 MSH6 染色丢失	*MSH6*	MSS 或 MSI-H	可能为林奇综合征

- ○ 16%患有结直肠癌
  - ■ 结肠息肉病与家族性腺瘤性息肉病有相似的特点。
- ○ 脑肿瘤。
- ○ 白血病或淋巴瘤。
- ○ 牛奶咖啡斑。

内镜表现

发病部位
- 大多数肿瘤发生在结肠近端。

一般外形
- 庞大的、蕈伞样、息肉样肿块。
- 表面可能覆盖着黏附着的黏液样物质。

背景黏膜
- 多数患者可见息肉（腺瘤）。

组织病理学表现

组织学特征
- 有多种生长方式的肿瘤异质性
  - ○ 黏液样分化：黏蛋白池包含条状及簇状的恶性上皮细胞。
  - ○ 髓样分化：有大量嗜酸性细胞质及众多上皮内淋巴细胞的巨大肿瘤细胞的骨小梁和合胞体嵌入在淋巴样基质中。
  - ○ 印戒细胞样分化：单个及成簇的印戒细胞侵犯结缔组织。
- 肿瘤生长结构
  - ○ 大多数病变有局限性侵袭性的前缘，没有肿瘤出芽。
- 宿主免疫应答
  - ○ 肿瘤浸润淋巴细胞。
  - ○ 克罗恩样淋巴样反应。

辅助检查

免疫组织化学
- MLH1，MSH2，MSH6 和 PMS2 的抗体广泛可见
  - ○ 正常情况下，蛋白表达在增殖细胞中。
  - ○ 肿瘤染色缺失代表异常结果。
- 聚合酶链式反应的另一个优点是定位缺陷基因。
- 解释说明
  - ○ 一些林奇综合征相关性肿瘤的突变导致抗原性的但无功能的蛋白产生
    - ■ 免疫组织化学未能检测出这些病例。
  - ○ 手术前的放化疗抑制了肿瘤细胞的增殖活性，导致

免疫表达的降低（通常影响MSH6）。

聚合酶链式反应
- 用来展示高频微卫星不稳定，但是不能辨别缺陷基因。
- *MSH6* 突变的肿瘤可能是微卫星稳定。

鉴别诊断

内镜鉴别诊断
- 散发的结直肠癌。
- 其他息肉病病变
  - ○ 衰减的家族性腺瘤性息肉病。
  - ○ *MUTYH* 相关的息肉病。

组织学鉴别诊断
- 散发的结直肠癌
  - ○ 总体上是同质的，没有黏液性或骨髓样组织学改变。
  - ○ 免疫组化和微卫星不稳定性分析是有帮助的。

诊断要点

病理解读要点
- 有微卫星不稳定基因的结直肠癌表现出多样的组织学特征
  - ○ 髓样外观几乎总是反映出微卫星不稳定。
- 在腺瘤中，肿瘤浸润的淋巴细胞是微卫星不稳定存在的一条线索。

参 考 文 献

1. Hegde M et al: ACMG technical standards and guidelines for genetic testing for inherited colorectal cancer (Lynch syndrome, familial adenomatous polyposis, and MYH associated polyposis). Genet Med. 16(1):101-16, 2014
2. Steinke V et al: Evaluating the performance of clinical criteria for predicting mismatch repair gene mutations in Lynch syndrome: a comprehensive analysis of 3,671 families. Int J Cancer. 135(1):69-77, 2014
3. Lastra E et al: Lynch syndrome diagnostics: decisionmaking process for germ-line testing. Clin Transl Oncol. 14(4):254-62, 2012
4. Patel SG et al: Familial colon cancer syndromes: an update of a rapidly evolving field. Curr Gastroenterol Rep. 14(5):428-38, 2012
5. Rasmussen LJ et al: Pathological assessment of mismatch repair gene variants in Lynch syndrome: past, present, and future. Hum Mutat. 33(12):1617-25, 2012
6. Geiersbach KB et al: Microsatellite instability and colorectal cancer. Arch Pathol Lab Med. 135(10):1269-77, 2011
7. Bao F et al: Neoadjuvant therapy induces loss of MSH6 expression in colorectal carcinoma. Am J Surg Pathol. 34(12):1798-804, 2010

二、林奇综合征

林奇相关性肿瘤的特征

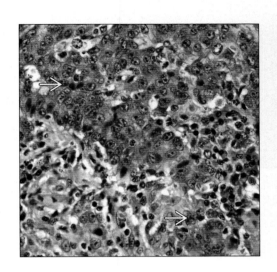

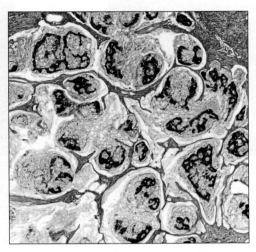

（左）髓样癌很有可能表现出高频微卫星不稳定。它们包含肿瘤细胞的合胞体，肿瘤细胞有大量双嗜性细胞质、巨大细胞核及突出的核仁。肿瘤细胞巢被成熟T细胞浸润（白箭头）

（右）在有高频微卫星不稳定的癌中黏液样分化是很常见的。黏蛋白池中包含了条状肿瘤上皮细胞。有高频微卫星不稳定的癌经常表现出黏液样分化的区域以及其他特点，如髓样的区域

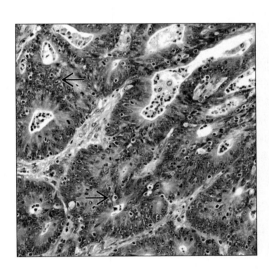

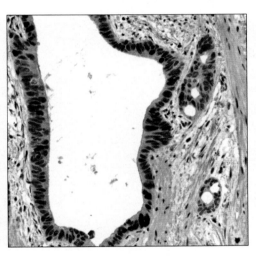

（左）肿瘤浸润的淋巴细胞（黑箭头）反映了一种针对新抗原的宿主免疫反应，这种新抗原表达是微卫星不稳定的结果

（右）直肠癌的新型辅助治疗可以明显显示错配修复蛋白免疫染色的消失，尤其是 *MSH6*。这个恶性腺体仅仅包含了一些有 *MSH6* 染色的细胞，但是治疗前的活检提示这一标志物的永久性染色。这个肿瘤是微卫星稳定的

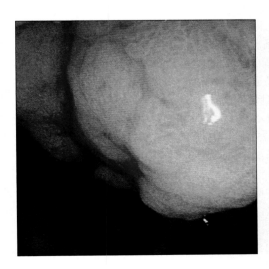

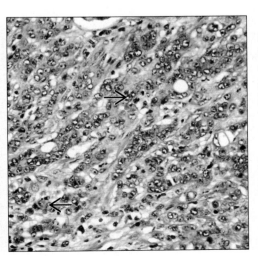

（左）一位49岁有梗阻性黄疸的男性有一个息肉样的壶腹部肿块，活检提示是一个腺瘤。因为这个病变不适合内镜下切除，所以这位患者进行了 Whipple 手术

（右）同一患者切除的肿瘤包含了恶性细胞束及散在的肿瘤浸润的淋巴细胞（黑箭头）。这个发现促使进行林奇综合征的评估，揭示了高频微卫星不稳定，*MSH6* 的丢失及 *MSH6* 的基因突变

三、Peutz-Jeghers息肉病综合征（黑斑息肉综合征）

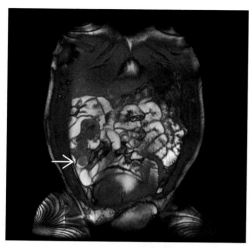

这位患有 Peutz-Jeghers 综合征的 19 岁男性患者接受了磁共振成像检查来追踪一个回肠息肉。在回肠末端有一个 1.8cm 的低信号病变，与错构瘤性息肉一致

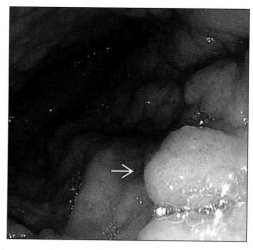

同一患者进行了结肠镜检查，并进镜至回肠末端。呈结节状的回肠黏膜是一个息肉样肿块的特征。这位患者进行了肠切开术并切除了这一错构瘤

术　语

定义

● 有胃肠道及全身表现的错构瘤性息肉病变。

病因和发病机制

常染色体显性遗传疾病

● *LKB1/STK11* 基因突变（染色体 19p13.3）
  ○ 在 70%～80% 的家庭中可检测出来。
  ○ 涉及 mTOR 信号通路的蛋白产物。
  ○ 截短突变导致的临床表现早于错义突变。

临床概要

流行病学

● 患病率 1/200 000，无性别偏好。

临床表现

● 由间歇性肠套叠导致的腹痛。
● 皮肤黏膜的色素沉着
  ○ 嘴唇及口周皮肤的色素沉着
    ■ 在青春期有斑疹样褪色。
  ○ 颊部黏膜及结膜的斑疹持续存在。
  ○ 眼睑的线性雀斑也是有特点的。
● 肠外肿块
  ○ 胰管腺癌。
  ○ 宫颈的恶性腺瘤。
  ○ 睾丸大细胞钙化型支持细胞肿瘤。
  ○ 乳腺肿瘤。
  ○ 卵巢癌。
  ○ 肺癌。
  ○ 胆管癌。

治疗

● 如果可能，行内镜下息肉切除术。

● 切除息肉的结肠切除术。
● 肠切除适用于复杂的病例。
● 胃肠道及其他器官的监测。
  ○ 结直肠癌的筛查
    ■ 一旦出现症状即行结肠镜检查。
    ■ 每 3 年监测一次。
  ○ 胰腺肿瘤的筛查从 30 岁开始
    ■ 每 2 年行一次内镜下超声。
  ○ 胃和食管的筛查从 10 岁开始
    ■ 每 2 年行一次内镜检查。
  ○ 小肠的筛查从 10 岁开始
    ■ 每 2 年行一次内镜检查。
  ○ 乳腺筛查从 25 岁开始
    ■ 每 2～3 年行一次体检及乳房 X 线照相术。
  ○ 卵巢、子宫、宫颈的筛查从 20 岁开始
    ■ 每年检查，宫颈细胞学检查，子宫冲洗及超声。
  ○ 肺部筛查的必要性不确定。
  ○ 睾丸筛查从 10 岁开始
    ■ 每年行体检和超声。

预后

● 有患胃肠道肿瘤的风险。
● 65 岁之前，93% 的患者会发展为某种类型的癌症
  ○ 患胃肠道恶性肿瘤的终身风险高
    ■ 结直肠：40%。
    ■ 胰腺：35%。
    ■ 胃：25%～30%。
    ■ 小肠：10%～15%。
    ■ 食管：2%～3%。
  ○ 肠外肿瘤的风险
    ■ 乳腺：50%～55%。
    ■ 卵巢：20%。
    ■ 肺：15%。

三、Peutz-Jeghers 息肉病综合征（黑斑息肉综合征）

关键点

病因
- *LKB1/STK11* 基因突变（染色体 19p13.3）在 70% ~ 80% 的家庭中可检测出来。

临床概要
- 腹痛反映间歇性肠套叠及梗阻，通常是由于小肠肿瘤。
- 皮肤黏膜的色素沉着可能在成年后褪去。
- 肠外肿瘤包括胰腺、宫颈、睾丸、乳腺、卵巢、肺部的癌症。
- 如果可能，可以内镜下切除息肉。
- 65 岁之前，93% 的患者会发展为某种类型的癌症。

内镜表现
- 小肠最常受累。

- 多结节状息肉头部且有厚蒂。

组织病理学表现
- 息肉由正常的肠道成分组成，但不正常排列。
- 有黏膜成分的小叶出现在息肉蒂部，或者甚至出现在肠壁下。
- 平滑肌细胞束呈树枝状放射分布于息肉头部。
- 异型增生可能出现在息肉表面。

主要鉴别诊断
- 幼年性息肉包含扩张的隐窝及炎性基质。
- 腺瘤性息肉有非常明显的异型增生。
- 侵袭性癌有浸润性生长模式。
- 胃的 Peutz-Jeghers 息肉与增生性息肉相似。

- 宫颈：10%。
- 子宫：5% ~ 10%。
- 睾丸：5% ~ 10%。

内镜表现

弥漫性息肉病
- 小肠受累最常见
  - 如果其他地方出现息肉病，小肠总是受累。
- 结肠是第二个最常见的受累部位。
- 在一些患者中出现胃息肉病。

息肉的结构
- 有蒂息肉
  - 多结节的、有圆凸的息肉头部
    - 黏膜平滑、有光泽，相对正常。
  - 蒂厚实、稳固，表明包含平滑肌。
- 无蒂息肉
  - 小的、圆形的、光滑的病变。

影像学表现

放射影像表现
- 大的息肉可能出现充盈缺损。
- 在肠套叠的病例中出现小肠扩张
  - 肠套叠套入部：小肠的引导点及一部分进入小肠的另一部分。
  - 肠套叠鞘部：在肠套叠中，容纳另一段肠管的一部分肠管。

组织病理学表现

组织学特征
- 有黏膜成分的小叶出现在息肉蒂部，或者甚至出现在肠壁下
  - 无异型增生的上皮细胞聚集。
  - 固有层形成环绕的边缘。
- 平滑肌细胞束呈树枝状侵及息肉头部
  - 大多数出现在小肠息肉中（"圣诞树"样）。

- 异型增生发生在息肉样及非息肉样的黏膜中。

鉴别诊断

内镜鉴别诊断
- 幼年性息肉病。
- 腺瘤性息肉病。

组织学鉴别诊断
- 幼年性息肉病。
  - Peutz-Jeghers 息肉可能包含囊样腺体和嗜酸性粒细胞
    - 上皮包被固有层边缘。
  - 幼年性息肉可能含有平滑肌
    - 缺乏小叶结构的 Peutz-Jeghers 息肉。
- 腺瘤性息肉病
  - 腺瘤在息肉各个部分都是异型增生。
  - Peutz-Jeghers 息肉的异型增生是局限性的。
  - 如果存在，和表皮黏膜相似的移位（错位）黏膜是肿瘤。
- 侵袭性腺癌
  - 有不正常结构的恶性腺体的扩张性增生方式。
  - 促结缔组织增生的基质，而不是固有层。
- 胃部的 Peutz-Jeghers 息肉很难与增生性息肉鉴别开来
  - 无隐窝的腺体呈小叶样排列。

参考文献

1. Canto MI et al: International Cancer of the Pancreas Screening (CAPS) Consortium summit on the management of patients with increased risk for familial pancreatic cancer. Gut. 62(3):339-47, 2013
2. Tse JY et al: Peutz-Jeghers syndrome: a critical look at colonic Peutz-Jeghers polyps. Mod Pathol. 26(9):1235-40, 2013
3. Jasperson KW: Genetic testing by cancer site: colon (polyposis syndromes). Cancer J. 18(4):328-33, 2012
4. Korsse SE et al: Small bowel endoscopy and Peutz-Jeghers syndrome. Best Pract Res Clin Gastroenterol. 26(3):263-78, 2012
5. Kuwada SK et al: A rationale for mTOR inhibitors as chemoprevention agents in Peutz-Jeghers syndrome. Fam Cancer. 10(3):469-72, 2011

三、Peutz-Jeghers息肉病综合征（黑斑息肉综合征）

内镜下特征及大体特征

（左）这个患有Peutz-Jeghers综合征的青春期男孩进行了胃镜监测检查，在胃体部发现若干个小结节样、无蒂息肉（黑箭头）。背景黏膜基本上是正常的。活检提示胃错构瘤的存在

（右）同一患者在胃远端接近幽门处亦发现呈簇状排列的小的错构瘤样的息肉（黑箭头）。其内镜下特征与胃的增生性/炎性息肉相似

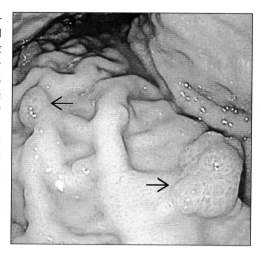
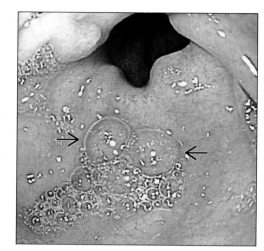

（左）Peutz-Jeghers综合征通常累及小肠，并且几乎所有患有胃肠道息肉的患者均累及小肠。若干个无蒂息肉（黑箭头）出现在黏膜皱襞的嵴上。这些息肉表面被覆外表正常的、与非息肉样区域相似的黏膜

（右）这位年轻的男性患者表现出与间断性肠套叠相关的症状。双气囊结肠镜显示空肠中部有一个2cm的错构瘤

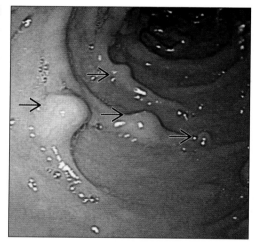
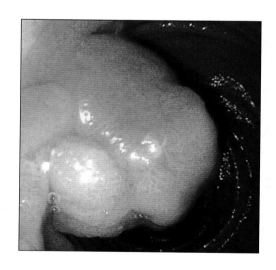

（左）这个患者接受了手术探查及小肠切除术，以缓解反复发作的腹痛症状。切除的标本包含了空肠的一个多结节的、无蒂肿块。息肉表面光滑且有光泽，其黏膜特征与那些剩余小肠的黏膜相似

（右）这名15岁男孩进行了结肠镜筛查，继而确诊了Peutz-Jeghers综合征。其全结肠可见散在的、光滑的无蒂小结节（白箭头）

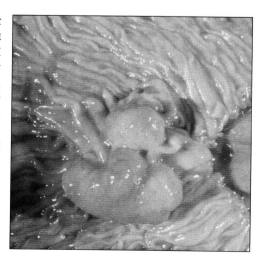
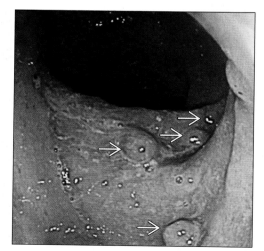

三、Peutz-Jeghers息肉病综合征（黑斑息肉综合征）

大体特征及显微镜下特征

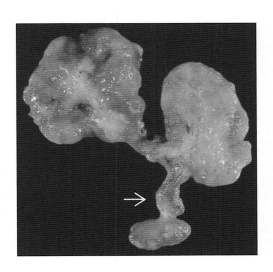

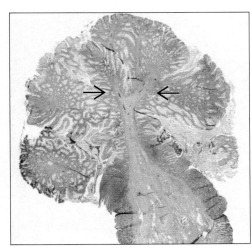

（左）Peutz-Jeghers息肉可内镜下切除或通过肠切除术，就像这个病例。这个息肉表现出错构瘤的一些特点，包括一个多结节的息肉头部，表面被覆光滑的黏膜。注意一个长且厚蒂的存在（白箭头）

（右）典型的Peutz-Jeghers息肉包含一个有平滑肌细胞束（黑箭头）组成的厚蒂，呈树枝状分布于息肉头部。这个结肠息肉含有非肿瘤性黏膜的小叶

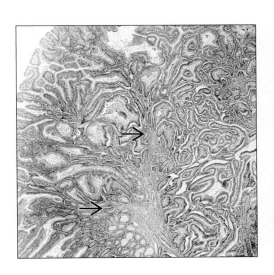

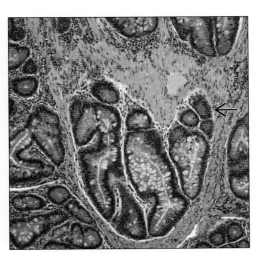

（左）一个小肠的Peutz-Jeghers息肉包含了随意排布的非异型增生的黏膜成分。一些隐窝呈囊性扩张，然而另一些显示呈复杂分枝状。平滑肌细胞群（黑箭头）放射状分布于息肉头部

（右）Peutz-Jeghers息肉包含了呈小叶状聚集的黏膜成分。小肠隐窝簇内衬杯状细胞、吸收细胞及帕内特细胞（黑箭头）。上皮被一个固有层的边缘所环绕

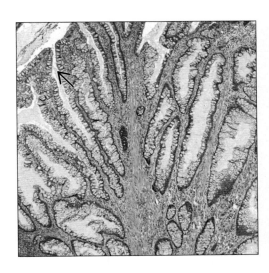

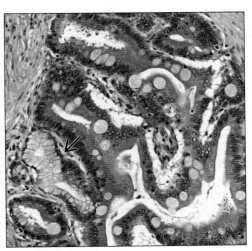

（左）回肠的Peutz-Jeghers息肉包含了拉长的隐窝，其内衬黏液上皮细胞。长的、纤细的绒毛（黑箭头）出现在息肉表面。平滑肌细胞束从黏膜肌层呈放射状排列至息肉的表面部分

（右）Peutz-Jeghers息肉的黏膜成分呈特征性的小叶状排列，这是一个很有帮助的诊断特征。这个十二指肠息肉包含了Brunner腺（黑箭头）及非异型增生的小肠上皮细胞

三、Peutz-Jeghers息肉病综合征（黑斑息肉综合征）

显微镜下特征

（左）结肠的 Peutz-Jeghers息肉呈现出小叶状排布的非异型增生的黏膜成分，且与平滑肌富细胞基质关系紧密。这个息肉包含了若干个呈囊性扩张的及不正常分枝的隐窝和淋巴样聚集

（右）在高倍放大镜下，固有层的边缘和隐窝在息肉蒂部关系紧密。固有层及小叶样结构的出现对诊断是很有帮助的

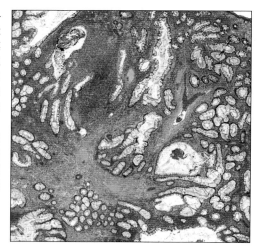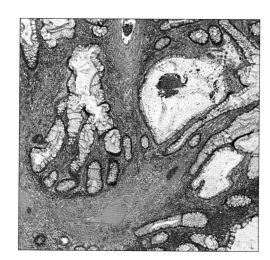

（左）患有 Peutz-Jeghers综合征的患者可能在息肉样和非息肉样的胃肠道黏膜发生异型增生及癌。这个结肠息肉包含了非异型增生隐窝的小叶，蒂部周围被固有层包绕。但是在低倍镜下，覆盖表面的细胞是异型增生的，且有增大的、深染的细胞核出现

（右）进一步检查发现在上述腺体中有低级别异型增生（空心箭头）及非异型增生（黑箭头）上皮细胞

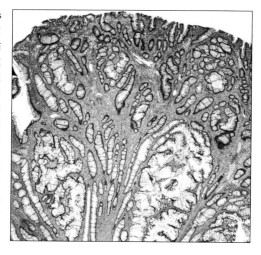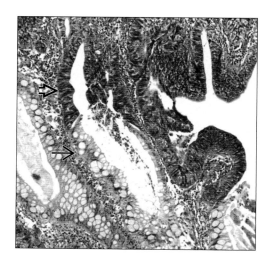

（左）胃的 Peutz-Jeghers息肉比结肠的及小肠的息肉更有可能出现较不活跃的增生。在这个胃窦部的息肉中，含有嗜中性黏蛋白的腺体的小叶有几乎没有基质介入的固有层

（右）另一个胃的 Peutz-Jeghers息肉显示出微小的异常。息肉的基底出现了被固有层环绕的腺体小叶。一些扩张的腺体（黑箭头）也出现在黏膜中

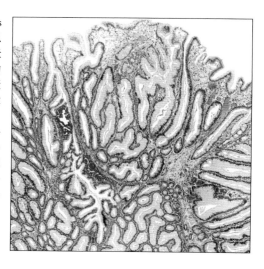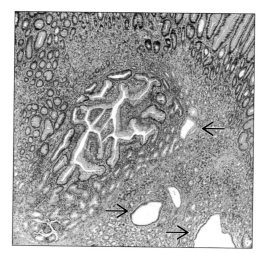

三、Peutz-Jeghers 息肉病综合征（黑斑息肉综合征）

鉴别诊断

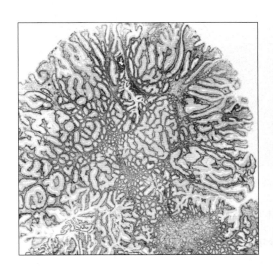

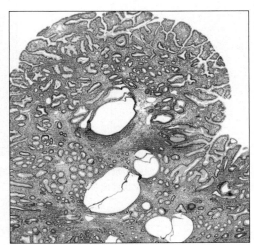

（左）胃的 Peutz-Jeghers 息肉很难与增生性息肉区别开来，尤其当患者未诊断该综合征时。提示存在错构瘤的特征包括息肉头部及蒂部的黏膜成分的小叶排布，以及不显著的炎症反应

（右）相反，增生性的/可再生的息肉常包含表面糜烂、水肿及有炎症的隐窝腺体

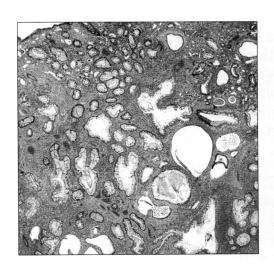

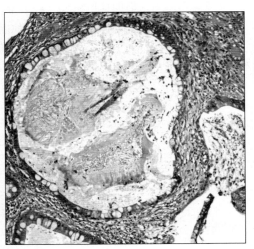

（左）一些结肠 Peutz-Jeghers 息肉显示出典型的幼年性息肉的特点。举例来说，这个病变包含了以难以辨认的小叶方式排列的黏膜成分，且隐窝呈囊性扩张。周围环绕的基质缺乏平滑肌成分。

（右）在高倍放大镜下，囊性扩张的隐窝被炎性的、富含嗜酸性粒细胞的基质所包围。但是，这个患者合并有小肠的其他 Peutz-Jeghers 息肉，且有基因突变

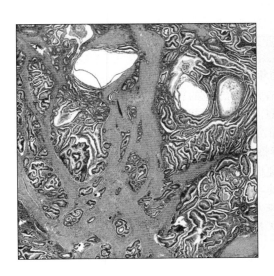

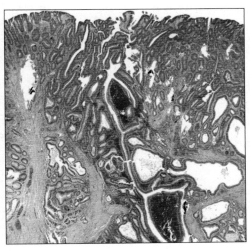

（左）小肠的 Peutz-Jeghers 息肉可能与肠壁异常有关。在息肉下方，黏膜小叶嵌入固有肌层中。这些特征可能和浸润性癌的表现相似，但是，缺少异型增生和小叶状排布以及出现相关的固有层是有助于诊断的线索

（右）有错位上皮的腺瘤表面上与 Peutz-Jeghers 息肉很相似，但完全是由异型增生的上皮细胞构成的

四、幼年性息肉病综合征

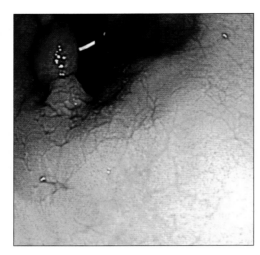

经典的幼年性息肉包含了大量的肉芽组织，因此出现内镜下红斑性的表现。这个散发的直肠病变有光滑的、颗粒状表面和一个厚蒂

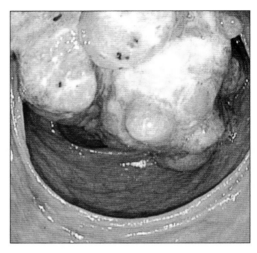

异型的幼年性息肉仅出现在幼年性息肉病综合征中，它们通常有多结节的有圆凸的表面。这个巨大的无蒂息肉是众多长在一名4岁女童体内的息肉之一

术　语

定义
- 至少3 ～ 5个结肠幼年性息肉。
- 生长在一个有幼年性息肉家族史的患者体内的任何数量的幼年性息肉。
- 结肠外幼年性息肉。

病因和发病机制

综合征性疾病
- 常染色体显性遗传疾病
  - *SMAD4*突变（染色体18q21.1）发生于20%的患者
    - 影响TGF-β介导的信号转导。
  - *BMPR1A*突变（染色体10q22.3）发生于20%的患者。

散发的息肉
- 无一致的分子改变。

临床概要

流行病学
- 散发的息肉发生在1% ～ 2%的儿童中。
- 幼年性息肉病综合征发病率为1/100 000。

临床表现
- 散发的息肉（＞50%位于结肠）
  - 便中带血或组织。
- 幼年性息肉病性综合征
  - 先天性畸形（15%）：肠旋转不良，腭裂，多指（趾）畸形，颅骨及心脏缺陷。
  - *SMAD4*突变相关的临床表现
    - 遗传性出血性毛细血管扩张症。
    - 严重的胃息肉病：疼痛，早饱及与Ménétrier病相似的低蛋白血症。

治疗
- 内镜及结肠镜监测

○ 在青少年晚期开始或者伴随起病症状。
○ 每3年重查一次。

预后
- 结直肠癌的终身累计发病风险为68%。
- 胃癌的风险提高，尤其是有*SMAD4*突变的患者。
- 其他癌症：胰腺，十二指肠。

综合征的表型变异
- 婴幼儿幼年性息肉病
  - 在最初2年表现出来；无家族史。
  - 危及生命的出血、营养不良、蛋白丢失。
- 幼年性息肉病局限于结直肠。
- 结直肠、胃及小肠的全身性幼年性息肉病。

内镜表现

典型的幼年性息肉
- 红斑样的息肉头部，通常有蒂。
- 通常孤立发生。

异型幼年性息肉
- 常为巨大的，直径数厘米。
- 多结节的息肉，有圆凸的头部。

大体特征

典型的幼年性息肉
- 息肉拥有光滑的红色的表面。
- 在浅表息肉头部的横截面发现大量隐窝。
- 蒂部有正常黏膜组成。

异型幼年性息肉
- 多结节息肉头部
  - 叶状的或黑莓样外观。
- 横截面未发现明显的隐窝。
- 通常是无蒂的病变。

四、幼年性息肉病综合征

关键点

术语
- 至少3～5个结肠性幼年息肉。
- 所有幼年性息肉的患者都有家族史。
- 结肠外幼年性息肉。

病因
- 常染色体显性遗传疾病，*SMAD4*或*BMPR1A*突变影响TGF-β-介导信号通路。

临床概要
- 内镜和结肠镜监测
  - 青少年时期或者出现症状时开始。
  - 每3年复查一次。
- 结肠癌累计终身发病风险为68%。

内镜表现
- 典型的幼年性息肉有红斑样表现。
- 非典型的幼年性息肉是多结节的和圆凸形。

组织病理学表现
- 圆形、光滑的表面，伴上皮细胞变薄、糜烂和隐窝扩张。
- 非典型（上皮）幼年性息肉含有更丰富的上皮细胞和更少的基质。
- 只有综合征性息肉产生异型增生（30%的患者）。

主要鉴别诊断
- 结肠炎的炎性息肉。
- 其他息肉综合征（PTEN错构瘤综合征、Peutz-Jeghers综合征）。
- 类似Ménétrier病的胃息肉病和增生性息肉。

组织病理学表现

组织学特征
- 典型的幼年性息肉病可能是综合征性或散发的
  - 圆形光滑的表面，伴上皮变薄或糜烂。
  - 隐窝囊性扩张，内含黏蛋白和中性粒细胞。
- 非典型（上皮）幼年性息肉仅见于幼年性息肉综合征
  - *SMAD4*突变的患者更常见。
  - 含有更丰富的上皮和更少的基质。
    - 隐窝可能有分枝的、紧密的且有轻微的囊性扩张。
- 两种息肉都可能含有异常的成分，如神经节细胞。
- 只有综合征性息肉才会发展为异型增生（30%的患者）
  - 肠型异型增生类似散发的腺瘤。
- 早期的综合征性息肉具有一些不特异的特点
  - 轻度的隐窝变形，不伴显著扩张。
  - 缺乏丰富的炎性基质。

鉴别诊断

内镜鉴别诊断
- 结肠病变
  - 类似其他形式的息肉病。
- 胃息肉
  - Ménétrier病。
  - 增生性息肉病。

组织学鉴别诊断
- 类似发生于PTEN错构瘤综合征的结肠和小肠息肉
  - PTEN错构瘤综合征：肠外表现和其他形式的错构瘤。
  - 基因检测。
- 炎性肠病的炎性息肉、炎性帽息肉病和Cronkhite-Canada综合征
  - 非息肉黏膜的特征类似息肉的黏膜。
- 胃息肉
  - Ménétrier病
    - 通常胃窦部少见。
    - 息肉样或非息肉黏膜表现出相似的组织学特征。
    - 腺体可能肥大，但更多地保留原有的结构。
    - 泌酸腺萎缩。
    - 通常表现为基质水肿。
  - 增生性息肉病
    - 大多数情况下组织学无法分辨。
  - 形态学上与其他综合征性息肉重叠
    - PTEN错构瘤综合征。
    - Peutz-Jehers息肉：腺体可能表现为更有序的小叶状排列。

参 考 文 献

1. Canzonieri C et al: Endoscopic evaluation of gastrointestinal tract in patients with hereditary hemorrhagic telangiectasia and correlation with their genotypes. Genet Med. 16(1):3-10, 2014
2. Wain KE et al: Appreciating the broad clinical features of SMAD4 mutation carriers: a multicenter chart review. Genet Med. Epub ahead of print, 2014
3. Hiljadnikova Bajro M et al: A new case with 10q23 interstitial deletion encompassing both PTEN and BMPR1A narrows the genetic region deleted in juvenile polyposis syndrome. J Appl Genet. 54(1):43-7, 2013
4. Jee MJ et al: A novel germline mutation in exon 10 of the SMAD4 gene in a familial juvenile polyposis. Gut Liver. 7(6):747-51, 2013
5. Septer S et al: Aggressive juvenile polyposis in children with chromosome 10q23 deletion. World J Gastroenterol. 19(14):2286-92, 2013
6. Latchford AR et al: Juvenile polyposis syndrome: a study of genotype, phenotype, and long-term outcome. Dis Colon Rectum. 55(10):1038-43, 2012

四、幼年性息肉病综合征

内镜和显微镜下特征

（左）患有幼年性息肉综合征的年轻女孩的直肠和远端结肠有大量息肉。其中一些息肉具有典型的圆形、光滑表面和宽基底。图中显示近期出血的痕迹（黑箭头）

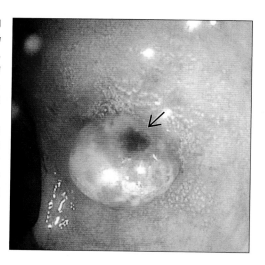

（右）同一患者的横结肠可见一些大的、无蒂的息肉。尽管一些具有典型的圆形外观（空心箭头），另一些表现出非典型的结节状表面（黑箭头）

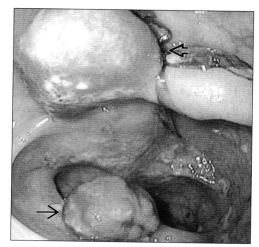

（左）典型的幼年性息肉含有的囊性扩张隐窝，平均分布于疏松、炎性的肉芽组织中。息肉表面糜烂，固有层含有大量炎症物质。这些特点可能存在于散在或综合征性病变中

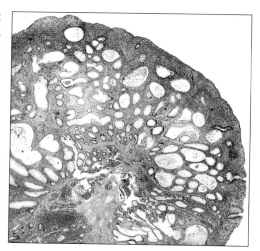

（右）囊性扩张的隐窝含有不同数量的中性粒细胞。背景固有层充满了扩张的薄壁血管和大量的嗜酸性粒细胞

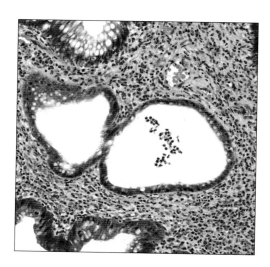

（左）幼年性息肉综合征的患者接受结肠镜检查，可见多个巨大、不规则的息肉。这些息肉有红斑样顶端和厚基底。息肉的顶部可见散在糜烂（白箭头）

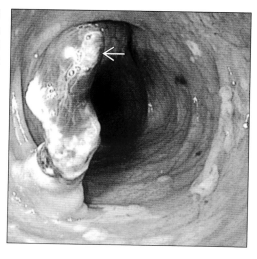

（右）幼年性息肉综合征可能只有少量的囊性扩张隐窝和多种成分的炎症细胞。这些息肉包含了浅表扩张的隐窝和更多正常形态的深隐窝。固有层的表面和深部黏膜表现出片状炎症反应

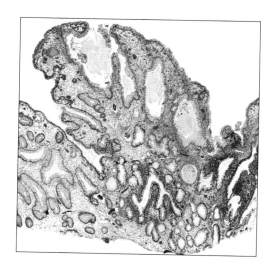

四、幼年性息肉病综合征

显微镜和内镜下特征

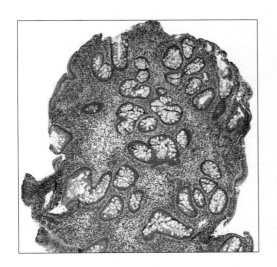
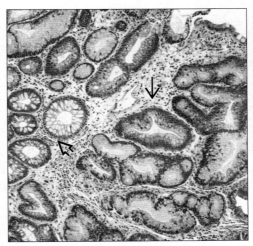

（左）早期的综合征性幼年性息肉与散发病变差距很大。这些息肉中不规则地排列无扩张隐窝和炎性的固有层

（右）非典型幼年性息肉更可能产生异型增生。这是一位27岁多发性息肉和便血的男性患者的息肉。散在的隐窝包含了异型增生的上皮细胞，细胞核增大、深染，类似腺瘤（黑箭头）。也可见更多正常形态的隐窝（空心箭头）

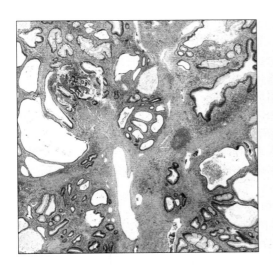
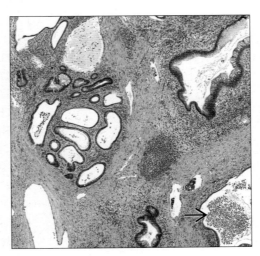

（左）一些幼年性息肉表现出类似Peutz-Jeghers息肉的形态学特征。如这个病变包含嵌入肌纤维基质中的黏膜小叶

（右）聚聚的囊性扩张隐窝含有炎性黏蛋白（黑箭头）位于固有层边缘。小叶之间由致密的平滑肌细胞束分隔。诊断的依据包括腺体扩张的程度和炎性基的存在

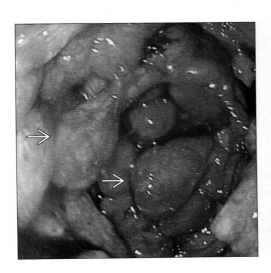
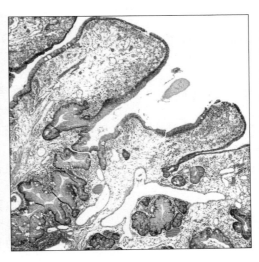

（左）这位幼年性息肉病患者胃黏膜表面可见多发的幼年性息肉，一些息肉带蒂、充血发红，其他呈锯齿状、水肿（J.Romagnuolo, MD. 惠赠 and D. Lewin, MD. 惠赠）

（右）胃息肉的表现是小凹增生和基质水肿。与Ménétrier疾病不同，胃体和胃窦受累，且不伴泌酸腺体的萎缩。无息肉黏膜是正常的（未显示）

五、Cowden和类Cowden综合征

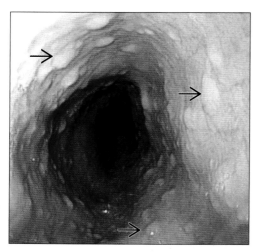

一位25岁无症状的Cowden综合征患者行上消化道内镜检查，可见糖原棘皮病。食管壁可见大量散在的白色斑块（黑箭头）

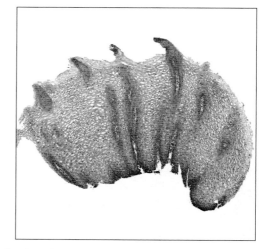

糖原棘皮病可能表现出的异常很微小，有时候与正常食管黏膜的表现很相似。在此例中，上皮细胞增生伴乳头增长

术　语

同义词

- PTEN错构瘤综合征：这个命名包括了相关的同名疾病。
  - Cowden综合征。
  - Lhermitte-Duclos综合征。
  - Bannayan-Riley-Ruvalcaba综合征。

定义

- Cowden综合征
  - 胃肠道错构瘤息肉。
  - 黏膜表皮错构瘤
    - 口腔乳头状瘤，毛鞘瘤，肢端角化病。
  - 乳腺癌和甲状腺癌。
  - 巨头畸形。
  - 智力受损。
- Lhermitte-Duclos综合征：Cowden病的表型变异
  - 患者也有小脑发育不良性神经节细胞瘤。
- Bannayan-Riley-Ruvalcaba综合征：Cowden病的表型变异
  - 伴软组织肿瘤
    - 脂肪过多症，血管瘤，脏器的脂肪血管混合瘤。
  - 睑裂下斜。
  - 眼距过宽。
  - 突出的角膜神经，伴假性视盘水肿。
  - 皮肤表现
    - 生殖器阴茎体和阴茎头色素沉着。
    - 牛奶咖啡斑，黑棘皮病，面部疣病变。
  - 由脂肪堆积相关的肌肉强直造成的肌张力下降，影响了近端肌肉。
  - 骨骼肌异常
    - 关节过度伸展，脊柱侧弯，漏斗胸。

病因和发病机制

常染色体显性遗传性癌症综合征

- PTEN（磷酸酶-张力蛋白基因）的基因突变
  - 25% ～ 50%的患者有PTEN突变。
  - 肿瘤抑制基因功能和脂质磷酸酶参与了细胞周期、凋亡、细胞迁移和基因组不稳定性
    - PTEN参与了PI3K/蛋白激酶B（AKT）/哺乳动物雷帕霉素（又称西罗莫司）靶向蛋白（mTOR）通路。
    - PTEN的丢失导致通路的过度活跃、凋亡减少和细胞增殖。
- 有临床表现和野生型PTEN的患者有其他的分子改变
  - 变异影响琥珀酸脱氢酶复合物B和D亚基（SDHB和SDHD）。
  - KLLN启动子过度甲基化
    - 转录因子直接驱动TP53和PT73的表达。
  - PIK3CA的基因突变
    - 编码子p110α，PI3K的催化亚基将一个磷酸盐加到磷脂酰肌醇-4,5-双磷酸氢盐（PIP2）上形成磷脂酰肌醇-3,4,5-三磷酸氢盐（PIP3）。
  - AKT1基因突变

临床概要

流行病学

- 患病率为1/20 000。
- 男性与女性发病率相同。

表现

- 所有患者在成年早期都有皮肤黏膜病变。
- 30% ～ 80%患者有胃肠道错构瘤息肉。
- 甲状腺异常，包括癌症。
- 纤维囊性乳房疾病和乳腺癌。
- 早发的子宫肌瘤。

五、Cowden 和类 Cowden 综合征

关键点

流行病学
- *PTEN*（磷酸酶-张力蛋白基因）胚系突变。

临床概要
- 患病率约 1/20 000。
- 所有患者在成年早期都有皮肤黏膜病变。
- 30% ～ 80% 患者有胃肠道错构瘤息肉。
- 乳腺癌终身患病风险：25% ～ 50%（普通人群为 10%）。
- 10% ～ 20% 的患者可以发展为结直肠癌症。
- 甲状腺癌的终身患病风险可能高达 10%。

内镜表现
- 20% ～ 80% 患者发现有糖原棘皮症。
- 多发具有炎性表现的胃息肉。

- 多发间质性肠息肉和错构瘤。

组织病理学表现
- 炎性病变或者增生性息肉
  - 囊性扩张的腺体陷入水肿炎性基质。
- 小肠和结肠息肉
  - 腺瘤。
  - 由脂肪、平滑肌和梭形成肌纤维细胞组成的错构瘤。
  - 平滑肌瘤、脂肪瘤、神经节细胞瘤。
  - 增生性息肉。
  - 幼年性息肉。
  - 在不同类型息肉中可见突出的梭形细胞。

预后
- 乳腺癌终身患病风险：25% ～ 50%（普通人群为 10%）
  - 疾病早发 10 年。
- 甲状腺癌的终身患病风险可能高达 10%。
- 10% ～ 20% 的患者可以发展为结直肠癌症。

内镜表现

食管
- 20% ～ 80% 患者会发生糖原棘皮病。
- 在正常黏膜的背景上可见无数白色结节和斑块。

胃
- 多发具有炎性表现的息肉
  - 红斑性结节。
  - 带蒂息肉。

小肠和结肠
- 多发间质性肠息肉和错构瘤
  - 小、无蒂结节。
  - 由于脂肪和梭形细胞含量不同，具有不同的表现。
- 腺瘤可能是广基的或是带蒂的。
- 增生性和炎症性息肉
  - 无蒂、小、多发。

组织病理学表现

组织学特征
- 食管
  - 糖原棘皮病
    - 具有丰富糖原的增生性鳞状上皮斑块。
- 胃
  - 炎性病变或者增生性息肉
    - 囊性扩张的腺体嵌入水肿的炎性基质。
    - 黏蛋白耗竭、再生样的上皮。
  - 可能比散发的病变包含更突出、致密的基质成分

- 梭形成肌纤维细胞。
- 小肠和结肠
  - 腺瘤与散发的病变类似。
  - 间质性息肉
    - 平滑肌瘤、脂肪瘤、节神经细胞瘤。
  - 错构瘤息肉
    - 正常表现的上皮。
    - 脂肪、平滑肌或梭形成肌纤维细胞。
  - 增生性息肉。
  - 幼年性息肉
    - 扩张性腺体、炎性基质和嗜酸性粒细胞增多。
    - 基质中可能包含神经节细胞和梭形成肌纤维细胞。

鉴别诊断

内镜鉴别诊断
- 食管
  - 糖原棘皮症可能类似念珠菌病或者嗜酸性粒细胞（过敏性）食管炎，但是活检结果不相同。
- 胃
  - 增生性息肉。
  - 炎性息肉。
  - Ménétrier 病。
- 小肠和结肠
  - 幼年性息肉。
  - Peutz-Jeghers 息肉病。
  - 增生性息肉。

组织学鉴别诊断
- 食管
  - 糖原棘皮病可能被解释为正常黏膜。
- 胃
  - 错构瘤经常与散发的增生性息肉和其他错构瘤难以区分（幼年性息肉和 Peutz-Jeghers 息肉病）

五、Cowden和类Cowden综合征

Cowden综合征诊断标准及对患者的操作诊断

诊断标准	个体化手术诊断	患者家族的诊断标准
特殊标准	只有皮肤黏膜损伤，如果：	至少1条特殊标准
皮肤黏膜损伤	至少6个面部丘疹，包括3个毛鞘瘤	任何1条主要标准
面部毛鞘瘤	面部表皮丘疹和口腔黏膜乳头瘤病	2条次要标准
肢端角化病	口腔黏膜乳头瘤病和肢端角化病	
乳头瘤样湿疹	≥6处肢端角化	
黏膜损伤	2条主要标准，包括：	
主要标准	巨头畸形	
乳腺癌	Lhermitte-Duclos病	
甲状腺癌	1条主要标准＋3条次要标准	
巨头畸形（＞97%百分位数）	至少4条次要标准	
Lhermitte-Duclos病		
次要标准		
甲状腺腺瘤或结节		
智力障碍（IQ＜75）		
胃肠道错构瘤		

- ■ 可能需要基因检测区分这些疾病。
  - ○ Ménétrier病：影响息肉样和非息肉样黏膜。
- ● 小肠和结肠
  - ○ 综合征性间质性息肉与散发性息肉难以区分。
  - ○ 含有混合组织的息肉应该想到综合征
    - ■ 综合性征息肉通常在固有层含有很多梭形细胞成分。

诊断要点

临床相关的病理学特征

- ● 提示Cowden综合征的特征
  - ○ 多病灶的糖原棘皮症。
  - ○ 腺瘤合并其他类型的息肉。

病理解读要点

- ● 提示Cowden综合征的特征
  - ○ 胃和结直肠增生性息肉。
  - ○ 患有间质性息肉或错构瘤的患者同时发现腺瘤。
  - ○ 在其他病变中发现神经节细胞或成肌纤维细胞（如腺瘤、增生性息肉、脂肪瘤）。

参考文献

1. Marsh Durban V et al: Epithelial-specific loss of PTEN results in colorectal juvenile polyp formation and invasive cancer. Am J Pathol. 184(1):86-91, 2014
2. Lachlan KL: Cowden syndrome and the PTEN hamartoma tumor syndrome: how to define rare genetic syndromes. J Natl Cancer Inst. 105(21):1595-7, 2013
3. Mester JL et al: PTEN germline mutations in patients initially tested for other hereditary cancer syndromes: would use of risk assessment tools reduce genetic testing? Oncologist. 18(10):1083-90, 2013
4. Orloff MS et al: Germline PIK3CA and AKT1 mutations in Cowden and Cowden-like syndromes. Am J Hum Genet. 92(1):76-80, 2013
5. Paparo L et al: Differential expression of PTEN gene correlates with phenotypic heterogeneity in three cases of patients showing clinical manifestations of PTEN hamartoma tumour syndrome. Hered Cancer Clin Pract. 11(1):8, 2013
6. Pilarski R et al: Cowden syndrome and the PTEN hamartoma tumor syndrome: systematic review and revised diagnostic criteria. J Natl Cancer Inst. 105(21):1607-16, 2013
7. Shah KR et al: Cutaneous manifestations of gastrointestinal disease: part I. J Am Acad Dermatol. 68(2):189, 2013
8. Vinitsky A et al: Intestinal ganglioneuromatosis: unusual presentation of Cowden syndrome resulting in delayed diagnosis. Am J Med Genet A. 161A(5):1085-90, 2013
9. Bennett KL et al: Germline epigenetic regulation of KILLIN in Cowden and Cowden-like syndrome. JAMA. 304(24):2724-31, 2010
10. Heald B et al: Frequent gastrointestinal polyps and colorectal adenocarcinomas in a prospective series of PTEN mutation carriers. Gastroenterology. 139(6):1927-33, 2010
11. Ni Y et al: Germline mutations and variants in the succinate dehydrogenase genes in Cowden and Cowdenlike syndromes. Am J Hum Genet. 83(2):261-8, 2008

五、Cowden和类Cowden综合征

内镜和显微镜下特征

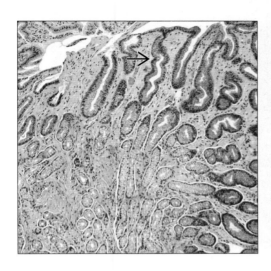 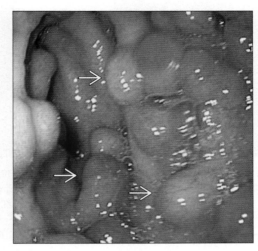

（左）Cowden综合征的胃息肉与散发增生性息肉相似，包含扭曲、黏蛋白耗竭的小凹腺体（黑箭头）。与增生性息肉和其他错构瘤息肉相比，Cowden综合征息肉可能表现出突出基质成分，水肿较少

（右）Cowden综合征的十二指肠息肉表现为在正常皱襞的背景下有无数的无蒂结节（白箭头），黏膜表面相对正常或者轻度红斑样

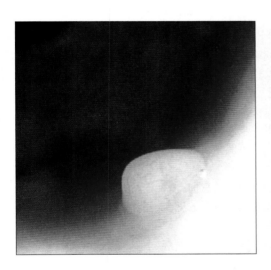 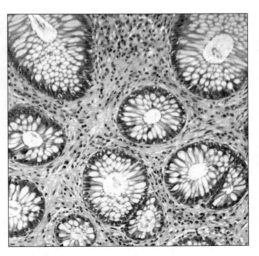

（左）患有Cowden综合征的患者在行结肠镜筛查时发现一些结肠息肉。这些病变是小而圆、光滑的结节

（右）Cowden综合征相关性息肉细胞基质包含正常至增生性结肠隐窝。固有层包含成肌纤维细胞的短束，这些细胞含有丰富的嗜酸性细胞质和卵圆形、细长的细胞核有些息肉也含有成熟的神经节细胞

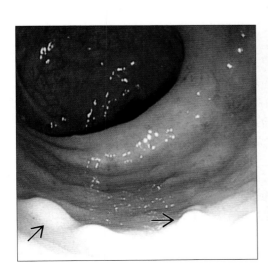 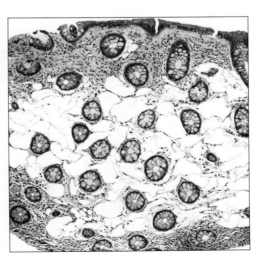

（左）Cowden综合征患者的结肠内可见。散在、无蒂息肉（黑箭头）

（右）一个错构瘤息肉在黏膜中包含梭形细胞和成熟脂肪，但是隐窝结构正常。尽管散发性结肠脂肪瘤可能含有黏膜，脂肪细胞和梭形细胞混合并不常见。当发现某个患者存在含有间质性成分的多发息肉时，应该考虑到错构瘤病变

六、锯齿状（增生性）息肉病

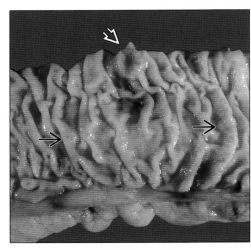

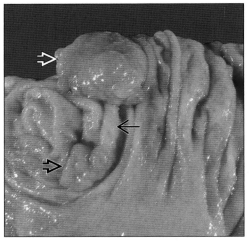

一位中年女性行（结肠）外科切除后活检病理显示侵袭癌。肿瘤是位于升结肠的小的脐形结节（空心箭头）。同时可见少量小息肉（黑箭头）

同一位患者在盲肠（黑箭头）附近可见一个广基无蒂的息肉（白空心箭头）。在另外一个大的无蒂锯齿状息肉的增厚的皱襞处可见轻度红斑样斑块（黑空心箭头）

- 大多为无蒂、锯齿状息肉。
- 锯齿状息肉可见异型增生，如管状和绒毛状腺瘤。
- 癌变风险增大。

术　语

同义词
- 锯齿状腺瘤性息肉病。

定义
- 满足以下标准≥1条者：
  - 腹部结肠（近端结肠至乙状结肠）有≥5个无异型增生、锯齿状息肉，其中2个为大息肉（≥1cm）。
  - 结直肠有≥20个任何体积的、无异型增生的、锯齿状息肉。
  - 一级亲属被诊断为该病的患者，在近端至乙状结肠存在任何数量的无异型增生、锯齿状息肉。

病因和发病机制

病因分组
- 基因因素
  - 家族聚集性，但是没发现一致的基因改变。
  - 局限于欧洲血统的高加索人。
  - 少数患者（1%）存在*MUTYH*突变。
  - 正常黏膜的DNA甲基化提示遗传性甲基化异常的可能。
  - 提出的分子机制
    - 在大多数病例中，染色体不稳定性在发病中并不起作用。
    - 微卫星不稳定性反映失活*MLH1*。
    - 除了*MLH1*，DNA修复基因相关的突变体通路的轻度改变，如*MGMT*。
- 环境因素
  - 与吸烟相关。
- 表型变异
  - 整个结直肠可见大量小息肉
    - 微泡性、增生性息肉和富含杯状细胞的增生性息肉。
    - 癌变风险无明确的增加。
  - 腹部结肠的息肉较少

临床概要

流行病学
- 估计患病率为1/100 000，但是似乎更常见。
- 男性和女性发病率相同。

临床表现
- 无症状息肉。
- 许多患者由于恶性肿瘤产生临床症状。
- 息肉和癌症可能是多灶性的。

治疗
- 内镜下切除明显的息肉。
- 有巨大或者大量息肉的患者可能需要外科手术。
- 每年复查一次结肠镜。
- 对患者的一级亲属进行筛查。

预后
- 前瞻性数据：5年癌变率为5% ～ 10%。

内镜表现

一般特征
- 大多数是无蒂的，但是一些是带蒂的息肉。
- 整个结直肠都有分布。

不同大小的息肉的数量
- 息肉数量从＜10个到＞150个。

组织病理学表现

组织学特征
- 位于腹部结肠无蒂锯齿状息肉，看上去像是边界不清的斑块。
- 增生性息肉是广基底的、发白的病变，可位于结肠任

六、锯齿状（增生性）息肉病

关键点

病因
- 家族聚集性和早发的癌症。
- 欧洲血统高加索人的后裔。
- DNA甲基化的遗传异常的可能性。
- 环境因素，包括吸烟。

临床概要
- 定期复查内镜，切除息肉。
- 5年癌变率为5%～10%。
- 息肉和癌变可能是多灶性的。

内镜表现
- 分布于整个结直肠。

组织病理学表现
- 无异型增生的锯齿状息肉：无蒂锯齿状息肉；增生性息肉。
- 异型增生的锯齿状息肉：具有异型增生的无蒂息肉和锯齿状腺瘤。
- 普通的管状和绒毛状腺瘤。

何部位。
- 具有异型增生的无蒂锯齿状息肉。
- 锯齿状腺瘤。
- 普通的管状和绒毛状腺瘤也比较常见。

分子改变
- 无蒂锯齿状息肉和具有异型增生的无蒂锯齿状息肉大多数能检测到*BRAF*突变。
- *KRAS*突变仅存在于富含杯状细胞的增生性息肉和普通腺瘤。
- 癌症表现出分子异质性：＜50%的相关癌变表现出卫星灶不稳定性和*BRAF*突变。

鉴别诊断

内镜鉴别诊断
- 家族性腺瘤性息肉病
  - 腺瘤，而不是锯齿状息肉。

组织学鉴别诊断
- 腺瘤性息肉病
  - 本质上所有息肉都是腺瘤，而不是腺瘤和锯齿状息肉。
- 孤立的无蒂锯齿状息肉或增生性息肉
  - 组织学上无法区分这些息肉病。

  - 需要结合临床表现和病理结果。

诊断要点

临床相关的病理特征
- 发现腹部结肠多发的锯齿状息肉应该立即考虑到锯齿状息肉病。

参 考 文 献

1. Gala MK et al: Germline mutations in oncogene-induced senescence pathways are associated with multiple sessile serrated adenomas. Gastroenterology. 146(2):520-9, 2014
2. Guarinos C et al: Prevalence and characteristics of MUTYH-associated polyposis in patients with multiple adenomatous and serrated polyps. Clin Cancer Res. 20(5):1158-68, 2014
3. Jasperson KW et al: Serrated polyposis: colonic phenotype, extracolonic features, and familial risk in a large cohort. Dis Colon Rectum. 56(11):1211-6, 2013
4. Rosty C et al: Multiplicity and molecular heterogeneity of colorectal carcinomas in individuals with serrated polyposis. Am J Surg Pathol. 37(3):434-42, 2013
5. Rosty C et al: Phenotype and polyp landscape in serrated polyposis syndrome: a series of 100 patients from genetics clinics. Am J Surg Pathol. 36(6):876-82, 2012

病例图像展示

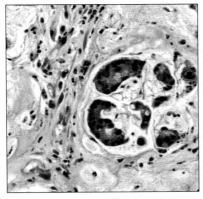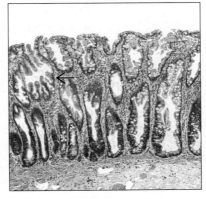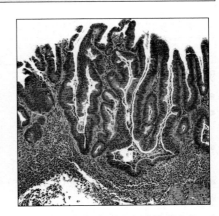

（左）一位74岁女性在结肠切除术15年后复查结肠镜，可见大量增生性息肉。升结肠一个圆周形肿块被活检证实是侵袭性黏液癌
（中）同一位患者在升结肠还有很多息肉。一个无蒂锯齿状息肉可见有异常分枝的隐窝（黑箭头）
（右）同一位患者还存在很多异型性增生息肉，其中一些表现出轻度的锯齿状隐窝结构。这些发现支持锯齿状息肉病的诊断

七、Cronkhite-Canada综合征

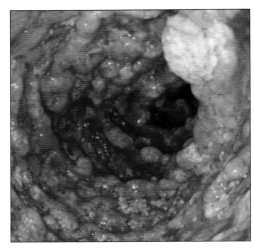

Cronkhite-Canada综合征是弥漫性十二指肠息肉病，数不清的水肿性息肉呈现出"息肉上的息肉"样（T.Slavik，MD.惠赠and Dr.S.Van der Merwe.）

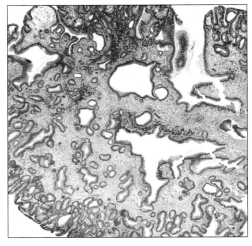

结肠息肉活检可见高度水肿的固有层里含有囊性扩张的分枝状的隐窝。非息肉黏膜之间表现出类似的、往往是程度较轻的病变（L.Yerian，MD.惠赠）

术　　语

定义
- 非遗传性胃肠道息肉综合征，伴有外胚层发育异常和高死亡率
  - 考虑为炎性状态。

病因和发病机制

不确定病因
- 无家族易感性。
- 可能有自身免疫因素
  - 一些患者IgG4水平升高和胃肠道黏膜IgG4阳性的浆细胞增多。
  - 抗核抗体滴度增高。
  - 伴有甲状腺功能减退、系统性红斑狼疮、类风湿关节炎和硬皮病。

息肉发展的机制
- 腺体或隐窝损伤导致黏蛋白溢出
  - 黏蛋白诱导水肿和炎症，从而引起继发的腺体或隐窝损伤
    - 阻塞和扩张，伴有结构扭曲。

临床概要

流行病学
- 罕见，报道了约400例。
- 大多数患者是亚洲或欧洲后裔
  - 75%的病例报道来自日本。
- 中老年疾病（平均年龄59岁）
  - 大多数患者（＞80%）超过50岁。
- 男性患者稍多于女性（M∶F＝3∶2）。

临床表现
- 失蛋白性肠病伴外周水肿。
- 慢性、大量腹泻。
- 体重减轻。

- 恶心和呕吐。
- 贫血。
- 外胚层表现
  - 脱发（头颅和躯体）。
  - 甲营养不良（变薄、劈裂和指甲甲床分离）。
  - 真皮色素（肢端、面部、颈部、手掌和足趾）
    - 可能有口腔黏膜色素。
  - 白癜风。
- 舌炎。
- 电解质紊乱的表现
  - 感觉异常、癫痫、手足抽搐。
- 嗅觉丧失。
- 白内障。
- 高凝状态。

治疗
- 多种方式表现出不同的成功率
  - 积极的营养支持。
  - 组胺受体拮抗剂。
  - 免疫抑制剂（皮质类固醇激素或硫唑嘌呤）。
  - 手术。

预后
- 胃肠道恶性肿瘤发生率明显增高，但是很少有文献记载
  - 15%～25%的患者在诊断时有胃或结直肠癌。
  - 息肉和非息肉黏膜存在异型增生。
- 整体预后差（5年死亡率为55%）
  - 胃肠道出血。
  - 感染。
  - 营养不良。
  - 电解质紊乱。
  - 充血性心力衰竭。

内镜表现

一般特征
- 胃、小肠和结肠的弥漫性息肉病

七、Cronkhite-Canada综合征

关键点

病因
● 无家族聚集性；可能是自身免疫性疾病。

临床概要
● 中老年疾病（平均年龄59岁）。
● 失蛋白性肠病、腹泻、周围性水肿、电解质紊乱。
● 脱发、甲营养不良、真皮色素。
● 治疗：免疫抑制。
● 整体预后差（5年死亡率为55%）。

内镜表现
● 胃、小肠和结肠的弥漫性息肉病。
● 因水肿而透明的息肉。

组织病理学表现
● 扭曲和囊性扩张的腺体。
● 水肿的固有层。
● 类似增生性息肉，但是息肉样和非息肉样黏膜是异常的。

○ 息肉的大小不一，但是通常＜2cm。
○ "息肉上的息肉"。
○ 因水肿而透明的息肉。
○ 巨大皱襞，尤其是沿着胃大弯。
● 食管是正常的。

组织病理学表现

组织学特征
● 扭曲和囊性扩张的腺体（胃）和隐窝（小肠和结肠）。
● 水肿而膨胀的固有层和弥漫性的单核炎症细胞
  ○ 可能存在糜烂、微脓肿、嗜酸性粒细胞、肥大细胞和IgG4（＋）浆细胞。
● 息肉样或非息肉样的黏膜都不正常。

鉴别诊断

内镜鉴别诊断
● 其他炎性息肉病
  ○ 通常局限于结肠。
● 错构瘤息肉
  ○ 大多数病例发病年龄较小。
  ○ 一般无外胚层异常。

组织学鉴别诊断
● 增生性息肉（胃）

○ 息肉水肿不明显。
○ 可能是多发的，但往往不是弥漫性的。
○ 息肉间的黏膜是正常的。
● 错构瘤息肉
  ○ 息肉间黏膜是正常的。
  ○ 缺乏外胚层异常的表现。
● Ménétrier病
  ○ 通常仅限于泌酸黏膜。
  ○ 水肿很少见。

诊断要点

病理解读要点
● 息肉样和非息肉样黏膜有相似的改变，帮助我们与其他疾病相鉴别。

参考文献

1. Bettington M et al: The challenging diagnosis of Cronkhite-Canada syndrome in the upper gastrointestinal tract: a series of 7 cases with clinical follow-up. Am J Surg Pathol. 38(2):215-23, 2014
2. Kopáčová M et al: Cronkhite-Canada syndrome: review of the literature. Gastroenterol Res Pract. 2013:856873, 2013

病例图像展示

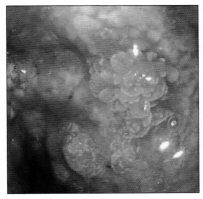 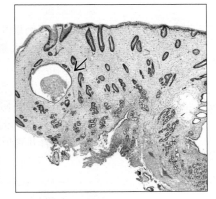 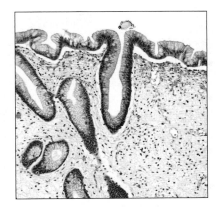

（左）Cronkhite-Canada综合征可能产生弥漫性的胃息肉，与息肉病类似，经常出现的巨大皱襞是一个有用的提示（T.Slavik，MD. 惠赠 and Dr. S Van der Merwe.）

（中）黏膜由于高度水肿而膨胀。散在的扩张腺体（黑箭头）显而易见（E.Montgomery，MD. 惠赠）

（右）高倍镜下可见固有层轻度的混合性炎症，但是大多数腺体是正常的（E.Montgomery，MD. 惠赠）

八、炎性帽状息肉病

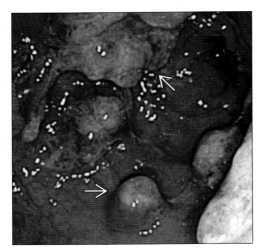

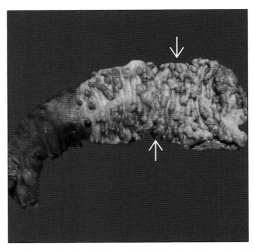

一位62岁男性表现为黏液样腹泻，在直肠乙状结肠发现大量红斑样、质脆的息肉（白箭头）。息肉的分布延伸至距离肛外缘20cm处，但是直肠远端的5～6cm未受累

同一位患者接受了直肠乙状结肠切除手术。这个标本有50～100个红斑样、无蒂的息肉形成融合性斑块（白箭头）。背景黏膜是非炎性的

- 通常不伴有直肠肛门功能异常。
- 不同的严重症状
  - 黏膜样腹泻。
  - 蛋白质消耗。
  - 直肠出血。
  - 里急后重。

术　语

定义
- 特发的结直肠炎性息肉，伴有黏液样腹泻。

病因和发病机制

慢性黏膜脱垂
- 最初的描述是变异的孤立性直肠溃疡/黏膜脱垂综合征。
- 临床和组织学特征异型。

慢性炎性过程
- 推测TNF-α在炎症蔓延中起了作用。
- 伴有不同的结肠病变
  - 憩室炎。
  - 结直肠癌。
- 与感染性病因的联系
  - 大肠埃希菌造成的感染性结肠炎。
  - 根除引起胃部感染的幽门螺杆菌治疗有效
    - 可能表示具有相同抗生素敏感性的结肠微生物产生的炎症反应。

临床概要

流行病学
- 发病率
  - 不常见，报道病例＜100例。
- 年龄
  - 年龄差距很大，从儿童到老年人都有患病，但是大多数是年轻人（平均年龄20岁）。
- 性别
  - 男性与女性患病率相同。
- 种族
  - 东亚和东南亚最常见。
  - 可能发生于任何人种。

临床表现
- 至少50%的患者没有便秘史或排便紧张。

治疗
- 息肉切除术对疾病的治疗有限（60%）。
- 药物选择
  - 联合使用大便松软剂、抗炎药和抗生素。
  - 生物制剂，如英夫利昔单抗。
  - 治疗某些患者的幽门螺杆菌相关性胃炎。
- 药物治疗失败的患者可以选择手术治疗。

预后
- 可能自行缓解。
- 手术后疾病复发的概率接近40%。

内镜表现

发病部位
- 80%的病例累及直肠。
- 连续性病变可累及乙状结肠，在极少的病例里可以累及升结肠。

一般特征
- 无蒂息肉伴有质脆、红斑样表面和溃疡。
- 大小从几毫米至几厘米
  - 可能合并到形成融合性斑块。

组织病理学表现

组织学特征
- 细长的增生性息肉
  - 缺乏黏蛋白、变薄的上皮。
- 溃疡表面黏附炎性黏液"帽"。

八、炎性帽状息肉病

关键点

病因
- 可能是慢性炎性过程，而不是黏膜脱垂综合征的变异。

临床概要
- 大多数是青年男性（平均年龄20岁）。
- 大多数是东亚和东南亚裔。
- ≥50%的患者无便秘的病史。
- 黏液样腹泻、蛋白消耗、直肠出血、里急后重。

- 大便松软剂、抗炎药、抗生素。
- 药物治疗失败后可行手术治疗。

内镜表现
- 80%的患者累及直肠。
- 无蒂息肉伴有质脆、红斑样表面和溃疡；可能融合。

组织病理学表现
- 细长、增生性隐窝伴有溃疡和炎症丰富的黏液"帽"。

- 固有层
  - 不同程度的炎症，尤其是糜烂的下方。
  - 固有层的微小纤维肌化；黏膜肌层正常。

鉴别诊断

内镜鉴别诊断

- 黏膜脱垂（孤立性直肠溃疡）综合征
  - 大多数病例累及远端直肠，不累及腹部结肠。
  - 炎性帽息肉病可能弥漫性、连续性地累及腹部结肠。
- 溃疡性结肠炎形成的假息肉
  - 息肉间黏膜在内镜下是正常的。
- 锯齿状息肉病
  - 近端结肠比较严重，而直肠几乎不受累。
  - 息肉缺乏炎症的特征。
- 错构瘤综合征
  - 幼年性息肉和Cowden综合征都累及整个结肠。
  - 通常有肠外表现。
- Cronkhite-Canada综合征
  - 息肉样和非息肉样黏膜都有炎症。

组织学鉴别诊断

- 黏膜脱垂（孤立性直肠溃疡）综合征

- 缺血特征伴有固有层的平滑肌细胞束散开排列和肌纤维化黏膜。
- 溃疡性结肠炎形成的假息肉
  - 息肉间黏膜表现出结肠炎特征。
  - 息肉所有区域的隐窝结构扭曲，并不局限于表面黏膜。
  - 炎性帽息肉病通常无大量的慢性炎症。
- 锯齿状息肉病
  - 非炎性息肉不伴有糜烂。
  - 隐窝锯齿状结构突出，无黏蛋白缺乏或大量隐窝扩张。
- 错构性息肉综合性
  - 息肉含有间叶组织成分。
  - 在大小不同的息肉中，隐窝囊性扩张都是其显著的特点。

参考文献

1. Chang HS et al: Long-term outcome of cap polyposis, with special reference to the effects of steroid therapy. Gastrointest Endosc. 75(1):211-6, 2012
2. Ng KH et al: Cap polyposis: further experience and review. Dis Colon Rectum. 47(7):1208-15, 2004

病例图像展示

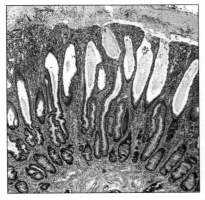 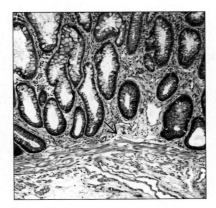 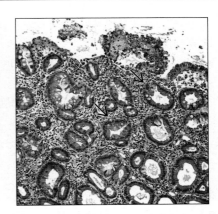

（左）炎性帽息肉包含锯齿状隐窝伴有表面囊性扩张。表面上皮变薄伴有糜烂和肉芽组织反应。黏附的渗出性黏液包含炎症细胞

（中）不像孤立性直肠溃疡综合征的息肉，黏膜肌层厚度正常（黑箭头），并且没有伸入固有层

（右）炎性帽息肉包含锯齿状隐窝（黑箭头），类似增生性息肉但是表现出更多的炎性

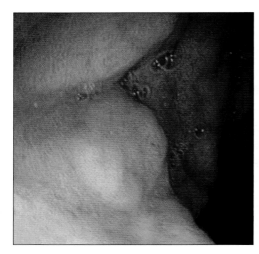

一位72岁男性因黑粪行上消化道内镜检查，发现胃贲门处一溃疡伴有增厚而坚硬的皱襞。类似的表现也存在于胃底

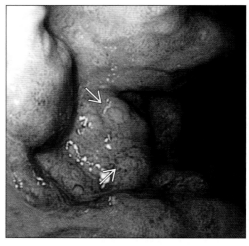

使用放大内镜检查发现同一病变表面有异常的血管纹理（白箭头）和明显的结节。活检提示边缘区淋巴瘤

术　语

同义词

- 结外边缘区淋巴瘤。
- 黏膜相关淋巴样组织（MALT）淋巴瘤。

定义

- 由异源的B细胞群组成的低级别淋巴瘤
  - 含有不规则的核膜的从小到中等大小的B细胞（似中心细胞样细胞）。
  - 单核样B细胞具有清晰边缘的透明细胞质。
  - 大的异型细胞类似中心母细胞或免疫母细胞。
  - 浆细胞。

病因和发病机制

感染因素

- 大多数病例（＞80%）伴有慢性幽门螺杆菌感染
  - CagA阳性菌株免疫原性最强。
  - 可能在淋巴瘤组织里无法检测到微生物。
  - 缺乏t（11；18）（q21；q21）易位的病例可能与感染无关，根除治疗也无效。
  - 小肠和结肠的胃外淋巴瘤可能与幽门螺杆菌有关。

抗原刺激

- 慢性抗原刺激导致胃黏膜相关淋巴样组织的获得性免疫
  - 发育成熟淋巴样滤泡和伴有浆细胞丰富的淋巴样浸润的生发中心。
  - 激活的T细胞使得B细胞群扩增。
  - 单克隆亚群的出现。
  - 形成淋巴瘤。

分子特征

- 3-三体、12-三体和18-三体。
- t（11；18）（q21；q21）易位
  - 20%～30%的患者具有t（11；18）（q21；q21）易

位，形成嵌合蛋白BIRC3（API2）和MALT1。
  - 具有这样表现的肿瘤不会进展为弥漫大B细胞淋巴瘤。
  - 缺乏非整倍体。
- t（14；18）（q32；q21）易位
  - 存在于＜5%的患者。
  - 导致MALT1转录失调
    - BCL10表达改变；在肠肿瘤中更常见。
  - CXCR4缺乏和CCR7上调与进展为弥漫大B细胞淋巴瘤相关。

临床概要

流行病学

- 发病率
  - 占胃淋巴瘤的38%。
  - 大多数（85%）消化道边缘区淋巴瘤位于胃。
  - 胃肿瘤仅占所有B细胞淋巴瘤的7%～8%。
- 年龄
  - 老年人的疾病（发病高峰在70～80岁）。
  - 儿童和年轻人少见。
- 性别
  - 男女发病率接近。
    - 在某些研究结果中男性稍多。

临床表现

- 与消化性溃疡的症状重叠
  - 上腹痛。
  - 消化不良。
  - 恶心和呕吐。
  - 出血性溃疡。

实验室检查

- 幽门螺杆菌血清学。
- 血清蛋白电泳。

一、胃边缘区淋巴瘤（MALT）

关键点

病因
- 大多数病例是由于幽门螺杆菌感染。

临床概要
- 与消化性溃疡的症状重叠。
- 幽门螺杆菌根除后可持续缓解。

内镜表现
- 红斑样，似慢性胃炎。
- 红斑样、轻度增厚的皱襞。
- 溃疡和肿块不常见。

组织病理学表现
- 小到中等大小淋巴细胞弥漫性增生
  - 含丰富淡染胞质单核的细胞样外观。
- 良性淋巴样滤泡定植。
- 淋巴上皮病变。

辅助检查
- 免疫组化
  - 可见CD20⁺ B细胞染色和零星的T细胞。
  - 肿瘤的30%～50%表现出CD43的异常共表达。
  - CD5，CD10，Bcl-6阴性。
  - 角蛋白染色提示淋巴上皮样病变。
- 分子改变
  - 可检测到由t（11；18）（q21；q21）易位导致的API2-MALT1融合。
  - 偶见3-三体或18-三体。

鉴别诊断
- 鲜红色的幽门螺杆菌相关慢性胃炎。
- 滤泡性淋巴瘤。
- 套细胞淋巴瘤。

病程发展
- 几乎90%的患者病变仅限于胃。
- 约10%的患者局部淋巴结受累。
- 广泛播散的病例少见
  - 通常累及另一个黏膜相关淋巴样组织（唾液腺、甲状腺、肾、眼附属器、肺）。

治疗
- 根治幽门螺杆菌
  - ＞75%的患者持续缓解
    - 治疗失败与大细胞成分深入固有肌层或更深的、超出胃的扩散有关。
    - 幽门螺杆菌阴性的患者可能不会缓解。
- 根除3～6个月后胃镜探查。
- 24个月内每4～6个月行内镜检查
  - 残留（难治性）病变的患者行放疗、化疗（包括利妥昔单抗），或者联合治疗。
- 手术治疗只针对穿孔或者巨块形病变，尽管这种治疗方式在未来可能有更重要的地位。

预后
- 预后好，5年生存率＞90%，10年生存率80%～90%。
- 复发于黏膜相关淋巴样组织。

内镜表现

不同的特点
- 红斑样，类似慢性胃炎
  - 糜烂和浅表溃疡。
  - 黏膜颗粒。
- 红斑样、轻度增厚的皱襞。
- 弥漫性浸润性病变。
- 可能见到孤立性肿块或息肉样肿瘤，但是不常见。

影像学表现

CT表现
- 附壁结节、溃疡、显著增厚的黏膜皱襞。
- 某些病例出现区域淋巴结肿大。

组织病理学表现

组织学特征
- 小到中等大小淋巴细胞弥漫性增生
  - 细胞核可能不规则形状，或者是卷曲的，类似中心细胞。
  - 可能有含丰富淡染胞质单核细胞样外观。
  - 30%以上的患者表现出浆细胞分化
    - 表现正常。
    - 核包涵体（Dutcher小体）。
- 最初浸润明显的是伴有生发中心的反应性滤泡，然后弥漫性地浸润黏膜和深层层组织。
- 在某些肿瘤中可见印戒细胞
  - 代表一种由球状滤泡上皮细胞组成的淋巴上皮病变。
- 结节状结构反映出预存的反应性淋巴样滤泡的肿瘤浸润（滤泡定植）。
- 淋巴上皮病变
  - 腺上皮的肿瘤性淋巴细胞簇（≥3）。
- 可能存在生发中心。
- 转化的证据
  - 散在的大细胞（类似中心母细胞或者免疫母细胞）占肿瘤体积的5%～10%，与预后无关。
  - 成簇的大细胞占肿瘤体积＞10%，与生存率降低有关。
- 治疗后活检
  - 淋巴瘤分解
    - "燃尽"的或者空白的胃黏膜固有层。

一、胃边缘区淋巴瘤（MALT）

- ■ 散在的淋巴细胞和浆细胞的小簇。
  - ○ 淋巴瘤部分缓解
    - ■ 几乎空白的固有层。
    - ■ 成簇的非典型淋巴细胞。
    - ■ 淋巴上皮病变。

辅助检查

免疫组化
- ● 目前结外边缘区淋巴瘤无特异性的免疫组化标记。
- ● 可见 CD20⁺ B 细胞染色和零星的 T 细胞。
- ● 30% ～ 50% 的肿瘤表现出 CD43 的异常共表达。
- ● CD5，CD10，Bcl-6 阴性。
- ● CD21，CD23 染色提示超出良性淋巴样滤泡。
- ● 角蛋白染色提示淋巴上皮样病变。

细胞遗传学
- ● 可检测到由 t（11；18）（q21；q21）易位导致的 API2-MALT1 融合
  - ○ ＞26% 的胃淋巴瘤病例中可见。
  - ○ *BIRC3*（*API2*）编码凋亡的抑制剂。
  - ○ *MALT1* 编码 NF-κB 靶基因的激活剂。
  - ○ 与幽门螺杆菌根除治疗淋巴瘤无效有关。
  - ○ 缓解的淋巴瘤无易位。
  - ○ 与高级别病变有关。
  - ○ 当合并幽门螺杆菌感染是 CagA 阳性时很常见。
- ● 其他影响 *MALT1* 的易位包括 t（14；18）（q32；q21）
  - ○ 胃淋巴瘤中少见（≤5%）。
- ● 偶见 3- 三体或 18- 三体。

聚合酶链反应（PCR）
- ● 容易检测到单克隆性。
- ● 经过治疗且组织学活检阴性的患者不应该行系列 PCR 评估
  - ○ 约 50% 的患者持续存在单克隆群。
  - ○ 连续活检是否包含克隆群取决于标本或反复的 Hp 感染。
- ● 缺乏 Bcl-1 异常。

鉴别诊断

内镜鉴别诊断
- ● 有溃疡的慢性胃炎。
- ● 侵袭性癌。
- ● 炎症状态导致出现增厚的皱襞。
- ● 浸润性病变（如淀粉样变性）。

组织学鉴别诊断
- ● 鲜红色的幽门螺杆菌相关的胃炎可能类似低级别淋巴瘤
  - ○ 胃炎的淋巴样浸润不破坏腺体结构。
  - ○ 胃炎的淋巴上皮病变稀少或完全没有。
- ● 其他低级别淋巴瘤
  - ○ 滤泡性淋巴瘤
    - ■ 结外边缘区淋巴瘤可能包含反应性生发中心，类似滤泡性淋巴瘤。
    - ■ 滤泡性淋巴瘤的肿瘤性滤泡的 Bcl-2 阳性，且表达滤泡中心细胞抗原（Bcl-6，CD10）。
  - ○ 套细胞淋巴瘤
    - ■ "套区" 模式类似结外边缘区淋巴瘤；肿瘤细胞在反应性滤泡周围形成一个致密的 "袖口"。
    - ■ 病变细胞 CD5 和 cyclin-D1 阳性。

诊断要点

病理解读要点
- ● 初步鉴别诊断包括幽门螺杆菌相关胃炎
  - ○ 一些提示淋巴瘤的特征
    - ■ 结外的似边缘区细胞群。
    - ■ 良性淋巴样滤泡被肿瘤淋巴样细胞定植。
    - ■ 淋巴上皮病变。

参考文献

1. Amiot A et al: Rituximab, alkylating agents or combination therapy for gastric mucosa-associated lymphoid tissue lymphoma: a monocentric non-randomised observational study. Aliment Pharmacol Ther. 39(6):619-28, 2014
2. Nam TK et al: The role of radiotherapy in the treatment of gastric mucosa-associated lymphoid tissue lymphoma. Cancer Res Treat. 46(1):33-40, 2014
3. Pereira MI et al: Role of Helicobacter pylori in gastric mucosa-associated lymphoid tissue lymphomas. World J Gastroenterol. 20(3):684-98, 2014
4. Thieblemont C et al: Chronic inflammation and extranodal marginal-zone lymphomas of MALT-type. Semin Cancer Biol. 24:33-42, 2014
5. Zullo A et al: Gastric MALT lymphoma: old and new insights. Ann Gastroenterol. 27(1):27-33, 2014
6. Wang HP et al: Role of Helicobacter pylori virulence factor cytotoxin-associated gene A in gastric mucosa-associated lymphoid tissue lymphoma. World J Gastroenterol. 19(45):8219-26, 2013

一、胃边缘区淋巴瘤（MALT）

内镜和显微镜下特征

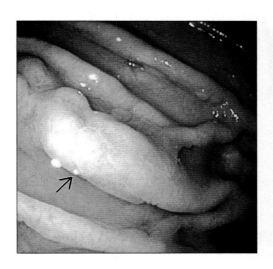

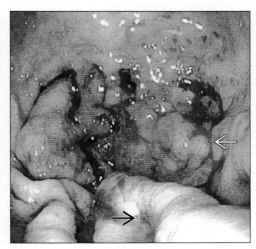

（左）一位消化不良的71岁女性行内镜检查，发现不规则增厚的皱襞（箭头），活检显示为边缘区淋巴瘤

（右）一位患有胃结外边缘区淋巴瘤的66岁患者行内镜评估治疗效果。在其胃体发现一个几乎环周的多结节肿块（黑箭头）伴黏膜皱襞增厚（白箭头）。活检显示残余大细胞淋巴瘤，怀疑发生转化

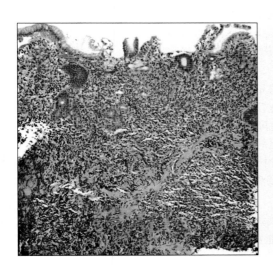

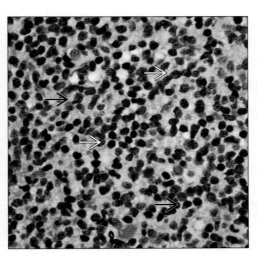

（左）结外边缘区淋巴瘤的黏膜活检表现出一些特征帮助诊断。它们典型的特征包括片状或结节状的小淋巴细胞渗入胃黏膜全层厚度，使正常腺体结构消失

（右）损伤细胞可能类似中心细胞，含有不规则形状、卷曲的细胞核和少量的细胞质（白箭头）。单核样B细胞包含圆形细胞核，含有一个中央核仁和边缘清晰的细胞质（黑箭头）

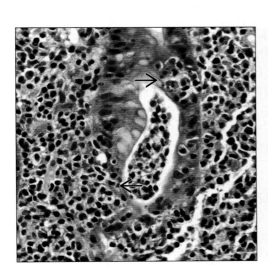

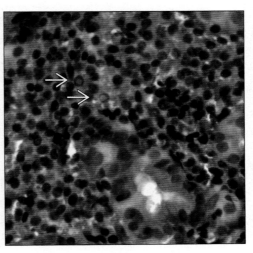

（左）结外边缘区淋巴瘤的表现为淋巴上皮病变（黑箭头），典型特征是腺上皮的肿瘤细胞和单个浸润的淋巴细胞聚集成簇

（右）此例结外边缘区淋巴瘤表现为广泛的浆细胞样分化。病变细胞包含偏心的细胞核和丰富的细胞质。细胞核内也可见免疫球蛋白包涵体（Dutcher小体）（箭头）

二、Waldenström巨球蛋白血症

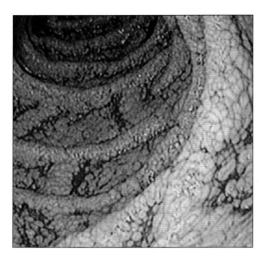

淋巴浆细胞淋巴瘤患者的十二指肠包含增厚的灰白色皱襞，表现为扇形结节状（Nature Publishing Group. 惠赠）

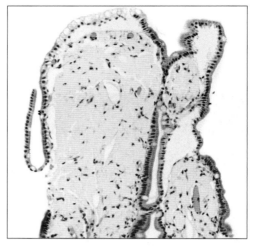

十二指肠黏膜因致密的嗜酸性免疫球蛋白沉淀物而扩张，绒毛呈现短棒状。免疫球蛋白包含了被包绕的基质细胞和炎症细胞

术　语

定义

● IgM副球蛋白血症通常由淋巴浆细胞淋巴瘤引起，包括骨髓瘤
  ○ 很少由其他B细胞肿瘤引起。
  ○ 副球蛋白血症（又名单克隆丙种球蛋白病）表现为血浆中单克隆免疫球蛋白量过量。

病因和发病机制

B细胞前体的克隆性增殖

● 具有无意义的单克隆丙种球蛋白病（MGUS）的患者的发病率增加200倍。
● 丙型肝炎患者伴有Ⅱ型混合冷球蛋白血症也可能增加发病风险
  ○ 抗原刺激可能激发增殖。
● 大多数病例是散发的，但是也有家族性的报道。

临床概要

流行病学

● 发病率
  ○ 每年每100万人中有5例新发患者。
  ○ 占B细胞淋巴瘤的1%～2%。
● 年龄
  ○ 老年人的疾病（发病高峰在70～80岁）。
● 性别
  ○ 男性发病率略高。

临床表现

● 结外表现最常见于皮肤、眼眶、肾脏和消化道。
● 消化道表现
  ○ 腹泻、脂肪泻
    ■ 储存于乳糜微粒的脂质不会吸收入淋巴间隙。
  ○ 失蛋白肠病

■ 淋巴管压力增加引起血清蛋白渗漏到肠道中。
  ○ 假性肠梗阻
    ■ 免疫球蛋白浸润导致肠道蠕动受损。
  ○ 显性或隐性出血
    ■ 质脆黏膜的糜烂和溃疡。
  ○ 重叠感染反映了黏膜免疫功能的改变
    ■ 贾第鞭毛虫病感染最常见。

治疗

● 治疗潜在的淋巴瘤
  ○ 一线化疗药物
    ■ 单克隆抗体。
    ■ 烷化剂。
    ■ 嘌呤核苷类似物。
● 失蛋白肠病可能需要完全肠外营养。

预后

● 疾病进展缓慢，中位生存期5年。
● 患者可能发展为侵袭性淋巴瘤，通常是弥漫大B细胞淋巴瘤。

内镜表现

十二指肠异常

● 黏膜皱襞增厚。
● 灰白色颗粒黏膜结节。
● 苍白色齿状的皱襞反映了继发性淋巴管扩张症。
● 扇形皱襞。
● 红斑。
● 糜烂和溃疡。

组织病理学表现

组织学特征

● 粗大的、短棒状或者圆钝的绒毛。
● 固有层脱细胞嗜酸性物质沉积。
● 固有层中泡沫状巨噬细胞。

二、Waldenström巨球蛋白血症

关键点

术语
- 淋巴浆细胞淋巴瘤包括骨髓瘤，伴有IgM副球蛋白血症。

临床概要
- 腹泻、脂肪泻、失蛋白肠病、假性梗阻、出血。

内镜表现
- 黏膜皱襞增厚，绒毛顶端苍白。

- 灰白色颗粒状黏膜结节。

组织病理学表现
- 粗大的、短棒状或者圆钝的绒毛。
- 固有层和淋巴管脱细胞嗜酸性物质沉积。

鉴别诊断
- 淀粉样变性。
- 肠淋巴管扩张。

辅助检查

组织化学
- PAS（＋），淀粉酶抗性（PAS-D［＋］）。

免疫组化
- IgM（＋）伴有κ或λ轻链减少。

鉴别诊断

内镜鉴别诊断
- 淀粉样变性
  - 黏膜质脆伴有颗粒状、增厚的皱襞。
- 原发或继发性淋巴管扩张症
  - 产生白色齿状的黏膜皱襞。
- 乳糜泻
  - 也引起扇形黏膜皱襞。

组织学鉴别诊断
- 淀粉样变性
  - 刚果红阳性的无定型组织沉积。
  - 沉积物PAS-D（－）、嗜酸性少。
  - 淀粉样物质可能表现出显著的血管分布。

- 原发或继发性淋巴管扩张症
  - 原发型很少见，存在于婴儿期。
  - 继发型见于慢性炎症性疾病、移植患者、淋巴结肿大和淋巴瘤。
  - 淋巴管扩张症可以伴有Waldenström巨球蛋白血症，所以两种疾病可能见于同一活检样本。
- 引起固有层巨噬细胞聚集的疾病，通常缺乏脱细胞蛋白沉积物
  - Whipple病：巨噬细胞内惠普尔养障体（Tropheryma whipplei）聚集，PAS-D阳性。
  - 鸟分枝杆菌：巨噬细胞包含丝状抗酸染色阳性、PAS-D阳性的微生物。
  - 组织胞浆菌病：组织HE染色中可见巨噬细胞的病原体。

参考文献

1. Pratz KW et al: Intestinal lymphangiectasia with proteinlosing enteropathy in Waldenstrom macroglobulinemia. Medicine (Baltimore). 86(4):210-4, 2007
2. Gad A et al: Duodenal involvement in Waldenström's macroglobulinemia. J Clin Gastroenterol. 20(2):174-6, 1995

病例图像展示

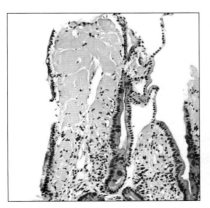 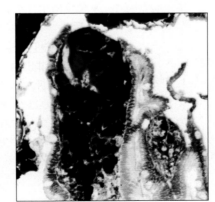 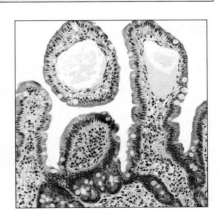

（左）免疫球蛋白沉积物是PAS阳性和淀粉酶抗性

（中）沉积物的IgM免疫组化染色呈弥漫性强阳性

（右）IgM沉积的鉴别诊断包括累及绒毛的淋巴管扩张症。淋巴表现为气泡状、弱嗜酸性物质。与Waldenström巨球蛋白血症不同，淋巴局限于淋巴间隙内。另外绒毛的直径和高度正常

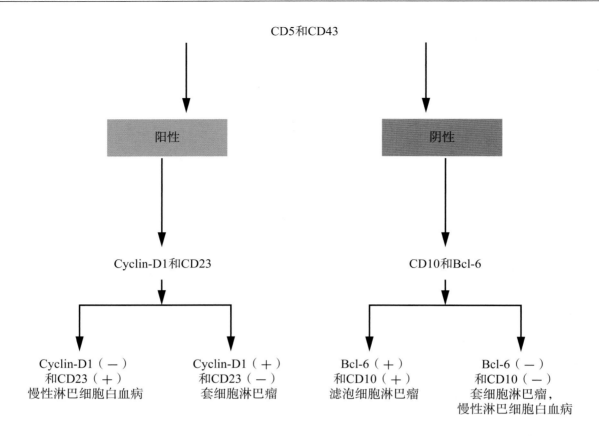

小淋巴细胞的非典型浸润的鉴别诊断首先包括CD5，CD43，cyclin-D1，CD23，Bcl-6和CD10的免疫组化染色。表达CD5和CD43的肿瘤进一步用cyclin-D1和CD23评估。慢性淋巴细胞白血病表现为CD23染色阳性和cyclin-D1阴性，而套细胞淋巴瘤cyclin-D1阳性和CD23阴性。滤泡细胞淋巴瘤CD5和CD43阴性，Bcl-6和CD10染色阳性。一些套细胞淋巴瘤和慢性淋巴细胞白血病可能CD5和CD43阴性，同时Bcl-6和CD10也是阴性

病因和发病机制

感染因素
- 免疫增生性小肠疾病与既往感染空肠弯曲杆菌有关
  - 由分泌IgA的淋巴样组织的慢性抗原刺激导致。

临床概要

流行病学
- 年龄
  - 大多数亚型发生于老年人（年龄>50岁）。
  - 免疫增生性小肠疾病更易发生于青年人（平均年龄25岁）。
- 性别
  - 套细胞淋巴瘤多见于男性。
  - 边缘区淋巴瘤和免疫增生性小肠疾病无性别差异。
  - 滤泡性淋巴瘤主要发生于女性。
- 种族
  - 免疫增生性小肠淋巴瘤在中东地区成年人中更常见。

临床表现
- 大多数低级别淋巴瘤的临床表现为腹痛、梗阻症状、体重减轻和出血。
- 免疫增生性小肠疾病
  - 吸收不良的表现、腹泻、杵状指。

治疗
- 套细胞淋巴瘤：化疗、符合临床指征时可进行干细胞移植。
- 边缘区淋巴瘤：单用抗生素治疗对某些患者有效。
- 免疫增生性小肠疾病：抗生素、化疗、手术。

预后
- 套细胞淋巴瘤：生存期为3～5年。
- 边缘区淋巴瘤：生存期比大多数B细胞淋巴瘤好（5年生存期>90%，10年生存期>80%）。
- 免疫增生性小肠疾病
  - 早期：5年生存期约50%。
  - 进展期：5年生存期为0～25%。
- 滤泡性淋巴瘤：较少患者死于该病。

内镜表现

一般特征
- 淋巴瘤性息肉病
  - 淋巴瘤结节上覆盖光滑黏膜。
  - 小淋巴样聚集体表现为口疮性溃疡。
  - 通常由套细胞淋巴瘤引起；滤泡性和边缘区淋巴瘤

三、小肠和结肠的低级别B细胞淋巴瘤

关键点

临床概要
- 大多数低级别淋巴瘤影响中老年人群（＞50岁）。
- 套细胞淋巴瘤：生存期3～5年。
- 边缘区淋巴瘤：5年生存率＞90%。
- 滤泡性淋巴瘤：预后相对较好。

内镜表现
- 淋巴瘤性息肉病。
- 由于淋巴瘤，匍行黏膜褶皱扩张。
- 几个或簇生的红斑样息肉是边缘区和滤泡性淋巴瘤的特点。
- 大的附壁肿块。

组织病理学表现
- 单纯的B淋巴细胞群
  - 小细胞，染色质聚集。
  - 小的、不明显的核仁。
  - 胞质含量不定，但是通常较少。
- 套细胞淋巴瘤：细胞核容易分裂或卷曲状。
- 边缘区淋巴瘤：通常包含淡染细胞质和圆形细胞核。
- 滤泡性淋巴瘤：小B细胞，细胞核轻度不规则。

辅助检查
- 套细胞淋巴瘤
  - FISH检测t（11；14）包含BCL1和IgH。
- 边缘区淋巴瘤
  - 易位包括（11；18），（11；14）和（14；18）。
- 免疫增生性小肠病变
  - Ig重链和轻链克隆重排。
- 滤泡性淋巴瘤
  - FISH检测Bcl-2重排。

少见。
- 由于淋巴瘤，匍行黏膜皱襞扩张。
- 几个或簇生的红斑样息肉是边缘区和滤泡性淋巴瘤的典型特征。
- 大的附壁肿块是进展期免疫增生性小肠疾病的特征。

影像学表现

一般特征
- 套细胞淋巴瘤：临床分期通常揭示了疾病的广泛性。
- 边缘区淋巴瘤：在很多病例中继发性与原发性胃肿瘤有关。
- 免疫增生性小肠疾病：病变局限于肠道，尽管肠系膜淋巴结可能受累。
- 滤泡性淋巴瘤：局限于肠壁或者与区域性腺病有关。

显微镜下表现

一般特征
- 套细胞淋巴瘤
  - 淋巴瘤性息肉病
    - 肠壁表面的肉质的白色结节。
    - 直径可达2cm。
- 边缘区淋巴瘤
  - 表现为直肠多发。
  - 息肉样肿块，有时形成溃疡。
  - 多发小息肉伴红斑，包括在罕见的病例中可见淋巴瘤样息肉。
- 免疫增生性小肠疾病
  - 肠道肿块或增厚的区域。
- 滤泡性淋巴瘤
  - 多见于十二指肠，特别是壶腹部。

组织病理学表现

组织学特征
- 淋巴样结节越过黏膜肌层、破坏正常隐窝结构。
- 淋巴上皮病变指的是隐窝上皮的淋巴瘤细胞聚集
  - 非淋巴瘤亚型特异性表现，是低级别病变的特征。
- 单纯的B淋巴细胞群
  - 小细胞，染色质聚集。
  - 小的、不明显的核仁。
  - 胞质含量不定，但是通常较少。
- 套细胞淋巴瘤
  - 含有不规则细胞核的、异型淋巴细胞，比正常淋巴细胞稍大。
  - 病变细胞周围散在的巨噬细胞。
- 边缘区淋巴瘤
  - 通常细胞质淡染、圆形细胞核（单核细胞样表现）。
  - 背景混合浆细胞浸润。
  - 常存在散在的反应性T细胞。
  - 免疫增生性小肠疾病是边缘区淋巴瘤的一个亚型
    - 沿小肠长轴的带状淋巴样或淋巴浆细胞性浸润。
    - 淋巴样细胞使绒毛扩张宽大，表现出显著的浆细胞分化。
    - A期：局限于小肠黏膜和肠系膜淋巴结。
    - B期：结节状浸润反映淋巴样滤泡被肿瘤细胞定植，侵犯更深层肠壁，表现为片状的高级别特征（免疫母细胞样）。
    - C期：高级别淋巴瘤形成肿块，表现出不同的细胞异型性。
- 滤泡性淋巴瘤
  - 通常是消化道低级别肿瘤
    - 小的、成熟的B细胞，细胞核轻度不规则（中心

三、小肠和结肠的低级别B细胞淋巴瘤

细胞样）。

- 慢性淋巴细胞白血病/小淋巴细胞淋巴瘤
  - 低倍镜下层状或模糊结节状结构（假滤泡）。
  - 细胞核小而深染，有染色中心，细胞质少。

辅助检查

免疫组化

- B细胞非霍奇金淋巴瘤
  - 表达pax-5、CD79-α和CD20。
  - κ或λ轻链可能对诊断有帮助
    - 反应性浸润包含浆细胞样细胞，κ：λ＝2：1。
    - 染色比例＞4：1或＜1：4可以诊断浆细胞分化的淋巴瘤。

套细胞淋巴瘤

- 100%的肿瘤细胞CD5染色阳性。
- CD43几乎总是阳性。
- Cyclin-D1的表达证实肿瘤性，仅发生于套细胞淋巴瘤、毛细胞白血病和浆细胞肿瘤（骨髓瘤、无意义的单克隆丙种球蛋白病）。
- CD10和CD23阴性。
- Ki-67的预后提示很重要；低指数与惰性疾病有关。
- 边缘区淋巴瘤
  - CD5染色阳性不常见（＜5%）。
  - 约30%的患者CD43染色阳性。
- 免疫增生性小肠疾病
  - 无轻链的α重链的表达。
- 慢性淋巴细胞白血病/小淋巴细胞淋巴瘤
  - 100%的肿瘤细胞CD5染色阳性。
  - CD43几乎阳性。
  - Cyclin-D1阴性。
- 滤泡性淋巴瘤
  - Bcl-6染色阳性，仅限于这一亚型的淋巴瘤。
  - Bcl-2和CD10常常染色阳性。
  - CD5，CD43和cyclin-D1染色阴性。

分子遗传学

- 套细胞淋巴瘤
  - t（11；14）包含 *BCL1* 和IgH。
  - 消化道相关的α4β7黏膜引导受体的表达。
- 边缘区淋巴瘤
  - 多个改变
    - 染色体t（11；18）（q21；q21）导致 *API2-MLT* 融合。
    - t（1；14）（p22；q32）下调 *BCL10*。
    - t（14；18）（q32；q21）下调 *MALT1*。

- 免疫增生性小肠疾病
  - Ig重链和轻链的克隆重排。
- 滤泡性淋巴瘤
  - *BCL2* 重排。

血清学检查

- 边缘区淋巴瘤：某些病例中有血清M成分。
- 免疫增生性小肠疾病：游离的无轻链的α重链。

鉴别诊断

内镜鉴别诊断

- 淋巴瘤样息肉病类似其他息肉病
  - 上皮、肠系膜和错构瘤息肉可以通过组织学进行鉴别。
- 口疮样溃疡类似结肠炎，但是淋巴瘤样息肉病的背景黏膜正常。

组织学鉴别诊断

- 良性结节性淋巴样增生
  - 可能见于末端回肠和直肠（直肠扁桃体）。
  - 隐窝结构消失和破坏不常见。
  - B细胞丰富的滤泡被T细胞环绕
    - 滤泡有极性的生发中心。
    - 原发滤泡表达Bcl-2，而不是Bcl-6。
    - 生发中心表达Bcl-6，而不是Bcl-20。
    - 小淋巴细胞增殖的Bcl-2和Bcl-6联合染色阳性提示滤泡性淋巴瘤。
- 免疫增生性小肠疾病类似乳糜泻
  - 后者表现为更显著的上皮内淋巴细胞增多。
- 不同的低级别淋巴瘤
  - B细胞淋巴瘤表现出特异性的形态学、免疫表型和分子学特点。
  - T细胞淋巴瘤可能需要基因重排检测以确诊。

参考文献

1. O'Malley DP et al: The recognition and classification of lymphoproliferative disorders of the gut. Hum Pathol. 45(5):899-916, 2014
2. Burke JS: Lymphoproliferative disorders of the gastrointestinal tract: a review and pragmatic guide to diagnosis. Arch Pathol Lab Med. 135(10):1283-97, 2011
3. Huang WT et al: Primary gastrointestinal follicular lymphoma: a clinicopathologic study of 13 cases from Taiwan. J Clin Gastroenterol. 42(9):997-1002, 2008
4. Damaj G et al: Primary follicular lymphoma of the gastrointestinal tract: a study of 25 cases and a literature review. Ann Oncol. 14(4):623-9, 2003

三、小肠和结肠的低级别B细胞淋巴瘤

套细胞淋巴瘤的特征

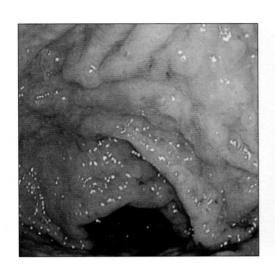

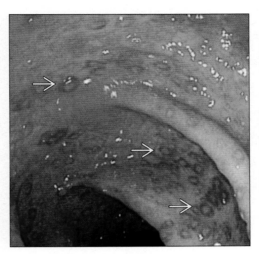

（左）此套细胞淋巴瘤患者的直肠黏膜表现出硬皱襞的模糊结节和息肉样赘生物

（右）同一患者的结肠背景黏膜弥漫性充血。大量淋巴样结节类似结肠炎的口疮样溃疡（白箭头）。清晰的红斑样区域表现出中心脐样、苍白。这些病变反映了覆盖肿瘤性淋巴样聚集物的上皮层变薄

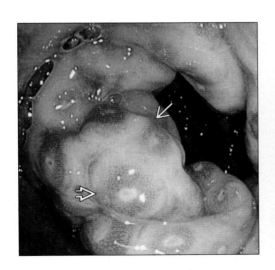

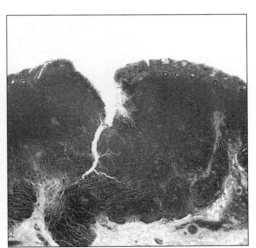

（左）一位66岁男性因慢性腹泻行内镜检查。乙状结肠可见一息肉样、结节状肿块（白箭头）伴皱襞增厚。淋巴样结节表现出中心苍白的红斑样（空心箭头），与口疮样溃疡表现非常相似

（右）肿块活检发现黏膜和黏膜下扩张，小淋巴细胞的致密的结节状浸润使隐窝结构消失

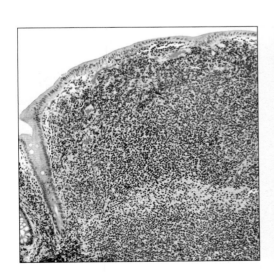

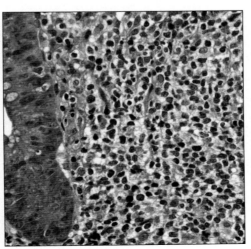

（左）套细胞淋巴瘤的结节使得固有层扩张，正常成分移位或破坏，如结肠隐窝。层状的单调细胞表现出结节结构。覆盖的上皮层正常

（右）高倍镜下同一病例可见固有层内非典型淋巴细胞群。病变细胞包含卷曲、不规则细胞核和比正常成熟的淋巴细胞更多的细胞质

三、小肠和结肠的低级别B细胞淋巴瘤

内镜和显微镜下特征

（左）一位65岁胃边缘区淋巴瘤患者行结肠镜检查。回肠末端见一个多结节、红斑样肿块，活检病理确认为边缘区淋巴瘤。继发性小肠病变常见于患有胃部疾病的患者

（右）同一患者在乙状结肠和直肠也可见一些增厚、轻度红斑样黏膜皱襞（白箭头）。活检病理也显示为边缘区淋巴瘤

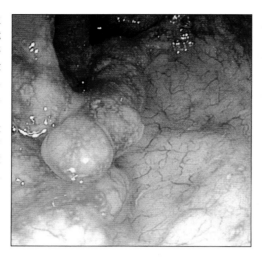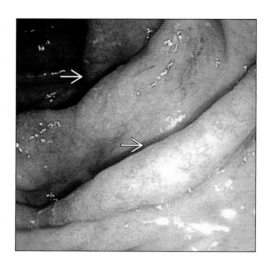

（左）一位45岁老年中东男性患者的小肠活检病理显示绒毛变短和扩张，伴有隐窝增生。固有层被致密的淋巴样细胞群浸润

（右）高倍镜下同一病例可见大量成熟的淋巴瘤，同时伴有浆细胞分化（黑箭头）。也可见散在的嗜酸性细胞。进一步评估明确为免疫增生性小肠疾病

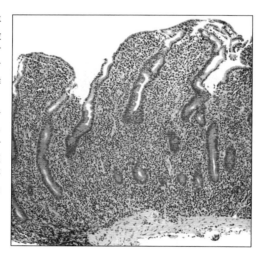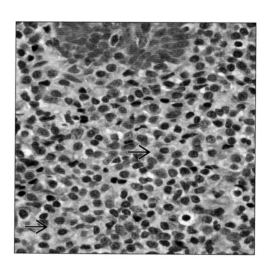

（左）一位66岁女性因胃肠道不适行内镜检查。在十二指肠黏膜大乳头位置发现一个微小的结节（黑箭头）

（右）同一部位活检显示黏膜因圆形淋巴样聚集物而扩张，尽管细胞体积大，但是缺乏生发中心。也可见绒毛异常和隐窝消失。这个病变被证实为低级别滤泡性淋巴瘤

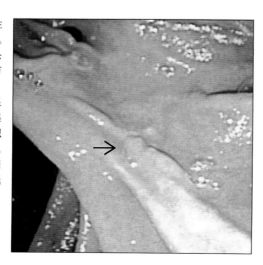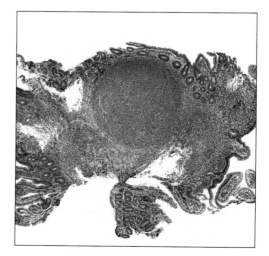

三、小肠和结肠的低级别B细胞淋巴瘤

鉴别诊断

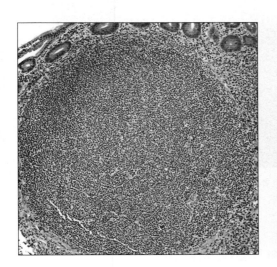

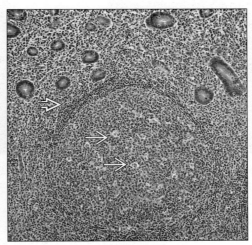

（左）肿瘤性淋巴细胞结节缺乏反应性淋巴样聚集物的特征。它们不包含生发中心或者表现出极性，包含一致性的小淋巴细胞群。病变细胞渗入黏膜，将隐窝推开或破坏

（右）相比之下，反应性滤泡包含含有着色体巨噬细胞（白箭头）的生发中心，同时成熟的小淋巴细胞新月状（空心箭头）提示了滤泡的极性

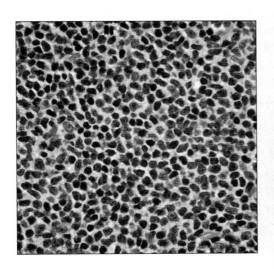

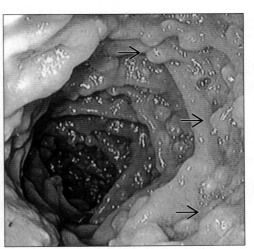

（左）滤泡性淋巴瘤由含有不规则细胞核的中心细胞样细胞组成。此结节缺乏滤泡树突状细胞和着色体巨噬细胞，这些通常出现在反应性滤泡中

（右）淋巴瘤样息肉病的鉴别诊断包括结节状淋巴样增生，它常见于幼年患者的末端回肠。然而，十二指肠往往异常（黑箭头），提示存在免疫缺陷的可能性

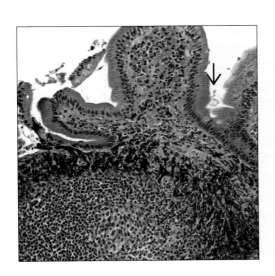

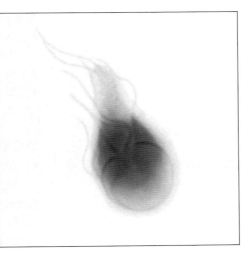

（左）偶然的十二指肠活检含有淋巴样滤泡，但是频繁出现的结节通常应考虑淋巴瘤或免疫缺陷。需要考虑的疾病包括常见的各种免疫缺陷和IgA缺乏，后者可能与贾第鞭毛虫感染有关

（右）标本的甲醛上清液细胞离心涂片可以提高微生物检测率。此例在上清液中可见大量的梨形带鞭毛的微生物

四、弥漫大B细胞淋巴瘤

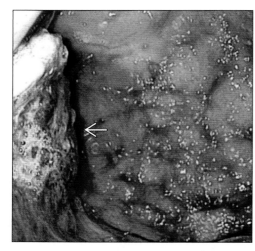

一位60余岁的男子因黑粪被发现胃贲门处有一个4cm表面溃烂伴血凝块的肿块（白箭头）。活检提示为低级别弥漫大B细胞淋巴瘤

同一患者的胃底同时发现一个表面糜烂（黑箭头）和渗出的蕈伞状肿块，活检同样提示为弥漫大B细胞淋巴瘤

术语

定义

● 高级别淋巴瘤由恶性大B细胞（细胞核是正常淋巴细胞的2倍）。

病因和发病机制

新发淋巴瘤

● 免疫抑制是主要的危险因素。
● 移植后淋巴细胞异常增生，与EB病毒密切相关。

低级别淋巴瘤的转化

● 结外边缘区淋巴瘤。
● 滤泡性淋巴瘤。
● 不足50%的肠道淋巴瘤为低级别淋巴瘤。

临床概要

流行病学

● 年龄
  ○ 老年人易发病（发病的高峰年龄为70余岁）。
● 性别
  ○ 男性易于发病（1.5∶1）。
  ○ 儿童肠道肿瘤患者中几乎全为男性。

临床表现

● 腹痛和消瘦。
● 溃疡出血所致贫血。
● 儿童患者好发于回盲部。

治疗

● 化疗
  ○ 利妥昔单抗，环磷酰胺，长春新碱，多柔比星，地塞米松（R-CHOP方案）。
● 手术。
● 放疗。
● 联合治疗。

预后

● 疾病缓解与化疗敏感性相关。
● 少见血液及骨髓受累。
● 胃淋巴瘤
  ○ 相对较好的预后；5年生存率为65%。
  ○ 低级别淋巴瘤5年生存率为84%。
  ○ 合并腹水及乳酸脱氢酶升高的＞60岁男性患者预后差。
● 肠道淋巴瘤
  ○ 新发的肿瘤一般预后较差。

内镜表现

胃淋巴瘤

● 胃壁增厚，胃腔僵硬。
● 单发的息肉样或溃疡样肿块
  ○ 小结节通常出现在背景黏膜。

肠道淋巴瘤

● 巨大有溃疡的浸润性透壁肿块。

影像学表现

放射学影像表现

● 分散性或节段性壁增厚
  ○ 不同程度的对比度增强或穿孔。
● 溃疡、黏膜结节和增厚的皱襞。
● 局限性或广泛性淋巴结肿大。

组织病理学表现

组织学特征

● 广泛增殖的非黏附性大细胞
  ○ 黏膜结构消失。
● 细胞可见泡状染色质以及多种形态特征的细胞核
  ○ 有多个小核仁和少胞质的中心母细胞。
  ○ 有典型的中央核仁和丰富嗜酸性细胞质的免疫母

四、弥漫大B细胞淋巴瘤

关键点

病因
- 移植后淋巴细胞异常增生：免疫抑制和EB病毒。
- 不足50%的肠道淋巴瘤为低级别淋巴瘤。

临床概要
- 老年人易发病（发病高峰年龄为70余岁）。
- 症状主要包括：腹痛、消瘦、溃疡。
- 治疗方法包括化疗、手术和放疗。
- 化疗敏感性与缓解率有关。
- 相对好的预后：65%的5年生存率。

内镜表现
- 局限性胃壁增厚。
- 单发的息肉样或溃疡样肿块。

组织病理学表现
- 正常黏膜结构由广泛增生的非黏附性大细胞代替。
- 细胞可见泡状染色质以及多种形态特征的细胞核。
- 大量分裂和凋亡的细胞。

辅助检查
- 染色体异构变化：t（14；18），t（11；18），t（8；14）。

主要鉴别诊断
- 应该与Burkitt淋巴瘤相鉴别。
- 浸润癌可表现为溃疡、肿块或增厚的皱襞。
- 炎症可使增厚皱襞在胃部呈弥漫性分布。

细胞。
  - 未分化细胞表现为多形核及丰富的嗜酸性细胞质，与R-S细胞相似。
- 大量分裂和凋亡的细胞。

辅助检查

免疫组化
- CD20，pax-5和CD79-α染色阳性。
- 50%的病例可见CD43染色阳性。
- CD10染色阴性。
- Bcl-6染色多样性。
- 多数Ki-17染色＜70%。
- 各亚型的比例
  - 约30%表现为生发中心B细胞表型：不固定的CD10，Bcl-6（＋），MUM1（－）。
  - 其他的是非生发中心B细胞表型：CD（－），MUM（＋）、Bcl-6（＋/－）。

细胞遗传学
- 染色体异构变化
  - t（14；18）易位
    - *BCL2*的改变。
    - 出现于20%～30%的病例中。
    - 反映了滤泡淋巴瘤的衍生可能性。
  - t（11；18）易位
    - 引起*BIRC3*（*API2*）和*MALT1*的融合蛋白。
  - t（8；14）易位
    - 与*IGH*和*MYC*相关。
    - 通常提示是Burkitt或者Burkitt样淋巴瘤。
  - *BCL6*（3q27）的异常
    - 出现于30%的病例。

鉴别诊断

内镜鉴别诊断
- 浸润癌可表现为溃疡、肿块或增厚的皱襞。
- 炎症可使增厚皱襞在胃部呈弥漫性分布。
- 淋巴瘤的亚型。

组织学鉴别诊断
- 弥漫性大B细胞淋巴瘤可表现非淋巴瘤样
  - 浸润性腺癌可表现出未分化型癌的特点。
  - 恶性黑色素瘤包括非黏附性浆细胞。
  - 肉瘤，尤其是胃肠道间质瘤可能包含浆细胞。
- 弥漫大B细胞淋巴瘤的淋巴细胞模仿性
  - 母细胞型套细胞淋巴瘤表现为cyclin-D1阳性。
  - Burkitt淋巴瘤有接近100%的增殖比例
    - 因治疗方法不同，应与其他类型的淋巴瘤进行鉴别。
  - 急性白血病可表达未成熟细胞标志物（末端脱氧核苷酸转移酶）。

参 考 文 献

1. Park JB et al: Helicobacter pylori infection in gastric mucosa-associated lymphoid tissue lymphoma. World J Gastroenterol. 20(11):2751-2759, 2014
2. Burke JS: Lymphoproliferative disorders of the gastrointestinal tract: a review and pragmatic guide to diagnosis. Arch Pathol Lab Med. 135(10):1283-97, 2011
3. Boot H: Diagnosis and staging in gastrointestinal lymphoma. Best Pract Res Clin Gastroenterol. 24(1):3-12, 2010
4. Raderer M et al: Role of chemotherapy in gastric MALT lymphoma, diffuse large B-cell lymphoma and other lymphomas. Best Pract Res Clin Gastroenterol. 24(1):19-26, 2010

四、弥漫大B细胞淋巴瘤

内镜下特征

（左）69岁男性，因主诉体消瘦及腹痛行腹部CT。上消化道内镜提示胃体部可见一个类圆形蕈伞样肿瘤。可见肿块多处有近期出血表现（黑箭头）

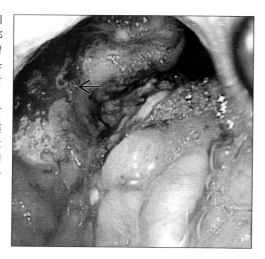

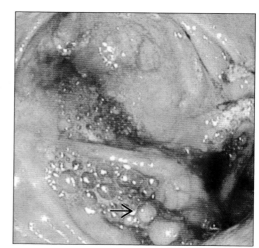

（右）同一病变部位可见胃壁增厚和异常的黏膜皱襞。由肿瘤中心部位发散出的不规则的黏膜小结节（黑箭头）。活检提示为弥散大B细胞淋巴瘤

（左）此63岁男性有滤泡淋巴瘤病史合并消化道出血。胃镜可见胃体部一个2cm被硬化的黏膜包绕的溃疡（黑箭头）。溃疡活检提示为弥漫大B细胞淋巴瘤，免疫表型为滤泡来源

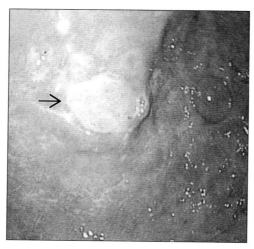

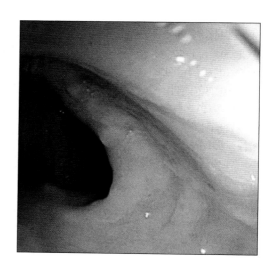

（右）结肠的弥漫大B细胞淋巴瘤与癌表现相似，形成了恶性狭窄。因肠壁的偏心性增厚使肠腔狭窄

（左）一位24岁男性，既往HIV感染，因表现为肠梗阻行腹部CT提示肠道狭窄。结肠镜提示狭窄部位（黑箭头）位于乙状结肠。该部位的肠壁增厚、变硬，结肠镜难以通过

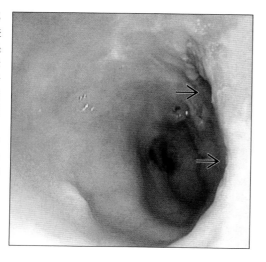

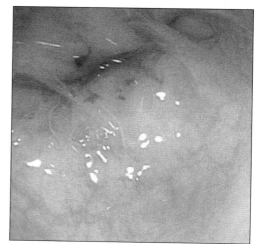

（右）镜下可见结肠管腔完全闭塞。活检提示为EBER阳性弥漫大B细胞淋巴瘤

四、弥漫大 B 细胞淋巴瘤

大体特征及显微镜下特征

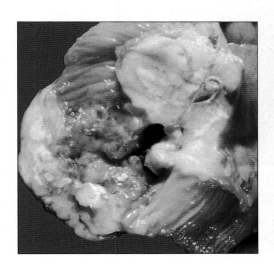

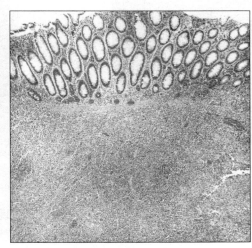

（左）小肠弥漫大 B 细胞淋巴瘤好发于小肠远端，尤其是回盲瓣。肿瘤会形成穿透肠壁的环状和蕈伞状肿块，使肠壁表现为肉质的、均匀的切面

（右）弥漫大 B 细胞淋巴瘤会深层浸润于肠壁。这例结肠淋巴瘤病例保留了黏膜的基本结构，可见黏膜下层及肌层的高密度浸润

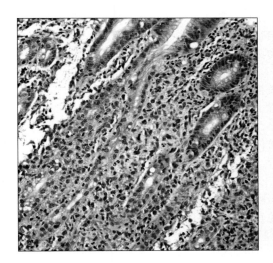

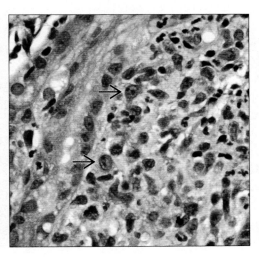

（左）胃弥漫大 B 细胞淋巴瘤浸润黏膜并超越腺上皮。低倍镜下可见广泛的具有非典型细胞核的大细胞浸润

（右）高倍镜下，此病例显示为胃上皮浸润。固有层可见散在的异型细胞。部分细胞类似于免疫母细胞，拥有大而圆的细胞核（黑箭头），其中可见明显的核仁和丰富的胞质

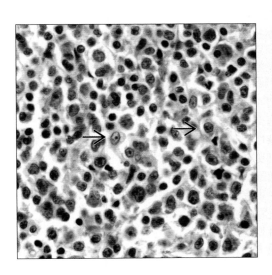

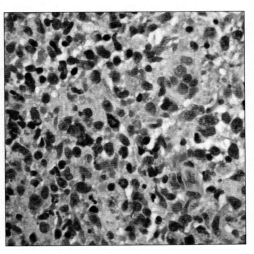

（左）另一个弥漫大 B 细胞淋巴瘤，包含中等到大的肿瘤细胞。大量肿瘤细胞拥有开放染色质及边缘凝集（黑箭头）的圆形核仁。背景可见散在的成熟淋巴细胞和极少量的嗜酸性粒细胞

（右）部分弥漫大 B 细胞淋巴瘤包含异质的细胞群。其中部分细胞类似于免疫母细胞，而其他细胞包含丰富的嗜酸性细胞质和扭曲的细胞核

五、移植后淋巴细胞异常增生

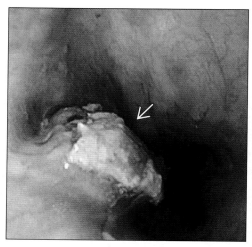

一位64岁男性在自体骨髓移植后100余天出现腹泻。结肠镜检查提示结肠多发息肉，胃镜显示食管中部1/3处可见一个2cm溃疡样肿瘤

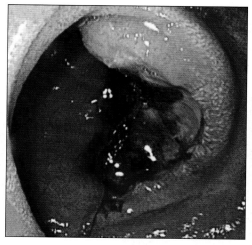

此患者十二指肠壶腹部也有一个3cm溃疡样肿物。活检证实了非EB病毒感染的移植后淋巴细胞异常增殖

病因和发病机制

EB病毒感染

- 免疫抑制阻碍T细胞介导的免疫能力，并且使被病毒感染的B细胞增殖
  - B细胞群最初为多克隆增殖，随后变为选择性寡克隆和单克隆增殖。
- 两种方式：首次病毒感染和病毒再活化。
- 潜伏的病毒抗原在记忆性B细胞中表达
  - EB核抗原1（EBNA1）
    - 保持潜伏期病毒的游离结构。
  - EB核抗原2（EBNA2）
    - 上调潜伏膜蛋白1（LMP1）的表达。
  - LMP1
    - 在B细胞中原癌基因诱导CD23的表达。
    - 诱导Bcl-2表达，抑制被感染细胞的凋亡。

风险因素

- 高水平免疫抑制的患者。
- 非肾脏同种异体移植的受体风险最高。
- 移植前未被EB病毒感染的患者。
- 接受环孢素治疗的消化道疾病的患者风险高。

临床概要

流行病学

- 儿童患者较成年患者风险更高
  - 原发感染的概率更高。
- 风险因移植后免疫抑制水平的不同而有所差异
  - 肾脏：成年人为0.6%～1.5%，儿童为4.4%～6.9%。
  - 心脏：成年人为5%～9%，儿童为13%。
  - 肝脏：成年人和儿童大致相同为1%～4%。
  - 肺：5%的概率。
  - 造血干细胞移植
    - 非T细胞剔除的移植后，概率较低（＜2%）。
    - 供体骨髓T细胞被剔除后，概率升高（30%）。

临床表现

- 临床背景
  - 淋巴细胞异常增殖通常发生在移植后12个月内。
  - 也有可能发生于移植后数年。
- 症状
  - 发热、淋巴结肿大、消化道症状、传染性单核细胞样综合征。
  - 移植物功能下降。

治疗

- 降低免疫抑制的水平。
- 手术切除。
- 化疗。
- 单克隆抗体和细胞毒性T细胞治疗。
- 局部放疗。

预后

- 许多患者死于单形性变异的疾病。
- 病变部位EB病毒阴性的患者比阳性的患者预后更差。

内镜表现

一般特征

- 最常累及小肠。
- 结节、溃疡或肿块。

组织病理学表现

组织学特征

- 依照世界卫生组织标准进行分类
  - 早期病变不改变正常组织结构
    - 传染性单核细胞样病变表现为密集的轻度异型淋巴细胞浸润。
    - 浆细胞增多症：散在有免疫母细胞的浆细胞。
    - 很少累及消化道。
    - 多克隆B细胞增殖。
  - 多形性变异
    - 被破坏的肿块内可见B细胞分化谱（淋巴细

五、移植后淋巴细胞异常增生

关键点

病因

- 两种方式：首次病毒感染和病毒再活化。
- 高风险人群：非肾脏同种异体移植受体；高水平免疫抑制的患者，尤其是接受环孢素治疗的；移植前未被EB病毒感染的患者。

临床概要

- 儿童比成年人更易发病。
- 发热、淋巴结肿大、消化道症状、传染性单核细

样综合征。

- 通常发生在移植后12个月内。
- 治疗主要是降低免疫抑制水平或者手术。

组织病理学表现

- 早期病变：大量浆细胞或者传染性单核细胞样病变。
- 多形性：被破坏的肿块内可见B细胞分化谱。
- 单形性变异：弥漫大B细胞淋巴瘤、Burkitt淋巴瘤和Burkitt样淋巴瘤，浆细胞病变。

胞，浆细胞，中心细胞，免疫母细胞）。
- 多克隆或单克隆的B细胞增殖。
○ 单形性变异
- 可鉴别非移植后的新发病例。
- B细胞瘤（85%）：弥漫大B细胞淋巴瘤，Burkitt淋巴瘤和Burkitt样淋巴瘤，浆细胞骨髓瘤，浆细胞瘤样病变。
- T细胞瘤（15%）与外周性T细胞淋巴瘤相似，可能是EB病毒阳性。
○ 霍奇金淋巴瘤和霍奇金样疾病
- 类似于罕见的胃肠道外肿瘤。

辅助检查

原位杂交

- 比免疫组化更敏感。
- 单克隆和多克隆B细胞增殖时EB病毒编码的小RNAs（EBER）阳性。
- 单形性T细胞肿瘤中EBER可能是阴性或阳性。

鉴别诊断

内镜鉴别诊断

- 病毒或药物引起的损伤。

- 其他形成肿块的病变。

组织学鉴别诊断

- 病毒感染
  ○ 混合性浸润相关的包涵体。
- 药物相关的损伤
  ○ 通常混合炎性浸润而无异型性。
- 其他高级别淋巴系统恶性肿瘤
  ○ 免疫组化和分子学研究。

参 考 文 献

1. Al-Mansour Z et al: Post-transplant lymphoproliferative disease (PTLD): risk factors, diagnosis, and current treatment strategies. Curr Hematol Malig Rep. 8(3):173-83, 2013
2. Lo RC et al: Post-transplant lymphoproliferative disorders in liver transplant recipients: a clinicopathological study. J Clin Pathol. 66(5):392-8, 2013
3. Wistinghausen B et al: Post-transplant lymphoproliferative disease in pediatric solid organ transplant recipients. Pediatr Hematol Oncol. 30(6):520-31, 2013
4. Heise W: GI-lymphomas in immunosuppressed patients (organ transplantation; HIV). Best Pract Res Clin Gastroenterol. 24(1):57-69, 2010

病例图像展示

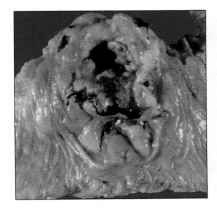 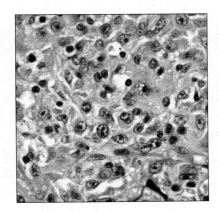 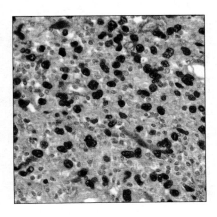

（左）这是从一位55岁器官移植后男性回肠部切除的包含溃疡和穿孔的淋巴瘤标本

（中）肿瘤的组织学切片可见有丰富嗜酸性细胞质、大而圆的细胞核及明显的核仁的恶性细胞的单形性增殖

（右）原位杂交证实为EBER1细胞核标记强阳性，而背景中其他淋巴细胞为阴性

六、肠病相关T细胞淋巴瘤

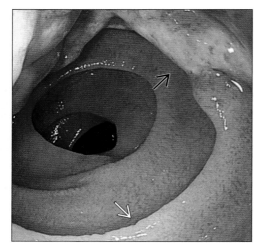

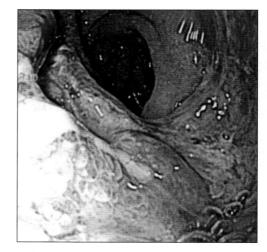

一位患有肠病相关T细胞淋巴瘤的60岁男性临床表现为腹痛。在其十二指肠中部发现了多发扇形（白箭头）结节溃疡（黑箭头）（K.Goto，MD.惠赠）

此肠病相关T细胞淋巴瘤表现为十二指肠部溃疡肿块。肿瘤近似圆形，表面附着脓性纤维蛋白渗出物（J.Hart，MD.惠赠）

术　语

定义
- 与乳糜泻相关的T细胞淋巴瘤。

病因和发病机制

免疫系统的慢性刺激
- 长时间处于膳食谷蛋白的抗原暴露会导致T淋巴细胞的克隆进化。

与难治性乳糜泻的关系
- 难治性乳糜泻：对于＞6个月无谷蛋白饮食治疗不敏感的伴有多种严重的黏膜改变的有症状的乳糜泻。
  - Ⅰ型：上皮内淋巴细胞为多克隆的。
  - Ⅱ型：上皮内淋巴细胞为单克隆的
    - 接近80%的难治性乳糜泻患者体内有克隆性T细胞群。
    - 难治性乳糜泻可能先于肠道相关T细胞淋巴瘤发生。
    - 在非肿瘤性浸润及随后发生的淋巴瘤中可检测出相同的T细胞克隆。
    - T细胞的免疫表型与相应淋巴瘤相似。

与溃疡性空肠炎的关系
- 乳糜泻中良性溃疡
  - 包含有与肠病相关T细胞淋巴瘤相同的单克隆T细胞群。
- 溃疡性空肠炎被认为是早期淋巴瘤向肠病相关T细胞淋巴瘤发展的危险因素。

单克隆T细胞病变的分类
- 难治性口炎性腹泻和溃疡性空肠炎
  - 低级别肠病相关T细胞淋巴瘤。
  - 上皮趋化的或上皮内淋巴细胞。

临床概要

流行病学
- 发病率
  - 少见，占所有消化道淋巴瘤的＜5%。
    - 部分报道指出患病率逐渐升高，这反映了检测克隆性T细胞群的基因重组试剂的广泛应用。
  - 在过去的文献报道中，多达10%的长期患有乳糜泻的患者合并本病，该比例远高于当今
    - 无谷蛋白饮食对肠病相关T细胞淋巴瘤的远期患病风险有无影响仍未明确。
  - 很少有与乳糜泻无关的肠病相关T细胞淋巴瘤的报道
    - 未被诊断谷蛋白敏感体质的患者比例不详。
  - 该病的全球分布与乳糜泻分布相对应。
- 年龄
  - 被诊断肠病后15～20年的老年人（平均年龄60岁）。
  - 多数患者患有成年时发病的乳糜泻。
- 性别
  - 男女发病率一致。

临床表现
- 新发的无谷蛋白饮食不敏感性。
- 肠梗阻所致腹痛。
- 消瘦。
- 吸收不良。
- 出血性溃疡（溃疡性空肠炎）。
- 肠穿孔相关体征和症状。

治疗
- 手术治疗
  - 有穿孔、梗阻或难以控制的出血病例应行手术切除。
- 辅助治疗

六、肠病相关T细胞淋巴瘤

关键点

病因
- 长时间处于膳食谷蛋白的抗原暴露会导致T淋巴细胞的克隆进化。
- 难治性口炎性腹泻和溃疡性空肠炎可能是淋巴瘤的低级别肿瘤前体。

临床概要
- 高龄患病（平均年龄60岁）。
- 手术切除与强化化疗。
- 即使积极治疗，预后仍很差。

内镜表现
- 空肠近端是最常见的发病部位。
- 伴有出血的溃疡和结节。

影像学表现
- 伴有小肠壁增厚或穿孔的肿块。

组织病理学表现
- 间质性变异（A型）包括了明显的非典型细胞，有巨大、成角或泡状细胞核。
- 单形性变异（B型）由单一的小的或者中等大小的细胞组成。
- 邻近黏膜的上皮内淋巴细胞通常表现为抗原缺失，其分子改变与淋巴瘤相似。
- 淋巴瘤常可伴有大量巨噬细胞、非肿瘤T细胞和嗜酸性粒细胞等炎症细胞的浸润。

主要鉴别诊断
- 良性溃疡。
- A型：弥漫大B细胞淋巴瘤等。
- B型：乳糜泻。

○ 因该疾病较为罕见，目前难以制定标准化治疗流程。
○ 常用方案为强化化疗
- 环磷酰胺，多柔比星，长春新碱，泼尼松（CHOP）。
- 环磷酰胺，长春新碱，多柔比星，地塞米松（Hyper-CVAD）。
○ 积极化疗后行骨髓移植治疗成功率不定。

预后
- 即使行积极治疗预后仍很差
  ○ 短期生存率低（2年生存率15% ~ 20%）。
- 穿孔后发生全身败血症的患者预后极差。

内镜表现

一般特征
- 空肠近端是最常见的发病部位。
- 溃疡性空肠炎。
- 单发或多发的隆起，常表现为溃疡或肿块
  ○ 会引起肠梗阻或肠穿孔。

影像学表现

放射学影像特点
- 单发或多发的肿块，伴小肠壁增厚或穿孔。
- 肠系膜淋巴结肿大。
- 脾和淋巴结空洞性病变。

组织病理学表现

组织学特征
- 恶性淋巴细胞浸润于黏膜和肠壁
  ○ 可见中等大小到巨大的细胞，具有成角或泡状细胞核及突出的核仁。
  ○ 可见大量有丝分裂象和凋亡碎片。
  ○ 形态变异

- 间质性变异（A型）包括了明显的非典型细胞，细胞核大。
- 单形性变异（B型）由单一的小的或者中等大小的细胞组成。
- 其他重要表现
  ○ 与肿瘤相邻的肠黏膜表现为绒毛异常，并可见单核细胞炎症增多和上皮内淋巴细胞浸润增多
    - 上皮内淋巴细胞通常表现为抗原缺失，其分子改变与淋巴瘤相似。
  ○ 淋巴瘤常可伴有大量巨噬细胞、非肿瘤T细胞和嗜酸性粒细胞等炎症细胞的浸润。

辅助检查

免疫组化
- CD3，CD5，CD7和TIA-1阳性。
- 非肿瘤T细胞CD4阳性。
- CD8和CD56表达弱阳性。
- CD20阴性。
- 与流式细胞检测结果一致。

细胞遗传学检测
- 获得9q，7q，1q，5q。
- 缺失16q，8p，9p，13q。

分子遗传学
- HLA-DQB1单倍体（DQB1*0201）患病率高。
- T细胞的β和γ受体基因重排。

鉴别诊断

内镜鉴别诊断
- 区别良性溃疡
  ○ 通常情况下乳糜泻患者不会出现新发肿瘤。
- 其他类型的淋巴瘤，通常指弥漫大B细胞淋巴瘤

六、肠病相关T细胞淋巴瘤

乳糜泻以及复杂病变的免疫组化和分子特点

疾病	上皮内淋巴细胞	固有层淋巴细胞	T细胞克隆
乳糜泻	T细胞表型为CD3（＋），CD8（＋），CD103（＋），TIA-1（＋）；有时是CD4/CD8（－）γδ细胞	大多数为CD4（＋）T细胞，部分为CD8（＋）T细胞	多克隆
难治性口炎性腹泻	T细胞表型为CD3（＋），CD4/CD8（－），TIA-1（＋）	CD4（＋）T细胞和CD8（＋）T细胞混合	寡克隆或单克隆
溃疡性空肠炎	T细胞表型为CD3（＋），CD4/CD8（－），TIA-1（＋）	溃疡基底部浸润的是CD4（＋）T细胞和CD8（＋）T细胞的混合细胞	单克隆
A型肠病相关T细胞淋巴瘤（间质性变异）	T细胞表型为CD3（＋），CD4/CD8（－），TIA-1（＋）	肿瘤细胞是CD3（＋），CD4（－），CD8（－/＋），CD103（＋/－），TIA-1（＋），CD30（＋/－）	单克隆
B型肠病相关T细胞淋巴瘤（单形性变异）	T细胞表型为CD3（＋），CD4（－），CD8（＋），CD56（＋）	肿瘤细胞是CD3（＋），CD4（－），CD8（＋），CD103（－），TIA-1（＋），CD30（－），CD56（＋）	单克隆

- ○ 在小肠远端（回肠）较为常见。
- ○ 通常是单发的外生或环形肿块。

组织学鉴别诊断

- ● 肠病相关T细胞淋巴瘤可通过表现为多种类型的肠炎，即非肿瘤性炎症浸润而被掩盖
  - ○ 对非典型细胞需谨慎评估。
  - ○ 借助免疫组化和基因重排研究方法。
  - ○ 需要评估所有既往有乳糜泻病史的小肠近端溃疡患者。
- ● 弥漫大B细胞淋巴瘤
  - ○ 最常见的小肠淋巴瘤。
  - ○ 由中等大小至巨大细胞组成，通常有突出的核仁，与肠病相关T细胞淋巴瘤相似。
  - ○ 辅助性染色有助于鉴别
    - ■ 肿瘤细胞CD20阳性。
    - ■ 病变细胞的全T细胞标志阴性。
  - ○ 背景黏膜一般是正常的，除非患者合并免疫增生性小肠疾病时。
- ● 淋巴结外NK/T细胞淋巴瘤，鼻型
  - ○ 罕见的淋巴瘤，但其发生时通常累及消化道。
  - ○ 常见血管中心和广泛凋亡的血管破坏模式，伴大量坏死。
  - ○ 辅助检查可鉴别
    - ■ 原位杂交显示EB病毒阳性。
    - ■ CD56通常为阳性；CD7，CD4和CD8通常为阴性。
    - ■ 细胞膜CD3阴性，但胞质CD3阳性。
    - ■ T细胞克隆缺失（不是T细胞受体基因重排）。
  - ○ 背景黏膜不表达乳糜泻的特征。
- ● 间质性大细胞淋巴瘤
  - ○ 很少累及消化道。
  - ○ 辅助检查特点可用于诊断

- ■ 肿瘤细胞CD30阳性。
- ■ 病变细胞通常表达CD4。
- ■ 肿瘤细胞CD8阴性。
- ■ 免疫组化显示ALK蛋白阳性。
- ● 外周T细胞淋巴瘤
  - ○ 没有证据表明与乳糜泻无关的血清学研究。

诊断要点

病理解读要点

- ● 肿瘤T淋巴细胞具有细胞毒性免疫表型。
- ● 通常会造成较深的溃疡。
- ● 与乳糜泻在黏膜交界处的改变有关
  - ○ 非肿瘤性黏膜处的淋巴细胞所表现的分子和免疫组化方面的特征与肠病相关T细胞淋巴瘤相似。

参考文献

1. Kim do H et al: Endoscopic and clinical analysis of primary T-cell lymphoma of the gastrointestinal tract according to pathological subtype. J Gastroenterol Hepatol. 29(5):934-43, 2014
2. Arps DP et al: Classic versus type II enteropathy-associated T-cell lymphoma: diagnostic considerations. Arch Pathol Lab Med. 137(9):1227-31, 2013
3. Nijeboer P et al: Update on the diagnosis and management of refractory coeliac disease. Gastroenterol Res Pract. 2013:518483, 2013
4. O'Malley DP et al: The recognition and classification of lymphoproliferative disorders of the gut. Hum Pathol. Epub ahead of print, 2013
5. Bagdi E et al: Mucosal intra-epithelial lymphocytes in enteropathy-associated T-cell lymphoma, ulcerative jejunitis, and refractory celiac disease constitute a neoplastic population. Blood. 94(1):260-4, 1999

消化内镜与病理对照诊断学

六、肠病相关T细胞淋巴瘤

大体特征和内镜下特征

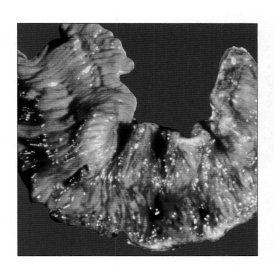
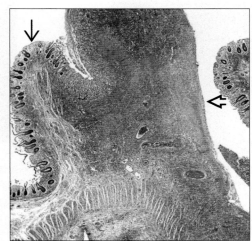

（左）一位乳糜泻患者因不可控的出血和疑似溃疡性空肠炎行空肠切除术。黏膜表面可见多发深溃疡。组织学检查提示为肠病相关T细胞淋巴瘤

（右）高度非典型淋巴细胞片浸润于黏膜层、固有肌层和浆膜层。肿瘤可见表面溃疡形成（空心箭头），背景黏膜由扁平绒毛组成（箭头）

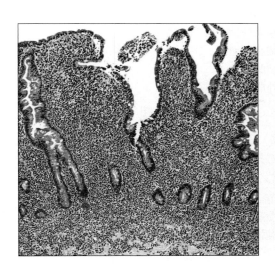
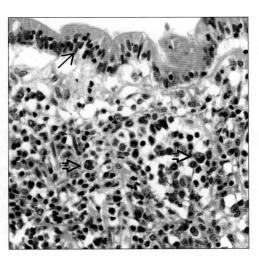

（左）肠病相关T细胞淋巴瘤广泛浸润于固有层并且侵及黏膜层。绒毛结构变形，隐窝深处可见肿瘤的浸润

（右）间质性（A型）肠病相关T细胞淋巴瘤包含有中等大小和巨大肿瘤细胞（空心箭头），比典型的成熟淋巴细胞的胞质更为丰富。在表面上皮和背景中可见小淋巴细胞（箭头）

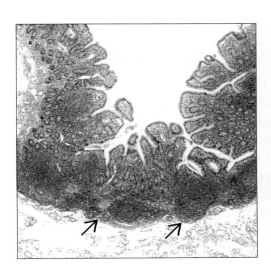
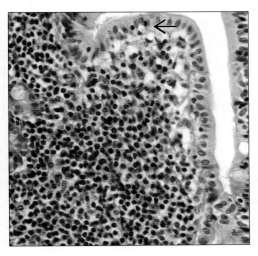

（左）另一个病例可见肿瘤浸润于黏膜层，呈结节状（箭头）。密集的淋巴细胞浸润至固有层并侵犯隐窝。绒毛结构扭曲，变形成球形

（右）高倍镜下可见固有层有大量密集的小淋巴细胞，上皮内也可见淋巴细胞增多（箭头）。该形态学特征是典型的单形性（B型）肠病相关T细胞淋巴瘤

七、系统性肥大细胞增多症

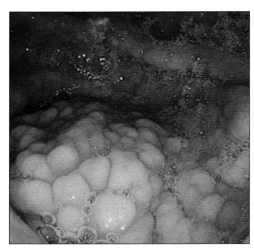

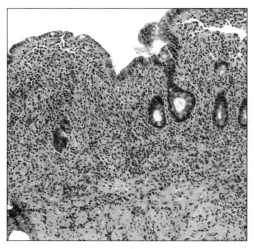

一位系统性肥大细胞增多症患者表现为顽固性腹泻。可见（肠道）黏膜苍白，弥漫性结节，皱襞消失（E. Montgomery, MD. 惠赠）

系统性肥大细胞增多症的浸润情况与结肠炎相似。肥大细胞侵犯至固有层，隐窝底部和固有肌层之间尤为典型。仅有部分隐窝尚存

术　语

定义
● 骨髓及包括脾脏、肝脏和消化道在内的外周器官内肥大细胞的增殖。

病因和发病机制

分子改变
● *KIT* 的 17 号外显子中的 D816V 突变最为常见。
● 有 29% 的患者是 *TET2* 的突变。

临床概要

临床表现
● 70% ～ 80% 的患者患有消化道疾病
　○ 腹痛。
　○ 急性腹泻，大便失禁。
　○ 组胺引起的胃酸分泌增多
　　■ 类似于卓-艾综合征的消化性溃疡。
　○ 因肝硬化和门静脉高压所致的静脉曲张表现为消化道出血。
● 全身表现
　○ 厌食、发热、消瘦。
　○ 皮肤潮红、低血压。

治疗
● 有 *KIT* D816V 改变的突变异构体肿瘤组织对伊马替尼抑制治疗抵抗。
● 减瘤性化疗的疗效有效，几乎不能使肿瘤完全缓解。

预后
● 很多患者死于该病或相关并发症。

肥大细胞增多症的分类
● 预后较好的非克隆增生型
　○ 皮肤肥大细胞增多症。
　○ 静止性系统性肥大细胞增多症。
● 预后较差的克隆增生型
　○ 系统性肥大细胞增多症伴克隆性非肥大细胞性造血细胞克隆性增生性疾病。
　○ 侵袭性系统性肥大细胞增多症。
　○ 肥大细胞白血病。
　○ 肥大细胞肉瘤。
　○ 皮肤外肥大细胞瘤。

内镜表现

发病部位
● 胃和十二指肠最常受累。

黏膜异常
● 黏膜结节。
● 糜烂和溃疡。
● 黏膜皱襞消失。

影像学表现

一般特征
● 脾大，腹膜后淋巴结肿大。

组织病理学表现

组织学特征
● 越过隐窝的非典型性浸润延展至固有层和黏膜下层。
● 肥大细胞沿隐窝周围排列（腺周螺旋）。
● 病灶处肥大细胞有丰富的淡染胞质和拉长的肾形核仁
　○ 模糊的细胞核和核仁。
　○ 透明的核周细胞质。
　○ 梭形细胞质。
● 大量的嗜酸性粒细胞。
● 继发的改变
　○ 胃和十二指肠消化性损伤。

七、系统性肥大细胞增多症

关键点

临床概要
- 70%～80%的患者患有消化道疾病。
- 腹痛、急性腹泻、大便失禁。
- 组胺引起的胃酸分泌增多。
- 有 *KIT* D816V改变的突变异构体肿瘤组织对伊马替尼抑制治疗抵抗。

内镜表现
- 胃和十二指肠最常受累。
- 黏膜结节。

组织病理学表现
- 越过隐窝的浸润延展至固有层。
- 肥大细胞沿隐窝周围排列（腺周螺旋），具有丰富的淡染胞质和拉长的肾形核仁。
- 梭形或透明的细胞质。
- 可见大量嗜酸性粒细胞。

辅助检查
- CD117、肥大细胞类胰蛋白酶、CD25、CD2染色。

○ 小肠绒毛缩短。

辅助检查

组织化学
- 姬姆萨染色可使细胞质颗粒着色而展现不同程度的阳性。

免疫组化
- 肥大细胞CD117和肥大细胞胰蛋白酶染色强阳性
  ○ 异常的肥大细胞CD25和CD2染色，侵袭性肥大细胞增多症可表现为CD30阳性。
- 肥大细胞可表达出与巨噬细胞类似的CD68。

鉴别诊断

内镜鉴别诊断
- 与炎性肠病相鉴别
  ○ 慢性结肠炎活检不可见肥大细胞浸润。

组织学鉴别诊断
- 朗格汉斯细胞增生症
  ○ 可见嗜酸性细胞质和折叠的、沟壑状的或叶状的细胞核。
  ○ CD1a、S100和langerin染色阳性，CD117阴性。

- 炎性肠病
  ○ 可以见到明显的嗜酸性粒细胞，掩盖了肥大细胞的肿瘤特性。
  ○ 缺乏典型的慢性肠炎的浆细胞和淋巴细胞。
  ○ 缺乏慢性损伤时隐窝结构的改变。
- 色素性荨麻疹
  ○ 肠黏膜活检中肥大细胞数量的增多与皮肤疾病无关。
- 肠易激综合征的鉴别
  ○ 有活检中肥大细胞增多（肥大细胞性肠病）的相关报道。
  ○ 肥大细胞表现正常，不表达异常标志。

参考文献

1. Gotlib J et al: International Working Group-Myeloproliferative Neoplasms Research and Treatment (IWG-MRT) & European Competence Network on Mastocytosis (ECNM) consensus response criteria in advanced systemic mastocytosis. Blood. 121(13):2393-401, 2013
2. Fuller SJ: New insights into the pathogenesis, diagnosis, and management of mastocytosis. Hematol Oncol Clin North Am. 26(6):1143-68, 2012

病例图像展示

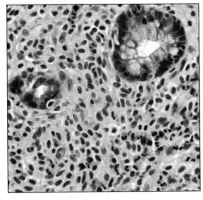 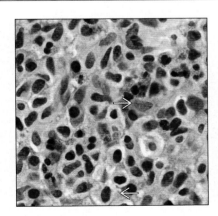 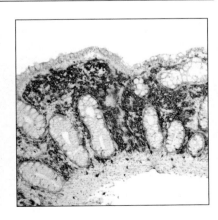

（左）病变部位的肥大细胞在受损结肠隐窝周围螺旋状排列

（中）高倍镜下，可见肥大细胞中内含丰富的弱嗜酸性或透明的胞质和拉长的有沟纹的细胞核（白箭头）。可见大量嗜酸性粒细胞

（右）固有层CD117免疫染色呈弥漫性强阳性，提示有大量的肥大细胞。其他有用的标志物还包括肥大细胞类胰蛋白酶和CD25

第5章 肛　门

一、痔

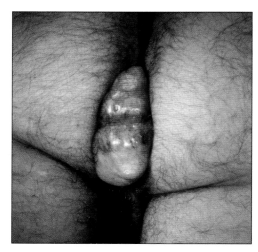

外痔非常大，表现为息肉样赘生物。充血的血管清晰可见。蓝色提示内有血栓形成（J.Mizell，MD.惠赠）

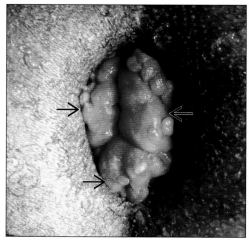

可见由肛管脱出息肉样肿块。尽管具有肿瘤的多发结节和红斑外形，但该肿块为巨大的原发痔（J.Mizell，MD.惠赠）

术　语

同义词
- 痔疮（piles）。

定义
- 来自希腊语的血（haima）和流动（rhois）。
- 由平滑肌和结缔组织包裹扩张的血管组成的息肉样赘生物
  - 血管丛是肛门黏膜下的正常组成部分。
  - 症状由血管扩张引起。
- 分型
  - 发生于齿状线以上的直肠上静脉丛的内痔
    - 直肠和过渡区表面被上皮覆盖。
  - 发生于齿状线以下的外（下）静脉丛的外痔
- 表面被皮肤或鳞状黏膜覆盖。

病因和发病机制

发病机制
- 锚定血管垫和肛门括约肌的结缔组织随着年龄而退化
  - 松弛导致移位至肛管。
  - 压力增加导致血管扩张。
- 粪便将血管丛压向肛门括约肌
  - 间歇性的压力增加使血管扩张和肿大。

危险因素
- 腹内压增高。
- 慢性便秘或用力排便。
- 低纤维饮食。
- 久坐。
- 妊娠。
- 肥胖。
- 肿瘤。
- 腹水。

临床概要

流行病学
- 美国人群患病率至少是4%～5%。
- 50%的患者＞50岁。
- 患病率逐渐增加直至70岁；发病高峰年龄段是45～65岁。
- 男女患病率无差异。

临床表现
- 内痔
  - 排便时无痛鲜血便。
  - 直肠脱垂相关症状
    - 排便时由肛门脱出的肿块。
    - 有粪便污染和黏液排出。
- 外痔通常无症状
  - 疼痛提示有血栓、绞窄或溃疡
    - 可触及的蓝色肿块提示急性血栓形成。
  - 瘙痒
- 并发症
  - 血栓形成和血管阻塞。
  - 贫血。
  - 大量出血，当门静脉高压症时尤为明显。

治疗
- 生活方式改变
  - 高纤维饮食和增加饮水。
  - 坐浴或冰浴。
- 药物治疗
  - 镇痛药。
  - 氢化可的松软膏。
  - 大便成形剂。
- 介入治疗
  - 硬化治疗，胶圈套扎，切除。

一、痔

关键点

病因
- 危险因素包括所有使腹内压增加的原因。
  - 妊娠、腹水、久坐、排便用力。

临床概要
- 常表现为无痛直肠出血。
- 当有血栓和溃疡形成时外痔才有症状。
- 需解除继发痔的诱因。

内镜表现
- 突出或息肉样的血管扩张。

组织病理学表现
- 黏膜下血管扩张
  - 血管壁变薄或变厚。
  - 血栓形成。
- 被覆的黏膜可见溃疡或炎症。

预后
- 以改善症状为主的非手术治疗。
- 预防以避免复发。
- 推荐40岁以上的患者行乙状结肠镜检查，除外其他原因所致出血。

内镜表现

内痔
- 突出的、扩张的血管使病变呈蓝色
  - 原发病灶位于右前、右后和左侧壁。
- 脱垂的痔表现为肛门外息肉样、蓝灰色病灶。

外痔
- 淡蓝色，上覆息肉样皮肤的病变。

组织病理学表现

组织学特征
- 扩张的黏膜下血管，血管壁变薄或变厚
  - 各种血栓形成伴出血及血管再通。
- 固有层富含纤维组织、平滑肌及弹性蛋白。
- 可见有脱垂特征的覆盖于表面的黏膜的炎症或溃疡。
- 可位于痣或鳞状细胞病变之下。

鉴别诊断

内镜鉴别诊断
- 黏膜脱垂息肉。
- 皮赘（纤维上皮息肉）。
- 尖锐湿疣。
- 其他肛门肿瘤（鳞状细胞癌，黑色素瘤）。

组织学鉴别诊断
- 黏膜脱垂息肉：缺乏大的薄壁扩张血管，可见黏膜纤维肌化。
- 皮赘：没有扩张血管、血栓或出血。
- 息肉样肉芽组织或炎性息肉：由细小的毛细血管和炎症组成。
- Kaposi肉瘤：HHV-8阳性的狭缝状血管瘤细胞增殖。

参考文献

1. Fargo MV et al: Evaluation and management of common anorectal conditions. Am Fam Physician. 85(6):624-30, 2012
2. Riss S et al: The prevalence of hemorrhoids in adults. Int J Colorectal Dis. 27(2):215-20, 2012
3. Madoff RD et al: American Gastroenterological Association technical review on the diagnosis and treatment of hemorrhoids. Gastroenterology. 126(5):1463-73, 2004

病例图像展示

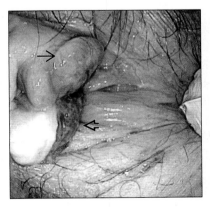 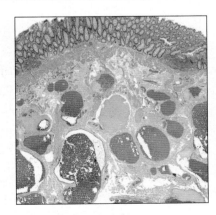 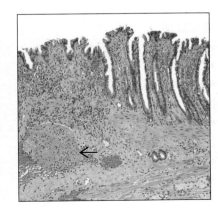

（左）淡蓝色浸润（黑箭头）伴糜烂（空心箭头）和脱出肛门的内痔

（中）内痔可见直肠黏膜下层扩张的薄壁血管

（右）痔的下层可见黏膜脱垂改变。从黏膜肌层发出的平滑肌细胞束进入固有层，可见锯齿状上皮改变，伴明显的增生隐窝。扩张血管内可见一个小血栓

二、乳头状汗腺瘤

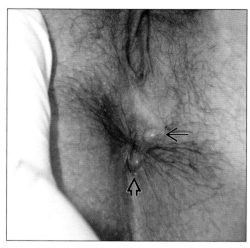

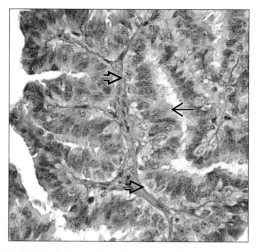

肛周乳头状汗腺瘤的典型表现为小于1.0cm的质韧、可移动、非溃疡性的肿块（黑箭头），常与痔伴发（空心箭头）（J.C.Garcés，MD.惠赠，and E.Loayza，MD.惠赠）

乳头状汗腺瘤包含两类细胞群，分别为含嗜酸性细胞质的柱状细胞和含透明胞质的低立方细胞，两种细胞附着在基底膜

术 语

同义词

- 乳头汗腺瘤。

定义

- 肛周最常见的良性附件肿瘤。

病因和发病机制

附件来源的良性肿瘤

- 曾被认为起源于大汗腺或汗腺。
- 现在认为是起源于乳腺样腺体异位于肛周的肿瘤。

临床概要

流行病学

- 年龄
  - 发病年龄范围广（平均年龄45岁）。
  - 青春期前女性不发病。
- 性别和种族
  - 几乎都是女性白种人。

临床表现

- 通常无症状。
- 疼痛。
- 溃疡时易出血。

治疗

- 常用治疗方法是局部切除。

预后

- 没有恶变风险，预后很好。
- 极少有恶变的报道
  - 对于被报道的病例的诊断存在争议。
- 极少有原位癌的报道
  - 非典型导管增生和类导管原位癌变样病变。

内镜表现

主要特征

- 很少有涉及远端肛管的病例。

大体特征

一般特征

- 单发的无痛的肛周或会阴部肿块
  - 月经期会变大。
  - 通常质韧但可活动。
  - 较小（＜1cm）。
  - 表面覆盖的皮肤通常是完好的，但可能会有溃疡或出血。

组织病理学表现

组织学特征

- 边界清楚的囊实性肿块
  - 以真皮或上皮下结缔组织为基础。
- 腺体和乳头状结构混合
  - 精细的结缔组织内核与外层双层细胞排列成细长的乳头状结构。
  - 腺体由位于基底膜的单层或双层上皮细胞组成。
  - 上皮细胞群
    - 高大而透明的或嗜酸性柱状细胞，具有类似于乳腺导管上皮细胞的基底核和细胞质顶凸。
    - 支撑高大柱状细胞的小透明立方细胞，可见肌上皮细胞分化。
- 轻度核多形性，偶可见有丝分裂象。
- 具有泡沫细胞、慢性炎症和分泌现象的多样表现
  - 炎症常见于肿瘤与皮肤表面相互作用过程中。
- 常见大汗腺或透明细胞化生。

辅助检查

免疫组化

- 上皮细胞

二、乳头状汗腺瘤

关键点

术语
- 最常见的肛周良性附件肿瘤
  - 目前认为是起源于乳腺样腺体异位于肛周的肿瘤。

临床概要
- 较广的发病年龄范围（平均年龄45岁）。
- 几乎完全是女性白种人。
- 无症状、疼痛或出血。
- 良性肿瘤；最常见的治疗方法是局部切除。

大体表现
- 肛周或会阴部单发的肿块。
- 质韧，可移动。

组织病理学表现
- 边界清楚的球形肿块
  - 囊性或实性。
- 腺体和乳头状结构混合。
- 包括两群上皮细胞。
- 常见大汗腺化生。

- 广谱角蛋白CK5/6阳性。
- 表达乳腺标志：雌激素受体和巨囊性病的液状蛋白（GCDFP）-15。
- 肌上皮细胞
  - S100和平滑肌细胞标志物（如calponin蛋白，平滑肌actin）阳性。

鉴别诊断

内镜鉴别诊断
- 肛周囊肿。
- 其他边界清楚的肛周肿瘤
  - 颗粒细胞瘤。
  - 纤维瘤。
  - 附件肿瘤。
- 纤维上皮息肉。
- 癌
  - 有溃疡或出血时需与乳头状汗腺瘤相鉴别。
  - 癌通常是浸润性的而不是边界清楚的和可活动的。

组织学鉴别诊断
- 其他附件肿瘤

- 毛发上皮瘤
  - 男性和儿童可患病。
  - 少见肛周发病。
  - 可见毛囊分化，而不是乳腺样腺体特点。
  - 乳头状汗管囊腺瘤
    - 常见于头颈部。
    - 少见肛周发病。
    - 肿瘤内可见密集的弥漫性淋巴浆细胞浸润。

参考文献

1. Hama M et al: Ulcerated hidradenoma papilliferum. Int J Dermatol. 52(2):198-9, 2013
2. Kazakov DV et al: Lesions of anogenital mammary-like glands: an update. Adv Anat Pathol. 18(1):1-28, 2011
3. Scurry J et al: Mammary-like gland adenoma of the vulva: review of 46 cases. Pathology. 41(4):372-8, 2009
4. Vazmitel M et al: Hidradenoma papilliferum with a ductal carcinoma in situ component: case report and review of the literature. Am J Dermatopathol. 30(4):392-4, 2008
5. Sington J et al: Mitotic count is not predictive of clinical behavior in hidradenoma papilliferum of the vulva: a clinicopathologic study of 19 cases. Am J Dermatopathol. 28(4):322-6, 2006
6. Handa Y et al: Large ulcerated perianal hidradenoma papilliferum in a young female. Dermatol Surg. 29(7):790-2, 2003

病例图像展示

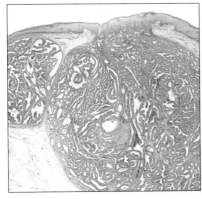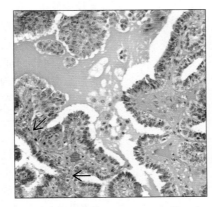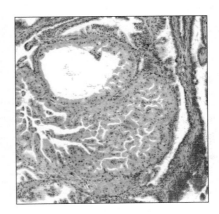

（左）乳头状汗腺瘤是一个个边界清楚的结节，由高度混合的腺体和乳头状结构组成
（中）乳头状结构由纤细的纤维血管轴心支撑（箭头）。与乳腺类似，柱状细胞表面可见管腔的顶凸。管腔嗜酸性分泌物中包含有泡沫状巨噬细胞
（右）腺体内可见富含嗜酸性细胞质的大汗腺细胞增殖

三、肛　　裂

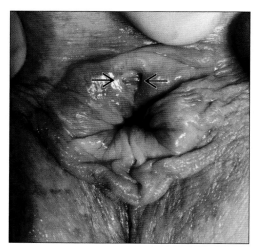

此患者在检查时发现有肛裂。肛门外翻后于中线12点方向可见一个边界清楚底部干净的溃疡

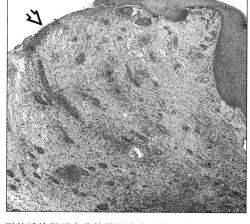

肛裂的活检提示为非特异性炎症改变。发生溃疡的鳞状黏膜（空心箭头）与炎性肉芽组织相关

术　　语

同义词

- 肛门裂。
- 肛门溃疡。

定义

- 远离齿状线的覆盖于内括约肌的肛管黏膜发生撕裂或溃疡。

病因和发病机制

多因素

- 刺激性腹泻
  - 儿童过敏性胃肠炎。
- 便秘、大便粗大。
- 括约肌收缩压力相关缺血性损伤。
- 分娩或其他创伤。
- 长期使用泻药。

临床概要

临床表现

- 疼痛
  - 排便时疼痛。
  - 排便后缓解。
  - 括约肌痉挛。
- 出血
  - 排便时流出鲜红色血液。
- 肛周皮肤炎症和瘙痒。

治疗

- 缓解症状的药物治疗
  - 软化和调节大便
    - 大便软化剂。
    - 饮食调整和增加饮水。
  - 局部麻醉和坐浴。
  - 局部硝酸甘油应用。

- 手术
  - 横向内括约肌切断术
    - 切除外皮赘促进引流。
    - 肛裂自行愈合。
- 未来的方式
  - 括约肌内注射肉毒杆菌。

预后

- 反复缓解和加重的慢性病程
  - 反复数年。
- 手术治疗非常成功。
- 并发症
  - 感染。
  - 便秘
    - 因惧怕排便时疼痛而导致排便时间延后。

内镜表现

单发病变

- 通常位于后正中线
  - 由于肛管和直肠后方成锐角。
- 较少发生于前正中线。
- 可发生于肛管较低部或全长。
- 肛管上端的病变需要将肛门外翻或利用肛门镜观察。
- 发炎、肛乳头肥大。
- 肛缘皮肤可出现片状纤维化（又称前哨痔）。

组织病理学表现

组织学特征

- 溃疡上皮和炎性肉芽组织。
- 急慢性混合性炎症。
- 可见异物巨细胞，但不可见外形完好的肉芽肿。
- 陈旧的病变可见纤维化、瘢痕化和过度角化及角化不全的肥厚的鳞状上皮黏膜。

三、肛　裂

关键点

术语
- 远离齿状线的覆盖于内括约肌的肛管黏膜发生撕裂或溃疡。

病因
- 黏膜刺激、括约肌紧缩、间歇性缺血等多重因素的结果。
- 创伤。

临床概要
- 典型的表现是排便时疼痛和出血。

内镜表现
- 常见为前正中线上的单发病变。

组织病理学表现
- 伴黏膜溃疡和肉芽组织的非特异性急慢性炎症。

鉴别诊断

内镜鉴别诊断
- 感染
  - 梅毒，性病性淋巴肉芽肿，腹股沟肉芽肿，结核，疱疹病毒。
  - 感染性病变可发生于包括正中线在内的任何部位，临床表现和症状较复杂。
  - 需要其他化验检查来除外感染。
- 累及肛门的克罗恩病
  - 患者常有其他部位的红斑或克罗恩病史。
- 癌
  - 溃疡癌并非必须发生于正中线。
  - 表现为坏死、出血和组织破坏，而不是边界清楚、基底干净的溃疡。
- 类似于息肉或肿瘤的肥大肛乳头。

组织学鉴别诊断
- 感染
  - 肉芽肿，重度浆细胞浸润和病毒包涵体可用于诊断感染性病因。
  - 特异性染色、培养以及其他方法可进行鉴别诊断。
- 肛周克罗恩病
  - 克罗恩病的肉芽肿和大量淋巴细胞聚集更为典型。
  - 克罗恩病相关的消化道病史。

诊断要点

病理解读要点
- 病理特征缺乏特异性，需要对临床表现和溃疡的解剖位置进行了解。
- 要经常对表面上皮的病毒细胞感染作用和包裹体、肿瘤以及其他异常进行评估。

参考文献

1. de Rosa M et al: Conservative versus surgical treatment for chronic anal idiopathic fissure: a prospective randomized trial. Updates Surg. 65(3):197-200, 2013
2. Jirapinyo P et al: Anal fissures in infants may be a pathognomonic sign of infants with cow's milk allergy. J Med Assoc Thai. 96(7):786-9, 2013
3. Arora G et al: Concurrent conditions in patients with chronic constipation: a population-based study. PLoS One. 7(10):e42910, 2012
4. Yiannakopoulou E: Botulinum toxin and anal fissure: efficacy and safety systematic review. Int J Colorectal Dis. 27(1):1-9, 2012
5. Lubowski DZ: Anal fissures. Aust Fam Physician. 29(9):839-44, 2000

病例图像展示

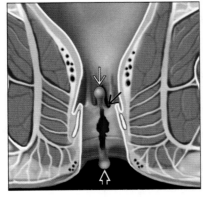 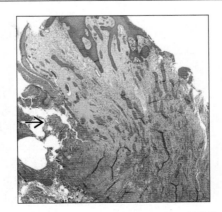 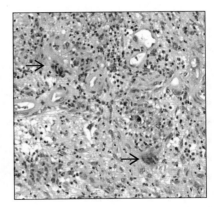

（左）肛裂和邻近部发炎的隐窝（黑箭头）组成解剖学角度的"肛裂三联征"：纤维化、肥大的肛乳头（白箭头）和前哨痔，其中前哨痔是在肛裂部位以下的肛缘由皮肤小片纤维化后（空心箭头）形成的

（中）肛裂与息肉、炎性肉芽肿和溃疡（黑箭头）相关。扩张的薄壁血管垂直于表面进行排列

（右）不要将散在的多核异物巨细胞（黑箭头）与克罗恩肉芽肿相混淆

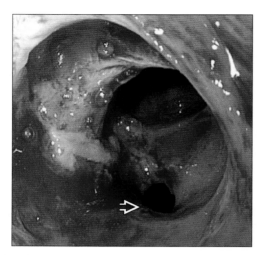

该肛瘘开口处（空心箭头）可见黏膜红斑、出血和脓性渗出物

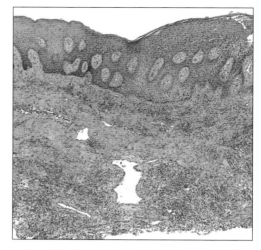

肛瘘活检可见不同程度的炎症和纤维化。肛瘘瘘管壁包含有急慢性炎症、肉芽组织和纤维化

术 语

定义
- 具有多个开口（≥2）的中空炎性管道
  - 多数起源于直肠肛管交界处的隐窝。
  - Goodsall 规律
    - 如果外口处于通过肛门开口中间的假想横线的后方，那么内口通常位于后正中线上。
    - 如果外口处于横线的前方，那么内口通常位于隐窝的反方向。
  - 可以是皮下、黏膜下、肌肉内或肌肉下。
- 与只有一个开口的窦不同。

病因和发病机制

感染
- 隐窝感染或受到创伤。
- 感染导致脓肿形成。
- 脓肿破裂引起肛瘘形成
  - 可因脓肿引流术后形成。
  - 与混合的肠道菌群有关。

克罗恩病
- 肛瘘可以是首发症状。

其他相关因素
- 憩室。
- 肿瘤。
- 创伤。
- 辐射。
- 分娩（直肠阴道瘘）
  - 通过阴道排气排便。

先天性肛门直肠瘘
- 男童更多见。
- 与脓肿形成有关。
- 常发生于直肠前壁，成直线型，瘘较表浅。

临床概要

临床表现
- 间歇性或持续性排液
  - 血性、脓性、水性或混合性。
- 疼痛。
- 并发症
  - 全身感染。
  - 慢性病例少见癌变
    - 黏液腺癌（其他的少见）。
    - 鳞状细胞癌。

治疗
- 手术方法
  - 几种可切除或保留括约肌的术式
    - 瘘管切开术或切除术。
    - 放置引流（挂线）。
    - 瘘管结扎术。
    - 纤维蛋白封闭剂和胶原塞。
    - 直肠或真皮皮瓣。
  - 为降低失禁的风险，对保留括约肌手术的关注度越来越高。

预后
- 小的肛瘘可自行愈合。
- 手术治疗很成功。

内镜表现

结肠镜/肛门镜
- 出血或脓性渗出液的部位提示可能有开放瘘口。
- 肛门镜可能有助于观察肛门隐窝水平的开口。
- 如果有黏膜炎症的证据，应考虑疾病背景为慢性特发性炎性肠病。

外部体检
- 突出于皮肤的红斑有脓性渗出

四、肛　瘘

关键点

术语
- 多个开口（≥ 2）的中空管道
- 多数起源于直肠肛管交界处的隐窝

病因
- 感染、克罗恩病、憩室病、肿瘤、创伤、辐射

临床概要
- 黏液性排液和疼痛。

内镜表现
- 出血或脓性渗出液的部位提示可能有开放瘘口。
- 肛瘘瘘管可触及。

组织病理学表现
- 病理表现类似，与病因无关。
- 急慢性炎症和肉芽组织的混合。

- ○ 也可能有瘢痕覆盖。
- 边缘可见紫色。
- 肛瘘是条索状的，可触及
  - ○ 可探及深度以及第一个开口与括约肌的关系
    - ■ 需要在麻醉的前提下进行检查。
- 直肠指诊可发现内开口，而内开口通常是有瘢痕的。

组织病理学表现

组织学特征
- 表现相似，与病因无关
  - ○ 急慢性炎症混合。
  - ○ 肉芽组织。
  - ○ 可见脓肿。
  - ○ 瘢痕。
  - ○ 常见异物巨细胞
    - ■ 异物巨细胞易被误认为是克罗恩肉芽肿。
- 少见真性肉芽肿
  - ○ 应考虑为克罗恩病。
  - ○ 需除外感染，尤其是结核感染。

鉴别诊断

内镜鉴别诊断
- 化脓性汗腺炎

- ○ 造成深的肛周窦。
- ○ 腋窝、腹股沟、外阴通常受累。
- 被感染囊肿（如皮脂腺、前庭大腺）有引流道。
- 由创伤或异物所致的窦道。

组织学鉴别诊断
- 组织学表现没有特异性
  - ○ 其他肛周感染部位的特异性染色、免疫染色、培养可区分肛门炎性病变。
  - ○ 可能的相似点
    - ■ 肛裂或溃疡。
    - ■ 肛周脓肿。
    - ■ 感染。

参 考 文 献

1. Blumetti J et al: Evolution of treatment of fistula in ano. World J Surg. 36(5):1162-7, 2012
2. Eglinton TW et al: The spectrum of perianal Crohn's disease in a population-based cohort. Dis Colon Rectum. 55(7):773-7, 2012
3. Tabry H et al: Update on anal fistulae: surgical perspectives for the gastroenterologist. Can J Gastroenterol. 25(12):675-80, 2011

病例图像展示

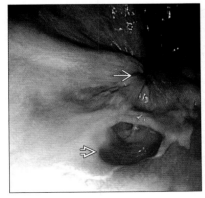 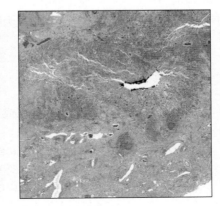 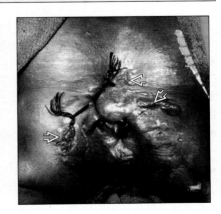

（左）可见靠近肛门部位的肛瘘（白箭头）。内开口周围可见脓性纤维蛋白渗出物（空心箭头）

（中）这个肛瘘的横截面可见密集的急慢性炎症伴被纤维瘢痕组织包裹的脓肿

（右）此克罗恩病患者有多个肛瘘（空心箭头），接受了挂线放置术后起到了引流的作用并开始愈合（J.Mizell，MD. 惠赠）

五、HPV、尖锐湿疣和肛门上皮内肿瘤

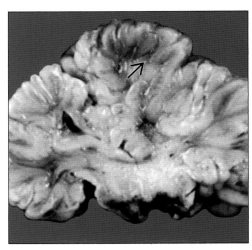

肛门尖锐湿疣的切面可见乳头状、菜花样外观。结缔组织的叶状体被增生的上皮（黑箭头）所覆盖（G.Gray，Jr.，MD. 惠赠）

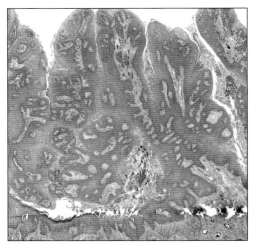

尖锐湿疣由增生的鳞状上皮细胞排列成的乳头状叶所构成。纤细的纤维血管轴心含有被不全角化增生上皮细胞支撑的扩大的薄壁血管

术　语

同义词
- 肛门生殖器疣。

定义
- 尖锐湿疣：继发于HPV感染的鳞状上皮乳头状增生。
- 肛门上皮内瘤变：肛管及肛周皮肤的鳞状上皮异型增生
  - 根据细胞异型性及上皮异型增生水平分级（AIN Ⅰ，AIN Ⅱ，AIN Ⅲ）。

病因和发病机制

人类乳头状瘤病毒（HPV）
- 性传播病毒
  - 肛门疾病的危险因素
    - 接受性肛交。
    - 免疫功能低下。
    - 大量性伴侣。
    - 女性下生殖道感染。
- 感染肛周的病毒类型为血清型6，11，16，18，51
  - 血清型6和11与尖锐湿疣和AIN Ⅰ有关。
  - 血清型16，18和51与AIN Ⅱ和AIN Ⅲ有关。
- 很少有垂直传染的报道。

临床概要

流行病学
- 最常见的肛门肿瘤，患病率较高（男同性恋为28%，男异性恋为15%）。
- 成年发病
  - 儿童发病率增加与性虐待有关。
- 男性比女性的感染率更高。

临床表现
- 由患者本人或患者伴侣发现。
- 因糜烂可导致出血或疼痛。

- 与生殖器或外阴疾病相关。

治疗
- 三氯乙酸和二氯乙酸使上皮脱落，治愈率较高（75%）。
- 术后预防复发可外用5-氟尿嘧啶（有效率50%～75%）。
- 顽固性病变可用干扰素α局部注射（复发率20%～40%）。
- 咪喹莫特因可引起肛门局部剧烈反应已不再使用。
- 鬼臼树脂因肛门局部反应不常规应用。
- 冷冻治疗虽然有局部反应，但治愈率可达75%。
- 肉眼可见的病变组织可用热灼或电灼的手术方法切除（治愈率60%～90%）。
- 肛门上皮内瘤变的患者需长期监测持续性或反复性疾病的发生，尤其是那些免疫抑制或HIV感染的患者。
- 女性患者可用宫颈涂片检测。

预后
- 免疫功能低下的患者复发率高。
- 免疫抑制的患者会快速由AIN Ⅰ进展为AIN Ⅱ或AIN Ⅲ（2年内）。
- 部分患者进展为鳞状细胞癌。

内镜表现

一般特征
- 尖锐湿疣
  - 肛门过渡区或肛周皮肤的肉质的、灰色或粉色的乳头瘤状肿块。
  - 单发或多发；经常成串出现
    - 融合的病变可能覆盖很大的面积。
  - 发生于肛管内的病变可以是扁平的。
- 肛门上皮内瘤变
  - 凸起的、鳞片状的、白色病变伴各种红斑、溃疡，或色素沉着。
  - 体格检查难以辨别，肛门镜下醋酸白染色可以辅助诊断。

五、HPV、尖锐湿疣和肛门上皮内肿瘤

关键点

术语
- 尖锐湿疣（肛门生殖器疣）：非典型鳞状上皮乳头状增生
  - 最常见的肛门/肛周肿瘤
- 肛门上皮内瘤变（AIN）：肛管及肛周皮肤的鳞状上皮异型增生。

病因
- 由一种性传播病毒HPV致病。
- 包含免疫功能低下、接受性肛交、生殖器疾病在内的多种危险因素。

临床概要
- 免疫功能低下的患者患HPV相关的持续性或反复性疾病的风险明显升高。

内镜表现
- 尖锐湿疣
  - 肉质的、灰色或粉色的乳头瘤状肿物。
- 肛门上皮内瘤变
  - 凸起的、鳞片状的、白色或者红色的病变。
  - 内镜检查难以鉴别。

组织病理学表现
- 尖锐湿疣
  - 伴角化不全和空泡细胞的鳞状上皮增生，有皱褶的核和核周晕等HPV感染标志。
- 肛门上皮内瘤变
  - 失去细胞成熟标志，核增大，核浓缩，有丝分裂象增多，细胞角化不全。
  - 根据异常程度进行分级。

组织病理学表现

组织学特征
- 尖锐湿疣
  - 棘皮乳头状鳞状上皮细胞增生。
  - 表面成熟，乳头和钉突拉长。
  - 过度角化、角化不全、非典型性角化不全。
  - 局限于基底上皮细胞的有丝分裂象。
  - 角化不良的角质成形细胞和海绵样水肿。
  - 空泡细胞（HPV感染的形态学标志）
    - 有核深染和核周晕的增大的角质成形细胞。
    - 褶皱的细胞核轮廓（葡萄干样）或者双核细胞。
- 肛门上皮内瘤变（非典型增生）
  - 鳞状细胞成熟度降低使鳞状上皮不同程度地增厚。
  - 细胞核异常：细胞核增大伴核深染和核多形性。
  - 有丝分裂增多，可见异常分裂象。
  - 角化不全和非典型性角化不全。
- AIN Ⅰ：异型性增生不超过上皮层厚度的1/3（轻度异型性增生）。
- AIN Ⅱ：异型性增生介于上皮层的厚度1/3 ～ 2/3（中度异型性增生）。
- AIN Ⅲ：异型性增生涵盖上皮层的全层（重度异型性增生，原位癌）。
- 分级：AIN Ⅰ为低级别病变，AIN Ⅱ和AIN Ⅲ是高级别病变。

辅助检查

免疫组化
- HPV感染细胞的核染色
  - 从特定的血清型中可获得抗原。
- p16是高风险感染的替代标记。
- Ki-67标记可用于发现高级别病变。

原位杂交
- 比HPV免疫标记更敏感。

鉴别诊断

内镜鉴别诊断
- 尖锐湿疣和鳞状细胞癌相似。
- 肛门上皮内瘤变与Paget病类似。

组织学鉴别诊断
- 尖锐湿疣与疣状癌难以鉴别，区别点在于没有局部破坏。
- 肛门上皮内瘤变
  - 肛门过渡区的反应性改变。
    - 没有角化不全、非典型性角化不全、非典型性有丝分裂象。
    - p16标记阴性，Ki-67染色正常。
  - Paget病
    - 没有角化不全、非典型性角化不全。
    - Paget细胞黏蛋白和CK7阳性。

参考文献

1. Sendagorta E et al: Prevalence of abnormal anal cytology and high-grade squamous intraepithelial lesions among a cohort of HIV-infected men who have sex with men. Dis Colon Rectum. 57(4):475-81, 2014
2. Smyczek P et al: Anal intraepithelial neoplasia: review and recommendations for screening and management. Int J STD AIDS. 24(11):843-51, 2013
3. Darwich L et al: Condylomata, cytological abnormalities and human papillomavirus infection in the anal canal in HIV-infected men. HIV Med. 13(9):549-57, 2012
4. Pirog EC et al: P16/CDKN2A and Ki-67 enhance the detection of anal intraepithelial neoplasia and condyloma and correlate with human papillomavirus detection by polymerase chain reaction. Am J Surg Pathol. 34(10):1449-55, 2010
5. Longacre TA et al: Diagnostic problems in anal pathology. Adv Anat Pathol. 15(5):263-78, 2008

五、HPV、尖锐湿疣和肛门上皮内肿瘤

临床特征和内镜下特征

（左）一位65岁男性行结肠镜检查，发现齿状线一个5mm无蒂息肉。放大后提示表面为分叶状绒毛增生（白箭头）。活检提示为尖锐湿疣伴低级别异型增生（AIN I）

（右）此患者肛周可见一巨大的尖锐湿疣（白箭头），上方可见多发较小成簇的病变（空心箭头）。下方可见斑片样尖锐湿疣。过度角化使病变呈现出珍珠白色外观（弯箭头）

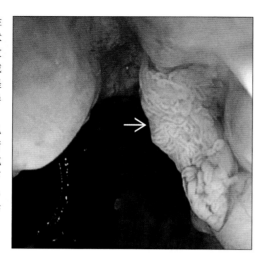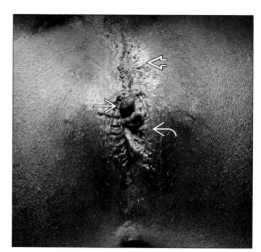

（左）此患者会阴部可见多发肛门生殖器尖锐湿疣。成簇的乳头状病变，大小不一的粉红色和黄褐色结节，灰白色分叶状的外观

（右）此患者肛门尖锐湿疣进展为鳞状细胞癌。此病变表面形态不规则，颜色不均一，这不是尖锐湿疣的常见特点。注意较大肿块外侧较小的尖锐湿疣（黑箭头）（J.Mizell，MD. 惠赠）

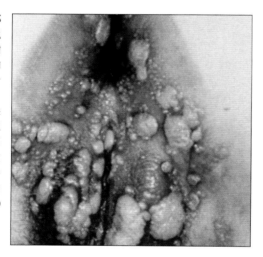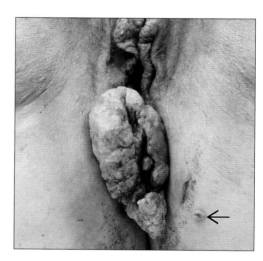

（左）一位44岁女性因腹泻行结肠镜检查，发现直肠远端接近直肠肛门交界处的多发息肉。这些息肉与腺瘤不同，具有多发结节的外观

（右）窄带成像提示这些病变与鳞状上皮黏膜有关。它们具有杂色表面和分叶状外观（黑箭头）。切除活检提示为尖锐湿疣

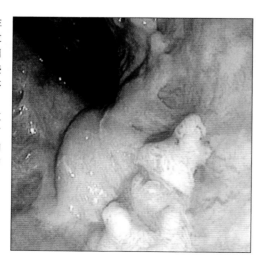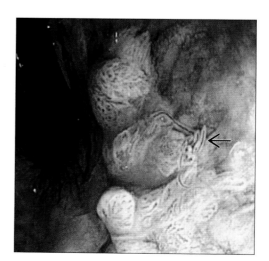

五、HPV、尖锐湿疣和肛门上皮内肿瘤

内镜下特征、大体特征和显微镜下特征

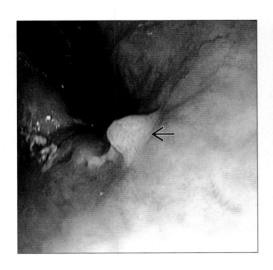

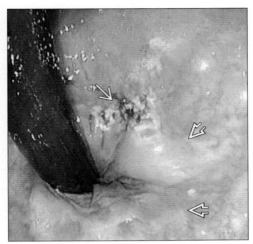

（左）另一位患者接受结肠镜检查时于肛门直肠交界处发现一个无蒂息肉。这个息肉表面呈珍珠白色并被覆鳞状上皮（黑箭头）。在病灶基底部注射液体垫后完全移除

（右）可见息肉移除后烧灼活检的位置（白箭头），以及周围肛管苍白的鳞状上皮。这个病变出现在靠近齿状线的位置（空心箭头），这是一个湿疣

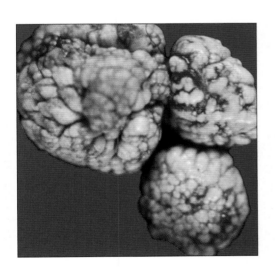

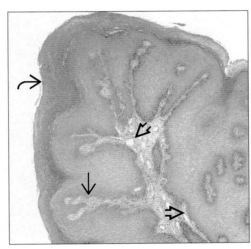

（左）这些被切除的湿疣表现为分叶的菜花样肿块。这些小结节状或叶状物表面呈现灰白渐变色，这是增生的角化上皮细胞的典型表现（G. Gary，Jr，MD. 惠赠）

（右）湿疣可见乳头状的排列和延长的乳头状凸起，由纤细的纤维血管轴心支撑（黑箭头）。基底部是正常的或略有膨大（空心箭头）。表面出现角化过度和角化不全（弯箭头）

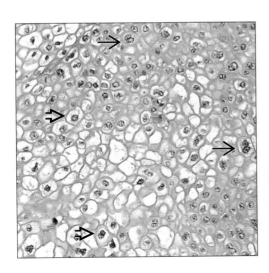

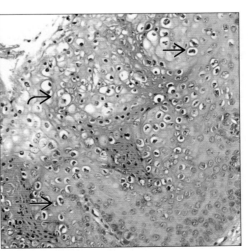

（左）湿疣表现为HPV感染的细胞学表现，可见上皮细胞呈空泡样变、核深染及核周晕（空心箭头）。常见双核细胞（黑箭头）

（右）湿疣的表面上皮内可见很多空泡细胞，异常的角化不全细胞也可以出现空泡样变（弯箭头）。空泡细胞核心出现褶皱的"葡萄干样"改变（黑箭头）。病变也可表现为基底角质形成细胞排列紊乱

五、HPV、尖锐湿疣和肛门上皮内肿瘤

显微镜下特征

（左）在高倍镜下可见湿疣的异型空泡细胞，这在表面上皮中非常突出。空泡细胞稀薄的细胞质中包含着深染的、被核周晕包围的不规则细胞核（空心箭头）。有一些是双核的

（右）湿疣的细胞中包含大量的有丝分裂象（空心箭头），这会在穿过基底层时成为非典型的或正在分裂的细胞（黑箭头）。这个病例可见散在的角化不良的角质形细胞（黑箭头）及一层角化不全的嗜酸性粒细胞

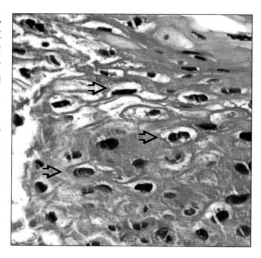
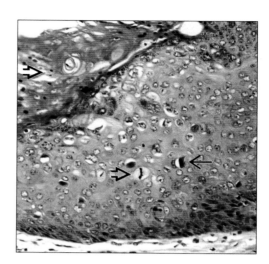

（左）其他HPV感染后的细胞学特征包括散在的角化不良细胞（黑箭头）和巨核角质形成细胞。可见散在的双核细胞（弯箭头）和核内包含污染、粗糙染色质的细胞（空心箭头）

（右）尖锐湿疣中起到支持作用的固有层是异常的，它经常是水肿的，包含扩张的毛细血管（黑箭头），这在黏膜乳头状凸起处更加明显

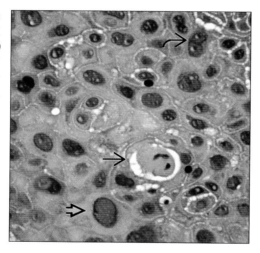
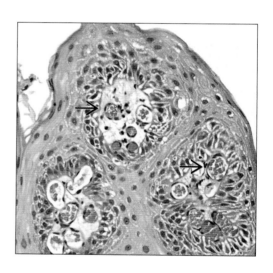

（左）异型角化不全或角化不全伴异型细胞核（黑箭头）在湿疣的肛门上皮内瘤变中，尤其是在高级别病变中很常见。在这个病例中，异型角质形成细胞占据了上皮层的50%（B.Fogle，DO.惠赠）

（右）异型细胞核的细胞在这个AIN-II的病例中占据了近50%的上皮层。基底层排列紊乱，异型角化不全出现在表面

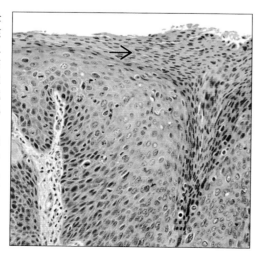
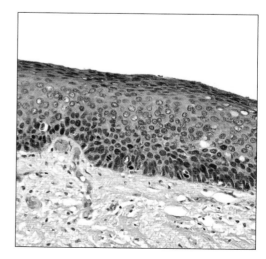

五、HPV、尖锐湿疣和肛门上皮内肿瘤

显微镜下特征

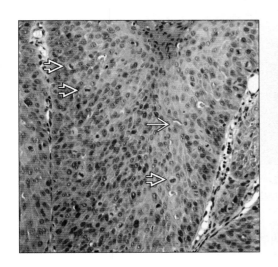
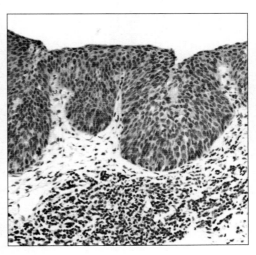

（左）这个湿疣属于AIN-Ⅲ，分类上属于高级别瘤变。增大、核深染的不成熟细胞占据整个上皮层，有丝分裂象移位到基底区以上（空心箭头）。出现大量角化不良的角质形成细胞（白箭头）

（右）在严重的病变中（AIN-Ⅲ），多核细胞十分稠密，而成熟细胞则明显处于相对劣势。全上皮层均可出现异型细胞

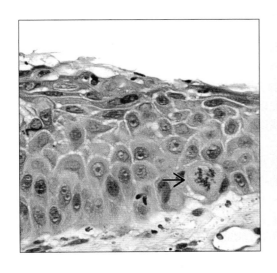
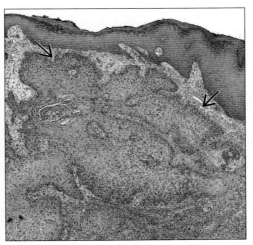

（左）异型有丝分裂象在肛门上皮内瘤变中十分常见。这个病例也显示了异型角化不全

（右）湿疣的鉴别诊断包括浸润性高分化鳞状细胞癌。上皮下结缔组织中宽基底的、不规则的角质形成细胞增生性隆起与鳞状细胞的内吻合岛（黑箭头）都不出现在湿疣中，若出现应警惕肿瘤的可能

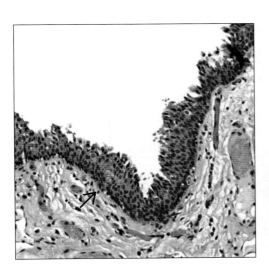
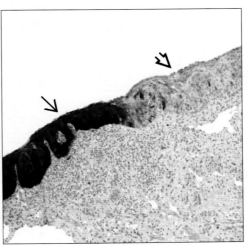

（左）肛管移行部分上皮细胞的反应性改变很难与异常结构区分，特别是高级别瘤变（AIN-Ⅲ）。然而基底层（黑箭头）是整齐的，可以见到成熟细胞，很少出现异型有丝分裂象。免疫标志物p16和Ki-67有助于鉴别疾病

（右）在全层，p16位点活跃（黑箭头）是判断高级别异型增生（AIN-Ⅲ）的有效指征，但它在未异型增生的鳞状上皮（空心箭头）中却很少见

六、肛门鳞状细胞癌

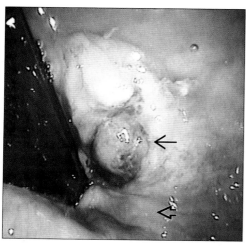

这个鳞状细胞癌有不规则的多结节状表面，翻转内镜可见。质地较硬，伴被浸润的上层黏膜。还可见一个静脉曲张的痔

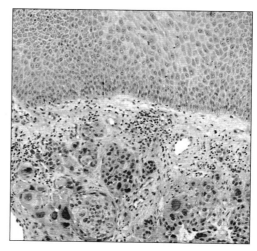

这块鳞状细胞癌的活检特点是巨大、奇特的多角形的粉色细胞质和多核细胞。侵袭性癌出现在完整覆盖的鳞状黏膜下方

术　语

缩写
- 鳞状细胞癌。

定义
- 肛管鳞状细胞的瘤性增生
  - 种类包括基底细胞样癌（泄殖腔源的）和疣状癌。

病因和发病机制

危险因素
- 人类乳头状瘤病毒（HPV）
  - 大多数病例与之相关。
  - 有宫颈和外阴感染的患者患肛管肿瘤的风险增加
    - 患肛门鳞状上皮细胞癌的患者需进行其他HPV相关病变评估。
  - 免疫抑制的患者（包括HIV阳性的患者），HPV感染和患鳞状细胞癌的风险均升高
    - 建议高风险人群进行肛门的巴氏涂片以筛查。
- 接受性肛交。
- 吸烟。
- 有性传播疾病史。
- 推测鳞状细胞癌与慢性炎症有关（如瘘管、肛裂），但这个观点仍有争议。

临床概要

流行病学
- 发病率
  - 比较少见
    - 由大肠癌引起的不到5%。
    - 1970年以来，发病率的增加与HIV感染率上升和免疫抑制剂的广泛应用是同步的。
- 年龄
  - 高于齿状线的肿瘤：老年人易患，女性易患。
  - 低于齿状线的肿瘤：中年人易患，男性易患。

临床表现
- 伴或不伴分泌物的肛门疼痛。
- 便血。
- 明显的肿块。
- 瘙痒。
- 里急后重，肛门下坠感。
- 大便失禁。
- 淋巴结肿大表明癌扩散。
  - 齿状线以上的肿瘤转移至骨盆淋巴结。
  - 齿状线以下的肿瘤转移至腹股沟淋巴结。

治疗
- 化疗和放疗
  - 现行的一线疗法。
  - 70%～90%的患者经单纯化疗可治愈，尤其是齿状线以上的肿瘤。
- 经腹会阴联合切除术
  - 曾经的一线疗法。
  - 目前用于辅助放化疗无效和复发的疾病。
- 局部广泛切除适用于表浅的疾病（T1期）。

预后
- 取决于分期（大小、浸润深度、转移）
  - 局限于黏膜下层的小肿瘤预后良好。
- 齿状线以上的肿瘤比齿状线以下的肿瘤预后好。
- 如局部治疗失败，预期生存时间多不超过3年。

内镜表现

早期病变
- 通常是较小的、可移动的或疣状的。

晚期病变
- 溃疡样的、坚硬的。
- 可见结节样的或大的、蕈伞样的病变。

六、肛门鳞状细胞癌

关键点

术语
- 肛门鳞状细胞癌占大肠癌变的 5% 以下。

病因
- 主要危险因素包括 HPV 感染、吸烟、接受性肛交
  - 一些学者认为所有高风险人群均应接受巴氏涂片检查。
- 慢性肛裂和瘘管是危险因素，但尚有争议。

临床概要
- 化疗是目前的一线治疗
  - 70% ~ 90% 的患者可以痊愈，尤其是齿状线以上的肿瘤。

内镜表现
- 早期病变

- 较小的、可移动的或疣状的。
- 外形类似尖锐湿疣。
- 晚期病变
  - 溃疡样，可能很大或呈蕈伞样。
  - 大肿瘤可能从肛门口脱出。

组织病理学表现
- 扩散型鳞状细胞癌巢伴非典型改变
  - 出现螺纹状或珍珠状角化。
- 重要的变异
  - 基底样的鳞状细胞癌（泄殖腔源的肿瘤）。
  - 疣状癌。

- 可能从肛门口突出。

其他特征
- 齿状线以上的肿瘤外部检查不明显。

组织病理学表现

组织学特征
- 侵袭性的、大小多样的鳞状细胞癌巢
  - 角化区域呈螺纹状或珍珠状。
  - 可见细胞间的连接（桥粒）。
  - 不一定存在坏死。
  - 齿状线以下的癌角化更明显，分化更好。
- 基底细胞多样化（泄殖腔源的）
  - 不规则的、成角的或有小梁的癌肿外围有精细的栅栏样细胞。
  - 可见黏蛋白。
  - 鳞状细胞癌巢不伴角化。
- 疣状癌
  - 高分化癌肿的侵袭能力比浸润性更强大。
  - 误导性的良性表现，尤其是表面活检。

鉴别诊断

内镜鉴别诊断
- 结直肠腺癌：可能延伸至肛管内，但肛门处不可见。
- 肛管腺癌：常表现为臀部疼痛肿块和黏液流出。
- 肛门黑色素瘤：向外部生长的、有颜色的。
- 尖锐湿疣：在外形上很难与癌症区分，且可以与侵袭性癌并存。

组织学鉴别诊断
- 结直肠腺癌
  - 通常有腺体伴脏的坏疽；免疫染色在低分化肿瘤中可能有用。
- 皮肤的基底细胞癌酷似基底样鳞状细胞癌
  - 皮肤肿瘤有更多的突出的、周围栅栏样细胞
    - 可被 BER-EP4 和 BCL-2 染色。
  - 肛门癌包含更多原位元素
    - 更多 CDKN2A 和 SOX2 表达。
  - 必须与肿瘤的大体部位联系起来。
- 内分泌肿瘤
  - 可能类似低分化的鳞状细胞癌。
  - 内分泌免疫染色有助于区分。

参考文献

1. Patil DT et al: Clinicopathological analysis of basal cell carcinoma of the anal region and its distinction from basaloid squamous cell carcinoma. Mod Pathol. 26(10):1382-9, 2013
2. Simpson JA et al: Diagnosis and management of anal intraepithelial neoplasia and anal cancer. BMJ. 343:d6818, 2011
3. Bilimoria KY et al: Squamous cell carcinoma of the anal canal: utilization and outcomes of recommended treatment in the United States. Ann Surg Oncol. 15(7):1948-58, 2008
4. Rousseau DL Jr et al: Squamous cell carcinoma of the anal canal. Surg Oncol. 14(3):121-32, 2005
5. Daling JR et al: Human papillomavirus, smoking, and sexual practices in the etiology of anal cancer. Cancer. 101(2):270-80, 2004

六、肛门鳞状细胞癌

临床特征和显微镜下特征

（左）质硬的肿块从肛门口突出来，表面有清晰的多结节伴红斑，不会与痔混淆。切除活检确认有浸润性鳞状细胞癌（J. Mizell，MD. 惠赠）

（右）另一个鳞状细胞癌有不同的表现，肿瘤很小，表现为坚硬的溃疡伴粉色卷边，提示有浸润（J. Mizell，MD. 惠赠）

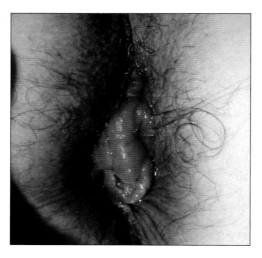 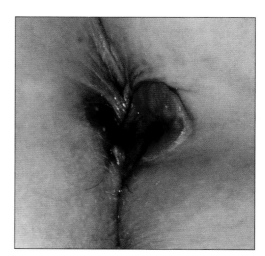

（左）这个鳞状细胞癌出现于齿状线下，表面呈粉色的多结节样和数个溃疡（J. Mizell，MD. 惠赠）

（右）复发的鳞状细胞癌广泛地侵及肛管，并向会阴表面生长。这个肿瘤呈疣状，外形类似于湿疣，但表面不均匀，呈结节状，破坏性的生长方式提示是癌（J. Mizell，MD. 惠赠）

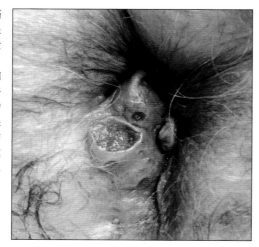 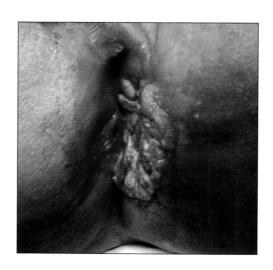

（左）鳞状细胞癌的特征是由恶性鳞状细胞组成的癌巢。高分化的肿瘤细胞有大量粉色细胞质和多形性核。周围是肿瘤引起的炎症反应

（右）侵袭性鳞状细胞癌的典型特征是异常角化的鳞状细胞组成的不规则癌巢。这个病例中可见分散的角化不良细胞（黑箭头）。注意周围基质是炎性的，但缺乏结缔组织生成

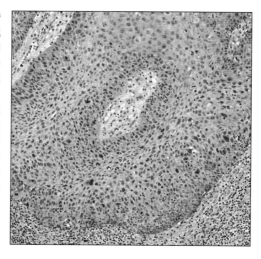 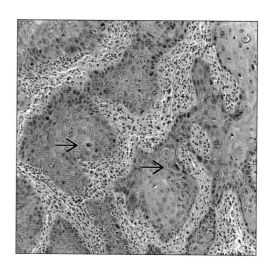

六、肛门鳞状细胞癌

显微镜下特征

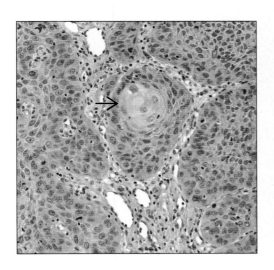
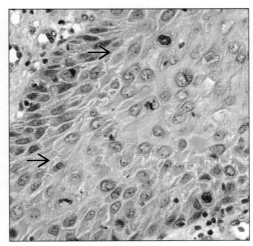

（左）在恶性鳞状细胞癌巢中央的角化珠（黑箭头）或轮状角化灶，在角化的鳞状细胞癌中很普遍。在鳞状细胞癌巢中出现角化灶，对于诊断癌症很有帮助，尤其是在表面活检中

（右）细胞间的桥接（黑箭头）是鳞状细胞癌的特征性表现。它们代表鳞状细胞间的桥粒连接，并可依此识别高级别肿瘤

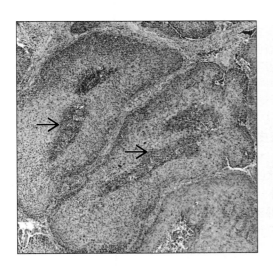
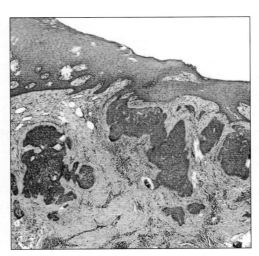

（左）这些恶性鳞状细胞巢中央有坏死（黑箭头）。坏死灶是侵袭性鳞状细胞癌常见的特征，可能表现为细胞碎片汇合而成的。在这个病例中，表现为单纯细胞坏死

（右）肛门鳞状细胞癌的基底样的或泄殖腔源的变异类似于皮肤的基底细胞癌。不规则的嗜碱性细胞巢被改变的基质包围，逐渐破坏被覆上皮

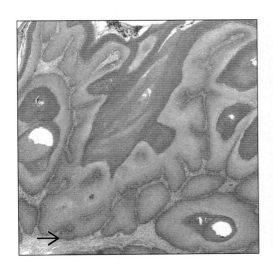
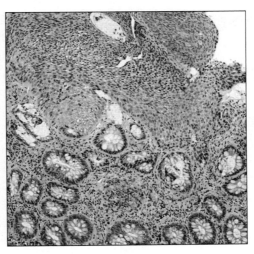

（左）疣状鳞状细胞癌分化程度非常高，类似于良性湿疣。这种癌的侵袭能力比浸润性更强，前面（黑箭头）由大的、可扩张的病灶组成，表现了基底区化脓的、最小的膨胀。破损的表面出现大量密集的角化过度灶

（右）这个鳞状细胞癌角化不良，并延伸至近端，累及直肠的腺上皮

七、乳房外 Paget 病

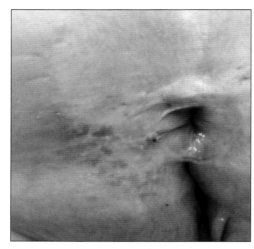

此复发性原发性乳房外 Paget 病患者的肛周皮肤可见各种大小的红色斑块。瘢痕反映了之前多次的广泛局部切除手术（J. Laryea，MD. 惠赠）

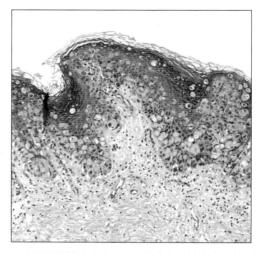

Paget 细胞浸润鳞状上皮，与角化症和慢性炎症反应相关。肿瘤细胞与鳞状上皮细胞相比，体积增大，颜色苍白

术 语

定义
- 罕见赘生物，其特征是有恶性、含黏蛋白的上皮细胞浸润肛周皮肤。
- 原发性乳房外 Paget 病
  ○ 与潜在的结直肠或肛门腺癌无关联。
- 继发性乳房外 Paget 病
  ○ 占肛门 Paget 病的 50% ～ 75%。
  ○ 反映末端直肠或肛门的潜在腺癌，往往比较隐秘
    ■ 鳞状黏膜中的潜在腺癌广泛分布于上皮内。
    ■ 远端直肠癌是最常见的病因。
    ■ 肛门腺癌同样与乳房外的 Paget 病相关，但很少。

病因和发病机制

细胞起源
- 原发肿瘤由具有分泌功能的肛门腺癌细胞组成
  ○ 肿瘤细胞起源于顶浆分泌或外分泌。
- 继发性病变由肠型腺细胞组成。

临床概要

流行病学
- 年龄
  ○ 多见于老年人（50 ～ 80 岁）。
- 性别
  ○ 男性、女性都可受影响。

临床表现
- 难治性瘙痒。
- 出血。

治疗
- 局部广泛切除
  ○ 可能是有效的，但由于 Paget 样细胞的渗透特性难以

达到边缘阴性。
- 如果出现了潜在的腺癌，需要行经腹会阴联合切除术。
- 在一些病例中，局部应用咪喹莫特是有效的。

预后
- 局部反复发作在原发性疾病中十分常见，但很少致命。
- 原发肿瘤引起侵袭性腺癌，其表现与分期有关。
- 继发性疾病的预后主要取决于腺癌的分期，但作用不大。

内镜表现

红斑狼疮皮疹、斑块或空斑
- 结痂的、鳞状的、溃疡的
  ○ 在齿状线及肛周皮肤中间任一位置。
  ○ 大小不一。
- 如果合并腺癌可触及肿块。
- 肛门疾病可侵及会阴或外阴部。

组织病理学表现

组织学特征
- Paget 细胞
  ○ 苍白的空泡细胞出现在完整的鳞状细胞表皮中
    ■ 单独出现或成簇。
    ■ 当与潜在腺癌相关时，可见管状或腺状结构。
    ■ 也有很多在表皮基底，可能扩散到毛囊皮脂腺或附属器下。
  ○ 泡状核：大量嗜碱或双嗜性细胞质，包含大量黏蛋白。
- 相关的反应性改变
  ○ 角化过度、角化不全、棘层肥厚。
  ○ 炎症。
  ○ 色素流失。
- 局限于上皮和附属器结构的病变被认为是原位癌的一

七、乳房外Paget病

关键点

术语
- 原发性乳房外Paget病：与潜在的直肠或肛门肿瘤无关。
- 继发性乳房外Paget病：与远端直肠和肛门腺癌相关。

临床概要
- 瘙痒。
- 常用局部广泛切除治疗。
- 手术切除后很难达到边缘阴性
  - 病变细胞广泛分布于上皮中。
- 治疗后复发很常见。

内镜表现
- 从齿状线到肛周皮肤处处可见红斑、斑块和损伤。

组织病理学表现
- 肿瘤黏蛋白相关细胞浸润肛门黏膜或皮肤的鳞状

上皮
- 细胞单独出现或成簇出现。
  - 很多在表皮基底，但可能分布于浅表或在附属器下。
- 细胞学上，恶性细胞体积增大，有大量苍白的细胞质
  - 包含大量黏蛋白，是很有用的鉴别特点。

辅助检查
- 原发性乳房外Paget病
  - CK7（＋），GCDFP-15（＋），CK20（－），CDX2（－）。
- 继发性乳房外Paget病
  - CK7（＋/－），GCDFP-15（－），CK20（＋），CDX2（＋）。

种形式。

辅助检查

组织化学
- 阿尔新蓝、PAS、胭脂红染色阳性。

免疫组化
- 原发性乳房外Paget病
  - CK7，GCDFP-15，MUCI，MUC5AC阳性。
  - CK20，CDX-2，MUC2阴性。
- 继发性乳房外Paget病
  - CK20，CDX-2，MUC2阳性。
  - CK7少数阳性。
  - GCDFP-15阴性。

鉴别诊断

内镜鉴别诊断
- 非肿瘤的湿疹样改变。
- 原位鳞状细胞癌（Bowen病）。
- 肛门黑色素瘤。
- 活检对鉴别很有用。

组织学鉴别诊断
- 肛门黑色素瘤
  - 恶性细胞呈Paget样播散，大多数突出于鳞状细胞上皮基质。
  - 黑色素细胞标志物阳性，黏蛋白、细胞角蛋白呈阴性。
- 原位鳞状细胞癌（Bowen病）
  - 出现Paget样分布，经常伴全厚度的异型细胞。
  - 黏蛋白及MUC1阴性，CK5/6阳性，高致病性HPV和p16阳性。

- 鳞状细胞反应性空泡形成
  - GCDFP-15，MUCI，MUC5AC阴性。
  - 缺少异型细胞核。
- 从外阴和肛周Paget病扩展
  - 与妇科检查及活检有关。
- 转移性腺瘤
  - 与放射学、临床信息联系起来；通常应用免疫染色以区分。

诊断要点

临床相关病理学特点
- 对于所有持续出现肛周红斑、皮疹的患者，建议直接活检。
- 如果活检诊断为Paget病，必须严格除外潜在的腺癌。
- 破损细胞常延伸至肉眼可见区域之外。

参考文献

1. Regauer S: Extramammary Paget's disease--a proliferation of adnexal origin? Histopathology. 48(6):723-9, 2006
2. De Nisi MC et al: Usefulness of CDX2 in the diagnosis of extramammary Paget disease associated with malignancies of intestinal type. Br J Dermatol. 153(3):677-9, 2005
3. Tulchinsky H et al: Extramammary Paget's disease of the perianal region. Colorectal Dis. 6(3):206-9, 2004
4. Kuan SF et al: Differential expression of mucin genes in mammary and extramammary Paget's disease. Am J Surg Pathol. 25(12):1469-77, 2001
5. Goldblum JR et al: Perianal Paget's disease: a histologic and immunohistochemical study of 11 cases with and without associated rectal adenocarcinoma. Am J Surg Pathol. 22(2):170-9, 1998

七、乳房外Paget病

大体特征和显微镜下特征

（左）这个切除的标本包含晚期的乳房外Paget病，可见大的肛周溃疡伴不规则的结节状基底，背景黏膜有红斑和鳞状硬结（G. Gary，MD. 惠赠）

（右）大量的Paget细胞浸润其他完整的鳞状上皮中，肿瘤细胞在基底部非常突出，单独出现或呈簇出现。有大量苍白的细胞质及上部角化不全（S. Owens，MD. 惠赠）

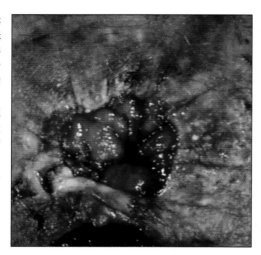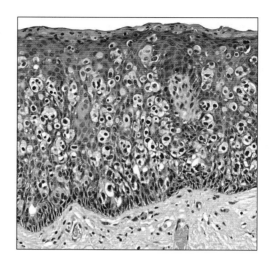

（左）渗润性Paget样细胞可能更为隐匿。在这个病例中，成簇的肿瘤细胞出现在上皮深处，它们也是在这里聚集成簇的（黑箭头）。当然，单独的异型细胞也分散在浅层（空心箭头）

（右）在高倍镜下，Paget细胞单独或成簇浸润上皮。它们含有大量苍白细胞质和大的、不规则的细胞核。可见角化过度和正在角化的细胞

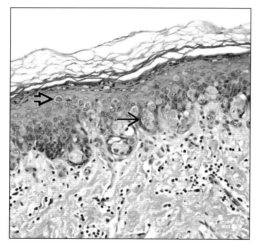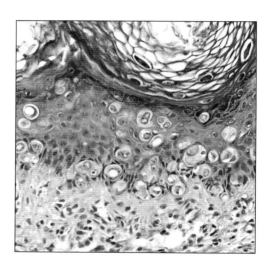

（左）高倍镜下可见Paget细胞典型的泡状核，有一些也包含小但明显的核仁。病变细胞包含大量嗜酸性细胞质，被人为造成的萎缩包绕（S. Owens，MD. 惠赠）

（右）大量细胞质伴空泡（黑箭头），单从形态上很难准确区分原发性乳房外Paget病和继发性的乳房外Paget病（S. Owens，MD. 惠赠）

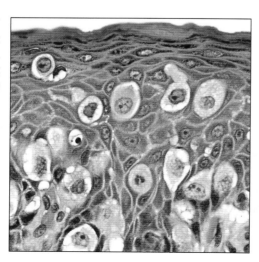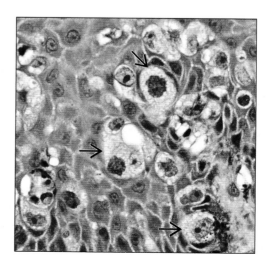

七、乳房外Paget病

显微镜下特征

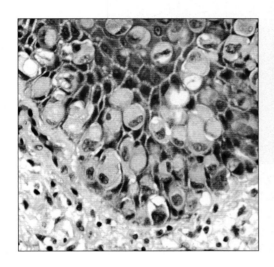

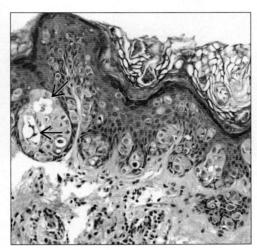

（左）Paget细胞的特征是大量存在于上皮基底层，以线性排列或聚集成簇。这些肿瘤细胞包含巨大的空泡核，一部分细胞核由于大量灰白色黏蛋白细胞质的挤压表现为浆细胞样

（右）在这例继发性病例中，成簇的Paget细胞聚集于鳞状上皮基底，黏蛋白明显存在于较大的细胞簇中（黑箭头）

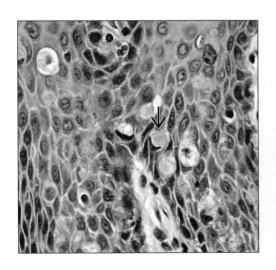

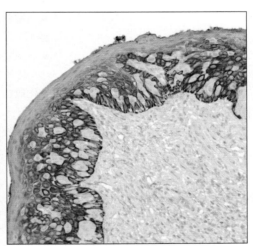

（左）在一位有潜在直肠腺癌的患者身上，这些肿瘤细胞浸润鳞状黏膜。一些表现为印戒细胞样（黑箭头），但其他的则难以与原发性Paget病的病变细胞相鉴别（S. Owens，MD.惠赠）

（右）背景中的非肿瘤性鳞状上皮由CK5/6染色标记，与未被染色的Paget细胞簇形成鲜明对比（M. Quick，MD.惠赠）

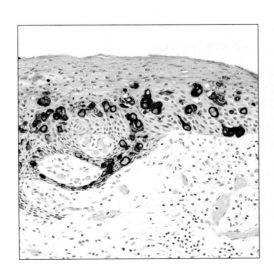

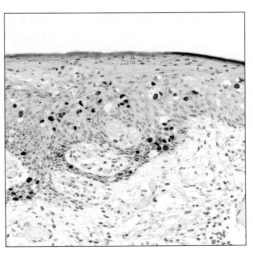

（左）几乎所有原发性乳房外Paget病中，CK7均呈阳性，这是一个很有价值的鉴别线索。在这个病例中，散在的肿瘤细胞表现出CK7强阳性。原发性乳房外Paget病CK20和CDX-2呈阴性（S. Owens，MD.惠赠）

（右）相反的，潜在的结直肠腺癌引起的继发性Paget病中CDX-2和CK20均表现为强阳性（S. Owens，MD.惠赠）

八、肛门腺癌

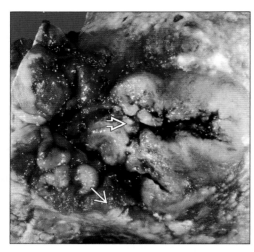

肛门腺癌出现在肛周深部组织，形成一个大的肛周肿块。这个肿瘤侵袭上覆黏膜，中央区域包含囊性恶变（J. Mizeu，MD. 惠赠）

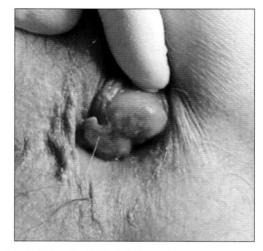

这位患者有几个月的痔疮病史，她被发现在肛门远端有一个结节状肿瘤，脱垂到外表面。经证实这个肿块为腺癌

术　语

同义词

- 肛管腺癌。
- 肛门黏液腺癌。

定义

- 原发性肛管腺癌
  - 可能产生于肛管上皮。
  - 有一些起源于肛管移行部的黏液上皮，但这仍有争议。

病因和发病机制

肿瘤发展的机制

- 扩展到肛管近端、远端、周围软组织、深部组织。

慢性炎症的结果

- 不清楚是慢性炎症导致了肿瘤的形成，或肿瘤形成引起了肛瘘。
- 可能有炎症诱发的疾病
  - 肛瘘。
  - 慢性脓肿。
  - 克罗恩病。

感染

- 没有证据证明与HPV感染有关。

癌前病变

- 乳房外Paget病可在一定条件下转变为腺癌。

临床概要

流行病学

- 发病率
  - 很低。
- 年龄
  - 多发生于老年人（60～70岁）。
- 性别

  - 主要是男性。

临床表现

- 疼痛的臀部肿块。
- 肛门黏液流出。
- 与鳞状细胞癌相比，出血很少见。

治疗

- 手术切除
  - 传统的广泛的经腹会阴联合切除术。
- 化放疗。

预后

- 侵袭性肿瘤
  - 患者有很高的复发风险，可在原位或远端。
  - 近70%患者出现晚期病变
    - 常见区域或远处转移。
- 5年生存率约30%。
- 预后取决于疾病分期
  - 病理分期评估与肛门鳞状细胞癌相似。

大体特征

大体特征

- 起源于肛门部位深部软组织。
- 外部肛门检查或触诊明显可及
  - 很少在肛管管腔内生长。
- 息肉样的肿瘤从肛管内突出。
- 溃疡样的、坚硬的、圆形的肿块
  - 可能累及远端肛管鳞状黏膜。

组织病理学表现

组织学特征

- 直接起源自肛管的侵袭性癌很少见。
- 高分化的浸润性腺体。
- 低分化肿瘤伴印戒细胞也可见报道。

八、肛门腺癌

关键点

术语
- 可能起源于肛管上皮的罕见肿瘤。

临床概要
- 疼痛的臀部肿块。
- 肛门黏液流出。
- 侵袭性肿瘤有很高的原位复发或远端复发风险。
- 侵袭性肿瘤。
- 近70%表现为晚期疾病。

内镜表现
- 侵及肛门深部软组织。

组织病理学表现
- 浸润性腺体伴黏蛋白。

主要鉴别诊断
- 扩展至远端结直肠腺癌。
- 脓肿或瘘。

○ 在克罗恩病患者中常见，可能表现为低位直肠癌。
- 黏液癌
  ○ 寡细胞的黏蛋白池穿过结缔组织，包含偶尔可见的（或成簇的）恶性细胞
    ■ 常与慢性瘘有关。
- 在表面上皮的肿瘤细胞呈Paget样播散。

鉴别诊断

内镜鉴别诊断

- 继发于远端结直肠腺癌侵袭
  ○ 典型表现有出血、大便习惯改变、梗阻。
- 鳞状细胞癌
  ○ 常与肛管上皮内瘤或湿疣合并出现。
- 臀部瘘或慢性脓肿
  ○ 常伴软组织中被挤压黏蛋白，与肛门腺癌的特点相似。
  ○ 游离的黏蛋白或与肉芽组织相关的黏蛋白有助于迅速准确地找到腺癌。

组织学鉴别诊断

- 远端直肠腺癌引起的继发病变

○ 在远端直肠癌中找到邻近的腺瘤成分。
○ 肛门腺癌常表现为CK7（＋），CK20（－）；直肠肿瘤多为CK7（－），CK20（＋）
  ■ 少见肛门黏液腺癌CK20（＋）。

参 考 文 献

1. Wilkinson JR et al: The rising incidence of anal cancer in England 1990-2010; a population-based study. Colorectal Dis. Epub ahead of print, 2014
2. Hongo K et al: Perianal adenocarcinoma associated with anal fistula: a report of 11 cases in a single institution focusing on treatment and literature review. Hepatogastroenterology. 60(124):720-6, 2013
3. Meriden Z et al: Anal duct carcinoma: a report of 5 cases. Hum Pathol. 43(2):216-20, 2012
4. Garrett K et al: Anal neoplasms. Surg Clin North Am. 90(1):147-61, Table of Contents, 2010
5. Hobbs CM et al: Anal gland carcinoma. Cancer. 92(8):2045-9, 2001
6. Jensen SL et al: Adenocarcinoma of the anal ducts. A series of 21 cases. Dis Colon Rectum. 31(4):268-72, 1988

病例图像展示

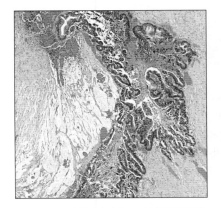 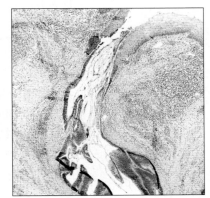 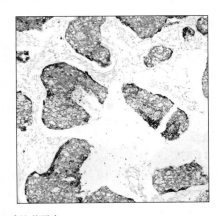

（左）肛管腺癌起源于肛周深部软组织，它们的典型特征是分化完好，伴大量可能浸润基质的黏蛋白

（中）这位患者切除了一个肛管内发育异常、暴露于肛管表面的肛管腺癌

（右）肛门腺癌大多数CK7（＋），这与远端直肠腺癌不同。这个病例来自于肛门黏液性腺癌，可见印戒细胞

九、肛门恶性黑色素瘤

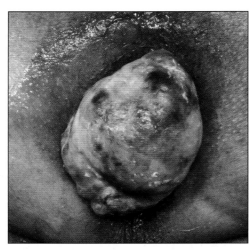

这张术前肛门黑色素瘤的照片显示了其特征的息肉样外观，外部生长的病变呈现不同色素沉着、溃疡（J. Mizell，MD. 惠赠）

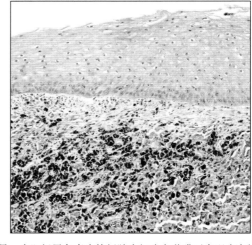

另一个肛门黑色素瘤特征肿瘤细胞在黏膜下表现为宽阔平面。它们的形态学特征被大量深棕色所掩盖。结合部位缺失

术　　语

定义
- 由黑色素细胞组成的恶性肿瘤
  - 起源于肛门黏膜、移行部位，偶尔起源于直肠的黑色素细胞。
  - 没有已知的造成肛门疾病的风险。

临床概要

流行病学
- 发病率
  - 很少与皮肤的或眼睛的肿瘤相关，占黑色素瘤的 1% ～ 3%。
  - 与其他结直肠恶性病相比很少见（0.05%）。
  - 非裔美国人发病率略高。
- 年龄
  - 好发于老年人。
- 性别
  - 女性易发。

临床表现
- 症状和临床表现与痔相似，所以肿瘤直到晚期才会被发现
  - 出血。
  - 疼痛。
  - 肿块病变。

治疗
- 手术处理
  - 如果条件允许可行原位切除或经腹会阴联合切除术。
    - 不论手术与否，结果基本上是一样的。
  - 淋巴结清扫很有必要。
  - 放疗可用于辅助治疗。
  - 肝脏是最常转移的位点。

预后
- 5年生存率15% ～ 35%
  - 年轻患者预后更好。
  - 常在原位复发。
- 肿瘤标志
  - 肿瘤层厚
    - 从肿瘤上层完整的黏膜或溃疡面到肿瘤基底。
    - 表层肿瘤（≤2mm厚）预后更好。
  - 周围神经浸润是预后的不利条件。
  - 黑色素瘤的组织学分型与预后无关。

内镜表现

一般特征
- 息肉样的。
- 可能出现色素。
- 上层黏膜呈溃疡样，引起出血，类似于痔表现。
- 大多体积较大（2 ～ 5cm）。
- 发生于肛门边缘、肛门内或直肠
  - 许多肛门远端的黑色素瘤可扩大至邻近的部分并累及直肠。

组织病理学表现

组织学特征
- 扩张性，通常不对称性生长。
- 肿瘤黑色素细胞
  - 通常包含大量的细胞
    - 可出现或不出现色素。
  - 中等到高等的异型细胞核。
  - 核仁突出。
  - 发现有丝分裂的频率不固定，但一般很多。
- 样式
  - 上皮
    - 广泛渗入的片状、巢状、小结节状上皮细胞。

九、肛门恶性黑色素瘤

关键点

术语
- 由黑色素细胞组成的恶性肿瘤
  - 占所有黑色素瘤的1%～3%。
  - 起源于肛门黏膜、移行部位、偶尔起源于直肠的黑色素细胞。
  - 没有已知的危险因素。

临床概要
- 预后很差，5年生存率15%～35%。
- 从组织学角度来看，肿瘤厚度是最重要的预后指标。
- 症状有出血、疼痛、肿块。
- 肿瘤常与痔相混淆，常出现于晚期。

内镜表现
- 息肉样肿块，常有溃疡样表现和出血。
- 呈现各种染色。

组织病理学表现
- 黑色素瘤细胞呈扩张性，通常为不对称性生长
  - 常是邻近的连接成分。
- 不同的异型细胞核，核仁突出。
- 大多数肿瘤细胞包含细胞内的黑色素。

辅助检查
- S100，HMB-45，Melan-A，MART-1，酪氨酸酶通常阳性。

主要鉴别诊断
- 难与肛门癌症相鉴别。
- 神经内分泌瘤。
- 淋巴瘤。
- Paget病。

- 促结缔组织增生
  - 梭形细胞。
  - 大量胶样基质。
  - 常缺乏色素。
- 频繁发现邻近的桥接成分
  - 溃疡使其模糊不清。
- 常出现相关淋巴细胞浸润。

辅助检查

免疫组化
- S-100，HMB-45，Melan-A，MART-1，酪氨酸酶通常强阳性
  - 许多结缔组织黑色素瘤HMB-45阴性，但对S100阳性。
- 黑色素瘤CD117阳性。

鉴别诊断

内镜鉴别诊断
- 肛门癌症
  - 黑色素瘤更多表现为息肉样，而不是浸润样。
  - 在恶性黑色素瘤中色素沉着十分常见。

组织学鉴别诊断
- 当内分泌肿瘤明显恶性时常缺乏梭形细胞而呈浸润生长
  - 角蛋白、突触小泡蛋白、CD56阳性。
  - 黑色素瘤标志物阴性。
- 肛门直肠的胃肠道间质瘤通常很大
  - 尽管肿瘤S100阳性，但其他黑色素瘤标志物阴性。
- 低分化癌通常含有黏蛋白或呈腺状分化
  - 细胞角蛋白呈阳性。
  - 黑色素瘤标志物阴性。
- 淋巴瘤

- CD45，CD20，CD3阳性。
- 黑色素瘤标志物阴性。
- Paget病
  - 没有息肉样肿块。
  - CK7，MUC1，MUC5AC阳性。
  - 黑色素瘤标志物阴性。
- 肛门痣
  - 多伴随发生，不形成肿块。
  - 缺乏非典型细胞和浸润性生长。

诊断要点

临床相关病理学特点
- 手术病理学报告应该包括黑色素瘤的厚度，这是一个最重要的预后指标。

病理解读要点
- 缺乏色素不能除外黑色素瘤。
- 浆细胞形态是鉴别指标，尤其当巨核出现时。
- Paget病细胞可见黑色素，因此正常的黑色素细胞不能与黑色素瘤区分。

参 考 文 献

1. Kanaan Z et al: A systematic review of prognosis and therapy of anal malignant melanoma: a plea for more precise reporting of location and thickness. Am Surg. 78(1):28-35, 2012
2. Felz MW et al: Anal melanoma: an aggressive malignancy masquerading as hemorrhoids. South Med J. 94(9):880-5, 2001
3. Nicholson AG et al: Primary malignant melanoma of the rectum. Histopathology. 22(3):261-4, 1993
4. Clemmensen OJ et al: Melanocytes in the anal canal epithelium. Histopathology. 18(3):237-41, 1991
5. Cooper PH et al: Malignant melanoma of the anus: report of 12 patients and analysis of 255 additional cases. Dis Colon Rectum. 25(7):693-703, 1982

九、肛门恶性黑色素瘤

临床特征、大体特征和显微镜下特征

（左）这张手术前的照片展示了一个突出于肛门的黑色素瘤。它有不规则的色素沉着表面和多结节状的表现（空心箭头）。大多数肛门直肠黑色素瘤有息肉样表面并突出于肛门，类似于良性肛门病变

（右）这是切除后的肿瘤。这个病变有息肉样形态和颜色杂乱表面，以及各种各样的色素沉着，异常组织（空心箭头）延续到病变基底部

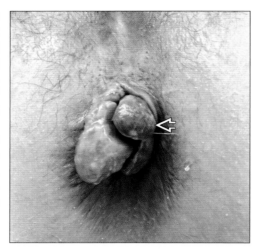
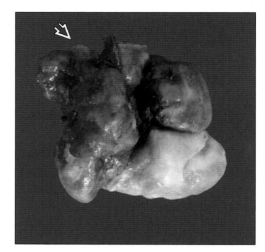

（左）这个肛门恶性黑色素瘤横截面显示多结节的切面，部分区域显示为深棕色的色素沉着（空心箭头）和无色素沉着区。在此横截面中，病变和切除术边缘十分明显。肛门黑色素瘤应完全依赖组织学诊断

（右）低倍镜视野可见黏膜下层（空心箭头）黑色素瘤的膨胀性结节，出现了相关淋巴细胞性浸润

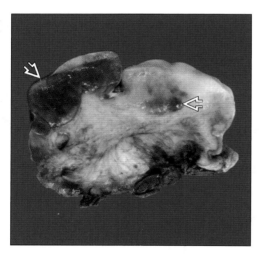
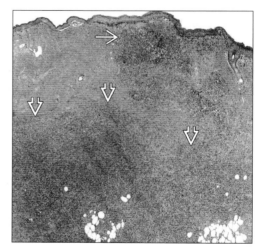

（左）浸润性黑色素瘤细胞（黑箭头）与瘤内的淋巴细胞（弯箭头）密切相关。恶性黑色素瘤细胞包含大量嗜酸性细胞质和大的、偏离中心的细胞核以及开放的染色质和突出的核仁。当肿瘤细胞有浆细胞样表现时，常需要考虑诊断黑色素瘤

（右）一些肛门黑色素瘤与异型黑色素细胞有连接成分（黑箭头），但溃疡样肿瘤大多缺乏这种特点

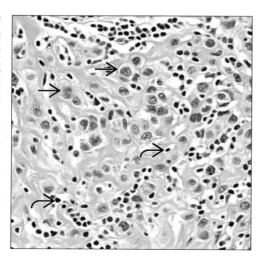
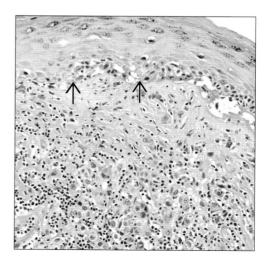

九、肛门恶性黑色素瘤

显微镜下特征

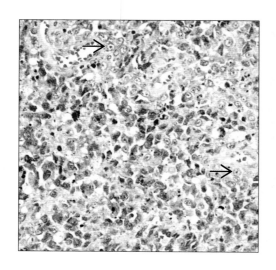

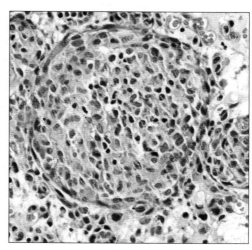

（左）恶性黑色素细胞包含深棕色的色素和少量介于中间基质的片状黏液细胞，细胞核包含开放的染色质和外围染色质凝结以及大且突出的核仁（黑箭头）

（右）上皮恶性黑色素细胞在大小不等的巢中生长，这些肿瘤细胞包含大量嗜酸性细胞质和大的、外围细胞核使肿瘤细胞呈浆细胞样，无结缔组织存在

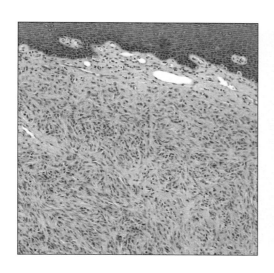

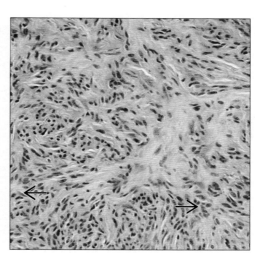

（左）这个梭形细胞黑色素瘤由相对正常的梭形细胞与密集的胶原基质混合而成。梭形细胞排列于成型不良的癌巢中，比其他成束的间叶细胞肿瘤更加典型，如胃肠道间质肿瘤

（右）梭形细胞肛门黑色素瘤包含相对统一的有密集胶原基质的肿瘤样细胞。色素很少见（黑箭头）。肿瘤细胞包含丰富的肥大细胞核和嗜酸性细胞质

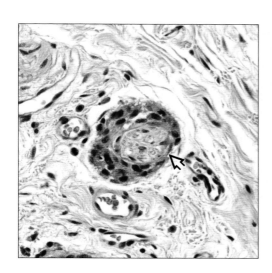

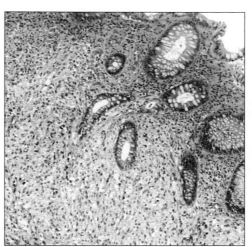

（左）这些黑色素瘤被一些细小的神经纤维围绕（空心箭头），周围神经浸润是不利的预后征象

（右）这个肛门黑色素瘤浸润至周围并侵入腺状直肠黏膜。直肠的表面活检可以被误认为是高分化癌症，诊断依据紧密结合的上皮样细胞缺乏腺状分化和侵入黏膜层但不破坏结肠隐窝的结构